全国高等职业教育护理专业教材

内科护理学

主 编 郭 宏 张建欣

副主编 国秀丽 胡仲红 郎中云 尚庆娟

编 者（按姓名汉语拼音排序）

毕 平（沈阳医学院附属第二医院）　　李 敏（中国医科大学附属第一医院）
曹 旭（沈阳医学院护理学院）　　　　李 莹（菏泽医学专科学校）
费 鸿（黑龙江农垦职业学院）　　　　罗 霜（菏泽医学专科学校）
伏 蓉（沈阳医学院护理学院）　　　　尚庆娟（山东中医药高等专科学校）
郭 宏（沈阳医学院护理学院）　　　　田立东（辽源职业技术学院医药分院）
国秀丽（黑龙江农垦职业学院）　　　　仝慧娟（沈阳医学院护理学院）
胡仲红（宁夏医科大学）　　　　　　　张建欣（首都医科大学）
郎中云（攀枝花学院）　　　　　　　　张俊玲（广州卫生职业技术学院）

编写秘书 伏蓉 仝慧娟

北京大学医学出版社

NEIKE HULIXUE

图书在版编目（CIP）数据

内科护理学 / 郭宏，张建欣主编．—北京：北京大学医学出版社，2016.7
 ISBN 978-7-5659-1394-5

Ⅰ．①内… Ⅱ．①郭…②张… Ⅲ．①内科学 - 护理学 - 高等职业教育 - 教材 Ⅳ．① R473.5

中国版本图书馆 CIP 数据核字（2016）第 107692 号

内科护理学

主　　编：郭　宏　张建欣
出版发行：北京大学医学出版社
地　　址：（100191）北京市海淀区学院路 38 号　北京大学医学部院内
电　　话：发行部 010-82802230；图书邮购 010-82802495
网　　址：http://www.pumpress.com.cn
E-mail：booksale@bjmu.edu.cn
印　　刷：中煤（北京）印务有限公司
经　　销：新华书店
责任编辑：赵　欣　王孟通　　责任校对：金彤文　　责任印制：李　啸
开　　本：787mm×1092mm　1/16　　印张：34.5　　字数：883 千字
版　　次：2016 年 7 月第 1 版　2016 年 7 月第 1 次印刷
书　　号：ISBN 978-7-5659-1394-5
定　　价：59.00 元

版权所有，违者必究

（凡属质量问题请与本社发行部联系退换）

全国高等职业教育护理专业教材编审委员会

学术顾问 郑修霞

主任委员 肖纯凌 沈阳医学院 院长

副主任委员（按姓氏笔画排序）

孔晓霞	菏泽医学专科学校	副校长
任云青	山西医科大学汾阳学院	副院长
向　宇	仙桃职业学院医学院	院长
孙　宁	宁夏师范学院医学院	院长
纪　霖	辽源职业技术学院医药分院	院长
李正直	宁夏医科大学	副校长
李洪亮	黑龙江农垦职业学院	副院长
战文翔	山东中医药高等专科学校	副校长
耿　杰	淄博职业学院护理学院	院长

委　员（按姓氏笔画排序）

于淑霞	王　杰	王　雁	王凤荣	王克志
王炜振	王效杰	田　健	乔海兵	刘观昌
刘桂萍	齐云飞	李　玲	李　琳	李晓琳
吴晓露	宋维芳	汪晓静	张　庆	张　忠
张　勇	张凤萍	张炳盛	张翠华	陆予云
陈宝琅	陈艳东	陈焕芬	邵爱玉	郑友凡
袁志勇	倪月秋	高占玲	郭　宏	唐慧玲
鹿瑞云	景汇泉	鲁春光	谢明夫	潘永忠

序

护理工作是医疗卫生工作的一个重要组成部分，护理事业健康发展关系到人民群众的健康和生命安全。随着医学模式的转变，对护理工作和护理人员的要求越来越高。近年来国家陆续发布了《国家中长期教育改革和发展规划纲要（2010—2020年）》、《关于全面提高高等职业教育教学质量的若干意见》以及新的《全国护士执业资格考试大纲》等文件，对高等职业教育护理专业教学提出了更高要求，教材建设也相应地面临新的考验。护理高等职业教育在为我国培养护理人才、提高人民健康水平中，发挥着极其重要的作用，如何发展护理高等职业教育已成为护理教育领域关注的首要问题。因此，只有不断更新观念，深化改革，抓住机遇，才能迎接新的挑战，使护理高等职业教育不断发展。

《教育部关于加强高职高专教育人才培养工作的意见》中指出：大力发展高等职业教育，培养和造就适应生产建设、管理、服务和技术第一线的高等技术应用型人才，客观上要求必须高度重视高等职业教育的教材改革和建设。本套教材正是为了适应新时期医学护理教育发展趋势，满足高等职业护理教育工作者和广大护理专业学生的需要而编写的。教材结合高等职业教育护理人才培养目标，内容与时俱进，充分体现护理特色，强调基础知识与基本技能并重，突出适用性、科学性、新颖性，体现"整体护理"和以"人"为中心的护理理念，引导学生自主学习。教材注重专业核心能力培养，与执业护士资格考试和护理实践紧密结合，紧跟临床护理的发展方向，加入"考点"、"案例"、"知识链接"等，具有很好的实用性。本套教材涵盖基础课教材七部：《人体解剖学》、《组织学与胚胎学》、《生物化学》、《生理学》、《病理学与病理生理学》、《护理药理学》、《病原生物学与免疫学》；专业课教材十六部：《基础护理学》、《健康评估》、《内科护理学》、《外科护理学》、《妇产科护理学》、《儿科护理学》、《急救护理学》、《精神科护理学》、《护理心理学》、《护理学导论》、《护理管理学》、《中医护理学》、《护理礼仪与人际沟通》、《老年护理学》、《社区护理学》、《护理伦理学》。教材形式包括主教材、配套教材、多媒体课件。教材编写淡化学科意识，强化专业理念，注重体现医学人文教育理念，以促进学生素质的全面提高。在客观上，本套教材反映了当今护理学领域的新理论、新技术和新进展，拓展了护理教育的视野。

本套教材以专业培养目标为导向，以职业技能教育为根本，满足学科需要、教学需要、社会需要，既可以作为医学院校高等职业教育护理专业的教材，也可以作为临床医护人员了解和掌握护理问题的参考书。教材的编写得到全国多所医学院校领导及广大教育工作者大力支持和帮助，百余位奋斗在教学、科研和临床一线的学者专家，群策群力，同心同德，汇集各自的智慧和心血，阐述护理专业知识，介绍学科最新进展，汇编成本套教材，在此表示由衷感谢。

　　由于水平所限，整套教材编写存在提法不当和不足之处，诚挚期待医学教育界同仁和广大读者予以批评指正。

前 言

《内科护理学》是护理学专业的核心课程，是护理学生学习其他专科护理课程和从事临床护理、社区护理工作的重要课程。本教材的编写以学生就业为导向，以人才的全面素质培养为目标，以职业技能提高为本位，遵循"基本理论、基本知识、基本技能"的原则，充分体现教材的科学性、先进性、人文性、启发性及实用性的思想宗旨。

本教材共10章，内容涵盖绪论、呼吸系统疾病患者、循环系统疾病患者、消化系统疾病患者、泌尿系统疾病患者、血液系统疾病患者、内分泌代谢性疾病患者、风湿性疾病患者、神经系统疾病患者及传染病患者的护理；同时还介绍了每个系统常用诊疗技术及护理。教材每节前有识记、理解、运用3个层次的学习目标，使学生明确学习重点；节中穿插病例及知识链接，有利于培养学生的自主学习能力和临床思维能力；节后有小结，便于学生对知识的巩固。为了使教材内容与执业护士资格考试及护理实践紧密结合，本教程加入了"考点"内容。教材的编写突出了以下特点：第一，理论知识以够用为度，有较强的针对性；第二，突出内科疾病患者护理的特点，教会患者自我管理；第三，强调实践操作，使学生实践与临床护理"零"距离。

本教材在编写过程中得到了各位编委及其所在单位相关领导的大力支持，并得到了北京大学医学出版社编审人员的专业指导和帮助，在此向所有为本教材付出时间和精力的人员表示衷心感谢！由于能力和水平有限，教材中难免有疏漏之处，恳请广大读者和护理同仁批评指正。

郭宏　张建欣

目 录

第一章 绪论 ……………………………… 1
  第一节 内科护理学及其发展趋势 …… 1
  第二节 内科护理学中护士的角色 …… 2
  第三节 内科护理学中常用的护理
          理论 ……………………………… 3
  第四节 内科护理学的学习方法 ……… 4

第二章 呼吸系统疾病患者的护理 ………… 5
  第一节 呼吸系统疾病患者常见症状体征
          的护理 ………………………… 5
    一、咳嗽与咳痰 ……………………… 5
    二、肺源性呼吸困难 ………………… 8
    三、咯血 ……………………………… 9
    四、胸痛 ……………………………… 10
  第二节 急性上呼吸道感染患者的
          护理 …………………………… 10
  第三节 慢性阻塞性肺疾病患者的
          护理 …………………………… 13
  第四节 支气管哮喘患者的护理 ……… 19
  第五节 支气管扩张患者的护理 ……… 27
  第六节 慢性肺源性心脏病患者的
          护理 …………………………… 32
  第七节 肺炎患者的护理 ……………… 38
    一、肺炎概述 ………………………… 38
    二、肺炎球菌肺炎 …………………… 40
    三、葡萄球菌肺炎 …………………… 41
    四、肺炎支原体肺炎 ………………… 42
    五、病毒性肺炎 ……………………… 43
    六、肺炎患者的护理 ………………… 44
  第八节 肺脓肿患者的护理 …………… 46
  第九节 肺结核患者的护理 …………… 53
  第十节 原发性支气管肺癌患者的
          护理 …………………………… 65
  第十一节 自发性气胸患者的护理 …… 70

  第十二节 呼吸衰竭患者的护理 ……… 74
    一、慢性呼吸衰竭患者的护理 ……… 74
    二、急性呼吸窘迫综合征患者的
       护理 ……………………………… 79
  第十三节 呼吸系统常用诊疗技术及
           护理 ………………………… 81
    一、纤维支气管镜检查的护理 ……… 81
    二、胸腔穿刺术的护理 ……………… 82

第三章 循环系统疾病患者的护理 ………… 85
  第一节 循环系统疾病患者常见症状
          体征的护理 …………………… 85
    一、心源性呼吸困难 ………………… 85
    二、心源性水肿 ……………………… 87
    三、心悸 ……………………………… 89
    四、心源性晕厥 ……………………… 90
    五、胸痛 ……………………………… 91
  第二节 心力衰竭患者的护理 ………… 93
    一、慢性心力衰竭患者的护理 ……… 94
    二、急性心力衰竭患者的护理 ……… 101
  第三节 心律失常患者的护理 ………… 103
    一、窦性心律失常 …………………… 105
    二、房性心律失常 …………………… 108
    三、室性心律失常 …………………… 112
    四、心脏传导阻滞 …………………… 115
    五、心律失常患者的护理 …………… 117
  第四节 心脏瓣膜病患者的护理 ……… 119
    一、二尖瓣狭窄 ……………………… 120
    二、二尖瓣关闭不全 ………………… 122
    三、主动脉狭窄 ……………………… 122
    四、主动脉关闭不全 ………………… 124
    五、心脏瓣膜疾病患者的护理 ……… 126
  第五节 冠状动脉粥样硬化性心脏病
          患者的护理 …………………… 128

一、稳定型心绞痛患者的护理 …… 129
二、不稳定型心绞痛和非ST段抬高型心肌梗死患者的护理 …… 131
三、急性ST段抬高型心肌梗死患者的护理 …… 134
第六节 原发性高血压患者的护理 …… 139
第七节 感染性心内膜炎 …… 143
第八节 心肌病患者的护理 …… 147
一、扩张型心肌病 …… 148
二、肥厚型心肌病 …… 149
三、心肌病患者的护理 …… 150
第九节 心包疾病患者的护理 …… 154
一、急性心包炎 …… 154
二、缩窄性心包炎 …… 156
三、心包炎患者的护理 …… 157
第十节 病毒性心肌炎患者的护理 …… 160
第十一节 心血管系统常用诊疗技术及护理 …… 164
一、心脏起搏治疗的护理 …… 164
二、心脏电复律的护理 …… 165
三、心导管检查术的护理 …… 167
四、冠状动脉介入性诊断及治疗的护理 …… 168

第四章 消化系统疾病患者的护理 …… **172**
第一节 消化系统疾病患者常见症状体征的护理 …… 172
一、恶心与呕吐 …… 172
二、腹痛 …… 175
三、腹泻 …… 177
四、呕血和黑粪 …… 179
第二节 胃炎患者的护理 …… 182
一、急性胃炎患者的护理 …… 182
二、慢性胃炎患者的护理 …… 185
第三节 消化性溃疡患者的护理 …… 189
第四节 肠结核患者的护理 …… 197
第五节 溃疡性结肠炎患者的护理 …… 201
第六节 肝硬化患者的护理 …… 206
第七节 原发性肝癌患者的护理 …… 214
第八节 肝性脑病患者的护理 …… 219
第九节 急性胰腺炎患者的护理 …… 225

第十节 上消化道大量出血患者的护理 …… 229
第十一节 消化系统常用诊疗技术及护理 …… 234
一、腹腔穿刺术及护理 …… 235
二、上消化道内镜检查术及护理 …… 236
三、结肠镜检查术及护理 …… 238
四、胶囊内镜检查术及护理 …… 239
五、十二指肠引流术及护理 …… 241

第五章 泌尿系统疾病患者的护理 …… **243**
第一节 泌尿系统疾病患者常见症状体征的护理 …… 243
一、肾性水肿 …… 243
二、尿路刺激征 …… 245
三、尿异常 …… 247
四、肾性高血压 …… 249
五、肾区痛 …… 249
第二节 肾小球疾病患者的护理 …… 249
一、急性肾小球肾炎患者的护理 …… 250
二、慢性肾小球肾炎患者的护理 …… 254
第三节 肾病综合征患者的护理 …… 259
第四节 尿路感染患者的护理 …… 264
第五节 慢性肾衰竭患者的护理 …… 269
第六节 血液净化治疗的护理 …… 277
一、血液透析疗法及护理 …… 277
二、腹膜透析疗法及护理 …… 282

第六章 血液系统疾病患者的护理 …… **285**
第一节 概述 …… 285
一、造血器官及血液构成 …… 285
二、血液病的分类 …… 286
第二节 血液及造血系统疾病患者常见症状体征的护理 …… 287
一、贫血 …… 287
二、出血或出血倾向 …… 287
三、感染 …… 289
第三节 贫血患者的护理 …… 291
一、缺铁性贫血患者的护理 …… 294
二、巨幼细胞性贫血患者的护理 …… 298
三、再生障碍性贫血患者的护理 …… 300
第四节 白血病患者的护理 …… 305

一、急性白血病患者的护理 ……… 307
　　二、慢性白血病患者的护理 ……… 313
　第五节　出血性疾病患者的护理 …… 316
　　一、特发性血小板减少性紫癜患者
　　　　的护理 ……………………… 318
　　二、过敏性紫癜患者的护理 ……… 322
　第六节　淋巴瘤患者的护理 ………… 325
　第七节　血液及造血系统常用诊疗技术
　　　　及护理 ……………………… 329
　　一、骨髓穿刺术 …………………… 329
　　二、造血干细胞移植 ……………… 331
第七章　内分泌代谢性疾病患者的护理
　　　　………………………………… **335**
　第一节　内分泌代谢性疾病常见症状
　　　　体征的护理 ………………… 335
　　一、概述 …………………………… 335
　　二、内分泌代谢性疾病常见症状体征
　　　　的护理 ……………………… 337
　第二节　腺垂体功能减退症患者的
　　　　护理 ………………………… 342
　第三节　库欣综合征患者的护理 …… 347
　第四节　甲状腺功能亢进症患者的
　　　　护理 ………………………… 351
　第五节　甲状腺功能减退症患者的
　　　　护理 ………………………… 359
　第六节　糖尿病患者的护理 ………… 363
　第七节　痛风患者的护理 …………… 374
　第八节　肥胖症患者的护理 ………… 379
第八章　风湿性疾病患者的护理 ……… **385**
　第一节　风湿性疾病患者常见症状体征
　　　　的护理 ……………………… 385
　　一、关节疼痛与肿胀 ……………… 386
　　二、关节僵硬与活动受限 ………… 388
　　三、皮肤损害 ……………………… 389
　第二节　系统性红斑狼疮患者的护理
　　　　………………………………… 391
　第三节　类风湿关节炎患者的护理 … 398
第九章　神经系统疾病患者的护理 …… **405**
　第一节　神经系统疾病患者常见症状
　　　　体征的护理 ………………… 405

　　一、头痛 …………………………… 406
　　二、意识障碍 ……………………… 407
　　三、语言障碍 ……………………… 410
　　四、运动障碍 ……………………… 412
　　五、感觉障碍 ……………………… 414
　第二节　周围神经疾病患者的护理 … 416
　　一、特发性面神经麻痹 …………… 417
　　二、三叉神经痛 …………………… 418
　　三、急性炎症性脱髓鞘性多发性神经
　　　　病患者的护理 ……………… 420
　第三节　癫痫患者的护理 …………… 424
　第四节　脑血管疾病患者的护理 …… 432
　　一、概述 …………………………… 432
　　二、短暂性脑缺血发作患者的护理
　　　　………………………………… 434
　　三、脑梗死患者的护理 …………… 436
　　四、脑出血患者的护理 …………… 444
　　五、蛛网膜下隙出血患者的护理 … 448
　第五节　帕金森病患者的护理 ……… 453
　第六节　重症肌无力患者的护理 …… 458
　第七节　神经系统常用诊疗技术及
　　　　护理 ………………………… 466
　　一、腰椎穿刺术及护理 …………… 466
　　二、脑血管介入技术 ……………… 468
　　三、高压氧舱治疗及护理 ………… 470
第十章　传染病患者的护理 …………… **473**
　第一节　传染病概述 ………………… 473
　　一、感染的概念 …………………… 473
　　二、感染过程的表现 ……………… 474
　　三、传染病的基本特征和临床特点
　　　　………………………………… 474
　　四、传染病的流行过程和影响因素
　　　　………………………………… 476
　　五、传染病的预防 ………………… 477
　　六、隔离与消毒 …………………… 479
　　七、传染病常见症状体征及其护理
　　　　………………………………… 481
　第二节　传染性非典型肺炎患者的
　　　　护理 ………………………… 485
　第三节　病毒性肝炎患者的护理 …… 490

第四节　艾滋病患者的护理 …………497
第五节　流行性乙型脑炎患者的护理
　　　　………………………503
第六节　流行性出血热患者的护理 …507
第七节　细菌性痢疾患者的护理 ……511
第八节　伤寒患者的护理 ……………516
第九节　流行性脑脊髓膜炎患者的
　　　　护理 …………………520
第十节　疟疾患者的护理 ……………525
第十一节　狂犬病患者的护理 ………528
第十二节　霍乱患者的护理 …………532

参考文献………………………………**537**

第一章 绪 论

内科护理学是临床护理学的重要组成部分之一，是认识疾病，预防与治疗疾病，对患者进行生理、心理、社会功能的整体护理，促进康复，增进健康的临床应用学科。内科护理学的知识内容以普通的医学原理作为理论基础，根据护理专业的特点以及不同护理对象的特殊情况，应用护理程序为患者提供有效的护理。因此，内科护理学的知识在临床护理学各门学科中具有普遍意义，学习内科护理学，是护士评估及护理患者的基础。

第一节 内科护理学及其发展趋势

内科护理学的特点是涉及范围广，整体性强，既是临床各科护理学的基础，又与其他学科有着密切的联系。近年来，医用生物化学、医用物理学、计算机技术和基础医学的理论和技术快速发展，无不促进了内科护理学的发展。

1. 现代医学模式的改变，拓宽了内科护理学的领域和内容　卫生保健面向群体的扩大，使内科护士成为初级保健和健康教育的主要力量，这就要求护士必须具备健康宣教和与他人沟通和合作的能力。同时也给内科护理与科研提出了新课题，如临床专科疾病护理的研究、解决护理问题的新方法、有效的护理干预对内科慢性病患者康复的作用、患者的心理状态研究等，这些研究结果对内科护理质量的提高有着重要的意义。

2. 基础医学和临床医学的发展，为探索新的预防和治疗方法开辟了新途径　目前，很多疾病的病因和发病机制研究已深入到基因、细胞生物学和分子生物学的水平。免疫学的发展，揭示了免疫功能紊乱在很多疾病，如恶性肿瘤、肾小球疾病等发病中的作用。药理学的研究和技术进展，为一些疾病提供了更为有效的治疗方法。护士了解疾病的病因和发病机制，懂得用药的作用及副作用，是对患者进行健康教育和保健，预防疾病、促进健康的重要前提。

3. 诊疗技术的迅速发展，促进了专科护理技术的发展　心、肺、脑的电子监护系统用于持续的病情监测，可使护士及时发现和处理病情变化，大大提高了重症患者的救治成功率。各种内镜技术的发展为疾病的诊断和治疗带来了变革，通过对疾病部位的直接观察、摄影摄像、直接采集活组织进行病理学检查，有效提高了疾病的早期诊断和确诊率；同时，通过内镜，还可以进行局部的微创治疗，如止血、息肉切除等。血液透析、腹膜透析等血液净化技术的不断改进，使急、慢性肾衰竭，某些急性中毒的治疗效果明显改善，提高了肾衰竭患者的长期生存率和生活质量。心脑介入治疗技术的进步，使一些心脑血管疾病的疗效大为改观。器官移植的进展及术后有效的免疫治疗，使脏器功能严重衰竭患者的生存期得以延长。内科护士必须掌握各种诊疗仪器的简单原理、操作前后的护理措施，才能做好监测、监护工作，配合诊疗操作的顺利完成。

4. 循证医学的发展，对护理学科的发展影响深远　循证护理是受循证医学影响而产生的护理观念和临床护理模式，即护士在计划期护理活动过程中，以有价值的、可信的科学研究结果为证据，提出问题，寻找实证，用实证对患者实施最佳的护理。循证护理的理念也促进了临床护理科研的开展，丰富了内科护理学的知识体系。循证护理可帮助护士更新专业观，改进工作方法，促进学科发展，可促进临床护理实践的科学性和有效性，有利于制定科学有效的临床护理决策。

第二节 内科护理学中护士的角色

内科护理的服务对象是从年龄14岁以上的青少年、中年到老年人群，因服务对象的年龄跨度大，所以面临的各种健康问题和对卫生保健的需求也相对复杂。同时，内科护理学及其相关学科发展迅速。临床护理工作观念从疾病护理转向以人为中心的整体护理，护理模式从功能制护理向责任制护理转变，护理服务对象从患者扩大到所有人，护理范畴从医院延伸到社区，这些变化对护士的专业素质、知识水平和实践能力都提出了更高的要求。内科护士既是患者的直接护理者，同时也承担着教育者、协作者、管理者、代言者及研究者等角色。

1．护理者（caregiver）　护理患者是护士最基本的职责。注册护士作为护理专业的人员，需应用科学的理论和知识指导临床实践。以服务对象为中心，树立整体护理观，运用护理程序为患者及其家属提供护理服务，不仅要满足其生理上的需求，还要从心理、社会、文化、精神等方面提供有效的护理。护理者的角色要求护士富有爱心、同情心，具备扎实的基础医学和临床医学以及宽广的人文社会学科的知识，要熟练掌握基础护理和专科护理的操作技能，要具有敏锐的病情观察能力和准确的判断力。护理的过程，就是护士运用知识、技能将关怀和照顾传递给服务对象的过程。

2．教育者（educator）　随着健康观念的转变，人们对卫生服务的需求从单纯的疾病治疗向预防疾病、促进健康扩展。同时，慢性疾病不断增多，使得护士的教育者角色愈显重要。例如，在社区进行卫生保健的宣传，患者住院时的饮食指导、出院时的出院指导，等等。要使健康教育行之有效，护士应根据服务对象的学习需求及文化水平，选择适当的方式，运用恰当的沟通交流技巧去实施健康教育。除了对服务对象的健康教育，护士也承担着对护理专业的学生、对低年资护士及辅助护理人员等的教育责任。

3．协作者（collaborator）　在临床实践中，仅靠护士单独的护理工作不能完成对服务对象全面、高质量的服务，护士必须与医生、营养师、康复治疗师、心理治疗师、社会工作者等组成团队，和谐协作。在多学科专业人员组成的团队中，护士既要独立地对服务对象进行评估、制订计划和实施护理，又要与团队中的其他人员良好沟通、密切合作，共同探讨解决问题的对策，以达到为服务对象提供有效治疗、护理的目标。

4．管理者（manager）　护理工作包含着护士对服务对象的管理。护士管理的范畴包括：人员、时间、资源及环境等。在管理者的角色中，要求护士应能有效地利用时间，节省各种资源，管理好工作场所的环境，督导下级护理人员的工作等。因此，护士应学习管理学的理论和技巧，应用于护理实践，保证护理质量。

5．代言者（advocator）　在服务对象对卫生保健系统不甚了解的情况下，护士应尊重和维护服务对象的知情权，帮助他们了解相关的合法权益，并在需要时协助服务对象做出知情的选择和决策。同时，作为职业团体，护理界应积极参与医疗体制的改革、医疗政策及法规的确立等，为提高医疗服务质量，提出建设性的意见和建议。

6. 研究者（researcher） 不断的科学研究是促进护理学科发展的基础。在护理实践中，护士往往会发现许多需要解决的问题，因此，护士应具有科研意识，注重对经验的总结和归纳，用科学的方法，对实践中的问题进行研究和分析，得出真实、客观的结论，用来丰富护理学知识体系，进一步指导护理实践。

第三节 内科护理学中常用的护理理论

临床护理实践都是以护理理论为指导的。对护理实践起指导作用的相关理论和模式有很多，其中奥瑞姆的自理理论、应激与适应理论等在内科护理学中应用较广泛。

1. 奥瑞姆的自理理论 自理理论由美国当代著名的护理理论家奥瑞姆提出。该理论认为个体应对与其健康有关的自我护理负责，护理介入的目的是为了帮助人们提高自我护理能力。在自理理论中，奥瑞姆将护理系统分为3类，即全补偿系统、部分补偿系统和辅助-教育系统。各护理系统中护士和服务对象需要采取不同的行动类型，承担不同的职责。

全补偿系统，是针对没有自理能力的患者，要求护士给予全面帮助以满足自理需要。一般用于以下情况：昏迷或全麻未醒的患者、高位截瘫患者、严重智力障碍的患者。

部分补偿系统，是指患者不能完成全部自理，在满足患者自理需要的过程中，既需要护士提供护理照顾，也需要患者自己采取一些护理活动。如腹部术后的患者，需要护士帮助其换药，协助其下床活动，教会其咳嗽时保护刀口的方法等，同时，患者自己能够进行床上进食、穿衣、洗漱等自理活动。在此系统中，需要护士和患者的共同努力来完成患者的自理需要。

辅助-教育系统，是指患者有能力完成全部自理活动，但其中某些自理活动需要通过学习才能完成，护士的职责是协助患者做出决策、控制行为、学习相关知识和技能。如护士教导高血压患者如何自我照顾，包括低盐饮食、适当锻炼、遵医嘱服药、正确测量血压及定期复查等。

奥瑞姆的自理理论认为护理工作最终的目的是教会患者自理，提高患者的自理能力，从而提高患者的生活质量。这种观念的根本转变特别是对内科各系统慢性病患者多的特点，具有非常重要和深远的指导意义。

2. 应激与适应理论 现代"应激学之父"加拿大人汉斯·塞里认为应激是个体对需求做出反应的过程，使个体产生生理、心理的反应，且此过程持续贯穿人的一生，应激完全解脱就意味着死亡。应激源可以是躯体、心理、社会等多种因素。适应是指人与环境的关系发生变化，使个体行为发生改变，以维持机体平衡。在个体遇到任何应激源时，要采取一系列应对行为进行适应，若适应成功，身心平衡能得到维持，若适应有误，就会导致疾病，且要进一步适应疾病。应对是在适应过程中采取的反应，应对过程中，个体会发生变化而达到适应。

在内科临床护理工作中，患者的应激源多是疾病，可使患者产生应激反应，护士应对这些生理、心理反应及身心防卫和应对水平进行评估，找出问题，制订护理计划和措施，帮助患者提高防卫能力和应对水平。例如密切观察病情、给予生活护理、执行医嘱、进行健康教育等，使患者学到新的应对技能，如预防诱因、增强营养、服从医嘱等，提高应对能力，促进康复。

第四节　内科护理学的学习方法

学习内科护理学的目的,是以课程目标为导向,运用内科护理学的理论知识和实践技能,为临床护理工作奠定基础。

1．掌握内科护理的特点

(1) 牢固掌握理论知识是学习内科护理学的基础。内科护士对疾病的观察和判断、对内科护理技术的运用、对患者及家属的健康教育等,均要求护士具备扎实的理论基础。在课堂上要领会教师所讲的重点,对难点部分积极思考,把握好各章节的知识要点。

(2) 理解内科护理对象的特点是学习内科护理学的关键。内科护理对象中慢性病多,年龄跨度大,疑难病症及危重病多。许多内科疾病易引起并发症,学生在学习时要学会全面、动态地看问题,要将所学过的解剖学、病理生理学、病理学、药理学等基础医学知识与内科护理学知识加以联系、融合,把握好每个系统、每种疾病的典型症状与体征,掌握护理要点及技能要求。

(3) 把握内科疾病的治疗要点是提供有效护理的前提。内科疾病在治疗上要求消除病因,使机体及其组织功能恢复。药物治疗是内科疾病治疗的主要手段,因此,学生要掌握内科常见病的常用药物的分类、作用、副作用、用药注意事项及对药物毒副作用的处理。

2．注重实践与理论的结合　内科护理学的学习既有理论知识的系统学习,又有课间见习和毕业实习的实践学习。课间见习是在内科护理学每一系统疾病患者的护理知识讲授后,结合课堂教学进行的临床实习。毕业实习是学生在结束所有的课程学习后,在临床教师的指导下,通过实施对内科患者的整体护理,把理论知识和技能综合应用于实践中,逐步培养独立工作的能力。无论在课间见习或毕业实习中,学生都要灵活运用所学的理论知识去指导护理实践,同时对于在实践中遇到的问题,要善于结合所学理论去思考,及时查阅文献或请教教师,培养自己的临床思维及解决问题的能力。

3．运用整体护理观,提供个性化护理服务　学生在学习内科护理学时,要将各学科相关知识联系起来,把握内科护理学的内涵。树立整体护理的观念,将护理对象视为生物、心理、社会、文化和精神的统一体,注重人与自然环境及社会环境的平衡,在掌握疾病护理时,不仅要关注局部病变,还要思考与评估其与身体其他系统及外部环境的关系。同时,也要关注每一个服务对象的心理、社会、文化等特点,提供个性化的护理服务,满足服务对象的需求。

(郭　宏)

第二章 呼吸系统疾病患者的护理

第一节 呼吸系统疾病患者常见症状体征的护理

> **学习目标**
>
> 识记：
> 1. 复述咳嗽及咳痰的概念。
> 2. 复述肺源性呼吸困难的概念。
> 3. 复述咯血的概念。
>
> 理解：
> 1. 解释咳嗽及咳痰的病因。
> 2. 归纳肺源性呼吸困难的类型。
> 3. 分析呼吸系统发生咯血的机制。
>
> 运用：
> 1. 按照护理程序对咳嗽及咳痰患者进行有效护理。
> 2. 按照护理程序对肺源性呼吸困难患者进行有效护理。

一、咳嗽与咳痰

咳嗽（cough）是呼吸系统疾病最常见的症状，是一种呈突然、暴发性的呼吸运动，以清除气道分泌物。咳嗽本质是一种保护性反射。咳痰（expectoration）是借助支气管黏膜上皮纤毛运动、支气管平滑肌的收缩及咳嗽反射，将呼吸道分泌物从口腔排出体外的运动。咳嗽可伴或不伴咳痰。咳嗽无痰或痰量甚少，称为干性咳嗽（drying cough）；伴有咳痰的咳嗽，称湿性咳嗽。

引起咳嗽和咳痰的病因很多，常见病因有：①气道疾病，如急性或慢性咽炎、喉炎、气管 - 支气管炎、支气管结核、支气管哮喘、支气管扩张、支气管肺癌等；②肺实质和胸膜疾病，如肺炎、肺脓肿、胸膜炎、自发性气胸、肺水肿、肺间质性疾病等；③心血管疾病，如二尖瓣狭窄或其他原因所致左心衰竭引起的肺水肿、肺淤血等；④其他疾病或药物，如脑炎，脑膜炎，食管、胃等刺激，服用 β 受体阻滞剂或血管紧张素转换酶抑制剂等。

【护理评估】

1. 健康史

（1）诱因：有无受凉、气候变化、粉尘吸入、服用血管紧张素转换酶抑制剂或精神因素等。

（2）咳嗽：需评估咳嗽发生的急缓、性质、出现及持续时间、有无咳嗽无效或不能咳嗽。突然出现的干性或刺激性咳嗽多是急性上、下呼吸道感染初期的表现；比较重的干咳常见于咳嗽变异性哮喘、咽炎、气管异物、胸膜炎、支气管肿瘤、服用血管紧张素转换酶抑制剂、后鼻滴涕和胃食管反流等；慢性肺间质病变，尤其是各种原因所致的肺间质纤维化也常常表现为持续性干咳；犬吠样咳嗽见于会厌、喉部疾患或异物；金属音调咳嗽见于纵隔肿瘤、主动脉瘤或支气管肺癌压迫气管；嘶哑性咳嗽多见于声带炎、喉炎、喉结核、喉癌和喉返神经麻痹等。

（3）咳痰：评估痰液的颜色、性质、量、气味和有无肉眼可见的异物等。慢性咳嗽伴咳痰常见于慢性支气管炎、支气管扩张、肺脓肿和空洞型肺结核等；脓性痰常常是气管、支气管和肺部感染的可靠标志；慢性支气管炎、支气管扩张、肺脓肿等疾病，咳嗽常于清晨或体位变化时加剧，且排痰量较多。痰液颜色改变常有重要意义，如肺结核、肺癌、肺梗死出血时，因痰中含血液或血红蛋白而呈红色或红棕色；铁锈色痰见于肺炎球菌肺炎，但由于抗生素广泛使用，目前已经很难见到；红褐色或巧克力色痰考虑阿米巴肺脓肿；粉红色泡沫痰提示急性肺水肿；砖红色胶冻样痰或带血液者常见于克雷伯杆菌肺炎；灰黑色或暗灰色痰常见于各种肺尘埃沉着病或慢性支气管炎；痰有恶臭味常见于厌氧菌感染。

（4）伴随症状：有无发热、胸痛、呼吸困难、烦躁不安、说话困难等表现。

2．身体评估

（1）一般状态：有无体温升高、脉率增快、血压异常、意识障碍。

（2）体位与皮肤黏膜：是否有口唇、甲床青紫伴鼻翼扇动，咳嗽时痛苦表情；是否有强迫体位，如端坐呼吸。

（3）胸部：有无呼吸频率、节律和深度异常，胸廓两侧运动是否对称，是否有肺泡呼吸音改变及异常呼吸音出现，有无干、湿啰音等。

3．心理-社会状况 有无焦虑、抑郁等不良情绪反应，其是否对患者的日常生活和睡眠造成影响。

4．辅助检查 痰液检查有无致病菌；血气分析有无 PO_2 下降和 PCO_2 升高；肺功能测定有无异常。

【主要护理诊断/问题】

清理呼吸道无效 与呼吸道分泌物过多、黏稠，或患者疲乏、胸痛、意识障碍导致咳嗽无效、不能或不敢咳嗽有关。

【护理措施】

（一）一般护理

1．环境 为患者提供安静、舒适的病房，保持室内空气新鲜、洁净，注意通风。维持合适的室温（18～20℃）和湿度（50%～60%），以充分发挥呼吸道的自然防御功能。

2．饮食护理 慢性咳嗽者，能量消耗增加，应给予高蛋白、富含维生素、足够热量的饮食。注意患者的饮食习惯，避免油腻、辛辣刺激食物，影响呼吸道防御能力。每天饮水 1500ml 以上，足够的水分可保证呼吸道黏膜的湿润和病变黏膜的修复，利于痰液稀释和排出。

（二）病情观察

密切观察咳嗽、咳痰情况，详细记录痰液的色、量、质。正确收集痰标本，及时送检。

（三）促进有效排痰

常用胸部物理疗法。

1．深呼吸和有效咳嗽 适用于神志清醒、一般状况良好、能够配合的患者，有助于气道远端分泌物的排出。指导患者掌握有效咳嗽的正确方法：①患者尽可能采用坐位，先进行深而慢的呼吸5～6次，后深吸气至膈肌完全下降，屏气3～5s，继而缩唇（撅嘴），缓慢地通过口腔将肺内气呼出（胸廓下部和腹部应该下陷），再深吸一口气后屏气3～5s，身体前倾，从胸腔进行2～3次短促有力的咳嗽，咳嗽的同时收缩腹肌，或用手按压上腹部，帮助痰液咳出。也可让患者取俯卧屈膝位，借助膈肌、腹肌收缩，增加腹压，咳出痰液。②经常变换体位有利于痰液咳出。③对胸痛不敢咳嗽的患者，应避免因咳嗽加重疼痛，如胸部有伤口可用双手或枕头轻压伤口两侧，使伤口两侧的皮肤及软组织向伤口处皱起，可避免咳嗽时胸廓扩展牵拉伤口而引起疼痛。疼痛剧烈时可遵医嘱给予止痛剂，30min后进行深呼吸和有效咳嗽。

2. 吸入疗法　吸入疗法分湿化和雾化疗法，适于痰液黏稠和排痰困难者。湿化治疗法是通过湿化器装置，将水或溶液蒸发成水蒸气或小水滴，以提高吸入气体的湿度，达到湿润气道黏膜、稀释痰液的目的。雾化治疗法又称气溶液吸入疗法，应用特制的气溶液装置将水分和药物形成气溶胶的液体微粒或固体微粒，并沉积于呼吸道和靶器官。临床上常在湿化的同时加入药物以雾化方式放入，可在雾化液中加入痰溶解剂、抗生素、平喘药等，达到祛痰、消炎、止咳、平喘的作用。注意事项：

（1）防止窒息：干结的分泌物湿化后膨胀易阻塞支气管，治疗后帮助患者翻身、拍背，及时排痰，尤其是体弱、无力咳嗽者。

（2）避免降低吸入氧浓度：尤其是超声雾化吸入，因吸入气湿度过高，降低了吸入氧浓度，患者感觉胸闷、气促加重。可提高吸氧浓度或用氧气驱动的喷射式雾化吸入。

（3）避免湿化过度：过度湿化可引起黏膜水肿、气道狭窄，气道阻力增加，甚至诱发支气管痉挛，也可导致体内水潴留，加重心脏负荷。要观察患者情况，湿化时间不宜过长，一般以10～20min为宜。

（4）控制湿化温度：一般应控制湿化温度在35～37℃。在加热湿化过程中应避免温度过高或过低，温度过高可引起呼吸道灼伤，损害气道黏膜纤毛运动，温度过低可诱发哮喘、寒战反应。

（5）防止感染：按规定消毒吸入装置和病房环境，严格无菌操作，加强口腔护理，避免呼吸道交叉感染。

3. 胸部叩击　胸部叩击适用于久病体弱、长期卧床、排痰无力者。禁用于气胸未经引流、肋骨骨折、有病理性骨折史、咯血、低血压及肺水肿等患者。方法：患者侧卧位或在他人协助下取坐位，叩击者两手手指弯曲并拢，使掌侧呈杯状，以手腕力量，从肺底自下而上、由外向内、迅速而有节律地叩击胸壁，震动气道，每一肺叶叩击1～3min，120～180次/分，叩击时发出一种空而深的拍击音则表明手法正确（图2-1）。注意事项如下：

（1）听诊肺部有无呼吸音异常及干、湿啰音，明确病变部位。

（2）宜用单层薄布保护胸廓部位，避免直接叩击引起皮肤发红，但覆盖物不宜过厚，以免降低叩击效果。叩击时避开乳房、心脏、骨突部位（如脊椎、肩胛骨、胸骨）及衣服拉链、纽扣等。

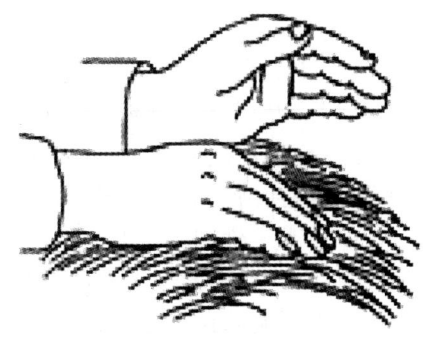

图2-1　胸部叩击法

(3) 叩击力量适中，以患者不感到疼痛为宜，每次叩击时间以 5～15min 为宜，应安排在餐后 2h 至餐前 30min 完成，以避免治疗中发生呕吐。操作时应密切注意患者的反应。

(4) 操作后患者休息，协助做好口腔护理，去除痰液气味。询问患者的感受，观察痰液情况，复查生命体征、肺部呼吸音及啰音变化。

4．体位引流　体位引流是利用重力作用使肺、支气管内分泌物排出体外，又称重力引流。适用于肺脓肿、支气管扩张等有大量痰液排出不畅时。禁用于呼吸衰竭、有明显呼吸困难和发绀者、近 1～2 周内曾有大咯血史、严重心血管疾病或年老体弱不能耐受者。具体方法参见本章"支气管扩张"。

5．机械吸痰　适用于无力咳出黏稠痰液、意识不清或排痰困难者。可经患者的口、鼻腔、气管插管或气管切开处进行负压吸痰。注意事项：每次吸引时间少于 15s，两次抽吸间隔时间大于 3min；吸痰动作要迅速、轻柔，将不适感降至最低；在吸痰前、中、后适当提高吸入氧的浓度，避免吸痰引起低氧血症；严格无菌操作，避免呼吸道交叉感染。

（四）用药护理

遵医嘱给予抗生素、止咳、祛痰药物，分别静脉滴注、口服、雾化吸入，掌握药物的疗效和不良反应。不滥用药物，如排痰困难者勿自行服用强镇咳药。

二、肺源性呼吸困难

呼吸困难（dyspnea）是指患者主观感觉空气不足、呼吸不畅，客观表现为呼吸用力，呼吸频率、深度及节律异常。临床上呼吸困难主要由呼吸、循环系统疾病引起。肺源性呼吸困难是由于呼吸系统疾病引起通气、换气功能障碍，发生缺氧和（或）二氧化碳潴留所致。常见于慢性阻塞性肺疾病（chronic obstructive pulmonary diseases，COPD）、支气管哮喘、喉、气管与支气管的炎症、水肿、肿瘤或异物所致狭窄或梗阻，肺炎、肺脓肿、肺淤血、肺水肿、肺不张、肺栓塞等疾病，也见于胸廓疾患（气胸、大量胸腔积液、严重胸廓畸形等）、膈运动障碍等。临床上分 3 种类型。①吸气性呼吸困难：吸气时呼吸困难显著，重者出现"三凹症"，即胸骨上窝、锁骨上窝和肋间隙凹陷，常伴干咳及高调哮鸣，多见于喉水肿、痉挛，气管异物、肿瘤或受压等引起的上呼吸道机械性梗阻。②呼气性呼吸困难：呼气费力，呼气时间延长，常伴有哮鸣音，多见于支气管哮喘、COPD 等。③混合性呼吸困难：吸气与呼气均感费力，呼吸频率增快、变浅，常伴有呼吸音减弱或消失。是由于肺部病变广泛，呼吸面积减少，影响换气功能所致。常见于重症肺炎、重症肺结核、特发性肺纤维化、大量胸腔积液和气胸等。

【护理评估】

1．健康史

(1) 起病缓急：突发者多见于呼吸道异物、张力性气胸等；起病较急者应考虑肺水肿、肺不张、气胸、大叶性肺炎；起病缓慢者多为 COPD、慢性肺源性心脏病、肺结核等。

(2) 有无诱因：支气管哮喘发作可有过敏物质接触史；与活动有关者常见于心脏疾病、慢性肺源性心脏病、间质性肺病病；自发性气胸者多有过度用力或屏气用力史。

(3) 年龄、性别：青年人多为肺结核、胸膜疾病；女性突发呼吸困难应考虑癔症；老年人多为肺癌、COPD、冠状动脉粥样硬化性心脏病（冠心病）等。

(4) 伴随症状：有无咳嗽、咳痰、胸痛、发热、神志改变等。

(5) 严重程度：中度以上体力活动引起的呼吸困难为轻度，轻度体力活动所致的呼吸困难为中度，休息时也有呼吸困难为重度。

2．身体评估

（1）神志：患者是否烦躁不安、神志恍惚、谵妄或昏迷。

（2）面容与表情：患者是否有表情痛苦、鼻翼扇动、张口呼吸或点头呼吸。肺气肿患者常缩唇吹气，缺氧引起呼吸困难常有口唇发绀。

（3）呼吸的频率、深度和节律：轻度呼吸衰竭时呼吸可深而快，严重时呼吸浅而慢；神经精神性呼吸困难常出现慢而深的呼吸、潮式呼吸或间歇呼吸。

（4）胸部：是否有桶状胸，双肺肺泡呼吸是否减弱或消失，有无干、湿啰音等。

3．心理-社会状况　有无紧张、疲乏、注意力不集中、失眠、抑郁、焦虑或恐惧。

4．辅助检查　动脉血气分析有助于测定低氧血症和二氧化碳潴留的程度。肺功能测定有助于了解肺功能的基本状态，明确肺功能障碍的程度和类型。

【主要护理诊断/问题】

1．气体交换受损　与呼吸道痉挛、呼吸面积减少、换气功能障碍有关。

2．活动无耐力　与呼吸功能受损导致机体缺氧状态有关。

【护理措施】

（一）气体交换受损

1．环境与休息　提供安静舒适、空气洁净的环境，温度和湿度要适宜。哮喘患者室内避免湿度过高、有变应原，如尘螨、刺激性气体、花粉等。病情严重者应置于重症监护病房，以便及时观察病情变化。

2．病情观察　动态观察患者呼吸状况，判断呼吸困难类型。有条件时可监测血氧饱和度、动脉血气变化，及时发现和解决患者异常情况。

3．心理护理　呼吸困难可引起患者烦躁不安、恐惧，而不良情绪反应可进一步加重呼吸困难。因此，医护人员应陪伴患者身边，安慰患者，使其保持情绪稳定，增强安全感。

4．保持呼吸道通畅　具体措施见本节"咳嗽与咳痰"部分。

5．用药护理　遵医嘱应用支气管舒张剂、呼吸兴奋剂等，观察药物疗效和不良反应。

6．氧疗和机械通气的护理　根据呼吸困难类型、严重程度不同，进行合理氧疗或机械通气，以缓解症状。

（二）活动无耐力

1．休息和活动　合理安排休息和活动量，调整日常生活方式，如病情许可，有计划地增加运动量和改变运动方式，如室内走动、室外活动、散步、快走、慢跑、太极拳、体操等，逐步提高肺活量和活动耐力。

2．舒适体位　患者采取身体前倾坐位或半卧位，可使用枕头、靠背架或床边桌等支撑物，以患者自觉舒适为原则。避免紧身衣服或过厚盖被而加重胸部压迫感。

3．呼吸训练　指导慢性阻塞性肺气肿患者做缓慢深呼吸、腹式呼吸、缩唇呼吸等，训练呼吸肌，延长呼气时间，使气体能完全呼出。参见本章"慢性阻塞性肺疾病"。

考点：清理呼吸道无效和气体交换受损的护理措施。

三、咯血

咯血（hemoptysis）是指喉及喉以下呼吸道及肺组织出血经口咳出。咯血大多数是由呼吸和循环系统疾病所致。呼吸系统疾病常见的咯血原因是肺结核、支气管扩张、肺炎、肺癌等。咯血量的多少视病因和病变性质而不同，但与病变严重程度不完全一致。根据咯血量，临床将咯血分为痰中带血、少量咯血（＜100ml/d）、中等量咯血（100～500ml/d）和大量咯血（＞500ml/d，或一次＞300ml）。呼吸系统疾病发生咯血的主要机制有：炎症或肿瘤破坏支气管黏膜或病灶处的毛细血管，使黏膜下血管破裂或毛细血管通透性增加，一般咯血量较小；病变侵蚀小血管引起血管破溃，可出现中等量咯血；病变引起小动脉、小动静脉瘘或曲张的黏膜下静脉破裂，或因为严重而广泛的毛细血管炎症造成血管破坏或通透性增加，多表现为大咯血。

四、胸痛

胸痛（chest pain）主要由胸部疾病、少数由其他部位的病变所致。呼吸系统疾病常见于胸膜炎、自发性气胸、肺炎、肺癌、胸膜肿瘤、支气管炎等。胸膜炎为尖锐刺痛或撕裂痛，且在深呼吸和咳嗽时加重；肺癌多为胸部闷痛或隐痛；胸痛伴咳嗽、咳痰或呼吸困难常见于肺炎、肺结核、自发性气胸等。其他原因的胸痛有：胸壁疾病，如带状疱疹、肋间神经炎等；心脏与大血管疾病，如心绞痛、急性心肌梗死、主动脉夹层；纵隔疾病及其他疾病，如食管炎、膈下脓肿等。

（胡仲红）

第二节 急性上呼吸道感染患者的护理

学习目标

识记：
1. 复述急性上呼吸道感染的定义。
2. 说出急性上呼吸道感染的临床表现及并发症。
理解：
说明急性上呼吸道感染的治疗要点。
运用：
1. 按照护理程序护理急性上呼吸道感染患者。
2. 对急性上呼吸道感染患者进行健康指导（特别是预防指导）。

案例

患者，男，20岁。咽痛、鼻塞、流涕伴轻度声音嘶哑3d就诊。发病前曾到室外游泳。体检：鼻黏膜充血水肿，有清稀分泌物，咽部发红。临床诊断：急性上呼吸道感染。
思考：
请说出患者的护理诊断及护理措施。

急性上呼吸道感染（acute upper respiratory tract infection）简称上感，为鼻、咽喉的急性

炎症。病毒感染最常见，少数为细菌感染。免疫功能低下者易感，发病率高。但病程短，症状轻，可自愈。少数会有严重并发症，可传染，应积极预防。上感好发于冬春季节，主要经空气飞沫传播，也可经污染的手和用具传播。病原体多见于多种病毒，人体感染后免疫力维持时间短暂，故可反复发病。上感病因中有70%~80%由病毒引起，包括鼻病毒、冠状病毒、腺病毒、流感和副流感病毒等，其余为细菌感染引起。

【护理评估】

1. 健康史　评估患者是否有淋雨、受凉、气候突变、过劳等诱因。

2. 身体评估　根据病因和临床表现不同可分为不同的类型。

（1）普通感冒：为病毒感染引起，俗称"伤风"，起病急，主要是鼻部症状，喷嚏、鼻塞、流清涕，可伴有咳嗽、咽干、咽痒等。2~3d后鼻涕由清变稠，伴咽痛、头痛、呼吸不畅、声音嘶哑等。重者发热畏寒、头痛。体检见鼻腔黏膜充血、水肿、分泌物增多，咽部轻度充血。大多无并发症者5~7d痊愈。

（2）急性病毒性咽炎和喉炎：急性咽炎主要表现为咽痒及烧灼感，咽痛轻。急性喉炎主要表现为声音嘶哑、可有发热、咽痛或咳嗽。体检可见咽部充血、水肿明显。可有局部淋巴结肿大。

（3）急性疱疹性咽峡炎：主要表现为严重的发热、咽痛，体检见咽部充血，软腭、腭垂、咽后壁及扁桃体有灰白色疱疹及浅表溃疡，周围伴红晕。发于夏季，多见于儿童，病程约一周。

（4）急性咽结膜炎：主要表现为发热、咽痛、畏光、流泪、咽及结膜明显充血。夏季游泳传播多见，好发于儿童。病程4~6d。

（5）急性咽扁桃体炎：病原体多为溶血性链球菌，起病急，咽痛重，伴畏寒发热，体温高达39℃以上，体检咽部充血严重，扁桃体肿大充血，其表面有点状脓性分泌物，颌下淋巴结肿大、压痛，肺部无异常体征。

3. 并发症　可并发急性鼻窦炎、中耳炎、气管-支气管炎。部分可继发肾炎、风湿性关节炎、心肌炎，应予以警惕。

4. 辅助检查　主要为病毒感染性疾病，白细胞计数正常或偏低，细菌感染者白细胞计数与中性粒细胞增高。

【主要护理诊断/问题】

1. 舒适的改变：鼻塞、流涕、咽痛、头痛　与病毒和（或）细菌感染有关。

2. 体温过高　与病毒和（或）细菌感染有关。

3. 知识缺乏：缺乏疾病预防和保健知识。

4. 潜在并发症　鼻窦炎、气管-支气管炎、风湿热、肾小球肾炎、心肌炎等。

【护理措施】

（一）一般护理

1. 环境与休息　嘱患者适当卧床休息，特别是在发热期间。保持病室空气流通、适当的温度和湿度，环境安静。

2. 饮食护理　多饮水，补充足够的热量，给予清淡易消化、富含营养的食物。避免刺激性食物，戒烟。

3. 口腔护理　防治口腔感染，可用淡盐水漱口或给予口腔护理。

4. 防治交叉感染　注意患者的隔离，减少探视，外出戴口罩，防止交叉感染，患者咳嗽或打喷嚏时应避免对着他人。

（二）病情观察

注意疾病流行情况，发热患者密切监测生命体征，警惕并发症，如耳痛、耳鸣、听力减退、外耳道流脓等提示中耳炎，如发热、头痛剧烈、伴脓涕、鼻窦有压痛等提示鼻窦炎，如恢复期出现胸闷、心悸、眼睑水肿、腰酸和关节痛等提示心肌炎、肾炎或风湿性关节炎，应及时就诊。

（三）治疗配合

急性上呼吸道感染的治疗要点为：目前尚无特效抗病毒药物，以对症治疗为主，同时注意休息、多饮水、保持空气流通、戒烟、积极防治继发性细菌感染。

1．药物治疗

（1）对症治疗：给予伪麻黄碱治疗以减轻鼻部充血，口服或滴鼻，必要时适当加用解热镇痛药。

（2）抗菌药物治疗：目前已明确普通感冒无需使用抗菌药物。如有白细胞升高、咽部脓苔、咳黄色痰及流脓鼻涕等细菌感染证据，可选口服青霉素、头孢菌素、大环内脂类药物。

（3）抗病毒药物治疗：如果无发热、免疫功能正常，发病超过两天无需用抗病毒药，对免疫缺陷者提倡早期常规用利巴韦林和奥司他韦，可缩短病程。目前因药物滥用已造成流感病毒耐药现象，故要谨慎。

（4）中药治疗：常用的中成药有板蓝根颗粒、小柴胡汤、感冒清热颗粒等。

2．用药护理　遵医嘱选用药物，对发热、头痛者，用解热镇痛药，如复方阿司匹林、对乙酰氨基酚。并注意避免大量出汗引起虚脱等。对鼻塞、咽痛者，口服银翘片等，鼻塞严重者滴1%麻黄碱滴鼻液。应用抗生素者，注意观察有无迟发过敏反应发生。发现异常及时就诊。

（四）对症护理

对发热患者，要密切监测体温，体温超过37.5℃，应每4h测体温1次，注意观察体温过高患者的早期症状和体征。

（五）心理护理

此病预后良好，多数患者于1周内康复，仅少数患者可因咳嗽而发展为慢性支气管炎，一般无心理负担。如果咳嗽较剧烈，加之伴有发热，会影响患者的休息睡眠，使患者产生焦虑情绪。护理人员应与患者进行耐心细致的沟通，客观评价病情，解答患者的心理顾虑，去除不良心理反应，建立治疗信心。

【健康指导】

1．避免诱发因素　指导患者及家属了解上呼吸道感染的常见诱因。避免受凉、过度疲劳，注意保暖。常开窗通风，保持室内空气新鲜。在高发季节少去人群密集的公共场所。

2．增强免疫　劳逸结合，加强体育活动及耐寒锻炼，提高机体抵抗力及抗寒力，必要时注射疫苗预防。

3．及时识别并发症　药物治疗后症状不缓解，如出现耳痛、耳鸣、听力减退、外耳道流脓等提示中耳炎症状，或恢复期出现胸闷、心悸、眼睑水肿、腰酸和关节痛等提示心肌炎、肾炎或风湿性关节炎，应及时就诊。

小结	1. 临床特点　急性上呼吸道感染是鼻、咽喉的急性炎症。病毒感染最常见，少数为细菌感染。免疫功能低下者易感，发病率高。但病程短、症状轻、可自愈。少数会有严重并发症，可传染，应积极预防。 2. 护理要点　应注意疾病流行情况，做好对症护理，用解热镇痛药时，注意避免大量出汗引起虚脱，用抗生素者，注意迟发型过敏反应。健康指导的重点在于指导患者及家属了解上呼吸道感染的常见诱因，增强免疫力，避免自行服药，及时识别并发症并及时就诊。

（胡仲红）

第三节　慢性阻塞性肺疾病患者的护理

学习目标	识记： 1. 复述慢性阻塞性肺疾病的定义。 2. 识别慢性阻塞性肺疾病的诱发因素。 3. 说出慢性阻塞性肺疾病的典型临床表现。 理解： 1. 解释慢性阻塞性肺疾病的发病机制及病理生理改变。 2. 归纳慢性阻塞性肺疾病的有关检查。 3. 概括慢性阻塞性肺疾病的治疗要点。 运用： 1. 按照护理程序护理慢性阻塞性肺疾病患者（特别是长期家庭氧疗患者）。 2. 对慢性阻塞性肺疾病患者进行有针对性的健康指导（特别是病情监测）。

案例

王先生，58岁，有慢性咳嗽，咳痰史25年，近4年来常感劳累后呼吸困难，每遇气温下降时常有发热，咳嗽加重伴脓痰。护理体检呈桶状胸，语颤减弱，叩诊呈过清音，呼吸音明显减退。

思考：
最可能的医疗诊断及护理诊断是什么？

　　慢性阻塞性肺疾病（chronic obstructive pulmonary disease，COPD）是一种以气流受限为特征的肺部疾病，气流受限不完全可逆，呈进行性发展，主要指不可逆性气道阻塞的慢性支气管炎和肺气肿两种疾病。慢性阻塞性肺疾病是一种重要的慢性呼吸系统疾病，患者患病率及死亡率均高。我国患病率为3%～5%。

　　阻塞性肺气肿（obstructive pulmonary emphysema，简称肺气肿）是指由于慢性支气管炎

（简称慢支）、支气管哮喘等慢性阻塞性肺疾病或其他各种原因引起的细支气管的狭窄或不完全性阻塞，致使终末细支气管远端弹性下降，肺组织过度充气、持久性膨胀，常伴有气道壁破坏，是肺气肿中最常见的一种类型，也是慢支最常见的并发症，严重危害人民健康和生存质量。其临床特征为在慢支咳嗽、咳痰的基础上，出现进行性的呼吸困难。由于肺功能进行性减退，严重影响患者的劳动和生活质量。引起慢支的各种因素均可引起阻塞性肺气肿，如吸烟、感染、大气污染、职业性粉尘和有害气体的长期吸入、过敏等，其中吸烟尤为重要，吸烟者中患慢性阻塞性肺疾病的比率比不吸烟者多 3～5 倍。肺气肿的发生机制可归纳为小气道的不完全阻塞、肺组织弹性减退、弹性蛋白酶及其抑制因子的失衡，随着疾病的发生发展，使通气和换气功能发生障碍，不能进行有效的气体交换，可引起缺氧和二氧化碳潴留，而发生不同程度的低氧血症和高碳酸血症，最终发展为呼吸衰竭。

【护理评估】

1．健康史 评估与慢性阻塞性肺疾病有关的病因和诱因，COPD 与慢支及肺气肿密切相关，吸烟为重要发病因素，评估患者吸烟情况，有无接触职业粉尘及化学物质，空气污染情况，发生感染的情况，首先确定导致急性加重期的原因。

2．身体评估

（1）症状：慢支并发肺气肿时，在原有咳嗽、咳痰等症状的基础上出现逐渐加重的呼吸困难（也可用"气短"）。逐渐加重的气短是肺气肿最具有诊断价值的症状。早期仅在劳动、上楼或登山、爬坡时发生。随着病情的进展，在平地活动时，甚至在静息时也会感到气促。当慢支急性发作时，因支气管内分泌物的增多，进一步加重了通气障碍，可使胸闷、气促加剧，严重时甚至可出现发绀、头痛、嗜睡、神志恍惚等呼吸衰竭的症状。

（2）体征：视诊可见桶状胸，呼吸运动减弱；触诊可有触觉语颤减弱或消失；叩诊呈过清音，心浊音界缩小或不易叩出，肝下界和肝浊音界下移；听诊呼吸音普遍减弱，呼气延长，且有心音遥远，并发感染时肺部可有湿啰音。

（3）临床分型：临床上按其表现及病理生理特征可分为气肿型、支气管炎型、混合型 3 类，见表 2-1。

表 2-1 阻塞性肺气肿临床分型及区别

临床特征	气肿型（A 型）	支气管炎型（B 型）	混合型
病理改变	呼吸性细支气管狭窄；肺泡管、肺泡囊和肺泡扩大，结构破坏，气肿囊腔较小	呼吸性细支气管扩大、融合，管壁破坏，气肿囊腔较大；肺泡囊和肺泡相对完整	同时存在前两型特征
年龄与体型	多见于老年人，消瘦较轻，痰呈黏液性，量少	年龄较轻，多肥胖较重，痰呈黏液脓性，量多	
咳嗽、咳痰喘息与发绀	气促明显，多呈持续性；无发绀	较轻，急性感染时加重；明显发绀	
征象	肺气肿的体征和 X 线征象	慢支的体征和 X 线征象	
肺功能	通气功能障碍及肺过度充气显著	通气功能障碍及肺过度充气不显著	
肺弹性回缩	显著降低	程度不一	
血气分析	轻度 PO_2 下降和 PCO_2 升高	显著 PO_2 下降和 PCO_2 升高	
右心衰竭	晚期发生	较早发生	

(4) 并发症：可并发慢性呼吸衰竭、自发性气胸、慢性肺源性心脏病等。

3．心理、社会状况　COPD 患者由于长期患病、社会活动减少、经济状况等因素而失去自信，易形成焦虑和抑郁的心理状态。

4．辅助检查

(1) X 线检查：胸廓扩张，前后径增大，肋间隙增宽，肋骨平行，呼吸运动减弱，膈肌顶部低、平，两肺野的透亮度增加，两肺外带肺纹理纤细、稀疏和变直，而内带肺纹理则可增粗和紊乱。灶性肺气肿或肺大疱患者可见局限性透亮度增高。心脏常呈垂位型，心影狭长。

(2) 呼吸功能检查：慢支并发肺气肿时，即有通气功能障碍。第一秒用力呼气量占用力肺活量百分比（$FEV_1/FVC\%$）< 60%，最大通气量低于预计值的 80%，残气量及其占肺总量的百分比增加，超过 40% 说明肺过度充气，对阻塞性肺气肿的诊断有重要价值。

(3) 动脉血气分析：早期可无变化，随病情加重，可依次出现动脉血氧分压（PO_2）降低、二氧化碳分压（PCO_2）升高，并可发生代偿性呼吸性酸中毒，而致 pH 偏低。

考点：慢性阻塞性肺疾病的临床表现及辅助检查。

考点：COPD 的护理评估。

【主要护理诊断/问题】

1．气体交换受损　与气道阻塞、呼吸面积减少引起通气和换气功能障碍有关。
2．清理呼吸道无效　与呼吸道炎症、阻塞，痰液过稠有关。
3．焦虑　与呼吸困难影响生活与工作有关。
4．活动无耐力　与疲劳、呼吸困难、氧供与氧耗失衡有关。
5．知识缺乏：缺乏保健知识。

知识链接

据世界卫生组织（World Health Organization，WHO）估计，目前慢性阻塞性肺疾病（简称"慢阻肺"）为世界第四大致死原因，仅次于心脏病、脑血管病和急性肺部感染，至 2020 年可能上升为世界第三大致死原因。经多国呼吸病专家的积极倡议，2002 年的 11 月 20 日正式成为首个世界慢性阻塞性肺疾病日。自 2002 年起，在每年 11 月第三周的周三举行世界慢性阻塞性肺疾病日纪念活动。目的在于提高公众对慢阻肺作为全球性健康问题的了解和重视程度。

【护理措施】

（一）一般护理

1．休息和活动　早期患者，可安排适当的活动量，活动以不感到疲劳、不加重症状为宜。急性加重期发热、咳喘时应卧床休息，晚期患者采取舒适的体位，宜采取身体前倾位，使辅助呼吸肌参与呼吸。

2．饮食护理　制订出高热量、高蛋白、富含维生素的饮食计划。为避免过早出现饱胀感，患者餐前和进餐时避免过多饮水。餐前及咳痰后漱口，保持口腔清洁。腹胀的患者应进软食，少食多餐，细嚼慢咽。避免进食产气的食物，以免腹部胀气，影响肺部换气功能。

（二）病情观察

观察咳嗽、咳痰的情况，呼吸困难的程度，能否平卧，患者的营养状况、肺部体征及有无并发症产生。监测动脉血气分析和水、电解质、酸碱平衡情况。

（三）治疗配合

1. 治疗原则为积极治疗原发病，合理氧疗，改善呼吸功能。具体措施如下：

（1）稳定期治疗

1) 教育和劝导患者戒烟。脱离粉尘、气体污染环境。

2) 支气管舒张药：短期按需用药可缓解症状，长期规则用药可减轻症状。如沙丁胺醇气雾剂，每次100～200μg，疗效持续4～5h，每24h不超过8～12喷。异丙托溴铵气雾剂，每次40～80μg，3～4次/日。氨茶碱缓释或控释片，每次0.2g，1次/12小时，氨茶碱每次0.1g，3次/日。

3) 祛痰药：盐酸氨溴索，30mg 3次/日。

4) 糖皮质激素：用于反复加重及重症患者，研究显示长期吸入糖皮质激素与长效β_2肾上腺素受体激动剂联合制剂，对增加运动耐量、减少急性发作频率及改善肺功能都有一定作用。常用剂型有沙美特罗加氟替卡松、福莫特罗加布地奈德。

5) 长期家庭养疗（LTOT）：对肺气肿所致的慢性呼吸衰竭可提高生活质量和生存率。给予患者10～15h/d的低浓度（28%～30%）、低流量（1～2L/min）持续鼻导管吸氧。

6) 呼吸功能锻炼：进行腹式呼吸，缩唇缓慢呼气训练，以促进呼吸肌的活动提高肺活量，纠正通气/血流比例失调，提高血氧饱和度，从而改善呼吸功能。

7) 康复治疗：应视患者动脉血氧分压及肺血流动力学的变化等制订方案，并由训练有素的物理治疗师指导治疗。可选用呼吸操、气功、太极拳、定量行走等方法进行练习。

（2）急性发作期治疗：最多见的原因是细菌感染或病毒感染。

1) 抗生素：当症状加重，咳嗽伴痰量增多、有脓性痰时，应根据病原菌的种类、细菌培养及药物敏感试验的结果选用敏感抗生素，可用阿莫西林、头孢唑肟每次0.25mg，3次/日，头孢呋辛每次0.5g，2次/日，左氧氟沙星，0.4g，4次/日。重者用第三代头孢菌素，如头孢曲松钠2.0g加于生理盐水中静脉滴注，4次/日。

2) 支气管舒张药：可选用抗胆碱药、茶碱类、β_2肾上腺素受体激动剂等药物。

3) 祛痰剂：溴己新每次8～16mg，3次/日。

4) 糖皮质激素：有过敏因素者可考虑使用。口服泼尼松龙30～40mg/d，也可静脉给予甲泼尼龙每次40～80mg，4次/日，连续5～7d。

5) 低流量吸氧：给予患者10～15h/d的低浓度（28%～30%）、低流量（1～2L/min）持续吸氧。

2. 用药护理　遵医嘱给抗生素、支气管舒张药及祛痰药物，注意观察疗效及副作用。

3. 氧疗的护理　COPD患者因长期二氧化碳潴留，主要靠缺氧刺激呼吸中枢，如果吸入高浓度的氧，反而会导致呼吸频率和幅度降低，引起二氧化碳潴留。而持续低流量吸氧维持$PO_2 \geq 60mmHg$，既能改善组织缺氧，又可防止因缺氧状态解除而抑制呼吸中枢。呼吸困难伴低氧血症者，遵医嘱给予氧疗。一般采用鼻导管吸氧，氧流量1～2L/min。对COPD慢性呼吸衰竭者提倡进行长期家庭氧疗（LTOT）。LTOT是指一昼夜吸入低浓度氧15h以上，并持续较长时间，使$PO_2 \geq 60 mmHg$，或SO_2升至90%的一种氧疗方法。氧疗有效的指标：患者呼吸困难减轻、呼吸频率减慢、活动耐力增强。护士应密切注意患者吸氧后的变化，如观察患者的意识状态、呼吸的频率及幅度、有无窒息或呼吸停止和动脉血气复查结果。

（四）呼吸功能锻炼

COPD 患者需要增加呼吸频率来代偿呼吸困难，这种代偿多数是依赖于辅助呼吸肌参与呼吸，即胸式呼吸，而非腹式呼吸。然而胸式呼吸的有效性要低于腹式呼吸，患者容易疲劳，因此，护士应指导患者进行缩唇呼气、腹式呼吸、膈肌起搏（体外膈神经电刺激）、吸气阻力器呼吸锻炼等，以加强胸、膈呼吸肌肌力和耐力，改善呼吸功能。

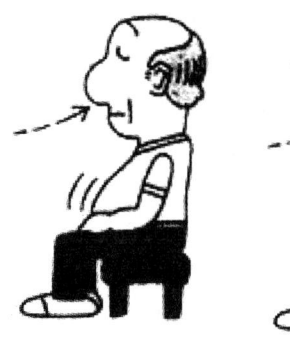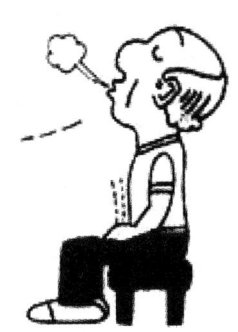

图 2-2　缩唇呼吸

1. 缩唇呼吸　缩唇呼吸的技巧是通过缩唇形成的微弱阻力来延长呼气时间，增加气道压力，延缓气道塌陷。患者闭嘴经鼻吸气，然后通过缩唇（吹口哨样）缓慢呼气，同时收缩腹部，见图 2-2。吸气与呼气时间比为 1∶2 或 1∶3。缩唇大小程度与呼气流量，以能使距口唇 15～20cm 处，与口唇等高点水平的蜡烛火焰随气流倾斜又不至于熄灭为宜。

2. 膈式或腹式呼吸　患者可取立位、平卧位或半卧位，两手分别放于前胸部和上腹部。用鼻缓慢吸气时，膈肌最大程度下降，腹肌松弛，腹部凸出，手感到腹部向上抬起。呼气时用口呼出，腹肌收缩，膈肌松弛，膈肌随腹腔内压增加而上抬，推动肺部气体排出，手感到腹部下降，见图 2-3。

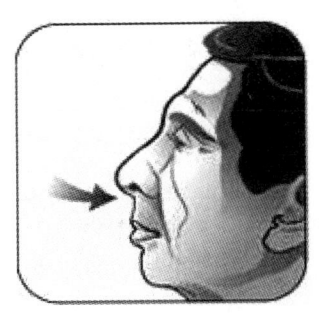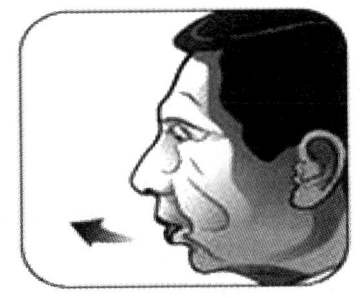

图 2-3　腹式呼吸

另外，可以在腹部放置小枕头、杂志或书锻炼腹式呼吸。如果吸气时，物体上升，证明是腹式呼吸。缩唇呼吸和腹式呼吸每日训练 3～4 次，每次重复 8～10 次。腹式呼吸需要增加能量消耗，因此指导患者只能在疾病恢复期，如出院前进行训练。

（五）心理护理

COPD 患者因长期患病，极易形成焦虑和压抑的心理状态。护士应详细了解患者及其家庭对疾病的态度，了解患者心理、性格、生活方式等方面因疾病而发生的变化，增强战胜疾病的信心。对表现焦虑的患者，教会患者缓解焦虑的方法，培养生活情趣，如听轻音乐、下棋、养花种草等，以分散注意力，缓解焦虑、紧张的精神状态。

【健康指导】

1. 疾病知识指导　指导患者和家属了解、适应慢性病，指导患者识别和消除使疾病恶化的因素。戒烟是预防 COPD 的重要措施，仔细讲解吸烟的危害，指导并鼓励吸烟患者戒烟，不吸烟患者应避免二手烟的危害。避免粉尘和刺激性气体的吸入，避免与呼吸道感染患者接触，在呼吸道疾病流行期间，尽量避免去人群密集的公共场所。指导患者要根据气候变化，及时增减衣物，避免受凉感冒。

2．康复锻炼　与患者和家属共同制订和实施康复计划，消除诱因、定期进行呼吸肌功能锻炼，充分发挥患者进行康复的主观能动性，制订个体化的锻炼计划，选择空气新鲜、安静的环境，进行步行、慢跑、气功等体育锻炼。在潮湿、大风、严寒气候时，避免室外活动。教会患者和家属依据呼吸困难与活动之间的关系，判断呼吸困难的严重程度，以便合理地安排工作和生活。学会识别感染或病情加重的早期症状，尽早就医。

3．家庭氧疗　实施家庭氧疗时，护士应指导患者和家庭做到以下几点：

（1）了解氧疗的目的、必要性及注意事项。

（2）注意安全，供氧装置周围严禁烟火，防止爆炸。

（3）吸氧鼻导管需每日更换，以防堵塞，防止感染。

（4）氧疗装置定期更换、清洁、消毒。

（5）告诉患者和家属宜采取低流量（氧流量 1～2L/min 或氧浓度 25%～29%）吸氧，且每日吸氧的时间不宜少于 10～15h，因夜间睡眠时，部分患者低氧血症更为明显，故夜间吸氧不宜间断。

4．饮食指导　制订合理的饮食计划，改善患者的营养状况，补充足够的水分，保障能量摄入，提高机体抵抗力。少食多餐，避免进食易产气、易引起便秘的食物。忌烟酒。

5．心理疏导　指导患者和家属了解本病发生、发展过程和治疗知识，引导患者适应慢性病并以积极的心态对待疾病，如放慢思维、控制呼吸、眺望远处、外出散步、听音乐或培养养花种草等爱好，以分散注意力，减少孤独感，缓解焦虑、紧张的精神状态。

考点：呼吸功能锻炼及家庭氧疗的护理。

小结	1．临床特点　慢性阻塞性肺疾病是指由于慢性支气管炎、支气管哮喘等慢性阻塞性肺疾病或其他各种原因引起的细支气管的狭窄或不完全性阻塞，致使终末细支气管远端弹性下降，肺组织过度充气、持久性膨胀，常伴有气道壁破坏。其临床特征为在慢支咳嗽、咳痰的基础上，出现进行性的呼吸困难、肺功能进行性减退。 2．护理要点　戒烟是预防 COPD 的重要措施，仔细讲解吸烟的危害，指导并鼓励吸烟患者戒烟。观察咳嗽、咳痰的情况；呼吸困难的程度，能否平卧。积极治疗原发病，合理氧疗，改善呼吸功能。长期家庭氧疗（LTOT）对肺气肿所致的慢性呼吸衰竭可提高生活质量和生存率。指导患者进行有效的呼吸功能锻炼。

（胡仲红）

第四节 支气管哮喘患者的护理

学习目标

识记：
1. 复述支气管哮喘的定义。
2. 识别支气管哮喘的激发因素。
3. 说出支气管哮喘的典型临床表现。

理解：
1. 解释支气管哮喘的发病机制。
2. 归纳支气管哮喘的有关检查。
3. 概括支气管哮喘的治疗要点。

运用：
1. 按照护理程序护理支气管哮喘患者（特别是定量吸入器的正确使用）。
2. 对支气管哮喘患者进行有针对性的健康指导（特别是避免激发因素和病情监测）。

支气管哮喘（bronchial asthma，简称哮喘）是由多种细胞（如嗜酸性粒细胞、肥大细胞、T淋巴细胞、中性粒细胞、气道上皮细胞等）和细胞组分参与的气道慢性炎症性疾病。这种慢性气道炎症导致气道反应性增加，通常出现广泛多变的可逆性气流受限，并引起反复发作性的喘息、气急、胸闷或咳嗽等症状，常在夜间和（或）清晨发作、加剧，多数患者可自行缓解或经治疗缓解。

哮喘与多基因遗传有关，同时受遗传因素和环境因素的双重影响，环境因素起着激发作用。常见的环境因素有：①吸入物，如尘螨、花粉、真菌、动物毛屑、二氧化硫、氨气等；②感染，如细菌、病毒、原虫、寄生虫等；③食物，如鱼、虾、蟹、蛋类、牛奶等；④药物，如普萘洛尔、阿司匹林等；⑤气候变化、运动、妊娠等。

考点：支气管哮喘的常见环境因素。

知识链接　　　　**支气管哮喘的发病机制**

1. 免疫学机制　根据变应原吸入后哮喘发生的时间，可分为速发型哮喘反应、迟发型哮喘反应和双相型哮喘反应。IAR几乎在吸入变应原的同时立即发生反应，15～30min达高峰，2h后逐渐恢复正常；LAR在吸入变应原后6h左右发病，持续时间长，可达数天，而且临床症状重，常呈持续性哮喘表现，肺功能损害严重而持久，LAR是由于气道慢性炎症反应的结果。

2. 气道炎症　气道慢性炎症被认为是哮喘的本质，是由多种炎症细胞、炎症介质和细胞因子相互作用，导致气道反应性增高。

3. 神经机制　哮喘与β-肾上腺素受体功能低下和迷走神经张力亢进有关，并可能存在有α-肾上腺素能神经的反应性增加。

案例

女，31岁。反复发作性干咳伴胸闷3年，多于春季发作，无发热、咯血及夜间阵发性呼吸困难，多次胸部X线检查无异样，常用抗生素治疗效果不明显。无高血压病史。体检：双肺散在哮鸣音，肺底部有湿啰音。肺功能测定：第一秒用力呼气量/用力肺活量（FEV_1/FVC）为55%，残气量/肺总量（RV/TLC）为35%。

思考：
1. 考虑该患者的可能疾病是什么？
2. 为全面地评估患者，还需要增加哪些评估内容？

【护理评估】

1. **健康史** 评估与哮喘有关的病因和诱因。有无接触变应原，室内有无尘螨、动物的皮毛和排泄物、花粉等；有无主动和被动吸烟，吸入污染空气如臭氧、杀虫剂、油漆和工业废气等；有无进食虾、蟹、鱼、牛奶、蛋类等食物；有无服用普萘洛尔、阿司匹林等药物史；有无受凉、气候变化、剧烈运动、妊娠等诱发因素；有无易激动、紧张、烦躁不安、焦虑等精神因素；有无哮喘家族史。

2. **身体评估**

（1）症状：典型表现为发作性伴有哮鸣音的呼气性呼吸困难，多在夜间或清晨发作和加重。严重者被迫端坐位、发绀。每次发作持续数分钟、数小时或数天，经服用支气管舒张剂缓解或自行缓解，某些患者在缓解数小时后再次发作。

部分哮喘患者以发作性咳嗽为其唯一的临床表现而无喘息（称咳嗽变异性哮喘），易造成误诊。有些青少年则以运动后出现胸闷、咳嗽和呼吸困难为特征（运动性哮喘）。

（2）体征：呼气相延长伴广泛的哮鸣音是哮喘发作时的典型体征，但严重哮喘患者哮鸣音可消失（称沉默胸）。发作时有肺部过度充气的体征，严重者可有发绀、大汗、颈静脉怒张、奇脉等体征。非发作期可无阳性体征。

（3）分期及分级：哮喘可分期为急性发作期和非急性发作期，各期有不同的分级。

1）急性发作期：指气促、咳嗽、胸闷等症状突然发生或加重，病情加重可在数小时或数天内出现，偶可在数分钟内危及生命需紧急救治。急性发作时病情严重度分级见表2-2。

2）非急性发作期：亦称慢性持续期，指患者虽然没有哮喘发作，但在相当长的时间内仍有不同频度和不同程度的喘息、咳嗽、胸闷等症状，可伴有肺通气功能下降。对该期哮喘的严重性评估，目前多采用哮喘控制水平分级方法，包括目前临床控制评估和未来风险评估。其中临床控制又可分为控制、部分控制和未控制3个等级，详见表2-3。

3）并发症：哮喘发作时并发症有自发性气胸、肺不张；长期反复发作可致COPD及慢性肺源性心脏病等。

3. **心理、社会状况** 哮喘是一种气道慢性炎症性疾病，要注意评估患者有无烦躁不安、焦虑、恐惧等心理反应；注意评估患者有无忧郁、悲观情绪，以及对疾病治疗失去信心等；评估家属对疾病知识的了解程度、对患者的关心程度、经济情况和社区医疗服务状况等。

表 2-2 哮喘急性发作的病情严重度分级

临床特点	轻度	中度	重度	危重
气短	步行、上楼时	稍事活动	休息时	
体位	可平卧	喜坐位	端坐呼吸	
讲话方式	连续成句	常有中断	单字	不能讲话
精神状态	可有焦虑/尚安静	时有焦虑或烦躁	常有焦虑、烦躁	嗜睡、意识模糊
出汗	无	有	大汗淋漓	
呼吸频率	轻度增加	增加	常>30次/分	
辅助呼吸肌活动及三凹征	常无	可有	常有	胸腹矛盾运动
哮鸣音	散在，呼吸末期	响亮、弥漫	响亮、弥漫	减弱、乃至无
脉率（次/分）	<100次/分	100~120次/分	>120次/分	>120次/分或脉率变慢或不规则
奇脉（收缩压下降）	无（10mmHg）	可有（10~25mmHg）	常有（>20mmHg）	无
使用 β_2 受体激动剂后 PEF 预计值或个人最佳值%	>80%	60%~80%	<60%或<100L/min 或作用时间小于2h	
PO_2（吸空气）	正常	60~80mmHg	<60mmHg	
PCO_2	<45mmHg	≤45mmHg	>45mmHg	
SO_2	>95%	91%~95%	≤90%	
pH 值	—	—	降低	降低

注：SO_2 动脉血氧饱和度

表 2-3 哮喘控制水平的分级

A．目前临床控制评估（最好4周以上）

临床特征	控制（满足以下所有条件）	部分控制（出现以下任何1项临床特征）	未控制
白天症状	无（或≤2次/周）	>2次/周	出现≥3项哮喘部分控制的表现
活动受限	无	有	
夜间症状/憋醒	无	有	
需要使用缓解药或急救治疗	无（或≤2次/周）	>2次/周	
肺功能（PEF 或 FEV_1）	正常	<正常预计值或个人最佳值的80%	

B．未来风险评估（急性发作风险，病情不稳定，肺功能迅速下降，药物不良反应）

与未来不良事件风险增加相关的因素包括：
临床控制不佳；过去一年频繁急性发作；曾因严重哮喘而住院治疗；FEV_1 低；烟草暴露；高剂量药物治疗

4．辅助检查

（1）血常规检查：发作时血嗜酸性粒细胞浓度升高，合并感染时白细胞总数和中性粒细胞增高。

（2）痰液检查：涂片在显微镜下可见较多嗜酸性粒细胞（如患者无痰，可通过高渗盐水超声雾化诱导咳痰的方法留取标本）。

（3）呼吸功能检查

1）通气功能检测：哮喘发作时呈阻塞性通气功能障碍，与呼气流速有关的指标如第一秒用力呼气量（FEV_1）、第一秒用力呼气量占用力肺活量的比值（$FEV_1/FVC\%$）、呼气流速峰值（PEFR）等均显著减少，可有肺活量减少、残气量增加、功能残气量和肺总量增加，残气量占肺总量百分比增加。症状缓解后，上述指标可逐渐恢复。

2）支气管舒张试验：用以测定气道气流受限的可逆性。常用吸入型的支气管舒张剂有沙丁胺醇、特布他林等，如 FEV_1 较用药前增加 > 15%，且其绝对值增加 > 200ml，可诊断为舒张试验阳性。

3）支气管激发试验：通过吸入某种激发剂如组胺或醋甲胆碱后，进行气道反应性测定称为支气管激发试验，用以测定气道反应性。由于此试验可诱发哮喘和全身反应，故只适用于 FEV_1 在正常预计值的 70% 以上的患者。在设定的激发剂量范围内，如 FEV_1 下降 > 20%，可判断为激发试验阳性。通过剂量反应曲线计算使 FEV_1 下降 20% 以上的吸入药物累积剂量（PD_{20}-FEV_1），可对气道反应性增高的程度做出定量判断。

4）呼气流量峰值（PEF）及其变异率测定：PEF 可反映气道通气功能的变化。哮喘发作时 PEF 下降。若昼夜 PEF 变异率 ≥ 20%，则符合气道气流受限可逆性改变的特点，对诊断有意义。

（4）胸部 X 线检查：哮喘发作时双肺透亮度增高，呈过度充气状态，缓解期多无明显异常。合并肺部感染时，可见肺纹理增粗及炎症的浸润阴影。

（5）血气分析：哮喘发作时可有不同程度的低氧血症，在 PO_2 下降的同时有 CO_2 潴留，则提示气道阻塞严重，病情危重。重症哮喘可出现呼吸性酸中毒或合并代谢性酸中毒。

（6）变应原检查

1）血清 IgE：用放射性变应原吸附法（RAST）可直接测定特异性 IgE 血清，哮喘患者的血清 IgE 常升高 2～6 倍。

2）变应原皮试：在哮喘缓解期用可疑的变应原做皮肤划痕或皮内试验，可呈阳性反应结果。

> **考点：** 支气管哮喘的临床表现及辅助检查。

【主要护理诊断/问题】

1．气体交换受损　与支气管平滑肌痉挛、气道炎症、气道阻塞有关。
2．清理呼吸道无效　与过度通气、机体丢失水分过多、痰液黏稠有关。
3．焦虑、恐惧　与哮喘发作、极度呼吸困难伴濒死感有关。
4．知识缺乏：缺乏对疾病的过程、诱发因素及防治方法的了解。
5．潜在并发症：水、电解质、酸碱平衡紊乱，自发性气胸，呼吸衰竭等。

【护理措施】

(一) 一般护理

1. 体位　根据病情提供舒适体位,如为端坐呼吸者提供床旁桌以作支撑,减少体力消耗。

2. 环境　有明确变应原者,应尽快脱离变应原。提供安静、舒适、冷暖适宜的休息环境。保持室内空气流通,避免放置花草、地毯、皮毛,整理床铺时避免尘埃飞扬等。

3. 饮食　提供清淡、易消化、足够热量的饮食,避免进食硬、冷、油煎食物,不宜食用鱼、虾、蟹、蛋类、牛奶等易过敏食物。哮喘急性发作时,患者呼吸增快、出汗、常伴脱水,痰液黏稠,易形成痰栓阻塞小支气管,加重呼吸困难。应鼓励患者每天饮水2500～3000ml,以补充丢失的水分,稀释痰液,防止便秘,改善呼吸功能。病情危重时,应协助患者生活起居,满足患者的需求。

(二) 病情观察

观察患者生命体征、意识、面容、出汗、发绀、呼吸困难程度、咳嗽、咳痰等,注意痰液黏稠度和量。监测呼吸音、哮鸣音的变化,了解病情和治疗效果。加强对急性发作患者的监护,尤其是夜间和凌晨哮喘易发作时段,及时发现危重症状或并发症。如出现呼吸窘迫或无力、发绀明显、说话不连贯、大汗淋漓、心率增快、奇脉、哮鸣音减少、呼吸音减弱或消失等,提示病情严重或出现并发症,应及时通知医生并立即抢救。监测动脉血气分析、血电解质、酸碱平衡状况,对严重哮喘发作者,应准确记录液体出入量,为诊断与治疗提供可靠的依据。

(三) 治疗配合

哮喘的防治目标为:控制、消除症状;防止反复发作及加重;改善肺功能至最佳水平;维持正常生活和工作能力;避免药物不良反应,减少 β_2- 受体激动剂用量或不用药物也能控制病情;预防发展为不可逆性气道阻塞;预防哮喘致命性后果。

1. 脱离变应原　是哮喘治疗最有效的方法。如能找出引起哮喘发作的变应原或其他非特异性刺激因素,应立即使患者与其脱离接触。

2. 药物治疗

(1) 缓解哮喘发作药物:此类药的主要作用是舒张支气管,故又称支气管舒张药。

1) β_2- 肾上腺素受体激动剂(简称 β_2- 受体激动剂):主要通过舒张支气管平滑肌,改善气道阻塞,是控制哮喘急性发作的首选药物。常用短效 β_2- 受体激动剂有沙丁胺醇、特布他林和非诺特罗,作用时间为 4～6h。长效 β_2- 受体激动剂有丙卡特罗、沙美特罗和福莫特罗,作用时间为 12～24h。β_2- 受体激动剂的缓释型和控制型制剂疗效维持时间较长,适用于防治反复发作性哮喘和夜间哮喘。长效 β_2- 受体激动剂尚有一定的抗气道炎症作用。用药方法有定量型喷雾器(metered-dose inhalers, MDI)吸入、雾化器雾化吸入、口服或静脉注射。多用吸入法,因高浓度药物直接进入气道,全身不良反应少。目前常用的吸入剂型为 MDI,与雾化器给药一样既可治疗哮喘急性发作也可用于维持治疗。使用时需手按和吸入同步,儿童和重症患者不易掌握,可在定量气雾器与含口器中接一储气罐,通过重复呼吸,可吸入大部分药物。目前常用沙丁胺醇或特布他林 MDI,每次 1～2 喷,每天 3～4 次,5～10min 起效。对重症哮喘和儿童亦可用雾化吸入法给药,如沙丁胺醇 5mg 稀释于 5～20ml 溶液中雾化吸入。沙丁胺醇或特布他林一般口服剂量为 2.4～2.5mg,每天 3 次,15～30min 起效。沙丁胺醇静脉注射,适用于严重哮喘,对心血管疾病和甲状腺功能亢进者慎用。

2）茶碱类：为黄嘌呤类生物碱。可通过抑制磷酸二酯酶，提高平滑肌细胞内 cAMP 浓度，拮抗腺苷受体，刺激肾上腺素分泌，扩张支气管，增强呼吸肌收缩，增强气道纤毛清除功能等。小于气道扩张作用的低血浓度茶碱（5～10μg/ml）具有明显抗炎、免疫调节和降低气道高反应性的作用，是目前治疗哮喘的有效药物。口服氨茶碱一般剂量每天 6～10mg/kg，茶碱缓释片和控释片适用于控制夜间哮喘。静脉给药主要适用于重、危重症哮喘。静脉注射首次剂量为 4～6mg/kg，维持量为 0.8～1.0mg/kg，日注射量一般小于 1.0g。

3）抗胆碱药：为 M 胆碱受体拮抗剂。异丙托溴铵雾化吸入约 5min 起效，维持 4～6h。吸入后阻断节后迷走神经通路，降低迷走神经兴奋性而使支气管扩张，并有减少痰液分泌的作用。与 β_2-受体激动剂联合协同作用，尤其适用于夜间哮喘和痰多者。

(2) 控制哮喘发作药物：此类药物主要治疗哮喘的气道炎症，又称抗炎药。

1）糖皮质激素：主要通过多环节阻止气道炎症的发展及降低气道高反应性，是当前防治哮喘最有效的抗炎药物。可采用吸入、口服和静脉用药。①吸入给药：常用吸入药物有倍氯米松、布地奈德、氟替卡松、莫米松等，局部有较强的抗炎作用，常需连续、规律吸入 1 周方能生效，由于吸入药物剂量较小，作用于呼吸道局部，进入血液后在肝迅速灭活，全身性不良反应少，是目前长期、甚至终身抗炎治疗哮喘的最常用药。哮喘发作时只吸入糖皮质激素难以救急，需首先使用 β_2-受体兴奋剂，待症状稍微缓解后或同时吸入糖皮质激素。②口服给药：当吸入糖皮质激素无效或需短期加强治疗时，可用短疗程、大剂量泼尼松或甲基泼尼松龙。症状缓解后，可逐渐减量直至停用，或改用吸入剂。③静脉给药：重度或严重哮喘发作时，应及早静脉给药，如琥珀酸氢化可的松或甲基泼尼松龙，症状缓解后逐渐减量，并改为口服和吸入维持。

2）色甘酸钠及尼多酸钠：是一种非糖皮质激素抗炎药。主要通过抑制炎症细胞（尤其是肥大细胞）释放多种炎症介质，预防变应原引起的速发和迟发反应，以及过度通气、运动引起的气道收缩。因口服本药胃肠道不易吸收，宜采取干粉吸入或雾化吸入。孕妇慎用。

3）白三烯（leukotriene，LT）调节剂：通过调节 LT 的生物活性而发挥抗炎作用，同时也具有舒张支气管平滑肌的作用。常用半胱氨酰 LT 受体拮抗剂，如扎鲁司特、孟鲁司特。

4）其他药物：如酮替芬和新一代 H_1 受体拮抗剂（阿司咪唑、曲尼斯特等），对季节性哮喘和轻症哮喘有效，也适用于 β_2-受体兴奋剂有不良反应者或联合用药。

(3) 急性发作期的治疗：治疗目的包括以下 5 点。①尽快缓解气道阻塞；②纠正低氧血症；③恢复肺功能；④预防哮喘进一步加重或再次发作；⑤防止并发症。临床根据哮喘分度进行综合性治疗。

1）轻度：每天定时吸入糖皮质激素（200～500μg）。出现症状时吸入短效 β_2-受体激动剂，可间断吸入。如症状无改善可加服 β_2-受体激动剂控释片或小量茶碱控释片（200mg/d），或加用抗胆碱药（如异丙托溴铵）气雾剂吸入。

2）中度：糖皮质激素吸入剂量增大（500～1000μg/d），规则吸入 β_2-受体激动剂或口服其长效药。症状不缓解者加用抗胆碱药气雾剂吸入，或加服 LT 拮抗剂，或口服糖皮质激素小于 60mg/d。必要时可用氨茶碱静脉滴注。

3）重度至危重度：β_2-受体激动剂持续雾化吸入，或合用抗胆碱药；或沙丁胺醇或氨茶碱静脉滴注，加用口服 LT 拮抗剂。糖皮质激素（琥珀酸氢化可的松或甲基泼尼松龙）静脉滴注，病情好转，逐渐减量，改为口服。适当补液，维持水、电解质、酸碱平衡。如氧疗不能纠正缺氧，可行机械通气。目前预防下呼吸道感染等综合治疗是治疗重、危重症哮喘的有效措施。

(4) 哮喘非急性发作期的治疗：哮喘经急性发作期治疗症状好转后，其慢性炎症病理生理改变仍存在，必须制订长期的治疗方案，防止哮喘再次急性发作。注意个体差异，以最小量、最简单的联合应用，不良反应最少和最佳控制症状为原则，根据病情评价，按不同程度选择合适的治疗方案。

1) 间歇至轻度：根据个体差异，采用 β_2-受体激动剂吸入或口服以控制症状。或小剂量茶碱口服，或定量吸入糖皮质激素（≤500μg/d）。

2) 中度：定量吸入糖皮质激素 500～1000μg/d。按需吸入 β_2-受体激动剂，效果不佳时加用吸入型长效 β_2-受体激动剂，口服 β_2-受体激动剂控释片、小剂量茶碱控释片，或 LT 受体拮抗剂等，亦可加用抗胆碱药。

3) 重度：吸入糖皮质激素（1000～2000μg/d）。规则吸入 β_2-受体激动剂，或口服 β_2-受体激动剂、茶碱控释片，或 β_2-受体激动剂合用抗胆碱药，或加用 LT 拮抗剂口服，如症状仍存在，应规律口服泼尼松或泼尼松龙，长期服用者，尽可能使维持剂量≤10mg/d。

(5) 免疫疗法

1) 特异性免疫疗法（又称脱敏疗法或减敏疗法）：采用特异性变应原（如尘螨、花粉等制剂）做定期反复皮下注射，剂量由低至高，以产生免疫耐受性，使患者脱（减）敏。

2) 非特异性免疫疗法：如注射卡介苗、转移因子等生物制品抑制变应原反应的过程。有一定辅助疗效。目前采用基因工程制备的人重组抗 IgE 单克隆抗体治疗中重度变应性哮喘，已取得较好疗效。

3. 用药护理　按医嘱准确给予支气管舒张剂、激素、静脉补液等，注意观察药物疗效及不良反应。

(1) β_2-受体激动剂：主要不良反应为偶有头痛、头晕、心悸、手指震颤等，停药或坚持用药一段时间后症状可消失。药物用量过大可引起严重心律失常，甚至发生猝死。应注意：①指导患者按需用药，不宜长期规律使用，因为长期应用可引起 β_2-受体功能下降和气道反应性增高，出现耐受性；②指导患者正确使用雾化吸入器，以保证吸入药物治疗剂量；③ β_2-受体激动剂缓释片内含控释材料，指导患者必须整片吞服；④沙丁胺醇静脉滴注应注意滴速（2～4μg/min），并注意观察心悸、骨骼肌震颤等不良反应。

(2) 茶碱类：静脉注射浓度不宜过高，速度不宜过快，注射时间应在 10min 以上，以防中毒症状发生。主要不良反应有恶心、呕吐等胃肠道症状，心动过速、心律失常、血压下降等心血管症状，偶有兴奋呼吸中枢作用，甚至引起抽搐直至死亡。慎用于妊娠、发热、小儿或老年及心、肝、肾功能障碍或甲状腺功能亢进者。与西咪替丁、大环内酯类、喹诺酮类药物等合用时可影响茶碱代谢而排泄减慢，应减少用量。用药过程中最好监测氨茶碱血浓度，安全浓度为 6～15μg/ml。茶碱缓释片和控释片必须整片吞服。

(3) 糖皮质激素：①部分患者吸入后可出现声音嘶哑、口咽部念珠菌感染或呼吸道不适。应指导患者吸药后用清水充分漱口，使口咽部无药物残留，以减轻局部反应和胃肠吸收。如长期吸入剂量每天大于 1mg，可引起骨质疏松等全身不良反应，应注意观察。②全身用药应注意肥胖、糖尿病、高血压、骨质疏松、消化性溃疡等不良反应，宜在饭后服用，以减少对消化道的刺激。激素的用量应严格按医嘱进行阶梯式逐渐减量，患者不得擅自停药或减量。

(4) 色甘酸钠：吸入后在体内无积蓄作用，一般在 4 周内应见效，如 8 周无效者应停用。少数患者吸入后有咽喉不适、胸部紧迫感，偶见皮疹，甚至诱发哮喘。必要时可同时吸入 β_2-受体激动剂，防止哮喘的发生。

(5) 其他：抗胆碱药吸入时，少数患者可有口苦或口干感。酮替芬有镇静、头晕、口干、嗜睡等不良反应，持续服药数天可自行减轻，慎用于高空作业人员、驾驶员、操作精密仪器者。LT 调节剂的主要不良反应是较轻微的胃肠道症状，少数有皮疹、血管性水肿、转氨酶增高，停药后可恢复。在发作及缓解期，患者禁用阿司匹林、β_2-肾上腺素受体拮抗剂（普萘洛尔等）和其他能诱发哮喘的药物，以免诱发或加重哮喘。免疫治疗过程中有可能发生严重哮喘发作和全身过敏反应，因而治疗需在有急救条件的医院进行，并严密观察患者的反应。

（四）对症护理

注意保持呼吸道通畅。遵医嘱给予鼻导管或面罩吸氧，改善呼吸功能。一般吸氧流量为 2～4L/min，应根据动脉血气分析结果和患者的临床表现，及时调整吸氧流量或浓度，吸入的氧气应加温、加湿，避免气道干燥和寒冷气流的刺激而加重气道痉挛。严重发作、经一般药物治疗无效，缺氧不能纠正时，应协助医生进行无创机械通气，做好建立人工气道、有创机械通气的准备工作。如有气胸、纵隔气肿等严重并发症时，应立即协助医生进行排气减压。

（五）心理护理

哮喘反复发作，可导致患者出现各种心理问题，而心理问题又会加重哮喘的症状及影响治疗效果，因此，应关心患者，经常与患者沟通，及时了解患者的心理变化，有针对性地做好心理疏导和教育工作。急性发作时患者常出现紧张、烦躁不安等心理反应，若症状持续，无法缓解，会使患者处于极度的焦虑或近于惊恐的状态，医护人员应陪伴在患者身边，向患者解释避免不良情绪的重要性，通过语言和非语言沟通，安慰患者，使患者避免紧张，保持情绪稳定。

考点：支气管哮喘的一般及用药护理。

【健康指导】

1. 指导患者及家属正确认识哮喘　强调长期防治哮喘的重要性，讲明哮喘虽不能彻底治愈，但通过长期、适当的治疗可以有效地控制哮喘发作，使患者及家属树立战胜疾病的信心。

2. 避免诱发因素指导　指导患者及家属了解诱发哮喘的各种因素，帮助患者识别个体的变应原和刺激因素，以及避免诱因的方法，如减少和避免变应原的吸入、戒烟及避免被动吸烟、避免食入易过敏的食物、预防呼吸道感染、避免剧烈运动、忌用可诱发哮喘的药物等。

3. 指导患者自我监测、预防和控制哮喘发作　帮助患者及家属了解哮喘发病机制及其本质、发作先兆、症状等。指导患者自我监测病情，帮助患者学会用峰速仪来监测 PEFR 值和记录方法，鼓励患者记哮喘日记，识别哮喘发作或加重的先兆及相应的紧急处理方法，嘱患者随身携带止喘气雾剂，以有效预防和控制发作。

4. 用药指导　指导患者及家属按医嘱正确用药，积极配合治疗，不擅自减药或停药。帮助患者了解每一种药物的药名、用法、剂量、疗效、主要不良反应及如何采取相应的措施来减少或避免不良反应。

5. 雾化吸入器正确使用指导　目前临床上使用的雾化器种类较多，使用方法略有不同，在指导患者使用之前，应与患者一起仔细阅读说明书，然后演示正确使用方法，关键步骤为：吸药前先摇匀药液，缓慢呼气至不能再呼气，然后立即将喷口放入口中并用双唇含住，经口缓慢深吸气，在深吸气的同时按压驱动装置，继续吸气至不能再吸时，屏气 5～10s，使较小的雾粒在更远的外周气道沉降，然后再缓慢呼气。如需要 2 喷，最好休息 3min 后，再喷第 2 次，指导患者反复练习直至正确掌握。一般先用支气管扩张剂，后用抗炎气雾剂，以发挥更好的疗效。

6. 心理指导　指导患者保持有规律的生活和积极、乐观的情绪，特别向患者说明发病与精神因素和生活压力的关系。指导患者自我放松技术，鼓励患者积极参加适当的体育锻炼和积极的娱乐活动，以调整情绪，提高机体抗病能力。动员与患者关系密切的人员，如家人或朋友参与对哮喘患者的管理，为其身心健康提供各方面的支持，并充分利用社会支持系统。

7. 定期门诊与急诊指导　指导患者坚持长期定期门诊随访，根据病情 1～6 个月门诊复诊一次。如出现哮喘加重恶化的征象，在采取紧急处理方法的同时，应立即到医院就诊。

> **小结**
>
> 1. 临床特点　支气管哮喘是由多种炎症细胞和细胞组分参与的气道慢性炎症性疾病。哮喘的发生受遗传和环境的双重影响，应识别环境中的激发因素。哮喘发作时典型的症状为发作性伴有哮鸣音的呼气性呼吸困难，多在夜间或清晨发作，经支气管舒张剂或自行缓解；典型的体征是呼气相延长伴广泛的哮鸣音。防治哮喘最有效的方法是脱离变应原，去除引起哮喘的刺激因子。哮喘的药物治疗主要分为两大类，支气管舒张剂缓解症状，抗炎药物控制慢性炎症预防哮喘的发作。
>
> 2. 护理要点　应了解常用药物的不良反应。哮喘急性发作时，患者常伴脱水致痰液黏稠，应保证每日入量 2500～3000ml。使用 MDI 时，为了使药物很好地发挥作用，应注意吸药后尽可能屏气 10s，然后再吐气。几种气雾剂同时使用时，通常先用支气管舒张剂，后用抗炎气雾剂。激发因素的识别、合理用药、自我监测病情及急性发作时的应对措施是哮喘患者健康指导的重点。

（张建欣）

第五节　支气管扩张患者的护理

> **学习目标**
>
> 识记：
> 1. 复述支气管扩张的定义。
> 2. 识别支气管扩张的发病因素。
> 3. 说出支气管扩张的典型临床表现。
>
> 理解：
> 1. 归纳支气管扩张的有关检查。
> 2. 概括支气管扩张的治疗要点。
>
> 运用：
> 1. 按照护理程序护理支气管扩张患者。
> 2. 对支气管扩张患者进行有针对性的健康指导。

案例

患者，男，40岁，因"间断咳嗽、咳痰、咯血7年余"收住我科。患者7年多前于劳累后出现咯血，色鲜红，带血块，每天4~5次，量约70ml，伴咳嗽、咳脓痰，伴发热、无明显胸痛，无呼吸困难，无盗汗、乏力。

体检：可闻及下胸部及背部局限性、固定湿啰音，胸部X线平片显示病变部位呈不规则的环状透亮区和沿支气管的卷发状阴影。

思考：

请说出该患者的医疗诊断和护理措施。

支气管扩张（bronchiectasis）是由于支气管及其周围组织的慢性炎症及支气管阻塞，引起支气管组织结构较严重的病理性破坏，导致支气管管腔扩张和变形的支气管慢性异常扩张的疾病。主要表现为慢性咳嗽，咳大量脓痰和（或）反复咯血。随着免疫接种和抗生素的应用，本病的发病率已明显降低。

知识链接　　支气管扩张的病因与发病机制

支气管扩张症的发生是支气管-肺组织的感染和支气管阻塞互为因果所致。多数患者在婴幼儿时期有百日咳、麻疹、支气管肺炎等病史，有的患者有肺结核病史，以后有反复发作的下呼吸道感染，这是引起支气管-肺组织感染所致支气管扩张最常见的原因。肿瘤、异物吸入、管外肿大的淋巴结压迫支气管引起阻塞，也可导致远端支气管-肺组织感染。感染使支气管管腔黏膜充血、水肿、分泌物阻塞，致管腔狭小、引流不畅，而引流不畅又可加重感染，由此而促使支气管扩张的发生和发展。病原菌大多为流感嗜血杆菌、肺炎球菌和卡他莫拉菌，严重者为铜绿假单胞菌。此外，支气管先天性发育缺陷（如巨大气管-支气管症）、遗传因素（肺囊性纤维化）、不同程度的体液免疫和（或）细胞免疫功能异常（如类风湿关节炎、系统性红斑狼疮、溃疡性结肠炎、克罗恩病、支气管哮喘）等也可导致支气管扩张的发生。

支气管扩张多见于下叶。由于左下叶支气管细长，与主气管的夹角大，且受到心脏血管的压迫，引流不畅，易发生感染，所以左下叶支气管扩张更多见。扩张的支气管呈柱状或囊状。典型的病理改变为支气管壁组织的破坏所致的管腔变形扩大，并可凹陷，腔内含有多量分泌物。病变部位伴毛细血管扩张或支气管动脉和肺动脉的终末支扩张与吻合，形成血管瘤，为导致反复咯血的主要原因。支气管扩张早期，呼吸功能测定可在正常范围；病变严重而广泛时，表现为以阻塞为主的混合性通气功能障碍；病变进一步发展，可引起肺动脉高压，并发肺源性心脏病。

【护理评估】

1. 健康史　询问有无百日咳、麻疹、支气管肺炎、肺结核及反复发作的下呼吸道感染等病史，有无肿瘤、异物吸入、管外肿大的淋巴结压迫支气管、先天性发育缺陷、遗传因素、免疫功能失调等病史。

2．身体评估

(1) 症状

1) 慢性咳嗽伴大量脓痰：咳嗽、痰量与体位改变有关。晨起或夜间卧床转变体位时咳嗽加剧、咳痰量增多，若体位不当，则咳嗽频繁而排痰减少。伴急性呼吸道感染时，痰量增多且呈黄绿色脓性痰，每日可达数百毫升，痰液收集于玻璃瓶中静置可分3层，自上而下依次为泡沫、脓性黏液和坏死组织。若有厌氧菌混合感染，则痰与呼气有臭味。

2) 反复咯血：50%～70%的患者有反复咯血，程度不等，从痰中带血到大量咯血，咯血量与病情的严重程度、病变范围有时并不一致。当大量咯血患者出现咯血不畅、情绪紧张、面色灰暗、胸闷气促、喉头痰鸣音等，常是窒息的先兆，应引起警惕。若出现表情恐怖、张口瞪目、大汗淋漓、唇指发绀、意识丧失等，提示窒息已经发生。窒息是大量咯血最主要的危险。少数咯血患者平时无咳嗽、咳痰，称为"干性支气管扩张"，常见于结核性支气管扩张，病变位于引流良好的上叶支气管。

3) 全身表现：支气管引流不畅、痰液不易咳出时，可感到胸闷不适。炎症扩散到病变周围的肺组织，可出现全身毒血症状如发热、盗汗、乏力、食欲减退、消瘦、贫血等表现，并可诱发咯血或使咯血加重。病程迁延反复至慢性病症时，患者稍加活动即有气急、发绀，伴有杵状指（趾），营养失调及劳动后明显减退。

(2) 体征：早期或干性支气管扩张多无明显体征；疾病加重或继发感染时，常可闻及下胸部及背部局限性、固定湿啰音，结核病引起的支气管扩张，其啰音常位于肩胛间区。

3．心理、社会状况　大咯血或反复咯血不止时，患者常出现神色紧张、面色苍白、出冷汗、惧怕等心理反应。

4．辅助检查

(1) 血常规：继发感染时，白细胞总数和中性粒细胞增多。

(2) X线检查：胸部X线片显示病变部位呈不规则的环状透亮区和沿支气管的卷发状阴影。CT检查可显示扩张的支气管呈管壁增厚的柱状扩张，或成串成簇的囊状改变。

(3) 支气管纤维镜检查：有助于鉴别管腔内异物、肿瘤或其他阻塞性因素引起的支气管扩张。

(4) 支气管碘油造影：有确诊价值，可明确病变部位、性质、范围及程度，为手术治疗提供依据。

> **考点**：支气管扩张的护理评估。

【主要护理诊断/问题】

1．清理呼吸道无效　与呼吸道反复感染、痰多黏稠、体位不当致无效咳嗽有关。

2．恐惧　与突然大咯血或反复大咯血有关。

3．潜在并发症：窒息。

【护理措施】

(一) 一般护理

急性感染或病情加重时应卧床休息，保持室内空气流通，维持适宜的温、湿度，注意保暖。提供高热量、高蛋白质、富含维生素饮食，避免冰凉食物诱发咳嗽，少食多餐，保持口腔清洁，咳痰后用清水或漱口水漱口。

（二）病情观察

定时测量体温、脉搏、呼吸、血压，记录咯血量。密切观察患者有无胸闷、烦躁不安、气急、面色苍白、口唇发绀、大汗淋漓等窒息前症状，发现窒息先兆，立即向医生汇报并配合处理。

（三）治疗配合

支气管扩张的治疗原则是促进痰液引流和防治呼吸道反复感染。

1. **控制感染**　急性感染期应使用有效抗菌药物控制感染，轻者可口服氨苄西林、阿莫西林、第一代或第二代头孢菌素，重症患者常需静脉联合用药，如有厌氧菌混合感染，加用甲硝唑或替硝唑。

2. **咯血治疗**　对药物治疗不易控制、反复大咯血危及生命者，应选择手术治疗。大量咯血时，除积极抢救外，应谨防窒息。咯血护理参见第二章第一节概述。

3. **手术治疗**　外科手术可使症状消失或明显改善，近期效果（5年）达90%左右，远期效果（5年以上）为80%。

4. **用药护理**　按医嘱使用抗菌药物和祛痰剂、支气管扩张药，指导患者掌握药物的剂量、用法并注意不良反应。

（四）对症护理

1. **保持呼吸道引流通畅**　指导有效咳嗽和排痰，还可使用祛痰剂如氯化铵、溴己新、复方甘草合剂、支气管舒张剂等，用溴己新溶液雾化吸入，使痰液稀释，必要时加用支气管舒张剂喷雾吸入，以缓解支气管痉挛，提高祛痰效果。另外，指导患者在饭前做体位引流，并辅以拍背，借助重力作用使痰液排出。

体位引流是利用重力作用促使呼吸道分泌物流入气管、支气管排出体外的方法，其效果与需引流部位所对应的体位有关（图2-4）。体位引流的适应证：①慢性支气管炎、支气管扩张、肺脓肿、肺结核等有大量痰液而排除不畅的患者。②支气管碘油造影术前后。禁忌证：①呼吸功能不全、有明显呼吸困难和发绀者。②近1～2周内曾有大咯血史。③严重心血管疾病或年老体弱而不能耐受者。

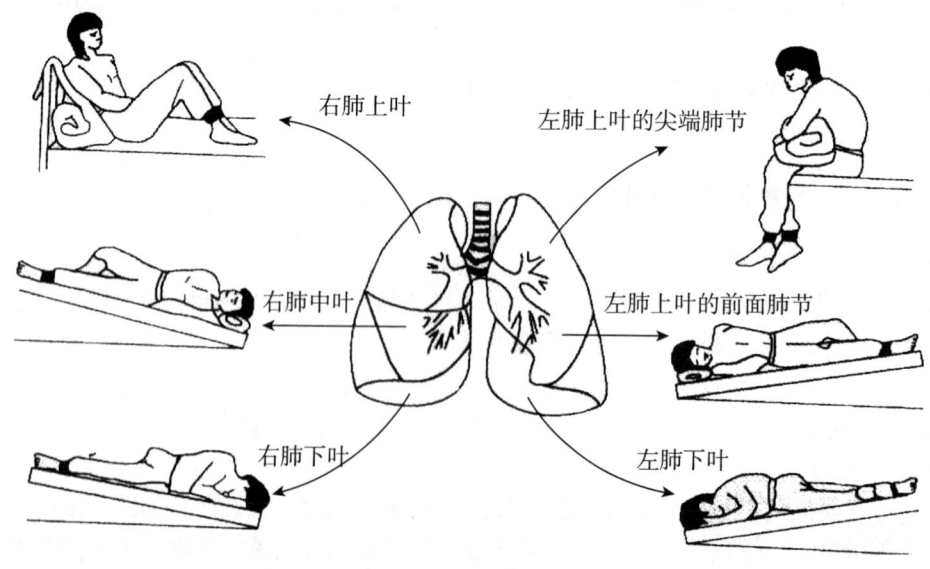

图2-4　体位引流示意图

体位引流的方法：①引流前准备。向患者解释体位引流的目的、过程和注意事项，测量生命体征，听诊肺部明确病变部位。引流前15min遵医嘱给予支气管舒张剂（有条件可使用雾化器或手按定量吸入器）。备好排痰用纸巾或一次性容器。②引流体位。引流体位的选择取决于分泌物潴留的部位和患者的耐受程度，原则上抬高病灶部位的位置，使引流支气管开口向下，有利于潴留的分泌物随重力作用流入支气管和气管并排出。首先引流上叶，然后引流下叶后基底段。如果患者不能耐受，应及时调整姿势。头部外伤、胸部创伤、咯血、严重心血管疾病和患者状况不稳定者，不宜采用头低位进行体位引流。③引流时间。根据病变部位、病情和患者状况，每天1～3次，每次15～20min。一般于饭前进行，早晨清醒后立即进行效果最好。如需在餐后进行，为了预防胃食管反流、恶心和呕吐等不良反应，应在餐后1～2h进行。④引流的观察。引流时应有护士或家人协助，观察患者有无出汗、脉搏细弱、头晕、疲劳、面色苍白等表现，评估患者对体位引流的耐受程度，如患者出现心率超过120次/分、心律失常、高血压、低血压、眩晕或发绀，应立即停止引流并通知医生。⑤引流的配合。在体位引流过程中，鼓励并指导患者做腹式深呼吸，辅以胸部叩击或震荡等措施。协助患者在保持引流体位时进行咳嗽，也可取坐位以产生足够的气流促进排痰，提高引流效果。⑥引流后护理。体位引流结束后，帮助患者采取舒适体位，给予清水或漱口液漱口。观察患者咳痰的性质、量及颜色，听诊肺部呼吸音的改变，评价体位引流的效果，并记录。

考点：体位引流的方法。

2．窒息的护理

（1）备好抢救物品，如吸引器、氧气、鼻导管、气管切开包、止血药、呼吸兴奋剂、升压药等抢救设备和药品。

（2）注意观察患者有无胸闷、气急、发绀、烦躁、面色苍白、大汗淋漓等异常表现，监测生命体征。

（3）痰液黏稠咳痰无力者，可经鼻腔吸痰，为防止吸痰引起低氧血症，重症患者应在吸痰前后加大吸氧浓度。

（4）咯血时劝告患者身心放松，不要屏气防止声门痉挛，应将气管内痰液和积血轻轻咳出，保持气道通畅。

（5）大咯血出现窒息时，立即取头低足高俯卧位，头偏向一侧轻拍背部以利于血块排出，迅速清除口鼻腔血凝块，必要时行气管插管或气管切开。

考点：支气管扩张保持呼吸道引流通畅、窒息的护理措施。

 知识链接　　**支气管扩张外科治疗**

反复发作急性下呼吸道感染或大咯血、病变范围局限于一侧肺、不超过2个肺叶，经药物治疗不易控制，全身情况良好，可根据病变范围做肺段或肺叶切除术。如病变较轻，且症状不明显，或病变较广泛累及双侧肺，或伴有严重呼吸功能损害者，则不宜手术治疗。

【健康指导】

1. 疾病介绍　向患者及家属介绍呼吸道感染、支气管阻塞与支气管扩张的发生、发展存在着密切的关系。积极预防呼吸道感染，及时治疗上呼吸道慢性感染病灶（如龋齿、扁桃体炎、鼻窦炎），避免受凉及刺激性气体吸入，戒烟，注意口腔卫生，注意防止异物误吸入气管等，以防诱发呼吸道感染。

2. 培养患者自我保健的意识和能力　让患者及家属了解体位引流与抗菌药物治疗同样重要。指导患者掌握有效咳嗽、雾化吸入、体位引流的方法，以及抗菌药物的作用、用法、不良反应等。

3. 学会自我监测病情　知道咯血时要保持镇静，尽量将血咯出，以免导致窒息。

4. 说明营养的补充对机体康复的重要意义　使患者能主动摄取必需的营养素，保证高热量、高蛋白质、富含维生素的食物摄入，以增加抗病能力。

5. 并发症处理　对并发肺气肿者，应鼓励及指导其坚持进行适当的呼吸运动锻炼，促进呼吸功能的改善，保存和恢复肺功能。

6. 戒烟　避免到空气污浊的公共场所和有烟雾的场所，避免接触呼吸道感染的患者等。

小结	1. 临床特点　咳嗽通常发生于早晨和晚上，患者晨起时由于体位变化，痰液在气道内流动而刺激气道黏膜引起咳嗽和咳痰。部分患者有不同程度的咯血，可为痰中带血或大量咯血，并有反复肺部感染或者出现发热、乏力、食欲缺乏、消瘦、贫血等。 2. 护理要点　能掌握有效的排痰技巧，正确进行体位引流，痰液和血液能顺利排出，肺部湿啰音减少或消失。体位引流术前、术中、术后的操作要点要清晰。及时对患者进行心理护理使患者恐惧程度减轻或消失。

（曹　旭）

第六节　慢性肺源性心脏病患者的护理

学习目标	识记： 1. 复述慢性肺源性心脏病的定义。 2. 说出慢性肺源性心脏病的诱发因素。 3. 说出慢性肺源性心脏病的典型临床表现。 理解： 1. 解释慢性肺源性心脏病的发病机制。 2. 归纳慢性肺源性心脏病的有关检查。 3. 概括慢性肺源性心脏病的治疗要点。 运用： 1. 按照护理程序护理慢性肺源性心脏病患者。 2. 对慢性肺源性心脏病患者进行有针对性的健康指导。

案例

患者，女，70岁。反复咳嗽、喘息20年，加重1周住院。体检：神清，口唇发绀，颈静脉怒张，双肺散在中小水泡音。心率120次/分，律齐。肝肋下3cm，双下肢凹陷性水肿。外周血白细胞12×10^9/L，胸部X线片示双肺纹理重。

思考：

1. 提出该患者的医疗诊断及护理诊断？
2. 引起该患者水肿的原因是什么？

慢性肺源性心脏病（chronic pulmonary heart disease）简称肺心病，是由于慢性肺组织、肺血管或胸廓病变引起的肺组织结构和功能异常，产生肺循环阻力增加，肺动脉高压，致使右心室肥大、扩张，甚至发生右心衰竭的心脏病。其临床特征为在慢支、肺气肿的基础上逐渐出现呼吸衰竭和心力衰竭。急性发作以冬、春季节多见，气候骤然变化及急性呼吸道感染是肺心病急性发作的重要诱因。引起右心室扩大、肥厚的因素很多，但先决条件是肺功能和结构的不可逆性改变，发生反复的气道感染和低氧血症，导致一系列体液因子和肺血管的变化，使肺血管阻力增加，肺动脉血管结构重塑，产生肺动脉高压。肺动脉高压早期，右心室尚能代偿，舒张末期压仍正常。随疾病进展，尤其是急性加重期，肺动脉压持续严重升高，超过右心室的负荷，可使右心失代偿，右心排血量下降，舒张末压增高，促使右心室扩大甚至右心衰竭。最后合并肾衰竭、肝衰竭、消化性溃疡、弥散性血管内凝血等。

 知识链接　　慢性肺源性心脏病的发病机制

（一）肺动脉高压的形成

1. 肺血管的收缩　呼吸道感染、阻塞等所致的缺氧及高碳酸血症、呼吸性酸中毒是引起肺血管收缩、痉挛的重要因素。缺氧时收缩血管的活性物质增多，可直接使肺血管平滑肌收缩，循环阻力增加，继而形成肺动脉高压。PCO_2的增高，可产生较多的H^+导致呼吸性酸中毒，可使肺血管对缺氧收缩的敏感性增强，从而引起肺动脉压增高。

2. 肺血管结构的重建　长期反复发生的慢支及支气管周围炎可引起邻近肺小动脉的血管炎，管壁增厚，管腔狭窄或纤维化，甚至完全闭塞，使肺循环阻力增加。随肺气肿的加重，肺泡内压的增高，可压迫肺泡毛细血管，造成肺毛细血管管腔狭窄或闭塞以及肺泡壁的破裂。当肺泡毛细血管床减损超过70％时即可出现肺循环阻力增大，导致肺动脉高压的发生。

3. 血容量的增多及血液流变学异常　缺氧可引起醛固酮增加、肾小动脉收缩致肾血流减少、继发性红细胞增多。前二者可使钠、水潴留，血容量增多，后者可使血液黏稠度增加，血流阻力增高。血容量的增多及血液黏稠度的增加更加促进了肺动脉高压的形成。

（二）心脏病变

除肺动脉压持续严重升高，使右心失代偿，促进右心室扩大甚至右侧心力衰竭外，以下

知识链接

因素均可影响心肌功能，促使心力衰竭的发生。①心肌缺氧、乳酸积累、高能磷酸键合成降低，使心肌功能受损；②反复肺部感染、细菌毒素对心肌的毒性作用；③酸碱平衡失调、电解质紊乱所致的心律失常等。

（三）多脏器损害

缺氧及二氧化碳潴留、酸碱失衡及电解质紊乱、低灌注、感染性休克、多种因子损害内皮细胞等因素引起多脏器损害。如合并肾衰竭、肝衰竭、消化性溃疡、弥散性血管内凝血等。

【护理评估】

1．健康史　评估患者的病因及发生发展的经过，原发病发生及加重的诱因。评估除咳嗽、咳痰外，何时开始发生呼吸困难，其逐渐加重的情况，有无发绀。评估有无心悸、胸闷，有无尿量减少、下肢水肿、心悸、腹胀等右心衰竭的表现。评估肺、心功能，是代偿期还是失代偿期。评估有无坚持家庭氧疗，有无焦虑、忧伤、孤独以及对疾病治疗缺乏信心等精神因素。评估有无过分依赖医护人员或家人的照顾。

2．身体评估

（1）症状：本病进展缓慢，临床依据病情将其分为：

1）肺、心功能代偿期（包括缓解期）：主要为慢阻肺的表现。慢性咳嗽、咳痰、气促、活动后心悸、呼吸困难以及活动耐力减退。

2）肺、心功能失代偿期（包括急性加重期）：本期临床主要表现以呼吸衰竭为主，部分患者可有心力衰竭。急性呼吸道感染为呼吸衰竭常见的诱因，其临床表现详见本章第十二节"呼吸衰竭患者的护理"。心力衰竭以右心衰竭为主。

（2）体征：体检有显著的肺气肿体征。合并感染时听诊多有干、湿啰音。下肢轻微水肿，下午明显，次晨消失。心音遥远，但肺动脉瓣区可有第二心音亢进，提示肺动脉高压的存在。三尖瓣区出现收缩期杂音或剑突下示心脏搏动，提示右心室肥大。

（3）并发症：肺性脑病、酸碱失衡及电解质紊乱、心律失常、休克及消化道出血等。

3．心理、社会状态　本病是一种反复发作的慢性疾病，多次住院且并发症多，故患者精神压力和经济负担重，常表现为焦虑、忧伤、孤独、缺乏自信，过分依赖医护人员或家人的照顾。

4．辅助检查

（1）X线检查：肺动脉高压是诊断肺心病的重要依据。主要有：①右下肺动脉干扩张，横径≥15mm；②右下肺动脉干横径与气管横径之比值≥1.07；③肺动脉段显著突出或突出高度≥3mm；④右心室肥大征。

（2）心电图检查：主要表现为右心室肥大，电轴右偏，额面平均电轴≥+90°，重度顺时针钟向转位，$Rv_1+Sv_5 \geq 1.05mV$，aVR导联R/S或R/Q≥1及肺型P波。也可有右束支传导阻滞及低电压，为诊断肺心病的参考条件。在$V_{1\sim3}$可出现QS、Qr、qr波型，应注意与陈旧性心肌梗死相鉴别。

（3）超声心动图检查：可见右心室流出道内径≥30mm，右心室内径≥20mm，右心室前壁的厚度≥5.0mm，左、右心室内径的比值<2，以及右肺动脉内径或肺动脉干内径扩大。

（4）动脉血气分析：肺心功能失代偿期可出现低氧血症和（或）高碳酸血症，当PO_2<60mmHg和（或）PCO_2>50mmHg时，说明有呼吸衰竭存在。

（5）血常规：红细胞及血红蛋白可升高。合并感染时，白细胞总数及中性粒细胞增加。

（6）其他：痰细菌学检查可指导急性加重期肺心病患者抗菌药物的选用。

考点：肺心病的临床表现及辅助检查。

知识链接

当慢性支气管炎或（和）肺气肿患者肺功能检查出现气流受限并且不能完全可逆时，称为慢性阻塞性肺疾病（COPD）。COPD多见于老年人，是导致肺心病和呼吸衰竭最主要的病因。COPD发展为肺心病常需10年以上时间，肺心病失代偿期后，患者因呼吸衰竭和（或）心力衰竭而死亡。

【主要护理诊断/问题】

1．气体交换受损　与缺氧及二氧化碳潴留、肺血管阻力增加有关。

2．清理呼吸道无效　与呼吸道感染、痰量增多及黏稠有关。

3．体液过多　与心输出量减少、肾血流灌注量减少有关。

4．活动无耐力　与心、肺功能减退有关。

5．潜在并发症：肺性脑病、心律失常、休克、消化道出血。

【护理措施】

（一）一般护理

1．休息与活动　充分休息有助于心肺功能的恢复。

（1）代偿期：适当卧床休息，适量活动，循序渐进、量力而行。活动量以不引起疲劳、不加重症状为度。对于卧床患者协助定时翻身、更换姿势，保持舒适体位，指导其进行缓慢的肢体肌肉舒缩活动。鼓励患者进行腹式呼吸、缩唇呼吸等呼吸肌功能锻炼，提高活动耐力。

（2）失代偿期：应绝对卧床休息，限制探视，协助采取舒适体位，如半卧位或坐位，以减少机体耗氧量，减慢心率并减轻呼吸困难。

2．皮肤护理　注意观察身体水肿情况，有无压疮。因肺心病患者常有营养不良，身体下垂部位水肿，若长期卧床，极易形成压疮。患者应穿宽松、柔软的衣服，定时更换体位，受压处垫气圈、海绵垫，可睡气垫床。

3．饮食护理　选择高蛋白质、富含维生素、清淡、易消化的食物，多进食高膳食纤维的蔬菜和水果，防止因便秘、腹胀加重呼吸困难。如患者出现水肿、尿少时，应限制钠水摄入，钠盐<3g/d，水分<1500ml/d。因糖类可增加CO_2生成量，增加呼吸负担，故糖类一般≤60%。避免含糖高的食物，以免引起痰液黏稠。少食多餐，必要时遵医嘱静脉补充营养。

（二）病情观察

观察患者的生命体征及意识状况，尤其注意观察评估呼吸困难程度、有无发绀；观察有无心悸、胸闷；观察有无尿量减少、下肢水肿、心悸、腹胀等右心衰竭的表现；定期监测动脉血气分析的变化;密切观察患者有无头痛、烦躁不安、神志改变等肺性脑病的症状。

(三) 治疗配合

肺心病的防治目标:积极控制感染;通畅呼吸道,改善呼吸功能;纠正缺氧和二氧化碳潴留;控制呼吸衰竭和心力衰竭;积极处理并发症。

1. 急性加重期　治疗原则:①控制感染。积极有效控制感染是急性加重期治疗的关键。可根据痰菌培养及药物敏感试验结果选择敏感的抗菌药物。在培养结果未出之前,可根据感染的环境(院内感染则以革兰氏阴性菌为主,院外感染以革兰氏阳性菌占多数)选用抗菌药物。常选用的抗菌药物有青霉素类、氨基糖苷类、喹诺酮类及头孢菌素类等。②保持呼吸道通畅。改善通气,纠正缺氧及二氧化碳潴留。③治疗心力衰竭。多数肺心病患者在积极控制感染、改善呼吸功能后,心力衰竭即能得到改善。部分患者病情较重或治疗无效时,可适当选用利尿、血管扩张药或正性肌力药,以改善症状。

(1) 利尿剂:原则上宜选用作用轻、小剂量的利尿剂。可减少血容量、减轻右心负荷、消除水肿的作用。应用利尿剂易出现低钾、低氯性碱中毒,尤其是对肺心病患者可使缺氧加重,痰液黏稠不易排出和血液浓缩,应注意预防。常选用的药物有氢氯噻嗪,每次25mg,1～3次/日,连续用药不宜超过4d。尿量多时需加用保钾利尿剂,如氨苯蝶啶每次50～100mg,1～3次/日或加用10%氯化钾每次10ml,3次/日。病情重急需利尿的患者可选用呋塞米(速尿)20mg肌内注射或口服。

(2) 血管扩张剂:血管扩张剂可减轻心脏前、后负荷,降低心肌耗氧量,增强心肌收缩力,对部分顽固心力衰竭患者有一定效果。常用钙通道阻滞剂、ACE抑制剂、中药川芎嗪、一氧化氮(NO)等有一定降低肺动脉压的效果。

(3) 正性肌力药物:肺心病患者因慢性缺氧及感染,对洋地黄类药物耐受性低,易发生心律失常,因此与其他心脏病引起的心力衰竭有不同之处。强心剂的剂量宜小,一般为常规剂量的1/2～2/3,同时选用作用快、排泄快的洋地黄类药物。应用指征:①感染已被控制、呼吸功能已改善、利尿剂未能取得良好疗效而反复水肿的心力衰竭患者;②以右侧心力衰竭为主要表现而无明显感染的患者;③出现急性左侧心力衰竭的患者。

(4) 控制心律失常:多数患者的心律失常在感染控制、缺氧纠正后自行消失。临床上仅对持续存在的心律失常给予抗心律失常药物治疗。

2. 缓解期　原则上采用中西医结合的综合措施(如长期家庭氧疗、呼吸锻炼等),增强患者的免疫功能,去除诱因,减少或避免急性加重期的发生,以逐渐恢复肺、心功能。

(四) 用药护理

1. 重症患者避免使用镇静剂、麻醉药、催眠药,以免抑制呼吸功能和咳嗽反射。

2. 利尿剂有减少血容量,减轻右心负荷、消除水肿的作用,但应用后应防止低钾、低氯性碱中毒而加重缺氧,避免过度脱水引起血液浓缩、痰液黏稠而致排痰不畅等不良反应。避免夜间使用利尿剂而影响睡眠。

3. 尿量多时,及时遵医嘱补钾,使用口服排钾利尿剂时,一般不超过4d。

4. 使用洋地黄类药物时,应询问有无洋地黄用药史,遵医嘱准确用药,注意观察药效和毒副反应。

5. 应用血管扩张剂时,注意观察心率及患者血压情况。

6. 使用抗生素时,注意观察感染症状和体征是否得到控制和改善,有无继发性感染。

（五）吸氧护理

持续低流量、低浓度给氧，氧流量1～2L/min，浓度在25%～29%。防止高浓度氧抑制呼吸，加重二氧化碳潴留，导致肺性脑病。吸氧过程中，注意观察用氧效果。

（六）心理护理

本病是一种反复发作的慢性疾病，多次住院且并发症多，故患者精神压力和经济负担重，常表现为焦虑、忧伤、孤独、缺乏自信，过分依赖医护人员或家人的照顾。护士应多与患者沟通，协助患者了解疾病过程，提高应对能力，消除焦虑，缓解压力，和患者共同制订康复计划，增强患者战胜疾病的信心。

【健康指导】

1. 疾病知识指导　向患者和家属介绍疾病发生、发展的知识，强调防治原发病的重要性，减少反复发作的次数。

2. 去除病因和诱因，减少急性发作　避免各种可能导致病情急性加重的诱因，积极防治原发病，注意保暖，预防感冒，提倡戒烟，合理用药，坚持家庭氧疗。

3. 增强免疫力　加强饮食营养，保证机体康复的需要。在病情缓解期应适当进行体育、呼吸锻炼，如散步、气功、太极拳、缩唇呼吸、腹式呼吸运动等。

4. 定期门诊随访　告知患者及家属病情变化的征象，如体温升高，呼吸困难加重、咳嗽剧烈、咳痰不畅、尿量减少、水肿明显，或发现患者神志淡漠、嗜睡或兴奋躁动、口唇发绀加重等，均提示病情变化或疾病加重，需及时就医诊治。

考点：肺心病的用药护理及健康指导。

小结

1. 临床特点　慢性肺源性心脏病是由于慢性肺组织、肺血管或胸廓病变引起的肺组织结构和功能异常，产生肺循环阻力增加，肺动脉高压，致使右心室肥大、扩张，甚至发生右心衰竭的心脏病。主要临床特征为在慢支、肺气肿的基础上逐渐出现呼吸衰竭和心力衰竭。急性发作以冬、春季节多见，气候骤然变化及急性呼吸道感染是肺心病急性发作的重要诱因。急性加重期，积极控制感染，保证呼吸道通畅，改善肺、心功能，控制呼吸和心力衰竭，积极处理并发症。缓解期采用中西医结合的综合措施（如长期家庭氧疗、呼吸锻炼等），增强患者的免疫功能，去除诱因，减少或避免急性加重期的发生，以逐渐恢复肺、心功能。

2. 护理要点　向患者和家属介绍疾病发生、发展的知识，强调防治原发病的重要性，减少反复发作的次数。去除病因和诱因，减少急性发作。增强抗病力，在病情缓解期应适当进行体育、呼吸锻炼，告知患者及家属病情变化的征象，如有病情变化或疾病加重，需及时就医，定期门诊随访。

（胡仲红）

第七节 肺炎患者的护理

学习目标

识记：
1. 复述肺炎的定义。
2. 说出肺炎的主要分类。
3. 说出肺炎的典型临床表现。

理解：
1. 解释肺炎的发病机制及病理生理改变。
2. 归纳几种肺炎的有关检查。
3. 概括不同肺炎的治疗要点。

运用：
1. 按照护理程序护理各型肺炎患者。
2. 对肺炎患者进行有针对性的健康指导。

一、肺炎概述

肺炎（pneumonia）是由各种不同病原引起的肺组织充血水肿和渗出性炎症。可由多种病原体、理化因素、过敏因素等引起，是呼吸系统的常见病、多发病。

【病因与分类】

肺炎可根据病因、感染来源和解剖部位进行分类。

（一）病因分类

肺炎根据病因可分为肺炎球菌肺炎、放射性肺炎等。按病因分类有利于选用合适的抗生素、化学药物或其他相应的措施进行治疗。常见病因有：

1. 感染 包括细菌、病毒、真菌、支原体、衣原体及寄生虫等。其中细菌感染是肺炎最常见的病因，约占肺炎的80%。主要致病菌为肺炎球菌、金黄色葡萄球菌、甲型溶血性链球菌、肺炎克雷伯杆菌等。近二三十年来，由于抗生素和免疫抑制剂的广泛应用，需氧革兰氏阴性杆菌感染明显上升，如肺炎克雷伯杆菌、铜绿假单胞菌、流感嗜血杆菌、大肠埃希菌等。

2. 理化因素 包括毒气、化学物质、药物、放射线、水、食物或呕吐物的吸入等。

3. 免疫和变态反应 包括过敏性、风湿性疾病等。

（二）感染来源分类

肺炎根据感染的来源可分为以下两类：

1. 社区获得性肺炎 是指在医院外获得的感染性肺实质炎症，包括具有明确潜伏期的病原体感染而在入院后平均潜伏期内发病的肺炎。主要病原菌为肺炎球菌、肺炎支原体、肺炎衣原体和流感嗜血杆菌等。

2. 医院内获得性肺炎 是指患者入院时不存在、也不处于感染潜伏期，而在入院48h后在医院内发生的肺炎。常见病原菌为革兰氏阴性杆菌，发病率可达50%～70%，包括铜绿假单胞菌、肺炎克雷伯杆菌、肠杆菌及其他假单胞菌，革兰氏阳性球菌约占20%，真菌占4%～5%，厌氧菌可达3.4%。引起医院内获得性肺炎的主要原因包括吸入性因素、免疫功能受损、昏迷、人工气道的建立及机械通气、院内交叉感染、胸腹手术等。

知识链接　　我国制定的重症肺炎的标准

我国制定的重症肺炎的标准：
(1) 意识障碍。
(2) 呼吸频率 > 30 次/分。
(3) $PO_2 < 60mmHg$、$PO_2:FiO_2 < 300$。
(4) 血压 < 90mmHg。
(5) 胸部 X 线片显示双侧或多肺叶受累，或入院 48h 内病变扩大 ≥ 50%。
(6) 少尿：尿量 < 20ml/h，或 < 80ml/4h 或急性肾衰竭需要透析治疗。

（三）解剖分类

按病变所在的解剖部位命名分为以下 3 类：

1. 大叶性（肺泡性）肺炎　病变累及整个肺叶而称大叶性肺炎，也可侵犯到肺段而形成节段性肺炎。细菌感染是此型肺炎的主要病因，以肺炎球菌最为多见，流感嗜血杆菌、铜绿假单胞菌、大肠埃希菌、克雷伯杆菌、葡萄球菌和结核分枝杆菌也可引起本病。病毒一般不引起肺泡性肺炎。典型病例表现为肺实变，而支气管一般不累及。

2. 小叶性（支气管性）肺炎　病原体通过支气管侵入，引起细支气管、终末细支气管及其远端肺泡的炎症。可由细菌、病毒、支原体等引起，如肺炎球菌、葡萄球菌、腺病毒、流感病毒以及肺炎支原体等。

3. 间质性肺炎　为肺间质的炎症，病变主要累及支气管壁、支气管周围组织和肺泡壁。由于病变在肺间质，呼吸道症状比较轻，体征少。间质性肺炎可由细菌、病毒、理化因素及变应原引起，多并发于小儿麻疹和成人慢性支气管炎。

考点：肺炎的分类。

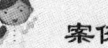
案例

患者，男，25 岁，白天运动后穿衣单薄且受雨淋，晚间突发寒战、高热伴头痛，今晨起又出现咳嗽、气急和右上胸痛，并咳出少量血丝痰。

体检：T 39.5℃，P 120 次/分，R 28 次/分，BP 90/70mmHg。急性病容，面色潮红，呼吸急促，鼻翼扇动，口唇微绀，右上胸呼吸运动减弱，语颤增强，叩诊较浊，可听到支气管呼吸音及细湿啰音，语音传导增强。血白细胞 $14 \times 10^9/L$，胸部 X 线检查示右肺片状均匀模糊阴影。

思考：
请说出该患者所患何种疾病及其护理措施。

二、肺炎球菌肺炎

肺炎球菌肺炎（pneumococcal pneumonia）是由肺炎球菌引起的急性肺泡炎，是最常见的感染性肺炎，居社区获得性肺炎的首位。典型表现为突然起病，寒战高热、胸痛、咳嗽、咳铁锈色痰。近年来，轻症和不典型者较多见。少数情况下可发生菌血症或感染性休克，甚至危及生命。肺炎球菌为上呼吸道的正常菌群，当机体呼吸道防御功能减弱、免疫力降低时才致病。患者常有感冒、受寒、醉酒、全身麻醉等诱因。发病多在冬季和初春，青壮年多见。

【发病机制】

肺炎球菌为革兰氏阳性球菌，常成双或成链排列，菌体外有荚膜，荚膜多糖体具有特异抗原性，对组织有很强的侵袭作用。细菌侵入后首先引起肺泡壁充血水肿，红细胞、粒细胞和浆液纤维蛋白渗出，同时致病菌迅速繁殖生长。然后，这种含菌液体经肺泡间孔向邻近移动，扩散至肺段和整个大叶，引起肺实变，以红细胞渗出为主充满肺泡时称红色肝样变，充血缓解后转为灰色肝样变，因病变始于肺泡、肺小叶，不经支气管扩散，故叶间分界清楚。最后，肺泡内纤维蛋白被粒细胞释出的纤维蛋白酶溶解吸收，细菌和细胞碎片被巨噬细胞吞噬清除，炎症消散，肺泡重新充气复原。因此，病理演变大体分为充血期、红色肝样变期、灰色肝样变期和消散期。这一过程约7～12d，但4个阶段并无绝对分界。由于肺炎球菌不产生内外毒素，不引起原发性肺组织化脓坏死或形成空洞，故炎症消散后肺组织结构多无受损，不留痕迹。仅个别患者肺泡内纤维蛋白吸收不完全和纤维增生可形成机化性肺炎。老年及婴幼儿感染时，也可表现为沿支气管分布的支气管肺炎。

【临床表现】

1．症状 起病多急骤，先有寒战，继之高热。数小时内体温可高达39～41℃，呈稽留热型，与脉率平行。患者感有头痛、全身肌肉酸痛，少数出现恶心、呕吐、腹泻、腹胀、烦躁不安、神志模糊、谵妄、昏迷等症状。早期有干咳，渐有少量黏液痰，以后咳黏液脓性痰，典型者咳出铁锈色痰或痰中带血。大多数患者出现呼吸急促，患侧胸部刺痛，呼吸、咳嗽时加剧，可放射到肩部或上腹部。

2．体征 急性病容，呼吸浅快，鼻翼扇动，口唇微绀，唇周有单纯疱疹，皮肤干燥。患侧呼吸运动减弱，出现语颤增强、叩诊浊音、听诊呼吸音减低、支气管呼吸音等肺实变体征和湿啰音。累及胸膜时，可闻及胸膜摩擦音。

3．并发症 感染性休克，肺炎出现感染性休克时称休克型肺炎或中毒性肺炎。起病急，常突感高热，经数小时或1～2d后进入休克状态。表现为烦躁不安、意识模糊、嗜睡、出冷汗、尿少或无尿、面色苍白、皮肤黏膜发绀或皮肤花斑、四肢厥冷、血压下降到80/50mmHg、脉搏快而微弱、呼吸浅快，少数患者出现皮肤瘀点、瘀斑。常无咳嗽、咳痰，体温也可正常或不升。

【实验室及其他检查】

1．血常规 白细胞计数升高，可达（20～30）×10^9/L，中性粒细胞占80%以上。休克型肺炎时，粒细胞计数明显升高或不升，有核左移现象或胞质内出现毒性颗粒。

2．痰液检查 痰涂片及培养，可见成对或呈链状排列的革兰氏阳性球菌。

3．胸部X线检查 早期仅见肺纹理增多，典型表现为与肺叶、呼吸性肺段分布一致的片状均匀致密阴影。病变累及胸膜时，可见肋膈角变钝或少量胸腔积液征象。

4．血气分析 可出现动脉血氧分压下降或血二氧化碳分压增高。休克型肺炎时，可示呼吸性酸中毒合并代谢性酸中毒。

【诊断要点】

根据高寒、高热、胸痛、咳铁锈色痰、鼻唇疱疹等典型症状和肺实变体征，结合胸部X线检查，可做出初步诊断。病原菌检测是本病确诊的主要依据。

【治疗要点】

1. 抗菌药物治疗　一经诊断即应给予抗菌药物治疗，不必等待细菌培养结果。首选青霉素G，用药途径及剂量视病情轻重及有无并发症而定。

2. 支持疗法　患者应卧床休息，注意补充足够蛋白质、热量及维生素。密切监测病情变化，注意防止休克。剧烈胸痛者，可酌情应用少量镇痛药。

3. 并发症治疗　高热常在抗菌药物治疗24h内消退，或数日逐渐下降。密切观察病情变化，注意防治感染性休克。

知识链接

肺炎球菌肺炎一般预后较好，但老年人病变广泛、多叶受累，有并发症或原有心、肺、肾等基础疾病，以及存在免疫缺陷者预后较差。

三、葡萄球菌肺炎

葡萄球菌肺炎（staphylococcal pneumonia）是由葡萄球菌引起的急性肺部化脓性感染。病情较重，若治疗不当，病死率较高。气胸、脓胸和脓气胸并发率高。

【发病机制】

葡萄球菌是需氧和兼性厌氧革兰氏阳性球菌，可分为金黄色葡萄球菌（简称金葡菌）和表皮葡萄球菌两类。金葡菌的致病力最强，是化脓性感染的主要原因。葡萄球菌的致病物质主要是毒素和酶，具有溶血、坏死、杀粒细胞和致血管痉挛等作用，并可保护细菌不被吞噬。医院内获得性肺炎中葡萄球菌感染占11%～25%。常发生于免疫功能已受损的患者，如糖尿病、血液病、艾滋病、肝病、营养不良、酒精中毒或原已有支气管-肺疾病的患者。葡萄球菌可通过两种方式引起肺炎，一种是经呼吸道吸入而引起，另一种是皮肤感染灶（痈、疖、蜂窝织炎、毛囊炎、伤口感染）中的葡萄球菌经血液循环到肺部，引起多处肺实变、化脓和组织坏死，从而引起多发性肺脓肿、气囊肿。肺脓肿破溃入胸膜腔，可形成气胸、脓胸、脓气胸。

【临床表现】

起病常急骤，寒战、高热，胸痛、咳嗽、咳脓血痰或脓痰。严重者早期即出现周围循环衰竭。患者呈急性重病容，发绀，可有血压下降或休克。肺部体征早期不明显，与临床严重中毒症状、呼吸道症状不相称。院内感染者一般起病隐匿，体温逐渐上升，咳少量脓痰。

【实验室及其他检查】

1. 血常规　白细胞总数增高，可达$50×10^9$/L。中性粒细胞比例增加、核左移，有中毒颗粒。

2. 病原体检测　最好在使用抗生素前采集血、痰、胸腔积液标本进行涂片和培养，以协助诊断。

3. 胸部X线检查 肺部多发性浸润灶、空洞、气囊肿等病变的多样性，以及病灶的易变性是金葡菌肺炎的特征。

4. 胞壁酸抗体检测 检查结果阳性，有助于葡萄球菌感染的诊断。

【诊断要点】

根据全身毒血症状，咳脓痰，白细胞计数增高、中性粒细胞比例增加、核左移及胸部X线征象可做初步判断，细菌学检查是确诊依据。

【治疗要点】

治疗原则是早期清除引流原发病灶及抗菌治疗。患者宜卧床休息，饮食富含足够热量及蛋白质，选用敏感的抗菌药物。首选青霉素酶的半合成青霉素或头孢菌素。青霉素过敏者可选用红霉素、林可霉素、克林霉素等。常采用早期、联合、足量静脉给药，不宜频繁更换抗生素。

知识链接

葡萄球菌肺炎预后与治疗及时与否和有无并发症相关，目前病死率较高，年龄大于70岁者病死率高达75%，痊愈者少数可遗留支气管扩张症。

四、肺炎支原体肺炎

肺炎支原体肺炎（mycoplasmal pneumonia）是由肺炎支原体（mycoplasmal pneumoniae，MP）引起的呼吸道和肺部的急性炎症改变，常同时有咽炎、支气管炎和肺炎，曾称原发性非典型性肺炎（primary atypical pneumonia）。起病缓慢，有发热、阵发性刺激性咳嗽，少量黏液性或黏液脓性痰（偶有血痰）。支原体肺炎约占非细菌性肺炎的1/3以上。肺部体征多不明显，但易引起肺外多系统受累，也可威胁生命。秋冬季节发病较多，好发于儿童或青少年，占肺炎总数的15%～30%，流行年可高达40%～60%。一般预后良好，为自限性疾病。

【病因和发病机制】

肺炎支原体，曾名为类胸膜肺炎微生物，是介于病毒与细菌之间的一种没有细胞壁的病原体，可通过细菌滤器，兼性厌氧，能独立存活。主要通过呼吸道传播，健康人吸入患者咳嗽、打喷嚏时喷出的口、鼻分泌物而感染，引起呼吸道感染或小流行。病原体通常存在于纤毛上皮之间，不侵入肺实质，吸附于宿主呼吸道上皮细胞表面，肺炎支原体的致病性可能与患者对病原体或其代谢产物的过敏有关。目前认为，其发病机制主要为支原体穿过宿主呼吸道黏膜表面的黏液纤毛层，黏附于黏膜上皮细胞上，此黏附作用与肺炎支原体表面的P_1蛋白的末端结构有关，当此黏附因子附着于呼吸道黏膜上皮细胞时，释放的有毒代谢产物可导致纤毛运动减弱，细胞损伤。

【临床表现】

1. 潜伏期 6～35d，平均3周。

2. 症状 病情轻重不一，可以从无症状到严重的间质性肺炎。初始为干咳，后为顽固痉挛性剧咳，日轻夜重，甚至影响睡眠，剧咳可导致面部水肿、胸闷、胸痛、头晕、头痛，干咳无痰或咳后有白色黏液痰和脓痰，有时带血丝或咯血。少数患者出现胸骨后疼痛。发热见于80%以上的患者，热型不定，体温常在39℃左右，热程1~2周。

3．体征 肺部体征多不明显，主要为肺部可闻哮鸣音及干、湿啰音和胸膜摩擦音。晚期部分患者皮肤可出现斑丘疹、多形性红斑、结节性红斑。

4．并发症 部分患者可伴发胸膜炎、中耳炎、脑膜脑炎、急性多发性神经根炎、急性小脑共济失调、急性精神病、胰腺炎、心包炎、心肌炎、关节炎、溶血性贫血、肝肾功能损害等。

【实验室及其他检查】

1．血常规 白细胞总数常在正常范围内，偶尔亦可升高。分类以中性粒细胞或嗜酸性粒细胞稍增多。血小板减少。

2．肺部X线检查 可见多种形态浸润影，呈节段性分布，以肺下野为多见，近肺门部较致密，向外逐渐变浅，边缘不清楚，通常不侵犯整叶。

3．血清学方法 酶联免疫吸附试验：用于检测IgM和IgG抗体。本方法敏感、特异性高、快速、经济，是诊断肺炎支原体感染实用可靠的手段。免疫荧光法特异性强，间接血凝法较实用。

【诊断要点】

需综合临床症状、X线表现及血清学检查结果做出诊断。

【治疗要点】

早期使用适当抗菌药物可减轻症状及缩短病程。本病有自限性，大多数病例不经治疗可自愈。大环内酯类为首选，如红霉素、罗红霉素和阿奇霉素。青霉素或头孢菌素类无效。

五、病毒性肺炎

病毒性肺炎（viral pneumonia）是由多种病毒感染引起的由上呼吸道感染向下蔓延，侵犯肺实质所致的肺部炎症。病毒主要经飞沫吸入，也可通过污染的餐具或玩具以及与患者直接接触而感染，传播广泛而迅速。多发生于冬春季节。

【病因和发病机制】

引起成人肺炎的常见病毒为甲、乙型流感病毒，腺病毒、副流感病毒、呼吸道合胞病毒和冠状病毒等。免疫抑制宿主为疱疹病毒和麻疹病毒的易感者；骨髓移植和器官移植受者易患巨细胞病毒和疱疹病毒肺炎。患者可同时受一种以上病毒感染，并常继发细菌感染，免疫抑制宿主还常继发真菌感染。呼吸道病毒可通过飞沫与直接接触传播，且传播迅速。

【临床表现】

本病临床表现一般较轻，与支原体肺炎的症状相似，起病缓慢，有头痛，乏力，发热，咳嗽，并咳少量黏痰。体征往往缺如。X线检查肺部炎症呈斑点状、片状或均匀的阴影。白细胞总数可正常，减少或略增加。病程一般为1~2周。在免疫缺损的患者，病毒性肺炎往往比较严重，有持续性高热、心悸、气急、发绀、极度衰竭、可伴休克，心力衰竭和氮质血症。由于肺泡间质和肺泡内水肿，严重者可发生呼吸窘迫综合征，体检可有湿啰音，X线检查显示弥漫性结节性浸润，多见于两侧下2/3肺野。

【实验室及其他检查】

1．胸部X线片 两肺呈网状阴影，肺纹理增粗，模糊，严重者两肺中、下野可见弥漫性结节性阴影，实变者少见。

2．血常规　白细胞计数一般正常，也可稍高或偏低，继发细菌感染时，白细胞计数及中性粒细胞可增高，红细胞沉降率加快。

3．血清学检查　急性期和恢复期的双份血清做补体结合试验、中和试验或血清抑制试，验抗体滴度增高4倍或以上有确诊意义。近年用血清监测病毒的特异性IgM抗体，有助早期诊断。免疫荧光、酶联免疫吸附试验、酶标组化法、辣根过氧化物酶-抗辣根过氧化物酶法等，可进行病毒特异性快速诊断。

【诊断要点】

诊断依据为临床症状及X线改变，并排除由其他病原体引起的肺炎，确诊则有赖于病原学检查，包括病毒分离、血清学检查和病毒抗原的检测。

【治疗要点】

以对症治疗为主。增加卧床休息，注意保暖，注意消毒隔离避免交叉感染。合并细菌感染时，及时应用抗生素。

六、肺炎患者的护理

【主要护理诊断/问题】

1．体温过高　与肺部感染有关。

2．气体交换受损　与肺部炎症致呼吸面积减少有关。

3．清理呼吸道无效　与气道分泌物多、痰液黏稠、胸痛、咳嗽无力有关。

4．疼痛：胸痛　与肺部炎症累及胸膜有关。

5．潜在并发症：感染性休克。

【护理措施】

（一）一般护理

1．病房环境清洁、安静、舒适，安置患者有利于呼吸的体位（半卧位或高枕卧位）以减轻体力和氧的消耗。对焦虑不安的患者做好解释工作，介绍肺炎的相关知识，给予心理支持，使其能配合治疗，安心养病。

2．给予富含优质蛋白质、维生素和足够热量的易消化流质或半流质饮食，鼓励患者多饮水，以补充丢失的水分和利于排痰。

3．在抗菌药物使用前正确留取痰标本，尽快送检。

4．给患者以心理支持，缓解其紧张、焦虑、恐惧的心理。

5．鼓励患者深呼吸，指导有效咳嗽，协助翻身及进行胸部叩击，促进排痰。痰液黏稠不易咳出时，给以雾化吸入，或遵医嘱应用祛痰剂。以维护呼吸道通畅和利于肺部气体交换。

6．出现呼吸困难和发绀时，予以吸氧。

（二）病情观察

密切观察患者（尤其是老年患者）的生命体征和病情变化，当出现高热骤降至常温以下、脉搏细速、脉压变小、呼吸浅快、烦躁不安、面色苍白、肢冷出汗、尿量减少（每小时少于30ml）等休克征象时，立即与医生联系并配合处理。

（三）用药护理

严格按医嘱准确使用抗菌药物，注意药物浓度、配伍禁忌、滴速和用药间隔时间。用药前应详细询问过敏史，凡对青霉素类药物过敏的患者，不得使用此类药物，并不再做皮肤试验，以免发生意外。有药物过敏或药疹等病史者，应在病史中及病历卡的显著部位标明禁用此类药物。用药期间应注意观察疗效和药物的不良反应，发现异常必须及时报告医生，并配合处理。葡萄球菌肺炎抗生素治疗总疗程较其他肺炎长，应注意观察发热、皮疹、耳聋、肾损害、静脉炎等药物不良反应。

（四）对症护理

1. 高热的护理　患者应卧床休息，寒战时应注意保暖，高热以物理降温为主，大量出汗时应及时更换衣服和被褥，做好口腔和皮肤护理。体温恢复正常后，鼓励患者尽早下床活动，促进康复。

2. 咳嗽、咳痰的护理　鼓励患者深呼吸，协助翻身及进行胸部叩击，指导有效咳嗽，促进排痰，以维护呼吸道通畅，有利肺部气体交换。痰液黏稠不易咳出时，给予雾化吸入，或遵医嘱应用祛痰剂。出现呼吸困难和发绀时，予以吸氧。

3. 胸痛的护理　胸痛明显者，协助取患侧卧位，指导患者在深呼吸和咳嗽时用手按压患侧胸部，以利于降低患侧呼吸幅度，减轻疼痛。必要时遵医嘱使用少量镇静、止痛剂。

4. 腹胀的护理　可用腹部热敷或肛管排气。

5. 休克的护理　安置患者于去枕平卧位，尽量减少搬动，适当保暖（忌用热水袋），给予高流量吸氧。配合医生抢救，迅速建立两条静脉通路，妥善安排输液顺序：一条静脉通道先输注低分子右旋糖酐或平衡盐液，以补充、维持血容量，降低血液黏稠度，预防弥散性血管内凝血。输液速度不宜过快，以防诱发肺水肿，宜在中心静脉压监测下调整滴速（中心静脉压 < 5cmH$_2$O 可放心输液，达到 10cmH$_2$O 时输液要慎重），溶液中按医嘱准确加入抗菌药物和糖皮质激素；另一条先滴注 5% 碳酸氢钠，而后再输注血管活性药物，液体量以每组 250ml 为宜，以便更换药物品种和调整滴速，使用多巴胺时应防止药液外漏，若不慎漏至血管外周围组织，立即停止输注，进行局部封闭或硫酸镁湿热敷，此条输液通道在血压稳定后可撤除。当患者神志逐渐清醒、表情安宁、皮肤转红、脉搏慢而有力、呼吸平稳而规则、血压回升、尿量增多、皮肤及肢体变暖，表示病情已好转。

（五）心理护理

由于起病急骤，短期内高热和全身中毒症状明显，患者及家属思想准备不够，常会出现紧张和不安。当病情发生急骤变化时，会出现焦虑不安、恐惧。询问患者起病前有无受凉、劳累、长期卧床、大手术、应用免疫抑制剂等因素。了解既往健康状况。有无导致免疫功能低下的基础疾病，如糖尿病、血液病、酒精中毒、肝病、营养不良、艾滋病等，以及支气管 - 肺疾病。有无皮肤化脓性感染病灶。及时观察患者病情变化，做好病情介绍和健康指导，鼓励患者，给予患者及时有效的心理支持。

【健康指导】

1. 向患者宣传肺炎的基本知识，强调预防的重要性。

2. 平时应注意锻炼身体，尤其要加强耐寒锻炼，并协助制订和实施锻炼计划。

3. 增加营养，保证充足的休息时间，以增强机体对感染的抵抗能力。

4. 纠正吸烟等不良习惯，避免受寒、过劳、酗酒等诱发因素，对老年人及原患慢性病的患者尤应注意气温变化时随时增减衣服，预防上呼吸道感染。

5. 对出院后需继续用药的患者应做好用药指导，告之复诊时间及复诊时应携带的有关资料（如 X 线胸片）。

6. 对年老体弱、免疫功能减退（如糖尿病、慢性肺疾病、慢性肝病、脾切除等）的患者，可注射肺炎球菌免疫疫苗，预防再次感染。

7. 积极治疗皮肤感染，预防上呼吸道感染，做好出院后用药的指导。

小结	1. 疾病预防指导　避免上呼吸道感染、淋雨受寒、过度疲劳、醉酒等诱因。加强体育锻炼，增加营养。长期卧床者应注意经常改变体位、翻身、拍背，随时咳出气道内痰液。易感人群如年老体弱者、慢性疾病患者可接种流感疫苗、肺炎疫苗等，以预防发病。 2. 疾病知识指导　对患者及家属进行有关肺炎知识的教育，使其了解肺炎的病因和诱因。指导患者遵医嘱按疗程用药，出院后定期随访。出现高热、心率增快、咳嗽、咳痰、胸痛等症状及时就诊。 3. 护理要点　肺炎患者最主要的治疗手段是抗感染治疗，要严格按医嘱准确使用抗菌药物，用药期间应注意观察疗效和药物的不良反应，发现异常必须及时报告医生，并配合处理。高热以物理降温为主，注意病情观察和预防并发症。

（曹　旭）

第八节　肺脓肿患者的护理

学习目标	识记： 1. 复述肺脓肿的概念。 2. 说出肺脓肿的致病因素及分类。 3. 说出肺脓肿的临床表现。 理解： 1. 归纳肺脓肿的实验室及其他检查。 2. 概括肺脓肿的治疗要点。 运用： 1. 按照护理程序护理肺脓肿患者。 2. 对肺脓肿患者进行有针对性的健康指导。

肺脓肿（lung abscess）是由多种病原菌引起的肺部化脓性感染，早期为肺组织的感染性炎症，继而坏死、液化、外周有肉芽组织包围形成脓肿。临床特征为高热、咳嗽，脓肿破溃进入支气管后咳出大量脓臭痰。胸部X线检查显示一个或多发的含气液平面的空腔，如多个直径小于2cm的空洞则称为坏死性肺炎。多发生于壮年，男性多于女性。自抗生素广泛使用以来，发病率已明显降低。急性肺脓肿多数可经药物治疗而愈，但如治疗不及时、不彻底，可转为慢性肺脓肿，此时则需依赖于外科手术治疗。

肺脓肿发生的因素为细菌感染、支气管堵塞，加上全身抵抗力降低。病原体常为上呼吸道、口腔的定植菌，包括需氧、厌氧和兼性厌氧菌。其中，厌氧菌感染占主要地位，毒力较强的厌氧菌在部分患者可单独致病，常见的其他病原体包括金黄色葡萄球菌、化脓性链球菌、肺炎克雷伯杆菌和铜绿假单胞菌。大肠埃希菌和流感嗜血杆菌也可引起坏死性肺炎。接受化学治疗、白血病或艾滋病患者等免疫力低下者，其病原菌可为真菌。原发性脓肿是因为吸入致病菌或肺炎引起，继发性脓肿是在已有病变（如梗阻）的基础上，由肺外播散、支气管扩张和（或）免疫抑制状态引起。由此可知，肺脓肿常见致病因素主要包括：吸入口咽部细菌，各种细菌混合感染，远处血行播散，原有的肺病变，原发或继发免疫缺陷等。

案例

患者，女，50岁，因反复咳嗽、咳痰45年，咳嗽、发热7天，于2006年7月1日入院。45年前出麻疹后经常咳嗽、咳痰，冬季症状加重，未进行系统治疗。近2年来每逢着凉即出现上述症状，伴喘息，经静脉滴注抗生素症状可得到缓解。近7天因着凉咳嗽、咳痰加重，咳黄色黏痰，时有胸闷、胸痛、寒战、发热，体温最高39.0℃，呼吸困难，不能平卧，无咳痰带血，无恶心、呕吐，无腹痛、腹胀及腹泻，饮食睡眠欠佳。曾先后静脉点滴头孢他啶、左氧氟沙星、依替米星等，口服地塞米松片（具体剂量不详）病情不见好转，逐渐加重咳黄色脓性痰，为进一步治疗入院。

体检：体温38.7℃，血压120/80mmHg。急性热病容，一般状态差。发育正常，营养中等，呼吸急促，神志清，体位自如，体检合作。皮肤黏膜无黄染、出血点及皮疹。周身浅表淋巴结不大，口唇发绀，咽部充血，扁桃体不大，颈部对称，气管居中，甲状腺不大，胸廓对称，左侧呼吸运动及语音传导减弱，呼吸音减弱，右下肺叩诊呈浊音，可闻及湿啰音。心界不大，心率108次/分，心音低钝，节律规整，各瓣膜听诊区未闻及病理性杂音。腹部平坦，肝脾不大，双下肢轻度水肿。

实验室检查：血常规，白细胞30.5×10^9/L，分叶核94.2%，红细胞沉降率76mm/h，肝肾功能正常。血清钾2.39mmol/L，血清钠123.0mmol/L。7月2日肺CT提示左下肺中叶中心型肺癌，双肺内转移，左胸腔少量积液。7月2日胸部X线片左第4前肋以下致密增浓影，左侧位密度不均，右下肺及肺门旁可见病灶，左肺门显示不清，右肺及纵隔未见异常。7月6日胸部X线片左肺第4前肋以下呈一致性高密度影，上缘模糊，右侧第2前肋以下及右膈上见团片状高密度影，边缘不清，右肺门影不大，左肺门显示不清。7月10日及7月17日胸部X线片左肺中、下野呈大片状阴影，部分不均，上缘呈弧状突出，右肺第2前肋间及右下野见类圆形阴影，部分密度变淡，心缘不清。7月20日胸部X线片右肺上叶尖段见4.0cm×4.0cm大小圆形影，其中央呈不规则透亮区，右下叶基底段及左舌段及左下叶基底段见大片状影，其内可见多个不规则透光区。7月26日胸部X线片除上述改变外，双肺可见有新浸润病灶出现。

思考：
1. 该患者的可能疾病是什么？
2. 对该患者应该进行的护理措施是什么？

【护理评估】

1. 健康史　及时评估病史，包括病程持续时间，患者是否有昏迷、酗酒等病史，或伴有疲劳、受寒感冒史，是否存在发生误吸的危险因素。身体其他部位是否存在感染病灶，如皮肤感染灶等。呼吸道是否存在其他感染性疾病，如支气管炎、支气管扩张合并感染等病史。

2．身体评估

（1）症状：吸入性肺脓肿患者多有齿、口、咽喉的感染灶，或手术、醉酒、劳累等病史。急性起病，畏寒、高热，体温达39～40℃，伴有咳嗽、咳黏液痰或黏液脓性痰。如感染不能及时控制，可于发病的10～14d后突然咳出大量脓臭痰及坏死组织，每天量可达300～500ml，典型痰液呈黄绿色、脓性，有时带血，大量痰液静置后可分为3层，腥臭痰多系厌氧菌感染所致。炎症累及壁层胸膜可引起胸痛，且与呼吸有关。病变范围大时可出现气促，此外还有精神不振、全身乏力、食欲减退等全身中毒症状，约1/3患者有不同程度的咯血，多为脓血痰，偶有中、大量咯血，可引起窒息。若肺脓肿破溃到胸膜腔可致脓气胸，表现为突发性胸痛、气急。血源性肺脓肿多先有原发病灶引起的畏寒、高热等全身脓毒症的表现。经数日后才出现咳嗽、咳痰，痰量不多，极少咯血。慢性肺脓肿患者常有咳嗽、咳脓痰、反复发热和咯血，持续数月，可有贫血、消瘦等慢性中毒症状。

（2）体征：肺部体征与肺脓肿的大小和部位有关。初起时肺部可无阳性体征，体格检查发现与肺炎相似，病变继续发展，可出现肺实质病变体征（如呼吸音减弱、叩诊浊音、支气管呼吸音、吸气捻发音），可闻及支气管呼吸音，脓肿腔增大时，可出现空瓮音。病变累及胸膜可闻及胸膜摩擦音或呈现胸腔积液体征。慢性肺脓肿常有杵状指（趾）、贫血和消瘦。血源性肺脓肿体征多为阴性。

（3）分类：肺脓肿可根据发病时间和致病菌进行分类。急性肺脓肿不超过4～6周，慢性肺脓肿时间更长。根据发病原因有经气管感染型、血源性感染型和多发脓肿及肺癌等堵塞所致的感染型3种。肺脓肿也可以根据相关的病原进行归类，如葡萄球菌性、厌氧菌性或曲霉菌性肺脓肿。临床上常根据感染途径将肺脓肿分为以下类型：

1）吸入性肺脓肿：吸入性肺脓肿是临床上最多见的类型。病原体经口、鼻咽腔吸入，为肺脓肿发病的最主要原因。正常情况下，吸入物经气道黏液-纤毛运载系统、咳嗽反射和肺巨噬细胞可迅速清除。扁桃体炎、鼻窦炎、齿槽脓肿等的脓性分泌物，口腔、鼻、咽部手术后的血块，齿垢或呕吐物等，在神志昏迷、全身麻醉等情况下，经气管被吸入肺内，堵塞住一段或小段支气管，使远端肺不张、局部细菌迅速繁殖生长，产生炎症，小血管栓塞，肺组织很快坏死，约1周后液化成脓肿。此外，有一些患者未能发现明显诱因，国内和国外报告的病例分别为29.3%和23%。可能由于受寒、极度疲劳等诱因的影响，全身免疫状态与呼吸道防御功能减低，在深睡时吸入口腔的污染分泌物而发病。本型常为单发型。其发生与解剖结构及体位有关。由于右主支气管较陡直，且管径较粗，吸入性分泌物易吸入右肺，故右肺发病多于左肺。在仰卧时，好发于上叶后段或下叶背段；在坐位时，好发于下叶后基底段；右侧卧位时，好发于右上叶前段和后段形成的腋亚段。

2）继发性肺脓肿：肺脓肿多继发于其他疾病，如金黄色葡萄球菌和肺炎克雷伯杆菌肺炎、空洞性肺结核、支气管扩张、支气管囊肿和支气管癌等继发感染。肺部邻近器官化脓性病变或外伤感染、膈下脓肿、肾周围脓肿、脊柱旁脓肿、食管穿孔等，穿破至肺亦可形成脓肿。

3）血源性肺脓肿：皮肤创伤、感染、疖痈、骨髓炎、产后盆腔感染、亚急性细菌性心内膜炎等所致的败血症和脓毒血症，病原菌（多数为金黄色葡萄球菌）、脓毒栓子，经小循环带至肺，引起小血管栓塞、肺组织发炎和坏死，形成脓肿。病变常为多发性，无一定分布，常发生于两肺的边缘部。病菌多为金黄色葡萄球菌、表皮葡萄球菌或链球菌。泌尿道、腹腔或盆腔感染产生败血症也可导致肺脓肿，其病原菌常为革兰氏阴性杆菌或少数厌氧菌。

4) 阿米巴肺脓肿：阿米巴肺脓肿多继发于阿米巴肝脓肿。由于肝脓肿好发于肝右叶的顶部，易穿破膈肌至右肺下叶，形成阿米巴肺脓肿。

3．心理、社会状况　评估患者对肺脓肿的认知程度，能否有效咳嗽、咳痰，对体位引流方法及注意事项的掌握程度。肺脓肿患者应用抗生素治疗一般需要8～12周，时间较长，患者往往对遵从治疗计划的重要性认识不足。部分患者由于口臭害怕与人接近，不愿意出现在有人群的地方。

4．辅助检查

(1) 血常规：白细胞计数增高，可达 $(20\sim30)\times10^9/L$，中性粒细胞在90%以上，核明显左移，常有中毒颗粒。慢性肺脓肿患者血白细胞可稍高或正常，红细胞和血红蛋白减少。

(2) 细菌培养药敏试验：经深咳嗽或纤维支气管镜采取的痰液细菌培养可帮助寻找致病菌。血液以及并发脓胸时的胸腔脓液标本细菌培养对确定病原体更有价值。痰液涂片革兰氏染色检查，痰液培养、包括厌氧菌培养和细菌药物敏感试验，有助于确定病原体和选择有效的抗生素治疗。血源性肺脓肿患者的血培养可发现致病菌。

(3) 影像学检查：胸部X线检查是肺脓肿的主要诊断方法。吸入性肺脓肿在早期化脓性炎症阶段，其典型的X线征象为大片浓密模糊炎性浸润阴影，边缘不清，分布在一个或数个肺段，与细菌性肺炎相似。血源性肺脓肿在一肺或两肺边缘部有多发的散在小片状炎症阴影或边缘较整齐的球形病灶，其中可见脓腔及气液平面。炎症吸收后可呈现局灶性纤维化或小气囊。并发脓胸者，患侧胸部呈大片浓密阴影，若伴发气胸则可见气液平面。侧位X线检查，可明确脓肿在肺中的部位及其范围大小，有助于做体位引流或外科治疗。脓肿形成后，大片浓密炎性阴影中出现圆形透亮区及气液平面。如脓肿转为慢性，空洞壁变厚，周围纤维组织增生，邻近胸膜肥厚，纵隔可向患侧移位。

(4) CT检查：CT能更准确定位及发现体积较小的脓肿。断层（包括CT）可更好地了解病变范围、部位、空腔情况。少数脓肿内脓液未排出，表现为圆形块影，但在可见范围内有小空洞，真正呈实块的不多，易误为肿瘤。纤维化明显的肺体积缩小，支气管完全闭塞可有肺不张。可见叶间胸膜增厚。脓肿破向胸腔形成脓胸或脓气胸，CT检查结果有相应改变。

(5) 纤维支气管镜检查：有助于明确病因、病原学诊断及治疗。通过活检、刷检及细菌学、细胞学检查获取病因诊断证据。纤维支气管镜检查最好在患者情况较稳定时进行，不要在高热及呼吸道炎症严重时检查。

检查目的：①除外支气管内的异物及肿瘤，如有异物即可取出，疑有肿瘤的行活检及刷检。②了解支气管内情况，一般可见支气管充血、水肿、炎性或瘢痕性狭窄，便于进一步决定治疗方式，已有瘢痕狭窄的，远端肺可能有支气管扩张或不张，多需要手术。③了解脓的来源，明确病变部位，同时吸脓，注入支气管扩张剂及抗生素等。这种治疗性的检查每周可以进行1次。也可经支气管活检孔放入细导管至脓腔内吸脓及注药，效果更好。④细菌学诊断不清或结核不能除外的，可以从支气管深部取分泌物查结核分枝杆菌及一般菌培养和药物敏感试验。

考点：肺脓肿的临床表现及辅助检查。

【主要护理诊断/问题】
1．体温过高　与肺组织感染、坏死有关。
2．清理呼吸道无效　与痰液黏稠、积聚且位置较深有关。
3．营养失调：低于机体需要量　与肺部感染导致机体消耗增加有关。
4．气体交换受损　与气道内痰液积聚、肺部感染有关。
5．疼痛：胸痛　与炎症波及胸膜有关。

【护理措施】
（一）一般护理
1．环境　应定时开窗通风，保持室内空气新鲜，每日通风2次，每次15～30min，同时注意保暖。保持病室清洁，维持室温在18～22℃，湿度在50%～70%。
2．休息　高热、中毒症状明显者应卧床休息，体温超过39℃应予以物理降温。创造舒适的休息环境，保持病室空气清新，定时开窗通气。
3．饮食与营养　患者应增加营养，给予清淡、高蛋白质、富含维生素、高热量、易消化的食物，以增强机体抵抗力，对有消瘦、贫血等表现的慢性肺脓肿患者补充营养更为重要。必要时可少量间断输全血、血浆或复方氨基酸。鼓励患者增加饮水量，以稀释痰液。

（二）病情观察
监测体温、脉搏、呼吸，每4h测量1次，体温突然升高或骤降时，要随时测量并记录。高热时卧床休息，患者出现畏寒、寒战时要给予保暖。鼓励患者多饮水，1500～2000ml/d。体温超过38.5℃时给予物理降温，并观察记录降温效果。遵医嘱给予抗生素、退热剂，并观察记录降温效果。观察皮肤颜色、出汗情况，出汗后要及时更换衣服，注意保暖并遵医嘱补液。协助做好口腔护理，以清除口臭，促进食欲。指导患者及家属识别并及时报告体温异常的早期表现和体征。严密观察患者是否有呼吸困难、发绀加重、烦躁不安、意识障碍等呼吸道阻塞的情况发生。指导患者进行有效咳嗽，对脓痰甚多，且体质虚弱的患者做体位引流时，护士应在旁监护，以免大量脓痰涌出患者无力咳出而发生窒息，并备好抢救用物。遵医嘱给予雾化吸入，以稀释痰液，必要时吸痰。根据病情，准备好气管插管和使用呼吸机的用物。出现胸闷气促、咳嗽无力、精神紧张、面色灰暗、喉部有痰鸣音等窒息先兆时，应立即让患者侧卧取头低足高位，立即吸出痰液或血块，并报告医生。一旦发现患者窒息应迅速抱起其双腿呈倒立位，使上半身向下与地面呈45°～90°的角度，托起头部向背屈，撬开牙关，清除口腔内痰液或血块，轻拍背部，并用22号导管进行抽吸，及时报告医生。

（三）治疗配合
肺脓肿的主要治疗措施是抗生素治疗和痰液引流。
1．药物治疗　急性期主要应用抗生素治疗，根据痰培养及药敏试验选择药物。可静脉注射或应用介入放射学的方法脓腔局部给药。用药剂量要够大，疗程在1～2个月，一定要持续到临床症状完全消失，胸部X线检查见脓腔及炎症完全消失，仅留下少量纤维索条阴影。病情好转慢，要考虑耐药菌的问题，反复痰培养及药敏试验，更换适当药物。
吸入性肺脓肿的感染细菌包括绝大多数的厌氧菌都对青霉素敏感，疗效较佳，故最常用。根据病情选择剂量，严重者静脉滴注240万～1000万U/d，一般可用160万～240万U/d，每日分2～3次肌内注射。在有效抗生素治疗下，体温3～10d可下降至正常。一般急性肺脓肿经青霉素治疗均可获痊愈。脆性类杆菌对青霉素不敏感，可用林可霉素0.5g，每日3～4次口服，或0.6g每日2～3次肌内注射。病情严重可用1.8g加于5%葡萄糖溶液500ml内静脉滴注，每日一次。或盐酸克林霉素0.15～0.3g，每日4次口服。或甲硝唑0.4g，每日3次口服。嗜肺军团杆菌所致的肺脓肿，红霉素治疗有良效。抗生素疗程一般为8～12周，或直至临床症状完全消失，X线片显示脓腔及炎性病变完全消散，仅残留条索状纤维阴影为止。在全身用药的基础上，加用局部治疗，如环甲膜穿刺、鼻导管气管内或纤维支气管镜滴药，常用青霉素80万U（稀释2～5ml），滴药后按脓肿部位采取适当体位，静卧1h。

继发性肺脓肿多为葡萄球菌和链球菌感染，可选用耐β-内酰胺酶的青霉素或头孢菌素。如为耐甲氧西林的葡萄球菌，应选用万古霉素或替考拉宁。如为阿米巴原虫感染，则用甲硝唑治疗。如为革兰氏阴性杆菌，则可选用第二代或第三代头孢菌素、氟喹诺酮类，可联用氨基糖苷类抗菌药物。抗菌药物疗程8～12周，直至胸部X线片脓腔和炎症消失，或仅有少量的残留纤维化。

血源性肺脓肿，常为金黄色葡萄球菌所致，另应结合血培养及细菌的药物敏感度进行对败血症的有关治疗。此外，还需积极处理肺外化脓性病灶。

2．脓液引流　是提高疗效的有效措施。痰黏稠不易咳出者可用祛痰药或雾化吸入生理盐水、祛痰药或支气管舒张剂以利痰液引流。身体状况较好者可采取体位引流排痰，引流的体位应使脓肿处于最高位，每日2～3次，每次10～15min。有条件宜尽早应用纤维支气管镜冲洗及吸引，可向脓腔内注入抗生素以加强局部治疗，提高疗效并缩短病程。对伴有脓胸或支气管胸膜瘘的患者，经抽脓液、冲洗治疗效果不佳时，亦可做肋间切开闭式引流。

3．对症及支持疗法　应用支气管解痉剂、祛痰剂等，增加营养，必要时输血，特别在有明显贫血及准备手术前。经过内科治疗后大部分急性患者可以痊愈。2～3个月后不愈，转为慢性后考虑手术治疗。

4．手术治疗　适应证：①肺脓肿病程超过3个月，经内科治疗病变未见明显吸收，并有反复感染或脓腔过大（直径>5cm）不易吸收者；②大咯血内科治疗无效或危及生命者；③并发支气管胸膜瘘或脓胸经抽吸、冲洗治疗效果不佳者；④支气管阻塞限制了气道引流，如肺癌。对病情重不能耐受手术者，可经胸壁插入导管到脓腔进行引流。术前应评价患者一般情况和肺功能。对年老体弱或危险性大的患者，目前在药物控制下，不一定要冒险手术。

治疗是行肺切除。肺脓肿的肺切除术前需要精心准备，才能降低并发症率及死亡率。①术前应用有效抗生素控制肺部炎症，痰量最好能减少至50ml左右（实际上不少患者做不到），由脓性痰变为稀白痰。术前除急症手术外，最好经治疗至中毒症状消失，体温、脉搏稳定。②对贫血、血浆蛋白质低的间断输血者，给高蛋白质、富维生素饮食。③体位排痰。④准备足够的血源，一般需2000～3000ml。

5．用药护理　肺脓肿患者应用抗生素治疗时间较长，应向患者强调坚持治疗的重要性、疗程及可能出现的不良反应，使患者坚持治疗。用药期间要密切观察药物疗效及不良反应。

（四）对症护理

1．咳嗽、咳痰的护理　咳嗽、咳痰训练，指导患者进行有效咳嗽，促使痰液咳出。训练前准备好接痰容器和手纸，并及时倾倒。训练时，注意观察患者体力支持情况，以判断患者的耐受能力。鼓励患者进行有效的咳嗽，经常活动和变换体位，以利痰液排出。体位引流有利于大量脓痰排出体外，具体方法参见本章第五节"支气管扩张症患者的护理"。伴有明显呼吸困难者以及患者处于高热、咯血期间不宜行体位引流。必要时给予负压吸引经口吸痰或经纤维支气管镜行脓液吸引及冲洗。

2. 口腔护理　肺脓肿患者的口腔护理尤为重要，主要原因是：①患者高热持续时间长，使口腔内唾液分泌减少，口腔黏膜干燥；②患者咳大量脓痰，利于细菌繁殖，易引起口腔炎及黏膜溃疡；③治疗中大量应用抗生素，易致菌群失调而诱发真菌感染。应协助患者在晨起、饭后、体位引流后、临睡前漱口，尤其是咳大量脓臭痰的患者，应在每次咳痰后及时漱口，对意识障碍者应由护士定时给予口腔护理。

（五）心理护理

肺脓肿患者经常因咳出大量脓痰而对个体产生不良刺激，导致患者出现焦虑、忧郁。对此，护士应给予极大的关心，讲解疾病治疗的过程，配合方法，指导患者进行心理放松训练及有效咳嗽、咳痰技巧，减轻焦虑、紧张情绪，增加战胜疾病的信心，增强自信心。

【健康指导】

1. 疾病预防指导　应彻底治疗口腔、上呼吸道慢性感染病灶如龋齿、化脓性扁桃体炎、鼻窦炎、牙周溢脓等，以防止病灶分泌物吸入肺内诱发感染。重视口腔清洁，经常漱口，多饮水，预防口腔炎的发生。积极治疗皮肤外伤感染、痈、疖等化脓性病灶，不挤压痈、疖，防止血源性肺脓肿的发生。避免受寒、醉酒和极度疲劳导致的机体免疫力低下与气道防御清除功能减弱而诱发吸入性感染。

2. 疾病知识指导　教会患者有效咳嗽、体位引流的方法，及时排出呼吸道分泌物，必要时采取胸部物理治疗协助排痰，以保持呼吸道通畅，促进病变的愈合。指导患有慢性基础疾病、年老体弱患者的家属经常为患者翻身、叩背，促进痰液排出，疑有异物吸入时要及时就医以清除异物。

3. 用药指导与病情监测　告知患者及家属抗生素治疗对肺脓肿的治疗非常重要，但疗程较长，需用药8～12周，为防止病情反复，应遵从治疗计划。患者出现高热、咯血、呼吸困难等表现时应警惕大咯血和窒息的发生，需立即就诊。

小结	1. 临床特点　肺脓肿发病急骤，畏寒、高热，如感染控制不及时，发病10～14d后可突然咳出大量脓臭痰及坏死组织，体温下降，症状有所好转。以抗生素和痰液引流为主要治疗措施。 2. 护理要点　对于起病急骤的高热患者应予卧床休息，对体温持续不降的患者，给予物理降温或药物降温，要防止因出汗过多导致虚脱。做好口腔护理，由于脓肿的肺组织，在全身消耗严重情况下修复困难，主要应依靠患者自身加强营养，给予高蛋白质、富含维生素、高热量、易消化的食物，食欲欠佳者可少量多餐。早期全身应用大剂量有效的抗生素。青霉素为首选的抗生素。

（曹　旭）

第九节 肺结核患者的护理

学习目标

识记：
1. 复述肺结核的定义。
2. 识别肺结核的传播途径。
3. 说出肺结核的典型临床表现。

理解：
1. 解释肺结核的发病机制及病理生理改变。
2. 归纳肺结核的有关检查。
3. 概括肺结核的防治要点（特别是全程督导短程化疗）。

运用：
1. 按照护理程序护理肺结核患者。
2. 对肺结核患者进行预防性的健康指导（特别是用药指导与病情监测）。

案例

患者，男，24岁，间断咳嗽、咳痰近一年，痰中带血三天入院。三天前无明显诱因咳嗽，痰中带血，色鲜红。晚间盗汗，时有胸闷。查X线胸片示双上肺小片状阴影。起病来无明显发热，精神食欲稍差。体检：T 37.4℃，P 80次/分，R 20次/分，BP 105/70mmHg，双上肺呼吸音粗，未闻及干、湿啰音。余正常。

思考：
1. 分析该患者的医疗诊断，写出护理措施。
2. 如果痰菌阳性，其家人该如何预防？

肺结核（pulmonary tuberculosis）是由结核分枝杆菌（mycobacterium tuberculosis）引起的慢性传染性疾病。结核分枝杆菌可侵及全身多个脏器，但以肺部受累形成肺结核最为常见。在21世纪肺结核仍然是严重危害人类健康的主要传染病，是全球关注的公共卫生和社会问题，也是我国重点控制的主要疾病之一。

结核病曾在全世界广泛流行，从20世纪60年代起，结核病化学治疗的应用使结核病流行病学和临床状况显著改观。但20世纪80年代中期以来，结核病又有疫情复燃、出现全球性恶化的趋势。世界范围内结核病复燃的主要原因一方面是人免疫缺陷病毒（HIV）感染的流行、多重耐药结核分枝杆菌感染的增多、贫困、移民增多等客观因素，另一方面则是由于近年全球忽视结核病问题，造成控制规划系统的削弱等主观因素所致。鉴于全球结核病流行的大回升，世界卫生组织（WHO）于1993年宣布结核病处于"全球紧急状态"，并积极推行全程督导短程化学治疗（directly observed treatment，short-course，DOTS）。

> **知识链接**
>
> 据2000年全国结核病流行病学抽样调查数据显示：全人口结核感染率为44.5%，主要集中在25岁及以上人群；活动性和涂阳肺结核的患病率分别为367/10万和122/10万，估算全国有活动性肺结核患者500万，其中涂阳肺结核患者150万；每年约有13万人死于结核病，死亡平均年龄为55.2岁。耐药是我国未来结核病控制需要重点关注的问题。可能出现的结核分枝杆菌和人类免疫缺陷病毒（MTB/HIV）双重感染流行，将加重我国结核病疫情，增加结核病工作的难度。我国当前的结核病疫情呈三高一低：①高感染率。全国结核分枝杆菌感染者约5.5亿，农村人群高于城市。②高患病率。活动性肺结核患病率为367/10万，中青年患病多，但实施DOTS地区患病率低。西部地区患病率明显高于全国平均水平，而东部地区低于平均水平。③高耐药率。初始耐药率为18.6%，获得性耐药率为46.5%。④低递降率。1990—2000年间涂阳肺结核患病率平均年递降率仅为3.2%。

考点： 肺结核的流行病学特点。

【病原学】

结核病的病原菌为结核分枝杆菌，属放线菌目、分枝杆菌科、分枝杆菌属，因其涂片耐酸染色呈红色，又称抗酸杆菌。包括人型、牛型、非洲型和鼠型4类，其中引起人类结核病的主要为人型结核分枝杆菌，少数为牛型和非洲型分枝杆菌。其生物学特征如下：

1．生长缓慢 结核分枝杆菌为需氧菌，适宜生长温度为37℃左右。生长缓慢，增代时间为14～20h，培养时间一般为2～8周。

2．抵抗力强 结核分枝杆菌对干燥、冷、酸、碱等抵抗力强。在干燥环境中可存活数月或数年。在阴湿环境下能生存数月不死，但在阳光下暴晒2h，紫外线照射10～20min具有明显的杀菌作用。湿热80℃ 5min、95℃ 1min或煮沸100℃ 5min可杀死，故煮沸消毒与高压消毒是最有效的消毒法。常用杀毒剂中，70%乙醇最佳，一般在2min内可杀死结核分枝杆菌。1.5%甲基苯酚（煤酚皂，来苏儿）接触2～12h，5%石炭酸24h亦可杀菌。将痰吐在纸上直接焚烧是最简易的灭菌方法。

3．菌体成分复杂 结核分枝杆菌菌体成分复杂，主要是类脂质、蛋白质和多糖类组成的复合成分。在人体内，类脂质与结核病的组织坏死、干酪液化、空洞发生以及结核变态反应有关。菌体蛋白质是结核菌素的主要成分，诱发皮肤变态反应。多糖类与血清反应等免疫应答有关。

【肺结核的传播】

1．传染源 结核病的传染源主要是继发性肺结核患者。结核分枝杆菌主要是随着痰排出体外而播散，传染性的大小取决于痰菌量的多少。痰涂片阳性者属于大量排菌，是重要的传染源。

2．传播途径 空气飞沫传播是肺结核最主要的传播途径。结核分枝杆菌主要通过咳嗽、打喷嚏、大笑或高声说话等方式把含有结核分枝杆菌的微滴排到空气中而传播。现很少可通过消化道、皮肤等途径传播。

3．易感人群 人群对结核病易感性与机体自然抵抗力和获得性特异性抵抗力有关。结核病的易感人群包括：与肺结核患者密切接触者、免疫抑制或滥用药物者、HIV 感染者、居住环境拥挤者、老年人、流浪人员、经济收入低下者以及婴幼儿等机体自然抵抗力低下者。山区及农村居民获得性特异性抵抗力低，移居到城市生活后也成为结核病的易感人群。

【影响传染性的因素】

已感染者排出结核分枝杆菌量的多少、空气中结核分枝杆菌微滴的密度、通风情况、接触的密切程度和时间长短以及机体的易感程度等与本病传染性的大小有关。HIV 感染者及免疫功能低下者比健康人更容易受到结核分枝杆菌感染，而且感染后容易发病。要减少空间微滴密度，通风换气是减少肺结核传播的有效措施。要减少空气中微滴数量，治愈结核病患者是最根本的方法。

【结核病的发生与发展】

（一）原发感染

结核病的发生、发展与转归取决于入侵结核分枝杆菌的毒力及肺泡内巨噬细胞固有的吞噬杀菌能力。如果结核分枝杆菌能够在体内存活，并可在肺泡巨噬细胞内外生长繁殖，这部分肺组织即出现炎性病变，称为原发病灶。原发病灶中的结核分枝杆菌沿着肺内引流淋巴管到达肺门淋巴结，引起淋巴结肿大。原发病灶和肿大的气管支气管淋巴结统称为原发综合征或原发性结核。原发病灶继续发展，可直接或经血流播散到邻近组织器官，引起结核病。肺结核的发生发展过程见图 2-5。

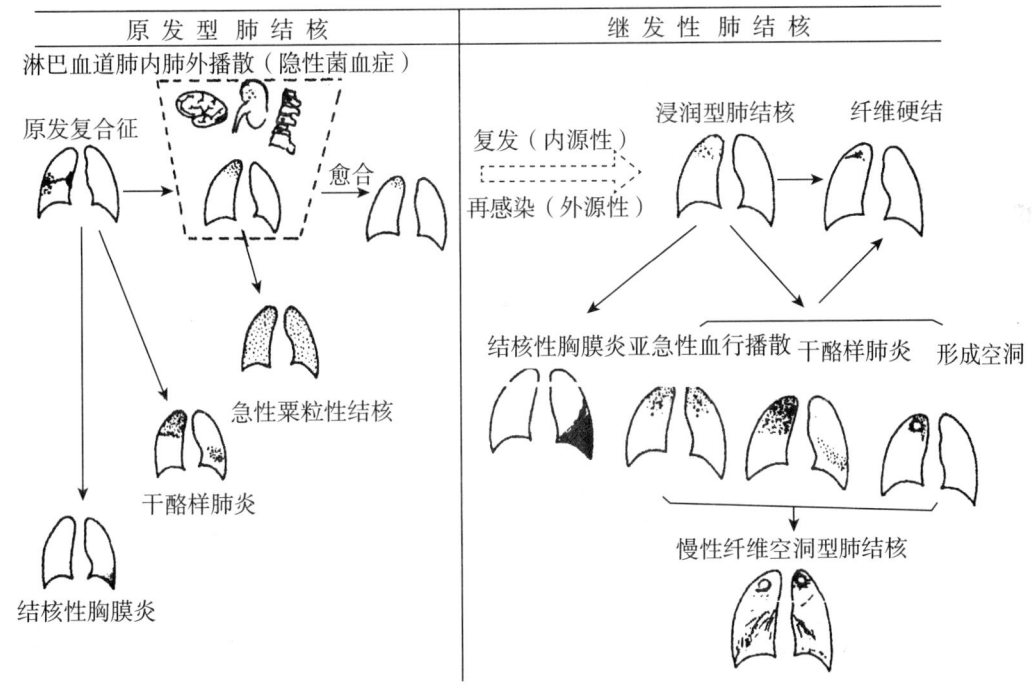

图 2-5　肺结核自然过程示意图

当结核分枝杆菌首次侵入人体开始繁殖时，人体通过免疫系统对结核分枝杆菌产生特异性免疫，使体内的结核分枝杆菌停止繁殖，播散到全身各器官的结核分枝杆菌大部分被消灭，原发病灶炎症迅速吸收或留下少量钙化灶，肿大的淋巴结逐渐缩小、纤维化或钙化，这是原发感染最常见的良性过程。但仍然可能有少量结核分枝杆菌未被消灭，长期处于休眠状态，成为潜在病灶，当机体抵抗力低下时，这些结核分枝杆菌可重新生长繁殖而发生结核病。

（二）结核病免疫反应

结核病主要的免疫保护机制是细胞免疫。人体感染结核分枝杆菌后，首先做出反应的是巨噬细胞，肺泡中的巨噬细胞分泌大量的白细胞介素 IL-1、IL-6 和肿瘤坏死因子 TNF-α 等细胞因子使淋巴细胞和单核细胞聚集到结核分枝杆菌入侵部位，逐渐形成结核肉芽肿，限制结核分枝杆菌扩散并杀灭结核分枝杆菌。T 细胞能与巨噬细胞相互作用和协调，完善免疫保护作用。

（三）继发性结核

继发性结核病有两种发病方式，即内源性复发和外源性重染。前者是指原发性结核感染时期遗留下来的潜在病灶中的结核分枝杆菌重新活动而发生的结核病。后者是由于受到结核分枝杆菌的再感染而发病。继发性结核病有明显的临床症状，容易出现空洞和排菌，有传染性，是防治工作的重点。

【病理】

结核病的基本病理变化是炎性渗出、增生和干酪样坏死。此 3 种病理变化可同时存在于一个肺部病灶中，也可以一种为主，而且可相互转化。这主要取决于细菌的感染量、毒力大小以及机体的抵抗力和变态反应。

1. 渗出为主的病变主要出现在结核性炎症初期阶段或病变恶化复发时，可表现为局部中性粒细胞浸润，继之由巨噬细胞及淋巴细胞取代。

2. 增生为主的病变多在菌量较少而机体抵抗力较强时或病变恢复阶段发生，表现为典型的结核结节，为结核病的特征性。

3. 干酪样坏死为主的病变多发生在结核分枝杆菌毒力强、感染菌量多、机体超敏反应增强、抵抗力低下时。肉眼见病灶呈黄灰色，质松而脆，状似奶酪，故名干酪样坏死。干酪灶含菌量大，传染性强，肺组织坏死已不可逆。

【护理评估】

1. 健康史　评估与肺结核有关的病因及感染途径。有无肺结核接触史，预防接种史，是不是易感人群，居住环境、营养饮食状况等。

2. 身体评估

（1）症状

1）全身症状：典型肺结核的全身毒性症状表现为发热、乏力、盗汗、食欲减退、消瘦、体重减轻等。发热为最常见症状，多表现为午后潮热，易于午后或傍晚开始，次晨降至正常。育龄妇女可有月经不调或闭经、面颊潮红等表现。

2）呼吸系统症状：①咳嗽、咳痰是肺结核的最常见症状。咳嗽较轻，多为干咳或少量黏液痰。② 1/3 ~ 1/2 的患者可出现咯血。③结核累及胸膜时可出现胸部刺痛。干酪样肺炎和大量胸腔积液患者可有不同程度的呼吸困难。

（2）体征：取决于病变性质和范围。渗出性病变范围较大或干酪样坏死时，可有肺实变体征。较大的空洞性病变听诊可闻及支气管呼吸音。肺有广泛纤维化或胸膜粘连增厚者，对侧可有代偿性肺气肿的体征。结核性胸膜炎时有胸腔积液的体征。

（3）临床分类

1）原发型肺结核：分原发综合征及胸内淋巴结结核。多见于儿童，也可见于边远山区或农村初次进入城市的成年人。多有结核病家庭接触史。典型病变包括肺部原发病灶、引流淋巴管炎和肿大的肺门淋巴结,称为原发综合征(图2-6)。原发病灶一般吸收较快,不留任何痕迹。症状多轻微而短暂,类似感冒,数周好转。

2)血行播散型肺结核:分为急性、亚急性和慢性血行播散型肺结核。大多数急性粟粒性肺结核由原发型肺结核发展而来,多见于婴幼儿和青少年,老年人也有所增加。尤其是营养不良、患传染病和长期应用免疫抑制剂等导致抵抗力明显降低者,多同时患原发型肺结核。在成人,多由病变中和淋巴结内结核分枝杆菌进入血液循环所致。急性粟粒型肺结核起病急,有全身毒血症状,常伴发结核性脑膜炎或其他脏器结核。X线胸片和CT可发现双肺布满了大小、密度和分布三均匀的粟粒状结节阴影,结节直径2mm左右(图2-7)。

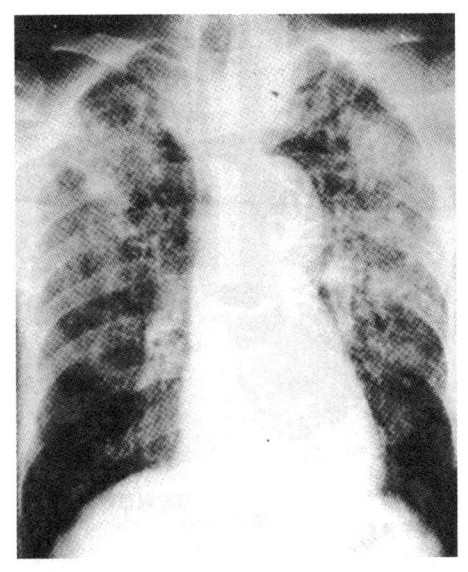

图2-6 原发综合征

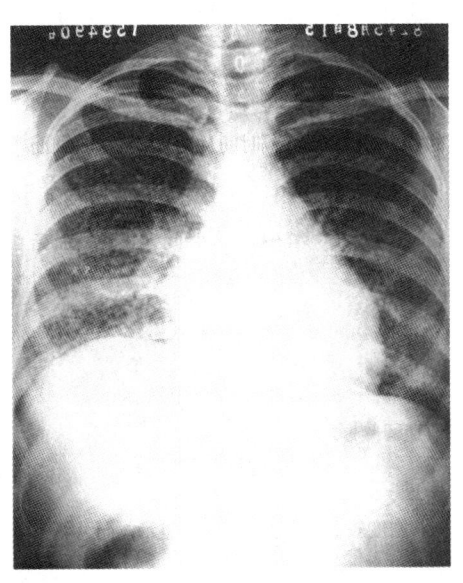

图2-7 急性血行播散型肺结核

若人体抵抗力较强,少量结核分枝杆菌分批经血液循环进入肺部,病灶常大小不均匀、新旧不等,在双肺上、中部呈对称性分布,称为亚急性或慢性血行播散型肺结核(图2-8)。病情发展缓慢,临床症状轻,常无明显中毒症状。

3)继发性肺结核:是成人常见的类型,病程长,易反复。继发性肺结核含浸润性肺结核、纤维空洞型肺结核和干酪样肺炎等。①浸润型肺结核:起病缓慢,病变部位多在肺尖和锁骨下,可为浸润渗出性结核病变和纤维干酪增殖病变,渗出性病变易吸收,而纤维干酪增殖病变吸收缓慢,可长期无改变。X线显示为小片状、絮状阴影(图2-9),可融合形成空洞。②空洞性肺结核:多由干酪渗出病变溶解形成洞壁不明显的、多个空腔的虫蚀样空洞,空洞形态不一。临床症表现为发热、咳嗽、咳痰和咯血,痰中常有结核分枝杆菌,为结核病的重要传染源。③结核球:干酪样坏死灶部分消散后,周围

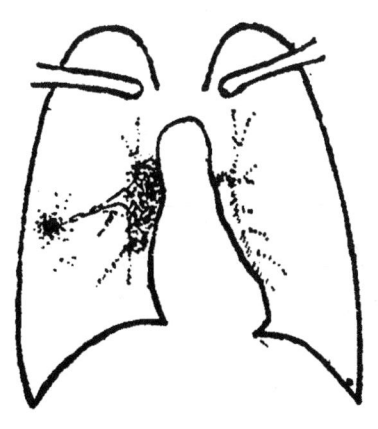

图2-8 亚急性血行播散型肺结核

形成纤维包膜，或干酪空洞阻塞性愈合，空洞内干酪物质不能排出，凝成球形病灶，称"结核球"。④干酪样肺炎：多在机体免疫力和体质衰弱，又受到大量结核分枝杆菌感染，或有淋巴结支气管瘘，淋巴结中的大量干酪样物质经支气管进入肺内时发生。病灶可呈干酪样坏死、液化，形成空洞，向支气管播散。浸润型肺结核伴大片干酪样坏死时，病情呈急性进展，出现高热、呼吸困难等严重毒性症状，临床上称为干酪样（或结核性）肺炎（图2-10）。⑤纤维空洞型肺结核：由于肺结核未及时治疗或治疗不当，导致空洞长期不愈合，空洞壁逐渐变厚，病灶广泛纤维化。特点为病程长，反复进展恶化，肺组织破坏重，肺功能严重受损。X线胸片可见肺一侧或两侧有单个或多个厚壁空洞，多伴有支气管播散病灶和明显的胸膜肥厚。因肺组织纤维收缩，肺门被牵拉向上，肺纹呈垂柳状阴影，纵隔向患侧移位，胸膜粘连，健侧呈代偿性肺气肿（图2-11）。

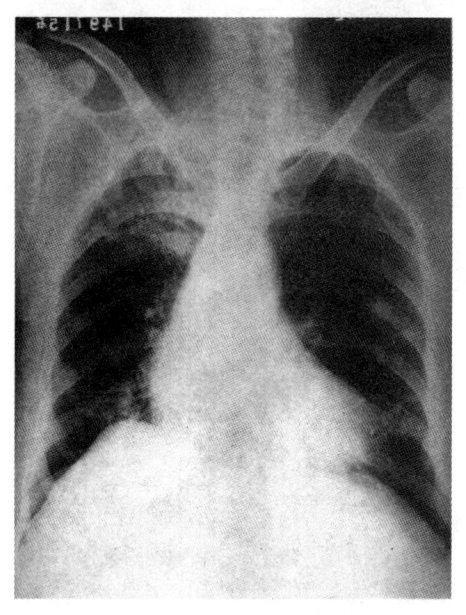

图2-9　浸润型肺结核

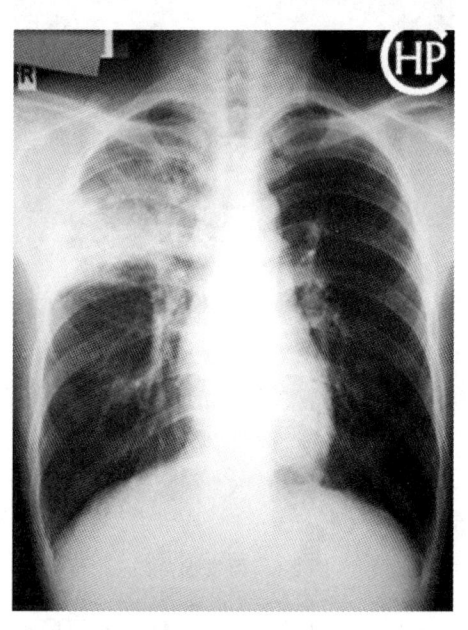

图2-10　干酪样肺炎

4）结核性胸膜炎：含结核性干性胸膜炎、结核性渗出性胸膜炎、结核性脓胸。可有结核病接触史，多见于青壮年，起病缓，发病前多有低热、食欲缺乏、体重减轻等结核中毒症状（图2-12）。

5）其他肺外结核：按部位和脏器命名，如骨关节结核、肾结核、肠结核等。

6）菌阴肺结核：3次痰涂片及1次培养阴性的肺结核为菌阴肺结核。

4．辅助检查

（1）痰结核分枝杆菌检查：痰中找到结核分枝杆菌是确诊肺结核的主要依据。方法有痰直接涂片、集菌检查和痰菌培养法。涂片抗酸染色镜检快速简便，若出现阳性，即可诊断肺结核。在采集痰标本时，对于无痰或不会咳痰的儿童，可于清晨抽取胃液检查结核分枝杆菌。聚合酶链反应（PCR）技术快速、简便，少量结核分枝杆菌即可有阳性结果。

（2）影像学检查：胸部X线检查不但可以早期发现肺结核，而且可以确定病变的部位、范围、性质、形态、密度、与周围组织的关系，有无空洞或空洞大小、洞壁厚薄等，判断病情发展及治疗效果。CT易发现隐蔽和微小病变。了解病变范围。帮助鉴别肺病变。

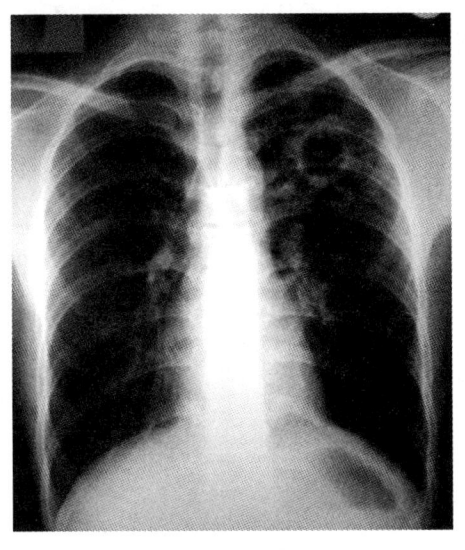 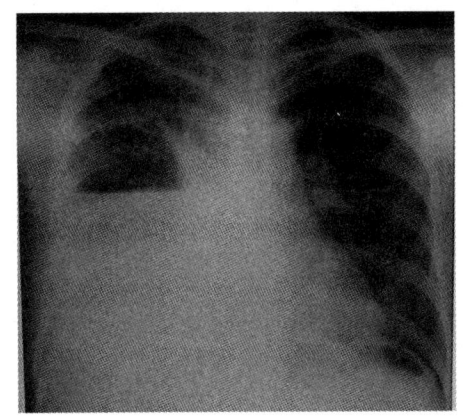

图 2-11 代偿性肺气肿　　　　　　图 2-12 结核性胸膜炎

（3）结核菌素（简称结素）试验：该试验广泛应用于检出结核分枝杆菌的感染，不能检出结核病。对儿童、少年和青年的结核病诊断有参考意义。为便于国际间结核感染率的比较，目前世界卫生组织推荐使用的结核菌素为纯蛋白衍化物（PPD）。

1）方法：通常在左前臂屈侧中上部 1/3 处皮内注射 0.1ml（5IU）结核菌素，注射后可产生凸起的皮丘，边界清楚，上面可见明显的小凹。

2）结果判断：48～72h 后观察和记录结果，手指轻摸硬结边缘，测量皮肤硬结的横径和纵径，得出平均直径 =（横径 + 纵径）/2，硬结为特异性变态反应，而红晕为非特异性反应，硬结 ≤ 4mm 为阴性，5～9mm 为弱阳性，10～19mm 为阳性，≥ 20mm 或虽 < 20mm 但局部出现水疱和淋巴管炎为强阳性反应。

3）临床意义：结核菌素试验阳性仅表示曾有结核分枝杆菌感染，并不一定患病。若出现强阳性，常提示活动性肺结核。结核菌素试验阴性反应结果的儿童一般可以排除结核病。但某些情况例外，如营养不良、HIV 感染、麻疹、水痘、癌症、严重的细菌感染包括重症结核病，如粟粒性结核和结核性脑膜炎等，以及卡介苗接种后，结核菌素试验结果则多为阴性或弱阳性。

（4）纤维支气管镜检查：经纤维支气管镜对支气管和肺内病灶活检，不仅可提供病理学诊断，而且可以同时收集分泌物或冲洗液标本做病原学诊断，可以提高诊断的敏感性和特异性，对诊断困难病例具有重要价值。

（5）其他检查：结核患者血常规一般无异常，严重病例可有贫血，白细胞减少和类白血病反应。血沉增快，可作为估计结核病活动程度的指标之一，一般病变活动时增快，病变趋于静止时逐渐正常。

| 考点：肺结核的临床分型及各型主要表现。

案例

1995年底,世界卫生组织(WHO)将每年3月24日作为世界防治结核病日(World Tuberculosis Day),是为了纪念1882年德国微生物学家罗伯特·科霍向一群德国柏林医生发表他对结核病病原菌的发现。以提醒公众加深对结核病的认识。

1996年2月8日,原中国卫生部发文,要积极响应世界卫生组织的建议,积极开展"3·24世界防治结核病日"的宣传活动。

"世界防治结核病日"主要的目的是动员公众支持加强在全球范围的结核病控制工作,使人类历史上最大的杀手——结核病能得到及时的诊断和有效的治疗。

【主要护理诊断/问题】

1. 体温过高　与结核分枝杆菌感染有关。
2. 营养失调:低于机体需要量　与机体消耗增加、食欲减退有关。
3. 活动无耐力　与疲劳、营养不良和慢性低热有关。
4. 有孤独的危险　与呼吸道隔离有关。
5. 潜在并发症:咯血、呼吸衰竭、肺源性心脏病、气胸、窒息。

【护理措施】

(一) 一般护理

1. 休息与活动　保持环境安静、舒适,使患者心情愉悦,以最佳的心理状态接受治疗。肺结核患者容易疲劳,嘱患者适当休息,可减轻患者能量的消耗,适当活动可增进机体免疫功能。轻症患者在化疗的同时可正常工作,应避免劳累和重体力劳动,保证充分的睡眠和休息,做到劳逸结合。肺结核活动期、咯血、有高热等结核中毒症状,或结核性胸膜炎伴大量胸腔积液者,应卧床休息,此时应取患侧卧位,以减少患侧活动度、防止病灶向健侧扩散,有利于健侧肺的通气功能。恢复期可适当增加户外活动,如散步、打太极拳、保健操等。

2. 饮食护理　肺结核患者身体处于慢性消耗状态,营养状态极差,需要合理的营养来提高机体的抵抗力,促进疾病的痊愈。

(1) 营养监测:评估患者全身营养状况及进食情况,为制订饮食计划提供依据。每周测体重1次并记录,判断患者营养状况是否改善。

(2) 饮食选择:以高热量、高蛋白、富含维生素的食物为主。结核患者由于长期发热、盗汗等增加机体能量的消耗,对能量的需要量较高,蛋白质能提供热量,增加机体的抗病能力和修复能力,饮食中应有鱼、肉、蛋、牛奶、豆制品等动、植物蛋白质,成人蛋白质摄入总量应为90~120g/d。应每日摄入一定量的新鲜蔬菜和水果,以补充各种维生素。

(3) 补充水分:由于机体代谢增加,盗汗使体内水分的消耗量增加,如患者无心、肾功能障碍,应鼓励患者多饮水,不少于1.5~2L/d,补充足够的水分,保证机体代谢的需要和体内毒素的排泄。

(4) 增进食欲:对胃肠道有刺激的抗结核药物,应嘱患者在饭后或睡前服用。营养师或家属尽量提供色香味美、细软易消化的食物,以增加患者食欲。食欲减退的患者可少食多餐,同时还应做到心情愉快、细嚼慢咽,以减轻胃肠道负担。

（二）病情观察

观察患者临床症状的动态变化，如咳嗽、咳痰有无加重，有无高热；观察咯血的量、颜色、性质及出血速度，密切观察有无窒息先兆；监测患者血压、脉搏、呼吸、瞳孔、意识状态的变化。及时发现并处理呼吸衰竭、肺源性心脏病、气胸、窒息等情况。

（三）咯血护理

注意镇静、止血、患侧卧位，预防和抢救因咯血所致的窒息，防止肺结核播散。少量咯血可卧床休息，遵医嘱用氨基己酸、氨甲苯酸等药物止血。大咯血时遵医嘱静脉滴注垂体后叶素止血。对支气管动脉破坏造成的大咯血可采用支气管动脉栓塞法。发生窒息先兆和窒息时立即抢救。

（四）配合治疗

肺结核的防治目标为：使疾病得到及时控制，减轻症状，患者尽早康复，避免或减少结核分枝杆菌对外界的传播，保护易感人群。肺结核的主要治疗方法是化疗，主要作用是迅速杀死病灶中大量繁殖的结核分枝杆菌，使患者由传染性转为非传染性。杀菌以控制疾病，防止耐药。灭菌以防止复发。患者能否坚持化疗是治疗肺结核的关键。只有坚持合理、全程化疗，才可完全康复，故应加强对患者治疗知识的教育。

1. 化疗原则　早期、规律、全程、适量、联合用药。

（1）早期：对所有检出和确诊的活动性结核均应立即治疗。此时抗结核药能发挥其最大的杀菌或抑菌作用，以达到迅速控制病灶，减少传播。

（2）规律：严格遵照医嘱要求规律用药，不漏服，不停药，以避免耐药性的产生。

（3）全程：保证完成规定的治疗期是提高治愈率、减少复发的重要措施。

（4）适量：严格遵照适当的药物剂量用药。药物剂量不足不能有效杀菌，还会诱导继发性耐药。剂量过大，毒副作用增加。

（5）联合：同时采取多种抗结核药物治疗，既可提高疗效，又可减少或预防耐药菌的产生。

2. 常用抗结核药物：异烟肼、利福平、吡嗪酰胺、乙胺丁醇和链霉素是首选的5种药物。常用药物成人剂量、作用机制、主要不良反应和护理，见表2-4。

3. 化疗方案　分强化和巩固两个阶段。初治方案通常应用异烟肼、利福平、吡嗪酰胺加链霉素或乙胺丁醇。短程疗法是药物联用6~9个月，目前广泛采用，具有便于督导、易坚持、费用低等优点。其他治疗方案需要9~24个月，中国疾病控制中心（CDC）推荐的治疗方案有以下几种。

（1）初治涂阳肺结核治疗方案：含初治涂阴有空洞形成或粟粒性肺结核。

1）每日用药方案：①强化期，异烟肼、利福平、吡嗪酰胺和乙胺丁醇，顿服，2个月。②巩固期，异烟肼、利福平，顿服，4个月。简写为：2HRZE/4HR。

2）间歇用药方案：①强化期，异烟肼、利福平、吡嗪酰胺和乙胺丁醇，顿服，2个月。②巩固期，异烟肼、利福平和乙胺丁醇，顿服，4~6个月。简写为：2H3R3Z3E3/4H3R3。

（2）复治涂阳肺结核治疗方案

1）每日用药方案：①强化期，异烟肼、利福平、吡嗪酰胺、链霉素和乙胺丁醇，顿服，2个月。②巩固期，异烟肼、利福平和乙胺丁醇，顿服，4~6个月。简写为：2HRZSE/4HRE。

表 2-4 常用抗结核药物成人剂量、作用机制、主要不良反应和护理

药名	每日剂量（g）	间歇疗法一日量（g）	制菌作用机制	不良反应	护理措施及（或）注意事项
异烟肼（H，INH）	0.3	0.6~0.8	DNA 合成	周围神经炎、偶有肝功能损害	观察药物作用，注意肝损害和神经毒性症状。指导患者遵医嘱服用维生素 B_6，戒酒，空腹服药，避免与抗酸药同时服用
利福平（R，RFP）	0.45~0.6*	0.6~0.9	mRNA 合成	肝功能损害、发热、寒战、胃肠不适、周围神经病、过敏反应	告知患者大小便、泪液等会呈橘红色，使隐形眼镜永久褪色。监测肝毒性及过敏反应。妊娠3个月以内忌用。早晨空腹或早饭前半小时服药
吡嗪酰胺（Z，PZA）	1.5~2.0	2~3	吡嗪酸抑菌	胃肠不适、肝功能损害、关节痛、高尿酸血症	指导患者进食的同时服药，警惕肝毒性反应，监测血清尿酸，注意关节疼痛、皮疹等反应
链霉素（S，SM）	0.75~1.0**	0.7~1.0**	蛋白质合成	听力障碍、眩晕、肾功能损害	每1~2个月测试听力。老年人、有肾疾患的患者慎用。监测尿量、体重和肾功能。有变化及时通知医师。液体摄入量维持在2~3L/d，减少药物在肾小管的聚集
乙胺丁醇（E，EMB）	0.75~1.0	1.5~2.0	RNA 合成	视神经炎	服药前测视力和颜色分辨率，特别是对绿色，每1~2个月复查一次

注 * 体重＜50kg 用 0.45，≥50kg 用 0.6；S、Z 用量亦按体重调节；** 前 2 个月 25mg/kg，其后减至 15mg/kg；老年人每次 0.75g。

2）间歇用药方案：①强化期，异烟肼、利福平、吡嗪酰胺、链霉素和乙胺丁醇，隔日一次或每周 3 次，2 个月。②巩固期，异烟肼、利福平和乙胺丁醇，隔日一次或每周 3 次，6 个月。简写为：2H3R3Z3S3E3/6H3R3E3。

（3）初治涂阴肺结核治疗方案

1）每日用药方案：①强化期，异烟肼、利福平、吡嗪酰胺，顿服，2 个月。②巩固期，异烟肼、利福平，顿服，4 个月。简写为：2HRZ/4HR。

2）间歇用药方案：①强化期，异烟肼、利福平、吡嗪酰胺，隔日一次或每周 3 次，2 个月。②巩固期，异烟肼、利福平，隔日一次或每周 3 次，4 个月。简写为：2H3R3Z3/4H3R3。

4．预防性化学治疗 主要用于受结核分枝杆菌感染易发病的高危人群。包括 HIV 感染者、涂阳肺结核患者的密切接触者、肺部硬结纤维病灶（无活动性）、硅沉着病、糖尿病、长期使用糖皮质激素或免疫抑制剂者、吸毒者、营养不良者、35 岁以下结核菌素试验硬结直径达 15mm 者等。常用异烟肼 300mg/d，顿服 6~8 个月，儿童用量为 4~8mg/kg，或利福平和异烟肼 3 个月，每日顿服或每周 3 次。

5．用药护理

（1）全程督导化疗：WHO积极推行全程督导短程化疗（DOTS），即肺结核患者在治疗过程中，每次用药都必须在医务人员的直接监督下进行，因故未用药时必须采取补救措施以保证按医嘱规律用药。DOTS的实质就是帮助患者适应并坚持完成治疗方案，提高治疗依从性，保证规律用药，提高治愈率，降低复发率和减少耐药病例的发生。

（2）自护能力培养：护士应帮助患者分析治疗过程中可能面对的困难和阻力，制订切实可行的计划，遵从治疗方案。常由于患者忘记服药，过早停药或不按时服药而导致治疗失败。护士应告诉患者未经医师允许，不可因任何原因而擅自停药，要向患者强调坚持规则、合理化疗的重要性，使患者树立治愈疾病的信心，积极配合治疗。

（五）心理护理

1．由于患者多为青年，有些患者症状又不很明显，突然被诊断为肺结核往往难以接受，从健康人向患者的角色转换需要一定的时间和医护人员的帮助。

2．疾病造成的身体不适，加之结核病一般病程长、具有传染性而与社会隔绝，使患者感觉焦虑、自卑、孤独无助，医护人员应充分理解和尊重患者，主动与患者交流，鼓励患者说出其内心的孤独感，缩短与患者的心理距离。

3．向患者介绍有关的病情知识，使患者心中有数，有良好的控制感。引导患者减少对疾病的关注，增加对外界信息的了解，选择适合患者的娱乐消遣方式，丰富患者的生活。

4．同时应注重家庭和亲友的支持，指导患者家属既做好消毒隔离，又能关心爱护患者，给予患者精神和经济上的支持，不能冷淡对待或歧视患者，从而减轻患者的心理压力。

> **考点：** 肺结核的化疗原则及药物护理。

【健康指导】

1．肺结核的预防 控制结核病流行的基本原则是控制传染源、切断传播途径及保护易感人群。

（1）控制传染源：是预防疾病传染的最主要措施。

1）病例报告：按《中华人民共和国传染病防治法》，肺结核属于乙类传染病，应做到及时、准确、完整地报告肺结核疫情，并指导患者到结核病防治机构进行检查，特别是痰结核分枝杆菌检查。

2）病例管理：对肺结核患者做到早期发现并登记管理。一般按照是否传染、病情轻重、活动级别等项指标分组登记、随访，观察动态变化，监督化疗方案的切实执行，做到查出必治、治必彻底。

（2）切断传播途径

1）有条件的患者应单居一室。涂阳肺结核患者住院治疗时需进行呼吸道隔离，室内保持良好通风，每天用紫外线消毒。

2）注意个人卫生，严禁随地吐痰，不可面对他人打喷嚏或咳嗽，以防飞沫传播。在咳嗽或打喷嚏时，用双层纸巾遮住口鼻，纸巾焚烧处理。留置于容器中的痰液须经灭菌处理再弃去。接触痰液后用流水清洗双手。

3）餐具煮沸消毒或用消毒液浸泡消毒，同桌共餐时使用公筷，以预防传染。

4）被褥、书籍在烈日下暴晒6h以上。

5）患者外出时戴口罩。

(3) 保护易感人群

1）给未受过结核分枝杆菌感染的新生儿、儿童及青少年接种卡介苗（活的无毒力牛型结核分枝杆菌疫苗），使人体产生对结核分枝杆菌的获得性免疫力。卡介苗不能预防感染，但可减轻感染后的发病与病情。

2）密切接触者应定期到医院进行有关检查，必要时给予预防性治疗。

3）对受结核分枝杆菌感染易发病的高危人群，如HIV感染者、糖尿病等，可应用预防性化学治疗。

2．患者指导

(1) 日常生活调理：劝导帮助患者戒烟、戒酒；保证营养的补充；合理安排休息，避免劳累；避免情绪波动及呼吸道感染；住处应尽可能保持通风、干燥，有条件者可选择空气新鲜、气候温和处疗养，以促进身体的康复，增加抵抗疾病的能力。

(2) 用药指导：强调坚持规律、全程、合理用药的重要性，取得患者与家属的主动配合，使DOTS能得到顺利完成。

(3) 定期复查：定期复查胸部X线片和肝、肾功能，了解治疗效果和病情变化。

考点：肺结核患者的预防措施。

小结

1. 肺结核是由结核分枝杆菌引起的慢性传染性疾病。结核分枝杆菌可侵及全身多个脏器，但以肺部受累形成肺结核最为常见。在21世纪肺结核仍然是严重危害人类健康的主要传染病，是全球关注的公共卫生和社会问题。主要临床表现有全身中毒症状及呼吸系统症状，痰结核分枝杆菌检查是确诊肺结核最特异的方法，也是制定化疗方案和考核疗效的主要依据。值得注意的是部分患者无明显症状，故X线健康检查是发现早期肺结核的主要方法。

2. 控制结核病流行的基本原则是控制传染源、切断传染途径及保护易感人群。加强健康教育，向患者强调坚持规律、合理、全程化疗，保证DOTS顺利完成，才可完全康复。指导患者监测疗效及药物副作用，合理休息，避免劳累，制订膳食计划，预防大咯血出现窒息。定期复查，定期随访。

（胡仲红）

第十节　原发性支气管肺癌患者的护理

> **学习目标**
>
> 识记：
> 1. 复述原发性支气管肺癌的定义。
> 2. 说出原发性支气管肺癌的主要分类。
> 3. 说出原发性支气管肺癌的典型临床表现。
>
> 理解：
> 1. 归纳几种原发性支气管肺癌的有关检查。
> 2. 概括原发性支气管肺癌的治疗要点。
>
> 运用：
> 1. 按照护理程序护理原发性支气管肺癌患者。
> 2. 对原发性支气管肺癌患者进行有针对性的健康指导。

原发性支气管肺癌（primary bronchogenic carcinoma），简称肺癌，起源于支气管黏膜或腺体，是最常见的肺部原发性恶性肿瘤。常有区域性淋巴结转移和血行播散。早期常有刺激性咳嗽、痰中带血等呼吸道症状，病情进展速度与细胞生物学特性有关。

案例

患者，女，48岁，于3月前开始咳嗽，伴有高金属音，痰中带血，胸闷气急，胸痛，声音嘶哑前来医院就诊。

体检：体重下降，贫血，颈部、锁骨上可触及肿大的淋巴结，CT检查示右肺上部结节状阴影。

思考：
请说出该患者的医疗诊断及相应的护理措施。

知识链接　　　**肺癌流行病学及病因**

近数十年来，世界各国肺癌的发病率和死亡率有明显的升高趋势，尤其是工业发达的欧美国家和日本更为严重。我国肺癌的发病率以每年11%的速度递增，在癌症死亡病因中占第三位。肺癌死亡率城市占第一位，农村为第四位。肺癌一般多在40岁以后发病，在70岁达高峰，男性多于女性，一般认为肺癌的发病与吸烟、职业性致癌因子、大气污染、电离辐射、饮食与营养有关。病毒感染、慢性肺部疾病（如慢支、肺结核等）、机体免疫功能低下、内分泌失调及家族遗传因素对肺癌的发生可能也起到一定作用。

知识链接

资料表明,长期吸烟者的肺癌发病率比不吸烟者高10～20倍,喉癌发病率高6～10倍,冠心病发病率高2～3倍,气管类发病率高2～8倍。被动吸烟的危害更大,每天平均1h的被动吸烟就足以破坏动脉血管。与吸烟者共同生活的女性,患肺癌的概率比常人多出6倍。

1987年11月,联合国世界卫生组织建议将每年的4月7日定为"世界无烟日",并于1988年开始施行。但因4月7日是世界卫生组织成立的纪念日,每年的这一天,世界卫生组织都要提出一项保健要求的主题。为了不干扰其卫生主题的提出,世界卫生组织决定从1989年起将每年的5月31日定为世界无烟日,中国也将该日作为中国的无烟日。

【护理评估】

1. 健康史 现已公认吸烟是肺癌的危险因素,因此应了解患者的吸烟情况,包括吸烟量、吸烟持续年限及开始吸烟的年龄。另外,被动吸烟也容易引起肺癌。已被确认致人类肺癌的职业因素包括石棉、砷、铬、煤焦油、二氯甲醚、氡及吸入工业粉尘等。应了解患者是否长期从事这些存在致癌因素的职业。注意询问是否有慢性肺部疾患,分析咳嗽、咳痰情况。

2. 身体评估

(1) 症状:与肿瘤发生部位、类型、发展阶段、有无并发症或转移有密切关系。咳嗽为最常见的早期症状。表现为:阵发性刺激性呛咳,无痰或有少许白色黏液痰;肿瘤增大引起支气管腔狭窄,咳嗽呈高金属音;有继发感染时,痰量增多,可呈脓痰。约有1/3以上患者咯血为首发症状。表现为:间断性、反复或持续性少量鲜红色血痰,若癌组织侵犯大血管可引起大咯血。胸闷、气急、喘鸣表现为:肿瘤或压迫使支气管狭窄胸闷、气急,吸气时出现局限性喘鸣音;病灶广泛播散或大量胸腔积液时,气急加重。肿瘤引起阻塞性肺炎时,出现发热和其他毒血症状;肿瘤坏死出现癌性发热。癌肿直接侵犯胸膜、肋骨、胸骨以及压迫肋间神经均可出现胸痛。肿瘤位于胸膜附近时,则产生不规则的钝痛,呼吸或咳嗽时加重。肋骨、脊柱受侵犯时,则有压痛点,而与呼吸咳嗽无关。肿瘤压迫和转移的表现为:病灶压迫喉返神经引起声嘶;肿块压迫食管引起吞咽困难;癌肿侵犯纵隔旁淋巴结后压迫上腔静脉引起面颈部水肿及颈胸静脉曲张,称上腔静脉阻塞综合征;位于肺尖的癌肿侵犯交感神经节时出现霍纳综合征(病侧眼睑下垂、瞳孔缩小、眼球内陷、额部汗少);转移到脑时,可有头痛、呕吐、偏瘫;有肝转移时,可出现肝大、黄疸、腹水等。

(2) 体征:注意有无肿瘤压迫和侵犯邻近器官所引起的表现及肺外表现,有时肺外表现先于呼吸道症状。随着病情的发展,出现不同程度的体重下降、贫血、恶病质,颈部和锁骨上肿大淋巴结可触及,部分患者有肺外表现,如杵状指(趾)、肥大性骨关节病、内分泌紊乱(如男性乳房增大、库欣综合征等)。

考点: 原发性支气管肺癌的护理评估。

知识链接

疼痛的数字评估量表

临床上常用 0～10 数字评估量表来描述疼痛：0 代表无疼痛；1～4 级为轻微疼痛（如不适、重物压迫感、钝性疼痛、炎性痛）；5～6 级为中度疼痛（如跳动和痉挛、烧灼感、挤压感和刺痛、触痛和压痛）；7～9 级为严重疼痛（如妨碍正常活动）；10 级为剧烈疼痛（无法控制）。

（3）分类：多数肺癌患者在就诊时已有症状，5%～15% 的患者在发现肺癌时，尚无症状。其临床表现与肺癌发生部位、大小、类型、有无并发症状或转移有关。分类方法有：

1）根据解剖学分类：中央型肺癌，发生在段支气管以上至主支气管的癌肿，约占 3/4，以鳞状上皮细胞癌和小细胞未分化癌较多见；周围型肺癌，发生在段支气管以下的癌肿，约占 1/4，以腺癌较为多见。

2）根据组织学分类：根据细胞分化程度、型态特征和生物学特点分为鳞状上皮细胞癌、小细胞未分化癌、大细胞未分化癌和腺癌等。

3．心理、社会状况　早期症状不明显，接受各种检查使患者容易产生揣测、焦虑不安。一旦确诊为癌症，患者惊恐、沮丧，性格转为内向，行为变得退缩。随时间的推移，病情不断恶化，治疗效果欠佳，药物副作用明显，容易产生绝望心理，表现出悲伤、自卑、神经质，甚至有自杀的念头。

4．辅助检查

（1）辅助检查：痰液脱落细胞检查是简单有效的早期诊断方法之一。方法是清晨留取患者由深部咳出的痰立即送检，多次反复检查可提高阳性率。

（2）胸部 X 线检查：是诊断肺癌最重要的方法之一。中央型肺癌主要表现为单侧性不规则肺部肿块影，常伴有阻塞性肺炎或肺不张的表现。周围型肺癌主要表现为边界毛糙的团块状或结节状阴影，胸膜转移时可出现积液征象。

（3）纤维支气管镜检查：可直接窥视支气管和细支气管情况，取可疑组织做病理检查，或刷检、冲洗做细胞学检查，是早期诊断肺癌的方法之一。

（4）活组织病理学检查：经皮穿刺胸膜肺活检、组织切片中细胞表面抗原检测和应用标记单克隆抗体的扫描检查法，是识别体内癌细胞及确定其生长部位的重要手段。

【主要护理诊断/问题】

1．绝望　与对癌症的恐惧，对治疗无信心及病痛的折磨有关。

2．营养失调：低于机体需要量　与摄入量不足、化疗反应致呕吐、机体消耗增加等有关。

3．气体交换受损　与肺组织破坏、胸腔积液所致的气体交换面积减少有关。

4．慢性疼痛　与癌肿侵犯胸膜、肋骨、胸骨或压迫肋间神经有关。

【护理措施】

（一）一般护理

1．环境　提供温馨、安全、舒适的环境，充分宣泄自己的情绪。注意环境清洁，避免放、化疗期间发生感染。

2．合理营养　向患者和家属讲解摄取营养对维持机体需要的重要性，根据患者的口味，饮食习惯配制患者喜好的食物，给予高热量、高蛋白、富含维生素的营养丰富、易消化饮食。变化食品品种，提供清洁、舒适愉快的进餐环境，以促进食欲。病情危重者应采取鼻饲或胃肠外营养，必要时输全血、血浆或清蛋白。注意补充足够的水分，防止水、电解质紊乱。

3．维持有效的气体交换，必要时给予氧气吸入。

4．心理支持　了解患者心理状况、对诊断及治疗的理解情况，倾听患者诉说内心的痛苦，通过语言和非语言方式给予患者安慰，正确引导患者认识癌症，将放、化疗治疗方案、实施方法、毒副反应及对策等信息介绍给患者，鼓励其参与治疗和护理计划的决策，提高自护能力。

（二）治疗配合

肺癌的治疗主要根据患者的全身状况、肿瘤的病理类型和临床分期，结合重要器官功能，制订相应综合治疗方案，采取以手术治疗为主，放射、化疗、免疫疗法为辅的综合措施。一般情况下，鳞癌预后较好，腺癌次之，小细胞未分化癌较差。肺癌的预后取决于是否能够早期发现，早期治疗。

1．化疗药物毒性反应护理

（1）骨髓抑制反应：密切观察骨髓抑制现象，当白细胞降至 $1\times10^9/L$ 时，遵医嘱输白细胞及使用抗生素以预防感染。并做好保护性的消毒隔离措施。血小板严重减少者注意观察出血情况，必要时遵医嘱输注血小板。

（2）胃肠反应：化疗期间出现胃肠道症状，如厌食、恶心、顽固性呕吐、腹痛、腹泻，可嘱患者大量饮水，合理使用镇吐剂，调节饮食，少量多餐，给予易消化、刺激性小、维生素含量丰富的饮食，化疗前2h避免进食，可有效减轻胃肠道反应。

（3）口腔黏膜护理：化疗患者常出现口干、口腔pH值下降，致牙周病和口腔真菌感染。要避免口腔黏膜损伤，忌食刺激性强或硬食物，用软牙刷，保持口腔卫生，餐后、睡前漱口，必要时进食前可用表面麻醉剂。

（4）血管护理：要保护和合理使用静脉血管，静脉注射时应确保针头在血管内，注射后要用生理盐水冲管。一旦发生药液外渗，应停止注射，并采取局部封闭、外敷金黄如意散、理疗等措施，防止组织坏死。

（5）其他毒性反应：观察有无肢体麻木、腱反射及肢体功能障碍等神经毒性症状，及时通知医师给予相应处理，如服用神经末梢营养药物、暂停化疗等。

（6）帮助患者正确对待自我形象：对于药物引起的皮肤干燥、皮疹、色素沉着、脱发和甲床变形，应做好解释和安慰，以消除其思想顾虑，治疗期间可用假发、帽子、头巾等改变外观。

2．放疗毒性反应护理

（1）局部皮肤护理：放射治疗后局部皮肤可出现红斑、表皮脱屑、色素沉着、瘙痒等反应，照射前向患者和家属说明放射局部皮肤的反应及保护照射野皮肤的重要性和方法。保持局部皮肤干燥，禁贴胶布和涂凡士林等难以清洗的软膏、红汞、乙醇或碘酊等刺激性药物，勿用肥皂擦洗。患者宜穿宽松柔软衣服，局部避免搔抓，避免阳光照射或冷热刺激。皮肤出现干性脱皮时，可涂少量鱼肝油软膏。

（2）全身反应护理：放疗后患者可出现乏力、恶心、食欲缺乏、失眠、白细胞下降等反应。照射前不宜进食，照射后卧床休息30min，进清淡易消化饮食，多饮水，注意观察血常规变化，每1~2周检查血常规一次。注意照射器官的反应，如出现吞咽不适、疼痛，提示发生放射食管炎，宜进半流或流质饮食，饭后喝水以冲洗食管，保持口腔清洁。发生放射性肺炎时患者出现发热、咳嗽、呼吸急促和胸痛等，暂停放疗，适当用药，卧床休息，注意保暖，必要时吸氧。

（三）疼痛护理

1．了解和倾听患者诉说对疼痛的感受、忍耐程度，取舒适卧位，充分休息和睡眠，有利于减轻疼痛和气急。可用听音乐、看电视、读书报、聊天等方式来分散注意力。指导深呼吸、放松疗法。利用手、枕头或毛毯支持疼痛部位。采用按摩、擦背、温水擦浴来促进松弛，减轻疼痛。

2．控制疼痛　药物止痛可给予镇痛剂，注意观察药物的效果及不良反应。物理疗法可采用按摩、针灸、电刺激止痛或局部冷敷等，以降低疼痛的敏感性。

> 考点：支气管肺癌的护理措施。

【健康指导】

1．宣传吸烟对人体健康的危害性，提倡戒烟，注意改善劳动条件和生活条件，防止空气污染，特别是粉尘和有害气体的吸入。

2．积极防治肺部慢性疾病，开展对癌肿高危人群的普查工作，凡年龄在40岁以上，特别是男性和有吸烟史者，出现刺激性咳嗽，持续痰中带血时，应立即就医检查。

> **小结**
>
> 1．诊断要点　肺癌的治疗效果与预后取决于肺癌能否早期诊断。做到早期诊断，需要医务人员提高对肺癌早期征象的警惕性，详细询问病史，根据肺癌的症状、体征、影像学检查特点，及时进行细胞学及纤维支气管镜检查，80%~90%的患者可确诊。
>
> 2．治疗要点　治疗方案主要根据肿瘤组织学决定。通常小细胞肺癌发现时已经转移，难以通过手术根治，主要依赖化学药物治疗或者放化疗综合治疗。非小细胞肺癌可为局限性，对化疗的反应较小细胞肺癌差，可采用外壳手术或放射治疗。
>
> 3．护理要点　肺癌患者的护理应注意对患者的心理支持、对疼痛的护理和放化疗毒性反应的护理。癌症患者的心理相对敏感脆弱，要多观察患者情绪变化并及时进行鼓励，使患者保持乐观。病程的进展会给患者带来极大的疼痛，要及时为患者缓解。放、化疗会对患者身体造成损伤，要注意观察患者病情变化并给予患者健康指导，充分认识到放化疗可能产生的不良反应及应对措施。

（曹　旭）

第十一节 自发性气胸患者的护理

学习目标

识记：
1. 复述自发性气胸的定义。
2. 说出自发性气胸的主要分类。
3. 说出自发性气胸的典型临床特点。

理解：
1. 解释自发性气胸患者的护理评估。
2. 归纳自发性气胸的有关检查。
3. 概括自发性气胸的治疗要点。

运用：
1. 按照护理程序护理自发性气胸患者。
2. 对自发性气胸患者进行有针对性的健康指导。

胸膜腔是脏层胸膜与壁层胸膜之间不含空气的密闭潜在性腔隙。因肺部疾病使肺组织及脏层胸膜破裂，或因靠近肺表面的肺大疱、细小气肿疱自发破裂，肺及支气管内气体进入胸膜腔，造成积气状态及肺萎缩，称自发性气胸（spontaneous pneumothorax）。临床特点为突发胸痛伴呼吸困难和刺激性干咳。

案例

患者，男，72岁，慢性阻塞性肺气肿病史20年。今日傍晚进餐时一粒米呛入气管引起剧烈咳嗽，突然呼吸困难，右胸刺痛，逐渐加重。体检：患侧胸部膨隆，肋间隙增宽，呼吸运动和语颤减弱，叩诊呈过清音或鼓音。

思考：
请说出该患者的医疗诊断及相应的护理措施。

知识链接　　自发性气胸的病因与诱因

自发性气胸常继发于基础肺部病变，如肺结核、慢性阻塞性肺疾病、肺癌、肺脓肿、肺尘埃沉着病等，以继发于慢性阻塞性肺疾病及肺结核最常见。其次的病因为特发性气胸，即指常规X线检查肺部无显著病变，但胸膜下（多在肺尖部）可有肺大疱，其破裂而形成的气胸，多见于瘦高体型的男性青壮年，其肺大疱可能与非特异性炎症瘢痕或先天性弹性纤维发育不良有关。此外，航空、潜水作业如无适当防护措施，从高压环境突然进入低压环境或持续正压人工呼吸加压过高时，都可发生气胸。胸膜子宫内膜异位症可出现月经期气胸。脏层胸膜破裂或胸膜粘连带撕裂，其中血管破裂，可形成自发性血气胸。抬举重物用力过猛、剧咳、屏气或大笑等，可能是促使气胸发生的诱因。

【护理评估】

1. 健康史　应仔细询问患者既往病史及工作情况，尤其是有无慢性呼吸道疾病病史和气胸病史。起病前有无抬举重物用力过猛、剧咳、屏气、大笑等诱发因素。

2. 身体评估

（1）症状：①胸痛，在剧咳、用力或剧烈体力活动时（偶在休息时）突感一侧胸痛，如刀割样或针刺样。②呼吸困难，常与胸痛同时出现，轻者自觉呼吸受限，重者呼吸困难明显，张力性气胸呈进行性加重的呼吸困难伴发绀。③咳嗽，轻到中度的刺激性干咳，由胸膜反射性刺激引起。④休克，常见于张力性气胸未及时抢救的患者，也可见于血气胸或偶见于剧烈胸痛者。患者表情紧张、烦躁不安、挣扎坐起、胸闷、发绀、冷汗、脉速、心律失常、血压下降等。

（2）体征：呼吸加快，发绀，气管向健侧移位；患侧胸部膨隆，肋间隙增宽，呼吸运动和语颤减弱，叩诊呈过清音或鼓音，右侧气胸时肝浊音界下降。并发纵隔气肿时可听到与心脏搏动相一致的嘎吱音或劈啪声。有液气胸时，可闻及胸内振水声。

（3）并发症：有脓气胸、血气胸、纵隔气肿、皮下气肿及呼吸衰竭等。

> 考点：自发性气胸的护理评估。

（4）分类　根据脏层胸膜破裂的情况不同以及发生后对胸膜腔内压力的影响，自发性气胸通常分为3种类型。

1）闭合性（单纯性）气胸：胸膜破裂口较小，随肺萎陷而关闭。胸膜腔内压测定可为正压亦可为负压，抽气后压力下降且不再复升，说明破口已闭合。

2）张力性（高压性）气胸：胸膜破裂口呈单向活瓣或活塞作用，吸气时胸廓扩大，胸膜腔内压变小，空气进入胸膜腔，呼气时胸膜腔内压升高，压迫活瓣使之关闭，致使胸膜腔内气体不能排出而越积越多，胸膜腔内压持续升高，常大于10cm H_2O，甚至高达20cm H_2O，抽气后胸膜腔内压可下降，但又迅速复升，因此肺受压而明显萎陷，纵隔向健侧移位，心脏血液回流受阻，可造成严重循环障碍而危及生命，必须紧急抢救处理。

3）交通性（开放性）气胸：因胸膜破裂口较大或两层胸膜间有粘连或牵拉，使破口持续开放，吸气与呼气时，空气可自由进出胸膜腔，胸腔内压测定在0上下波动，抽气后观察数分钟，压力无变化。

 知识链接

为了便于临床观察和处理，自发性气胸又可根据临床表现分为稳定型和不稳定型。稳定型气胸需符合下列所有表现，否则为不稳定：呼吸频率<24次/分，心率60～120次/分，血压正常，呼吸室内空气时SO_2>90%，两次呼吸间说话成句。

> 考点：自发性气胸的分类。

3. 心理、社会状况　患者常因突然发生的剧烈胸痛和呼吸困难而出现恐慌不安。部分青壮年患者，既往无呼吸道疾病的基础，过于强调自己健康的体魄，对此次患病未能给予充分的重视，往往易导致复发。而原有慢性呼吸道疾病的患者，则担心病情恶化、气胸复发而忧心忡忡。

4．辅助检查　X线胸片检查是诊断气胸的重要方法，可见患侧气胸线以外透光度增强，内无肺纹理，肺组织被压向肺门，呈高密度影，外缘呈弧形或分叶状，如胸腔有积液或积血，可见气液平面。肺萎陷超过20%时，肺活量、肺容量下降，呈限制性通气障碍。动脉血气分析，可有不同程度低氧血症。

【主要护理诊断/问题】

1．低效性呼吸型态　与肺扩张能力下降、疼痛有关。

2．疼痛：胸痛　与气体刺激胸膜或胸腔置管引流有关。

3．焦虑　与突发胸痛、呼吸困难，及担心气胸复发有关。

【护理措施】

（一）一般护理

1．休息与体位　急性自发性气胸患者应绝对卧床休息。症状较轻者，可嘱其注意多卧床休息，避免用力、屏气、咳嗽等可增加胸腔内压的活动。血压平稳者取半坐位，以利于呼吸、咳嗽排痰及胸腔引流。保证充足的睡眠，以利于减少耗氧和胸腔气体的吸收。对于睡眠型态紊乱的患者，在了解原因后针对性地给予解决。

2．吸氧　给予鼻导管或鼻塞吸氧，必要时面罩吸氧。氧流量控制在2～5L/min。吸氧可加快胸腔内气体的吸收，减少肺活动度，促使胸膜裂口愈合。若有纵隔气肿，可给予高浓度吸氧，增加纵隔内氧浓度，有利于气肿消散。

（二）病情观察

严密观察呼吸频率、深度及呼吸困难的表现和血氧饱和度变化。大量气胸，尤其是张力性气胸时，如出现严重呼吸循环障碍，要及时通知医生并配合处理。

（三）治疗配合

自发性气胸的治疗目的是促进患侧肺复张、消除病因及减少复发。治疗具体措施有保守治疗、胸腔减压（胸腔穿刺抽气与闭式引流）、开胸手术或经胸腔镜手术等。可根据气胸类型、病因、发生频次、肺压缩程度、病情严重度及有无并发症等适当选择。

（四）对症护理

1．胸痛护理

（1）协助患者采取舒适的卧位，半卧位时可在胸腔引流管下方垫一毛巾，减轻患者的不适，同时可防止引流管受压。

（2）与患者共同分析胸痛发生的诱因，教会患者床上活动的方法和自我放松的技巧，如缓慢深呼吸、全身肌肉放松、听音乐、广播或看书、看报等。以分散注意力，减轻疼痛。

（3）胸痛剧烈时，按医嘱给予止痛药，及时评价止痛效果并观察可能出现的副作用，及时与医生联系并有效地处理，必要时使用镇静剂。

（4）刺激性咳嗽剧烈时可加重胸痛，可遵医嘱给予适当的止咳药物，以减轻咳嗽、缓解胸痛。原有慢性呼吸道疾病而且痰多、黏稠者，或慢性呼吸衰竭伴二氧化碳潴留者，禁用可待因等中枢性镇咳剂，以免抑制呼吸及咳嗽反射。

（2．排气疗法的护理　协助医生做好胸腔抽气或胸腔闭式引流的准备和护理配合工作，使肺尽早复张，减轻呼吸困难症状。

（五）心理护理

接受患者提问和表达恐惧心理，解释疼痛、呼吸困难等不适的原因，消除患者对疾病及治疗的紧张、焦虑，帮助患者树立治疗的信心。经常巡视患者和及时应答患者的呼叫，患者呼吸困难严重时应尽量在床旁陪伴，使患者有安全感。做各项检查操作前向患者解释目的和方法，取得患者的配合。必要时，按医嘱给予镇静剂，减轻焦虑。

考点：自发性气胸的护理措施。

【健康指导】

1．指导患者积极治疗原发病，认识到控制原发病对预防气胸发生的重要性及其意义。

2．保持心情愉快，情绪稳定，注意劳逸结合，多休息，吸烟者应戒烟。

3．避免诱发气胸的因素，如抬提重物、剧烈咳嗽、屏气等，防止便秘。在气胸痊愈后的 1 个月内，不要进行剧烈运动，如打球、跑步等。

4．告知患者一旦感到胸闷、气急或突发胸痛，可能为气胸复发，不要紧张，应及时就诊。

小结	1．诊断要点　根据突发性胸痛伴呼吸困难及相应的气胸体征可进行初步诊断。X 线胸片或 CT 显示气胸线可确诊。若病情危重可在患侧胸腔体征最明显处试验穿刺，如抽出气体，可证实气胸的诊断。 2．治疗要点　自发性气胸的治疗目的是促进患侧肺复张，消除病因及减少复发。通常保守治疗适用于稳定型小闭合量气胸。较严重气胸则需要采取排气疗法。气胸患者常见并发症包括纵隔气肿与皮下气肿、血气胸及脓气胸，根据临床情况应给予相应处理。 3．护理要点　严密观察呼吸频率、深度及呼吸困难的表现和血氧饱和度变化。接受患者提问和表达恐惧心理，解释疼痛、呼吸困难等不适的原因，消除患者对疾病及治疗的紧张、焦虑，帮助患者树立治疗的信心，对患者胸痛及时采取相应措施。

（曹　旭）

第十二节 呼吸衰竭患者的护理

> **学习目标**
>
> 识记：
> 1. 复述呼吸衰竭的定义。
> 2. 说出呼吸衰竭的主要分类。
> 3. 说出呼吸衰竭的典型临床表现。
>
> 理解：
> 1. 解释呼吸衰竭的护理评估。
> 2. 归纳呼吸衰竭的有关检查。
> 3. 概括呼吸衰竭的治疗要点。
>
> 运用：
> 1. 按照护理程序护理呼吸衰竭患者。
> 2. 对呼吸衰竭患者进行有针对性的健康指导。

呼吸衰竭（respiratory failure）简称呼衰，是指各种原因引起的肺通气和（或）换气功能严重障碍，以致在静息状态下亦不能维持足够的气体交换，导致缺氧伴（或不伴）二氧化碳潴留，从而引起一系列生理功能和代谢紊乱的临床综合征。明确诊断有赖于动脉血气分析，在海平面正常大气压、静息状态、呼吸空气条件下，动脉血氧分压（PO_2）低于60mmHg，或伴有二氧化碳分压（PCO_2）高于50mmHg，并排除心内解剖分流和原发于心排血量降低等因素，即为呼吸衰竭。

呼吸衰竭按动脉血气分析分为：Ⅰ型呼吸衰竭，即缺氧而无二氧化碳潴留（PO_2 低于60mmHg，PCO_2 降低或正常），见于换气功能障碍的病例，如急性呼吸窘迫综合征等；Ⅱ型呼吸衰竭，既有缺氧（PO_2 低于60mmHg），又有二氧化碳潴留（PCO_2 高于50mmHg），见于肺泡通气不足，如慢性阻塞性肺疾病。按病程可分为：急性呼吸衰竭和慢性呼吸衰竭。

考点： 呼吸衰竭的概念和分类。

> **案例**
>
> 患者，男，52岁，慢性咳嗽、咳痰病史20余年。近半年来咳嗽、咳痰加重，伴呼吸困难、发绀、发热，表情淡漠、嗜睡。体检：外周浅表静脉充盈，皮肤温暖，红润多汗，球结膜充血水肿。
>
> 思考：
> 请说出该患者的医疗诊断及相应的护理措施。

一、慢性呼吸衰竭患者的护理

慢性呼吸衰竭（chronic respiratory failure）是指在原有慢性呼吸和神经肌肉系统疾病的基

础上，呼吸功能损害逐渐加重，经过较长时间才发展为呼吸衰竭。若机体通过代偿适应，仍能从事个人日常生活活动，称为代偿性慢性呼吸衰竭。若并发呼吸道感染等原因进一步加重呼吸功能负担，出现严重缺氧、二氧化碳潴留和酸中毒等临床表现时，则称为失代偿性慢性呼吸衰竭。主要表现为呼吸困难、发绀、心率加快、血压变化、意识障碍等。

知识链接　　慢性呼吸衰竭的病因与发病机制

慢性呼吸衰竭的病因较多，以支气管-肺组织疾病所引起者常见，最常见的是慢性阻塞性肺疾病，其他如重症肺结核、肺间质纤维化、肺尘埃沉着病以及，胸廓畸形、胸部外伤、手术、重症肌无力等胸廓和神经肌肉病变，均可导致慢性呼吸衰竭。呼吸道感染常是引起失代偿性慢性呼衰的主要诱因，进一步导致气道阻塞。主要发病机制为肺泡通气不足、通气/血流比例失调、肺动-静脉分流、弥散障碍、氧耗量增加等，导致缺氧、二氧化碳潴留而引起一系列临床表现。

【护理评估】

1．健康史　　询问患者病前是否有以下疾病史：支气管-肺组织疾病，如慢性阻塞性肺疾病、重症肺结核、肺间质纤维化、肺尘埃沉着病等；胸廓和神经肌肉病变，如胸廓畸形、胸部外伤、手术、重症肌无力等；溺水、电击等。注意询问有无诱发呼吸衰竭的因素存在，如呼吸道感染、手术、创伤、药物中毒等。

2．身体评估　　除原发病症状、体征外，主要是缺氧和二氧化碳潴留所致的呼吸困难和多器官功能紊乱的表现。

（1）症状：呼吸困难是最早、最突出的症状，表现为呼吸频率、节律和幅度的改变。如慢性阻塞性肺疾病患者由慢而深的呼吸变为浅而快的呼吸，辅助呼吸肌参与呼吸运动，常有点头、提肩等体征。并发二氧化碳麻醉时，则出现浅慢呼吸或潮式呼吸。精神神经症状，慢性缺氧可出现智力和定向障碍。轻度二氧化碳潴留表现为多汗、烦躁、白天昏睡、夜间失眠等兴奋症状。随着二氧化碳潴留的加重，引起呼吸中枢受抑制，发生肺性脑病，表现为表情淡漠、肌肉震颤、间歇抽搐、嗜睡，甚至昏迷等。血液循环系统症状，慢性缺氧和二氧化碳潴留，可引起肺动脉高压、肺心病，发生右心衰竭。二氧化碳潴留，可出现皮肤潮红、湿暖多汗、心率加快、血压升高、搏动性头痛。晚期严重缺氧和酸中毒，可引起周围循环衰竭、血压下降、心律失常，甚至心脏停搏。

（2）体征：发绀是缺氧的典型表现。以口唇、指甲、舌等处最为明显。因发绀的程度与还原血红蛋白含量相关，所以红细胞增多者发绀明显，而贫血患者则不明显。

（3）其他表现：严重慢性呼吸衰竭患者可出现上消化道出血、丙氨酸氨基转移酶升高。尿中有蛋白质、红细胞和管型，血尿素氮升高。

> **考点**：呼吸衰竭的护理评估。

3．心理、社会状况　　患者长期受慢性支气管-肺疾病的折磨，发生呼吸衰竭后常表现出对预后感到绝望。当病情恶化，用力呼吸仍不能满足对氧的需要时，会感受到死亡威胁而产生恐惧心理。在建立人工气道、使用呼吸机时，因影响与他人进行感情交流，可出现情绪低落、烦躁不安，而在撤离呼吸机时，又可出现紧张、焦虑和依赖心理。

4．辅助检查

（1）动脉血气分析：可以确诊呼吸衰竭，判定其性质、程度和血液酸碱度，可以指导氧疗及机械通气各种参数的调节。$PO_2 < 60mmHg$，伴或不伴 $PCO_2 > 50mmHg$，为呼吸衰竭的诊断标准。pH < 7.35 为失代偿期酸中毒，pH > 7.45 为失代偿性碱中毒。

（2）血电解质检查：可有低血钾、高血钾、低血钠、低血氯等。

【主要护理诊断/问题】

1．低效性呼吸型态　与肺的顺应性降低、呼吸机疲劳、气道阻力增加、不能维持自主呼吸有关。

2．清理呼吸道无效　与呼吸道感染致分泌物增多，无效咳嗽或咳痰无力有关。

3．语言沟通障碍　与脑组织缺氧和二氧化碳潴留致语言表达障碍、意识障碍有关。

4．功能障碍性撤离呼吸机反应　与缺乏有关撤离呼吸机的知识和对撤离呼吸机的信心不足有关。

5．潜在并发症：肺性脑病、消化道出血、心力衰竭、休克。

【护理措施】

（一）一般护理

1．根据病情，安排患者在呼吸监护病房或单人病室，安置合理、舒适的端坐位或半坐位，以利于呼吸。指导患者尽量节省体力，帮助患者制订减轻呼吸困难同时增强生活自理能力的计划。

2．主动关心患者，通过语言和非语言交流方式与患者沟通，了解患者的心理状态和需求，以便提供必要的帮助，协助患者克服不良的心理反应。鼓励其家属和亲友与患者的沟通，使患者获得更多的精神支持。

3．鼓励神志清醒的患者自行进食，给予高蛋白、高脂肪、低糖和适量维生素、微量元素的流质饮食。昏迷患者给予鼻饲提供营养，必要时静脉高营养治疗。

4．做好皮肤护理和口腔护理，定期协助翻身，预防压疮、口腔炎、尿路感染的发生。

5．指导、教会病情稳定的患者缩唇呼吸，通过腹式呼吸时膈肌的运动和缩唇促使气体均匀而缓慢地呼出，以增加肺的有效通气量，改善通气功能。

（二）病情观察

监测生命征，尤其应密切观察患者的呼吸、血压、心率的情况和意识状态，记录 24h 出入液量，监测动脉血气分析和尿常规、肝肾功能检查结果。配合医生尽早发现肝、肾等脏器受损表现和上消化道出血、心力衰竭、休克、肺性脑病等并发症表现，以便医生能及时处理。

（三）治疗配合

在保持呼吸道通畅的条件下，迅速纠正缺氧和二氧化碳潴留，纠正酸碱失衡和代谢紊乱，防止多器官功能受损，积极治疗原发病，消除诱因，预防和治疗并发症。治疗要点包括7个方面。①保持呼吸道通畅：是纠正缺氧和二氧化碳潴留的先决条件。②氧疗：通过增加吸入氧浓度，从而提高肺泡内氧分压，提高动脉血氧分压和血氧饱和度，增加可利用氧。慢性呼吸衰竭患者吸入的氧浓度应使动脉血氧分压在 60mmHg 以上或动脉血氧饱和度在 90% 以上。一般状态较差的患者应尽量使动脉血氧分压在 80mmHg 以上。③增加通气量、减少二氧化碳潴留：常用呼吸兴奋剂、机械通气。④纠正酸碱平衡失调和电解质紊乱。⑤抗感染治疗；呼吸道感染是慢性呼吸衰竭最常见的诱因，应结合痰培养及药敏试验选择合适的抗生素，常用广谱高效抗生素，以迅速控制感染。⑥并发症的防治：慢性呼吸衰竭常见的并发症是慢性肺源性心脏病、右侧心力衰竭，急性加重时可能并发消化道出血、休克和多器官功能衰竭等，应积极防治。⑦营养支持：应常规鼻饲高蛋白、高脂肪、低糖，以及适量多种维生素和微量元素的流质饮食，必要时给予静脉高营养治疗。

用药护理

（1）抗生素：按医嘱准确使用，以减轻肺部感染，使用时应注意观察药物的疗效与副作用。

（2）茶碱类、β_2受体兴奋剂：能松弛支气管平滑肌，减少气道阻力，改善通气功能，缓解呼吸困难，应指导和教会患者正确使用支气管解痉气雾剂。

（3）呼吸兴奋剂：在改善通气的同时增加呼吸功和耗氧量、增加二氧化碳的产生量，使用时应注意保持呼吸道通畅，适当提高吸入氧浓度。同时，静脉滴注时速度不宜过快，注意观察治疗反应，若出现恶心、呕吐、烦躁、面色潮红、肌肉颤动等现象，应减慢滴速并及时通知医生减量，严重肌肉抽搐者应及时停药。

（4）镇静剂：Ⅱ型呼吸衰竭患者常因缺氧或二氧化碳潴留引起烦躁不安、夜间失眠，护士在执行医嘱使用镇静剂时，应准确给药并注意观察不良反应，以防用药不当而导致呼吸抑制的严重后果。

知识链接

呼吸功能测定

1. 肺总容量（TLC）是肺所能容纳的总气量，正常成年男性约为5000ml，女性3500ml。

2. 用力肺容量（FVC）是最大吸气后用力呼出的气量，正常成年男性为3500ml，女性为2500ml。

3. 残气量（RV）是最大呼气末气道内残留的气量，正常成年男性约为1500ml，女性为1000ml。

（四）对症护理

1. 保持呼吸道通畅　指导并协助患者进行有效的咳嗽、咳痰，遵医嘱给予祛痰剂和进行雾化吸入，定时更换体位，每1～2h翻身1次，辅以拍背，以利痰液引流排出，以增加通气量。对不能自行咳嗽的患者经口、鼻腔吸痰；对建立人工气道者，加强气道湿化的护理，可采用间断或连续气管内滴注生理盐水（间断滴注，每间隔20～30min滴注3～5ml；连续滴注，安装好滴注装置后用头皮针直接穿刺进入气管插管的导管内，滴速为每分钟4～6滴）使分泌物稀薄、易于吸出，适时有效地吸痰，以保持呼吸道通畅。吸痰时应注意无菌操作。

2. 合理给氧　氧疗能提高PO_2和SO_2，减轻组织损伤，恢复脏器功能，提高机体耐受力。氧疗的方法有鼻导管、鼻塞、面罩、气管内和呼吸机给氧。临床上根据患者病情和血气分析结果采取不同的给氧方法和给氧浓度。慢性呼吸衰竭患者，缺氧常伴有二氧化碳潴留（$PO_2 < 60mmHg$，$PCO_2 > 50mmHg$），应持续低浓度（25%～29%）或低流量（1～2L/min）吸氧，以防止缺氧纠正过快，削弱缺氧对呼吸中枢的兴奋作用，加重二氧化碳潴留。氧疗实施过程中，应注意密切观察氧疗效果。如吸氧后呼吸困难缓解、发绀减轻、心率减慢表示氧疗有效；如果意识障碍加深或呼吸过度表浅、缓慢，可能为二氧化碳潴留加重。注意保持吸入氧气的湿化，以免干燥的氧气对呼吸道产生刺激和气道黏液栓的形成。输送氧气的导管、面罩、气管导管等应妥善固定，使患者舒适，保持其清洁与通畅，防止交互感染。向患者及家属说明氧疗的重要性，嘱其不要擅自停止吸氧或变动氧流量。

3. 机械通气的护理

（1）备好清洁、功能完善的呼吸机及供氧设备。使用前先向患者做必要的解释，使患者了解机械通气治疗的目的。

（2）注意呼吸机与患者人工气道连接口是否紧密、合适，防止脱落或漏气。

（3）使用时应随时密切监测呼吸、心率、血压、意识状态、体温、皮肤、黏膜、液体出入量、痰液、腹部情况、血气分析及肾功能等病情变化，目的是了解机械通气的效果，预防并及时发现、处理可能出现的并发症。

（4）根据病情和血气分析监测结果，调整呼吸机工作参数（潮气量、压力、呼吸频率、呼与吸时间比例）和氧浓度。

（5）观察呼吸机部件运转情况，发现节奏异常或音响异常时，应及时排除故障，以保证患者安全。

（6）注意监测通气量，及时防治机械呼吸治疗的并发症。通气量合适的标志是吸气时能看到胸廓起伏，自发呼吸与呼吸机合拍，听诊肺呼吸音清楚，患者生命征恢复正常并稳定，神志清晰，表情安适。如通气不足，可加重二氧化碳潴留，患者出现血压升高，心率加快，出汗、烦躁、外周表浅静脉充盈；如通气过度，使二氧化碳呼出过多时，可出现血压骤降、心律失常及谵妄、昏迷、抽搐等呼吸性碱中毒症状，应立即复查动脉血气，及时与医师联系做出处理。

（7）当准备停用呼吸机治疗时，首先应告知患者已具备自主呼吸的能力，不合理地延长呼吸机疗程对康复不利，使其认识到及时停用呼吸机治疗的必要性。同时，解释呼吸机的撤离过程是平稳过渡、十分安全的，以消除患者的恐惧心理，帮助患者树立撤机的信心。

（8）停用呼吸机后，应按呼吸机说明书的要求拆卸管道，进行彻底地清洁和消毒，然后再按结构重新安装、调试备用。

考点：呼吸衰竭的护理措施。

【健康指导】

1. 向患者和家属讲解疾病发生机制、诱发因素、发展和转归，使患者理解康复保健的意义和目的。

2. 鼓励患者进行呼吸运动锻炼（如缩唇呼吸、腹式呼吸）和耐寒锻炼（如冷水洗脸），教会患者和家属有效的咳嗽、咳痰、体位引流、拍背等技术和家庭氧疗方法，以达到自我保健的目的。

3. 告知药物的用法、剂量和注意事项等，嘱其遵医嘱准确用药。指导患者加强营养，合理膳食，达到改善体质的目的。

4. 指导患者避免各种引起呼吸衰竭的诱因，如预防上呼吸道感染，避免吸入刺激性气体，避免与呼吸道感染者的接触，减少感染的机会。

5. 若痰液增多且黄色、咳嗽加剧、气急加重或出现神志改变等病情变化时，应尽早就医。

二、急性呼吸窘迫综合征患者的护理

急性呼吸窘迫综合征（acute respiration distress syndrome，ARDS）是指原心肺功能正常，由于严重的感染、休克、创伤、DIC等肺内外严重疾病而引起毛细血管炎症性损伤和（或）通透性增加，继发急性高通透性肺水肿和进行缺氧性呼吸衰竭。

知识链接

急性呼吸窘迫综合征（ARDS）的病因和发病机制

ARDS的病因和发病机制尚不完全清楚。与之相关的疾病（危险因素）有严重休克、严重感染、严重创伤、DIC、吸入刺激性气体或胃内容物、溺水、大量输血、急性胰腺炎、药物或麻醉药品中毒、骨折时脂肪栓塞、长时间吸入纯氧等。上述原因通过多种因素，最终引起肺毛细血管损伤，通透性增加和微血栓形成。肺泡上皮损伤，表面活性物质减少或消失，导致肺水肿，肺泡内透明膜形成和微肺不张，从而引起肺的氧合功能障碍，导致顽固性低氧血症和呼吸窘迫。主要病理改变是肺广泛性充血水肿和肺泡内透明膜的形成。病理过程可分为渗出期、增生期和纤维化期3个阶段，常重叠存在。

【护理评估】

1. 健康史　主要评估有无引起ARDS发病的基础疾病，如严重创伤、休克、脓毒血症、DIC和吸入刺激性气体、误吸反流的胃内容物、溺水、大量输血、胰腺炎、子痫等，以及既往有无心肺疾病史。

2. 身体评估　除原发病的临床表现外，主要表现为严重低氧血症和急性进行性呼吸窘迫。呼吸频率＞28次/分，伴明显发绀，且不能用通常的吸氧疗法改善。常有烦躁、焦虑、出汗等。早期体征可无异常，中期可闻及细湿啰音，后期可闻及明显湿啰音及管状呼吸音。

3. 心理、社会状况　患者在原患疾病的救治过程中又突然发生严重的呼吸困难，因此常表现出异常的恐惧。

4. 辅助检查

(1) 动脉血气分析：动脉血氧分压（PO_2）≤60mmHg；氧合指数（PO_2/FiO_2）＜200mmHg。氧合指数降低是ARDS诊断的必备条件。

(2) X线胸片：显示两肺斑片状渗出阴影。

【主要护理诊断/问题】

气体交换受损　与肺毛细血管损伤、肺水肿、肺泡内透明膜形成致换气功能障碍有关。

【护理措施】

（一）一般护理

1. 安置患者于呼吸监护病室实施特别监护。保持病室空气清新。定时进行通风换气和空气、地面消毒，通风换气时应做好患者的保暖工作，防止受凉。

2. 对神志清醒的使用机械通气的患者，应通过语言或非语言的方式与其加强沟通，给予心理支持。

3．通过鼻饲或静脉高营养及时补充热量和蛋白质、脂肪。

4．遵医嘱输液，维持适当的体液平衡，严格控制输液速度，防止因输液不当而诱发或加重肺水肿。

5．加强皮肤和口腔护理，防止继发感染。

（二）病情观察

观察生命体征和意识状态，尤其是呼吸困难和发绀的病情变化。注意每小时尿量变化，准确记录24h出入液量。遵医嘱及时送检血气分析和生化检测标本。

（三）治疗配合

纠正缺氧、克服肺泡萎陷、改善肺循环、消除肺水肿和控制原发病。包括以下5个方面。①氧疗：迅速纠正缺氧是抢救ARDS最重要的措施。一般需用高浓度给氧，才能使PO_2＞60mmHg或SO_2＞90%。②机械通气：目的是维持适当的气体交换，减少呼吸做功，使呼吸窘迫改善，从而避免严重并发症。③维持适当的体液平衡：在血压稳定的前提下，出入液体量宜轻度负平衡（－500ml左右），可使用强效利尿剂促进水肿消退。ARDS的早期除非有低蛋白血症，否则不宜输胶体液。④应用糖皮质激素：一般主张早期、大剂量、短程治疗，对控制ARDS病情有一定的帮助。⑤积极治疗原发病及补充营养。

1．给氧护理　迅速纠正低氧血症是抢救ARDS最重要的措施。遵医嘱给予高浓度（＞50%）、高流量（4~6L/min）氧以提高氧分压，在给氧过程中氧气应充分湿化，防止气道黏膜干裂受损。给氧时，应记录吸氧方式、吸氧浓度和时间，并观察氧疗效果和副作用，防止发生氧中毒。

2．做好人工气道和机械通气的常规护理。

考点：ARDS的护理措施。

小结	1．诊断要点　有导致呼吸衰竭的病因或诱因；有低氧血症或伴高碳酸血症的临床表现；在海平面大气压下，静息状态呼吸空气时，PO_2＜60mmHg，或伴PO_2＞50mmHg，在排除心内解剖分流或原发性心排血量降低后，呼吸衰竭的诊断即可成立。 2．治疗要点　呼吸衰竭的处理原则是保持呼吸道通畅，迅速纠正缺氧、改善通气、积极治疗原发病、消除诱因、加强一般支持治疗和对其他重要脏器功能的监测与支持、预防和治疗并发症。 3．护理要点　呼吸衰竭的患者要注意病情的观察，尤其是呼吸困难和发绀的病情变化，以及给氧护理，迅速纠正低氧血症是抢救ARDS最重要的措施。

（曹　旭）

第十三节　呼吸系统常用诊疗技术及护理

> **学习目标**
>
> 识记：
> 复述纤维支气管镜、胸腔穿刺术的定义。
> 理解：
> 解释常用技术的操作步骤和要点。
> 运用：
> 熟练运用常用技术护理患者。

一、纤维支气管镜检查的护理

纤维支气管镜检查术是将纤维支气管镜经鼻或口腔插入气管，支气管，各叶支气管、段支气管，进行检查的方法。

【适应证及禁忌证】

（一）适应证

1．协助诊断　利用纤维支气管镜采取呼吸道的组织或分泌物帮助疾病的诊断，并可由检查决定采取合适的治疗方案。适用于以下病情：①原因不明的 X 线阴影、肺不张、阻塞性肺炎、支气管狭窄或阻塞、胸腔积液等。②原因不明的刺激性咳嗽、咯血，疑为异物或肿瘤时。③原因不明的喉返神经或膈神经麻痹者。

2．局部治疗　利用纤维支气管镜引流呼吸道分泌物、支气管肺泡灌洗、去除异物、摘除息肉、局部止血及用药、扩张狭窄支气管或激光治疗。

（二）禁忌证

1．严重心、肺、肝、肾功能不全，频繁心绞痛，呼吸衰竭，全身极度衰竭者。

2．主动脉瘤有破裂危险者、2 周内有支气管哮喘发作或大咯血者。

3．出、凝血机制严重障碍者。

4．麻醉过敏者，而又无其他药物代替者。

【方法】

1．插镜前检查所有器械，确保检查过程不发生故障。

2．患者先取平卧位，帮助患者头部向后仰，使口喉与气管成一直线，以便纤维气管镜插入。插镜可经口或鼻。

3．经鼻腔插入前，在插入部末端涂以利多卡因胶冻，然后经鼻腔插入。

4．术者左手握纤维支气管镜操纵部，用右手将镜插入鼻腔，此时边插镜边调节角度调节钮，使镜端沿咽后壁进入喉部，窥见会厌和声门，观察声带活动情况。通过声门将镜插入气管，嘱患者改取仰卧位，再徐徐送镜时观察气管黏膜、软骨环，直至隆突，观察其是否锐利及活动情况。确认两侧主支气管口后，先检查健侧，自上而下依次检查各叶、段支气管，注意黏膜外观、通畅情况，有无肿物及分泌物等。健侧检查完毕将镜退回到气管分叉处，再依次检查患侧各支，如发现病变根据需要做活检。

【护理措施】

(一)术前准备

1．用物准备　纤维支气管镜；吸引器、活检钳、细胞刷、冷光源、注射器；2%利多卡因、阿托品、肾上腺素、50%葡萄糖溶液、生理盐水；必要时准备氧气和心电监护仪等。

2．患者准备　①向患者说明检查目的及有关配合事项。②检测血小板和出凝血时间，摄胸片，对心肺功能不佳者必要时做心电图和血气分析。③禁食4h，术前30min遵医嘱给予地西泮5～10mg口服，静脉注射50%葡萄糖40ml（糖尿病除外）。

(二)术中配合

1．用2%利多卡因做咽喉喷雾麻醉。

2．安置患者仰卧位，根据病情选择经口或鼻插管，并经纤维支气管镜滴入麻醉剂做黏膜表面麻醉。

3．按需配合医师做好吸引、活检、治疗等措施。

(三)术后护理

1．术后禁食3～4h，麻醉消失后方可进食，以进温凉流质饮食或半流质饮食为宜。

2．密切观察患者是否有发热、声嘶或咽喉疼痛、胸痛、呼吸道出血等。呼吸道出血量多时应及时通知医师，发生大咯血时及时抢救。

3．按医嘱常规应用抗生素，预防呼吸道感染。

4．鼓励患者轻轻咳出痰液和血液，如有声嘶或咽喉疼痛，可给雾化吸入。

5．及时留取痰标本送检。

二、胸腔穿刺术的护理

胸腔穿刺术是将胸穿针通过肋间隙刺入胸膜腔进行抽取和注射的一种临床常用诊疗技术。胸腔穿刺的目的是明确胸腔内有无气体、血液或其他积液，并明确气胸的压力、积液的性状等。抽吸这些气体或液体可减轻对肺的压迫，促使肺膨胀。胸腔穿刺术为胸外伤等常用的诊断和治疗手段之一，方法简单可靠。

【适应证及禁忌证】

(一)适应证

1．诊断性穿刺　胸部外伤后疑有血气胸，需进一步明确者。胸腔积液性质待定，需穿刺抽取积液作辅助检查者。

2．治疗性穿刺　大量胸腔积液（或积血）影响呼吸、循环功能，且尚不具备条件施行胸腔引流术时，或气胸影响呼吸功能者。脓胸或恶性胸液需胸腔内注入药物者。

(二)禁忌证

病情危重，有严重出血倾向，大咯血，穿刺部位有炎症病灶，对麻醉药过敏。

【操作方法】

1．患者多取坐位，面向椅背，两手交叉抱臂，置于椅背，头枕臂上，使肋间隙增宽。不能坐起者，可采取半卧位，举起患侧上臂（图2-13）。

2．穿刺点取在叩诊实音部位，结合X线、超声波检查结果确定。胸腔积液一般常选腋后线与肩胛下角线之间第7～9肋间，也可在腋中线第5～6肋间穿刺。气胸患者穿刺点取第2～3肋间锁骨中线处，或第4～5肋间腋前线处。

3．术者戴口罩和无菌手套，助手协助打开胸腔穿刺包。按无菌操作常规消毒铺巾，以

1%利多卡因3～5ml局部麻醉,在选定的穿刺点沿肋骨上缘垂直进针,缓慢推进并注药,预计接近胸膜时麻醉要充分,至有落空感时可轻轻回抽,如抽出液体,证明已进入胸腔内积液处,记住进针方向及深度后拔针。

4．检查穿刺针是否通畅,与穿刺针连接的乳胶管先用血管钳夹住,准备穿刺。

5．术者左手固定穿刺点皮肤,右手持穿刺针沿肋骨上缘按上述方向及深度穿刺,有落空感后以注射器连接胶管抽液。助手注意抽液时固定好穿刺针位置,每次取下注射器前先夹闭胶管,防止空气进入胸腔。

6．脓胸患者在抽脓液后,可用无菌生理盐水冲洗脓腔,至流出的灌洗液清洁时为止。而后可注入适当的抗生素。

7．抽液完毕,拔出穿刺针,盖以无菌纱布,胶布固定。嘱患者卧床休息。

8．抽出的胸液,根据病情需要分别送检。

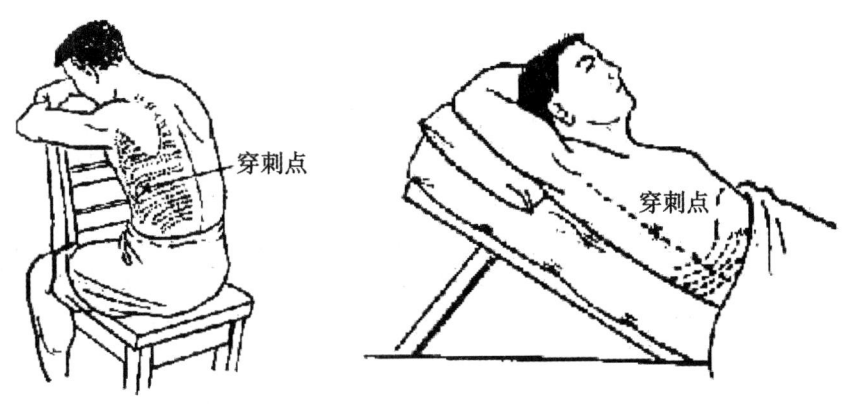

图 2-13　胸部穿刺体位

【护理措施】

（一）术前准备

1．用物准备　常规消毒盘1套,无菌胸腔穿刺包(内有胸腔穿刺针,5ml、50ml注射器,止血钳,孔巾,纱布等)、2%利多卡因针剂（1%普鲁卡因)、0.1%肾上腺素1支、无菌手套、无菌试管、量杯等。

2．患者准备　①向患者说明穿刺目的和术中注意事项,如术中不能移动位置,尽量不要咳嗽或深呼吸。②协助患者采取正确的穿刺体位。③需用普鲁卡因时做好普鲁卡因皮试,并将结果记录在病历上。

（二）术中配合

1．常规消毒,打开胸腔穿刺包,护士用胶布固定洞巾两上角以防滑脱,并打开利多卡因或普鲁卡因药液供医师抽吸麻醉。

2．术者持胸穿针刺入胸腔后,护士接止血钳协助固定穿刺针。

3．术者用50ml注射器抽吸胸腔积液时,护士将止血钳放松,当针管吸满后,应先夹紧针栓管再取下注射器排液,以防气体进入胸腔。

4．抽液结束后,记录抽出液的色、质、量,按需要留取标本及时送检。如治疗需要,可注射药物。

5．术中应密切观察患者有无头晕、面色苍白、出冷汗、心悸、胸闷、胸部剧痛、刺激性咳嗽等，一旦发生立即停止抽液，报告医生并配合相应处理。

（三）术后护理

1．嘱患者平卧位或半卧位休息，注意观察呼吸、脉搏等情况。

2．注意观察穿刺处有无渗血或液体流出。

3．术中注入药物者，应嘱患者转动体位，以便药液在胸腔内混匀，并观察患者对注入药物的反应。

考点：胸部穿刺的方法和护理。

小结	呼吸系统疾病发病率高，在我国已成为主要死亡原因。许多呼吸系统疾病是慢性病，使肺功能逐渐损害，导致患者的生存质量下降最终死亡。对于此类疾病，如慢性支气管炎、慢性阻塞性肺疾病以及支气管哮喘等，应重视预防工作，避免诱因，延缓病情发展，提高生存质量。 肺炎是呼吸系统常见的疾病之一，预防上呼吸道感染，纠正吸烟等不良习惯，避免受寒、过劳、酗酒等诱发因素，是预防肺炎的积极措施。 控制结核病流行的基本原则是控制传染源、切断传染途径及保护易感人群。加强健康教育，使患者坚持合理、全程化疗，才可完全康复。 肺癌是世界各地常见的恶性肿瘤之一，对肺癌高危人群应定期体检，以早期发现、早期诊断、早期治疗。提倡健康的生活方式，合理安排休息和活动，保持良好的精神状态，降低肺癌的发病率。 护士应掌握呼吸系统疾病的理论知识，做出全面、准确的护理评估，选择合适有效的护理措施，提高患者生存质量，促进患者康复，保证护理安全。

（曹　旭）

第三章　循环系统疾病患者的护理

第一节　循环系统疾病患者常见症状体征的护理

> **学习目标**
> 识记：
> 复述循环系统疾病患者常见症状、体征的护理评估。
> 运用：
> 按照护理程序对心源性呼吸困难、心源性水肿患者实施整体护理。

一、心源性呼吸困难

心源性呼吸困难（cardiac dyspnea）指各种心血管疾病引起的呼吸困难。患者主观感觉空气不足、呼吸费力、憋气，客观上出现呼吸频率、节律和深度变化。

心源性呼吸困难最常见的原因是左侧心力衰竭，由于肺淤血导致肺泡气体交换减少所致，常见于高血压性心脏病、冠心病、风心病等。亦见于右心力衰竭、心包积液、心脏压塞等。

【护理评估】

1. 健康史：询问患者呼吸困难发生与发展的特点、持续时间，呼吸困难的表现形式、严重程度，能否平卧、有无夜间阵发性呼吸困难及是否有胸痛、咳嗽、咳痰、乏力等伴随症状，痰液的性状和量。评估诱发呼吸困难症状加重的因素，如停药、摄入过多的钠盐、呼吸道感染等。既往有无类似发作，询问患者是否患有可引起左心侧力衰竭而致呼吸困难的心血管系统疾病。评估呼吸困难对日常活动和生活自理能力的影响。

2. 身体评估

(1) 劳力性呼吸困难：常为左侧心力衰竭最早出现的症状。表现为体力劳动时发生或加重，休息后缓解或消失，发生机制是因运动使回心血量增加，左心房压力升高，加重了肺淤血。开始多发生在较重体力劳动时，休息后缓解，随着病情进展，轻微体力劳动时即可出现。引起呼吸困难的体力劳动类型包括上楼、步行、吃饭、讲话、穿衣、洗漱等。引起呼吸困难的运动量随心力衰竭程度加重而减少。

(2) 夜间阵发性呼吸困难：是指患者在夜间入睡后突然因胸闷、气急而憋醒，被迫坐起，呼吸深快，称为夜间阵发性呼吸困难。轻者端坐休息，历时数分钟至数十分钟症状逐渐缓解，重者可伴有咳嗽、咳白色泡沫痰、气喘、发绀、肺部闻及哮鸣音，称之为心源性哮喘。其发生机制包括：平卧时回心血量增加，加重肺淤血；夜间迷走神经张力增高，小支气管平滑肌收缩，肺通气减少，加重了心肌缺氧；平卧时横膈高位，肺活量减少等。

(3) 端坐呼吸：当肺淤血达到一定程度时，患者常因平卧时呼吸困难加重而被迫采取高枕卧位、半卧位或坐位，称端坐呼吸。更严重的患者坐于床边或椅子上，双足下垂，上身前倾，双手紧握床或椅子边缘，以辅助呼吸、减轻症状。

（4）急性肺水肿：是左侧心力衰竭呼吸困难最严重的形式（详见本章第二节"心力衰竭患者的护理"）。

3．心理-社会状况　患者呼吸困难与心理状态密切相关。精神紧张、愤怒、焦虑或挫折感等可致呼吸中枢兴奋，加重呼吸困难。反之，呼吸困难直接影响到患者的活动耐力，常使患者产生精神异常、焦虑不安，甚至悲观绝望的心理状态。而长期活动受限也易使患者家属忽视或漠视患者的病情，评估时加以注意。

4．辅助检查

（1）评估血氧饱和度（SO_2）、动脉血气分析、血清电解质，判断患者缺氧的程度及酸碱平衡状况。

（2）胸部X线检查，有助于判断肺淤血、肺水肿或肺部感染的严重程度；有无胸腔积液或心包积液。

（3）心电图、超声心动图等检查结果有助于判断病情和病因。

【主要护理诊断/问题】

1．气体交换受损　与肺淤血、肺水肿或伴肺部感染有关。

2．活动无耐力　与氧的供需失调有关。

【护理措施】

（一）气体交换受损

1．一般护理

休息与体位：有明显呼吸困难时应嘱患者卧床休息。劳力性呼吸困难者，应减少活动量，以不引起症状为度。对夜间阵发性呼吸困难者，应加强夜间巡视。根据患者呼吸困难的类型和程度采取适当的体位，如半卧位，给患者2~3个枕头、摇高床头。严重呼吸困难时，应协助端坐位，使用床上小桌，让患者卧床休息，必要时双腿下垂。半卧位、端坐位可使横膈下移，增加肺活量。双腿下垂可减少回心血量，有利于改善呼吸困难。并且注意患者体位的舒适与安全，必要时加用床栏防止坠床。此外，应保持病室安静、整洁，适当开窗通风，每次15~30min，但注意不要让风直接对着患者。患者应衣着宽松，盖被轻软，以减轻憋闷感。

2．给氧　根据血氧饱和度及患者的呼吸困难严重程度确定给氧方式和流量，给氧方式包括鼻导管给氧、面罩给氧、无创正压通气给氧等。一般采取间断或持续的鼻导管给氧，根据病情调节氧流量，氧流量2~4L/min，并选择适当湿化剂进行湿化。

3．病情观察　密切观察呼吸困难有无改善，发绀是否减轻；监测血氧饱和度、血气分析、动脉血氧分压是否正常；听诊部位湿啰音是否减少及心率、心律和血压的变化，记录液体出入量。

4．用药护理　遵医嘱给予抗心力衰竭、抗感染等药物，同时应严密观察药物作用和不良反应。入院后应立即建立静脉通路，严格控制输液量和速度，以防加重心脏负荷，诱发急性肺水肿。24h输液量以控制在1500ml以内为宜，并将输液速度控制在每分钟20~30滴。

5．心理护理　呼吸困难患者常因影响日常生活及睡眠而心情烦躁、痛苦、焦虑。应与家属一起安慰鼓励患者，帮助其树立战胜疾病的信心，稳定患者情绪，以降低交感神经兴奋性，有利于减轻呼吸困难。

（二）活动无耐力

1．评估活动耐力　了解患者以往和现在的活动类型，确定既往活动的类型、强度、持续时间和耐受力，判断患者恢复以往活动类型的潜力。

2．制订活动目标和计划　结合病情与患者及家属一起制定活动量和活动时间，循序渐进增加活动量。患者可遵循卧床休息→床边活动→病室内活动→病室外活动→上下楼梯的活动步骤。

（1）鼓励卧床患者在床上进行主动或被动的肢体活动，以保持肌肉张力和关节的活动范围，预防静脉血栓形成。

（2）如患者病情允许，可离床坐于床旁椅上，并进行基本的双腿活动，观察患者活动时的生理反应。

（3）病室内行走，一般在离床后的第二日，活动前后均需测量患者的血压、脉搏、血氧饱和度，如果血压变化超过 20mmHg 或脉搏增加 20 次/分或患者出现呼吸困难、疲倦、胸痛等症状提示活动过量，应适当减慢活动的进程。

（4）病室外行走，如果患者能够耐受病室内行走活动，就可以逐渐延长行走距离，直到一次能够行走 60～120m，一日 3 次。

3．监测活动过程中反应　当患者活动耐力有所增加时予以鼓励，增强患者信心。若患者活动中出现明显疲乏、心前区不适、呼吸困难、头晕眼花、面色苍白时，应停止活动，就地休息。若休息后症状不缓解应报告医生，协助处理。

4．协助和指导生活自理　患者卧床期间加强生活护理，在床上行主动或被动的肢体活动，以保持肌张力，预防静脉血栓形成。根据患者的活动耐力，鼓励患者尽可能生活自理。教育家属对患者生活自理给予理解和支持，避免患者养成过分依赖的习惯。在患者自理活动中，护士还应提供方便和指导，如：抬高床头，使患者容易坐起；就餐时移过床上小桌；将经常使用的物品放在患者容易取放的位置；指导患者使用病房中的辅助设备，如床栏杆、椅背、走廊、厕所及浴室中的扶手等，以节省体力和保证安全；刷牙、洗脸、穿衣服等可坐着进行。

5．出院指导　出院前根据患者病情及居家生活条件，如居住的楼层、卫生设备条件以及家庭支持能力等与患者共同商讨、修订活动计划，以保证活动计划的有效实施。指导患者在职业、家庭、社会关系等方面转变角色功能。

> 考点：心源性呼吸困难的主要护理诊断及护理措施。

二、心源性水肿

心源性水肿（cardiac edema）是指由于心功能不全引起体循环静脉淤血，致使机体组织间隙有过多的液体积聚。

> **知识链接**
>
> ### 心源性水肿的发病机制和临床特点
>
> 心源性水肿最常见的原因是右侧心力衰竭或全心衰竭,也可见于渗出性心包炎或缩窄性心包炎。其发病机制主要是①右侧心力衰竭致静脉血回流减少,有效循环血量不足,肾血流量减少,继发性醛固酮增多引起水钠潴留;②静脉回流减少导致静脉淤血,使毛细血管滤过压增高,液体向组织间隙渗出增多,而组织液回吸收减少所致。
>
> 心源性水肿的特点是首先出现在身体最低垂的部位,如卧床患者的枕部、肩胛部、背骶部、会阴或阴囊部,非卧床患者的足踝部、胫前。用指端加压水肿部位,局部可出现凹陷,称为凹陷性水肿。严重者可延及全身,出现胸、腹腔积液和心包积液。此外,患者还可伴有尿量减少,近期体重增加等。

【护理评估】

1. 健康史　询问患者水肿出现的时间、部位、程度、特点、发展速度;饮食量、饮水量,蛋白质及钠盐摄入量,24h出入水量;导致水肿的原因或诱发因素;患者目前休息状况;了解患者的治疗方案、用药名称、剂量、时间、方法及其疗效;是否伴有夜间不能平卧或夜间阵发性呼吸困难、尿量减少等现象,既往是否有类似的症状发生,最近是否有感染;尿量明显减少者要注意评估有无急性肺水肿、高钾血症等症状。

2. 身体评估　评估水肿的部位、范围、程度,压之是否凹陷;水肿部位皮肤的颜色、质地、弹性,是否完整;观察生命体征、体重、胸围、腹围等,有无胸水、腹水征;体位与水肿的关系,对患者日常自理能力的影响。

3. 心理-社会状况　了解患者对自身疾病的认识,有无情绪变化。是否因水肿引起形象改变和躯体不适而心情烦躁;是否因为病情长期反复发作而丧失信心,甚至出现悲观绝望等心理反应。

4. 辅助检查　血浆白蛋白和血电解质检查,评估有无低蛋白血症及电解质紊乱。了解患者心电图、X线胸片、超声心动图等的检查结果有助于明确水肿的原因。

【主要护理诊断/问题】

1. 体液过多　与右侧心力衰竭致体循环瘀血、水钠潴留、低蛋白血症有关。

2. 有皮肤完整性受损的危险　与水肿所致组织细胞营养不良,长时间卧床导致皮肤过薄有关。

【护理措施】

(一)体液过多

1. 一般护理

(1)休息与体位:休息有助于增加肾血流量,提高肾小球滤过率,促进水钠排泄,减轻水肿。因此,轻度水肿者应限制活动,严重水肿者应卧床休息,抬高下肢,伴胸水或腹水者宜采取半卧位。

(2)饮食护理:给予低盐、高蛋白、易消化饮食,少量多餐,适当限制液体的摄入。伴低蛋白血症者可静脉补充清蛋白。限制钠盐摄入,每日食盐摄入量不应超过5g为宜(相当于可口可乐瓶盖的半瓶盖)。告诉患者及家属低盐饮食的重要性以提高其依从性。限制含钠量高的食品，如腌或熏制品、香肠、罐头食品、冰淇淋、乳酪、爆米花、薯条、坚果、海产品、脑、肾、发酵面食、苏打饼干、干果、菠萝、胡萝卜、味精、番茄酱、啤酒、碳酸饮料等。应用排钾利尿剂的患者还应选择含钾高的食物，如橙子或鲜榨橙汁、香蕉、西红柿、菠菜、西兰花等。注意患者口味及烹饪技巧以促进食欲，可适当使用一些含钠低调味品如醋、葱、蒜、香料、柠檬、酒等替代食盐。控制体液摄入，一般每日摄入水量限制在1500ml以内。向患者说明限钠、限水对于控制水钠潴留、缓解心力衰竭症状的重要性。

2．病情观察　定期测体重，准确记录24h出入量，若患者尿量＜30ml/h，应报告医生。有腹水者应每日测量腹围。询问患者有无畏食、恶心、腹部不适，注意颈静脉充盈程度、肝大小、水肿消退情况等，以判断病情进展及疗效。

3．用药护理　应用利尿剂时，观察尿量、体重、水肿的变化及有无不良反应。根据患者的生活习惯安排好利尿剂的服用时间，一般早晨安排在6时左右服用，晚上安排在下午4时左右服用，以防止晚上排尿过多而影响睡眠。用噻嗪类和袢利尿剂等排钾利尿剂时，按时补钾，定期测量血钾浓度，观察有无低钾血症。

（二）有皮肤完整性受损的危险

1．保护皮肤　保持患者床褥干燥、柔软、平整，衣服宽松、舒适。定时协助或指导患者变换体位，膝部及踝部等骨隆突处可垫软枕以减轻局部压力。防止局部皮肤长期受压，严重水肿者可使用气垫床。由于水肿常发生在身体的最低垂部位，因此应帮助患者翻身，一般每30min到1h一次，需抬起患者使皮肤离开床面，避免在床上拖拉或推动患者，防止擦伤皮肤。使用便盆时动作轻巧。用热水袋保暖时，水温不宜太高，防止烫伤。心力衰竭患者常因呼吸困难而被迫采取半卧位或端坐位，最易发生压疮的部位是骶骨，应对骶、踝、足跟等骨隆突处等部位经常给予按摩，促进皮肤血液循环。保持会阴部清洁干燥，男患者可用托带支托阴囊部。

2．观察皮肤情况　严密观察水肿部位肛周及其他受压部位皮肤有无发红、起水疱或破损现象，一旦发生压疮，积极进行压疮常规护理。

考点：心源性水肿的护理措施。

三、心悸

心悸（palpitation）是一种自觉心脏跳动的不适感或心慌感。引起心悸的常见病因有心律失常，如心动过速、心动过缓、期前收缩、心房扑动或颤动等。心悸可为生理性或病理性。生理性心悸见于健康人剧烈运动、精神紧张或情绪激动、过量吸烟、饮酒、饮浓茶或咖啡时，应用某些药物，如肾上腺素类、阿托品、氨茶碱等亦可引起心率加快、心肌收缩力增强而致心悸；病理性心悸主要见于各种器质性心血管病所致的心室肥大（如高血压性心脏病、主动脉瓣关闭不全、二尖瓣关闭不全），及全身性疾病（甲亢、贫血、发热、低血糖反应）。另外，心脏神经官能症（女性患者多见）亦可引起心悸，精神因素常为发病诱因。

【护理评估】

1．健康史　询问患者有无心脏病和内分泌疾病、贫血等健康史，有无诱发因素，如体力活动、情绪激动、服药、饮酒等。观察患者心悸发作的频率、性质、持续时间和程度，有无心前区疼痛、出冷汗、极度乏力、意识丧失等伴随症状。

2．身体评估　评估患者发生心悸时脉搏、心律、呼吸、血压的变化，心悸对患者日常生活及自理能力的影响。

3．心理 - 社会状况　心悸反复发作或发作持续时间长的患者，由于心前区不适感常引起焦虑、恐惧等不良情绪。心悸导致的活动耐力下降也可使患者感到忧郁、悲观。

4．辅助检查　如心电图、动态心电图检查，了解有无心律失常，以及心律失常发生的特点。

【主要护理诊断/问题】

焦虑　与心悸发作时心前区不适、胸闷等有关。

【护理措施】

（一）一般护理

患者应休息，保持情绪稳定。饮食宜清淡，限制烟酒、咖啡、浓茶等。患者衣服宜宽松。

（二）病情观察

心悸一般无危险性，但少数有严重心律失常的患者可发生猝死。因此，护士应对心悸有充分的认识，并注意监测患者的心率、心律和心电图。

（三）介绍心悸相关知识

向患者讲述心悸产生的原因、控制方法及预后，使患者对心悸有正确的认识。嘱心律失常患者定时、定量服抗心律失常药物，发现异常及时与医护人员联系。

（四）心理 - 社会支持

1．鼓励患者用语言表达焦虑　关心患者，取得患者的信任，使患者充分表达自己的感受。

2．利用社会支持系统　鼓励家属或朋友与患者交谈，解除患者的后顾之忧，给患者以心理上的支持。

3．指导患者自我放松　如引导患者深呼吸、放松肌肉、听轻音乐、看电视，与病友聊休闲话题等。

四、心源性晕厥

心源性晕厥（cardiac syncope）是由于心排血量突然减少、中断而引起一过性脑缺血、缺氧所致的短暂意识丧失状态。心脏供血暂停超过 15s 除意识丧失外，尚可出现抽搐，这种伴发房室传导阻滞的心源性晕厥又称阿 - 斯综合征（Adams-Stokes syndrome）。

知识链接

心源性晕厥的常见原因

心源性晕厥常见原因包括：①严重心律失常，如阵发性室上性心动过速、室性心动过速、心室颤动、心博骤停、高度房室传导阻滞、病态窦房结综合征等；②器质性心脏病，如急性广泛性心肌梗死、严重主动脉瓣狭窄、二尖瓣脱垂、梗阻性肥厚型心肌病、急性主动脉夹层；③其他，如左房黏液瘤、心脏压塞等。

【护理评估】

1．健康史　询问患者有无器质性心脏病或其他健康史，发作前有无诱因及先兆症状

（如短暂无力的感觉），晕厥发作的急缓、频率、持续时间及与姿势或活动的关系。

2. 身体评估　评估患者的意识状态及生命体征，有无心律失常、心脏杂音及伴随症状，如面色苍白、发绀、呼吸困难等。

3. 心理-社会状况　了解患者有无因昏厥发作引起的震惊、焦虑，或因发作失态而引起的窘迫、难堪等心理反应。

4. 辅助检查　心电图、动态心电图、超声心动图等有助于判断晕厥的原因。

【主要护理诊断问题】

有受伤的危险　与晕厥时意识丧失有关。

【护理措施】

（一）一般护理

晕厥发作频繁者应卧床休息，日常生活中给予协助。嘱患者避免剧烈活动、快速变换体位和情绪激动，尽量避免独自外出，一旦出现头晕、黑矇等先兆症状，立即平卧，以防摔伤。

（二）治疗配合

心率缓慢的患者可遵医嘱给予阿托品、异丙肾上腺素等药物或配合人工心脏起搏治疗，安装起搏器后，应采取适当的卧位，避免用力，并保持穿刺部位的清洁。其他心率失常患者可给予抗心律失常药物，注意药物疗效和药物的不良反应。肥厚型心肌病、主动脉瓣狭窄患者，有手术指征时尽早手术或接受其他治疗。

五、胸痛

多种循环系统疾病可导致胸痛（chest pain）。常见病因包括心绞痛、急性心肌梗死、梗阻性肥厚型心肌病、急性主动脉夹层、急性心包炎、心血管神经症等，其特点见表3-1。

表3-1　几种常见胸痛特点比较

病因	特点
心绞痛	于体力活动、情绪激动或饱餐时诱发；多位于胸骨后或心前区疼痛；可向左肩、颈、上肢放射，压榨样痛、紧缩或憋闷感；疼痛一般呈阵发性，持续数分钟；经休息或含服硝酸甘油后多可缓解
急性心肌梗死	疼痛多无明显诱因；程度较重；持续时间较长，在30min以上；伴心率、血压改变；休息与含服硝酸甘油多不能缓解
急性主动脉夹层	可出现胸骨后或胸背部突发撕裂样剧痛或烧灼痛
急性心包炎	疼痛可常随呼吸运动或咳嗽而加剧，患者常取坐位，身体前倾，以缓解疼痛；呈刺痛，持续时间较长
心血管神经症	可出现心前区针刺样疼痛，但部位常不固定，与体力活动无关，且多在休息时发生，伴神经衰弱症状

【护理评估】

1. 健康史：评估胸痛的部位、性质、程度、持续时间、诱发因素和缓解因素、伴随症状，以鉴别胸痛的原因。同时还要了解患者既往是否有类似的发作，是否患有冠心病、主动脉夹层动脉瘤等疾病。

2．身体评估：有无面色苍白和出汗，有无心动过速或心动过缓，有无血压偏低或过高。

3．心理-社会状况：胸痛患者在急性期常有焦虑和恐惧的情绪反应，导致心率加快、心肌耗氧增加，因此需耐心询问患者的感受，了解有无四肢麻木、口干等感觉。

4．辅助检查

（1）心肺检查：可否闻及第三心音（S3）或 S3 奔马律，肺部有无湿啰音。

（2）心电图：应在患者就诊后 10min 内完成心电图检查，了解是否有 ST 段的抬高或压低。

（3）心肌坏死标记物：及时抽血测定肌钙蛋白及其他心肌坏死标记物，了解有无心肌坏死。

（4）影像学检查：床旁胸片检查可以了解是否有肺淤血或肺水肿存在，怀疑主动脉夹层动脉瘤的患者需作 CT 或 MRI 检查。

【主要护理诊断问题】

1．疼痛：胸痛　与心肌供血不足或中断有关。

2．焦虑　与胸痛诊断不明、预后不详有关。

3．恐惧　与疼痛剧烈伴濒死感有关。

【护理措施】

（一）疼痛

1．一般护理　协助患者卧床休息，避免活动。严重胸痛患者常伴有恶心、呕吐，可暂时禁食，需行直接冠状动脉介入治疗（PCI）的患者也需暂时禁食，其他患者进低脂、低钠、低胆固醇饮食。

2．给氧　如怀疑胸痛由急性心肌缺血所致，尤其是当动脉血氧饱和度低于 90% 时，需给予氧气吸入。

3．病情监测　了解患者胸痛缓解情况，检测心率、心律、ST 段、血压和动脉血氧饱和度的变化。

4．用药护理　①开放静脉通路，一般需开放 2 条静脉通路，以确保药物治疗及时进行。②立即给患者舌下含服硝酸甘油，一般 1～2min 缓解，如疼痛在 5min 后仍不缓解，需再含服一片，可连服 3 片，或遵医嘱静脉滴注硝酸甘油。由于硝酸甘油可降低血压，因此需让患者在卧床情况下含服，防止血压骤降造成摔倒，服药后需密切观察患者的血压和胸痛缓解情况。③立即给患者嚼服水溶性阿司匹林 150～300mg，具有抗血栓作用，可以降低心肌梗死患者的死亡率。④止痛剂：吗啡 5～10mg 皮下注射或 2～4mg 静脉注射，一方面可以缓解胸痛，另一方面可以缓解因胸痛引起的焦虑情绪，降低心肌耗氧，缩小心肌坏死面积。⑤β-受体阻断剂：可以通过减慢心率、降低血压和心肌收缩力来降低心肌耗氧。

（二）焦虑

1．减少刺激　①注意休息，保持情绪稳定，防止活动和情绪激动而引起心悸加重。②饮食应清淡，限制烟酒、咖啡、浓茶等刺激性食物的摄入。③与患者交谈时，讲话速度要慢、语气要镇静。工作应紧张有序，避免忙乱而带给患者不信任感和不安全感。④避免患者与焦虑的家属或其他焦虑患者接触。

2．心理支持　护士应尽量陪伴患者或让他人陪伴，避免患者独处。在陪伴患者或进行各种操作时应多与患者交谈，鼓励患者说出自己的感受和担心，交谈时可以配合适当的非语言技巧，如自然放松的表情、握着患者的手或轻拍患者肩膀等，让患者感受到医护人员的关心和重视，从而减轻焦虑和害怕情绪。

3．药物护理　遵医嘱给予吗啡，如患者有中度以上的焦虑时可遵医嘱给予抗焦虑药物。

4．患者指导　当患者焦虑程度降低到轻度焦虑时可向患者解释胸痛的原因、病情严重程度、诊断结果、预后、可选的治疗方案和效果、医护人员目前所做的努力、各项检查和操作目的，使患者对疾病有正确的认识。

> **小结**
>
> 1．临床特点　心源性呼吸困难表现为劳力性呼吸困难、夜间阵发性呼吸困难、端坐呼吸、急性肺水肿。心源性水肿首先出现在身体最低垂的部位。心悸是一种自觉心脏跳动的不适感或心慌感。心源性晕厥是一种短暂意识丧失状态，伴发房室传导阻滞的心源性晕厥又称阿-斯综合征。心绞痛、急性心肌梗死等多种循环系统疾病可导致胸痛。
>
> 2．护理要点　心源性呼吸困难患者注意休息、体位，制订活动目标和计划。心源性水肿患者应用利尿剂时，观察尿量、体重、水肿的变化及有无不良反应。保护皮肤，观察皮肤情况。心悸患者应介绍心悸相关知识。晕厥发作频繁者应卧床休息，日常生活中给予协助。避免剧烈活动、快速变换体位和情绪激动，尽量避免独自外出，一旦出现头晕、黑矇等先兆症状，立即平卧，以防摔伤。胸痛患者注意用药护理。

（李　莹）

第二节　心力衰竭患者的护理

> **学习目标**
>
> 识记：
> 1．复述心力衰竭的概念。
> 2．说出急、慢性心力衰竭的典型临床表现。
>
> 理解：
> 1．解释心力衰竭的发病机制及病理生理改变。
> 2．归纳心力衰竭的有关检查。
> 3．概括心力衰竭的治疗要点。
>
> 运用：
> 按照护理程序护理心力衰竭患者。

心力衰竭（heart failure），简称心衰。是各种心脏疾病导致心功能不全（cardiac insufficiency）的一种综合征。绝大多数情况下是指各种心脏疾病引起心肌收缩力下降，使心排血量不能满足机体代谢的需要，器官、组织血液灌注不足，出现肺循环和（或）体循环静脉淤血的临床综合征。

临床上由于心力衰竭是以肺循环和（或）体循环的被动性充血为主要特征，故又称为充血性心力衰竭（congestive heart failure）。少数情况下心肌收缩力尚可使心排血量维持正常，但左心室充盈压异常增高，使肺静脉回流受阻，导致肺循环淤血，称为舒张性心力衰竭。随着心血管疾病发病率的增高及人口趋于老龄化，心力衰竭的发病率及死亡率逐渐增多，是临床极为常见的危重病症。

心力衰竭按其发展速度可分为急性心力衰竭和慢性心力衰竭，以慢性居多；按其发生的部位可分为左侧心力衰竭、右侧心力衰竭和全心衰竭；按其发生的病理生理基础又可分为收缩性心力衰竭和舒张性心力衰竭。

一、慢性心力衰竭患者的护理

慢性心力衰竭（chronic heart failure，CHF）又称慢性充血性心力衰竭，是大多数心血管疾病的最终归宿，也是最主要的死亡原因。在发达国家，引起慢性心力衰竭的基础心脏病以高血压、冠心病为主，占50%～70%。在我国过去以心脏瓣膜病为主，但近年来其所占比例已趋于下降，而如今高血压、冠心病的比例呈明显上升趋势，已成为心力衰竭的最常见病因。

案例

陈女士，62岁。原有风湿性心脏病病史15年，今年3月起常于劳动后感到心悸、气短、咳嗽。有时咳白痰。在当地医院求治，服药后（药名不详）症状消失，自感体力渐不如前，逐渐只能从事轻度劳动。1周前因受凉、咽痛、咳嗽、胸闷、心悸加重，休息时也感气急，不能平卧。右上腹部胀痛，食欲下降，3日前出现踝部水肿，尿量减少，发病来睡眠欠佳，大便正常。体检：T 36.8℃，P 96次/分，R 28次/分，脉律不齐。BP 120/70mmHg，半坐位，神疲，口唇周围及指端轻度发绀，颈静脉怒张，两肺底闻及湿啰音，心界向左扩大，心率120次/分。律不齐，心音强弱不等。心尖区可闻及舒张期隆隆样杂音。肝肋下3cm，肝颈静脉反流征（+），下肢凹陷性水肿。

思考：
1. 请判断该患者的心功能情况并根据患者的情况制定活动量。
2. 本次患者病情加重的诱因是什么？
3. 根据病情提出该患者目前两个最主要的护理诊断，并写出相关依据。

【护理评估】

1．健康史

（1）基本病因：几乎所有类型心脏病均可引起心力衰竭。心力衰竭反映心脏泵血功能障碍，也就是心肌的舒缩功能不全。从病理生理角度看，心肌舒缩功能障碍大致可分为：原发性心肌损害和由于心脏长期容量及（或）压力负荷过重，导致心肌功能由代偿最终发展为失代偿两大类。

1）原发性心肌损害

①缺血性心肌损害：冠心病心肌缺血和（或）心肌梗死是引起心力衰竭的最常见的原因之一。②心肌炎和心肌病：各种类型的心肌炎及心肌病均可导致心力衰竭，以病毒性心肌炎及原发性扩张型心肌病最为常见。③心肌代谢障碍性疾病：以糖尿病心肌病最为常见，其他如继发于甲状腺功能亢进或减低的心肌病，而维生素B_1缺乏和心肌淀粉样变性则国内罕见。

2）心脏负荷过重：心脏负荷分为容量负荷和压力负荷。①压力负荷（后负荷）过重，即收缩期负荷过重。左心室后负荷过重常见于高血压、主动脉瓣狭窄;右心室负荷过重常见于二尖瓣狭窄、慢性阻塞性肺疾病导致的肺动脉高压、肺动脉狭窄等。心脏为克服增高的阻力,心室肌代偿性肥厚以保证射血量,持续的负荷过重,心肌必然发生结构及功能的改变,由代偿终至失代偿,心脏排血量下降。②容量负荷(前负荷)过重,即舒张期负荷过重。见于以下两种情况:心脏瓣膜关闭不全造成血液反流,如主动脉瓣关闭不全,二尖瓣关闭不全等;左、右心或动静脉分流性疾病,如房间隔缺损、室间隔缺损、动脉导管未闭等。此外,伴有全身血容量增多或循环血容量增多的疾病,如慢性贫血、甲状腺功能亢进等,心脏的容量负荷也必然增加。容量负荷增加早期,心室腔代偿性扩大,心肌收缩功能尚能维持正常,但长期心排血量增加,超过一定限度心肌结构和功能发生改变即出现失代偿表现。

(2) 诱因:据统计有80%~90%慢性心力衰竭症状的出现或加重是在原有心脏病的基础上,由一些增加心脏负荷的因素所诱发。常见的诱因有以下几种。

1) 感染:呼吸道感染是最常见、最重要的诱因,其次为感染性心内膜炎。

2) 心律失常:心房颤动是诱发心力衰竭的最重要因素。亦可见于其他各种类型的快速性心律失常如房扑、室速以及严重的缓慢性心律失常。

3) 血容量增加:如输液或输血过多、过快,钠盐摄入过多等。

4) 生理或心理压力过大:如过度劳累、情绪激动,精神过于紧张等。

5) 妊娠和分娩:妊娠和分娩可加重心脏前、后负荷,增加心肌耗氧量,从而诱发心力衰竭。

6) 其他:合并贫血或甲状腺功能亢进、肺栓塞;不恰当停用洋地黄类药物或降压药及原有心脏病变加重等,均可导致心力衰竭的发生。

2. 身体评估

(1) 左侧心力衰竭:临床上最常见,肺循环静脉淤血和心排血量降低为主要表现。

1) 症状

①呼吸困难:是左侧心力衰竭最重要和最常见的症状。可表现为劳力性呼吸困难、夜间阵发性呼吸困难、端坐呼吸及急性肺水肿(详见本章第一节"循环系统疾病患者症状体征的护理")。②咳嗽、咳痰和咯血:咳嗽、咳痰是肺泡和支气管黏膜淤血所致。开始常发生在体力活动或夜间平卧时,坐位或立位时可减轻或消失。常咳白色浆液性泡沫状痰,偶可见痰中带血丝。如长期慢性肺淤血,肺静脉压力升高,导致肺循环和支气管血液循环之间形成侧支,在支气管黏膜下形成扩张的血管,一旦破裂可引起大咯血。③疲劳、乏力、头晕、心悸:由于心排血量降低,器官、组织灌注不足及代偿性心率加快所致。④少尿及肾功能损害:严重左侧心力衰竭时血液进行再分配,肾血流量明显减少,患者可出现少尿,长期慢性肾血流量减少则出现血尿素氮、肌酐升高,并同时伴有肾功能不全的相应症状。

2) 体征

①肺部湿啰音:由于肺毛细血管压增高,液体可渗出至肺泡而出现湿啰音。开始两肺底闻及湿啰音,随病情加重,湿啰音可遍及全肺。患者如取侧卧位则下垂的一侧啰音较多。这是左侧心力衰竭的重要体征之一。②心脏体征:除基础心脏病的固有体征外;多数患者可出现心脏扩大尤其是左心室增大,心尖搏动向左下移位;心率增快;心尖区可闻及舒张期奔马律;肺动脉瓣区第二心音亢进。由于左心室扩大形成相对二尖瓣关闭不全,在心尖部可闻及收缩期杂音。③交替脉:脉搏强弱交替,轻者仅在测血压时发现。

(2) 右侧心力衰竭:单纯右侧心力衰竭较少见,以体循环静脉淤血为主要表现。

1) 症状

①胃肠道症状：胃肠道及肝淤血，可引起食欲缺乏、恶心、呕吐、腹胀、便秘及上腹疼痛等，是右心衰竭最常见的症状。②呼吸困难：可由左心衰竭发展而来。单纯性右侧心力衰竭者，多由分流性先天性心脏病或肺部疾病所致。两者均可有明显的呼吸困难。

2) 体征

①颈静脉征：颈外静脉异常充盈、怒张，是右侧心力衰竭最早出现的体征。肝颈静脉反流征阳性更具特征性。②肝大和压痛：肝因淤血而肿大，并常伴有压痛。是右侧心力衰竭较早出现的体征之一。持续慢性右侧心力衰竭可致心源性肝硬化，晚期可出现黄疸、肝功能损害和腹水。③水肿：是右侧心力衰竭的典型体征。水肿首先发生在身体的低垂部位，常呈可压陷性。非卧床患者足、踝及胫骨前水肿较明显，尤以下午为甚。卧床患者，则以腰、骶部和大腿内侧水肿较显著。严重者遍及全身，并可出现胸腔积液、腹水和心包积液。右侧心力衰竭时，体静脉压力增高，可出现双侧胸腔积液，若为单侧以右侧更为多见，这是由于右肺的平均静脉压较左侧高，右肺的容量较左侧大，右肺的表面渗出面积也较左肺大的原因。晚期出现腹水，多为漏出液。在右侧心力衰竭或全心衰竭者，少量的心包积液也较常见，超声心动图能明确诊断。④发绀：长期右侧心力衰竭者大多有发绀，多属周围性发绀。⑤心脏体征：除基础心脏病的固有体征外，可出现右心室大。右心室显著扩大，可出现三尖瓣相对关闭不全的反流性杂音。胸骨左缘第3～4肋间可闻及舒张早期奔马律。

(3) 全心衰竭：右侧心力衰竭继发于左侧心力衰竭而形成全心衰竭，当右侧心力衰竭出现之后，右心排血量减少，因此阵发性呼吸困难等肺淤血症状反而有所减轻，而发绀加重。常见的全心衰竭疾病有原发性扩张性心肌病、急性弥漫性心肌炎、各种心脏病发生心力衰竭的晚期。

3. 心功能分级　将患者按心功能状况分级，可反映病情严重程度，对治疗措施的选择、劳动能力的评定、预后的判断等有实用价值。

目前通用的是美国纽约心脏病学会（NYHA）1928年提出的心功能分级方案，根据患者自觉的活动能力划分为4级（表3-2）。

表3-2　心功能分级（NYHA，1928年）

心功能分级	特点
Ⅰ级	患者有心脏病，但体力活动不受限制。平时一般活动不引起疲乏、心悸、呼吸困难或心绞痛等症状
Ⅱ级	体力活动轻度受限。休息时无自觉症状，但平时一般活动可出现上述症状，休息后很快缓解
Ⅲ级	体力活动明显受限。休息时无症状，但轻体力活动就会引起上述症状，休息较长时间方可缓解
Ⅳ级	不能从事任何体力活动。休息时亦有心力衰竭的症状，体力活动后加重

这种分级方案的优点是简便易行，但其缺点是仅凭患者的主观陈述，有时症状与客观检查有很大差距，同时患者个体差异也较大。

因此，美国心脏病学会（ACC）和美国心脏协会（AHA）2001年《心力衰竭的评估及处理指南》将心力衰竭分为A、B、C、D4期（表3-3）。

表 3-3　心力衰竭分期（ACC/AHA，2001 年）

分期	判断标准
A 期	存在发生心力衰竭的基础疾病（如患有冠状动脉疾病、高血压、糖尿病等），但无心脏结构异常（如左心室功能受损、左室肥厚和扩大）
B 期	有心肌重塑或心脏结构异常，但无心力衰竭表现
C 期	目前或既往有心力衰竭表现
D 期	难治性终末期心力衰竭。

此外，6min 步行试验是一项简单易行、安全方便的用以评定慢性心力衰竭患者运动耐力的方法。要求患者在平直走廊里尽可能快地行走，测量 6min 的步行距离。若 6min 步行距离 < 150m，表明为重度心力衰竭；150 ~ 425m 为中等；426 ~ 550m 为轻度心力衰竭。此试验用以评定心力衰竭患者的活动耐力，心力衰竭治疗的疗效和心脏储备功能。

4．心理 - 社会状况　患者常因病程漫长症状反复出现，体力活动受限，甚至不能从事任何体力活动，出现焦虑、烦躁、不安、绝望等。护士应收集患者的家庭状况、生活环境及对疾病的态度，了解家庭成员对患者的态度、社会支持状况等。了解患者是否因病程漫长，反复发作的胸闷、气急、咳嗽、咯血等而心情忧郁或焦虑不安，特别是严重心力衰竭时，是否由于生活不能自理而悲观，对生活、治疗失去信心。在近期生活中是否有较大的生活事件发生。

5．辅助检查

（1）影像学检查

1）X 线检查：心力衰竭患者可出现左心或右心增大或心脏向两侧增大，左侧心力衰竭患者肺淤血早期有肺门阴影增大，肺纹理增强的表现。

2）超声心动图检查：比 X 线更准确地反映各心腔大小及瓣膜结构和功能变化。计算射血分数（EF 值），能较好地反映心脏的收缩功能，正常 EF 值 > 50%。超声多普勒是临床上最实用的判断舒张功能的方法。心动周期中舒张早期心室充盈速度最大值为 A 峰，舒张晚期（心房收缩）心室充盈最大值为 A 峰，正常人 E/A 值不应小于 1.2，舒张功能不全时 E/A 值降低。

3）放射性核素检查：放射性核素心血管造影有助于判断心室腔大小，计算 EF 值及左心室最大充盈速率，反映心脏收缩及舒张功能。

（2）有创性血流动力学检查：多用于为临床抢救患者提供可靠地血流动力学改变依据。可采用漂浮导管在床边进行，经静脉插管直至肺小动脉，测定各部位的压力及血液含氧量，测定肺毛细血管楔嵌压（PCWP）和心排血量（CO）、心脏指数（CI）、中心静脉压（CVP）。正常时 CI > 2.5L/(min·m^2)，PCWP < 12mmHg，直接反映左心功能情况。

（3）运动耐量和运动峰耗氧量试验：运动耐量试验能在一定程度上反映心脏储备功能。运动峰耗氧量可反映运动时最大心排血量。

【主要护理诊断 / 问题】

1．气体交换受损　与左侧心力衰竭致肺淤血有关。

2．活动无耐力　与心排血量下降有关。

3．体液过多　与右侧心力衰竭致体循环淤血、水钠潴留、低蛋白血症有关。

4．潜在并发症：洋地黄中毒。

5．焦虑 与病程漫长、病情反复及担心预后有关。

【护理措施】

（一）一般护理

1．休息与活动 休息可减轻心脏负担，长期卧床易发生静脉血栓形成甚至肺栓塞，同时也使消化功能降低，肌肉萎缩。因此，应根据心力衰竭患者的病情轻重安排休息。心功能Ⅰ级时，避免剧烈运动及重体力劳动。心功能Ⅱ级时，停止比较剧烈的运动，保证充足的睡眠。心功能Ⅲ级时，限制体力活动，日常生活可自理或在他人协作下自理，有充足的休息时间，夜间睡眠可给予高枕。心功能Ⅳ级时，完全卧床休息，日常生活应有专人协助及护理。定时改变体位，防止发生压疮。为防止长期卧床引起静脉血栓形成甚至肺栓塞，可根据患者病情安排床上肢体运动、床边活动等。

2．饮食 给予低盐、低热量、高蛋白、富含维生素的清淡易消化饮食，避免产气的食物及浓茶、咖啡或辛辣刺激性食物；戒烟酒；多吃蔬菜、水果，少量多餐，不宜过饱。肥胖者更要适当限制饮食。限制水分和钠盐的摄入，根据患者的具体情况决定每日饮水量。必要时行口腔护理，以减轻口渴感。一般限制每日食盐量在 5g 以下，限制腌制品、发酵的点心、味精、酱油、皮蛋、啤酒等含钠量高的食品。但在应用排钠利尿剂时，不宜过分严格限盐，以免引起低钠血症。

3．排便的护理 指导患者养成每日按时排便的习惯，预防便秘。排便时切忌过度用力，以免增加心脏负荷，甚至诱发严重的心律失常。长期卧床的患者定期变换体位，腹部做顺时针方向的按摩，或每日收缩腹肌数次，必要时给予适量的缓泻剂。

（二）病情观察

密切观察患者呼吸困难有无减轻，吸氧后发绀有无改善，水肿变化情况，控制输液量及速度，滴速以 15～30 滴/分为宜，防止输液过多过快。详细记录 24h 出入水量，准确测量体重并记录。

（三）吸氧

一般采取持续吸氧，流量 2～4L/min，随时清除鼻腔分泌物，保持吸氧管通畅。同时观察患者呼吸频率、节律、深度的改变，随时评估呼吸困难的改善情况并做好记录。

（四）治疗配合

慢性心力衰竭的治疗不能仅限于缓解症状，必须采取综合疗效措施，达到以下目的：提高运动耐量，改善生活质量；阻止或延缓心室重塑，防止心肌损害进一步加重；降低死亡率。

1．病因治疗

（1）预防和治疗基本病因：如控制高血压，应用药物、介入或手术治疗改善冠心病心肌缺血，心瓣膜病的换瓣手术以及先天畸形的纠治手术等。

（2）消除诱发因素：包括及时选用适当抗生素控制感染、迅速控制心律失常、纠正电解质紊乱及酸碱平衡失调、治疗甲状腺功能亢进、治疗贫血与出血、避免输液过多过快、过度劳累及情绪激动等。

2．药物治疗

（1）利尿剂：利尿剂是治疗心力衰竭最常用的药物。适用于左、右侧心力衰竭及急性肺水肿者。

1）排钾利尿剂：噻嗪类，如氢氯噻嗪（双氢克尿噻）。轻度心力衰竭可作为首选，

25mg，每周 2 次或隔日 1 次口服。较重者每日 75～100mg，分 2～3 次口服。同时补钾，以免因低血钾导致其他心律失常的发生。另外可引起高尿酸血症，长期应用应注意测定血尿酸浓度。袢利尿剂，最常用为呋塞米（速尿）。轻度心力衰竭，20mg，每日 1～2 次口服。重度心力衰竭，100mg，每日 2 次口服或静脉注射。排钾利尿剂最主要的不良反应是引起低钾、低钠、低氯血症碱中毒，使用时应注意血电解质情况，同时补充氯化钾或保钾利尿剂合用。

2）保钾利尿剂：常与噻嗪类和袢利尿剂合用。常用螺内酯（安体舒通），一般用量 20mg，每日 3 次口服。氨苯蝶啶，50～100mg，每日 2 次口服。阿米洛利 5～20mg，每日 2 次口服，可单独用于轻型心力衰竭患者。

(2) 肾素 - 血管紧张素 - 醛固酮系统抑制剂

1）血管紧张素转化酶抑制剂（ACEI）：是慢性心力衰竭患者肾素 - 血管紧张素系统的首选药物。其主要作用机制为扩张血管，抑制醛固酮，降低代偿性神经 - 体液的不利影响，延缓心室及血管的重构。其副作用较少，刺激性干咳可能是患者不能耐受治疗的原因。肾功能不全者应慎用。用药时应从小剂量开始，患者能够很好耐受才可以逐渐加量，至适量后长期维持，以免出现直立性低血压。常用药物：卡托普利（开博通）12.5～25mg，餐前 1h 口服，每日 2 次；贝那普利（洛汀新）5～10mg，每日 1 次；培哚普利（雅施达）2～4mg，每日 1 次。

2）血管紧张素受体拮抗药（ARB）：对不能耐受 ACEI 患者，可改用 ARB 替代。常用药物，如氯沙坦、缬沙坦、坎地沙坦等。

3）醛固酮拮抗剂：螺内酯是应用最广泛的醛固酮拮抗剂。小剂量（亚利尿剂量，20mg，1～2 次 / 日）的螺内酯对抑制心血管重塑，改善慢性心力衰竭的远期预后有很好的作用。

(3) β 受体阻滞剂：β 受体阻滞剂可对抗心力衰竭代偿机制中交感神经兴奋性增强这一效应，防止长期发展过程中对心肌产生有害影响，显著降低死亡率，提高运动耐量。临床应用要十分慎重，从小剂量开始，严密观察下逐渐增加剂量。常用药物有：美托洛尔每日 12.5mg，比索洛尔每日 1.25mg，卡维地洛 3.125mg 每次，每日 2 次。支气管痉挛性疾病、心动过缓、二度及二度以上房室传导阻滞者禁用。

(4) 洋地黄类药物：洋地黄类制剂具有正性肌力作用和负性频率作用的特点，能直接增强心肌收缩力，提高心排血量。亦可直接兴奋迷走神经系统，对抗心力衰竭时交感神经兴奋的不利影响。

目前临床最常用的洋地黄制剂是地高辛和去乙酰毛花苷。①地高辛：适用于中重度心力衰竭的维持治疗。目前采用维持量法给药，0.25mg，1 次 / 日。②去乙酰毛花苷：适用于急性心力衰竭或慢性心力衰竭加重时，尤其是伴有快速房颤者。每次 0.2～0.4mg，稀释后静脉注射。③毒毛旋花子 K：用于急性心力衰竭。每次 0.25mg，稀释后静脉注射。

(5) 非洋地黄类正性肌力药物

1）肾上腺能受体兴奋剂：$β_1$- 受体兴奋剂，如多巴胺 2～5μg/（kg·min）静脉滴注、多巴酚丁胺 2.5～7.5μg/（kg·min）。

2）磷酸二酯酶抑制剂：常用有氨力农、米力农等。

(6) 血管扩张剂：硝酸甘油舌下含服，也可静脉滴注。硝酸异山梨酯（消心痛）口服，每次 5～10mg，每日 3 次。

4．用药护理

(1) 洋地黄类药物

1）预防洋地黄中毒：①洋地黄用量个体差异大。老年人，心肌严重损害如急性心肌梗死、急性心肌炎，严重缺氧疾病如肺源性心脏病，重度心力衰竭，低钾低镁血症，肝肾功能减退等情况对洋地黄较敏感，使用时应严密观察患者用药后反应。②与奎尼丁、胺碘酮、维拉帕米、阿司匹林等药物合用，可增加中毒机会，在给药前应询问有无上述药物及洋地黄用药史。③必要时检测血清地高辛浓度。④严格按时按医嘱给药，给药前检查心率、心律情况，当脉搏 < 60 次/分或节律不规则，应暂停服药并告诉医师。用毛花苷 C 或毒毛花苷 K 时务必稀释后缓慢（10～15min）静脉注射，并同时检测心率、心律及心电图变化。

2）观察洋地黄中毒表现：①心脏毒性，洋地黄中毒最重要的反应是出现各种类型的心律失常，其中以室性期前收缩二联律最为常见。快速性心律失常伴有传导阻滞是洋地黄中毒的特征性表现。其他如多源性室早二联律、房颤、房性心动过速伴房室传导阻滞以及不同程度的窦房和房室传导阻滞。②胃肠道反应，如食欲减退、恶心、呕吐。③神经系统症状，如视力模糊、黄视症、绿视症、头痛、头晕等。

3）洋地黄中毒的处理：①立即停用洋地黄；②停用排钾利尿剂，低血钾者可口服或静脉补钾；③纠正心律失常，快速性心律失常可用利多卡因或苯妥英钠静脉注射，一般禁用电复律，因易致心室颤动，有传导阻滞及缓慢性心律失常者可用阿托品 0.5～1mg 肌内或静脉注射。

（2）利尿剂：①排钾利尿剂。噻嗪类利尿剂主要副作用有电解质紊乱（低钾、低钠、低氯）、高尿酸血症及高血糖。袢利尿剂主要副作用有水与电解质紊乱、消化道症状、听力障碍等，故应检测血钾及有无乏力、腹胀、肠鸣音减弱等低钾血症的表现，同时多补充含钾丰富的食物，必要时遵医嘱补充钾盐。口服补钾宜在饭后与果汁同饮，以减轻胃肠道不适，外周静脉补钾时每 500ml 液体中 KCl 量不宜超过 1.5g。②保钾利尿剂。主要副作用有胃肠道反应、嗜睡、乏力、皮疹、嗜睡、运动失调、男性乳房发育、面部多毛等，长期用药可产生高钾血症，尤其肾功能不全及高钾血症者禁用。③应用利尿剂时间应在早晨或日间，以免夜间频繁排尿而影响患者休息。用药前测体重，用药后准确记录出入量，以判断利尿效果。

（3）β受体阻碍滞剂：β受体阻滞剂可产生心肌收缩力减弱、心动过缓、心脏传导阻滞、支气管痉挛、血脂升高的副作用，因此，应监测患者的心音、心率、心律和呼吸，定期查血糖、血脂。

（4）非洋地黄类正性肌力药物和 ACEI：长期应用非洋地黄类正性肌力药物可引起心律失常。应用 ACEI，可出现干咳、低血压、高血钾、肾功能减退、血管神经性水肿等。在用药期间需检测血压，避免体位的突然改变，检测血钾水平和肾功能。若患者出现不能耐受的咳嗽或血管神经性水肿应停止用药。

（五）心理护理

对有焦虑的心力衰竭者应鼓励其说出焦虑的感受及原因。加强与患者的沟通，建立良好的护患关系。指导患者进行自我心理调整，减轻焦虑，如放松疗法、转移注意力等，保持积极乐观、轻松愉快的情绪，增强战胜疾病的信心。

【健康指导】

1. 疾病知识指导　避免可导致增加心力衰竭危险的行为（如吸烟、饮酒）。应注意避免各种诱发因素，如感染、心律失常、体力过劳、情绪激动、饮食不当等。育龄妇女应在医师指导下决定是否可以妊娠与自然分娩。注意保暖，防止受凉感冒，保持乐观情绪。

2. 活动指导　合理休息与活动，活动应循序渐进，活动量以不出现心悸、气急为原则。

保证充足的睡眠。

3．饮食与活动　坚持合理饮食，宜低盐、低脂、低热量、高蛋白、高维生素，清淡、易消化、富营养的饮食，少量多餐，多食蔬菜、水果，防止便秘。戒烟、酒，避免浓茶，咖啡及辛辣刺激性食物。

4．用药指导　告知患者坚持服药的重要性，了解所用药物的名称、作用、剂量、用法、服药时间、可能出现的不良反应及注意事项，向患者强调严格遵医嘱用药，不得随意增减或撤换药物。

5．自我监测指导　教会患者及家属自我监测脉搏，观察病情变化，若足踝部出现水肿、突然气急加重、夜尿增多、体重增加、有厌食饱胀感，应及时就医。嘱患者定期门诊随访，及早发现病情变化。

> 考点：慢性心力衰竭的临床表现及主要的护理措施。

二、急性心力衰竭患者的护理

急性心力衰竭（acute heart failure）是指由于急性心脏病变引起的心排血量显著急骤降低，甚至丧失排血功能，导致组织器官灌注不足和急性淤血的综合征。临床上以急性左侧心力衰竭较常见，主要表现为急性肺水肿，严重者伴心源性休克。是临床最常见的急危重症之一，抢救是否及时合理与预后密切相关。本部分将重点讨论急性左侧心力衰竭。

案例

患者，男性，60岁，高血压病史10年。因突然发生呼吸困难，咳粉红色泡沫痰急诊入院。2年前患者曾出现活动后呼吸困难，近一年上述症状加重，并出现过夜间憋醒现象，在当地医院治疗，具体不详。此次因感冒后，突然出现呼吸困难，伴大汗淋漓、咳粉红色泡沫痰。体检：端坐位，面色苍白，口唇发绀，BP 210/120mmHg，P 120次/分，R 30次/分，心界向左下明显扩大，HR 120次/分，律齐，两肺布满湿啰音及哮鸣音。

思考：

1. 判断可能的疾病。
2. 写出2个主要的护理诊断及护理措施。

【护理评估】

1．健康史　常见于急性广泛心肌梗死、急性心肌炎、高血压危象、严重二尖瓣及主动脉瓣狭窄，静脉输血、输液过多过快，快速性（心率＞180次/分）或缓慢性（心率＜35次/分）心律失常，急性心脏压塞。

2．身体状况　急性左侧心力衰竭起病急骤，以急性肺水肿为主要表现。患者突发严重呼吸困难，呼吸频率达30~40次/分，端坐呼吸。面色灰白、发绀、有窒息感而极度烦躁、恐惧、大汗淋漓。同时频繁咳嗽，咳出大量白色或粉红色泡沫样痰。发病早期可一过性血压升高，但随着病情持续血压可持续下降。听诊时两肺满布湿啰音和哮鸣音，心率增快，心尖区第一心音减弱，可闻及舒张期奔马律，肺动脉瓣区第二心音亢进。如不及时抢救，可导致心源性休克而死亡。

【抢救与护理】

急性肺水肿是危重急症，需积极、迅速采取抢救措施。

（一）基本处理

1．体位 立即协助患者取坐位，双腿下垂，以减少静脉回流，减轻心脏负荷。

2．给氧 立即 6～8L/min 的高流量鼻管吸氧，病情特别严重者可用面罩呼吸机持续加压给氧，或采用无气管插管的通气支持，包括持续气道正压通气（CPAP）或无创性正压机械通气（NIPPV）。以上措施无法提高氧气供应时才使用气管插管。使肺泡内压在吸气时增加，一方面可使气体交换加强，另一方面也可对抗生素组织液向肺泡内渗透，也可加用 50% 的乙醇湿化，以降低肺泡内泡沫的表面张力，使泡沫破裂，改善通气功能。如患者不能耐受，可降低乙醇浓度至 30% 或给予间断吸入。

3．镇静 吗啡一般用于急性左侧心力衰竭的早期阶段，特别是患者烦躁不安和呼吸困难时。给予吗啡 3～5mg 静脉注射，3min 内推完，必要时可隔 15min 再重复应用 1 次，共 2～3 次。老年患者可酌减剂量或改为肌内注射。吗啡的镇静作用可减轻患者的烦躁不安，降低心率，同时扩张动脉和静脉，减轻心脏前后负荷。应观察患者有无呼吸抑制或心动过缓。

4．快速利尿剂 常用呋塞米 20～40mg 静脉注射，于 2min 内推完，10min 内起效，可持续 3～4h 小时，4h 后可重复 1 次。除利尿作用外，还可以减少血容量和扩张静脉，有利于缓解肺水肿，对血压偏低者慎用。

5．速效洋地黄制剂 最适用于心房颤动伴有快速心室率或已知有心脏增大伴左心室收缩功能不全的。一般选用毛花苷 C 静脉给药或毒毛旋花子苷 K。先用利尿剂，后用强心剂，避免因左、右心室排血量不平衡而加重肺淤血和肺水肿。

6．氨茶碱 0.25g 加入 5% 葡萄糖 20ml 稀释后缓慢静脉注射，氨茶碱对解除支气管痉挛有效，并可直接兴奋心肌，还可扩张外周静脉和利尿的作用，缓慢静脉注射给药。

（二）血管扩张剂

以静脉用药为主，常用制剂有以下两种。

1．硝普钠 动、静脉血管扩张剂。12.5～25μg/min 滴入，根据血压调整用量，使收缩压维持在 100mmHg 左右。对原有高血压者，血压降低幅度不超过原有血压的 30%。维持量为 50～100μg/min，用药时间不宜连续超过 24h。静脉滴注硝普钠时，药液宜现用现配，注意控制滴速、监测血压，还应避光输液、防止外渗。严重肝肾功能不全者慎用。

2．硝酸甘油 可扩张小动脉，降低回心血量。患者对本药耐受量个体差异很大，一般从 10μg/min 开始，每 10min 调整一次，每次增加 5～10μg，直至症状缓解或收缩压下降至 90mmHg，病情稳定后应逐步停药，以免引起反跳。

（三）病因治疗

对急性肺水肿患者，在进行紧急对症处理的同时，针对原发病因和诱因进行治疗。

（四）病情监测

观察呼吸频率、节律、深度，判断呼吸困难的程度。观察患者意识、精神状态、皮肤颜色。观察咳嗽的情况、痰的颜色和量、肺内啰音的变化，观察心率、心律、心音有无异常。严密监测血压、呼吸、血氧饱和度、心电图，检查血电解质、血气分析等，对安置漂浮导管者应监测血流动力学指标的变化，记出入量。

（五）心理护理

护士应镇静，态度热情，安慰、鼓励患者，以增强其治疗疾病的信心，减轻恐惧与焦虑。

【健康指导】

向患者及家属讲解急性左侧心力衰竭的病因及诱因，鼓励患者积极配合治疗原发病，避免诱发因素。定期复诊。

> **考点**：急性心力衰竭的临床表现及抢救与护理。

小结	1. 临床特点　本节重点讲述慢性心力衰竭，慢性左侧心力衰竭典型的症状为呼吸困难，咳嗽、咳痰和咯血，疲劳、乏力、头晕、心悸，少尿及肾功能损害；慢性右侧心力衰竭典型的体征是颈静脉征，肝大和压痛，水肿。心力衰竭的治疗采取综合疗效措施。心力衰竭的药物治疗主要分为利尿剂、肾素 - 血管紧张素 - 醛固酮系统抑制剂、β 受体阻滞剂、洋地黄类药物、非洋地黄类正性肌力药物、血管扩张剂等几大类。 2. 护理要点　护士应做好用药护理，了解常用药物的不良反应。尤其是洋地黄类药物，预防洋地黄中毒，密切观察洋地黄中毒表现，及时处理洋地黄中毒。做好急性心力衰竭患者的抢救与处理。积极治疗原发病，注意避免各种诱发因素、合理用药、自我监测病情是心力衰竭患者健康指导的重点。

（李　莹）

第三节　心律失常患者的护理

学习目标	识记： 1. 复述心律失常的定义。 2. 说出心律失常的分类。 3. 说出各类心律失常的临床表现。 理解： 1. 解释心律失常的发病机制。 2. 概括各类心律失常的治疗要点。 运用： 1. 按照护理程序护理心律失常患者。 2. 对心律失常患者进行有针对性的健康指导。

心律失常（arrhythmia）是指心脏冲动的频率、节律、起源部位、传导速度与激动次序的异常。心律失常按其发生原理，可分为冲动形成异常和冲动传导异常两大类。

1. 冲动形成异常

(1) 窦性心律失常：①窦性心动过速；②窦性心动过缓；③窦性心律不齐；④窦性停搏。

(2) 异位心律：

1) 被动性异位心律：①逸搏（房性、房室交界性、室性）；②逸搏心率（房性、房室交界性、室性）；

2) 主动性异位心律：①期前收缩（房性、房室交界区性、室性）；②阵发性心动过速（房性、房室交界区性、房室折返性、室性）；③心房扑动、心房颤动；④心室扑动、心室颤动。

2. 冲动传导异常

(1) 生理性：干扰及房室分离。

(2) 病理性：①窦房传导阻滞；②房内传导阻滞；③房室传导阻滞；④束支或分支阻滞（左、右束支及左束支分支传导阻滞）或室内阻滞。

(3) 房室间传导途径异常：预激综合征。

按照心律失常发生时心率的快慢，可将其分为快速性心律失常和缓慢性心律失常两大类。前者包括期前收缩、心动过速、扑动和颤动等；后者包括窦性心动过缓、房室传导阻滞等。本章主要依据心律失常发生部位、同时参照心律失常时心率快慢进行分类，对常见心律失常的临床表现、心电图诊断、处理加以讨论。

案例

女性，62岁，有风湿性心脏瓣膜病二尖瓣狭窄病史10年。近2周持续发生心悸，气短而就诊。体检：P 84次/分，BP 100/70mmHg，HR 110次/分，心律绝对不规则，第一心音强弱不等，肺（-）。ECG示p波消失，代之以大小不等的f波，QRS波群间距绝对不规则。

思考：

1. 该患者发生了何种心律失常？
2. 此种心律失常易导致该患者发生哪两种最常见并发症？
3. 该患者的护理措施包括哪些？

知识链接

心脏传导系统是由特殊心肌纤维组成的，其心肌细胞具有形成冲动和传导冲动的作用，包括窦房结、结间束、房室束、希氏束、左右束支及浦肯野纤维等部分。窦房结是心脏的正常起搏点，冲动形成后由结间束和普通心房肌传达至房室结和左心房。冲动在房室结内传导的速度缓慢，抵达希氏束后传导加速，经左、右束支传至浦肯野纤维网。浦肯野纤维传导极为敏捷，几乎同时使全部心室肌被激动（图3-1）。

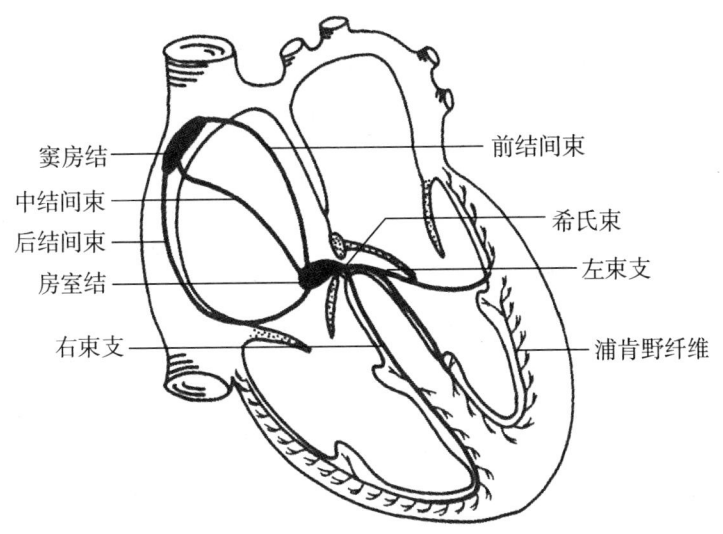

图 3-1 心脏传导系统示意图

一、窦性心律失常

正常窦性心律的冲动起源于窦房结，由窦房结冲动引起的心律称为窦性心律，成人频率为 60～100 次/分。心电图显示窦性心律的 P 波在Ⅰ、Ⅱ、aVF 导联直立，aVR 导联倒置，PR 间期 0.12～0.20s。窦性心律的频率因年龄、性别、体力活动等不同有显著的差异。窦性心律失常主要包括窦性心动过速、窦性心动过缓、窦性停搏和病态窦房结综合征。

（一）窦性心动过速

成人窦性心律的频率超过 100 次/分，称为窦性心动过速（sinus tachycardia）。窦性心动过速通常逐渐开始和终止。频率大多在 100～150 次/分之间，偶有高达 200 次/分。

1. 病因　窦性心动过速常见于下列情况：健康人吸烟、饮酒、饮茶或咖啡、剧烈运动、情绪激动时；某些病理状态，如甲状腺功能亢进、发热、贫血、休克、心肌缺血、心力衰竭等；应用肾上腺素、阿托品等药物。

2. 身体状况　可没有症状或主诉心悸。

3. 心电图特点　①成人窦性心律的频率＞100 次/分。②P 波正常，每个 P 波后有一个 QRS 波，PR 间期和 QRS 波均正常（图 3-2）。

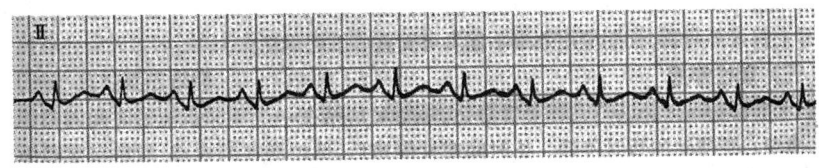

图 3-2　窦性心动过速

4. 处理要点　窦性心动过速的治疗应针对病因和去除诱发因素，如治疗心力衰竭、纠正贫血、控制甲状腺功能亢进等。必要时可用 β 受体阻滞剂，如普萘洛尔（心得安）、美托洛尔（倍他乐克）或非二氢吡啶类钙通道阻滞剂（如地尔硫卓）等减慢心率。

(二)窦性心动过缓

成人窦性心律的频率低于 60 次 / 分,称为窦性心动过缓(sinus bradycardia)。窦性心动过缓常同时伴有窦性心律不齐(不同 PP 间期的差异大于 0.12s)。

1. **病因** 窦性心动过缓常见于下列情况:健康的青年人、运动员处于睡眠状态;器质性心脏病,如急性下壁心肌梗死、窦房结病变等;其他原因包括颅内疾患、严重缺氧、低温、甲状腺功能减退、阻塞性黄疸以及服用拟胆碱药物、胺碘酮、β受体阻滞剂、非二氢吡啶类的钙通道阻滞剂或洋地黄等药物。

2. **身体状况** 患者多无自觉症状,当心率过于缓慢致心排血量不足时,患者可有胸闷、头晕甚至晕厥等症状。

3. **心电图特点** 成人窦性心律频率< 60 次 / 分,常 40 ~ 60 次 / 分;常同时伴有窦性心律不齐(图 3-3)。

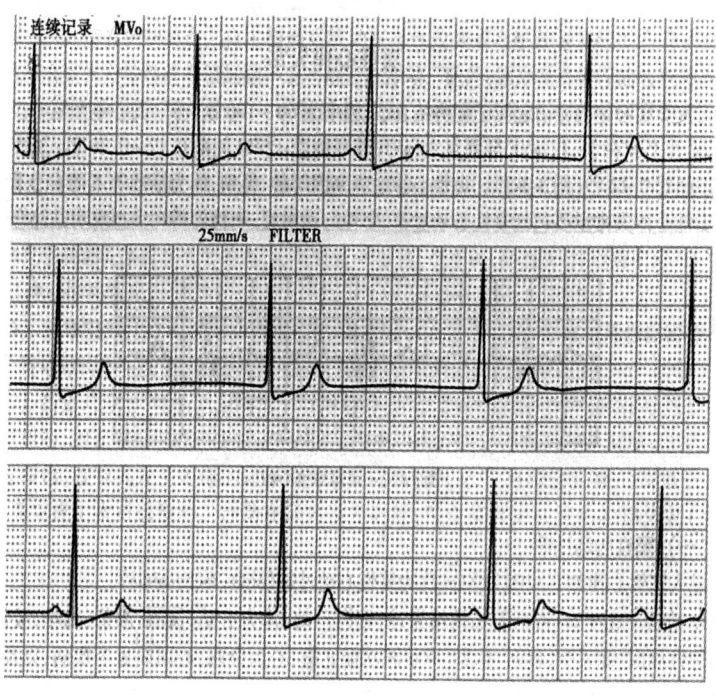

图 3-3 窦性心动过缓

4. **处理要点** 无症状的窦性心动过缓通常无需治疗。如因心率过慢而出现症状者则可用阿托品、麻黄碱或异丙肾上腺素等药物,但长期应用的效果不确切,且易发生严重不良反应,故应考虑心脏起搏治疗。

(三)窦性停搏

窦性停搏或窦性静止(sinus arrestor sinus standstill)是指窦房结在一个不同长短的时间内不能产生冲动,由低位起搏点(如房室结)发出逸搏或逸搏心率控制心室。

1. **病因** 轻度的窦性停搏(停搏时间小于 2000ms)大多是功能性的,常见原因有迷走神经张力增高或颈动脉窦过敏。此外,急性下壁心肌梗死、窦房结变性与纤维化、脑血管意外等病变,或胃肠道、电解质紊乱,如高血钾、某些药物过量(如洋地黄)、应用乙酰胆碱等药物亦可引起窦性停搏。严重的窦性停搏(大于 2000ms)大多是病理性的,即由于窦房结起搏功能障碍引起。

2. 身体状况　长时间的窦性停搏可使患者产生眩晕、黑矇或晕厥。长时间的窦性停搏后，低位的潜在起搏点如房室交界区或心室可发出单个逸搏或出现逸搏性心律控制心室。一旦窦性停搏时间过长而无逸搏，患者常可发生头晕、黑矇、短暂意识障碍或晕厥，严重者可发生阿-斯综合征，甚至死亡。

3. 心电图特点　心电图表现为较正常 PP 间期显著长的时间内无 P 波发生，或 P 波与 QRS 波群均不出现，长的 PP 间期与基本的窦性 PP 间期无倍数关系。形成心房或全心停顿现象。长时间的窦性停搏后，下位的潜在起搏点，如房室交界处或心室，可发出单个逸搏或逸搏性心律控制心室。

4. 处理要点　功能性窦性停搏不需特殊处理，去除有关因素后常可自行恢复；对病理性窦性停搏有晕厥史者，应早期接受人工心脏起搏器治疗。

（四）病态窦房结综合征

病态窦房结综合征（sick sinus syndrome，SSS，简称病窦综合征），是由于窦房结及其周围组织的器质性病变导致功能障碍，从而产生多种心律失常的综合表现。

1. 病因　窦房结功能障碍可发生于下列情况：①损害窦房结、使窦房结起搏与窦房结传导障碍的病变，如淀粉样变性、甲状腺功能减退、某些感染（布氏杆菌病、伤寒）、纤维化与脂肪浸润、硬化与退行性变等；②窦房结周围神经或心房肌的病变，窦房结动脉供血减少；③迷走神经张力增高、某些抗心律失常药物抑制窦房结功能等。

2. 身体状况　患者常出现与心动过缓有关的心、脑等脏器供血不足的症状，如发作性头晕、黑矇、乏力等，严重者可发生晕厥。如有心动过速发作，则可出现心悸、心绞痛等症状。

3. 心电图特点　持续而显著的窦性心动过缓（50次/分以下）；窦性停搏与窦房传导阻滞；窦房传导阻滞与房室传导阻滞并存；心动过缓-心动过速综合征（慢-快综合征）（bradycardia-tachycardia syndrome），是指心动过缓与房室快速性心律失常（如房性心动过速、心房扑动、心房颤动）交替发作；房室交界区性逸搏心律等（图3-4）。

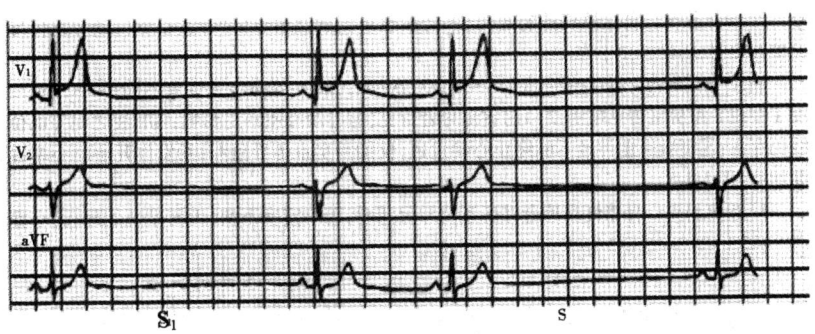

图3-4　病态窦房结综合征

4. 处理要点　若患者无心动过缓有关的症状，不必治疗，仅定期随诊观察。对于有症状的病窦综合征患者，应接受起搏器治疗。起搏器治疗后，若患者有心动过速发作，可同时应用抗快速心律失常药物。

二、房性心律失常

（一）房性期前收缩

房性期前收缩（premature atrial beats）是指激动起源于窦房结以外心房任何部位的一种主动性异位心律。正常成人进行 24h 心电检测，大约 60% 有房性期前收缩发生。各种器质性心脏病患者均可发生房性期前收缩，并可能是快速性房性心律失常的先兆。

1. 病因　生理性因素，如过度劳累、情绪激动、过量的吸烟、饮酒或饮茶；病理性因素，如二尖瓣损害、各种器质性心脏病等；电解质紊乱、药物作用等。

2. 身体状况　偶发早搏一般无明显症状，患者仅可产生漏跳感。频发房性期前收缩者可感胸闷、心悸、乏力感。

3. 心电图特点　P 波提前发生，形态与窦性 P 波不同；提前 P 波的 P-R 间期 > 0.12s；提前 P 波后的 QRS 波群形态正常，少数无 QRS 波群发生（称阻滞的或未下传的房性期前收缩），或出现宽大畸形的 QRS 波群（称室内差异性传导）；早搏后常有一个不完全性代偿间歇（房性期前收缩常使窦房结提前发生除极，因而包括期前收缩在内前后两个窦性 P 波的间期，短于窦性 PP 间期的两倍，称为不完全性代偿间歇）（图 3-5）。

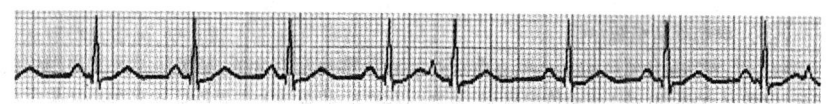

图 3-5　房性期前收缩

4. 处理要点　房性期前收缩通常无需治疗。当有明显症状或因房性期前收缩触发室上性心动过速时，应给予药物如 β 受体阻滞剂、维拉帕米（异搏定）、奎尼丁、普罗帕酮（心律平）等治疗。

（二）阵发性室上性心动过速

阵发性心动过速是一种阵发性快速而规律的异位心律，由 3 个或 3 个以上连续发生的早搏形成，具有突然发生、突然停止的特点。根据异位起搏点的部位，可分为房性、房室交界性和室性阵发性心动过速。但由于房性与房室交界性阵发性心动过速不易区分，故将二者统称为阵发性室上性心动过速。

阵发性室上性心动过速（paroxysmal supraventricular tachycardia，PSVT）简称室上速。系指起源于希氏束分支以上的阵发性规则快速性心率，相当于一系列快速重复出现的期前收缩。大多数心电图表现为 QRS 波群形态正常、RR 间期规则的快速心律。大部分室上速由折返机制引起，折返可发生在窦房结、房室结与心房，分别称为窦房折返性、房室结内折返性与心房折返性心动过速。房室结内折返性心动过速（atrioventricular nodal reentrant tachycardia，AVNRT）是最常见的阵发性室上速类型，本节将重点叙述。

1. 病因　患者通常无器质性心脏病表现，不同性别与年龄均可发生。亦可见于冠心病、高血压性心脏病、风心病、甲状腺功能亢进、慢性肺源性心脏病、预激综合征等患者及洋地黄中毒者。

2. 身体状况　心动过速突然发作或终止，持续时间长短不一，持续数秒、数小时甚至数日。发作时心率可突然增至 150～250 次/分，患者感觉心悸，也可同时出现胸闷、头晕，少见有晕厥、心绞痛、心力衰竭、休克者。症状轻重取决于发作时心室率快慢及持续时间。

若发作时心室率过快,使心输出量与脑血流量锐减或心动过速猝然终止,窦房结未能及时恢复自律性导致心搏停顿,均可发生晕厥。听诊心律绝对规则,心尖部第一心音强度恒定。

3. 心电图特点:心率 150~250 次/分,节律规则;QRS 波群形态与时限均正常,但发生室内差异性传导或原有束支传导阻滞时,QRS 波群形态宽大畸形;为逆行性(Ⅱ、Ⅲ、aVF 导联倒置),常埋藏于 QRS 波群内或位于其终末部分,与 QRS 波群保持恒定关系;突然,通常由一个房性期前收缩触发,其下传的 PR 间期显著延长,随之引起心动过速发作(图 3-6)。

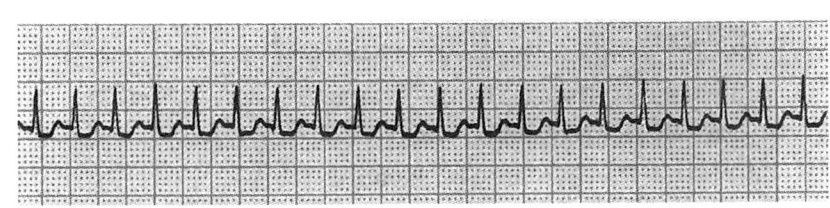

图 3-6 阵发性室上性心动过速
Ⅱ 导联示连续快速规则的 QRS 波群,其形态和时限均正常,频率 212 次/分,未见明确 P 波

4. 处理要点

(1) 急性发作期:应根据患者基础的心脏状况、既往发作的情况以及对心动过速的耐受程度做出适当处理。如患者心功能与血压正常,可先尝试刺激迷走神经的方法。如压迫眼球、颈动脉窦按摩(患者取仰卧位,先行右侧,每次 5~10s,切勿双侧同时按摩)、Valsalva 动作(深吸气后屏气、再用力作呼气动作)、诱导恶心、将面部浸没于冰水内等方法可使心动过速终止。上述方法可重复多次使用。

(2) 药物终止发作

1) 首选治疗药物为腺苷(6~12mg)快速静脉注射,起效迅速,副作用为胸部压迫感、呼吸困难、面部潮红、窦性心动过缓、房室传导阻滞等。由于其半衰期短于 6s,副作用即使发生亦很快消失。如腺苷无效可改静脉注射维拉帕米(首次 5mg,无效时隔 10min 再注 5mg)或地尔硫卓(0.25~0.35mg/kg)或腺苷三磷酸(ATP)5~20mg 静脉注射。上述药物疗效达 90% 以上。

2) 其他可选用普罗帕酮 1~2mg/kg 静脉注射,短效 β 受体阻滞剂如艾司洛尔 50~200μg/(kg·min)。

3) 洋地黄类,如毛花苷 C 静脉注射。除伴有心力衰竭者可作首选外,目前已较少应用。

4) 合并低血压者可应用升压药,如去氧肾上腺素、甲氧明、间羟胺等,通过反射性兴奋迷走神经终止心动过速。但老年患者、高血压、急性心肌梗死等禁用。

(3) 电复律:当患者出现严重心绞痛、低血压、心力衰竭表现时,应立即施行同步直流电复律。但应注意,已应用洋地黄者不应接受电复律治疗。

(4) 食管心房调搏术:能有效终止发作。

(5) 导管射频消融:此技术已十分成熟,具有安全、迅速、有效且能根治心动过速的优点,应优先考虑应用。

(三) 心房扑动

心房扑动(atrial flutter)简称房扑。

1. 病因 阵发性房扑可发生在无器质性心脏病者。持续性房扑多已伴随器质性心脏病:

包括①风湿性心脏病、冠心病、心肌病、高血压心脏病等；②导致心房扩大的病变，如肺栓塞、慢性充血性心力衰竭、二、三尖瓣狭窄与反流；③其他病因有甲状腺功能亢进、酒精中毒、心包炎等。

2．身体状况　心室率不快的患者可无任何症状；房扑伴极快的心室率可诱发心绞痛与心力衰竭。体检可见快速的颈静脉扑动。当房室传导比率发生变动时，第一心音强度亦随之变化。听诊心率可规则可不规则。房扑往往有不稳定的倾向，可恢复窦性心律或进展为心房颤动，但亦可持续数月或数年。

3．心电图特点　①P波消失，代之以规律的锯齿状扑动波，即F波。扑动波之间的等电线消失，在Ⅱ、Ⅲ、aVF或V_1导联最为明显。心房率通常为250～300次/分。②心室率规则与否，取决于房室传导比率是否恒定，F波与QRS波群常见的比率为2：1。当房室传导比率变化时，则引起心室率不规则。③QRS波群形态正常，但当发生室内差异性传导或原有束支传导阻滞时，QRS波群可增宽、形态异常（图3-7）。

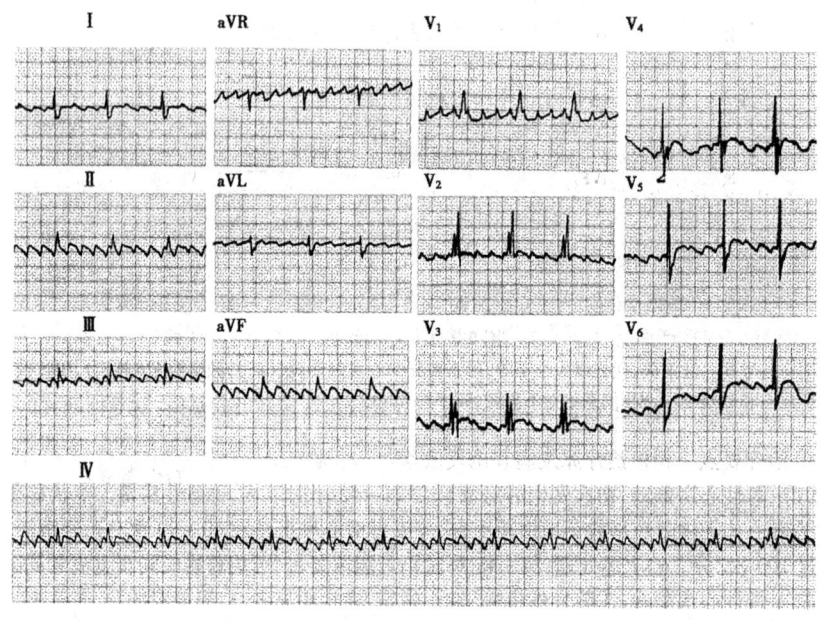

图3-7　心房扑动

4．处理要点　应针对原发病进行治疗。最有效的终止房扑方法为同步直流电复律。钙通道阻滞剂如维拉帕米或地尔硫䓬，能有效减慢房扑的心室率。若上述治疗方法无效或房扑发作频繁，可应用洋地黄制剂减慢心室率。普罗帕酮、胺碘酮等对转复及预防房扑复发有一定疗效。部分患者可选用射频消融术以求根治。

（四）心房颤动

心房颤动（atrial fibrillation）简称房颤，是一种十分常见的心律失常，我国30岁以上人群，房颤患病率为0.77%，且随年龄增长其发生率增加，男性高于女性（0.9%：0.7%）。心房内各部分肌纤维极不协调的乱颤，多个异位节律点各自以不同的速率发放冲动，使心房丧失了有效的机械收缩。

1．病因　房颤的发作呈阵发性或持续性。阵发性房颤可见于正常人，情绪激动、运动、手术后或急性酒精中毒；持续性心房颤动常见于风湿性心脏病、冠心病、高血压心脏病、甲状腺功能亢进性心脏病、缩窄性心包炎、心肌病、感染性心内膜炎及慢性肺源性心脏病等。心脏与肺部疾病患者发生急性缺氧、高碳酸血症、代谢或血流动力学紊乱时亦可出现房颤。房颤发生在无心脏病变的中青年，称为孤立性房颤。老年房颤患者中部分是心动过缓-心动过速综合征的心动过速期表现。

2. 身体状况　症状的轻重受心室率快慢的影响，若心室率不快，患者可无不适，但多数患者有心悸、胸闷。若心室率超过 150 次/分，患者可表现为心绞痛和心力衰竭的症状。心房颤动可突然发生，亦可突然终止。房颤并发体循环栓塞的危险性甚大。栓子来自左心房，多在左心耳部，因血流淤滞、心房失去收缩力所致。据统计，心脏瓣膜病者合并房颤，发生脑卒中的机会较无房颤者高出 5～7 倍。二尖瓣狭窄或二尖瓣脱垂合并房颤时，脑栓塞的发生率更高。房颤时的心脏听诊特点第一心音强弱不等，心律极不规则，当心室率快时可发生脉搏短绌。

3. 心电图特点　① P 波消失，代之以大小不等、间距不一、形态各异的小 f 波；② f 波频率为 350～600 次/分；③心室律极不规则，心室率通常在 100～160 次/分；④ QRS 波群形态一般正常，当心室率过快，发生室内差异性传导，QRS 波群增宽变形（图3-8）。

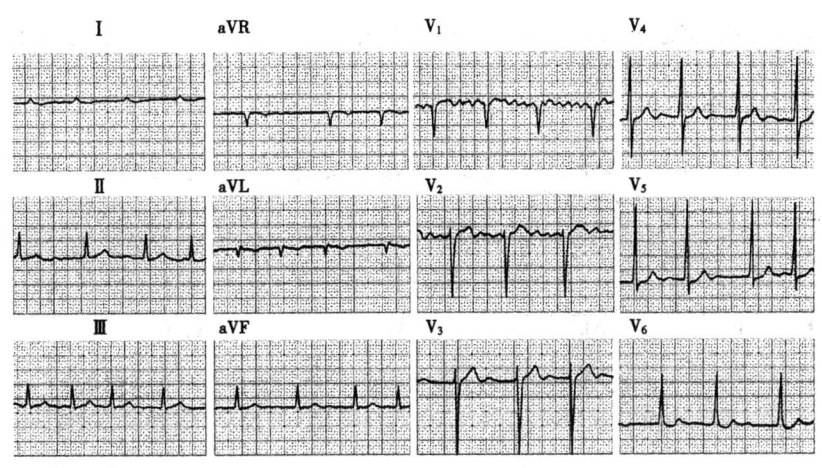

图 3-8　心房颤动

4. 处理要点　应积极寻找房颤的原发病和诱发因素，作出相应处理。

(1) 急性心房颤动：初次发生的房颤且在 24～48h 以内，称为急性房颤。通常发作可在短时间内自行终止。对于症状显著者，应迅速给予治疗。最初治疗的目标是减慢快速的心室率。静脉注射 β 受体阻滞剂或钙通道阻滞剂，使安静时心率保持在 60～80 次/分，轻微运动后不超过 100 次/分。经以上处理后，房颤常在 24～48h 内自行转复，仍未能恢复窦性心律者，可应用药物或电复律。如患者发作开始时已呈现急性心力衰竭或血压下降明显，宜紧急施行电复律。

(2) 慢性心房颤动：慢性房颤可分为阵发性、持续性与永久性房颤。阵发性房颤常能自行终止，当发作频繁或伴随明显症状，可口服普罗帕酮、胺碘酮，减少发作的次数及持续时间。持续性房颤不能自行转复为窦性心律，可选用普罗帕酮、索他洛尔、胺碘酮进行复律。若选用电复率，应提前几日给予抗心律失常药物，预防复律后房颤复发。慢性房颤经复律与维持窦律治疗无效者，称为永久性房颤。此时，可选用地高辛、β 受体阻滞剂或钙通道阻滞剂控制过快的心室率。

（3）预防栓塞并发症：慢性房颤患者有较高的栓塞发生率。过去有栓塞健康史、瓣膜病、高血压、糖尿病、左心房扩大、冠心病或是老年患者使发生栓塞的危险性更大。应接受长期抗凝治疗，口服华法林。房颤发作频繁、心室率很快、药物治疗无效者，可施行房室结阻断消融术，并同时安置心室按需或双腔起搏器。其他治疗方法包括外科手术、植入式心房除颤器等。

三、室性心律失常

（一）室性期前收缩

室性期前收缩（premature ventricular beats），是一种最常见的异位心律失常，居各种心律失常之首。是来自左室或右室的异位冲动在预期的下一个由窦房结发出的冲动到达心室之前形成，引起的心脏不正常搏动。

1．病因　室性期前收缩既可发生于正常人，也可发生于器质性心脏病患者。正常人出现精神紧张、情绪激动、过量饮酒、吸烟、饮咖啡时，发生室性期前收缩的机会随年龄的增长而增加。心脏病常见于高血压、冠心病、风湿性心脏病、心肌炎、心肌病、二尖瓣脱垂等；缺血、缺氧、麻醉、手术和电解质紊乱（低钾、低镁等）均可使心肌受到机械、电、化学性刺激而发生室性期前收缩；药物（洋地黄、奎尼丁、三环类抗抑郁药）中毒等亦能诱发室性期前收缩。

2．身体状况　常无与室性期前收缩直接相关的症状；患者是否有症状或症状的轻重程度与期前收缩的频发程度不直接相关。患者可感到心悸，类似电梯快速升降的失重感或代偿间歇后有力的心脏搏动。频发室性期前收缩可有乏力、头晕等，原有心脏病者可引起心绞痛或心力衰竭。听诊时，可闻及心律不齐，室性期前收缩之第二心音强度减弱，仅能听到第一心音，其后出现较长的停歇。桡动脉搏动减弱或消失。

3．心电图特点　① QRS 波群提前出现，形态宽大畸形，其前无 P 波。QRS 波群时限＞0.12s。T 波与 QRS 波群主波方向相反，ST 随 T 波移动。期前收缩后有一个完全性代偿间歇。②室性期前收缩的类型。室性期前收缩可孤立或规律出现，每隔一个窦性搏动后出现一个室性期前收缩，称为二联律。每隔两个正常搏动后出现一个室性期前收缩称为三联律。连续发生两个室性期前收缩称成对室性期前收缩。连续发生 3 个或 3 个以上室性期前收缩称室性心动过速。同一导联内，室性期前收缩形态相同者，称为单形性室性期前收缩，形态不同者，称为多源性室性期前收缩（图 3-9）。

4．处理要点　无器质性心脏病且无明显症状，不必使用药物治疗。如患者症状明显，应特别注意对患者做好耐心解释，说明这种情况的良性预后，减轻患者焦虑与不安。避免诱发因素，如吸烟、咖啡、应激等。药物宜选用 β 受体阻滞剂、美西律、普罗帕酮、莫雷西嗪等。急性心肌梗死并发室性期前收缩者目前不主张预防性应用利多卡因等抗心律失常药物。若合并窦性心动过速，早期应用 β 受体阻滞剂可能减少心室颤动的危险。

（二）室性心动过速

室性心动过速（ventricular tachycardia）简称室速。指连续出现 3 个或 3 个以上室性期前收缩，其间没有正常的搏动。如不及时处理，可发展成为心室颤动。

1．病因　室速常发生于各种器质性心脏病患者，最常见为冠心病，尤其是心肌梗死者。其次是心肌病、心力衰竭、二尖瓣脱垂、心瓣膜病等。其他病因包括洋地黄中毒、缺氧、电

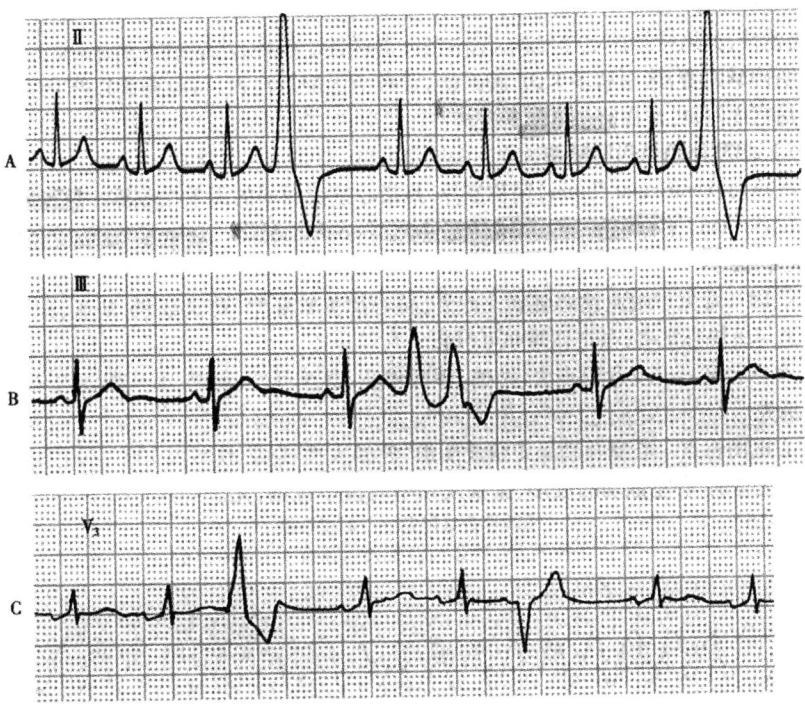

图 3-9 室性期前收缩

解质紊乱、Q-T 间期延长综合征、奎尼丁及胺碘酮药物中毒等，心脏侵入性检查或治疗时的机械性刺激等原因也可引起室性阵发性心动过速。偶可发生在无器质性心脏病者。

2．身体状况 室速临床症状的轻重视发作时心室率、持续时间、基础心脏病变和心功能状态不同而异。非持续性室速（发作持续时间短于 30s，能自行终止）的患者通常无症状。持续性室速（发作持续时间超过 30s，需药物或电复律方能终止）常伴有明显血流动力学障碍与心肌缺血。临床上可出现心绞痛、呼吸困难、低血压、头晕甚至晕厥等。听诊心率轻度不规则，第一、第二心音分裂。

3、心电图特点 3 个或 3 个以上的室性期前收缩连续出现，通常起始突然。QRS 波群畸形，时限超过 0.12s，ST-T 波方向与 QRS 波群主波方向相反。心室率通常为 100～250 次/分，心律规则或略不规则。P 波与 QRS 波群无固定关系，形成室房分离。心室夺获或室性融合波是确立室速诊断的重要依据。心室夺获是指室速发作时少数室上性冲动下传心室，表现为 P 波之后提前发生一次正常的 QRS 波群。室性融合波的 QRS 波群形态介于窦性与异位心室搏动之间，其意义为部分夺获心室（图 3-10）。

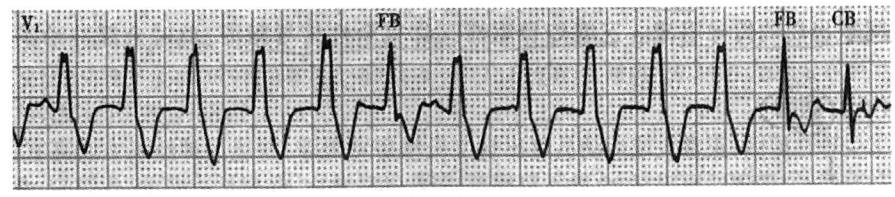

图 3-10 室性心动过速

4．处理要点 无器质性心脏病者出现非持续性室速，如无症状或血流动力学影响，无需治疗。如果持续性室速发作，无论有无器质性心脏病，均应给予治疗。有器质性心脏病选用利多卡因或普鲁卡因胺静脉注射，同时持续静滴。若药物治疗无效，可采用同步直流电复律。

（三）心室扑动与心室颤动

心室扑动（ventricular flutter）与心室颤动（ventricular fibrillation）为最严重的致命性心律失常。心室扑动简称室扑，是心室快而弱的无效性收缩。心室颤动简称室颤，是心室肌各部分肌纤维发生更快而不协调的乱颤。室扑是室颤的前奏，而室颤则是导致心源性猝死的常见心律失常。

1．病因 心室扑动与心室颤动常见于缺血性心脏病，如冠心病急性心肌梗死、心肌病、瓣膜病，严重心动过缓并发房颤或房扑的预激综合征。此外，抗心律失常药尤其是引起QT间期延长与尖端扭转的药物、严重缺氧、严重低血钾、洋地黄等药物中毒、预激综合征合并房颤与极快的心室率、心脏手术、电击伤等亦可引起。心室扑动与心室颤动是猝死时的常见表现之一。

2．身体状况 心室扑动与心室颤动临床表现无差别，患者很快出现阿-斯综合征的一系列表现，如意识丧失、抽搐、呼吸停止甚至死亡、大小便失禁。听诊心音消失，触诊大动脉搏动消失，血压测不出。伴随急性心肌梗死发生而不伴有泵衰竭或心源性休克的原发性心室颤动，预后较佳，抢救存活率较高，复发率很低。相反，非伴随急性心肌梗死的心室颤动，一年内复发率高达20%～30%。

3．心电图特点 心室扑动呈正弦波图形，波幅宽大而规则，频率为150～300次/分（通常在200次/分以上），有时难与室性心动过速鉴别。心室颤动呈形态、频率及振幅完全不规则的颤动波，频率为150～500次/分，无法分辨QRS波群、ST段及T波（图3-11）。

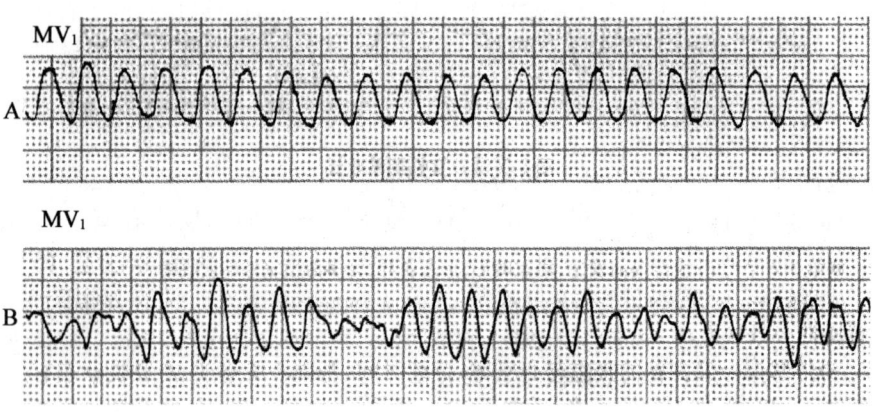

图3-11 心室扑动与心室颤动

4．处理要点 室扑、室颤发生后，如果不迅速采取抢救措施，患者一般在3～5min内死亡，因此必须争分夺秒、尽快恢复有效心律。一旦心电监测确定为心室扑动或心室颤动，应立即进行直流非同步电除颤，同时配合心脏按压及人工呼吸等心肺复苏术，并经静脉注射利多卡因100mg以及其他复苏药物如肾上腺素等。

四、心脏传导阻滞

冲动在心脏传导系统的任何部位传导时均可发生减慢或阻滞。发生在窦房结与心房之间,称窦房传导阻滞;发生在心房与心室之间,称房室传导阻滞;位于心房内,称房内传导阻滞;位于心室内,称室内传导阻滞。

本节重点叙述房室传导阻滞(atrioventricular block,AVB),又称房室阻滞,是指房室交界区脱离了生理不应期后,心房冲动传导延迟或不能传导至心室。阻滞可发生在房室结、希氏束及束支等不同部位。

按房室传导阻滞的严重程度,通常将其分为三度。一度传导阻滞的传导时间延长,全部冲动仍能传导。二度传导阻滞分为两型,即莫氏(Mobitz)Ⅰ型(文氏型)和Ⅱ型。Ⅰ型阻滞表现为传导时间进行性延长,直至1次冲动不能传导;Ⅱ型阻滞表现为间歇出现的传导阻滞。三度传导阻滞又称完全性传导阻滞,此时全部冲动不能被传导。

1. 病因 正常人或运动员可发生文氏型房室阻滞(莫氏Ⅰ型),与迷走神经张力增高有关,常发生于夜间。更多见于病理情况下,如急性心肌梗死、冠状动脉痉挛、病毒性心肌炎、心内膜炎、心肌病、急性风湿热、先天性心血管病、原发性高血压、心脏手术、电解质紊乱、药物中毒等。

2. 身体状况

(1) 一度房室传导阻滞患者常无症状,听诊第一心音略为减弱。

(2) 二度Ⅰ型患者常有心悸及心搏脱落感,听诊第一心音强度逐渐减弱并有心搏脱漏。Ⅱ型患者可出现乏力、心悸、胸闷、头晕等症状,听诊亦有心搏脱漏,但第一心音强度恒定。

(3) 三度房室阻滞的症状取决于心室率的快慢与伴随病变,可出现疲乏、头晕、晕厥、心绞痛、心力衰竭等症状。如合并室性心律失常,患者可感到心悸不适。当一、二度房室传导阻滞进展为完全性房室传导阻滞时,因心率过慢导致脑缺血,患者可发生暂时意识丧失,甚至抽搐,称为阿-斯综合征,严重者可致猝死。听诊第一心音强弱不等,第二心音正常或反常分裂,间或听到清晰而响亮的第一心音(大炮音)。

3. 心电图特点

(1) 一度房室传导阻滞:每个冲动都能传导至心室,但P-R间期延长大于0.20s,无QRS波群脱落(图3-12)。

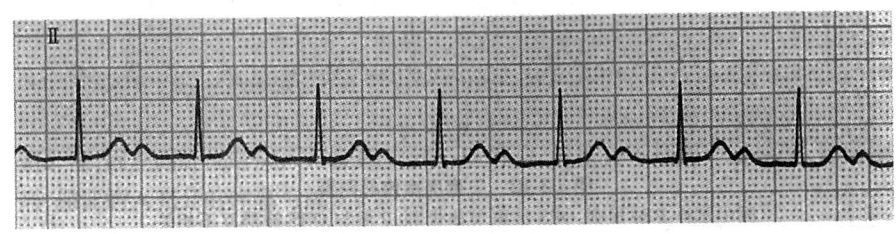

图3-12 一度房室传导阻滞

(2) 二度房室传导阻滞:包括莫氏Ⅰ型和莫氏Ⅱ型。①Ⅰ型,又称文氏阻滞(Wenchebach block),这是最常见的二度房室阻滞类型。PR间期逐渐延长,直至一个P波受阻不能下传心室,相邻RR间期进行性缩短,包含受阻P波在内的PR间期小于正常窦性PP间期的两倍,最常见的房室传导比例为3:2或5:4。该型很少发展为三度房室传导阻滞。②Ⅱ型:

心房冲动传导突然阻滞,但 PR 间期恒定不变,下传搏动的 PR 间期大多正常。当 QRS 波群增宽,形态异常时,阻滞位于希氏束-浦肯野系统。若 QRS 波群正常,阻滞可能位于房室结内。本型易转变为三度房室传导阻滞(图 3-13)。

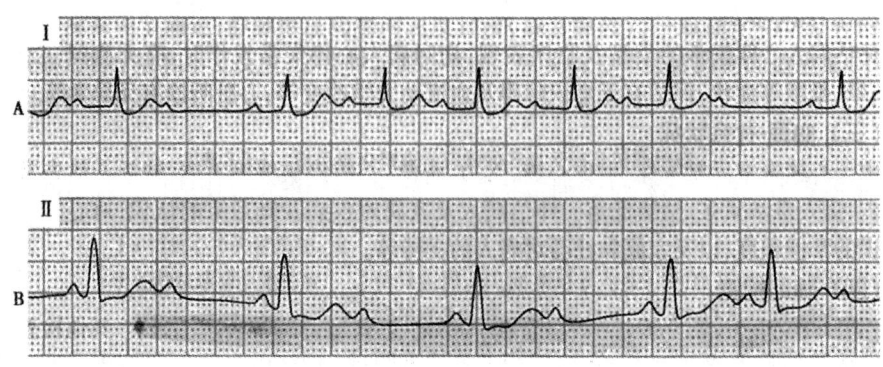

图 3-13 二度房室传导阻滞

(3) 三度(完全性)房室传导阻滞:此时全部心房冲动均不能传导至心室。其特征为:①心房与心室活动各自独立、互不相关。②心房率快于心室率,心房冲动来自窦房结或异位心房节律(房性心动过速、扑动或颤动)。③心室起搏点通常在阻滞部位稍下方。如位于希氏束及其近邻,心室率约 40~60 次/分,QRS 波群正常,心律亦较稳定;如位于室内传导系统的远端,心室率可低至 40 次/分以下,QRS 波群增宽,心室律亦常不稳定(图 3-14)。

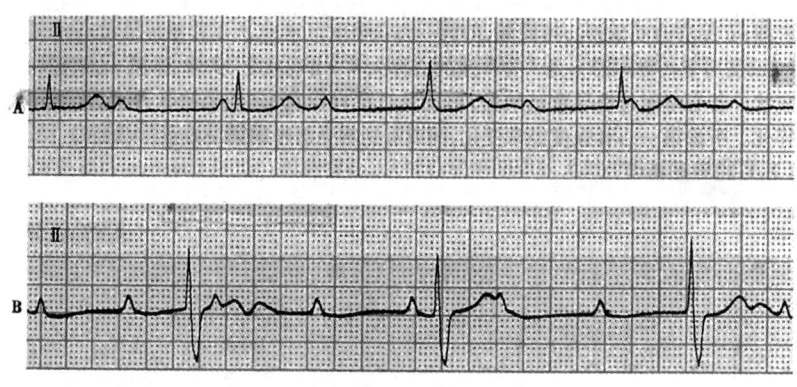

图 3-14 三度房室传导阻滞

4. 处理要点　应针对不同的病因进行治疗。一度和二度 I 型房室传导阻滞心室率不太慢者,无需特殊治疗。二度 II 型与三度房室传导阻滞,如心室率显著缓慢,伴有明显症状或血流动力学障碍,甚至阿-斯综合征发作者,应首选临时或永久性心脏起搏器治疗。常用药物如阿托品(0.5~2.0mg,静脉注射),可提高房室阻滞的心率,适用于阻滞位于房室结的患者。或异丙肾上腺素(1~4μg/min 静脉滴注)适用于任何部位的房室传导阻滞,但应用于急性心肌梗死时应十分慎重,因可能导致严重室性心律失常。

考点:常见心律失常的临床特点及心电图特征。

五、心律失常患者的护理

【护理评估】

询问患者的既往史和现健康史，有无不适感觉，引起心律失常的原因和诱发因素。对持续心电监测的患者，应注意观察是否出现心律失常及心律失常的类型、发作次数、持续时间、治疗效果以及对患者日常生活的影响。评估心律失常可能引起的临床症状，如心悸、胸闷、乏力、头晕、晕厥等，患者的意识状态及循环变化。房颤患者有无因血栓脱落导致栓塞，使患者致残而忧伤、焦虑。心动过速发作时，患者有无恐惧感。严重房室传导阻滞患者生活自理的程度。安装人工心脏起搏器者对手术及自我护理的认识如何，有无情绪低落、信心不足。

【主要护理诊断/问题】

1. 活动无耐力　与心律失常导致的心排血量减少，组织缺血缺氧有关。
2. 焦虑　与心律失常反复发作，对治疗缺乏信心有关。
3. 有受伤的危险　与心律失常引起的头晕、晕厥有关。
4. 潜在并发症：猝死。

【护理措施】

(一) 一般护理

1. 休息与体位　患者心律失常引起心悸、胸闷、头晕等症状时应保证患者充足的休息和睡眠，休息时应采取高枕卧位、半卧位或其他舒适体位，尽量避免左侧卧位，以防左侧卧位时患者感觉到心脏的搏动而使不适感加重。有头晕、晕厥发作或曾有跌倒健康史者应卧床休息，加强生活护理。嘱患者避免单独外出，防止意外。

2. 饮食　给予富含纤维素的食物以防便秘。避免饱餐及摄入刺激性食物，如咖啡、浓茶等。

3. 给氧　给予鼻导管吸氧 2～4L/min，改善因心律失常引起的机体缺氧。

(二) 病情观察

连接心电监护仪，对严重心律失调者，应保持心电监护，严密监测心率、心律、心电图、血氧饱和度变化，及早发现危险征兆。及时测量生命体征，测量脉搏时间为 1min，同时听心率。患者出现频发（每分钟在5次以上）、多源性、成对的或呈 R-on-T 现象的室性期前收缩、阵发性室性心动过速、窦性停搏、二度Ⅱ型及三度房室传导阻滞时，立即报告医师并配合处理。监测电解质变化尤其是血钾。

(三) 抢救配合

建立静脉通道，备好各种抗心律失常药物和其他抢救药品，准备抢救仪器（如除颤仪、心电图机、心电监护仪、临时心脏起搏器等），做好抢救准备。对突然发生室扑或室颤的患者，应立即施行非同步直流电除颤。一旦发生猝死的表现如意识突然丧失、抽搐、大动脉搏动消失、呼吸停止，立即进行抢救。

(四) 用药护理

严格遵医嘱按时按量应用抗心律失常药物，静脉注射抗心律失常药物时速度应缓慢（腺苷除外），一般 5～15min 内注完，静滴速度严格按医嘱执行。用药期间严密监测患者意识和生命体征，必要时检测心电图，注意用药前、用药过程中及用药后的心率、心律、PR 间期、QT 间期等的变化，以判断疗效和有无不良反应，如发现问题及时向医生汇报。

1．奎尼丁　①窦性停搏、房室传导阻滞、QT间期延长与尖端扭转型室速、奎尼丁晕厥、低血压；②厌食、恶心、呕吐、腹痛、腹泻；③视听觉障碍、意识模糊。奎尼丁毒性反应较重，故在给药前要测量血压、心率、心律，如有血压低于90/60mmHg，心率慢于60次/分，或心律不规则时需告知医生。

2．利多卡因　剂量过大可发生中枢神经系统毒性和心血管系统不良反应。前者可出现眩晕、感觉异常、意识模糊、昏迷；后者可有窦房结抑制、室内传导阻滞，见于少数患者。

3．普罗帕酮　不良反应较轻，可有眩晕、视力模糊、味觉障碍、恶心、呕吐等症状。个别患者出现手指震颤、窦房结抑制、房室传导阻滞、低血压等，亦可加重支气管痉挛、心力衰竭。餐时或餐后服用可减少胃肠道刺激。

4．普萘洛尔　低血压、心动过缓、充血性心力衰竭等。伴有糖尿病者可出现低血糖、乏力。亦可加重哮喘与慢性阻塞性肺疾病。间歇性跛行、雷诺现象、精神抑制。

5．胺碘酮　最严重的心外毒性为肺纤维化，还可有转氨酶升高，偶致肝硬化。光过敏、角膜色素沉着。胃肠道反应。甲状腺功能亢进或减退。心动过缓，偶尔发生尖端扭转型室速、致心律失常很少发生。

6．维拉帕米　偶有肝毒性，增加地高辛血浓度。已用β受体阻滞剂者或有血流动力学障碍者易引起低血压、心动过缓、房室传导阻滞、心搏停顿等。

7．腺苷　可有呼吸困难、胸部压迫感、面部潮红、心动过缓、房室传导阻滞等，持续时间常短于1min。

（五）心理护理

心律失常患者常有焦虑、恐惧等负面情绪，护士应做好以下几点：①保持情绪稳定，指导患者使用放松术。②安慰患者，告诉患者较轻的心律失常通常不会威胁生命。有条件的安排单人房间，避免与其他焦虑患者接触。③经常巡视病房，了解患者的需要，帮助其解决问题，如主动给患者介绍环境，耐心解答有关疾病的问题。

【健康指导】

1．疾病知识指导　向患者及家属讲解心律失常常见病因、诱因，如情绪紧张、过度劳累、急性感染、寒冷刺激、不良生活习惯（吸烟、饮浓茶和咖啡）等，以及防治知识。使患者和家属能充分了解该疾病，而与医护人员配合共同控制疾病。

2．生活指导　指导患者调整生活习惯避免发作，应注意劳逸结合，生活规律，保证充足的休息与睡眠。无器质性心脏病者应主动参加体育锻炼，保持乐观、稳定的情绪，避免精神紧张、激动。改变不良饮食习惯，戒烟、酒，避免摄入刺激性食物，如咖啡、浓茶、可乐等，避免饱餐。保持大便通畅，避免排便用力而加重心律失常。

3．用药指导　说明患者所用药物的名称、剂量、用法，嘱患者按医嘱坚持服药，不得自行减量、停药或擅自改用其他药物。教会患者观察药物疗效和不良反应，嘱有异常时及时就医。

4．自我检测指导　教会患者及家属测量脉搏的方法，以利于自我检测病情。对反复发生严重心律失常，危及生命者，教会家属心肺复苏术，以便于监测病情和自救。对安置心脏起搏器的患者，讲解自我检测与家庭护理方法。

5．复诊　定期复查心电图和随访，发现异常及时就诊。出现以下情形应及时就诊。①脉搏过缓，少于60次/分，并有头晕、目眩、或黑矇；②脉搏过快，超过100次/分，休息及放松后仍不减慢；③脉搏节律不齐，出现漏搏、期前收缩超过5次/分；④原本整齐的脉搏出现脉搏忽强忽弱、忽快忽慢的现象；⑤应用抗心律失常药物后出现不良反应。

考点：常见心律失常的护理措施。

| 小结 | 1. 临床特点　心律失常是心脏冲动的频率、节律、起源部位、传导速度与激动次序的异常。窦性心律失常主要包括窦性心动过速、窦性心动过缓、窦性停搏和病态窦房结综合征。房性心律失常分房性期前收缩、阵发性室上性心动过速、心房扑动、心房颤动等。频发房性期前收缩者可感胸闷、心悸、乏力感。心动过速突然发作或终止，持续时间长短不一。心房颤动是一种十分常见的心律失常，症状的轻重受心室率快慢的影响。室性心律失常分室性期前收缩、室性心动过速、心室扑动、心室颤动等。室性期前收缩是一种最常见的异位心律失常，患者可感到心悸、乏力、头晕等症状。室速是连续出现3个或3个以上室性期前收缩，其间没有正常的搏动。心室扑动与心室颤动为最严重的致命性心律失常，患者很快出现阿-斯综合征的表现。房室传导阻滞常分为三度，二度传导阻滞又分为两型即莫氏Ⅰ型（文氏型）和Ⅱ型，三度又称完全性传导阻滞。
2. 护理要点　护士应备好各种抗心律失常药物和其他抢救药品，准备抢救仪器（如除颤仪、心电图机、心电监护仪、临时心脏起搏器等），做好抢救准备。应了解常用抗心律失常药物的不良反应。向患者及家属讲解心律失常常见病因、诱因及防治知识。指导患者调整生活习惯，保证充足的休息与睡眠。教会患者及家属测量脉搏的方法，教会家属心肺复苏术，以便于监测病情和自救。定期复查心电图和随访，发现异常及时就诊。 |

（李　莹）

第四节　心脏瓣膜病患者的护理

| 学习目标 | 识记：
1. 复述心脏瓣膜病的定义。
2. 说出心脏瓣膜病的典型临床表现。
理解：
1. 解释心脏瓣膜病的发病机制及病理生理改变。
2. 归纳心脏瓣膜病的有关检查。
3. 概括心脏瓣膜病的治疗要点。
运用：
按照护理程序护理心脏瓣膜病患者。 |

心脏瓣膜病（valvular heart disease）是由于炎症、黏液样变性、退行性改变、先天性

畸形、缺血性坏死、创伤等原因引起的单个或多个瓣膜（包括瓣环、瓣叶、腱索、乳头肌等）的功能或结构异常，导致瓣口狭窄和（或）关闭不全。心室和主、肺动脉根部严重扩张也可产生相应房室瓣和半月瓣的相对性关闭不全。二尖瓣最常受累，约占70%，其次为主动脉瓣。

心脏瓣膜病中最常见的是风湿性心脏病（rheumatic heart disease），简称风心病，是风湿性炎症过程所致的瓣膜损害。主要累及40岁以下的人群，女性多于男性。我国风心病的人群患病率在70年代成人为1.9‰～2.9‰，儿童为0.4‰～2.7‰，80年代分别为1.99‰和0.25‰，患病率已有所下降，但仍是我国常见的心脏病之一。而瓣膜黏液样变性和老年人的瓣膜钙化在我国日益增多。发生心脏瓣膜病变时，各个瓣膜均有可能受累，但其中以二尖瓣的病变最为多见。临床上常见到两个或两个以上瓣膜病变同时存在，称联合瓣膜病，如二尖瓣狭窄伴主动脉瓣关闭不全等。

本节重点介绍风湿性炎症引起的二尖瓣病变和主动脉瓣病变。

案例

女性，67岁，30年来反复于劳累或受凉后出现胸闷、心悸、气急，休息后缓解。曾多次在当地医院诊治，诊断为"风湿性心脏瓣膜病，二尖瓣狭窄伴关闭不全"，长期服用地高辛、氢氯噻嗪、硝酸异山梨酯等药物。平素常感冒、咽痛。两日前受凉后胸闷气急加重，夜间不能平卧，双下肢水肿，咳嗽、咳白色泡沫痰。

思考：
1. 请提出主要的护理诊断。
2. 针对该患者主要的健康教育是什么？

一、二尖瓣狭窄

二尖瓣狭窄（mitral stenosis）的最常见病因是风湿热。风湿性二尖瓣狭窄仍是我国主要的瓣膜病，2/3的患者为女性。先天性畸形或结缔组织病，如系统性红斑狼疮心内膜炎为二尖瓣狭窄的罕见病因。

知识链接

正常成人二尖瓣口面积为4～6cm^2。当瓣口面积减少一半即对跨膜血流产生影响，这种情况被定义为狭窄。当瓣口面积减少至1.5cm^{2}以上为轻度，1～1.5cm^{2}为中度，小于1cm^{2}为重度狭窄。

二尖瓣口的狭窄及面积的减小，使舒张期血流自左心房进入左心室遇到障碍导致左心房压升高，左心房为了代偿而发生扩张。此时患者多无症状，临床表现为代偿期。当瓣口进一步狭窄，左心房扩张超过代偿极限，则造成肺静脉压升高，肺顺应性减低，从而发生劳力性呼吸困难，称左心房失代偿期。由于左心房压和肺静脉压升高，引起肺小动脉反应性收缩，最终导致肺小动脉硬化，肺血管阻力增高，肺动脉压力升高。重度肺动脉高压可引起右心室肥厚、三尖瓣和肺动脉关闭不全和右侧心力衰竭，称右心受累期。

1. 病因 询问患者有无呼吸道感染，心律失常，过度劳累，情绪激动等诱发因素。

2. 身体状况

(1) 症状：一般在二尖瓣中度狭窄（瓣口面积<$1.5cm^2$）时方有明显症状。

1) 呼吸困难：为最常见的早期症状。常以运动、精神紧张、性交、感染、妊娠或心房颤动为诱因。多先有劳力性呼吸困难，随狭窄加重，出现静息时呼吸困难、阵发性夜间呼吸困难、端坐呼吸，严重狭窄的患者甚至发生急性肺水肿。

2) 咯血：突然咯大量鲜血，通常见于严重二尖瓣狭窄，可为首发症状。阵发性夜间呼吸困难或咳嗽时的血性痰或带血丝痰。急性肺水肿时咳大量粉红色泡沫状痰。

3) 咳嗽：常见，尤其在冬季明显，有的患者在平卧时干咳，可能与支气管黏膜淤血水肿易患支气管炎或左心房增大压迫左主支气管有关。

4) 声嘶：较少见，由于扩大的左心房和肺动脉压迫左喉返神经所致。

(2) 体征：重度二尖瓣狭窄常有"二尖瓣面容"，双颧绀红。听诊心尖部第一心音亢进及高调的二尖瓣开放拍击音（开瓣音），可闻及低调的隆隆样舒张中晚期杂音，常可触及舒张期震颤。肺动脉高压时肺动脉瓣区第二心音亢进伴分裂。

(3) 并发症

1) 心房颤动：最常见，为相对早期的并发症，起始为阵发性，此后可发展为慢性房颤。心房颤动的发生率随着左心房增大和年龄增长而增加，突发快速房颤常诱发或加重心力衰竭。

2) 急性肺水肿：为重度二尖瓣狭窄的严重并发症，患者突然出现重度呼吸困难和发绀，不能平卧，咳粉红色泡沫状痰，双肺满布干、湿啰音。如不及时救治，可能致死。

3) 血栓栓塞：20%的患者发生体循环栓塞，以脑动脉栓塞最常见。其余依次为外周（下肢、视网膜）动脉、内脏（脾、肾、肠系膜）动脉和非动脉栓塞。栓子大多来自左心耳，多发生在伴房颤时，因左心房扩张和淤血易形成血栓，血栓脱落引起动脉栓塞。

4) 右侧心力衰竭：晚期常见并发症。临床表现为右侧心力衰竭的症状和体征。

5) 其他：可并发肺部感染，亦可并发感染性心内膜炎，但较少见。

3. 辅助检查

(1) X线检查：轻度二尖瓣狭窄时，X线表现可正常。中、重度二尖瓣狭窄左心房显著增大时，心影呈梨形（二尖瓣型），是肺动脉总干、左心耳和右心室扩大所致。

(2) 心电图：重度二尖瓣狭窄可有"二尖瓣型P波"，P波宽度>0.12s，伴切迹。QRS波群示电轴右偏和右心室肥厚表现。

(3) 超声心动图：是明确和量化诊断二尖瓣狭窄的可靠方法。M型示二尖瓣城墙样改变。二维超声心动图可显示狭窄瓣膜的形态和活动度，测绘二尖瓣口面积。彩色多普勒血流显像可实时观察二尖瓣狭窄的射流。

(4) 心导管检查：如症状、体征与超声心动图测定和计算二尖瓣口面积不一致，在考虑介入或手术治疗时，应经心导管检查同步测定肺毛细血管压和左心室压以确定跨瓣压差和计算瓣口面积，正确判断狭窄程度。

4. 处理要点

(1) 一般治疗：有风湿活动的患者应给予抗风湿治疗特别重要的是预防风湿热复发，一般应坚持至患者长期甚至终生应用苄星青霉素120万U，每4周肌内注射1次。无症状者避免剧烈体力活动，定期（6~12个月）复查。呼吸困难者应减少体力活动，限制钠盐摄入，口服利尿剂，避免和控制诱发急性肺水肿的因素，如急性感染、贫血等。

（1）并发症的治疗

1）急性肺水肿：参见本章第二节"急性肺水肿的抢救配合与处理"。

2）心房颤动：治疗目的为满意控制心室率，争取恢复和保持窦性心律，预防血栓栓塞。慢性心房颤动病程，可行电复律或药物转复，成功恢复窦性心律后需长期口服抗心律失常药物，预防或减少复发。复律之前3周和成功复律之后4周需服抗凝药物（华法林），预防栓塞。如患者不宜复律、复律失败或复律后不能维持窦性心律且心室率快，则可口服β受体阻滞剂，控制静息时的心室率在70次/分左右，日常活动时的心率在90次/分左右。如心室率控制不满意，可加用地高辛，每日0.125～0.25mg。如无禁忌证，应长期服用华法林，预防血栓栓塞。

（3）介入和手术治疗：治疗本病的有效方法。包括经皮球囊二尖瓣成形术、闭式分离术、直视分离术、人工瓣膜置换术等。

二、二尖瓣关闭不全

二尖瓣关闭不全（mitral incompetence）常与二尖瓣狭窄同时存在，亦可单独存在。

1．病因　风心病是引起二尖瓣关闭不全的最常见原因，风湿性炎症引起瓣叶僵硬、变性、瓣缘卷缩、连接处融合及腱索融合缩短，使心室收缩时两瓣叶不能紧密闭合。此外，二尖瓣脱垂、冠心病导致乳头肌功能失常、左心室显著扩大等原因也可引起二尖瓣关闭不全。

2．身体状况

（1）症状：轻度二尖瓣关闭不全终身无症状，严重反流时心排出量减少，首先出现的突出症状是疲乏无力，肺淤血的症状如呼吸困难出现较晚。

（2）体征：心尖搏动向左下移位。第一心音减弱，心尖区可闻及全收缩期吹风样的高调一贯型杂音，杂音可向左腋下和左肩胛下区传导，伴震颤。

（3）并发症：与二尖瓣狭窄相似，但感染性心内膜炎发生率较二尖瓣狭窄高，而体循环栓塞较二尖瓣狭窄少见。

3．辅助检查

（1）X线检查：重度反流常见左心房、左心室增大。

（2）心电图：部分有左心室肥厚和非特异性ST-T改变，少数有右心室肥厚征，心房颤动常见。

（3）超声心动图：M型和二维超声心动图不能确定二尖瓣关闭不全。脉冲式多普勒超声和彩色多普勒血流显像可于二尖瓣心房侧和左心房内探及收缩期反流束，诊断二尖瓣关闭不全的敏感性几乎达100%。

4．处理要点　风心病伴风湿活动者需抗风湿治疗并预防风湿热复发。预防感染性心内膜炎。无症状、心功能正常者无需特殊治疗，但应定期随访。手术方法有瓣膜修补术和人工瓣膜置换术。

三、主动脉狭窄

风湿性炎症导致瓣膜交界处粘连融合，瓣叶纤维化、僵硬、钙化和挛缩畸形，引起狭窄。有些主动脉瓣狭窄的患者则属先天性主动脉瓣畸形。老年单纯性主动脉瓣狭窄常为退行性瓣叶钙化，限制瓣叶活动。风湿性主动脉瓣狭窄（rheumatic aortic stenosis）大多伴有关闭不全或二尖瓣病变。

1. 病因　正常成人主动脉瓣口面积≥3.0cm²，当瓣口面积减少一半时，收缩期仍无明显跨瓣压差。当瓣口面积≤1.0cm²时，左心室收缩压明显升高，跨瓣压差显著。主动脉瓣狭窄所致的压力负荷增加，左心室向心性肥厚，以平衡左心室收缩压升高，维持正常收缩期室壁应力和左心室心排出量。左心室肥厚使其顺应性降低，引起左心室舒张末压进行性升高，因而使左心房后负荷增加，左心房代偿性肥厚。最终由于室壁应力增高、心肌缺血和纤维化等导致左心室功能衰竭。

2. 身体状况
(1) 症状：出现较晚。呼吸困难、心绞痛和晕厥为典型主动脉狭窄常见的三联征。

1) 呼吸困难：劳力性呼吸困难为晚期肺淤血引起的常见首发症状，见于90%的有症状患者。进而可发生阵发性夜间呼吸困难、端坐呼吸和急性肺水肿。

2) 心绞痛：见于60%的有症状患者。常由运动诱发，休息后缓解。主要由心肌缺血所致，极少数可由瓣膜的钙质栓塞冠状动脉引起。部分患者同时患冠心病，进一步加重心肌缺血。

3) 晕厥：见于1/3的有症状患者。多发生于直立、运动中或运动后即刻，少数在休息时发生，由于脑缺血引起。

(2) 体征

1) 心音：第一心音正常，第二心音常为单一性，严重狭窄者呈逆分裂。肥厚的左心房强有力收缩产生明显的第四心音。

2) 收缩期喷射性杂音：主动脉瓣第一听诊区可闻及粗糙而响亮的吹风样收缩期杂音，主要向颈动脉传导，常伴震颤。老年人钙化性主动脉瓣狭窄者，杂音在心底部，粗糙，高调成分可传导至心尖区，呈乐音性，为钙化的瓣叶振动所引起。狭窄越重，杂音越长。

3) 其他：动脉脉搏上升缓慢、细小而持续（细迟脉，pulsus parvus et tarsus），在晚期，收缩压和脉压均下降。但在轻度主动脉瓣狭窄合并主动脉瓣关闭不全的患者以及动脉顺应性差的老年患者，收缩压和脉压可正常，甚至升高和增大。在严重的主动脉瓣狭窄患者，同时触诊心尖部和颈动脉可发现颈动脉搏动明显延迟。心尖搏动相对局限、持续有力，如左心室扩大，可向左下移位。

(3) 并发症

1) 心律失常：约10%的患者可发生心房颤动。主动脉瓣钙化侵及传导系统可致房室传导阻滞，左心室肥厚、心内膜下心肌缺血或冠状动脉栓塞可致室性心律失常。上述两种情况均可导致晕厥，甚至猝死。

2) 心脏性猝死：仅见于1%~3%的患者。猝死一般发生于先前有症状者。患者若发生左侧心力衰竭，自然病程明显缩短，因此终末期的右侧心力衰竭少见。

3) 感染性心内膜炎：不常见，年轻人的较轻瓣膜畸形比老年人的钙化性瓣膜狭窄发生感染性心内膜炎的危险性大。

4) 其他：体循环栓塞、心力衰竭和胃肠道出血少见。

3. 辅助检查
(1) X线检查：心影正常或左心室轻度增大，左心房可能轻度增大，升主动脉根部常见狭窄后扩张。在侧位透视下可见主动脉瓣钙化。晚期可有肺淤血征象。

(2) 心电图：重度狭窄者有左心室肥厚伴ST-T继发性改变和左心房大。可有房室阻滞、室内阻滞（左束支阻滞或左前分支阻滞）、心房颤动或室性心律失常。

(3) 超声心动图：为明确诊断和判定狭窄程度的重要方法。M 型诊断本病不敏感和缺乏特异性。二维超声心动图探测主动脉瓣异常十分敏感，有助于显示瓣叶数目、大小、增厚、钙化、收缩期呈圆拱状的活动度、交界处融合、瓣口大小和形状及瓣环大小等瓣膜结构，有助于确定狭窄的病因，但不能准确定量狭窄程度。用连续多普勒测定通过主动脉瓣的最大血流速度，可计算出平均和峰跨膜压差以及瓣口面积。超声心动图还提供心腔大小、左心室肥厚及功能等多种信息。

(4) 心导管检查：当超声心动图不能确定狭窄程度并考虑人工瓣膜置换时，应行心导管检查。最常用的方法是通过左心双腔导管同步测定左心室和主动脉压，或用单腔导管从左心室缓慢外撤至主动脉连续记录压力曲线。如左心导管难以通过狭窄的主动脉瓣口，则可取右心导管经右心穿刺室间隔进入左心室与主动脉内导管同步测压。计算左心室 - 主动脉收缩期峰值压差，根据所得压差可计算出瓣口面积。＞1.0cm^2 为轻度狭窄，0.75～1.0cm^2 为中度狭窄，＜0.75cm^2 为重度狭窄。如以压差判断，平均压差＞50mmHg 或峰压差达 70mmHg 为重度狭窄。

4．处理要点

(1) 内科治疗：主要目的为确定狭窄程度，观察狭窄进展情况，为有手术指征的患者选择合理手术时间。治疗措施包括：①预防感染性心内膜炎，如为风心病合并风湿活动，应预防风湿热。②无症状的轻度狭窄患者每 2 年复查一次，应包括超声心动图定量测定。中和重度狭窄的患者应避免剧烈体力活动，每 6～12 个月复查 1 次。③如有频发房性期前收缩，应予抗心律失常药物，预防心房颤动。主动脉狭窄患者不能耐受心房颤动，一旦出现，应及时转复为窦性心律。其他可导致症状或血流动力学后果的心律失常也应积极治疗。④心绞痛可试用硝酸酯类药物。⑤心力衰竭者应限制钠盐摄入，可用洋地黄类药物和小心应用利尿剂。过度利尿可因低血容量致左心室舒张末压降低和心排血量减少，发生直立性低血压。不可使用作用于小动脉的血管扩张剂，以防血压过低。

(2) 外科治疗：人工瓣膜置换术为治疗成人主动脉狭窄的主要方法。无症状的轻、中度狭窄患者无手术指征。重度狭窄（瓣口面积＜0.75cm^2 或平均跨瓣压差＞50mmHg）伴心绞痛、晕厥或心力衰竭症状为手术的主要指征。

(3) 经皮球囊主动脉瓣成形术：经股动脉逆行将球囊导管推送至主动脉瓣，用生理盐水与造影剂各半的混合液体充盈球囊，裂解钙化结节，伸展主动脉瓣环和瓣叶，解除瓣叶和分离融合交界处，减轻狭窄和症状。

四、主动脉关闭不全

1．病因

(1) 急性：感染性心内膜炎致主动脉瓣瓣膜穿孔或瓣周脓肿；创伤；主动脉夹层和人工瓣撕裂所引起。

(2) 慢性

1) 风心病：约 2/3 的主动脉瓣关闭不全（aortic incompetence）为风心病所致。

2) 感染性心内膜炎：感染性赘生物致瓣叶破损或穿孔，瓣叶因支持结构受损而脱垂或赘生物介于瓣叶间妨碍其闭合而引起关闭不全。

3) 先天性畸形：①二叶主动脉瓣占临床单纯性主动脉瓣关闭不全的 1/4。②室间隔缺损时由于无冠瓣失去支持可引起主动脉瓣关闭不全，约占室间隔缺损的 15%。

4）主动脉瓣黏液样变性：致瓣叶舒张期脱垂入左心室。偶尔合并主动脉根部中层囊性坏死，可能为先天性原因。

5）强直性脊柱炎：瓣叶基底部和远端边缘增厚伴瓣叶缩短。

2．临床表现

（1）症状

1）急性：轻者可无症状，重者出现急性左侧心力衰竭和低血压。

2）慢性：可多年无症状，甚至可耐受运动。最先的症状表现为与心搏量增多有关的心悸、心前区不适、头部强烈搏动感等。晚期可出现左心室衰竭的表现。心绞痛较主动脉瓣狭窄时少见。常有体位性头昏，晕厥罕见。

（2）体征

1）急性：收缩压、舒张压和脉压正常或舒张压稍低，脉压稍增大。无明显周围血管征。心尖搏动正常。心动过速常见。第一心音减低。第二心音肺动脉瓣成分增强。第三心音常见。

2）慢性：收缩压升高，舒张压降低，脉压增大。周围血管征常见。主动脉根部扩大者在胸骨旁右第2、3肋间可扪及收缩期搏动。

心尖搏动：向左下移位，呈心尖抬举性搏动。

心音：第一心音减弱，第二心音主动脉瓣成分减弱或缺如。心底部可闻及收缩期喷射音，与左心室心搏量增多突然扩张已扩大的主动脉有关。由于舒张早期左心室快速充盈增加，心尖区常有第三心音。

心脏杂音：胸骨左缘第3、4肋间可闻及高调叹气样递减型舒张期杂音，坐位并前倾和深呼气时易听到。重度反流者，常在心尖区听到舒张中晚期隆隆样杂音（Austin Flint杂音）。

（3）并发症：感染性心内膜炎较常见，可发生室性心率失常，心脏性猝死少见。心力衰竭在急性者出现早，慢性者于晚期始出现。

3．辅助检查

（1）X线检查：心影呈靴型（主动脉型），即左心室增大，伴升主动脉扩张、迂曲、主动脉弓突出、搏动明显。

（2）心电图：常见窦性心动过速和非特异性ST-T改变、左心室肥厚劳损。

（3）超声心动图：M型显示舒张期二尖瓣前叶或室间隔纤细扑动，为主动脉瓣关闭不全的可靠诊断征象，但敏感性低（43%）。脉冲式多普勒和彩色多普勒血流显像在主动脉瓣的心室侧可探及全舒张期反流束，为最敏感的确定主动脉瓣反流方法。二维超声可显示瓣膜和主动脉根部的形态改变，有助于确定病因。

（4）放射性核素心室造影：可测定左心室收缩、舒张末容量和静息、运动的射血分数，判断左心室功能。根据左心室和右心室心搏量比值估测反流程度。

（5）磁共振显像：诊断主动脉疾病如夹层极准确。可目测主动脉瓣反流射流，可靠的半定量反流程度，并能定量反流量和反流分数。

（6）主动脉造影：当无创技术不能确定反流程度，并考虑外科治疗时，可行选择性主动脉造影，半定量反流程度。

4．治疗要点

（1）内科治疗：主要是对并发症进行预防和治疗。发生心力衰竭者应给予相应治疗。对肺部感染、感染性心内膜炎应注意预防和控制。房颤者的治疗原则是控制心室率，争取恢复窦性心律，同时可使用华法林或阿司匹林预防血栓栓塞。由于风湿热的反复发作可加重瓣膜损害，故风心病患者应积极预防风湿热。

（2）介入治疗：经皮球囊瓣膜成形术适用于有瓣膜狭窄的患者，尤其对二尖瓣狭窄者是首选治疗方法。

（3）外科治疗：常用方法为瓣膜分离术，人工瓣膜置换术等。

五、心脏瓣膜疾病患者的护理

【主要护理诊断/问题】

1．体温过高　与风湿活动或并发感染有关。
2．焦虑　与担心疾病预后、工作、生活与前途有关。
3．有感染的危险　与机体抵抗力下降有关。
4．潜在并发症：充血性心力衰竭、心律失常、栓塞等。
5．知识缺乏　与缺乏疾病的预防及治疗等有关知识。

【护理措施】

（一）一般护理

1．休息与活动　心功能代偿期，一般体力活动不受限制。但要注意多休息，以降低耗氧量，减轻心脏负荷。心功能失代偿期，卧床休息，限制活动量，协助生活护理，出汗多的患者应勤换衣裤、被褥，防止受凉。待病情好转，实验室检查正常后逐渐增加活动量。左心房内有巨大附壁血栓者应绝对卧床休息，以防血栓脱落造成其他部位栓塞。病情允许时应鼓励并协助患者翻身、活动下肢或下床活动，防止下肢深静脉血栓形成。

2．饮食　给予高热量、高蛋白、高维生素易消化饮食，加强患者抵抗力。有心力衰竭时应限制钠盐摄入、少量多餐、多吃蔬菜、水果，保持大便通畅。

（二）病情观察

1．监测生命体征，尤其心率、心律、血压、脉搏、呼吸频率、节律及伴随症状，注意患者的精神状态及意识变化。

2．观察有无风湿活动的表现，如发热、皮肤环形红斑、皮下结节、关节红肿及疼痛等。

3．观察患者有无呼吸困难、乏力、食欲减退、少尿等心力衰竭的征象。密切观察有无栓塞的征象，一旦发生，立即报告医师并给予相应的处理。

（三）对症护理

根据病情给予间断或持续吸氧。每4h测量一次体温，超过38.5℃给予物理降温并记录降温效果。大量出汗者应勤换衣裤、被褥，防止受凉。关节炎时可局部热敷以减轻关节炎性水肿对神经末梢的压迫，改善血液循环，使疼痛减轻。

（四）用药护理

遵医嘱给予抗生素及抗风湿药物治疗。苄星青霉素溶解后为白色乳剂，若按一般的肌内注射方法针头易堵塞，冬季天气寒冷时尤其如此。操作时应选择9号针头，用8～10ml生理盐水稀释后，更换注射针头，勿排气，快速注射。阿司匹林可致胃肠道反应、牙龈出血、血尿、柏油样便等不良反应，应饭后服药并观察有无出血。遵医嘱给予抗心律失常、抗血小板聚集的药物，预防附壁血栓形成和栓塞。

（五）心理护理

加强与患者的沟通，耐心向患者解释病情，消除患者的焦虑紧张情绪，使其积极配合治疗。向患者和家属详细介绍治疗的方法和目的，缓解患者或家属因不了解介入或手术治疗的效果和顾虑费用而产生的压力。

【健康指导】

1．疾病知识指导　告诉患者及家属本病病因和病程进展特点，鼓励患者树立信心，做好长期与疾病作斗争以控制病情进展的思想准备。告诉患者坚持按医嘱用药的重要性，并定期门诊复查。有手术适应证者劝患者尽早择期手术，提高生活质量，以免失去最佳手术时机。

2．休息与活动　保持室内空气流通、温暖、干燥、阳光充足，避免居住环境潮湿、阴暗等不良条件。日常生活中适当锻炼，加强营养，提高机体抵抗力。帮助患者根据心功能情况协调好活动与休息，避免重体力劳动和剧烈运动。教育家属理解患者并给予支持。

3．预防感染　注意防寒保温，避免感冒。防治链球菌感染，避免与上呼吸道感染、咽炎患者接触，一旦发生上呼吸道感染、咽炎、扁桃体炎应立即用药治疗。扁桃体反复发炎者应在风湿活动控制后2～4个月手术摘除扁桃体。行拔牙、内镜检查、导尿术、分娩、人工流产等手术操作要预防性使用抗生素。风湿活动期禁止拔牙、导尿等侵入性操作。保持口腔清洁，预防口腔感染。

4．用药指导　告诉患者坚持服药的重要性，按医嘱服用抗风湿药物、抗心力衰竭药物及抗生素。并定期门诊复查，防止病情进展。

5．妊娠指导　风心病患者中约2/3为女性，其中部分处于育龄期。女患者注意不要因家务劳动过重而加重病情。育龄妇女要根据心功能情况在医师指导下控制好妊娠与分娩时机。心功能尚处于Ⅰ级或Ⅱ级，可以妊娠，但需做好孕期监护。心功能Ⅲ级、Ⅳ级的妇女，则不宜妊娠，以免孕产期心脏负担进一步增加，造成生命危险。不能妊娠与分娩者，做好患者与家属的思想工作。

考点：心脏瓣膜病的健康教育。

| 小结 | 1．临床要点　我国心脏瓣膜病中最常见的病因是风湿热。二尖瓣狭窄最为多见。二尖瓣狭窄典型临床症状最常见早期症状是呼吸困难，也可出现咯血、咳嗽、声嘶等症状。重度二尖瓣狭窄常有"二尖瓣面容"，听诊心尖部可闻及低调的隆隆样舒张中晚期杂音。超声心动图是明确诊断风湿性心脏病的可靠方法。介入和手术治疗则是治疗本病的有效方法。
2．护理要点　护士应告诉患者注意多休息，遵医嘱给予抗生素及抗风湿药物治疗。了解常用药物的不良反应。告诉患者及家属本病病因和病程进展特点，坚持按医嘱用药的重要性，并定期门诊复查。防治链球菌感染，扁桃体反复发炎者应在风湿活动控制后2～4个月可手术摘除扁桃体。 |

（李　莹）

第五节 冠状动脉粥样硬化性心脏病患者的护理

> **学习目标**
>
> 识记：
> 1. 复述冠状动脉粥样硬化性心脏病、稳定型心绞痛、心肌梗死的定义。
> 2. 说出稳定型心绞痛与 ST 段抬高心肌梗死的临床表现。
> 3. 列出稳定型心绞痛及 ST 段抬高心肌梗死的主要护理诊断问题。
> 4. 描述 ST 段抬高心肌梗死的心电图特点。
>
> 理解：
> 1. 解释稳定型心绞痛的病因及发病机制。
> 2. 概括心绞痛及心肌梗死的治疗要点。
> 3. 总结冠状动脉粥样硬化性心脏病的相关检查。
>
> 运用：
> 1. 应用所学知识，按照护理程序对冠状动脉粥样硬化性心脏病患者进行护理。
> 2. 对冠状动脉粥样硬化性心脏病患者进行健康指导。

冠状动脉粥样硬化性心脏病（coronary atherosclerotic heart disease，CAHD），简称冠心病，指冠状动脉粥样硬化使管腔狭窄或阻塞，导致心肌缺血、缺氧而引起的心脏病，它和冠状动脉功能性改变（痉挛）统称为冠状动脉性心脏病（coronary heart disease，CHD），亦称缺血性心脏病。WHO 将冠心病分为 5 型：无症状性心肌缺血、心绞痛、心肌梗死、缺血性心肌病、猝死。

知识链接

冠心病的危险因素

本病的病因尚不完全明确，目前研究表明本病是多因素作用所致，这些因素被称为危险因素。主要的危险因素有：

1. **血脂异常** 总胆固醇、三酰甘油、低密度脂蛋白或极低密度脂蛋白增高和高密度脂蛋白减少是动脉粥样硬化最重要的危险因素。

2. **高血压** 高血压与动脉粥样硬化的形成和发展关系密切。高血压患者患本病的概率较血压正常者高 3～4 倍。

3. **糖尿病** 糖尿病患者中本病发生率为非糖尿病患者的 2 倍。糖尿病可引起大动脉和微小动脉病变同时还可引起血脂升高，促进动脉粥样硬化的发生。

4. **吸烟** 吸烟可使动脉壁氧含量不足，加速动脉粥样硬化的形成。

5. **年龄、性别** 本病多见于 40 岁以上人群，男性多于女性，比例约为 2：1，女性在绝经期后发病率增加。

6. **其他危险因素** ①遗传；②体力活动减少；③酒精摄入；④肥胖；⑤A 型性格（性情急躁、进取心、好胜心和竞争性强）；⑥饮食方式：进食较多高热量、高脂肪、高胆固醇、高糖等饮食。

一、稳定型心绞痛患者的护理

稳定型心绞痛（stable angina pectoris）是指冠状动脉供血不足，导致心肌急剧的、暂时性缺血缺氧引起的以发作性胸痛或胸部不适为主要表现的临床综合征。

案例

患者，男性，55岁，反复劳累性胸骨后疼痛1年。近一年内每于劳累后出现胸骨后紧缩感，伴轻度胸闷气短，休息后可缓解。患者既往高血压病史3年，最高170/110mmHg，糖尿病病史2年。体检颈静脉无怒张，心律齐，78次/分，未闻及心脏杂音。

思考：
1. 考虑该患者的可能疾病是什么？
2. 如何对患者进行护理评估？

知识链接　　　冠心病的病因与发病机制

本病最基本的病因是冠状动脉硬化。当冠状动脉的供血与心肌的需血之间发生矛盾，冠状动脉血流量不能满足心肌代谢的需要，引起心肌急剧的、暂时的缺血缺氧，心肌内积聚过多的乳酸等代谢产物刺激心脏的内脏感觉神经，产生疼痛的感觉，即可发生心绞痛。

【护理评估】

（一）健康史

询问有无家族史、高血脂、高血压、糖尿病、吸烟、肥胖、酗酒等危险因素以及有无体力劳动、情绪激动、饱餐、寒冷、阴雨天气候等诱因；是否首次发病、发病的部位、频率、疼痛性质及持续时间。

（二）身体状况

1．症状　心绞痛以发作性胸痛为主要临床表现，疼痛的特点为：

（1）部位：主要在胸骨体上段或中段之后可波及心前区手掌大小范围，常放射至左肩、左臂内侧达环指和小指，或至颈、咽或下颌部。

（2）性质：胸痛常为压迫、发闷或紧缩感，也可由烧灼感，偶伴濒死的恐惧感。发作时患者常不自觉停止原来活动，直至疼痛缓解。

（3）诱因：发作常由劳累、情绪激动等诱因所激发。

（4）持续时间：一般持续3～5min，经停止原来诱发症状的活动或舌下含服硝酸甘油，几分钟后可缓解。

2．体征　心绞痛发作时常见心率增快、血压增高、表情焦虑、皮肤冷或出汗，有时可出现第四或第三心音奔马律、暂时性心尖部收缩期杂音、交替脉、肺部啰音。

（三）心理社会状况

疼痛出现后常逐步加重，观察患者有无紧张、恐惧感，发作缓解后有无焦虑，患者及家属是否了解重视本病。

（四）辅助检查

1．心电图检查　静息心电图约有半数以上患者正常。心绞痛发作时常有暂时性的心肌缺血性的ST段压低，有时可出现T波倒置。运动心电图及24h动态心电图可明显提高缺血性心电图的检出率。

2．放射性核素检查　放射性铊心肌显像可显示心肌缺血区的部位和范围。同时兼做运动负荷试验，可明显提高诊断的阳性率。

3．冠状动脉造影　可发现冠状动脉及其分支狭窄的部位和程度，是目前诊断冠心病的"金标准"。

> **考点：**心绞痛发作时的症状。

【主要护理诊断/问题】

1．疼痛：心前区疼痛　与心肌缺血缺氧有关。

2．活动无耐力　与心肌氧的供需失调有关。

3．潜在并发症：心肌梗死。

4．焦虑　与心绞痛反复频发有关。

5．知识缺乏：缺乏控制诱发因素及预防心绞痛发作的知识。

【护理措施】

（一）一般护理

1．休息与活动　心绞痛发作时应立即休息，缓解期应根据患者的活动能力制订合理的活动计划，最大活动量以不引起心绞痛为度。避免重体力劳动，避免竞赛性活动和屏气用力活动，避免精神过度紧张的工作。

2．饮食护理　饮食原则为低热量、低脂、低胆固醇、低盐、高维生素、易消化饮食。多食新鲜水果、蔬菜，少食多餐，避免过饱。忌辛辣刺激性食物。

（二）病情观察

观察患者疼痛的性质、部位、程度、持续时间，严密监测心率、心律、血压及心电图变化。

（三）治疗配合

1．治疗原则　改善冠状动脉血液供应，减少心肌耗氧量，治疗冠状动脉粥样硬化。发作时应立即休息，选用作用快、疗效高的硝酸酯制剂。缓解期应尽量避免诱因，控制危险因素。应用作用持久的抗心绞痛药物，如硝酸酯制剂、β受体阻滞剂、钙通道阻滞剂，还可应用抑制血小板凝集药物、调整血脂药物及中药等。介入治疗（经皮腔内冠状动脉成形术、冠状动脉内支架植入术）、手术治疗（冠脉搭桥术）。

2．用药护理

（1）疗效观察：心绞痛发作舌下含服硝酸甘油，给药后观察疼痛是否缓解，如3～5min不缓解可重复使用，如疼痛持续15～30min仍不缓解，应警惕急性心肌梗死的发生。

（2）药物副作用：部分患者用药后会出现头部胀痛、头晕、低血压等不适反应，服药后尽量平卧，减轻不良反应。

（四）对症护理

见第三章第一节"循环系统疾病患者常见症状体征的护理"。

（五）心理护理

心绞痛发作时应给予患者心理安慰，消除紧张、焦虑、恐惧感，减少心肌耗氧量。

【健康指导】

1．饮食与活动　见一般护理。

2．避免诱发因素及危险因素　避免过度劳累、情绪激动、饱餐、寒冷刺激等诱因。减少危险因素，合理膳食、维持理想体重、戒烟、控制高血压等。

3．指导患者自我监测病情　教会患者及家属心绞痛发作时的缓解方法，如服用硝酸甘油不缓解，或发作比以往频繁、疼痛加重，应及时就诊，警惕不稳定型心绞痛和心肌梗死的发生。也应注意不典型心绞痛，发作时可表现为牙痛、上腹痛等，应按心绞痛发作处理并及时就医。

4．用药指导　指导患者遵医嘱服药，不可擅自增量或减量。外出时随身携带硝酸甘油片，注意有效期，定期更换，以免失效。

5．定期复查　定期复查心电图、血糖、血脂、肝功能，积极治疗高血压、糖尿病、高脂血症。

考点：心绞痛患者的护理措施。

二、不稳定型心绞痛和非 ST 段抬高型心肌梗死患者的护理

不稳定型心绞痛（unstable angina）与非 ST 段抬高型心肌梗死同属非 ST 段抬高型急性冠脉综合征，患者出现急性心绞痛，但没有 ST 段抬高，称作非 ST 段抬高性急性冠脉综合征。急性冠脉综合征特指冠心病中急性发作的类型，近年来将急性冠脉综合征又分为非 ST 段抬高性急性冠脉综合征和 ST 段抬高性急性冠脉综合征，后者主要指 ST 段抬高性心肌梗死。不稳定型心绞痛与非 ST 段抬高型心肌梗死区别主要是根据血中心肌坏死标志物的测定，心肌坏死标志物确定未超过正常范围时诊断为不稳定型心绞痛。

【护理评估】

（一）健康史

询问有无冠心病家族史、高血脂、高血压、糖尿病、吸烟、肥胖、酗酒等危险因素以及贫血、感染、甲亢、心律失常等诱因。

（二）身体状况

1．症状

（1）不稳定型心绞痛：胸痛部位、疼痛性质与稳定型心绞痛相似，但具备以下特点之一：①原有稳定型心绞痛在 1 个月内疼痛发作次数频率、程度加重、时限延长，诱因改变，硝酸酯类药物作用减弱；②1 个月之内新发的较轻负荷的心绞痛；③休息状态下心绞痛发作或较轻微活动即可诱发，发作时表现为 ST 段抬高的变异型心绞痛。

（2）非 ST 段抬高型心肌梗死：临床表现与不稳定性心绞痛相似，但是比不稳定型心绞痛更为严重，持续时间更长。

2．体征　大部分非 ST 段抬高性急性冠脉综合征可无明显体征。有些患者可出现第三心音、心动过速、心动过缓及新出现二尖瓣关闭不全。

（三）心理社会状况

观察患者有无紧张、恐惧感，发作缓解后有无焦虑，不稳定型心绞痛可发展成非 ST 段抬高型心肌梗死或 ST 段抬高型心肌梗死，因此，提醒患者及家属对于本病应高度重视。

（四）辅助检查

1. **心电图检查**　静息 12 导联心电图是可疑非 ST 段抬高性急性冠脉综合征患者的首要检查手段。ST-T 段动态变化是非 ST 段抬高性急性冠脉综合征最可靠的心电图表现，不稳定型心绞痛发作时可出现 2 个或更多导联的相邻导联 ST 段下移 ≥ 0.01mV。非 ST 段抬高型心肌梗死的心电图 ST 段压低或 T 波倒置比不稳定型心绞痛更明显和持久。

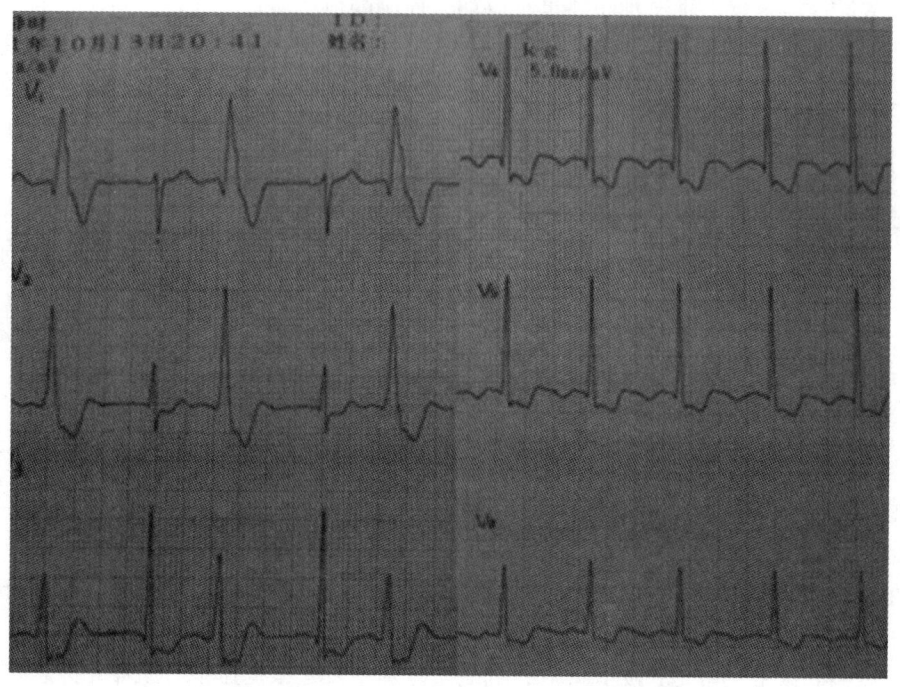

图 3-15　非 ST 段抬高性急性冠脉综合征

2. **心肌损伤标记物**　心肌损伤标记物可帮助诊断非 ST 段抬高性心肌梗死。肌酸激酶同工酶是评估非 ST 段抬高性急性冠脉综合征的主要血清心肌损伤标记物。肌钙蛋白比传统的心肌酶更加灵敏、特异。肌红蛋白有助于排出心肌梗死。常规采用的心肌损伤标记物及检测时间见表 3-4。

表 3-4　心肌损伤标记物及检测时间

检测时间	肌酸激酶同工酶	肌钙蛋白		肌红蛋白
		心脏肌钙蛋白 T	心脏肌钙蛋白 I	
开始升高时间（h）	2～4	2～4	2～4	1～2
峰值时间（h）	18～24	10～24	10～24	4～8
持续时间（t）	3～4	5～10	5～14	0.5～1.0

3. **冠状动脉造影**　非 ST 段抬高性急性冠脉综合征患者如有以下情况，视为冠状动脉造影的强适应证：①近期心绞痛发作频繁，胸痛持续时间长，药物治疗不满意者。②劳力型心绞痛突然出现静息时频繁发作。③心肌梗死后心绞痛。④原有陈旧性心肌梗死，近期出现非梗死区缺血导致的劳力型心绞痛。⑤严重心律失常、充血性心力衰竭或 LVEF ＜ 40%。

【主要护理诊断/问题】
1．疼痛：心前区疼痛　与心肌缺血缺氧有关。
2．活动无耐力　与心肌氧的供需失调有关。
3．潜在并发症：心肌梗死。
4．焦虑　与心绞痛反复频发有关。
5．知识缺乏：缺乏控制诱发因素及预防心绞痛发作的知识。

【护理措施】
（一）一般护理
1．休息与活动　不稳定心绞痛患者应卧床休息，密切观察病情。
2．饮食护理　同稳定型心绞痛。饮食原则为低热量、低脂、低胆固醇、低盐、高维生素、易消化饮食。多食新鲜水果、蔬菜，少食多餐，避免过饱。忌辛辣刺激性食物。

（二）病情观察
观察患者疼痛的性质、部位、程度、持续时间，严密监测心率、心律、血压及心电图变化，记录疼痛发作时心电图，观察有无面色苍白、恶心、大汗等，观察有无心律失常、急性心肌梗死等并发症的发生。

（三）治疗配合
1．治疗原则　不稳定型心绞痛病情发展常难以预料，应使患者处于监控之下，疼痛发作频繁不缓解者应立即住院。非 ST 段抬高性急性冠脉综合征的治疗包括：抗缺血治疗、抗血小板、抗凝和他汀药物调脂治疗。

（1）一般处理：卧床休息，24h 心电监护，严密观察血压、脉搏、呼吸、心律变化，呼吸困难、发绀者应给予氧气吸入，维持血氧饱和度达到 95% 以上。

（2）止痛：烦躁不安、疼痛剧烈者，可考虑应用镇静剂如吗啡 5～10mg 皮下注射。硝酸甘油或硝酸异山梨酯持续静脉滴注或微量泵输注。其变异型心绞痛首选钙通道阻滞剂。

（3）抗凝（栓）：抗血小板和抗凝治疗是治疗 ACS 至关重要的措施，应尽早应用阿司匹林、氯吡格雷和肝素或低分子肝素，有效防止血栓的形成，阻止病情进展为心肌梗死。病情稳定后继续强调抗凝和调脂治疗，特别是应用他汀类药物促使斑块稳定。

（4）直接冠状动脉介入治疗（PCI）：病情极严重者，保守治疗效果不佳，心绞痛发作时 ST 段压低≥0.01mV，持续时间＞20min，或血肌钙蛋白升高者，可行急诊冠脉造影，考虑 PCI。

2．用药护理
（1）心绞痛发作时给予舌下含服硝酸甘油，用药后观察患者胸痛缓解情况，如服药后 3～5min 仍不缓解可重复使用，每隔 5min 用药一次，连续 3 次仍未能缓解者，应考虑非 ST 段抬高性急性冠脉综合征发生的可能，要及时报告医生。

（2）部分患者用药后会出现头部胀痛、头晕、低血压等不适反应，应告知患者是由于药物所产生的血管扩张作用导致，消除患者顾虑，服药后尽量平卧，减轻不良反应。应用他汀类药物时，应严密监测转氨酶及肌酸激酶等生化指标，及时发现药物可能引起的肝损害。

（四）心理护理
心绞痛发作时应给予患者心理安慰，消除紧张、焦虑、恐惧感，减少心肌耗氧量。

考点：非 ST 段抬高性急性冠脉综合征患者的护理措施。

三、急性 ST 段抬高型心肌梗死患者的护理

案例

患者，男性，68 岁。以"阵发性心前区疼痛 5 年加重 2 日"为主诉入院，患者 5 年前劳累后出现心前区压榨性疼痛，休息后缓解，确诊为"冠心病、心绞痛"。2 日前因用力排便后出现频繁胸痛，反复含服硝酸甘油能缓解，2 小时前突发心前区疼痛，伴大汗淋漓、四肢厥冷，急诊入院。体检：血压 100/80mmHg，心率 118 次/分，两肺底湿啰音，心电图显示：Ⅱ、Ⅲ、aVF 导联 ST 段抬高，T 波倒置，半小时后出现呼吸困难、咳嗽、心率加快、舒张期奔马律，心尖部及胸骨左缘收缩期吹风样杂音，血压下降至 80/60mmHg。

思考：
该患者目前的主要问题是什么？如何进行护理？

心肌梗死（myocardial infarction）是心肌的缺血性坏死，是在冠状动脉病变的基础上，发生冠状动脉血液供应急剧减少或中断，使相应的心肌严重而持久地急性缺血导致心肌坏死。临床表现为持久的胸骨后疼痛、发热、白细胞计数和血清心肌坏死标记物增高以及心电图进行性改变。可发生心律失常、心源性休克或心力衰竭，是冠心病的严重类型。急性心肌梗死以 ST 段是否抬高分类，当心电图出现相应区域 ST 段抬高时，表明此时对应的冠状动脉已经闭塞而导致心肌全层损伤并伴有心肌坏死标记物升高，临床上诊断为 ST 段抬高性心肌梗死。

知识链接

冠心病的病因和发病机制

基本病因是冠状动脉粥样硬化造成的管腔狭窄和心肌供血不足。一支或多支血管管腔狭窄和心肌血液供应不足的情况下，而侧支循环尚未充分建立，一旦血液供应急剧减少或中断，使心肌严重而持久缺血达 1h 以上，即可发生心肌梗死。绝大多数情况下是由于不稳定粥样斑块破裂，继而出血或管腔内血栓形成，使血管腔完全闭塞。

促使斑块破裂出血及血栓形成的诱因有：晨起 6 时至 12 时交感神经活动增加，机体应激反应性增高，冠状动脉张力增高；饱餐后尤其是进食大量脂肪后，血脂增高，血液黏稠度增高；重体力活动、情绪激动或用力排便时，使左心室负荷明显加重；休克、脱水、出血、外科手术或严重心律失常，致心排血量骤降，冠状动脉灌流量锐减。

【护理评估】
（一）健康史
询问患者或家属有无冠心病健康史、心绞痛健康史，近期心绞痛发作频率、程度、时间、缓解方式。了解本次发病前有无过饱、用力排便、情绪过度激动、寒冷刺激等诱发因素。

(二)身体状况

1. 症状评估

(1) 先兆:半数以上的患者在发病前数日有乏力、胸部不适、活动后心悸、气急、气躁、心绞痛等前驱症状,其中以初发型心绞痛和恶化型心绞痛最为突出。

(2) 疼痛特点:疼痛为最先出现的症状,多发生于清晨。疼痛发生的部位和性质常类似于心绞痛,但多无明显诱因,程度较重,持续时间长,可达数小时或数日,休息和含服硝酸甘油片多不能缓解。

(3) 全身症状:发热、心动过速、白细胞增高和红细胞沉降率增快等,由坏死物质吸收引起。一般在疼痛发生后24~48h出现,体温一般38℃左右,很少超过39℃,持续约1周。

(4) 胃肠道症状:疼痛剧烈时常伴有恶心、呕吐、上腹部胀痛、肠胀气等。

(5) 心律失常:是急性心肌梗死患者死亡的主要原因,见于75%~95%的患者,多发生在起病1~2d,以24h内最多见,可伴有乏力、晕厥等症状。各种心律失常以室性心律失常最常见,当出现室性早搏频发、成联律、多源性或R-on-T时,预示可能发生室性心动过速或心室颤动。

(6) 心力衰竭:主要是急性左侧心力衰竭,发生率约为32%~48%,可在起病最初几日内发生,或在疼痛、休克好转时出现。表现为呼吸困难、发绀、烦躁等症状,严重者可发生肺水肿,随后可发生右侧心力衰竭。

(7) 低血压和休克:多在起病后数小时至1周内发生,疼痛时常有血压下降,如疼痛缓解后收缩压仍低于80mmHg,且伴有烦躁不安、面色苍白、皮肤湿冷、脉搏细速、大汗淋漓、尿少、神志迟钝、晕厥,则表明已发生休克。

(8) 并发症:乳头肌功能失调或断裂、心脏破裂、心室壁瘤、栓塞、心肌梗死后综合征。

2. 体征 心率可增快或减慢,心尖部第一心音减弱,可闻及第三或第四心音奔马律,部分患者在起病后2~3d出现心包摩擦音;除急性心肌梗死早期血压可增高外,几乎所有患者都有血压下降。

(三)心理社会状况

患者由于剧烈疼痛伴濒死感、入监护室环境陌生无家人陪伴以及对病情的担忧,易产生恐惧感。

(四)辅助检查

1. 心电图 ①特征性改变。有Q波心肌梗死者,在面向透壁心肌坏死区的导联上有以下特征性改变:宽而深的Q波;ST段呈弓背向上型抬高;T波倒置。②定位诊断。有Q波心肌梗死的定位可根据出现特征性改变的导联来判断(表3-5)。

表3-5 心肌梗死定位判断

心电图相应导联	心肌梗死部位	心电图相应导联	心肌梗死部位
V_3、V_4	前壁	Ⅰ、aVL、V_5、V_6	侧壁
V_1、V_2、V_3、V_4	前间壁	V_1、V_2	间壁
Ⅰ、aVL、V_3、V_4、V_5、V_6	前间壁	V_7、V_8、V_9	后壁
Ⅱ、Ⅲ、aVF	下壁	V_{1R}~V_{6R}	右壁

2. 实验室检查 ①肌钙蛋白(cTn)T或I:在急性心肌梗死后3~6h升高,分别可

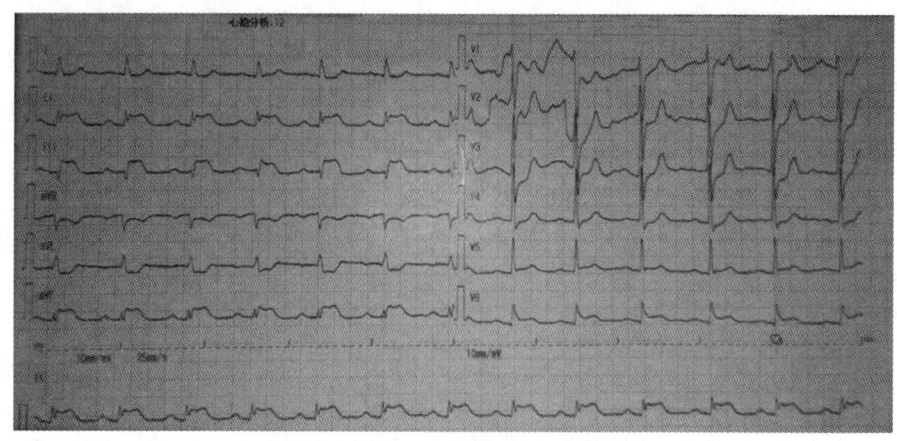

图 3-16 急性 ST 段抬高型心肌梗死

持续 14d 或 8d，是最特异的和敏感的心肌坏死的指标。②血清心肌酶：肌酸激酶（creatine kinase，CK）、天冬氨基转移酶、乳酸脱氢酶（lactate dehydrogenase，LDH）在起病后一次增高，其中 CK 的同工酶 CK-MB 和 LDH 的同工酶 LDH_1 诊断的特异性最高。

考点：心肌梗死患者的临床表现及心电图特征。

【主要护理诊断/问题】

1. 疼痛：心前区疼痛 与心肌缺血坏死有关。
2. 活动无耐力 与心肌氧的供需失调有关。
3. 有便秘的危险 与进食少、活动少、药物副作用有关。
4. 恐惧 与剧烈疼痛伴濒死感有关。
5. 潜在并发症 心律失常、休克、心搏骤停。

考点：心肌梗死患者的首要护理问题。

【护理措施】

（一）一般护理

1. 休息与活动 急性期 12h 内绝对卧床休息，保持病室环境安静，限制探视，如病情稳定无并发症，24h 后允许患者在床上做肢体运动，逐渐过渡到床边活动，5～7d 后可在病室内行走，走廊内散步，以不引起疲劳为宜。有并发症者应适当延长卧床时间。

2. 饮食护理 起病后 4～12h 内给予流质饮食，随后半流质，2～3d 后改为软食，宜进食低盐、低脂、低胆固醇清淡饮食，少量多餐、忌辛辣刺激性食物。

3. 生活护理 ①做好皮肤护理、口腔护理。②保持大便通畅：增加水果、蔬菜的摄入；无糖尿病者清晨 20ml 蜂蜜加适量温开水饮服；顺时针方向按摩腹部；必要时予缓泻剂或灌肠处理。

4. 吸氧 给予鼻导管吸氧，氧流量 2～5L/min，以后改为低流量 1～2L/min，病情稳定后间断吸氧。

（二）病情观察

患者如冠心病监护病房（coronary care unit，CCU），严密监测心电图、血压及呼吸变化，密切观察神志、尿量，有条件者还可进行中心静脉压和肺微血管血压监测。及时发现心律失常、休克、心力衰竭等并发症。

（三）治疗配合

1. 治疗原则是挽救濒死的心肌，防止梗死扩大或缩小心肌缺血范围，保护和维持心脏功能，及时处理并发症，防止猝死。

（1）监护及一般治疗：急性期绝对卧床休息，间断或持续吸氧2～3d，心电图、血压、呼吸监测，无禁忌证给予阿司匹林口服（首次150～300mg，3d后75～150mg每日一次长期服用）。

（2）解除疼痛：应用哌替啶（杜冷丁）50～100mg肌内注射或吗啡5～10mg皮下注射。疼痛较轻者可用可待因或罂粟碱。

（3）再灌注心肌

1）直接冠状动脉介入治疗（PCI）：患者发病后90min内能完成第一次球囊扩张的情况下，对所有发病12h以内的急性ST段抬高型心肌梗死患者均应进行直接PCI治疗，球囊扩张使冠状动脉再通，必要时置入支架。急性期只对梗死相关动脉进行处理。对心源性休克患者不论发病时间都应行直接PCI治疗。

2）溶栓治疗：如无急诊PCI治疗条件，或不能在90min内完成第一次球囊扩张时，若患者无溶栓治疗禁忌证，对发病12h内的急性ST段抬高型心肌梗死患者应进行溶栓治疗。常用溶栓剂包括尿激酶、链激酶和重组组织型纤溶酶原激活剂（rt-PA）等，静脉注射给药。溶栓治疗的主要并发症是出血，最严重的是脑出血。非ST段抬高型心肌梗死患者不应进行溶栓治疗。

（4）消除心律失常：偶发室性早搏可严密观察，不需用药；频发室性早搏或室性心动过速（室速）时，立即用利多卡因静脉注射继之持续静脉点滴；效果不好时可用胺碘酮静脉注射。室速引起血压降低或发生室颤时，尽快采用直流电除颤。对缓慢心律失常，可用阿托品肌内注射或静脉注射。二度或三度房室传导阻滞时，可安置临时起搏器。室上性心律失常：房性早搏不需特殊处理，阵发性室上性心动过速和快心室率心房颤动可给予维拉帕米、地尔硫卓、美托洛尔、洋地黄制剂或胺碘酮静脉注射。对心室率快、药物治疗无效而影响血流动力学者，应直流电同步电转复。

（5）控制休克：抗休克治疗应给予升压药及血管扩张剂，补充血容量，纠正酸中毒。

（6）治疗心力衰竭：主要是治疗左侧心力衰竭，除应用吗啡、利尿剂药物外，还应根据心力衰竭程度选择血管扩张剂及血管紧张素转换酶抑制剂。

2. 用药护理　应用止痛药物后观察有无呼吸抑制等不良反应；给予硝酸酯类药物随时监测血压的变化，严格控制输入速度。

（四）溶栓护理

1. 溶栓前护理　①询问有无溶栓禁忌证，如脑血管病、活动性出血、严重未控制的高血压、近期手术史、外伤史等。②检查血常规、出凝血时间和血型。

2. 溶栓中护理　观察有无不良反应：①寒战、发热、皮疹等过敏反应。②低血压（收缩压低于90 mmHg）。③皮肤黏膜、内脏出血。一旦出血，停止治疗立即处理。

3. 溶栓后护理　询问疼痛有无缓解，检查心电图、心肌酶。直接指标：冠状动脉造影可直接判断是否再通。间接指标：①胸痛2h内消失。②心电图ST段于2h内回降>50%。③2h内再灌注心律失常。④血清CK-MB酶峰值提前出现（14h以内）。

（五）心理护理

允许接受患者对疼痛的行为反应，给予心理支持鼓励患者，与患者保持良好的沟通，注意患者的反应、适当用一些肢体语言，减轻或消除患者的紧张、恐惧感。

【健康指导】

除参阅"心绞痛"健康指导外，还应注意以下几个方面。

1．调整生活方式　戒烟；低脂低胆固醇饮食；合理安排休息与活动时间，生活规律，逐渐增加运动量；保持心情愉悦，情绪稳定。

2．用药指导与病情监测　指导患者遵医嘱按时服药，让患者意识到遵医嘱用药的重要性，可通过实际病例说明不遵医嘱的严重后果，告知药物用法、作用、不良反应及注意事项。定期复诊。若胸痛发作频繁、程度较重、时间较长，服用硝酸甘油不缓解，应及时就医。

3．照顾者指导

考点：心肌梗死患者的护理措施。

小结

1．临床特点　冠心病是冠状动脉粥样硬化使管腔狭窄或阻塞，导致心肌缺血、缺氧而引起的心脏病。冠心病危险因素有高血压、糖尿病、血脂异常、年龄、吸烟等。稳定型心绞痛、不稳定型心绞痛及急性ST段抬高性心肌梗死的临床特点见表3-6。

表3-6　稳定型心绞痛、不稳定型心绞痛及急性ST段抬高型心肌梗死床特点

临床表现	稳定型心绞痛	不稳定型心绞痛	急性ST段抬高型心肌梗死
疼痛部位	胸骨体上段或中段之后	相似	相同，可在较低位置或上腹
性质	压迫、发闷、紧缩感	相似，剧烈	更剧烈，濒死感
诱因	劳累、激动、寒冷等	诱因变化	不明显
时间	短，3～5min	延长	长，数小时或数天
频率	频繁	频繁	不频繁
缓解方式	含服硝酸甘油或休息	硝酸甘油作用减弱	含服硝酸甘油或休息不缓解
心电图	正常或暂时性变化	ST段抬高	特征性或动态性变化：宽而深的Q波；ST段呈弓背向上型抬高；T波倒置
其他	无	无	心肌酶增高，全身症状、胃肠道症状及心律失常等

心绞痛的治疗主要是改善冠状动脉的供血，降低心肌耗氧，同时治疗动脉粥样硬化，主要是药物治疗、介入及外科手术治疗。急性ST段抬高型心肌梗死的治疗要点是挽救濒死的心肌，防止梗死扩大或缩小心肌缺血范围，保护和维持心脏功能，及时处理并发症，防止猝死。

2．护理要点　护士应掌握抗心绞痛药物的副作用及不良反应，监测药物疗效。急性ST段抬高型心肌梗死的死亡率较高，护士必须掌握其临床表现及心电图特点，严密观察病情，对症护理，配合医生做好抢救工作。应对患者及家属进行有关冠心病防治的健康教育，教会患者病情监测，警惕不稳定型心绞痛病情发展及恶化。

（伏　蓉）

第六节　原发性高血压患者的护理

学习目标	识记： 1. 复述高血压的定义。 2. 说出原发性高血压的主要护理诊断。 理解： 1. 解释原发性高血压的病因。 2. 归纳原发性高血压的治疗要点。 运用： 1. 运用护理程序对原发性高血压患者进行护理。 2. 提出针对性的健康指导。

　　高血压（hypertension）是以体循环动脉血压升高为主要特点的临床综合征，高血压可分为原发性高血压（primary hypertension）和继发性高血压（secondary hypertension）两大类。原发性高血压占到高血压的95%以上。原发性高血压是以血压升高为主要的临床表现伴或不伴有多种心血管病危险因素的综合征，通常简称高血压。高血压是多种心、脑血管疾病的重要病因和危险因素，影响心、脑、肾等器官的结构与功能，最终导致以上器官的功能衰竭，是心血管疾病死亡的主要原因之一。目前我国对高血压的定义为收缩压≥140 mmHg 和（或）舒张压≥90mmHg。高血压的患病率工业化国家高于发展中国家。我国高血压患病率北方高于南方，沿海高于城市，城市高于农村，高原高于平原。我国高血压患病率呈明显上升趋势，本病的患病率随年龄上升，性别差异不大。

　　原发性高血压是多种因素所致，是遗传因素（约占40%）和环境因素（约占60%）相互作用的结果。环境因素包括：①钠盐摄入过多、过量饮酒、低钙、低钾饮食与血压水平呈正相关；②长期精神紧张、焦虑、压力等也可引起高血压；③肥胖也是血压升高的重要危险因素。

　　考点：高血压的病因。

案例

　　患者，男性，61岁，诊断原发性高血压6年，间断服用降压药，血压波动在（130～150）/（90～100）mmHg，患者未予重视，头晕、头痛明显时服药，好转后就停药。2日前因头晕测血压170/100 mmHg，自行口服降压药硝苯地平控释片30mg，每日两次，服药后1日出现头痛，头胀，测血压100/70 mmHg。

　　思考：
　　1. 目前考虑该患者存在的医疗问题是什么？
　　2. 如何对患者进行用药护理与健康指导？

【护理评估】

（一）健康史

询问患者何时发病、血压升高的程度、服用过何种药物、降压效果如何，有无高血压遗传史、既往有无冠心病、糖尿病、脑出血等健康史。平时饮食习惯：是否摄盐量过多；有无长期精神紧张；评估体重是否超重。

（二）身体状况

1．症状　多数起病缓慢、渐进，一般缺乏特殊的临床表现。常见有头痛、头晕、颈项板紧、疲劳、心悸等症状，呈轻度持续性，多数症状可自行缓解，在紧张或劳累后上述症状加重。也可出现视力模糊、鼻出血等较重症状。约有 1/5 的患者无症状仅在测血压时或出现心、脑、肾等并发症后才被发现。

2．体征　血压随季节、昼夜、情绪等因素有较大的波动。夏季、夜间血压较低，冬季、晨起后血压升高。听诊可闻及主动脉瓣区第二心音亢进收缩期杂音等。

3．恶性或急进性高血压　少数患者病情发展急骤，舒张压持续 ≥ 130mmHg，伴有头痛、视力模糊、眼底出血、渗出和乳头水肿。肾损害突出，持续蛋白尿、血尿和管型尿病情发展迅速，如得不到及时有效治疗，预后差，常死于肾衰竭、脑卒中和心力衰竭。

知识链接

血压分类和标准

目前，我国采用的是国际上统一的血压分类和标准，适用于任何年龄的成人（表3-7）。根据血压升高水平，又进一步将其分为 3 级。

表3-7　血压分类和标准

	收缩压（mmHg）		舒张压（mmHg）
正常血压	< 130	和	< 80
正常高值	130 ~ 139	或	< 85
1 级高血压（轻度）	140 ~ 159	或	85 ~ 89
亚组：临界高血压	140 ~ 149	或	90 ~ 99
2 级高血压（中度）	160 ~ 179	或	90 ~ 94
3 级高血压（重度）	≥ 180	或	100 ~ 109
单纯收缩期高血压	≥ 140	和	≥ 110
			< 90

4．并发症

（1）高血压危象：因紧张、寒冷、疲劳、突然停服降压药等诱发因素使小动脉血压急剧升高，影响重要脏器血液供应而产生危急症状，可出现头痛、眩晕、恶心、呕吐、烦躁、心悸、气急及视力模糊等症状。

（2）高血压脑病：血压过度升高突破了脑血流自动调节范围，脑组织血流灌注过多引起脑水肿，以脑病症状和体征为特点，表现为严重头痛、呕吐、意识障碍、昏迷等。

(3) 其他：脑血管病、心力衰竭、慢性肾衰竭、主动脉夹层等。

（三）心理社会状况

高血压是一种慢性疾病，需要评估患者是否担心疾病发展，有烦躁、焦虑等心理反应。评估患者对疾病治愈信心。评估家属对患者的关心、支持程度，经济条件等情况。

（四）辅助检查

1．常规检查　包括血常规、尿常规、血糖、血脂、血尿酸、肾功能和心电图。根据需要进一步作X线检查、超声心动图和眼底检查。

2．特殊检查　24h动态血压监测，有助于判断高血压的严重程度，了解血压昼夜节律和变异性以指导降压治疗和评价降压药物疗效。

考点：高血压的身体评估。

知识链接

高血压的诊断要点

高血压的诊断主要依据测量的血压值，采用核准的血压计测量安静休息坐位时上臂肱动脉部位血压，必须以未服用降压药情况下2次或2次以上非同日多次血压测定的平均值为依据，且排除其他疾病导致的继发性高血压。

【主要护理诊断/问题】

1．疼痛：头痛　与血压升高有关。

2．有受伤的危险　与头晕、视力模糊、意识改变或发生直立性低血压有关。

3．知识缺乏：缺乏高血压疾病相关知识。

4．潜在并发症：高血压危象、脑血管疾病等。

【护理措施】

（一）一般护理

1．休息与活动　早期高血压患者保证休息，生活规律，适当进行有氧代谢运动效果较好的活动，如散步、太极拳等非剧烈运动，注意劳逸结合，对于血压升高、症状明显或伴有并发症的患者应卧床休息。保持病室安静，护士操作集中，动作轻柔，避免过多打扰患者。变换体位时动作宜慢。

2．饮食护理　①减少钠盐摄入，每日应低于6g。②保证钙、钾的摄入，多食新鲜蔬菜、多喝牛奶。③减少脂肪摄入。④多食粗纤维食物，预防便秘。⑤戒烟限酒。⑥减轻体重，控制总热量摄入。

（二）病情观察

定期监测血压，如患者出现头痛、呕吐、视力模糊等症状，立即通知医生予相应处理。严密观察并发症征象。在血压急剧增高的同时，出现头痛、视物模糊、恶心、呕吐、抽搐等症状，应考虑高血压脑病的发生。如出现端坐呼吸、喘憋、发绀、咳粉红色泡沫痰等，应考虑急性左侧心力衰竭的发生。

（三）治疗配合

原发性高血压目前尚无根治方法，主要采用降压治疗，高血压患者降压治疗目的是最大限度地降低心、脑血管病的发病率和死亡率。

1．改变生活行为　控制体重、限制钠盐摄入、补充钙和钾盐、减少脂肪摄入、戒烟限酒、适当运动、保持心情舒畅。

2．药物治疗　常用5大类降压药物：利尿剂、β受体阻滞剂、钙通道阻滞剂（calcium channel blocker，CCB）、血管紧张素转换酶抑制剂（angiotensin-converting enzyme inhibition，ACEI）和血管紧张素Ⅱ受体抑制剂（angiotensin receptor blocker，ARB）。高血压患者需长期治疗，不能随意停止或频繁改变治疗计划。治疗应个体化，单独或联合用药。最小剂量，逐步加量。

（1）利尿剂：通过排钠，减少细胞外容量，减轻外周血管阻力机制降压。适用于轻、中度高血压。

（2）β受体阻滞剂：通过抑制中枢和周围的肾素-血管紧张素-醛固酮系统（RAAS），抑制心肌收缩力、减慢心率发挥降压作用。适用于各种程度高血压，尤其适用于心率较快的中青年患者或合并心绞痛患者。

（3）钙通道阻滞剂（CCB）：通过阻滞细胞外钙离子进入血管平滑肌，减弱兴奋-收缩偶联，降低血管收缩反应，从而发挥扩张血管降压的作用。长期控制血压能力和服药依从性较高，可用于合并糖尿病、冠心病或外周血管病患者。

（4）血管紧张素转换酶抑制剂（ACEI）：通过抑制周围和组织的血管紧张素转换酶（ACE），使血管紧张素Ⅱ生成减少，发挥降压作用。适用于伴有心力衰竭、心肌梗死后、糖耐量减退或糖尿病肾病的高血压患者。

（5）血管紧张素Ⅱ受体抑制剂（ARB）：通过抑制血管紧张素Ⅱ受体达到降压效果。降压起效慢，但降压作用持久、平稳。

3．高血压急症的治疗　高血压急症是指短时期内（数小时或数日）血压重度升高，舒张压＞130mmHg和（或）200mmHg，伴有重要器官组织如心、脑、肾、眼底、大动脉的严重功能障碍或不可逆损害。治疗原则是迅速、控制性降压，合理选择降压药，硝普钠为首先药物，其他常用药有硝酸甘油、尼莫地平、地尔硫卓和拉贝洛尔。初始阶段（数分钟或1小时内）平均动脉压的下降幅度不超过治疗前的25%，其后2~6h血压降至160/100mmHg，24~48h逐步将血压降至正常水平。

4．用药护理　观察药物副作用。服用降压药从小剂量开始，逐渐加量。多数患者需长期服药，在血压长期控制稳定后，遵医嘱逐渐减量，不得随意停药。服药后如有头晕、乏力等不适应平卧休息，避免直立性低血压。

（四）对症护理

1．头痛的护理　为患者提供舒适、安静的环境，尽量减少探视，防止干扰患者休息。护士操作应相对集中，动作轻巧。头痛时嘱患者卧床休息，抬高床头，改变体位时动作要慢。指导患者使用放松技术，如音乐疗法、呼吸疗法、心理训练等。安慰患者，告知其头痛与血压升高有关，血压恢复正常且平稳后头痛可减轻或消失。

2．高血压急症的护理　嘱患者绝对卧床休息，抬高床头，保持病室安静，谢绝探视。保持呼吸道通畅，吸氧。稳定患者情绪，必要时用镇静剂。迅速建立静脉通路，遵医嘱使用降压药，严格控制滴速，观察药物疗效及不良反应，避免血压下降幅度过大。监测生命体征及血压变化。

（五）心理护理

原发性高血压患者多表现有易激动、焦虑及抑郁等心理特点，因此，对待患者应耐心、亲切、和蔼、周到。根据患者特点，有针对性地进行心理疏导，减轻压力，保持心理平衡。

【健康指导】

1．疾病知识宣教　了解高血压病的知识，指导控制血压的重要性和长期治疗的必要性。学会自我调节，维持心理平衡，避免诱发因素。

2．饮食护理　详见护理措施中一般护理的相关内容。

3．运动指导　指导患者根据年龄和血压水平选择合适的运动方式，合理安排运动量。常用的运动强度指标为运动时最大心率达到170减去年龄。具体项目可选择步行、慢跑、游泳、太极拳、气功等有氧运动，避免竞技性和力量型运动。

4．用药指导　遵医嘱服药，不可随意增减或停服降压药。告知药物的名称、计量、用法、作用及副作用，学会自我监测血压，定期门诊复查，若血压控制不满意，或有不良反应时，应随时就诊。

考点： 高血压的护理措施。

| 小结 | 1．临床特点　高血压是多种心、脑血管疾病的重要病因和危险因素，我国对高血压的定义为收缩压≥140mmHg和（或）舒张压≥90mmHg。原发性高血压主要是遗传因素和环境因素相互作用的结果。起病隐匿，常在体检或靶器官损害时发现。血压持续高水平时可有头痛、头晕等症状。治疗主要是药物降压及改变生活不良行为。
2．护理要点　护士应了解常用降压药物的不良反应，掌握高血压急症的护理措施。由于部分高血压患者并无明显的临床症状，因此患者及家属对于本病的重视不够，护士应加强高血压的健康教育，使患者提高对高血压及其并发症的危害的认识，积极配合治疗，遵从医嘱服药，建立良好行为与生活习惯，控制血压，预防并发症。 |

（伏　蓉）

第七节　感染性心内膜炎

| 学习目标 | 识记：
1．说出感染性心内膜炎的定义。
2．熟记感染性心内膜炎的症状。
3．熟记血培养的采血注意事项。
理解：
1．说明感染性心内膜炎的分型及特征。
2．归纳感染性心内膜炎的主要护理诊断。
运用：
运用护理程序对感染性心内膜炎患者进行护理。 |

感染性心内膜炎（infective endocarditis，IE）是病原微生物经血行途径引起心内膜、心瓣膜或邻近大动脉的感染，伴有赘生物的形成。

根据病程分为急性感染性心内膜炎和亚急性感染性心内膜炎。急性感染性心内膜炎特征：①病原体毒力强，主要为金黄色葡萄球菌。②全身中毒症状严重。③病情进展迅速。④感染迁移多见。亚急性感染性心内膜炎特征：①病原体毒力较低，以草绿色多见，其次是肠球菌。②中毒症状轻。③病程长，病情轻。④感染迁移少见。根据瓣膜类型分为自体瓣膜心内膜炎和人工瓣膜心内膜炎。

知识链接

感染性心内膜炎的病因及发病机制

（一）病因

1. 致病微生物　致病的微生物主要以细菌、真菌多见，如草绿色链球菌、葡萄球菌、革兰氏阴性杆菌、厌氧球菌、肠球菌等。

2. 基础心血管疾病　大多数感染性心内膜炎发生于器质性心脏病的患者中，见于先天性心脏病、风湿性心瓣膜病、老年性退行性心瓣膜病及人工心瓣膜置换术后等，主要以主动脉和二尖瓣受累常见。无器质性心脏病发生感染性心内膜炎（约占10%）可能与内镜检查、血管创伤性检查治疗及吸毒者使用未消毒注射器等有关。

（二）发病机制

当存在器质性心脏病时，血流由层流变为涡流和喷射，当从高压腔室分流到低压腔室时，形成明显的压力阶差，导致受血流冲击处的内膜受损，内层胶原暴露，血小板、白细胞等开始趋附于受损处，成为赘生物形成的基础，是细菌在局部滋长繁殖，当赘生物破裂时细菌释放入血产生菌血症和转移性播种病灶。

案例

患者，男性，55岁，1周前突发高热、寒战，近1日来心悸伴气短，活动后加重，夜间不能平卧，10日前曾上呼道感染。

体检：体温38.6℃，脉搏104次/分，血压140/85 mmHg，急性病容，半卧位，呼吸困难，轻度发绀，右侧腋窝淋巴结肿大，双肺底听诊湿啰音，心律齐，胸骨左缘第三肋间可闻及舒张期吹风样杂音，右足底见直径4mm的无痛性出血性红斑，杵状指。心电图正常。

实验室检查：白细胞18×10^9/L，多核细胞0.9，尿蛋白（+），镜下血尿。

思考：

1. 患者最有可能的诊断是什么？
2. 确诊还需做何种检查？
3. 如何对患者进行护理？

【护理评估】

(一) 健康史

询问患者有无器质性心脏病,如先天性心脏病、风湿性心瓣膜病、老年性退行性心瓣膜病及人工心瓣膜置换术后等,有无咽峡炎、扁桃体炎、上呼吸道感染等,有无拔牙治疗、内镜检查、血管创伤性检查治疗等。

(二) 身体状况

1. 全身感染表现 发热是最常见的临床表现,多低于39.5℃,呈弛张型,可有畏寒但多无明显寒战,伴乏力、多汗、肌肉关节酸痛、食欲缺乏、贫血和体重减轻等非特异性症状。老年人、严重衰弱、充血性心力衰竭、慢性肾衰竭体温可正常或仅轻微发热。急性感染性心内膜炎呈急性败血症表现,中毒症状明显,伴高热、寒战。

2. 心脏受累表现 心脏听诊最具特征性的表现是新出现的病理性杂音或原有杂音的明显改变。约15%患者病程初可无杂音。

3. 血管损害表现 ①全身性栓塞是感染性心内膜炎常见的临床表现,如脾栓塞、肾栓塞、肢体栓塞、栓塞性脑卒中、较大的血管栓塞等。②皮肤和黏膜上出现瘀点和瘀斑:球结膜、口腔颊和腭部的黏膜以及肢端瘀斑最常见;指和趾甲下有线性出血;手掌和足底呈无痛性小结节状或斑点状出血(Janeway结节),多见于急性感染性心内膜炎患者。

4. 免疫反应表现 Osler结节,即手指或足趾末端的掌面红色或紫色痛性结节;视网膜的Roth斑,为椭圆形黄斑,出血伴中央苍白;杵状指、趾;脾大;关节痛等。

5. 并发症 ①心脏并发症:心力衰竭最常见,也可发生急性心肌梗死、心肌炎。②细菌性动脉瘤:出现在病程晚期近端大动脉、脑、内脏和四肢受累。③迁移性脓肿:多发生于急性者,肝、脾、骨髓、神经系统多见。④神经系统并发症:约1/3患者有神经系统受累表现,多为脑血栓,其次是脑细菌动脉瘤、脑出血、中毒性脑病、脑脓肿、化脓性脑膜炎。⑤肾损害:包括肾动脉栓塞、肾梗死、肾小球肾炎等。

(三) 心理社会状况

急性感染性心内膜炎病情发展迅速,患者表现出对死亡的恐惧,担心疾病预后。其他类型病程长或病情反复,患者易出现焦虑、烦躁等情绪。手术患者担心手术费用负担不起等。

(四) 辅助检查

1. 常规检查 ①血常规:急性感染性心内膜炎常有白细胞和中性粒细胞增高,亚急性感染性心内膜炎的白细胞计数可正常或轻度增高。②尿液分析:约半数患者有蛋白尿和镜下血尿,肾梗死可见肉眼血尿。

2. 血培养 是诊断IE最重要的实验室方法。未接受过抗生素治疗的患者阳性率可达95%。

3. 其他检查:心电图、超声心动图、X线检查等。

| 考点:确诊感染性心内膜炎重要的检查方法。

【主要护理诊断问题】

1. 体温过高 与感染有关。
2. 营养失调:低于机体需要量 与食欲下降、发热导致机体消耗过多有关。
3. 潜在并发症:栓塞、心力衰竭等。

4．焦虑　与病程长、病情反复有关。

【护理措施】

（一）一般护理

1．休息与活动　协助患者取舒适卧位，高热患者应卧床休息，保持病室温湿度适宜，注意保暖，保证睡眠充足。

2．饮食护理　给予高蛋白、高维生素、清淡、易消化饮食，做好口腔护理。有心力衰竭者，限制钠盐摄入。

（二）病情观察

监测生命体征、神志、尿量等变化。观察有无全身性栓塞及免疫反应的表现，如出现可疑征象及时通知医生。

（三）治疗配合

根据典型的临床表现和血培养阳性可确诊感染性心内膜炎。

1．治疗要点

（1）抗生素的应用：首选青霉素，对青霉素耐药可选其他抗生素。真菌感染可选用氟康唑或咪康唑。应用原则：用药早、剂量足、疗程长、联合用药。

（2）手术治疗：抗生素治疗无效或严重心内并发症应考虑手术治疗。

2．用药护理　遵医嘱严格按时间间隔应用抗生素，确保抗生素有效的血药浓度。观察药物疗效、不良反应。本病需长时间用药，因此注意保护静脉，可选择静脉留置针。

3．血培养的采集注意事项　①每次采血10～20ml。②抗生素治疗前先进行采血。③用过抗生素者应停药2～7d后采血。④急性患者3h内每隔1h采血1次，共3次。⑤亚急性者应用抗生素前24h每隔1h抽血1次，共3次。观察抗生素用药效果及副作用。

（四）对症护理

发热患者予物理降温，出汗多时及时更换衣物，必要时采取药物降温，每4～6h监测体温1次。

（五）心理护理

本病病程较长，治疗效果不明显，患者易出现焦虑、悲观等心理反应，应多与患者及家属沟通，树立治愈信心。

【健康指导】

1．疾病知识指导　向患者及家属讲解本病的病因和防治方法，说明坚持足疗程、足剂量抗生素治疗的重要意义。教会患者自我监测体温，有无栓塞表现，定期随诊。

2．生活指导　注意保暖，避免感冒，避免劳累。注意保持皮肤、黏膜和口腔卫生，增强体质。在拔牙、侵入性诊治或手术时应告知医生病情，以预防性应用抗生素。

考点：感染性心内膜炎患者的护理。

小结	1. 临床特点 感染性心内膜炎的最常受累部位是瓣膜。根据病程分为急性和亚急性,急性主要由金黄色葡萄球菌引起,亚急性草绿色链球菌最常见。感染性心内膜炎起病突然,全身中毒症状,全身性栓塞,血培养阳性。治疗的关键是合理选用抗生素,用药早,剂量足,疗程长,联合用药。 2. 护理要点 护士必须掌握血培养的采集注意事项,观察抗生素用药效果及副作用,耐心对患者进行感染性心内膜炎相关知识健康指导。

(伏 蓉)

第八节 心肌病患者的护理

学习目标	识记: 1. 复述扩张型心肌病患者的典型临床表现。 2. 说出肥厚型心肌病患者的身体评估内容。 理解: 1. 概括心肌病的治疗要点。 2. 归纳扩张型心肌病的辅助检查。 运用: 运用护理程序对心肌病患者进行护理。

心肌病(cardiomyopathy)是指伴有心肌功能障碍的心肌疾病。根据其病理生理、病因学和发病因素将心肌病分为扩张型心肌病、肥厚型心肌病、限制型心肌病、致心律失常性右室心肌病和未定型心肌病。本节重点阐述临床最常见的扩张型心肌病和肥厚型心肌病。

知识链接

心肌病的定义和分类(1995年WHO/ISFC)

1. 心肌病的定义:伴有心肌功能障碍的心肌疾病。
2. 心肌病分类:以病理生理、病因学和发病学为基础,对心肌病分类。
(1)扩张型心肌病:左心室或双心室扩张,有收缩功能障碍。
(2)肥厚型心肌病:左心室或双心室肥厚,通常为非对称性室间隔肥厚。
(3)限制型心肌病:收缩正常,室壁不厚,单或双心腔舒张功能低下及舒张容积减小。
(4)致心律失常型右室心肌病:右心室进行性纤维脂肪变。
(5)未分类心肌病:不适合归类于上述类型的心肌病(如弹性纤维增生症)。
(6)特异性心肌病:病因明确或与系统疾病相关的心肌疾病。

一、扩张型心肌病

案例

患者,男性,30岁。以反复心悸、活动后气急1年,下肢水肿3个月,加重1周就诊。体检:患者呈半卧位,颈静脉怒张。血压110/80mmHg,心界明显向左侧扩大,心率105次/分,心律不齐,可闻及早搏,第一心音减弱,二尖瓣听诊区可闻及Ⅱ/Ⅵ收缩期吹风样杂音,腹软,移动性浊音阳性,肝大,双下肢浮肿(+),过去无高血压健康史,血糖、血脂正常。临床拟诊断为扩张型心肌病。

思考:
1. 主要的护理诊断有哪些?
2. 应采取哪些护理措施?

扩张型心肌病(dilated cardiomyopathy,DCM)以左心室、右心室或双侧心室腔扩大和心脏收缩功能障碍为特征,常伴有心力衰竭和心律失常,病死率较高。本病见于各年龄段,20～50岁高发,男性多于女性(2.5:1),近年来发病率呈上升趋势。

病因迄今未明,可为特发性、家族遗传性、感染/免疫性、酒精中毒等。近年认为持续病毒感染是其重要原因。持续病毒感染致心肌细胞损害及免疫介导的心肌损伤是扩张型心肌病重要发病原因和机制。病理改变主要以心腔扩张为主,室壁变薄,纤维瘢痕形成,常伴有附壁血栓形成。

【临床表现】

起病缓慢,可在任何年龄发病,以20～50岁多见,可分为3个阶段。

1. 早期为无症状期,仅有心脏结构改变,心电图可见非特异性变化,超声心动图示心脏扩大、收缩功能损害,无心力衰竭临床表现,体格检查可正常。

2. 中期为有症状期,出现疲劳、乏力、气促和心悸等症状,有肝大、腹水及周围水肿的功能心力衰竭表现,可闻及奔马律,超声心动图示心脏进一步扩大和LVEF明显降低。

3. 晚期出现顽固性心力衰竭,常合并各种心律失常,部分患者发生栓塞或猝死,超声心动图示心脏明显扩大,LEVF严重减低,体检显示心脏明显增大、奔马律、肺循环和体循环淤血表现。

【辅助检查】

1. X线检查 心影明显增大,心胸比大于50%,肺淤血征。

2. 心电图 可见多种心律失常,如室性心律失常、心房颤动、房室传导阻滞等。此外尚有ST-T改变、低电压,少数病例可见病理性Q波。

3. 超声心动图 心脏各腔均增大,以左心室扩大早而显著,室壁运动减弱,提示心肌收缩力下降。彩色血流多普勒显示二尖瓣、三尖瓣反流。

4. 其他 心导管检查和心血管造影、放射性核素检查、心内膜心肌活检等均有助于诊断。

【治疗要点】

治疗目标 控制心力衰竭和心律失常,缓解心肌免疫损伤,提高患者生存率和生存质量。

(一)病因治疗

对于不明病因的 DCM 要积极寻找病因,排除任何引起心肌疾病的可能病因并给予积极的治疗,如控制感染、严格限酒或戒烟、改变不良生活方式等。

(二)药物治疗

治疗心力衰竭、预防栓塞、改善心肌代谢。

1. 心力衰竭的治疗早期阶段可采用 β 受体阻滞剂和 ACEI 类药物,减少心肌损害并延缓病情发展;中期阶段有液体潴留者应限制钠盐摄入,并合理使用利尿剂;本病较易发生洋地黄中毒,应用剂量宜偏小;晚期阶段应用利尿剂、ACEI 和地高辛等药物基础上,可短期应用非洋地黄类正性肌力药物,以改善症状、度过危险期。

2. 可用抗凝剂防止栓塞。

3. 中药黄芪有抗病毒、调节免疫作用,对改善症状和预后有一定作用。

(三)非药物治疗

少数 DCM 患者心率过于缓慢,有必要置入永久性起搏器。对于常规内科或介入等方法治疗无效的难治性心力衰竭,心脏移植是目前唯一已确立的外科治疗方法。

二、肥厚型心肌病

案例

患者男性,32 岁。活动后出现呼吸困难、胸痛、乏力 3 年余,1 年前经常发生晕厥。其兄于 3 年前猝死,原因不明。体检:胸骨左缘第 3、4 肋间闻及 3/6 级粗糙的收缩期杂音,心电图示Ⅱ、Ⅲ、aVF 导联有病理性 Q 波,超声心动图示左心室室壁及室间隔肥厚。

思考:

1. 该患者存在哪些主要护理诊断?
2. 如何对患者进行健康教育?

肥厚型心肌病(hypertrophic cardiomyopathy,HCM)是以左心室和(或)右心室肥厚(常为非对称性)、心室腔变小,左心室充盈受阻和舒张期顺应性下降为特征的心肌病。临床根据左心室流出道有无梗阻可分为梗阻性肥厚型心肌病及非梗阻性肥厚型心肌病。本病 30~50 岁多见,是青年猝死原因之一。

【病因】

本病常有明显家族史,为常染色体显性遗传疾病,肌节收缩蛋白基因突变是主要的致病因素。部分患者由代谢性或浸润性疾病引起。还有研究认为儿茶酚胺代谢异常、细胞内钙调节机制异常、高血压、高强度运动等均可作为本病发病的促进因子。

肥厚性心肌病的主要改变在心肌,尤其是左心室形态学改变,其特征为不均等的心室间隔增厚(非对称性心室间隔增厚)。

【临床表现】

肥厚类型不同临床表现差异较大,半数患者无症状。

(一)症状

1. 呼吸困难　90% 以上有症状的患者出现劳累性呼吸困难。呼吸困难多数在体力劳动后出现，严重者呈端坐呼吸或夜间阵发性呼吸困难。

2．心前区疼痛　大约3/4的患者出现心前区疼痛。常于劳累后出现，类似心绞痛，可典型或不典型，含化硝酸甘油后症状加重。

3．头晕和晕厥　多在活动时发生，是由于心排血量减低，致血压下降所致。

4．乏力、心悸　患者感到心跳剧烈，多由于心功能减退或心律失常所致。

5．心力衰竭及猝死　晚期患者广泛心肌纤维化，心室收缩功能也减弱，易发生心力衰竭及猝死。猝死可为首发症状，也是肥厚性心肌病的主要死亡原因。

（二）体征

心脏轻度增大。梗阻性肥厚型心肌病患者在胸骨左缘第3、4肋间可听到喷射性收缩期杂音，心尖部也常可闻及吹风样收缩期杂音。使心肌收缩力下降或使左心室容量增加的因素，如应用β受体阻滞剂、取下蹲位或举腿，杂音可减轻；而使心肌收缩力增强或使左心室容量减少的因素，如含服硝酸甘油片，杂音可增强。

【辅助检查】

1．X线检查　心影正常或轻度增大，出现心力衰竭者心影明显增大，可见肺淤血。

2．心电图　最常见左心室肥大，可有ST-T改变。Ⅱ、Ⅲ、aVF、$V_4 \sim V_6$ 导联可见深而不宽的病理性Q波。室内传导阻滞和室性心律失常亦常见。

3．超声心动图　是诊断肥厚型心肌病的主要方法。可显示室间隔的非对称性肥厚，舒张期室间隔厚度与左心室后壁厚度之比≥1.3，间隔运动低下。彩色多普勒血流显像可评价左心室流出道压力阶差。少数病例显示心肌均匀肥厚或心尖部肥厚。

4．其他　心导管检查及心血管造影对确诊有重要价值。

【治疗原则】

治疗目标为改善左心室舒张功能，减轻左心室流出道梗阻，缓解症状，预防猝死，提高长期生存率。

（一）一般治疗

应避免劳累、激动、突然用力、持重和屏气。

（二）药物治疗

以β受体阻滞剂及钙拮抗剂为最常用，以减慢心率，降低心肌收缩力，使舒张期充盈时间延长，室壁张力降低，改善胸闷和劳力性呼吸困难。同时避免使用增强心肌收缩力的药物，如洋地黄等及减轻心脏负荷的药物，以免加重左心室流出道梗阻。

（三）双腔起搏器

置入双腔起搏器可能有助于治疗某些有流出道压力阶差和严重症状的患者，尤其是老年人。

（四）外科治疗

其目的是减轻流出道压力阶差。当静息状态时，压力阶差大于50mmHg。

三、心肌病患者的护理

【护理评估】

（一）健康史

扩张型心肌病病因不清楚，除特发性、家族性外，病毒感染史是重要原因。此外，围生期、酒精中毒、抗肿瘤药物等可引起本病，可以针对病因进行健康史采集。

肥厚型心肌病属遗传性疾病,可以询问患者家族史,并了解有无本病发病的促进因子,如高血压、高强度运动等情况存在。

(二)身体状况

1．扩张型心肌病患者　评估患者是否有气急、端坐呼吸、肝大、水肿等心力衰竭的症状和体征,以及是否出现各种心律失常,如患者感到心悸不适,乏力、头晕等表现。有无栓塞的表现,脑栓塞时可有偏瘫、失语,肺栓塞时可有胸痛、咯血,肾栓塞时可有腰痛、血尿等表现。体检是否有心脏扩大。可否闻及第三或第四心音或心率快时呈奔马律。

2．肥厚型心肌病　部分肥厚型心肌病可完全无自觉症状,因猝死或体检时才被发现。评估患者有无心悸、胸痛、劳力性呼吸困难、头晕及晕厥等症状。体格检查可发现心脏轻度增大。若为梗阻性肥厚型心肌病患者在胸骨左缘第3、4肋间可听到喷射性收缩期杂音,心尖部也常可闻及吹风样收缩期杂音。

(三)心理社会状况

由于疾病的长期折磨和心力衰竭的反复出现及胸痛,患者常伴有紧张不安、悲观、绝望的情绪反应。

【主要护理诊断/问题】

1．活动无耐力　与心肌收缩力减弱、心排血量下降有关。

2．疼痛　与心肌耗氧量增加,冠状动脉供血不足有关。

3．焦虑　与疾病呈慢性过程、病情逐渐加重、生活方式被迫改变有关。

4．潜在并发症:心力衰竭、猝死、心律失常。

5．有受伤的危险　与心排出量减少所致头晕、晕厥有关。

【护理措施】

(一)一般护理

1．休息　根据患者病情给予舒适体位。心力衰竭时应绝对卧床休息。

2．活动　指导患者避免剧烈运动、持重或屏气动作等,减少晕厥及猝死的发生,胸痛发作时,应立即停止活动,卧床休息。

3．饮食　进食低脂、高蛋白和富含维生素的易消化食物,避免刺激性食物,每餐不宜过饱。

(二)病情观察

1．观察生命体征变化及心电图变化:尤其是血压、心率及心律变化。

2．注意评估胸痛部位、性质、程度、持续时间、诱发及缓解因素。

3．注意观察患者有无呼吸困难及其程度。

4．心功能不全、水肿、使用利尿剂的患者注意对出入量和电解质的观察。

5．识别病情变化,心输出量减少导致的心、脑供血不足的表现,如头晕、黑矇、晕厥、心绞痛等,一旦出现,积极采取相应措施,防止意外发生。

(三)治疗配合

扩张型心肌病患者的治疗主要针对心力衰竭和心律失常采用相应治疗措施,遵医嘱使用洋地黄、利尿剂、β受体阻滞剂和ACEI药物。由于本病易致洋地黄中毒,故用药期间密切观察有无胃肠道症状,如恶心、呕吐及神经精神改变等中毒反应。严格控制输液量及滴速,以免诱发急性肺水肿。

肥厚型心肌病患者遵医嘱应用β受体阻滞剂及钙拮抗剂为药物治疗,避免使用增强心肌收缩力的药物,如洋地黄等,及减轻心脏负荷的药物,以免加重左心室流出道梗阻。注意观察药物的副作用,使用β受体阻滞剂必须小剂量开始,同时严密监测血压、体重、脉搏及心率变化,防止出现房室传导阻滞和心力衰竭加重。钙拮抗剂是否引起头痛、面部潮红、心动过速等。对重症梗阻性肥厚型心肌病者可作无水乙醇化学消融术或植入DDD型起搏器,或外科手术切除肥厚的室间隔心肌。有些肥厚型心肌病患者随着病程进展,伴发左心室扩张和心力衰竭,对此应用扩张型心肌病伴心力衰竭时的治疗措施进行治疗。

(四) 对症护理

1. 活动无耐力的护理

(1) 体位与休息:心肌病患者尽量避免左侧卧位,因左侧卧位时患者常能感觉到心脏的搏动而使不适感加重。伴有心力衰竭的患者采取高枕卧位、半卧位或其他舒适体位,以缓解呼吸困难,伴呼吸困难、发绀等缺氧表现时,给予2～4L/min氧气吸入。

(2) 活动过程中监测:若患者活动中有呼吸困难、胸痛、心悸、头晕、疲劳、大汗、面色苍白、低血压等情况时应停止活动。如患者经休息后症状仍持续不缓解,应及时通知医生。

2. 疼痛的护理

(1) 评估疼痛情况:评估疼痛的部位、性质、程度、持续时间、诱因及缓解方式,注意血压、心率、心律及心电图变化。

(2) 疼痛护理:当患者出现疼痛症状时应立即停止活动,卧床休息。安慰患者,解除紧张情绪。遵医嘱使用β受体阻滞剂或钙通道阻滞剂,注意有无心动过缓等不良反应。不宜用硝酸酯类药物。持续吸氧,氧流量3～4L/min。

(3) 避免诱因:嘱患者避免激烈运动、突然屏气或站立、持重、情绪激动、饱餐、寒冷刺激,戒烟酒,防止诱发胸痛。疼痛加重或伴有冷汗、恶心、呕吐时告诉医护人员。

3. 呼吸困难护理

(1) 休息:患者有明显呼吸困难时应卧床休息,以减轻心脏负荷,利于心功能恢复。劳力性呼吸困难者,应减少活动量,以不引起症状为度。对夜间阵发性呼吸困难者,应加强夜间巡视,协助患者坐起。对端坐呼吸者,需加强生活护理,注意口腔清洁,协助大小便。此外,应保持病室安静、整洁,利于患者休息,适当开窗通风,每次15～30min,但注意不要让风直接对着患者。患者应衣着宽松,盖被轻软,以减轻憋闷感。

(2) 体位:根据患者呼吸困难的类型和程度采取适当的体位,如给患者2～3个枕头、摇高床头。严重呼吸困难时,应协助端坐位,使用床上小桌,让患者扶桌休息,必要时双腿下垂。半卧位、端坐位可使横膈下移,增加肺活量,双腿下垂可减少回心血量,均有利于改善呼吸困难。注意患者体位的舒适与安全,可用枕或软垫支托肩、臂、骶、膝部,以避免受压或下滑,必要时加用床栏防止坠床。

(3) 氧疗:对于有低氧血症者,纠正缺氧对缓解呼吸困难、保护心脏功能、减少器官功能损害,有重要的意义。可采用鼻导管吸氧(氧流量一般为2～4L/min)、面罩吸氧、无创正压通气吸氧等方式给氧。

4. 防猝死的护理

(1) 评估发病先兆症状:患者是否有突然站立或劳累后晕厥。

(2) 配合抢救:①猝死发生时行心肺复苏等抢救措施。②发生心室纤颤,立即电除颤。③快速性室上速必要时电转复律。

5．防止受伤的护理

（1）评估危险因素：向患者及知情者询问患者晕厥发作前有无诱因及先兆症状，了解晕厥发作时的体位、晕厥持续时间、伴随症状等。

（2）休息与活动：有头晕、晕厥发作或曾有跌倒健康史者应卧床休息，加强生活护理。嘱患者避免单独外出，防止意外。

（3）避免诱因：嘱患者避免剧烈活动、情绪激动或紧张、快速改变体位等，一旦有头晕、黑矇等先兆时立即平卧，以免跌伤。

（五）心理护理

心肌病患者心理因素可以诱发或加重心力衰竭和心律失常，甚至导致猝死，护士应多关心安慰患者，向患者宣教不良心理对疾病的影响，和患者建立相互信任的护患关系。

（六）健康教育

1．疾病知识指导　症状轻者可参加轻体力劳动，但要避免过度劳累，避免情绪激动、持重、屏气及激烈运动，如球类比赛等，减少晕厥和猝死的危险。有晕厥健康史或猝死家族史者应避免独自外出活动，以免发作时无人在场而发生意外。

2．饮食护理　给予高蛋白、高维生素、富含纤维素的清淡饮食，以促进心肌代谢，增强机体抵抗力。心力衰竭时低盐饮食，限制含钠量高的食物。

3．用药与随访　坚持服用抗心力衰竭、抗心律失常的药物或β受体阻滞剂、钙通道阻滞剂等，以提高存活年限。说明药物的名称、剂量、用法，教会患者及家属观察药物疗效及不良反应。嘱患者定期门诊随访，症状加重时立即就诊，防止病情进展、恶化。

4．预防感染　指导患者注意防寒保暖，预防呼吸道感染。

考点：心肌病的临床表现与护理措施。

小结	扩张型心肌病临床表现主要为充血性心力衰竭、心律失常和心脏增大。肥厚型心肌病患者发病年龄较轻，可出现心悸、胸痛、劳力性呼吸困难。超声心动图可协助诊断。护士主要针对心力衰竭、心肌痛等进行护理，并对患者进行健康教育，提高患者生存质量。		
	扩张型心肌病与肥厚型心肌病特征比较		
	项目	扩张型心肌病	肥厚型心肌病
	主要病因	病毒感染、自身免疫等	遗传因素
	心脏变化	心腔扩张，心室壁变薄	心肌不均匀肥厚，室间隔增厚
	主要表现	充血性心力衰竭	心排血量减少（头晕、胸痛）
	治疗注意事项	易洋地黄中毒	不使用洋地黄和硝酸甘油
	护理注意事项	避免增加心脏负荷	避免增加心肌收缩的活动

（仝慧娟）

第九节　心包疾病患者的护理

> **学习目标**
>
> 识记：
> 1. 熟记急性心包炎的典型临床表现。
> 2. 复述缩窄性心包炎的主要体征。
>
> 理解：
> 1. 解释急性心包炎的病因与发病机制。
> 2. 归纳心包疾病的主要护理诊断。
>
> 运用：
> 能够对心脏压塞急症的患者进行治疗配合与护理。

心包疾病除原发感染性心包炎症外，尚有肿瘤、代谢性疾病、自身免疫性疾病、尿毒症等所致非感染性心包炎。按病程进展，可分为急性心包炎（伴或不伴心包积液）、慢性心包积液、粘连性心包炎、亚急性渗出性缩窄性心包炎、慢性缩窄性心包炎等。临床上以急性心包炎和慢性缩窄性心包炎最为常见。

一、急性心包炎

> **案例**
>
> 患者，女性，28 岁。心前区疼痛，低热，活动后气促 3d 入院。体检：体温 38℃，血压 110/75mmHg，心率 100 次/分，律整。心音稍低钝，心尖区可闻及双期心包摩擦音，X 线见心影呈烧瓶状，心缘搏动减弱，ECG 见除 aVR 外，广泛 ST 段抬高，弓背向下，血常规白细胞正常，血红蛋白均正常。两周前曾有上呼吸道感染史，入院初步诊断为急性心包炎。
>
> 思考：
> 1. 患者存在哪些护理问题？
> 2. 应采取哪些护理措施？

急性心包炎（acute pericarditis）为心包脏层和壁层的急性炎症纤维化反应，可由细菌、病毒、自身免疫、物理、化学等因素引起，以典型胸痛、心包摩擦音和特异性心电图表现为特征。心包炎常是某种疾病表现的一部分或为其并发症，因此常被原发疾病所掩盖，但也可单独存在。

【病因与发病机制】

（一）病因

急性心包炎相关因素较多，主要病因包括：①急性非特异性疾病。②感染性疾病，如病毒、细菌、真菌、寄生虫、立克次体等感染引起。③自身免疫性，如风湿热、系统性红斑狼疮、结节性多动脉炎、类风湿关节炎等。④肿瘤。⑤代谢性疾病、尿毒症、痛风。⑥物理因素，如外伤或放射性。⑦邻近器官疾病。

(二) 发病机制

心包由脏层和壁层组成一个圆锥形浆膜囊。脏层由单层间皮细胞构成，附着于心脏外表面；壁层（纤维层）由脏层心包反折构成，壁层和脏层之间为心包腔。心包腔通常含有15～50ml液体，正常心包液似血浆的超滤液，经右淋巴导管及胸导管引流吸收。

急性心包炎可分为纤维蛋白性和渗出性两种。急性炎症反应时，心包脏层和壁层出现纤维蛋白、白细胞和少量内皮细胞组成的炎性渗出，此时尚无明显液体积聚，为纤维蛋白性心包炎。随着病程发展，心包腔渗出液增多，则转变为渗出性心包炎，液体量由100～3000ml不等，可呈血性或脓性。当渗出液短时间内大量增多时，心包腔内压力迅速上升，导致心室舒张期充盈受限，并使外周静脉压升高，最终导致心排血量降低，血压下降，出现急性心脏压塞的临床表现。

【临床表现】

(一) 症状

1. 心前区疼痛　心前区疼痛为主要症状，也是最初出现的症状。多见于急性特发性心包炎和感染性心包炎的纤维蛋白渗出期，缓慢进展的结核性或肿瘤性心包炎疼痛症状可能不明显。疼痛可位于心前区，性质尖锐，与呼吸运动有关，常因咳嗽、变换体位或吞咽动作而加重。疼痛也可为压榨性，位于胸骨后，需注意与心肌梗死相鉴别。

2. 呼吸困难　呼吸困难是心包积液时最突出的症状，可能与支气管、肺受压及肺淤血有关。严重时可有端坐呼吸，伴身体前倾、呼吸浅速、面色苍白、发绀等。也可因压迫气管、喉返神经、食管而产生干咳、声音嘶哑及吞咽困难。

3. 全身症状　感染性心包炎多有毒血症状，可表现为发热、畏寒、乏力、烦躁、食欲下降等。

(二) 体征

1. 心包摩擦音　心包摩擦音是纤维蛋白性心包炎的典型体征，脏层、壁层因炎症表面粗糙并有纤维蛋白渗出，在心脏搏动时相互摩擦而发生，呈抓刮样粗糙音，与心音的发生无相关性。于胸骨左缘第3、4肋间，胸骨下端，剑突区听诊最为明显，坐位时身体前倾、深吸气或将听诊器胸件加压更易听到。心包摩擦音通常持续时间短暂，存在数小时、数日，少数可达数周，当积液增多将两层心包分开时，摩擦音即可消失。心前区听到心包摩擦音即可做出心包炎的诊断。

2. 心包积液　症状与液体量、液体蓄积的增长速度有关，而与积液性质无关。心包积液量超过200～300ml或者积液发生迅速，可出现以下体征。

(1) 心包积液本身体征：心尖搏动减弱或消失，心音低而遥远，心脏叩诊浊音界向两侧扩大，并随体位改变而改变。

(2) 左肺受压征：大量积液时可在左肩胛骨下出现浊音及左肺受压迫所引起的支气管呼吸音，称心包积液征（Ewart征）。

(3) 急性心脏压塞表现为心动过速、血压下降、脉压变小和静脉压明显上升，如心排血量显著下降可引起急性循环衰竭、休克。亚急性或慢性心脏压塞表现为体循环静脉淤血、颈静脉怒张、静脉压升高、奇脉等。

【辅助检查】

1. 实验室检查　目的是确定潜在的病因和鉴别诊断，感染性者常有外周血白细胞计数增加、红细胞沉降率增快等炎症反应。

2. X线检查 无并发症的急性心包炎胸部X线通常正常。中等量或大量心包积液可导致心影增大"呈烧瓶样"，上腔静脉影增宽，透视下心脏搏动弱。

3. 心电图 常规导联（除aVR外）普遍ST段抬高呈弓背向下型，一至数日后，ST段回到基线，出现T波低平及倒置，持续数周至数月后T波逐渐恢复正常。渗出性心包炎时可有QRS波群低电压及电交替，无病理性Q波。

4. 超声心动图 对诊断心包积液简单易行，更为敏感和特异。M型或二维超声心动图中均可见液性暗区，即有心包积液。

5. 心包穿刺 心包穿刺的主要指征是心脏压塞和未能明确病因的渗出性心包炎。抽取心包穿刺液进行常规涂片、细菌培养和寻找肿瘤细胞等。

6. 心包镜及心包活检 有助于明确病因。

【治疗要点】

以针对原发病和对症处理为原则，若有心脏压塞者宜首先心包穿刺解除压塞。

（一）病因治疗

针对病因，应用抗生素、抗结核药物、化疗药物等治疗。

（二）对症治疗

呼吸困难者给予半卧位、吸氧，疼痛者应用镇痛剂。

（三）解除心脏压塞

1. 心包穿刺 解除心脏压塞和减轻大量渗液引起的压迫症状，必要时可经穿刺在心包腔内注入抗菌药物或化疗药物等。

2. 心包切开引流 穿刺排脓后心包腔积脓和毒血症状未见减轻，或脓液稠厚、穿刺排脓困难，应采用心包切开引流术，一般引流通畅后4～6周愈合。

二、缩窄性心包炎

案例

患者，女性，36岁，活动后心悸，气促，呼吸困难，乏力3个月入院。体检：血压100/80mmHg，半坐卧位，心界不大，心尖搏动不明显，心率110次/分，可闻及心包叩击音，双肺呼吸音粗，无干、湿啰音，颈静脉怒张，肝肋下3cm，腹水征（+++），双下肢浮肿（+），拟诊断缩窄性心包炎。

思考：

1. 该患者存在的主要护理问题是什么？
2. 该患者主要体征有哪些？

缩窄性心包炎（constrictive pericarditis）是指心脏被致密厚实的纤维化或钙化心包所包围，使心室舒张期充盈受限而产生的一系列循环障碍的临床病征。

【病因与发病机制】

缩窄性心包炎可以继发于急性心包炎，病因以结核性心包炎占首位，其次为化脓性或创伤性心包炎后演变而来。少数与心包肿瘤、急性非特异性心包炎及放射性心包炎等有关。急性心包炎后，随着渗出液逐渐吸收可有纤维组织增生，心包增厚粘连、钙化，最终形成坚厚的瘢痕，使心包失去伸缩性，致使心室舒张期扩张受阻、充盈减少，心搏量下降而产生血液循环障碍。长期缩窄，心肌可萎缩。

【临床表现】

1. 呼吸困难　为劳力性呼吸困难，主要由心搏量不能随需要增加所致。
2. 体循环静脉淤血　表现为颈静脉怒张、肝大、胸水、腹水及下肢水肿、食欲缺乏、上腹胀痛等。该表现是由于缩窄性心包炎导致体循环回流障碍所致。
3. 全身症状　疲乏、眩晕为周围血供不足所致。

【辅助检查】

1. X线检查　心影大小正常，左右心缘变直，可呈三角形，部分患者可见心包钙化影。
2. 心电图　QRS波群低电压、T波低平或倒置。
3. 超声心动图　心包增厚、心室腔容积变小、室间隔矛盾运动。

【诊断要点】

1. 体循环淤血、静脉压增高、心脏压塞征。
2. 心尖搏动减弱、心音低、心率快、心包叩击音。
3. X线、超声心动图、右心导管检查、心电图检查结果。

【治疗要点】

控制原发病后，尽早施行手术以避免发展到心源性恶病质、严重肝功能不全等恶性并发症，影响预后。

1. 内科治疗　目的是控制病情，以及早手术。如限盐，利尿，病因治疗（如结核性心包炎抗结核药物治疗），治疗并发症（包括抗心律失常，纠正贫血等）。
2. 心包切除术　手术是缩窄性心包炎有效的治疗方法。一旦确诊，应在急性期症状消退后及早行心包剥离手术或心包切除术。通常在心包感染被控制，结核活动已静止即应手术，并在术后继续用药1年。

三、心包炎患者的护理

【护理评估】

(一) 健康史

重点评估患者近期是否患过结核疾病。是否接受过心脏手术，或有心脏外伤史，以及有无自身免疫性（结缔组织）疾病等。

(二) 身体评估

急性心包炎患者评估内容包括：患者有无心前区疼痛，常因咳嗽、深呼吸、变换体位而加重。急性非特异性心包炎及感染性心包炎疼痛较明显。患者有无呼吸困难，且呼吸困难程度取决于积液量以及增长速度。其他全身症状评估，如结核、肿瘤等引起的低热、贫血、咳嗽、恶病质等。评估患者有无心包摩擦音、Ewart征。

缩窄性心包炎患者大多数起病比较隐匿。通常急性缩窄是指1年以内发生缩窄者，慢性缩窄是1年以上发生缩窄者。评估患者早期有无心悸、劳累性呼吸困难，腹胀、乏力、头晕、食欲减退、咳嗽、体重减轻和肝区疼痛等表现。后期休息时有无呼吸困难，甚至端坐呼吸。评估患者有无以下体征：颈静脉怒张、肝大、腹水、下肢水肿、心率增快等。可见Kussmaul征，即吸气时颈静脉怒张更明显。心脏体检可见心浊音界正常或稍大，心尖搏动减弱或消失，心音减低，可出现奇脉和心包叩击音。

（三）心理社会评估

因疾病反复迁延，呼吸困难、疲乏等不适，患者易出现焦虑、悲观心理等。

【常用护理诊断/问题】

1．气体交换受损　与肺淤血及肺组织受压有关。

2．疼痛　与心包纤维蛋白性炎症有关。

3．活动无耐力　与心排血量不足有关。

4．焦虑　与住院影响工作、生活、疗效不佳及病情重有关。

5．潜在并发症：心脏压塞。

【护理措施】

（一）一般护理

急性期应卧床休息、急性心包炎早期因纤维蛋白渗出可产生心前区疼痛，且与呼吸、咳嗽、活动、体位改变有关，患者应适当限制活动，以减轻疼痛。渗出性心包炎患者可出现明显呼吸困难，应绝对卧床休息以减少全身组织耗氧，减轻心脏负担，并保持半坐卧位，以使呼吸道通畅。加强支持疗法：高热量、高蛋白、高维生素饮食，有水肿者给予低盐饮食。

（二）病情观察

1．密切观察和记录生命体征。

2．密切观察患者心前区疼痛部位、性质及其特点。

3．患者出现呼吸困难、血压明显下降、口唇发绀、面色苍白、心动过速，甚至休克时，应及时向医生汇报，并做好心包穿刺的准备。

4．观察水肿消长、尿量和电解质情况，及时了解病情变化。

（三）治疗配合

心脏压塞急症的护理。

1．一旦确诊，紧急收治CCU病房，立即给予吸氧、心电监护、持续监测血压、心率、血氧饱和度的变化。根据病情安排合适的体位。急诊抽血送检血常规、血型、凝血系列等，联系床边彩超，以便及时手术。

2．密切观察心包填塞的症状　观察呼吸困难、胸闷、胸痛的程度，有无逐渐加重，尤其密切观察血压的变化，每10～30min测血压一次，并做好记录。同时应注意有无面色苍白、大汗淋漓、烦躁不安、尿量减少等休克的先兆症状，备齐各种抢救药物，发现异常及时向医生汇报。

3．抢救的准备　立即建立静脉通路，遵医嘱快速输液、输血、应用血管活性药物。配合医生行心包穿刺或切开引流术，以缓解压迫症状或向心包内注射药物达到治疗的目的。心包穿刺术的配合和护理如下：

（1）术前护理：准备好心包穿刺包、急救药物及器械，向患者做好解释工作，说明手术的意义和必要性，解除思想顾虑，必要时应用少量镇静剂，询问患者是否有咳嗽，必要时给予可待因镇咳治疗；提供屏风或隐蔽的空间以维护患者隐私；操作前开放静脉通路，准备抢救药品如阿托品等以备急需；进行心电、血压监测；术前需行超声检查，以确定积液量和穿刺部位，并对最佳穿刺点做好标记。

（2）术中配合：嘱患者勿剧烈咳嗽或深呼吸，穿刺过程中有任何不适应立即告知医护人员。严格无菌操作，抽液过程中随时夹闭胶管，防止空气进入心包腔。抽液要缓慢，每次抽液量不超过1L，以防急性右心室扩张，一般第1次抽液量不宜超过200～300ml，若抽出新鲜血液,立即停止抽吸,密切观察有无心脏压塞症状。记录抽液量、性质,按要求及时送检。密切观察患者的反应和主诉,如面色、呼吸、血压、脉搏、心电等变化,如有异常,及时协助医生处理。

(3) 术后护理:拔除穿刺针后,穿刺部位覆盖无菌纱布,用胶布固定。穿刺后 2h 内继续心电、血压监测,嘱患者休息,并密切观察生命体征变化。心包引流者需做好引流管的护理,待心包引流液 < 25ml/d 时拔除导管。心包引流管护理:①严格床边交接班,仔细检查引流管是否妥善固定。②开放引流时,要保持引流管通畅,防止折叠或扭曲。③观察记录引流液的颜色、性质和量。④置管期间严格无菌操作,严防感染。

缩窄性心包炎最有效的治疗是早期实施心包切除术,积极做好术前准备、术后护理等。结核性心包炎引起的缩窄性心包炎要积极、系统地进行抗结核药物治疗,注意观察其疗效与副作用,并定期复查肝、肾功能。药物治疗时应控制滴速,防止加重心脏负荷。

(四) 对症护理

1. 疼痛的护理

(1) 疼痛观察:患者疼痛的部位、性质、持续时间及其变化情况,是否可闻及心包摩擦音。

(2) 卧位:指导患者卧床休息,勿用力咳嗽、深呼吸或突然改变体位,以免引起疼痛加重。

(3) 用药护理:遵医嘱给予解热镇痛剂,注意观察患者有无胃肠道反应、出血等不良反应。若疼痛加重,可应用吗啡类药物。应用糖皮质激素、抗菌、抗结核、抗肿瘤等药物治疗时做好相应观察与护理。

2. 气体交换受损的护理

(1) 体位:协助患者取舒适卧位,抬高床头,半坐卧位或坐位,使膈肌下降,利于呼吸。出现心脏压塞的患者往往被迫采取前倾坐位,应提供可以依靠的床上小桌,使患者取舒适体位。协助患者满足生活需要。

(2) 呼吸状况监测:观察患者呼吸困难的程度,有无呼吸浅快、发绀,血气分析结果如何。

(3) 吸氧:一般为 2~4L/min 持续吸氧。嘱患者少说话,以减少耗氧量。疼痛明显时积极控制疼痛,以减轻疼痛对呼吸功能的影响。

(4) 一般护理:保持环境安静,限制探视,注意病室的温度和湿度,避免患者受凉,以免发生呼吸道感染而加重呼吸困难。

(5) 加强巡视,安慰患者,以缓解其紧张、恐惧的情绪。

(五) 心理护理

加强与患者沟通,和家属共同做好思想疏导工作,鼓励患者表达内心感受。向患者介绍病情并进行必要的解释,给予心理安慰,使其树立信心,以良好的精神状态配合治疗。

【健康指导】

1. 疾病知识指导　嘱患者充分休息,加强营养,增强机体抵抗力。进食高热量、高蛋白、高维生素的易消化饮食,限制钠盐摄入。注意防寒保暖,防止呼吸道感染。

2. 用药与治疗指导　告诉患者坚持足够疗程药物治疗(如抗结核治疗)的重要性,不可擅自停药,防止复发。注意药物不良反应。定期随访检查肝肾功能。对缩窄性心包炎患者讲明行心包切除术的重要性,解除思想顾虑,尽早接受手术治疗。心包剥离手术不但可以提高心功能的等级,改善生活质量,还可以减少死亡率。手术后心脏负担不应立即过重,应逐渐增加活动量。静脉补液必须谨慎,否则会导致急性肺水肿。由于萎缩的心肌恢复较慢,手术成功的患者常在术后 4～6 个月才逐渐出现疗效。

3．复查　嘱患者定期随访，复查超声心动图，心电图等，长期抗结核治疗者需复查肝功能。

> 考点：心包压塞的临床表现；心包疾病护理要点。

小结	心包炎是心包发生的炎症性反应，临床上以急性心包炎和慢性缩窄性心包炎最为常见。急性心包炎初期以纤维蛋白性为主，主要表现为胸痛，以对因治疗为主。晚期以渗出性为主，表现为心脏压塞征，治疗以心包穿刺为主。慢性缩窄性心包炎指心脏被纤维化、钙化的心包所包裹，影响心脏舒张，而产生的一系列循环障碍的临床病征，治疗以心包剥离为主。心包疾病患者应适当休息、合理膳食、保暖、保持精神愉快，以利于疾病康复。	
	急性心包炎与慢性缩窄性心包炎特征比较	
	项目	急性心包炎	慢性缩窄性心包炎
	病理	早期纤维蛋白性、晚期渗出性	心包纤维化、钙化
	表现	早期胸痛、晚期心脏压塞征	心脏压塞表现
	治疗	早期对因治疗、晚期心包穿刺抽液	心包剥离术

（仝慧娟）

第十节　病毒性心肌炎患者的护理

学习目标	识记 1．复述病毒性心肌炎的定义。 2．说出病毒性心肌炎的症状。 理解 1．描述病毒性心肌炎的常用护理诊断。 2．归纳病毒性心肌炎的辅助检查。 运用 运用护理程序对病毒性心肌炎患者进行护理。

病毒性心肌炎（viral myocarditis）是指嗜心肌性病毒感染引起的以心肌非特异性间质性炎症为主要病变的心肌炎，是感染性心肌炎最常见的类型。病毒性心肌炎包括无症状的心肌局灶性炎症和心肌弥漫性炎症所致的重症心肌炎。病毒性心肌炎呈全球性分布，发展中国家居多，各年龄均可发病，儿童和 40 岁以下成年人多见。30 余种病毒都可能引起心肌炎，其中以柯萨奇病毒、孤儿（ECHO）病毒、脊髓灰质炎病毒较常见，尤其是柯萨奇 B 组病毒感

染约占 30%~50%。此外，流感、风疹、单纯疱疹、肝炎病毒、HIV 等也能引起。

知识链接　　　　　**病毒性心肌炎的发病机制**

急性或持续性病毒感染所致直接心肌损害，病毒介导的免疫损伤作用（主要是 T 细胞免疫）以及多种细胞因子和一氧化氮等介导的心肌损害和微血管损伤。这些变化均可损害心脏的结构和功能。在本病的发病过程中，某些诱因，如细菌感染、营养不良、过度劳累、缺氧和妊娠等都可使机体抵抗力下降，而使病毒易感而致病。

案例

患者，女性，27 岁。2 周前受凉感冒发热，伴全身酸痛、乏力，经治疗后，热退、全身倦怠有所缓解。因工作繁忙，患病后没有得到充分休息，近 2 日感到明显乏力，伴心悸、气短、心前区疼痛等症状，于劳累、活动后明显。因而患者出现紧张焦虑的情绪。入院检查：脉搏 105 次 / 分，血压 106/70mmhg，叩诊心界不大，心率 105 次 / 分，节律不齐可闻及期前收缩，未闻及病理性杂音，腹软，肝脾肋下未触及。

思考：
1. 该患者的主要的护理问题是什么？
2. 如何对该患者进行健康教育？

【护理评估】

1．健康史　　询问患者发病前 1~3 周有无上呼吸道感染及腹泻等病毒感染的健康史，有无关节疼痛及乙型肝炎病毒感染史。收集患者起病时有无发热、心悸、胸闷等情况，有无细菌感染、营养不良、过度劳累、缺氧和妊娠等使机体抵抗力下降的诱发因素。

2．身体评估　　根据病变范围、感染病毒类型、机体状态等不同，临床表现差异较大，轻者无自觉症状，重者可导致严重心率失常、心源性休克、急性心力衰竭，甚至猝死。病程一般急性期定为 3 个月，3 个月至 1 年为恢复期，1 年以上为慢性期。

（1）病毒感染症状：约半数患者在发病前 1~3 周有病毒感染前驱症状，如发热、全身倦怠感等"感冒"样症状或恶心、呕吐、腹泻等消化道症状。

（2）心脏受累症状：患者常出现心悸、胸闷、呼吸困难、胸痛、乏力等表现。严重者甚至出现阿 - 斯综合征、心源性休克、猝死。

（3）主要体征：可见与发热程度不平行的心动过速。各种心律失常，以房性期前收缩、室性期前收缩最常见，其次是房室传导阻滞。心律失常是造成病毒性心肌炎猝死的原因之一。心尖部第一心音减弱，可出现第三心音或杂音。或有肺部啰音、颈静脉怒张等心力衰竭体征。重者可出现心源性休克。

3．辅助检查

（1）血液生化检查：急性期白细胞计数增高，红细胞沉降率增快、C 反应蛋白增加。急性期或心肌炎活动期心肌肌酸激酶（CK-MB）、肌钙蛋白 T、肌钙蛋白 I 增高。

(2) 血清柯萨奇病毒：IgM 抗体滴度明显增高、外周血肠道病毒核酸阳性或肝炎病毒血清学检查阳性，心内膜心肌活检有助于病原学诊断。

(3) X 线检查：病变广泛者可见心影扩大，严重者伴肺淤血或肺水肿。

(4) 心电图：常见 ST-T 改变和各型心律失常，特别是室性心律失常和房室传导阻滞等。严重心肌损害时可出现病理性 Q 波。

(5) 心内膜心肌活检：尤其对弥漫性心肌炎更具有诊断性可靠依据。

4．心理 - 社会情况　一般症状较轻或无明显不适的青少年患者，常不能引起其重视。症状明显的患者往往担心患有心脏病，留下后遗症，因担心疾病预后、学习和前途等而产生焦虑的情绪。

【常用护理诊断/问题】

1．活动无耐力　与心肌受损、虚弱、疲劳有关。

2．潜在并发症：心律失常、心力衰竭。

3．知识缺乏：缺乏配合治疗等方面的知识。

4．焦虑　与担心疾病预后、学习和前途有关。

【护理措施】

（一）一般护理

休息是病毒性心肌炎康复的关键措施。向患者解释急性期卧床休息可减轻心脏负荷，减少心肌耗氧，有利于心功能的恢复，防止病情加重或转为慢性病程。无并发症者急性期应卧床休息 1 个月。重症病毒性心肌炎患者应卧床休息 3 个月以上，直至患者症状消失、血液学指标等恢复正常后方可逐步恢复正常工作与学习，应注意避免劳累。病情稳定后，与患者及家属一起制订并实施每日活动计划，严密监测活动时心率、心律、血压变化，若活动后出现胸闷、心悸、呼吸困难、心律失常等，应停止活动，以此作为限制最大活动量的指征。

（二）病情观察

急性期应加强心电监护，加强床边巡视并详细记录，观察或询问有无不适。如发现心率突然变慢，血压偏低，频发室早、房早，应及时报告医生，准备好抢救药物和物品。

（三）治疗配合

1．一般治疗　卧床休息，在症状、体征好转，心电图正常后方可逐步增加活动，补充富含维生素和蛋白质的食物，出现心功能不全者需吸氧并限制钠盐摄入。

2．对症治疗　心力衰竭者给予利尿剂和血管紧张素转换酶抑制剂等。频发室性期前收缩或有快速性心律失常者，可选用抗心律失常药物。完全性房室传导阻滞者，可考虑使用临时性心脏起搏器。目前不主张早期使用糖皮质激素，但对有房室传导阻滞、难治性心力衰竭、重症患者或考虑有自身免疫的情况下则可慎用。

3．抗病毒治疗　近年来采用黄芪、牛磺酸、辅酶 Q_{10} 等中西医结合治疗，有抗病毒、调节免疫功能等作用，有一定疗效。干扰素也具有抗病毒、调节免疫等作用，但价格昂贵，非常规用药。细菌感染是病毒性心肌炎的条件因子，病毒感染后易合并细菌感染，早期可酌情使用抗生素。

4．心肌保护治疗　应用改善心肌代谢的药物，以促进心肌的修复，阻止病情进一步发展，以减少并发症。常用的药物包括大剂量维生素 C，能量极化液，口服辅酶 Q、肌苷等。

遵医嘱给予药物治疗，心肌炎患者对洋地黄更敏感，容易发生洋地黄中毒，因此应特别注意。给药后应注意观察疗效和有无毒副反应，出现异常情况应立即报告医生及时处理。在静脉输液时，注意输液速度和输液量，防止因输液速度过快或量过多而诱发心力衰竭。

(四) 并发症的护理

1. 心率失常　应密切观察，及早发现及时处理。在整个治疗过程中，应注意观察药物治疗的效果与副作用，密切观察血压、心率和心电图变化，询问患者有无不适主诉，根据患者情况，及时调整药物剂量和种类。

2. 心力衰竭　密切观察患者生命体征、尿量、意识、皮肤黏膜颜色，注意有无呼吸困难、咳嗽、颈静脉怒张、水肿、奔马律、肺部湿啰音等表现。同时准备好抢救仪器及药物，一旦发生急性心力衰竭，应及时给予强心、利尿、镇静、扩血管和给氧等急救处理。

(五) 心理护理

病毒性心肌炎患者中，青壮年占一定比例，患病常影响患者日常生活、学习或工作，从而易产生焦急、烦躁等情绪。应向患者说明本病的演变过程及预后，使患者安心休养。告诉患者体力恢复需要一段时间，不要急于求成，当活动耐力有所增加时，应及时给予鼓励。对不愿活动或害怕活动的患者，应给予心理疏导，督促患者完成耐力范围内的活动量。或采取小组活动的方式，为患者提供适宜的活动环境和氛围，激发患者活动的兴趣。

【健康指导】

1. 合理安排休息和活动　急性病毒性心肌炎患者出院后需继续休息3～6个月，无并发症者可考虑恢复学习或轻体力工作，6个月至1年内避免剧烈运动或重体力劳动、妊娠等。

2. 注意饮食调整　患者应进食高蛋白、高维生素、易消化饮食，尤其是补充富含维生素C的食物，如新鲜蔬菜、水果，以促进心肌代谢与修复。对出现心功能不全的患者应限制钠盐，不宜过饱，戒烟酒及刺激性食物。

3. 自我保健与监测　适当锻炼身体，增强机体抵抗力。注意防寒保暖，预防病毒性感冒。教会患者及家属测脉率、节律，发现异常或有胸闷、心悸等不适及时就诊。

4. 避免诱发因素　向患者及其家属讲明发病的原因、过程、预后，使患者对自己的疾病有正确的认识，养成良好的生活习惯，增强抵抗力，预防病毒感染，预防复发。

考点：病毒性心肌炎的护理要点、健康教育。

小结

病毒性心肌炎是指嗜心肌性病毒感染引起的以心肌非特异性间质性炎症为主要病变的心肌炎，是感染性心肌炎最常见的类型。很多种病毒都可以引起心肌炎，其中以柯萨奇病毒、孤儿病毒、脊髓灰质炎病毒较为常见。患者的临床表现取决于疾病的广泛程度和严重性，可有病毒感染症状和心脏受累症状，严重者可致猝死。治疗以对症治疗和抗病毒治疗为主，指导患者合理休息与活动，活动过程中注意监测心率、心律、血压变化，重症病毒性心肌炎预防心律失常、心力衰竭的发生。

(仝慧娟)

第十一节 心血管系统常用诊疗技术及护理

> **学习目标**
>
> 识记：
> 说出循环系统常用诊疗技术的适应证、禁忌证。
> 理解：
> 1. 概括循环系统常用诊疗技术的操作要点。
> 2. 归纳循环系统常用诊疗技术的术前准备、术中配合和术后护理要点。
> 运用：
> 能正确进行循环系统常用诊疗技术的术前准备、术中配合和术后护理。

一、心脏起搏治疗的护理

心脏起搏器简称起搏器，它是通过发放一定形式的电脉冲来刺激心脏，以模拟正常心脏的冲动和传导的一种医院电子仪器，由脉冲发生器和起搏电极导线组成，主要用于治疗严重心动过缓及快速心律失常。心脏起搏分为临时心脏起搏和永久心脏起搏。

【适应证】

（一）临时心脏起搏

急需起搏、房室传导阻滞有可能恢复者；超速抑制治疗异位快速心律失常者；需做保护性预防者。

（二）永久心脏起搏

1. 病态窦房结综合征（sick sinas syndrome，SSS）并且伴有与缓慢心律失常直接有关的症状。

（1）心动过缓导致心输出量下降，引起如头晕、黑朦、心力衰竭和晕厥等症状。

（2）心动过缓 - 心动过速综合征而必须用药物控制心动过速发作者。

2. 房室传导阻滞（atrioventricular block，AVB） 主要取决于有无症状和阻滞部位。

（1）有症状的二度Ⅱ型AVB，不论有无症状和类型。

（2）无症状的二度Ⅱ型AVB，但心室率＜40次/分，或证实心脏停搏＞3s。

（3）由高度AVB诱发的快速异位心律失常而需药物治疗者。

（4）三分支传导阻滞。

3. 其他

（1）颈动脉窦过敏：明确反复晕厥或轻压颈动脉引起＞3s心脏停搏。

（2）肥厚性梗阻性心肌病：通过右心室心尖部起搏减轻左心室流出道梗阻。

（3）严重收缩功能不全性心力衰竭：通过双心室同步化起搏治疗心力衰竭。

【操作方法】

永久心脏起搏是将电极导线从手臂或锁骨下方的静脉插入，在X线透视下，将其插入预定的心腔起搏位置，固定并检测，在胸部埋入与电极导线相连接的起搏器。临时心脏起搏器则置于体外，一般放置不超过一个月，以防感染。

【术前准备】
1．辅助检查：胸片、心电图、血常规等。
2．心理护理：告知患者及家属手术的必要性及安全性，手术的方法过程及注意事项等消除紧张焦虑情绪。
3．术前停用抗凝剂至凝血酶原恢复正常。
4．皮肤准备：临时起搏经股静脉时，会阴及双侧腹股沟；永久性起搏，左上胸包括颈部及腋下。
5．青霉素皮试。
6．术前6～8h禁食。

【术中配合】
1．监测生命体征，如有异常立即通知医生。
2．关注患者术中疼痛等不适症状，安慰患者，以顺利完成手术。

【术后护理】
1．心电监测　术后持续24h心电监测，观察起搏心律和自主心律。观察有无起搏电极脱落，起搏频率是否在限定范围内，如有异常立即通知医生并协助处理。
2．体位与活动　术后24h内应取平卧位或略向左侧卧位，24h后可适当床上活动。术后3d可下床活动，避免植入起搏器一侧肢体进行大幅度、剧烈的活动。
3．伤口护理与观察　术后伤口处用沙袋或盐袋压迫6h，观察切口处有无出血、血肿等，观察伤口局部皮肤颜色、温度，伤口有无渗血、红、肿、热、痛等，定时换药，及时更换敷料，一般7d可拆线。
4．心理护理　术后由于体内异物感、切口疼痛、体位不适均使患者产生恐惧与烦躁，护士给予心理支持。

【健康指导】
1．起搏器知识指导　建立起搏器卡，标明搏器型号、品牌、安装时间、起搏频率、使用年限。妥善保管，外出时随身携带。避免外界因素对起搏器功能的干扰，核磁共振、手术电刀、碎石震波、电灼等均会对起搏器造成一定干扰和影响，如到医院就诊时，应事先告诉医务人员。
2．活动指导　遵循循序渐进的原则，术后1～3月避免剧烈运动，患者术侧肢体避免大幅度活动，以避免脉冲发生器和导线发生移位。
3．定期随访　出院后半年每月随访一次，以后每3～6月一次，电池耗尽前每周随访一次，在电池耗尽之前更换起搏器（脉率比预定频率降低10%，说明电源不足）。
4．自我监测　每日测脉搏2次，不随意抚弄起搏器置入部位，自行检查植入部位有无红、肿、热、痛等反应，如有不适及时就诊。

二、心脏电复律的护理

心脏电复律是短时间内向心脏通以高压强电流，使心肌瞬间除极，消除异位性快速心律失常，使其转复为窦性心律的方法。

【适应证与禁忌证】
（一）适应证
1．恶性室性心律失常。

2．心房颤动。

3．心房扑动。

4．室上性心动过速。

（二）禁忌证

1．洋地黄中毒所致房颤或房颤伴低钾时。

2．伴有高度或完全性房室传导阻滞者的心房颤动或扑动。

3．伴有病态综合征的异位快速性心律失常，包括室上性和室性心动过速、心房颤动、心房扑动。

4．病程久、心脏明显增大（尤以左心房扩大）及心腔内存有血栓者或新鲜血栓形成者。

【能量选择】

经胸壁体外电复律常用能量选择：心房颤动为100～200J；心房扑动50～100J；室上性心动过速为100～150J；单形性室速为100J，多形性室速与室颤同等对待为200J；心室颤动200～360J。

【术前准备】

1．心理护理　向患者介绍电复律的目的、必要性、操作过程、可能出现的并发症以取得合作。

2．术前检查　包括电解质、肝、肾功能，抗凝治疗者应测定凝血酶原时间和活动度。

3．药物准备　①复律前1～2d给予抗心律失常药，预防复律后房颤复发，提高电复律的成功率和减少所需电能。②遵医嘱复律前1～2d停用洋地黄类药物。③抗凝治疗预防栓塞并发症。

4．复律前禁食6h以上。

5．物品准备　除颤器、复苏设备包括氧气、吸引器、心电血压监护仪及抢救药品、生理盐水、导电糊、纱布垫。

【术中配合】

1．患者仰卧于绝缘硬板床上，松衣领，取义齿，开放静脉通路，给予吸氧，遵医嘱术前做全导联心电图。

2．清洁复律处皮肤，连接除颤器与心电图监护仪，选择一个R波高耸导联观察，电极片贴放避开除颤部位。

3．麻醉过程中保持呼吸道通畅。

4．充分暴露患者前胸部，两电极板涂导电糊或包以湿盐水纱布，导电糊应涂抹均匀，电极板放于胸骨右缘第2、3肋间和心尖部，两个电极板间距离不应小于10cm，与皮肤紧密接触无缝隙并有一定压力，操作人员及其他医护人员不应接触患者、病床及仪器。观察患者心律是否转为窦性。

【术后护理】

1．饮食与卧位　麻醉清醒2h后进食，避免恶心、呕吐。卧床休息24h。

2．病情观察　心电监测24h，严密观察心律、心率、血压、呼吸、神志等变化。及时发现并发症，包括各种心律失常、急性肺水肿、体循环和肺动脉栓塞及皮肤烧伤等，协助医生及时处理。

三、心导管检查术的护理

心导管检查是通过心导管插管术（cardiac catheterization）进行心脏各腔室、瓣膜与血管的构造及功能的检查，包括右心导管检查与选择性右心造影、左心导管检查与选择性左心造影。其目的是明确诊断心脏和大血管病变的部位与性质、病变是否引起了血流动力学改变及其程度，为采用介入性治疗或外科手术提供依据。

【适应证及禁忌证】

（一）适应证

1．先天性心脏病，特别是有心内分流的先心病诊断。
2．需做血流动力学检测者，从静脉置入漂浮导管至右心及肺静脉。
3．室壁瘤需了解瘤体大小与位置，以决定手术指征。
4．心内电生理检查、静脉及肺动脉造影、心肌活检术。

（二）禁忌证

1．感染性疾病，如活动性风湿病、感染性心内膜炎、败血症、肺部感染等。
2．严重心力衰竭、心律失常及严重的高血压未加控制者、电解质紊乱，洋地黄中毒者。
3．有出血倾向者，现有出血疾病者或正在进行抗凝治疗者。
4．外周静脉血栓性静脉炎者。
5．严重肝肾损害者。

【操作方法】

一般采用Salinger经皮穿刺法，局部麻醉后自股静脉、上肢贵要静脉或锁骨下静脉（右心导管术）或股动脉（左心导管术）插入导管到至相应部位，整个过程在X线透视下进行，并做连续心电和压力监测。

1．患者取仰卧位，连接心电监测仪，局部皮肤消毒，铺无菌单。
2．右心导管检查及右心室造影　常规经皮股静脉穿刺，插管，其前端经右心房、右心室、肺动脉，然后逐步将导管撤至上下腔静脉处，测量压力并记录，必要时采血行血氧分析。插入造影导管，其前端至右心房、右心室、肺动脉，尾端接高压注射器，注入造影剂，造影。
3．左心导管检查及左心室造影　常规经皮股动脉穿刺，插管。其前端至左心室及升主动脉，测量左心室主动脉压力阶差。换入猪尾导管，其前端至左心室造影。
4．撤出导管、鞘管。压迫止血，加压包扎。

【术前准备】

1．心理护理　做好解释工作，以解除思想顾虑和精神紧张，必要时遵医嘱应用镇静剂，保证术前一晚睡眠。
2．术前训练与指导　①训练患者床上排尿。②术前排空膀胱。③术前不需禁食，术前一餐饮食以六成饱为宜，可进食米饭、面条等，不宜喝牛奶、吃海鲜和油腻食物，以免术后卧床出现腹胀或腹泻。
3．完成术前准备　①指导患者进行术前检查：血尿常规、血型、出凝血时间、血电解质、肝肾功能、胸片、超声心动图等。②术前详细询问有无过敏史，并做青霉素皮试及造影剂碘过敏试验。③根据需要行双侧腹股沟及会阴部或上肢、锁骨下静脉穿刺术区备皮及清洁皮肤。④穿刺股动脉者应检查两侧足背动脉搏动情况并标记，以便于术中、术后对照观察。

【术中配合】

1. 严密监测生命体征　密切观察心电图、心律、心率、血压变化，准确记录压力数据，出现异常及时通知医生并配合处理。

2. 治疗配合　维持静脉通路通畅，准确及时给药并备齐抢救药品、物品和器械，以供急需。准确递送所需各种器械，完成术中记录。

3. 心理疏导　陪伴在患者身边，多与患者交谈，分散其注意力，以缓解对陌生环境和仪器设备的紧张、焦虑感等。同时告知患者出现任何不适应及时告诉医护人员。

【术后护理】

1. 监测生命体征变化，观察术后并发症，如有无心律失常、空气栓塞、出血、感染、热原反应、心脏压塞、心脏壁穿孔等，发现问题及时处理。

2. 卧床休息，穿刺侧肢体制动 10～12h，静脉穿刺者以 1kg 砂袋加压伤口 4～6h，动脉穿刺者压迫止血后进行加压包扎，以 1kg 砂袋加压伤口 6h。观察足背动脉搏动情况，比较两侧肢端的颜色、温度、感觉与运动功能情况，以及穿刺部位有无出血与血肿，如有异常立即通知医生。

3. 遵医嘱合理应用抗生素，预防感染。

四、冠状动脉介入性诊断及治疗的护理

Ⅰ 冠状动脉造影术

冠状动脉造影术（coronary angiography，CAG）是指经皮穿刺外周动脉将冠状动脉造影管送至主动脉根部或左右冠状动脉口，推注造影剂检查冠状动脉是否狭窄的方法。用 X 光机连续摄像，用电影胶片或光盘记录下来供医生分析。可以提供冠状动脉病变的部位、性质、范围、侧支循环状况等的准确资料，为冠心病的诊断、治疗方案的选择和预后判断提供科学依据。

评定冠状动脉狭窄的程度一般用心肌梗死溶栓治疗（thrombolysis in myocardial infarction，TIMI）试验所提出的分级标准。①0 级：无血流灌注，闭塞血管远端无血流。②Ⅰ级：造影剂部分通过，冠状动脉狭窄远端不能完全充盈。③Ⅱ级：冠状动脉狭窄远端可完全充盈，但显影慢，造影剂消除也慢。④Ⅲ级：冠状动脉远端造影剂完全而且迅速充盈和消除，同正常冠状动脉血流。

【适应证及禁忌证】

（一）适应证

1. 已确诊冠心病者，判断其严重程度与预后，并决定治疗方案。
2. 已知或怀疑冠心病的情况，包括稳定型心绞痛、冠状动脉综合征等。
3. 中老年患者心脏增大、心律失常，疑有冠心病而无创性检查未能确诊者。

（二）禁忌证

1. 不明原因的发热或未被控制的感染。
2. 主要脏器功能衰竭。
3. 严重贫血及出血性疾病者。
4. 精神病患者及不能配合手术者。

【操作方法】

用特形的心导管经股动脉、肱动脉或桡动脉穿刺，插入至主动脉根部，使导管顶端进

入左、右冠状动脉口，注入造影剂使冠状动脉及其主要分支显影。常用造影剂为76%泛影葡胺。

【术前准备】

1．心理护理　向患者及家属讲解CAG检查的目的、必要性和手术方法及注意事项，解除患者及家属的恐惧心理。

2．术前训练与指导　①训练患者深吸气、有效咳嗽、屏气等动作以及卧位大、小便。②饮食指导：术前禁食一餐。③术前排空膀胱。

3．完成术前准备　①协助完成术前检查：指导患者进行术前检查，如血尿常规、血型、出凝血时间、血电解质、肝肾功能、胸片、超声心动图等。②术前详细询问有无过敏史，并做青霉素皮试及造影剂碘过敏试验。③备皮：术前1日行穿刺区域术野备皮。④检查穿刺部位的搏动情况，桡动脉径路需行Allen试验，即同时按压桡、尺动脉，嘱患者连续伸屈五指至掌面苍白时松开尺侧，如10s内掌面颜色恢复正常，提示尺动脉功能好，可行桡动脉介入治疗。

【术中配合】

1．体位　患者平卧X线诊断床上，暴露穿刺部位。

2．建立静脉通路，并保持肝素化状态。

3．观察与配合　严密监测生命体征、心律、心率变化，出现异常及时通知医生并配合处理。

4．心理疏导　注入造影剂时可能出现全身发热、恶心、心悸等症状，做好患者的安抚工作。

【术后护理】

1．严密心电监护和观察　观察有无术后心绞痛，穿刺部位有无出血、患者的精神状态等情况，并详细记录。

2．拔管后按压穿刺部位　经股动脉途径的患者取平卧位24h，穿刺侧肢体平伸制动12h，局部弹力绷带加压包扎，砂袋压迫6～8h。观察局部伤口有无渗血以及足背动脉搏动情况，远端肢体皮肤颜色、温度、感觉变化。

3．术后鼓励患者多饮水，以加速造影剂的排泄，防止继发性肾损害。

Ⅱ 经皮冠状动脉介入治疗

经皮冠状动脉介入治疗（percutaneous coronary intervention，PCI）是指经导管通过各种方法开通狭窄或闭塞的冠状动脉，从而达到解除狭窄、改善心肌血供的治疗方法。包括经皮冠状动脉腔内成形术（percutaneous transluminal coronary angioplasty，PTCA）、经皮冠状动脉内支架置入术（percutaneous intracoronary stent implantation）、冠状动脉内定向旋切术、高频旋磨术、激光冠状动脉成形术、冠状动脉内血栓去除术，统称为冠状动脉介入治疗。其中，PTCA和支架置入术是冠心病的重要治疗手段。

【适应证及禁忌证】

（一）适应证

1．慢性稳定型心绞痛患者　有效药物治疗的基础上仍有症状的患者以及有明确较大范围心肌缺血客观证据者。

2．有轻度心绞痛症状或无症状但心肌缺血的客观证据明确，狭窄病变显著，病变血管供应中到大面积存活心肌的患者。

3．PTCA 或支架术后管腔再狭窄的患者。

4．急性心肌梗死者。

5．主动脉-冠状动脉旁路移植术后复发心绞痛的患者。

6．新近完全阻塞（3～6个月），经医学证实有存活心肌，冠状动脉造影显示远端血管侧支循环充盈者。

（二）禁忌证

1．病变狭窄程度＜50% 或仅有痉挛者。

2．冠状动脉完全阻塞伴严重钙化病变或多支广泛弥漫性病变。

3．严重心肾功能不全。

4．出血性疾病或近期内有出血史。

【操作方法】

（一）PTCA 采用股动脉途径或桡动脉途径

将指引导管送至扩张的冠状动脉口，再将相应大小的球囊沿导引钢丝送至靶病变处，根据病变的性质和部位选择不同的时间和压力进行扩张，可重复多次直至造影结果满意或辅以其他治疗措施。该技术是扩张冠状动脉内径，解除其狭窄，使相应心肌供血增加，缓解症状，改善心功能的一种非外科手术方法，是冠状动脉介入诊疗的最基本手段。

（二）冠状动脉内支架置入术

操作过程同球囊扩张术，冠状动脉内支架预装于球囊导管上，经引导丝送至需要治疗的部位，用一定的压力（$1.0 \times 10^3 \sim 1.4 \times 10^3 kPa$）充盈扩张球囊就可以将支架释放于局部，支撑其管壁，以保持管腔内血流畅通。是在 PTCA 基础上发展而来的，目的是为了防止和减少 PTCA 后急性冠状动脉闭塞和后期再狭窄，以保证血流通畅。

【术前准备】

同冠状动脉造影术，应注意以下几点：

1．术前宣教　向患者说明介入治疗的必要性、简单过程及手术成功后的获益等，指导患者掌握自我放松的技巧，帮助患者保持稳定的情绪，增强信心。

2．术前训练　进行呼吸、闭气、咳嗽训练以便于术中顺利配合手术。进行床上排尿、排便训练，避免术后因卧位不习惯而引起排便困难。

3．术前用药　口服抗血小板聚集药物：①择期 PTCA 者术前晚饭后开始口服肠溶阿司匹林和氯吡格雷；②直接 PTCA 者尽早顿服肠溶阿司匹林 300mg 和氯吡格雷 300mg。

4．拟行桡动脉穿刺者，术前行 Allen 试验。

5．留置静脉套管针，应避免在术侧上肢。

【术中配合】

同冠状动脉造影术，还应注意以下几点：

1．心理护理　PTCA 手术所需时间较冠状动脉造影时间长，患者处于清醒状态，导管室护士给予患者心理安慰。经常询问患者有无有心悸、胸闷等不适。球囊扩张时，患者可有胸闷、心绞痛发作的症状，应做好安慰解释工作，并给予相应处置。

2．重点监测导管定位时、造影时、球囊扩张时及有可能出现再灌注心律失常时心电及血压的变化，发现异常，及时报告医生并采取有效措施。

3．遵医嘱及时、准确给药，如肝素、硝酸甘油等，并随时检查各种连接管固定是否完好、通畅。

【术后护理】

同冠状动脉造影术，应注意以下几点：

1. 持续心电、血压监护24h　观察神志、心率、心律、体温和血压的变化，观察有无胸闷、心绞痛等症状，注意有无心律失常、心肌缺血、心肌梗死等并发症。对血压不稳定者应每15～30min测量1次，直至血压稳定后改为每1小时测量1次。做12导联心电图，与术前对比，有症状时再复查。

2. 留置鞘管部位护理　①撤出鞘管前，患者取卧位，术侧肢体平伸，防止折损鞘管。②一般于术后停用肝素4～6h后，测定活化凝血时间（ACT），如小于150s，即可拔除动脉鞘管。拔管时，注意心率、血压和心电图监测，防止由于局部疼痛使迷走神经兴奋性增强，导致心动过缓或低血压。③拔除动脉鞘管后，按压穿刺部位15～20min以彻底止血，以弹力绷带加压包扎，砂袋压迫6～8h，术侧肢体制动24h，防止出血。④经桡动脉穿刺者术后立即拔除鞘管，局部按压彻底止血后加压包扎。⑤观察穿刺部位有无出血或渗血，常规使用抗生素3～5d，预防感染。

3. 活动指导　术后24h后，嘱患者逐渐增加活动量，起床、下蹲时动作应缓慢，不要突然用力，术后一周避免抬重物，防止伤口出血，1周后可恢复日常生活和轻体力劳动。经桡动脉穿刺者除急诊外，如无特殊病情变化，不强调严格卧床时间，但仍需注意病情观察。

4. 饮食指导　指导患者合理饮食，少食多餐，避免过饱。保持大便通畅。卧床期间加强生活护理，满足患者生活需要。

5. 抗凝治疗的护理　术后常规给予低分子肝素皮下注射，注意观察有无出血倾向，如伤口渗血、牙龈出血、鼻出血、血尿、血便、呕血等。

6. 术后不良反应的观察与护理　术后密切观察患者常见的不良反应。①腰酸、腹胀；②尿潴留；③迷走神经反射所致低血压；④造影剂反应；⑤心肌梗死；⑥血栓。护士严密观测，做到早期预防，及时发现，恰当处理。

（郭　宏）

第四章 消化系统疾病患者的护理

> **学习目标**
>
> 识记：
> 1. 说出恶心与呕吐、腹痛、腹泻及呕血和黑粪的概念。
> 2. 识别恶心与呕吐、腹痛、腹泻及呕血和黑粪的主要病因。
>
> 理解：
> 1. 归纳恶心与呕吐、腹痛、腹泻及呕血和黑粪的主要临床表现及护理问题。
> 2. 概括恶心与呕吐、腹痛、腹泻及呕血和黑粪的治疗要点。
>
> 运用：
> 1. 按照护理程序护理恶心与呕吐、腹痛、腹泻及呕血和黑粪患者。
> 2. 对恶心与呕吐、腹痛、腹泻及呕血和黑粪患者进行有针对性的健康指导。

第一节 消化系统疾病患者常见症状体征的护理

消化系统由口腔、食管、胃、十二指肠、空肠、回肠、结肠、直肠、肛门、肝、胆囊、胆道及胰腺构成。消化系统疾病常见且相互关联，病因及临床表现纷繁复杂，可为器质性或功能性疾病，病变可局限于消化系统或累及其他系统，其他系统或全身性疾病也可引起消化系统疾病或症状。护理人员需要具备更坚实的、不断更新的相关知识，需要更强的逻辑思维、更丰富的社会、人文知识及为患者服务的技能。消化系统疾病常见的症状体征包括恶心与呕吐、腹痛、腹泻、腹胀、呕血与黑粪、黄疸等。下面重点介绍恶心与呕吐、腹痛、腹泻、呕血和黑粪的护理。

一、恶心与呕吐

恶心（nausea）常为呕吐（vomiting）的先兆，表现为上腹部不适、紧迫欲吐的感觉，并伴有皮肤苍白、出汗、流涎、血压降低及心动过缓等迷走神经兴奋的症状。呕吐是胃或部分小肠的内容物，经食道逆流入口腔并排出体外的现象。

两者可单独发生，但多数先有恶心，继而呕吐。也可只有恶心而无呕吐，或只有呕吐而无恶心。

恶心与呕吐分为反射性呕吐、中枢性呕吐、前庭功能障碍及精神性呕吐等几大类。引起恶心、呕吐的原因很多，就消化系统疾病而言，可归纳为以下几个方面：①胃肠道疾病，如胃炎、肠炎、胃癌、消化性溃疡、幽门梗阻、肠梗阻等。②肝、胆、胰腺疾病，如急性肝炎、急性胆囊炎、胆石症、急性胰腺炎等。③腹膜等疾病，如急性腹膜炎。④胃肠道功能紊乱，精神因素为本病发生的主要诱因，如情绪紧张、焦虑、生活与工作上的困难、烦恼、意外不幸等，均可干扰高级神经的正常活动，进而引起胃肠道的功能障碍，而在病理解剖方面无器质性病变基础。

呕吐对人体的影响分为两方面：一方面可排出胃肠道内有毒物质，对人体有一定的保护作用；另一方面，持久而剧烈的呕吐又可引起脱水、电解质紊乱，甚至营养不良等后果。

> 考点：恶心与呕吐的概念、主要病因。

【护理评估】

1. 健康史　评估恶心与呕吐发生的原因或诱因，如有无胃肠道、肝、胆、胰腺、腹膜等疾病病史，与进食、饮酒、药物或毒物、精神因素的关系，发病后诊治经过及效果，有无手术、外伤及药物、食物过敏史。

2. 身体评估

(1) 症状：①胃肠道疾病。急性胃炎的恶心、呕吐常伴有上腹不适、腹胀或腹痛，呕吐后可缓解。如伴有腹泻，多见于急性胃肠炎或细菌性食物中毒。如伴有规律性上腹痛，多见于消化性溃疡。如呕吐量大，且含有隔夜酸臭食物，上腹可见胃蠕动波或胃型，多见于幽门梗阻。如伴有腹痛、腹胀、排便、排气停止，呕吐物多且有粪臭味，可见于低位肠梗阻。②肝、胆、胰腺疾病。伴有剧烈上腹痛，发病与酗酒、暴饮暴食有关，有明确的胆道疾病病史，多见于急性胰腺炎。伴有右上腹痛、寒战、发热或有黄疸，多见于急性胆囊炎或胆石症。③腹膜等疾病。如原有腹痛加重、范围扩大，并出现腹膜刺激征，应警惕消化性溃疡、胆囊炎、出血坏死性胰腺炎、阑尾炎等疾病并发腹膜炎。④胃肠道功能紊乱。精神因素为本病发生的主要诱因，如情绪紧张、焦虑、生活与工作上的困难、烦恼、意外不幸等，均可干扰高级神经的正常活动，进而引起胃肠道的功能障碍，而在病理解剖方面无器质性病变基础。临床表现主要以胃肠道运动功能紊乱为主，也常伴有失眠、焦虑、注意力不集中、健忘、神经过敏、头痛等其他功能性症状。

(2) 体征：对于频繁剧烈呕吐者，评估患者血压、尿量、皮肤弹性、营养状况、神志及有无水、电解质紊乱等症状。评估腹部体征，如有无腹部压痛、反跳痛、肌紧张、腹部包块、肠鸣音及振水音等。

3. 心理-社会状况　严重的恶心、呕吐，尤其呕吐频繁且量大时可引起水、电解质紊乱、代谢性碱中毒，病程过长还可导致营养不良，并对患者生活和工作发生影响，使其产生烦躁、焦虑情绪，而不良的心理反应，又可使症状加重。因此，应注意评估患者的精神状态、焦虑、抑郁的程度、患者及家属对病情的认识，呕吐是否与精神因素有关，了解家属对患者的关心及经济、心理支持程度等。

4. 辅助检查　X线钡餐造影、胃镜、B超等检查有助于明确恶心、呕吐的病因。必要时做呕吐物毒物分析或细菌学检查。呕吐频繁或呕吐量大应注意检查有无水、电解质紊乱及酸碱平衡失调。

【主要护理诊断/问题】

1. 营养失调：低于机体需要量　与慢性反复呕吐有关。
2. 活动无耐力　与严重呕吐导致的失水和电解质紊乱有关。
3. 有体液不足的危险　与呕吐频繁或呕吐量大导致失水有关。
4. 有窒息的危险　与呕吐物吸入有关。
5. 焦虑　与呕吐严重引起体力不支或担心预后有关。

> **考点：** 恶心与呕吐的临床表现特点及主要护理问题。

【护理措施】

（一）一般护理

1．休息与体位　呕吐较轻者，鼓励患者进行日常生活自理活动，必要时给予帮助。呕吐剧烈者宜卧床休息。患者呕吐时应帮助其坐起或侧卧，头偏向一侧，以免误吸。吐毕更换污染衣物被褥，开窗通风以去除异味。呕吐频繁、量大或合并严重腹泻时，应告诉患者突然起身可能出现头晕、心悸等不适，故坐起或站起时应动作缓慢，以免出现直立性低血压导致跌倒。

2．饮食护理　呕吐较轻者，可进食清淡食物，鼓励口服补液，避免食用刺激性大的食物，如咖啡、浓茶、过冷、过热、油炸、辛辣食物。呕吐剧烈者，宜禁食。

（二）病情观察

1．监测生命体征　定时测量和记录生命体征直至稳定。血容量不足时可发生心动过速、呼吸急促、血压降低，特别是直立性低血压。持续性呕吐致大量胃液丢失，发生代谢性碱中毒时，患者呼吸可变浅、变慢。

2．观察呕吐情况　观察患者呕吐特点，是否为喷射性呕吐，记录呕吐的次数，呕吐物的量、颜色、气味和性质，必要时采集标本送检。

3．观察患者有无失水征象　准确记录每日的出入量、体重。是否出现烦躁、神志不清以至昏迷，有无软弱无力、口渴、皮肤黏膜干燥、弹性减低及尿量减少、尿比重增高等表现。

4．动态观察实验室检查结果。

（三）治疗配合

1．治疗原则　积极治疗原发疾病，规律饮食，避免食用刺激性大的食物。应用放松技术减少呕吐的发生。呕吐严重者遵医嘱使用止吐药，补充水分和电解质。

2．用药护理　遵医嘱正确使用止吐药，按治疗计划口服或静脉补充水分和电解质，促使患者逐步恢复正常饮食和体力。剧烈呕吐不能进食或引起严重水、电解质失衡时，主要通过静脉输液给予纠正。

（四）对症护理

1．应用放松技术减少呕吐的发生　①深呼吸法——用鼻吸气，然后张口慢慢呼气，反复进行。②转移注意力——通过与患者交谈，倾听轻快的音乐，阅读喜爱的文章等方法转移患者的注意力。

2．口腔护理　患者呕吐后，及时帮助患者漱口，保持口腔清洁和舒适。

（五）心理护理

关心患者，通过观察和与患者及家属交谈，了解其心理状态。耐心解答患者及家属提出的问题，向患者解释精神紧张不利于呕吐的缓解，特别是有的呕吐与精神因素有关，紧张、焦虑等心理反应还会影响食欲和消化能力，而治病的信心及情绪稳定则有利于症状的缓解。

> **考点：** 恶心与呕吐的治疗和护理要点。

【健康指导】

1．向患者介绍恶心、呕吐的病因，积极预防、治疗原发病，如胃炎、溃疡、肝胆、胰腺等病变。

2. 指导患者规律饮食,避免刺激性食物,戒烟限酒,防止胃黏膜损害。保持正确体位,防止窒息。

3. 学会病情观察,及时发现失水或血容量不足征象。

4. 应用放松技术,保持情绪稳定,树立战胜疾病的信心,减少呕吐的发生。

> 考点:恶心与呕吐的健康指导。

二、腹痛

腹痛(abdominal pain)是消化道疾病最常见的症状,临床上分为急性与慢性腹痛。急性腹痛多由腹腔器官的急性炎症、扭转、梗阻或扩张、腹膜炎症、腹腔脏器破裂等引起。慢性腹痛多由腹腔脏器的慢性炎症、胃溃疡、十二指肠溃疡、腹腔脏器的扭转或梗阻、腹腔脏器包膜张力增加或胃肠神经功能紊乱等引起。此外,某些全身性疾病也可引起腹痛。

> 考点:腹痛的概念、主要病因。

【护理评估】

1. 健康史 评估腹痛发生的原因或诱因,如急性胃肠炎发病前常有服用胃肠黏膜损害药物或不洁饮食等病史。急性胆囊炎、胆石症发病前常有进食油腻食物史。急性胰腺炎发病前常有酗酒、暴饮暴食病史。消化性溃疡发病前常有饮食失调、长期精神紧张、焦虑等病史。评估患者有无药物、食物过敏史,有无烟酒嗜好及腹部手术、外伤史。评估患者发病后的诊治经过及效果。

2. 身体评估

(1)症状:急性腹痛有起病急、病情重和变化快的特点,疼痛多剧烈,可呈刀割样、绞痛、锐痛等。①部分机械性肠梗阻与腹部手术有关,表现为阵发性剧烈绞痛,常伴有呕吐、腹胀,完全梗阻还可出现排便、排气停止。②阵发性钻顶样疼痛是胆道蛔虫病的典型表现。③胆石症或泌尿系结石常表现为阵发、剧烈疼痛,患者辗转不安,泌尿系结石常伴有血尿。④腹膜炎症多由胃、十二指肠溃疡加重穿孔所致,常表现为中上腹突然发生剧烈刀割样或烧灼样疼痛,继而蔓延为全腹疼痛,并伴有压痛、反跳痛、肌紧张。⑤肝、脾破裂,异位妊娠破裂常伴有贫血、休克,肝、脾破裂发病前常有腹部外伤的病史。结合伴随症状可判断腹痛可能病因,如中上腹持续性剧痛或阵发性加剧,向腰背部呈带状放射,多考虑为急性胰腺炎,如伴有休克,常见于急性出血坏死型胰腺炎。右上腹痛伴有寒战、发热常见于急性胆囊炎、肝脓肿等。慢性腹痛发病隐匿,常为隐痛、钝痛或胀痛等,多见于慢性胃炎、消化性溃疡等。

(2)体征:一般腹痛部位多提示病变所在。胃、十二指肠疾病疼痛多在上腹部;肝胆疾病疼痛多在右上腹部;急性胰腺炎疼痛多位于中上腹部;小肠疾病疼痛多位于脐部或脐周;结肠疾病疼痛多位于腹部一侧或两侧;急性阑尾炎疼痛多位于右下腹麦氏点(McBurney点)。除局部疼痛外,有些脏器疾病还可出现牵涉痛,如胆囊炎时出现右肩痛,急性胰腺炎时可有腰背部束带状疼痛。

3. 心理-社会状况 疼痛可使患者精神紧张、焦虑不安,而紧张、焦虑又可加重疼痛,因此,应注意评估患者有无因疼痛或其他因素而产生的精神紧张、焦虑不安等。关注癌性腹痛患者的心理变化，防止意外。腹痛发生时，特别是腹痛较为严重时，容易使患者感觉到生命受到威胁而产生恐惧感。长期反复发作的腹痛，可因其对生活、工作的影响以及疾病的迁延不愈而使患者产生焦虑、烦躁、悲观、失望等情绪反应。评估患者及家属对疾病有无正确认识，评估家属对患者的关心及在心理和经济上的支持程度。

4．辅助检查　根据病情进行相应的实验室检查，必要时需作X线检查、消化道内镜检查等。如血、尿、粪常规，粪隐血试验，血、尿淀粉酶测定，腹部X线、CT、B超检查，内窥镜检查等，有助于确定腹痛发生的原因，也可用于监测病情变化。

【主要护理诊断/问题】

1．疼痛：腹痛　与腹腔脏器炎症、溃疡、缺血、梗阻或功能性疾病等有关。

2．焦虑　与腹痛剧烈难忍或反复发作不易缓解有关。

> 考点：腹痛的临床表现特点及主要护理问题。

【护理措施】

（一）一般护理

1．休息与体位　协助急性剧烈腹痛患者采取舒适的体位卧床休息，以利于休息，减轻疼痛，减少疲劳感和体力消耗。加强巡视，了解和满足患者需要，做好生活护理。烦躁不安者应采取防护措施，防止坠床等意外发生。

2．饮食护理　避免生冷、油腻、辛辣刺激性饮食。急性腹痛诊断不明时暂时不宜进食。

（二）病情观察

1．监测神志、生命体征　通过对患者神志、生命体征的观察，判断了解病情的严重程度。

2．观察并记录患者腹痛的变化情况　对急性腹痛患者，应重点了解腹痛的部位、性质及程度，发作持续的时间、频率以及伴随表现。如果疼痛性质突然发生改变，且经一般对症处理疼痛不仅不能减轻，反而加重，需警惕某些并发症的出现，如消化性溃疡穿孔引起弥漫性腹膜炎或癌变等，一旦发生应及时通知医生，并配合进行处理。

（三）治疗配合

1．治疗原则　治疗病因，去除诱因，根据病情、疼痛性质和程度选择止痛方法。急性剧烈腹痛诊断未明时，不可随意使用镇痛药物，以免掩盖症状，延误病情。

2．药物止痛　镇痛药物种类很多，应根据病情、疼痛性质和程度选择给药。癌性疼痛应遵循按需给药的原则，有效控制患者的疼痛。疼痛缓解或消失后及时停药，以防止药物不良反应，减少患者对药物的耐受性和成瘾性的发生。

3．用药护理　遵医嘱正确使用止痛药物，观察药物止痛的效果及药物的副作用，如口干、恶心、呕吐、便秘和用药后的镇静状态等。

（四）对症护理

腹痛护理　非药物止痛是对疼痛，特别是慢性疼痛的主要治疗方法，能缓解患者的焦虑、紧张情绪，提高其疼痛阈值和对疼痛的控制感。具体方法如下：

1．分散注意力　例如深呼吸、数数、回忆、交流一些有趣的往事、观看喜剧片或幽默小故事等，转移患者对疼痛的注意力，缓解疼痛。

2．局部热疗法　除急腹症外，对疼痛局部可应用热水袋进行热敷，从而解除肌肉痉挛而达到止痛效果。

3．针灸止痛　根据不同疾病和疼痛部位选择针疗穴位。

（五）心理护理

急骤发生的剧烈腹痛、持续存在或反复出现的慢性腹痛，以及预后不良的癌性疼痛，均可造成患者精神紧张、情绪低落，而消极悲观、焦躁和紧张的情绪又可使疼痛加剧。因此，护士对患者和家属应进行细致全面的心理评估，取得家属的配合，有针对性地对患者进行心理疏导，使其减轻紧张、恐惧心理。精神放松，情绪稳定，有利于增强患者对疼痛的耐受性，从而减轻疼痛甚至消除疼痛。

考点：腹痛的治疗和护理要点。

【健康指导】

1．向患者介绍腹痛的病因，积极预防、治疗原发病，如溃疡、胃炎、胰腺炎等病变。

2．指导患者规律饮食，注意饮食卫生，避免刺激性饮食及药物，戒烟限酒。

3．学会病情观察，及早发现或防治并发症。学会非药物止痛方法的运用，诊断不明时，不随意使用止痛药物。

4．精神放松，保持情绪稳定。

考点：腹痛的健康指导。

三、腹泻

腹泻（diarrhea）是指排便次数多于平时的排便频率，粪质稀薄并含有黏液、脓血或未消化食物。分为急性和慢性两种，病程超过 2 个月者属慢性腹泻。腹泻多由于肠道疾病引起，其他原因有药物、全身性疾病、过敏和心理因素等。

考点：腹泻的概念、主要病因。

知识链接　　　　腹泻的发生机制

1. 分泌性腹泻　由胃肠黏膜分泌过多的液体而引起。

2. 渗透性腹泻　是肠内容物渗透压增高，阻碍肠内水分与电解质的吸收而引起。

3. 渗出性腹泻　是因为肠黏膜炎症、溃疡、浸润性病变导致血浆、黏液、脓血渗出，见于各种炎症。

4. 吸收不良性腹泻　由肠黏膜的吸收面积减少或吸收障碍引起，如小肠大部分切除，吸收不良综合征等。

5. 动力性腹泻　由肠蠕动亢进导致肠内食糜停留时间短，未被充分吸收所致的腹泻，如肠炎、胃肠功能紊乱及甲状腺功能亢进症等。

【护理评估】

1. 健康史　评估腹泻发生的原因或诱因、有无饮食不良习惯、不洁食与服药史。有无药物、食物过敏史。腹泻发生后的诊治经过及效果。

2．身体评估

（1）症状：①小肠病变——粪便多呈糊状或水样，可含有未完全消化的食物成份，大量水样泻容易导致脱水、电解质紊乱和代谢性酸中毒，长期慢性腹泻可导致营养不良。②大肠病变——粪便可含黏液、脓血，病变累及直肠可出现里急后重。

（2）体征：急性严重腹泻时，应观察患者的生命体征、神志、尿量、皮肤弹性等，注意有无水、电解质紊乱、酸碱失衡，血容量减少。慢性腹泻时应注意评估患者的营养状况，有无消瘦、贫血，有无腹胀、腹部包块、压痛，肠鸣音有无异常，有无因排便频繁及粪便刺激，引起肛周皮肤糜烂。

3．心理-社会状况　频繁或严重的腹泻影响患者的学习、工作和出行，常使患者产生紧张、焦虑及烦躁等心理反应。

4．辅助检查　正确采集新鲜粪便标本做显微镜检查，必要时做细菌学检查。急性腹泻者注意监测血清电解质、酸碱平衡状况。评估患者是否做过血常规、红细胞沉降率、X线钡餐或结肠镜检查，结果是否正常。

【主要护理诊断/问题】

1．腹泻　与肠道疾病或全身性疾病有关。

2．有体液不足的危险　与大量腹泻引起失水有关。

3．营养失调：低于机体需要量　与严重腹泻导致电解质紊乱有关。

| 考点：腹泻的临床表现特点及主要护理问题。

【护理措施】

（一）一般护理

1．休息与活动　急性起病、全身症状明显的患者应卧床休息，注意腹部保暖，可用热水袋热敷腹部，以减弱肠道运动，减少排便次数，并有利于腹痛等症状的缓解。慢性、轻症患者可适当活动。

2．饮食选择　饮食以少渣、易消化食物为主，避免生冷、油腻、多纤维、味道浓烈的刺激性食物。严重腹泻者应暂时禁食，病情缓解后可逐渐给予流质、半流质或软食。

（二）病情观察

1．严密监测患者生命体征、神志，准确记录液体出入量。急性严重腹泻时丢失大量水分和电解质，可引起脱水及电解质紊乱，严重时导致休克，故而应严密监测上述指标。

2．观察有无口渴、口唇干燥、皮肤弹性下降、尿量减少、神志淡漠等脱水表现。

3．观察有无肌肉无力、腹胀、肠鸣音减弱、心律失常等低钾血症的表现。

4．监测血生化指标的变化。

5．观察肛周皮肤有无糜烂、感染。

6．观察排便情况　观察排便次数、量、内容物，有无脓、血、黏液、气味等，有无里急后重、恶心、呕吐、腹痛、发热等伴随表现。

（三）治疗配合

1．治疗原则　腹泻的治疗以病因治疗为主，如感染引起的腹泻需在使用抗生素基础上使用止泻药物，同时注意观察患者排便情况，腹泻控制后应及时停药。严重腹泻要及时补充水分、电解质及营养物质等，以满足患者的生理需要。

2. 用药护理

（1）遵医嘱正确使用解痉止痛剂如阿托品时，注意药物副作用，如口干、视力模糊、心动过速等。

（2）遵医嘱给予液体、电解质、营养物质，以满足患者的生理需要量，补充额外丢失量，恢复和维持血容量。一般可经口服补液，禁食、腹泻、恶心、呕吐严重或全身症状显著者需静脉补充水分和电解质。老年患者尤其应及时补液并注意输液速度，因老年人易因腹泻发生脱水，也易因输液速度过快引起循环衰竭。

（四）对症护理

肛周皮肤护理　排便频繁时，因粪便的刺激，可使肛周皮肤损伤，引起糜烂及感染。排便后应用温水清洗肛周，保持清洁干燥，涂无菌凡士林或抗生素软膏以保护肛周皮肤，促进损伤处愈合。

（五）心理护理

慢性腹泻治疗效果不明显时，患者往往对预后感到担忧，加上纤维结肠内镜等检查有一定痛苦，故应注意患者心理状况的评估，通过解释、鼓励稳定患者情绪，使患者能够配合检查、治疗和护理。

考点：腹泻的治疗和护理要点。

【健康指导】

1．向患者介绍腹泻的病因，积极预防、治疗原发病。
2．指导患者注意饮食卫生，避免油腻、生冷、辛辣刺激性饮食，注意腹部保暖。
3．遵医嘱正确使用抗生素，止痛、止泻药物，注意药物的副作用，炎症性腹泻不能单纯使用止泻药物。
4．学会病情观察，及早发现有无脱水或周围循环衰竭。
5．腹泻频繁者做好肛周皮肤护理。
6．慢性腹泻应保持平和心态，配合治疗和护理。

考点：腹泻的健康指导。

四、呕血和黑粪

呕血和黑粪（black stool）是上消化道出血的特征性表现。上消化道出血，血液经胃从口腔呕出，称呕血。血液经过肠道时，在肠菌作用下，血液中的铁变成硫化铁呈黑色，形成黑粪。由于黑粪附有黏液而发亮，类似柏油，又称柏油便。呕血一般都伴有黑粪，但有黑粪不一定伴有呕血。呕血为一种急症，如不及时抢救可危及患者生命。临床上呕血和黑粪的最常见病因为消化性溃疡，此外食管-胃底静脉曲张、急性糜烂出血性胃炎及胃癌也较常见。

考点：呕血和黑粪的主要病因。

【护理评估】

1．健康史　评估呕血和黑粪发生的原因或诱因，如有无消化性溃疡、肝病、血液病病史，既往有无类似出血史及出血情况，有无暴饮暴食、进食粗硬或辛辣刺激性食物、服药（如水杨酸制剂、糖皮质激素、铁剂等）、酗酒或过于紧张、焦虑等诱因。询问有无药物、食物过敏史，发生呕血和黑粪后的诊治经过及效果。

2．身体评估

（1）症状

①呕血：呕血前常有上腹不适及恶心等先兆，随之呕出血性胃内容物。呕血颜色取决于出血量、出血速度及血液在胃内停留时间。若少量、缓慢出血，血液在胃内停留时间长，血红蛋白与胃酸作用生成酸化正铁血红蛋白，使呕出血液呈咖啡样；若大量、快速出血，血液在胃内停留时间短，则呕出血液呈鲜红或暗红色。发生呕血提示胃内出血量达250～300ml。②黑粪：上消化道出血量达50～70ml时可产生黑粪，出血量大且速度快时，粪便可呈暗红色甚至鲜红色。③失血性周围循环衰竭：上消化道大量出血时，由于循环血容量急剧减少，常发生急性周围循环衰竭。患者可出现头昏、心悸、乏力、出汗、口渴、晕厥等表现。④发热：多在上消化道大量出血后24h内出现，一般不超过38.5℃，可持续3～5d。⑤氮质血症：血尿素氮多在一次出血后数小时上升，约24～48h达到高峰，3～4d恢复正常。⑥贫血：一般在出血3～4h后出现，表现为头晕、耳鸣、乏力、心悸、气短、食欲不振等症状。

（2）体征：评估患者神志、生命体征、尿量及皮肤黏膜有无黄疸、苍白及出血，评估有无口唇发绀、皮肤湿冷呈灰白色或紫灰花斑、体表静脉塌陷等失血性周围循环衰竭的表现。评估有无淋巴结肿大，有无腹部压痛、腹壁静脉曲张、腹水征、肠鸣音活跃等。

3．心理-社会状况　由于突然出现呕血和黑粪，患者非常紧张、焦虑，如持续出血不止，患者则产生恐惧等心理反应，这不利于机体止血。

4．辅助检查　评估患者是否做过血常规、血小板、红细胞比容、尿比重、肝功能、尿素氮、大便隐血，必要时查血清电解质、二氧化碳结合力等，注意评估检查结果。

【主要护理诊断/问题】

1．组织灌注量改变　与上消化道出血所致血容量减少有关。

2．活动无耐力　与呕血和黑粪所致贫血有关。

3．营养失调：低于机体需要量　与消化道出血导致摄入减少有关。

4．焦虑/恐惧　与消化道出血对生命及自身健康的威胁有关。

5．潜在并发症：休克。

考点： 呕血与黑粪的临床表现特点及主要护理问题。

【护理措施】

（一）一般护理

1．休息与活动　卧床休息，宜取侧卧位或仰卧位头偏向一侧，保持呼吸道通畅，避免呕血误入呼吸道引起窒息，必要时吸氧。休克时取休克体位。

2．饮食护理　活动性出血期间禁食。

（二）病情观察

1．给予心电监护，严密监测患者生命体征、神志、面色和尿量，准确记录液体出入量。

2．评估呕血和黑粪的量及性状，准确判断活动性出血情况。

3．定期复查血红蛋白浓度、红细胞计数、血细胞比容及血尿素氮，必要时行中心静脉压测定。

（三）治疗配合

1．治疗原则　积极做好有关抢救准备，包括建立有效的静脉输液通道，立即配血，药物止血、气囊压迫止血、内镜治疗、介入治疗、手术治疗等。

2. 用药护理　遵医嘱给予补充血容量、止血、抑制胃酸分泌等药物，观察药物疗效和不良反应。

（四）对症护理

1. 口腔护理　禁食期间做好口腔护理，及时清除口腔血迹，保持口腔清洁。
2. 肛周皮肤护理　排便后协助患者用温水清洗肛周，做好肛周皮肤护理。

（五）心理护理

安抚患者及家属，给予心理支持，减轻恐惧，稳定情绪，使患者能够配合检查、治疗和护理。

考点：呕血和黑粪的治疗和护理要点。

【健康指导】

1. 向患者讲解引起呕血和黑粪的相关因素，预防复发。
2. 指导患者合理饮食、活动和休息，避免诱因。
3. 指导患者和家属观察呕血和黑粪的量、性状、次数，掌握有无继续出血的征象。一旦出现反复呕血并呈鲜红色，或出现黑粪次数增多、粪质稀薄或呈暗红色，应考虑再出血，立即就医。

考点：呕血和黑粪的健康指导。

小结	1. 临床特点　消化系统疾病常见症状有恶心与呕吐、腹痛、腹泻、呕血和黑粪等，这些症状在不同疾病中常有不同的特点，应仔细评估鉴别。 2. 护理要点　消化系统疾病常见症状的发生多与饮食密切相关，疾病的慢性过程对饮食及生活质量的影响可引起患者的心理波动。因此，护士应认真评估可能的致病因素，注意饮食护理，关注心理疏导，做好健康教育。严重的呕吐、腹泻、大量的出血会对患者的生命构成威胁，护士应学会监测病情，及时发现各种并发症，并配合医生进行急救。

（国秀丽）

第二节 胃炎患者的护理

学习目标

识记：
1. 知道急、慢性胃炎的分类。
2. 识别急、慢性胃炎的常见病因。

理解：
1. 解释急、慢性胃炎的主要辅助检查及结果。
2. 归纳急、慢性胃炎的临床表现及主要护理问题。
3. 概括急、慢性胃炎的治疗要点。

运用：
1. 按照护理程序护理急、慢性胃炎患者。
2. 对急、慢性胃炎患者进行有针对性的健康指导（特别是急、慢性胃炎的预防和饮食指导）。

胃炎（gastritis）是指不同病因所致的胃黏膜炎症，常伴有上皮损伤和细胞再生，是最常见的消化道疾病之一。按临床发病缓急和病程长短，一般将胃炎分为急性和慢性两大类型。

案例

患者，女性，58岁。3个月前因脑血栓形成住院治疗，出院后一直服用阿司匹林，每日1次，每次100mg，晚饭前口服。今晨患者自觉上腹隐痛不适，呕出咖啡样液体约100ml，患者极其紧张，急诊入院。患者近3个月来，经常上腹隐痛不适，自行热敷后似有好转，未用药。体检：生命体征无异常。胃镜检查：见胃窦部黏膜有糜烂、出血和浅表溃疡。初步诊断为急性胃炎。

思考：
1. 该患者主要的护理诊断有哪些？
2. 如何对该患者进行健康教育？

一、急性胃炎患者的护理

急性胃炎（acute gastritis）是指由多种病因引起的急性胃黏膜炎症。其主要病理改变为胃黏膜充血、水肿、糜烂和出血，病变可局限于胃窦、胃体或弥漫分布于全胃。急性胃炎主要包括：①幽门螺杆菌（Helicobacter pylori，Hp）感染引起的急性胃炎。多因症状轻微或无症状，患者很少主动就诊。如幽门螺杆菌长期存在而未经治疗，可发展成慢性胃炎。②除幽门螺杆菌之外的病原体感染引起的急性胃炎。由于胃酸的强力抑菌作用，除幽门螺杆菌外的细菌很难在胃内存活而感染胃黏膜，但在机体抵抗力下降时，可发生各种细菌、真菌、病毒所引起的急性感染性胃炎。③急性糜烂出血性胃炎是由各种病因引起的，以胃黏膜多发性糜烂为特征的急性胃黏膜病变，常伴有胃黏膜出血，可有一过性浅表溃疡形成。此类胃炎临床常见，本节予以重点讨论。

引起急性糜烂出血性胃炎的常见原因是药物因素。最常引起胃黏膜炎症的药物是非甾体类抗炎药（non-steroidal anti-inflammatory drugs，NSAIDs），如阿司匹林、吲哚美辛等。另外，急性应激、乙醇、十二指肠液反流、细菌或毒素摄入等均可引起急性糜烂出血性胃炎。

考点：急性胃炎的常见病因。

 知识链接

幽门螺杆菌的发现

2005年诺贝尔生理学和医学奖授予澳大利亚科学家巴里·马歇尔和罗宾·沃伦，表彰其发现导致胃炎和消化性溃疡的幽门螺杆菌。1979年4月，沃伦在一份胃黏膜活体标本中，发现一条奇怪的蓝线，用显微镜观察，发现是无数细菌紧黏胃上皮。随后，沃伦又在其他慢性胃炎活体标本中找到这种细菌。马歇尔进行人体试验最终证实了这种细菌（即幽门螺杆菌）与胃炎有关。

【护理评估】

1. **健康史** 了解患者有无急性应激、服用非甾体抗炎药、饮酒等病史，有无上腹部不适、腹泻、发热、呕血与黑粪等表现，诊治经过与效果。

2. **身体状况**

（1）症状：轻者大多无明显症状，或仅有上腹饱满不适、疼痛、恶心、呕吐等表现，或症状被原发病掩盖。由致病微生物及其毒素引起者，常于进食数小时或24h内发病，多伴有腹泻、发热和稀水样便，称急性胃肠炎。重者有脱水、酸中毒和休克等表现。临床上，急性糜烂出血性胃炎患者多表现为突发呕血和（或）黑粪，约占上消化道出血的10%~30%，仅次于消化性溃疡，是上消化道出血的常见病因之一。大量出血可引起晕厥或休克，贫血常发生于大量或少量持续出血的患者。

（2）体征：可有上腹不同程度的压痛，有时上腹胀气明显，合并肠炎时多有肠鸣音活跃。

3. **心理-社会状况** 评估患者有无紧张、焦虑等不良情绪。

4. **辅助检查**

（1）粪便检查：粪便隐血试验阳性。

（2）胃镜检查：因胃黏膜病变（特别是NSAIDs或乙醇引起者）可在短期内消失，胃镜检查一般应大出血后24~48h内进行，镜下可见胃黏膜多发性糜烂、出血灶和浅表溃疡，表面附有黏液和炎性渗出物。本病的确诊有赖于纤维胃镜检查。

考点：急性胃炎的临床表现特点、主要辅助检查及结果。

【主要护理诊断/问题】

1. **疼痛**：腹痛 与急性胃黏膜炎症有关。
2. **知识缺乏**：缺乏有关本病的病因及防治知识。
3. **营养失调**：低于机体需要量 与消化不良、少量持续出血有关。

4．焦虑 与消化道出血及病情反复有关。

5．潜在并发症：上消化道出血。

> **考点**：急性胃炎的主要护理问题。

【护理措施】

（一）一般护理

1．休息与活动 患者应注意休息，减少活动，对急性应激造成的急性胃炎患者应卧床休息。

2．饮食护理 一般进少渣、温凉、半流质饮食，少量多餐。如有少量出血可给牛奶、米汤等流质饮食以中和胃酸，有利于黏膜的修复。急性大出血或呕吐频繁者应禁食。注意饮食卫生，避免辛辣刺激性食物，进食应有规律，不可暴饮暴食。

（二）病情观察

观察患者神志和生命体征有无异常，主要症状、体征有无好转或恶化，有无脱水、呕血和（或）黑粪，有无腹肌紧张、压痛、反跳痛及其部位、程度，肠鸣音是否正常。监测粪便隐血试验检查结果的变化。观察治疗效果。

（三）治疗配合

1．治疗原则 针对病因和原发疾病采取防治措施。处于急性应激状态者在积极治疗原发病的同时，应使用抑制胃酸分泌或具有黏膜保护作用的药物，以预防急性胃黏膜损害的发生。药物引起者须立即停药，并服用制酸剂或硫糖铝等胃黏膜保护剂。乙醇引起者停止饮酒。细菌感染所致者应针对致病菌选用敏感抗生素，一般肠道杆菌感染可选用氨基糖苷类、喹诺酮类抗生素，Hp 感染用药详见本章第三节"消化性溃疡患者的护理"。腹痛严重者可用解痉剂，如阿托品或山莨菪碱。剧烈呕吐者可用促胃动力药，如甲氧氯普胺。呕吐、腹泻剧烈者应注意水、电解质和酸碱平衡紊乱的纠正。根据病情可短期内禁食或进流食。发生上消化道大出血时应采取综合措施进行抢救，详见本章第十节"上消化道大量出血患者的护理"。

2．用药护理 避免使用阿司匹林、吲哚美辛等对胃黏膜有刺激的药物，如必须使用应考虑同时应用制酸剂、胃黏膜保护剂，以预防急性胃黏膜病变的发生。

（四）对症护理

腹痛、恶心与呕吐、呕血和黑粪的护理详见本章第一节"消化系统疾病患者常见症状体征的护理"。

（五）心理护理

因起病急，尤其是急性应激导致的出血患者，出现呕血和（或）黑粪，患者及家属紧张不安，常出现焦虑、恐惧的心理反应，而不良情绪反应又可加重病情，不利于疾病的康复。护士应向患者说明紧张、焦虑可使血压升高，诱发或加重病情，使其认识到保持轻松愉快对疾病康复的重要性。鼓励患者对本病病因、表现、并发症、治疗及护理等方面存在的疑问进行提问，了解患者对疾病的认识程度，帮助患者寻找并及时去除发病因素，控制病情的进展，减轻患者的焦虑程度。此外，护士应经常巡视，关心、安慰患者，及时清理被褥、衣服、地面及患者口腔、颜面的血迹、污物，以减少对患者的不良刺激，减轻紧张、焦虑情绪，使患者有安全感，从而安心配合治疗，促进疾病的康复。

考点：急性胃炎的治疗和护理要点。

【健康指导】
1. 疾病知识指导　向患者及家属介绍急性胃炎的有关知识、预防方法和自我护理措施。
2. 生活指导　根据患者的病因及具体情况进行指导，如避免使用对胃黏膜有刺激的药物，必要时同服制酸剂或胃黏膜保护剂。进食要有规律，注意饮食卫生，避免刺激性食物。嗜酒者应戒酒，防止乙醇损伤胃黏膜。生活要有规律，保持轻松愉快的心情，积极配合治疗。

考点：急性胃炎的健康指导。

二、慢性胃炎患者的护理

案例

某男，48岁。近5年来自觉上腹部隐痛不适伴腹胀、反酸、嗳气，餐后加重。病情反反复复，3日前上述症状加重。平素嗜酒、饮浓茶。体检：生命体征无异常，上腹轻压痛。大便潜血试验（+）。胃镜检查示：胃黏膜呈颗粒状，黏膜血管显露，色泽灰暗，皱襞细小，腺体消失。幽门螺杆菌检测为阳性。初步诊断：慢性胃炎。

思考：
1. 慢性浅表性胃炎与慢性萎缩性胃炎有什么不同？
2. 如何对该患者进行健康教育？

慢性胃炎（chronic gastritis）是由各种病因引起的胃黏膜慢性炎症。慢性胃炎的分类方法很多，我国目前采用新悉尼系统（update sydney system）的分类方法，将慢性胃炎分为浅表性（又称非萎缩性）、萎缩性和特殊类型3大类。慢性浅表性胃炎是指不伴有胃黏膜萎缩性改变的慢性胃炎，幽门螺杆菌感染是此类慢性胃炎的主要病因。慢性萎缩性胃炎是指胃黏膜已发生萎缩性改变的慢性胃炎，常伴有肠上皮化生。慢性萎缩性胃炎又可分为多灶萎缩性胃炎（multifocal atrophic gastritis，又称B型胃炎）和自身免疫性胃炎（autoimmune gastritis，又称A型）两大类。B型最常见，多见于胃窦部，呈多灶性分布，不伴发恶性贫血，血清壁细胞抗体多阴性，较易并发胃癌，是一种单纯性萎缩性胃炎。A型胃炎病变主要见于胃体部，多弥漫性分布，常伴发恶性贫血，血清壁细胞抗体多阳性，称为自身免疫性胃炎。特殊类型胃炎由不同病因所致，临床上较少见。

慢性胃炎是一种常见病，其发病率在各种胃病中居首位。男性稍多于女性。任何年龄均可发病，但随年龄增长发病率逐渐增高。自身免疫性胃炎在我国仅有少数个案报道。由幽门螺杆菌引起的慢性胃炎呈世界范围分布，我国属于幽门螺杆菌高感染率国家，估计人群中幽门螺杆菌的感染率达40%～70%。

知识链接　慢性胃炎的病因与发病机制

1. 幽门螺杆菌感染　目前认为幽门螺杆菌感染是慢性浅表性胃炎最主要的病因。感染幽门螺杆菌后机体难以自行将其清除，并增加了胃黏膜对环境因素的易感性。

2. 饮食和环境因素　饮食中高盐和缺乏新鲜蔬菜、水果与慢性胃炎的发生密切相关。

3. 自身免疫因素　自身免疫性胃炎（A型胃炎）患者血液中存在壁细胞和内因子抗体，提示发病与自身免疫有关。

4. 物理及化学因素　长期饮浓茶、烈酒、咖啡，食用过热、过冷、过于粗糙的食物，长期或大量服用非甾体类抗炎药，各种原因引起的十二指肠液反流等。

考点：慢性胃炎的常见病因。

【护理评估】

1．健康史　了解患者有无不良饮食习惯，有无长期服用非甾体类抗炎药的病史，诊治经过及效果。

2．身体状况

（1）症状：慢性胃炎病程迁延，进展缓慢，缺乏特异性症状。大多无明显症状，部分有中上腹隐痛不适、食欲缺乏、饱胀、嗳气、反酸、恶心和呕吐等消化不良的表现，症状常与进食或食物种类有关。少数可有少量上消化道出血。自身免疫性胃炎患者可出现明显舌炎、畏食、贫血和体重减轻，注意与胃癌相鉴别。

（2）体征：多不明显，可有上腹轻压痛。

3．心理-社会状况　慢性胃炎病程长，可出现癌变，应评估患者有无紧张、焦虑等不良情绪。

知识链接

胃壁从外向内分为浆膜层、肌层、黏膜下层和黏膜层。黏膜层有丰富的腺体。胃底和胃体腺由主细胞、壁细胞和黏液细胞组成，而胃窦只含黏液细胞和G细胞。壁细胞分泌盐酸和内因子，盐酸可激活胃蛋白酶原，初步消化蛋白质，杀灭胃内细菌，促进铁、钙的吸收。内因子促进维生素B_{12}的吸收。主细胞分泌胃蛋白酶原，黏液细胞分泌碱性黏液，保护胃黏膜。G细胞分泌促胃液素，促进壁细胞分泌胃酸，促进主细胞分泌胃蛋白酶原。

4．辅助检查

（1）胃镜及胃黏膜活组织检查：是诊断慢性胃炎最可靠的方法。可通过活检进一步证实胃炎类型，同时可检测幽门螺杆菌。浅表性胃炎，胃黏膜充血、水肿、糜烂，红白相间，以红为主，呈花斑样。萎缩性胃炎，胃黏膜多呈苍白或灰白色，也可有红白相间，以白为主，皱襞变细而平坦，外观黏膜薄而透见紫蓝色血管纹，部分呈颗粒状小结节。

（2）幽门螺杆菌检测：可通过侵入性（如快速尿素酶测定、组织学检查等）和非侵入性

(如 ^{13}C 或 ^{14}C 尿素呼气试验等) 方法检测幽门螺杆菌。

(3) 血清学检查：A 型胃炎，抗壁细胞抗体和抗内因子抗体多呈阳性，血清促胃液素水平明显升高。B 型胃炎，血清中可存在抗壁细胞抗体，但滴度低，血清促胃液素水平正常或偏低。

(4) 胃液分析：浅表性胃炎胃酸正常或升高。A 型胃炎患者胃酸明显减少或缺乏，B 型胃炎患者胃酸大致正常或降低。

考点：慢性胃炎的临床表现特点、主要辅助检查及结果。

【主要护理诊断/问题】
1．疼痛：腹痛　与胃黏膜炎症有关。
2．营养失调：低于机体需要量　与畏食、消化吸收不良等有关。
3．焦虑　与病情反复、病程迁延有关。
4．活动无耐力　与自身免疫性胃炎导致的恶性贫血有关。
5．知识缺乏：缺乏对慢性胃炎的病因和预防知识的了解。

考点：慢性胃炎的主要护理问题。

【护理措施】
(一) 一般护理
1．休息与活动　慢性胃炎急性发作或伴有消化道出血时应卧床休息，病情缓解后，可进行适当锻炼，以增强机体抵抗力。注意腹部保暖，可以缓解腹部不适。恢复期，患者生活要有规律，避免过度劳累，注意劳逸结合。
2．饮食护理
(1) 饮食原则：急性发作期患者可给予无渣、半流质的温热饮食，有少量出血时可给牛奶、米汤中和胃酸，促进黏膜恢复。剧吐、呕血时应禁食，并遵医嘱静脉补充营养。恢复期患者，应给予高热量、高蛋白、高维生素、易消化的饮食，少量多餐，定时定量，细嚼慢咽，养成良好的饮食卫生习惯。避免食用辛辣、生冷、过热、过咸、过甜和粗糙等刺激性食物和饮料。戒除烟酒。注意色、香、味搭配，改进烹调技巧，粗粮细做，软硬适中，增进食欲。胃酸缺乏者，食物要完全煮熟食用，以利于吸收，酌情食用刺激胃酸分泌的食物，如浓肉汤、鸡汤、山楂、食醋等酸性食品。高酸者，可食用牛奶、菜泥、面包等，禁用浓缩肉汤及酸性食品，以免引起胃酸分泌过多。口味要清淡、少盐。
(2) 提供舒适的进餐环境：避免环境中的不良刺激，如噪声、不良气味等，以利于患者进餐。鼓励患者晨起、睡前、进餐前后刷牙或漱口，保持口腔清洁舒适，促进食欲。
(二) 病情观察
观察患者腹痛的部位、性质，呕吐物与大便的颜色、量、性质，用药前后患者症状是否改善，有无副作用，以便及时发现病情变化。
(三) 治疗配合
1．治疗原则
(1) 病因治疗：根除幽门螺杆菌感染，适用于有明显异常的慢性胃炎（如胃黏膜有糜烂、中至重度萎缩及肠上皮化生、异型增生）、有胃癌家族史、伴糜烂性十二指肠炎、消化不良症状经常规治疗效果差的慢性胃炎患者。目前多采用的治疗方案为一种胶体铋剂或一种质子泵抑制剂加上两种抗生素，如常用枸橼酸铋钾（bismuth potassium citrate，CBS），与阿莫西林及甲硝唑构成的三联疗法，疗程7～14d。抗菌药物还可选用克拉霉素、呋喃唑酮等。如因NSAIDs引起，应停药并给予制酸剂或硫糖铝等胃黏膜保护剂。如因胆汁反流，可用氢氧化铝凝胶来吸附。自身免疫性胃炎目前尚无特异治疗，有恶性贫血者可肌内注射维生素B_{12}加以纠正。有烟酒嗜好者，应劝其戒除。避免粗糙、刺激性饮食，以减轻对胃黏膜的刺激。

（2）药物治疗：有胃动力学改变者，可服用促胃肠动力药，如多潘立酮、西沙必利等，加速胃排空。胃酸增高者，可应用制酸剂。对于胃酸缺乏者，可应用胃蛋白酶合剂或服用1%稀盐酸。

（3）手术治疗：对已明确的重度异型增生患者，目前多采用内镜下胃黏膜切除术。

2．用药护理　禁用对胃黏膜有刺激作用的NSAIDs。给予1%稀盐酸、胃蛋白酶合剂时，宜用吸管送至舌根部咽下，避免接触牙齿，服后用温开水漱口，忌与碱性药物配伍。服用促胃肠动力药，应在饭前服用，不宜和阿托品等解痉剂合用。遵医嘱正确使用根除幽门螺杆菌感染三联疗法用药以及应用制酸剂、胃黏膜保护剂等药物，注意观察药物的疗效和副作用，详见本章第三节"消化性溃疡患者的护理"。

（四）对症护理

腹痛护理　部分腹痛较严重的患者应增加休息时间，遵医嘱使用止痛药物缓解疼痛。指导患者避免精神紧张，采用转移注意力、做深呼吸等方法减轻焦虑，缓解疼痛。还可用针灸内关、合谷、足三里等穴位来缓解疼痛，也可用热水袋热敷上腹部，以解除胃痉挛，减轻腹痛。详见本章第一节"消化系统疾病患者常见症状体征的护理"。

（五）心理护理

患者因病情反复、病程迁延表现出烦躁、焦虑等负面情绪，或因担心癌变而恐惧。护士应主动向患者介绍本病相关知识，告知患者即使有恶变，及时手术也可获得满意的疗效，使其树立战胜疾病的信心，主动配合治疗，消除焦虑、恐惧心理。

> **考点：**慢性胃炎的治疗和护理要点。

【健康指导】

1．病因指导　向患者及家属介绍本病的有关病因和预后，指导患者避免诱发因素。

2．生活指导　平时生活要有规律，合理安排工作和休息时间，保证充足的睡眠，注意劳逸结合，保持良好的心理状态，积极配合治疗。

3．饮食指导　向患者及家属说明饮食治疗的意义，切实遵循饮食治疗的计划和原则。指导患者注意饮食卫生和饮食营养，养成有规律的饮食习惯，避免刺激性饮食，嗜酒者应戒酒。

4．用药指导　根据患者的病因、具体情况进行指导，如避免使用对胃黏膜有刺激的药物，必须使用时应同时服用制酸剂或胃黏膜保护剂。指导患者遵医嘱正确服药，并向患者介绍药物的不良反应，如有异常及时复诊。

5．定期门诊复查　约15%～20%幽门螺杆菌感染引起的慢性胃炎会发生消化性溃疡，极少数慢性多灶萎缩性胃炎经长期演变可发展为胃癌。坚持定期门诊复查，及早发现癌病变，及早治疗。

> **考点：**慢性胃炎的健康指导。

小结	1. 临床特点　胃炎是指任何病因引起的胃黏膜炎症。急性糜烂出血性胃炎主要病变是糜烂和出血。常因急性应激、药物、乙醇、胆汁反流、幽门螺杆菌感染等引起，多表现为突发呕血和（或）黑粪，急诊胃镜检查可以确诊，治疗主要是防治病因和诱因，保护胃黏膜。慢性胃炎是由各种病因引起的胃黏膜慢性炎症，幽门螺杆菌感染是最常见的病因。好发于胃窦部，无特异性临床表现，胃镜及胃黏膜活组织病理学检查是确诊的依据。治疗主要是根除幽门螺杆菌、对因和对症治疗。对于重度异型增生，宜予预防性手术治疗。 2. 护理要点　指导患者生活要有规律，保持良好乐观的情绪。急性发作时应卧床休息，避免过度劳累。强调良好的饮食卫生和习惯，避免刺激性饮食，戒除烟酒，遵医嘱用药，避免使用刺激胃黏膜的药物，定期复查，有异常及时就医。

（国秀丽）

第三节　消化性溃疡患者的护理

学习目标	识记： 1. 复述消化性溃疡的概念。 2. 列举消化性溃疡的主要病因、诱因及并发症。 理解： 说明胃溃疡和十二指肠溃疡的临床表现特点。 运用： 1. 应用护理程序对消化性溃疡患者实施整体护理。 2. 对消化性溃疡患者进行正确的健康指导。

消化性溃疡（peptic ulcer）主要指发生于胃和十二指肠黏膜的慢性溃疡，即胃溃疡（gastric ulcer，GU）和十二指肠溃疡（duodenal ulcer，DU）。溃疡的形成与多种因素有关，其中胃酸和胃蛋白酶的消化作用是溃疡形成的基本因素，故称为消化性溃疡。全世界约有10%的人口一生中患过此病。临床上DU较GU多见，两者之比约为3∶1。DU好发于青壮年，GU好发于中老年，前者的发病高峰一般比后者早10年，二者均好发于男性。

知识链接

黏膜的损害因素包括胃酸和胃蛋白酶的消化作用、HP、胆盐、胰酶、NSAIDs、乙醇等。黏膜的保护因素包括黏液-碳酸氢盐屏障、黏膜屏障、黏膜血流量、细胞更新、前列腺素和表皮生长因子等。在正常情况下，胃、十二指肠黏膜能够抵御胃酸的侵袭损伤，主要因黏膜屏障阻止H^+的反扩散，只有在黏膜或其他保护因素发生病损后，胃酸和胃蛋白酶才起自身消化作用。

考点：消化性溃疡的概念。

案例

患者，男性，45岁。反复上腹疼痛8年余，加重1周就诊。患者8年来反复出现上腹疼痛，呈烧灼感，空腹时明显，进食后疼痛能缓解，有时夜间痛醒。1周前因大量饮酒、吸烟诱发，自服雷尼替丁无明显缓解。患者担心合并消化道出血，情绪紧张、焦虑。发病以来出现腹胀、嗳气、反酸，无呕血，今晨排一次黑粪，成形。体检：生命体征无异常，体形偏瘦。上腹中部有压痛，无腹肌紧张和反跳痛。纤维胃镜见十二指肠球部黏膜潮红水肿，前壁近大弯处有一椭圆形溃疡，边缘光滑，表面覆盖厚白苔，周围黏膜明显水肿。初步诊断：十二指肠溃疡。

思考：
1. 列出该患者主要的护理诊断及合作性问题。
2. 试分析该患者如做胃液分析可能出现的结果。
3. 针对该患者如何进行饮食指导？

近年来的实验和临床研究表明，幽门螺杆菌感染、胃酸分泌过多和胃黏膜保护作用减弱等因素是引起消化性溃疡的主要环节。其发生是由于胃、十二指肠黏膜损害因素与黏膜保护因素之间失去平衡所致。损害因素增强，保护因素削弱，或两者并存时，就会产生溃疡。DU的发生主要与侵袭因素增强有关，而GU的形成则主要由于黏膜保护因素减弱所致。此外，消化性溃疡还与应激和遗传（如竞争型性格倾向、长期紧张焦虑、O型血等）、吸烟、饮食不规律、高盐饮食等有一定的关系。

消化性溃疡大多是单发，也可多发，呈圆形或椭圆形。DU多发生在球部，前壁比较多见，GU多在胃角和胃窦小弯。DU直径多小于10mm，GU则稍大。溃疡浅者累及黏膜肌层，深者则可贯穿肌层，甚至浆膜层，穿破浆膜层时可致穿孔，血管破溃可引起出血。溃疡边缘常增厚，基底光滑、清洁，表面覆有灰白色或灰黄色纤维渗出物。溃疡愈合，黏膜重建后，瘢痕收缩，可使周围黏膜皱襞向其集中。

考点：消化性溃疡的常见病因和发病机制。

知识链接

幽门螺杆菌与消化性溃疡

1. 消化性溃疡患者Hp感染率高，Hp感染者中发生消化性溃疡的危险性显著增加，DU患者的Hp感染率为90%~100%，GU为80%~90%。Hp感染改变了黏膜损害因素和保护因素之间的平衡。

2. 根除Hp治疗可促进溃疡愈合，显著降低溃疡复发率。对于应用常规抑制胃酸分泌药物疗效不好的难治性溃疡，在有效根除Hp治疗后可得到痊愈。此外，用抑制胃酸分泌的药物治疗6周后愈合的溃疡，停药后溃疡的年复发率为50%~70%，根除Hp可使其年复发率降至5%以下，从而使绝大多数溃疡患者得到彻底治愈。

【护理评估】

1. 健康史　了解溃疡的起病情况,包括可能的诱因和病因,如有无饮食不当、情绪紧张或服用阿司匹林等药物的病史等,患病后的诊治经过,是否嗜烟酒,家族中有无溃疡患者等。

2. 身体状况　典型消化性溃疡具有三大临床特点。①慢性过程:病程长,病史可达数年或数十年。②周期性发作:发作期与缓解期交替,每年秋冬和冬春之交好发。③节律性上腹疼痛:见表4-1。部分患者无上述典型疼痛,而仅表现为无规律性的上腹隐痛不适,也可因并发症的出现而发生疼痛性质及节律的改变。少数患者可无症状,或以出血、穿孔等并发症为首发表现。溃疡发作常与不良精神刺激、情绪波动及饮食失调等有关。

(1) 症状

1) 腹痛:上腹部疼痛是本病的主要症状。其疼痛部位、疼痛性质、疼痛时间和疼痛节律等根据溃疡位置的不同而有其特殊性(表4-1)。

表4-1　消化性溃疡的疼痛特点

	胃溃疡	十二指肠溃疡
疼痛部位	剑突下正中或偏左	上腹正中或偏右
疼痛性质	烧灼感或痉挛感	饥饿感或烧灼感
疼痛时间	进食后0.5～1h发作,至下次进餐前缓解,较少发生夜间痛	进食后2～3h发作,至下次餐后缓解,常有夜间痛
疼痛规律	进食-疼痛-缓解	疼痛-进食-缓解

2) 其他胃肠道症状:部分患者可伴有嗳气、反酸、流涎、恶心、呕吐等消化不良的表现。疼痛的节律性消失提示可能发生了并发症。

3) 全身症状:可有失眠、多汗、脉缓等自主神经功能紊乱的表现。胃溃疡因进食疼痛而畏食,久之可导致营养不良、消瘦及贫血。十二指肠溃疡往往由于进食可缓解疼痛而频繁进食,体重可增加,如有慢性出血亦可引起贫血。

(2) 体征:发作期若无并发症,可仅有剑突下固定而局限压痛点,压痛较轻,缓解期则无明显体征。

(3) 特殊类型的消化性溃疡:包括复合性溃疡、幽门管溃疡、球后溃疡、无症状性溃疡和老年人性溃疡。

1) 复合性溃疡:指胃与十二指肠同时存在溃疡,多数DU发生先于GU。本病约占全部消化性溃疡的5%,其临床症状并无特异性,但幽门梗阻的发生率较单独GU或DU高。

2) 幽门管溃疡:较为少见,常伴胃酸分泌过高。疼痛节律多不典型,主要表现为餐后立即出现较为剧烈的中上腹疼痛,对抗酸药反应差,易出现幽门梗阻、穿孔、出血等并发症。

3) 球后溃疡:指发生于十二指肠球部以下的溃疡,多位于十二指肠乳头的近端。球后溃疡不等于球后壁溃疡。球后溃疡的夜间痛和背部放射性疼痛更为多见,并发大量出血者亦多见,药物治疗效果差。

4) 无症状性溃疡:临床上少数溃疡患者无任何症状,尤以老年人多见,首发症状多为呕血和黑粪,或因其他疾病作胃镜或X线钡餐检查时偶然发现。

5）老年性溃疡：胃巨大溃疡多见，临床表现多不典型，常无任何症状或症状不明显，疼痛多无规律，食欲缺乏、恶心与呕吐、消瘦、贫血等症状较突出，需与胃癌鉴别。

(4) 并发症

1）出血：是消化性溃疡最常见的并发症。DU 比 GU 容易发生。部分患者以上消化道出血为首发症状，常因服用 NSAIDs 而诱发。临床表现取决于出血的速度和出血量，而出血速度与出血量与被侵蚀的血管大小有关，如毛细血管破裂引起渗血，出血量小，如动脉溃破则出血急而多。轻者表现为呕血与黑粪，出血量大时甚至可排鲜血便。重者出现周围循环衰竭，甚至低血容量性休克，应积极抢救。有慢性腹痛的患者，出血后腹痛可减轻。

2）穿孔：是消化性溃疡最严重的并发症，见于 2%～10% 的病例，多见于 DU。临床上可分为急性、亚急性和慢性 3 种类型，以急性穿孔最常见。饮酒、劳累、服用 NSAIDs 等可诱发急性穿孔，表现为突发的剧烈腹痛，大汗淋漓，烦躁不安，服用抑酸剂不能缓解。疼痛多自上腹开始迅速蔓延至全腹，引起急性弥漫性腹膜炎，腹肌呈板样强直，有明显压痛和反跳痛，肝浊音区消失，肠鸣音减弱或消失，部分患者出现休克。如十二指肠或胃后壁的溃疡深至浆膜层时已与邻近的组织或器官发生粘连，穿孔时胃内容物不流入腹腔，称为慢性穿孔，又称为穿透性溃疡。穿透性溃疡时腹痛规律发生改变，腹痛顽固而持久，常向背部放射。邻近后壁的穿孔或游离穿孔较小时，只引起局限性腹膜炎时称亚急性穿孔，症状较急性穿孔轻且体征局限。

3）幽门梗阻：见于 2%～4% 的病例，大多由 DU 或幽门管溃疡引起。急性梗阻多因炎症水肿和幽门部痉挛所致，梗阻为暂时性，内科治疗有效，可随溃疡炎症好转而缓解。慢性梗阻主要由于溃疡愈合后瘢痕收缩形成的梗阻，呈持久性，内科治疗无效，多需外科手术或内镜下扩张治疗。幽门梗阻主要表现为上腹疼痛、饱胀不适，餐后加重，频繁呕吐宿食，呕吐后饱胀不适和疼痛可暂缓解。严重频繁呕吐可致失水和低钾、低氯性碱中毒，常继发营养不良和体重减轻。上腹饱胀和胃的逆蠕动波，以及空腹时检查胃内有振水音、抽出胃液量大于 200ml，是幽门梗阻的特征性表现。

4）癌变：少数 GU 可发生癌变，癌变率在 1% 以下，DU 则极少见。对有长期 GU 病史，年龄在 45 岁以上，疼痛节律消失，经严格内科治疗 4～6 周症状无好转，大便隐血试验持续阳性，消瘦或伴有贫血者，应怀疑是否癌变，需进一步检查和定期随访。

3．心理-社会状况　由于本病病程较长，有反复发作的特点，容易引起并发症，从而影响患者的生活、学习和工作，甚至威胁到患者的生命，使患者产生焦虑、急躁情绪。故应评估患者及家属对疾病病因、表现、防治和自我护理等方面的认识程度，评估患者患病以来情绪的变化，有无战胜疾病的信心，了解患者家庭经济状况和社会支持情况，患者所能得到的社区保健资源和服务如何。

4．辅助检查

(1) 纤维胃镜及活组织检查：是确诊消化性溃疡的首选方法。可直接观察溃疡部位、病变大小、性质，并可在直视下取活组织做病理检查和 Hp 检测。其诊断的准确性高于 X 线钡餐检查。

(2) X 线钡餐检查：溃疡的 X 线直接征象是龛影，对溃疡诊断有确诊价值。适用于对胃镜检查有禁忌或不愿接受胃镜检查者。

(3) 粪便隐血试验：溃疡活动时常有少量渗血，因此隐血试验阳性提示溃疡有活动，如 GU 患者持续阳性，应怀疑癌变的可能。

(4) 幽门螺杆菌检测:HP 感染的检测方法主要包括快速尿素酶试验、组织学检查、^{13}C 或 ^{14}C 尿素呼气试验和血清学试验等。其中 ^{13}C 或 ^{14}C 尿素呼气试验检测 HP 感染的敏感性和特异性均较高,常作为根除治疗后复查的首选方法。

(5) 胃液分析:GV 患者胃酸分泌正常或降低,DU 则多增高。

考点:消化性溃疡的临床表现特点、常见并发症和主要辅助检查及结果。

【主要护理诊断/问题】

1. 疼痛:腹痛 与胃肠黏膜炎症及胃酸刺激溃疡面有关。
2. 潜在并发症:上消化道出血、穿孔、幽门梗阻、癌变。
3. 焦虑 与疾病反复发作、病程迁延有关。
4. 营养失调:低于机体需要量 与溃疡疼痛导致摄入量减少及消化吸收障碍有关。
5. 知识缺乏:缺乏消化性溃疡病因、预防和自我护理等知识。

考点:消化性溃疡的主要护理问题。

【护理措施】

(一) 一般护理

1. 休息与活动 病情较轻或处于溃疡缓解期,可适当活动,注意劳逸结合,根据病情严格掌握活动量或活动时间,以不感到劳累和诱发疼痛为原则,避免餐后剧烈运动。有溃疡并发症或溃疡处于活动期的患者,应强调卧床休息,可缓解疼痛等症状。有夜间疼痛时,指导患者遵医嘱夜间加服一次抑酸剂,以保证夜间睡眠。

2. 饮食护理

(1) 饮食原则:定时定量,少食多餐(避免餐间零食和睡前进食),细嚼慢咽,选择营养丰富、清淡、易消化、刺激性小的食物。定时进食,可以维持正常消化活动的节律。少食多餐可中和胃酸,避免过饱引起胃窦部扩张刺激促胃液素的分泌,不利于溃疡的愈合。进餐时注意细嚼慢咽,咀嚼可增加唾液分泌,后者具有稀释和中和胃酸的作用。近年来研究认为,尽管进食可暂时缓解疼痛,但少食多餐不断地刺激胃酸分泌,使胃酸分泌整日处在活跃状态,不利于溃疡病愈合。因此,急性发作期可短期少食多餐,一旦症状得到控制,应尽快恢复正常的一日三餐饮食规律。

(2) 食物选择:①选择营养丰富、刺激性小的食物,如牛奶、鸡蛋、鱼等。②溃疡活动患者可以面食为主,因面食较柔软、易消化,且含碱,能有效中和胃酸,不习惯面食则以软米饭或米粥代替。③蛋白质具有中和胃酸的作用,可适量摄取脱脂牛奶,宜安排在两餐之间,但牛奶所含钙和蛋白质能刺激胃酸分泌故不宜多饮。④脂肪可刺激小肠黏膜分泌肠抑胃液素,抑制胃酸分泌,同时又可引起胃排空减慢,胃酸分泌增多,故脂肪摄取也应适量。⑤避免食用刺激性食物,即生、冷、热、硬、甜、咸、粗(纤维多)、气(产气)的蔬菜,水果,刺激性饮料或调味品,如生姜、生蒜、韭菜、芹菜、生萝卜(产气)、浓肉汤、咖啡、浓茶、烈酒、辣椒、酸醋等。甜食可增加胃酸分泌,刺激溃疡面加重病情。过热食物刺激溃疡面,引起疼痛,甚至使溃疡面血管扩张而引起出血。

(3) 烹调方法:以蒸、煮、炖、烩、氽等为主,各种食物应切细、煮软。

(4) 注意进餐情绪:注意调节进餐情绪,保持心情舒畅。精神紧张可引起大脑皮层功能紊乱,胃酸分泌过多,不利于溃疡愈合。

(5) 营养监测：经常评估患者的饮食和营养状况。

(二) 病情观察

注意监测生命体征，重点观察有无上消化道出血、急性穿孔、幽门梗阻和癌变的相关征象，以及时发现并配合医生做好相关并发症的护理工作。

(三) 治疗配合

治疗的目的在于消除病因，控制症状，促进溃疡愈合，减少复发和防治并发症。

1. 帮助患者认识和去除病因　指导和帮助患者避免加重和诱发疼痛的因素。①停止服用非甾体类抗炎药，不能停药可换成刺激性小的药物；②纠正暴饮暴食和刺激性饮食习惯，以免加重对胃肠黏膜的损伤；③戒除烟酒，但应注意突然戒断烟酒可引起患者产生不良情绪，刺激胃酸分泌，故应与患者共同制订切实可行的戒烟酒计划，并督促其执行。

2. 根除 Hp 治疗　对于 Hp 阳性的消化性溃疡患者，应首先给予根除 Hp 治疗。目前多采用将一种质子泵抑制剂（PPI）或一种胶体铋剂加上克拉霉素、阿莫西林、甲硝唑 3 种抗菌药物中的 2 种，组成三联疗法，一个疗程 7d。一个疗程结束后，继续给予根除方案中的抗溃疡药物常规剂量完成一个疗程较为理想。一般十二指肠溃疡患者继续用 PPI2～4 周或枸橼酸铋 4～6 周，胃溃疡患者继续用 PPI4～6 周或枸橼酸铋 6～8 周。并在疗程结束后 4 周复查幽门螺杆菌，确定 Hp 是否根除。Hp 根除率可达 80% 以上。根除 Hp 可显著降低溃疡的复发率。

3. 消化性溃疡的药物治疗

(1) 降低胃酸的药物治疗：包括抗酸药和抑制胃酸分泌药两类。①抗酸药能迅速中和胃酸，缓解溃疡疼痛症状。但长期大量应用时，副作用较大，故很少单一应用抗酸药来治疗溃疡。常用抗酸药包括氢氧化铝、氢氧化镁及其复方制剂等。②目前临床上常用的抑制胃酸分泌的药物包括 H_2 受体拮抗剂（H_2RA）和质子泵抑制剂（PPI）两大类。H_2RA 抑制壁细胞分泌胃酸，4～6 周为一个疗程。H_2RA 的常用药物包括西咪替丁、雷尼替丁、法莫替丁、尼扎替丁和罗沙替丁，一日剂量可分次口服或睡前顿服，服药后基础胃酸分泌特别是夜间胃酸分泌明显减少。H_2RA 治疗胃溃疡和十二指肠球部溃疡的 6 周愈合率分别为 80%～95% 和 90%～95%。PPI 是壁细胞分泌胃酸的关键酶，即 H^+-K^+-ATP 酶（质子泵）不可逆失去活性，抑制胃酸分泌作用比 H_2RA 更强，抑酸作用时间更持久，可达 72h，PPI 多在 2～3d 内控制症状，2～4 周为一个疗程。治疗胃溃疡和十二指肠溃疡 4 周的愈合率分别为 80%～96% 和 90%～100%，溃疡愈合率略高于 H_2RA。对一些难治性溃疡的疗效优于 H_2RA。PPI 可增强抗 Hp 抗生素的杀菌作用。PPI 的常用药物包括奥美拉唑、兰索拉唑和泮托拉唑。

(2) 保护胃黏膜的药物治疗：常用的胃黏膜保护剂包括硫糖铝、枸橼酸铋钾（CBS）和前列腺素类药物。硫糖铝和 CBS 均在酸性环境下发挥作用，能黏附覆盖在溃疡面上形成一层保护膜，从而阻止胃酸和胃蛋白酶侵袭溃疡面，还可促进内源性前列腺素合成和刺激表皮生长因子分泌，使上皮重建，增加黏液/碳酸氢盐分泌，疗程 4～8 周。CBS 还具有抗幽门螺杆菌的作用。前列腺素类药物具有增加胃黏膜防御能力的作用，主要用于 NSAIDs 相关性溃疡的预防，包括米索前列醇等。

4. 外科手术治疗　对于大量出血经内科紧急处理无效、急性穿孔、瘢痕性幽门梗阻、内科治疗无效的顽固性溃疡以及胃溃疡疑有癌变者可行手术治疗。

5. 用药护理　注意观察药物的疗效和副作用。强调正确的给药时间，以提高疗效。

(1) 抗菌药物：①阿莫西林服用前应询问患者有无青霉素过敏史，应用过程中注意有无迟发性过敏反应的出现,如皮疹。②甲硝唑可引起恶心、呕吐、腹泻、舌炎、口腔金属味等胃肠道反应,应在餐后半小时服用,并可遵医嘱使用甲氧氯普胺(胃复安)、维生素 B_6 等拮抗胃肠道反应。服用甲硝唑期间禁止饮酒或含酒精的饮料,否则出现腹部不适、恶心、呕吐、潮红、头痛、酒味改变,重者可因乙醛脱氢酶抑制造成急性乙醛大量蓄积而引发生命危险。

(2) 胶体铋剂:枸橼酸铋钾(CBS)为常用制剂,宜餐前半小时服用。服 CBS 过程中可使齿、舌变黑,可用吸管直接吸入。服药后口中带氨味,还可使粪便变黑,是由于本品中铋被代谢后产生硫化铋所致,停药后可自行消失,应予以说明。牛奶和抗酸药可干扰 CBS 的作用,不能同时服用。长期服用 CBS 可造成铋在体内大量堆积引起神经毒性,故不宜长期使用。肾为铋剂的主要排泄器官,肾功能不良者忌用铋剂。

(3) 促进胃排空药物:甲氧氯普胺及多潘立酮具有刺激胃窦蠕动,促进胃排空的作用。口服用药应餐前 1h 和睡前给药,不宜与阿托品等解痉剂合用。多潘立酮的不良反应较少,偶可引起惊厥、肌肉震颤等锥体外系症状。

(4) 保护胃黏膜药物:①硫糖铝在餐前 1h 与睡前服用效果最好,服药时将药片嚼碎或研成粉末服用。因制酸剂能影响硫糖铝疗效,服本品前半小时内不宜服用制酸剂。由于 H_2RA 改变胃酸 pH 值而降低硫酸铝的疗效,故二者一般不应联用,必须联用时应分开来服,先服硫糖铝,隔至少半小时再服 H_2RA。服用硫糖铝可见口干、便秘及低磷血症,对本品过敏及习惯性便秘者禁用。本品与西咪替丁同时服用,可干扰和影响后者的吸收,故应间隔 2h 再服用。与多酶片合用时,两药的疗效均降低。②米索前列醇的价格昂贵,不作为治疗首选药物,常见不良反应是腹泻,可引起子宫收缩,故孕妇禁服。③长期应用生胃酮可出现糖皮质激素样副作用,用药期间应注意观察。

(5) 抗酸药:包括氢氧化铝、铝碳酸镁及其复方制剂等。抗酸药应在饭后 1h 和睡前服用。乳剂给药前要充分摇匀,服用片剂应嚼服。抗酸药与奶制品相互作用可形成络合物,要避免同时服用。酸性的食物、饮料不宜与抗酸药同服。氢氧化铝凝胶可阻碍磷的吸收,甚至可导致骨质疏松,长期大量使用还可引起严重便秘,为防止便秘,可与镁制剂交替使用。铝碳酸镁除可引起腹泻外,还可能干扰四环素类等药物的吸收,须服用时应避开服药时间。

(6) 抑酸剂:包括 H_2 受体拮抗剂(H_2RA)和质子泵抑制剂(PPI)。① H_2RA:每日 2 次,餐中或餐后即刻服用,也可把一日剂量在睡前服用。若同时服用抗酸药,两药应间隔 1 小时以上。促进胃排空药物能加强胃肠蠕动,使 H_2RA 在胃肠内通过速度加快,吸收减少,并减慢血药峰值的到达时间,降低药物疗效,因此 H_2RA 不宜与甲氧氯普胺、多潘立酮等同时服用,如必须合用则应适当增加 H_2RA 剂量。H_2RA 静脉给药应注意控制速度,速度过快可引起低血压和心律失常。西咪替丁不良反应较多,如腹泻、腹胀、口苦、咽干等,因可通过血-脑屏障,偶有精神异常等不良反应,用药期间应注意监测肝、肾功能和血常规。雷尼替丁和法莫替丁不良反应较少。②PPI 是目前最强的胃酸分泌抑制剂。一般每日用药 1 次,空腹服。奥美拉唑不良反应较少,可引起个别患者头晕,特别是用药初期,应嘱患者用药期间避免开车或做其他必须高度集中注意力的工作。兰索拉唑的主要不良反应包括荨麻疹、皮疹、瘙痒、头痛、口苦、肝功能异常等,严重者及时停药。泮托拉唑的不良反应较少,偶可引起头痛、腹泻。

(四) 对症护理

1. 腹痛护理 观察患者疼痛的规律和特点,并按其特点指导缓解疼痛的方法。如 DU 表现为空腹痛或夜间痛,患者可准备制酸性食物(苏打饼干等)在疼痛前进食,或服用制酸剂以防疼痛，也可采用局部热敷或遵医嘱采取药物或针灸止痛等。病情许可的患者则应鼓励适当活动，以分散注意力。在症状较重时，嘱患者卧床休息。详见本章第一节"消化系统疾病患者常见症状体征的护理"。

2．并发症护理

（1）出血：详见本章第十节"上消化道大量出血患者的护理"。

（2）幽门梗阻：不宜使用抗胆碱能药，可降低胃运动性，加重梗阻。急性幽门梗阻，指导患者禁食水，观察患者呕吐量、性质、气味，准确记录出入液量，并注意监测电解质、酸碱变化。持续胃肠减压，每晚用温盐水洗胃，保持口腔清洁。遵医嘱静脉补充液体，改善营养，纠正低蛋白血症，保证机体能量供给。瘢痕性幽门梗阻，应立即遵医嘱做好术前准备，行外科手术治疗。

（3）穿孔：发生急性穿孔时，应立即通知医生，禁食并胃肠减压，遵医嘱做好术前准备，迅速建立静脉通道，密切观察病情，准备行外科手术治疗。亚急性、慢性穿孔，注意观察病情变化，指导患者遵医嘱用药。

（4）癌变：发生癌变后首先与患者沟通，做好解释、安慰工作，防止发生意外。如是早期胃癌，遵医嘱做好术前准备，手术治疗是治疗早期胃癌的首选方法。同时供给患者足够的蛋白质、糖类和丰富维生素食品，保证足够热量，改善患者营养状况。对有吞咽困难和中、晚期患者应遵医嘱静脉输注高营养物质，以维持机体代谢需要，提高患者免疫力。教会患者采用放松和转移注意力的方法减轻疼痛，疼痛剧烈时可腹部热敷、针灸止痛，必要时遵医嘱采用药物止痛。同时遵医嘱进行化学治疗，注意观察药物的疗效和不良反应。

（五）心理护理

患者和家属常有两种心理状态：一种是对疾病认识不足，不够重视，持无所谓的态度；另一种是产生紧张、焦虑心理，尤其是在并发出血、穿孔、梗阻或癌变时，患者易产生恐惧心理。上述两种消极情绪反应都不利于溃疡的愈合，特别是紧张恐惧的精神因素，又可诱发和加重病情。护士在全面评估患者及家属对疾病的认识程度，了解患者、家属的心理状态及家庭经济状况和社会支持情况后，有针对性地对患者及家属进行健康教育。向持无所谓态度的患者强调，疾病目前的症状表面上看对人体造成的影响似乎不大，但冰冻三尺，非一日之寒。如长期不能避免那些可能的病因和诱因，会使溃疡反复发作。溃疡累及到浆膜层，可能诱发穿孔；侵蚀到血管，会诱发出血；DU 和幽门管区的溃疡反复发作，可能诱发幽门梗阻；少数 GU 可以癌变。这些都是非常严重甚至是致命性的并发症。向过于焦虑的患者说明，经过正规治疗和积极预防，溃疡是可以痊愈的。只要避免各种可能的致病因素，做好自我监测，定期门诊复查，并发症是可以避免或被及时发现并有效控制的。向患者说明紧张、焦虑的心理，可增加胃酸分泌，诱发和加重溃疡。指导患者采用放松技术，如转移注意力、听音乐等，放松身心，保持积极、乐观的精神状态配合治疗和护理。

考点：消化性溃疡的治疗和护理要点。

【健康指导】

1．病因指导　向患者及家属讲解引起和加重溃疡病的相关因素，指导患者尽量避免。

2．休息与活动　指导患者生活规律，劳逸结合，长时间脑力劳动后要适当活动。

3．饮食指导　指导患者建立合理的饮食习惯和结构，戒除烟酒，避免摄入刺激性饮食。

4．用药指导　嘱患者慎用或勿用致溃疡药物，如阿司匹林、咖啡因、泼尼松、利血平等。

指导患者按医嘱正确服药，学会观察药效及不良反应，不擅自停药和减量，防止溃疡复发。

5．心理指导　避免精神过度紧张，保持良好的心态。

6．自我监测与定期复诊　若上腹疼痛节律发生变化或加剧，或者出现呕血、黑粪、频繁呕吐、消瘦、贫血等，则可能发生了并发症，应及时就医。

本病治愈率较高，经正规系统的内科治疗，其死亡率显著下降至1%以下。年长患者的死亡主要由于大出血和急性穿孔等并发症所致。因此，注意病情变化，定期复查，及早发现和处理并发症，可有效降低死亡率。

考点： 消化性溃疡的健康指导。

小结	1．临床特点　消化性溃疡主要指发生于胃和十二指肠黏膜的慢性溃疡，是胃、十二指肠局部黏膜损害因素和保护因素之间失去平衡所致。临床以慢性、周期性、节律性上腹痛为特点。出血、穿孔、幽门梗阻和癌变是本病的四大并发症。确诊依靠胃镜及活组织检查。Hp阳性的消化性溃疡患者，采用三联疗法。非Hp感染，采用减少胃酸、保护胃黏膜等药物治疗。 2．护理要点　指导患者尽量避免引起和加重溃疡病的相关因素，指导患者生活规律，劳逸结合，避免精神过度紧张，保持良好的心态。饮食规律，戒除烟酒，避免摄入刺激性饮食，慎用或勿用致溃疡药物。按医嘱正确服药，学会观察药效及不良反应，不擅自停药和减量。教会患者识别常见的并发症，一旦发生应及时就医。

（国秀丽）

第四节　肠结核患者的护理

学习目标	识记： 1．复述肠结核的定义。 2．识别肠结核的病因。 3．说出肠结核的典型临床表现。 理解： 1．归纳肠结核有关检查及结果和主要护理问题。 2．概括肠结核的治疗要点。 运用： 1．按照护理程序护理肠结核患者。 2．对肠结核患者进行有针对性的健康指导。

肠结核（tuberculosis of intestine）是由于结核分枝杆菌侵犯肠道引起的慢性特异性炎症，过去我国肠结核比较常见，近年的患病率有逐渐下降趋势，但仍不少见。多见于青壮年，女

性略多于男性。

肠结核主要由人型结核分枝杆菌引起，少数患者可感染牛型结核分枝杆菌致病。结核分枝杆菌侵犯肠道的主要途径是经口感染。患者多有开放性肺结核或喉结核，因经常吞咽含结核分枝杆菌的痰液而致病，或经常与开放性肺结核患者共餐，餐具未经消毒隔离，或饮用未经消毒的带菌牛奶和乳制品等。

知识链接

肠结核的病因

1. 消化道传播　大多是开放性肺结核或喉结核患者经常吞咽含结核分枝杆菌的痰液而致病，少数患者可因饮用未经消毒的带菌牛奶或乳制品而感染牛型结核分枝杆菌。
2. 直接蔓延　由腹腔内结核病灶如女性生殖器结核直接蔓延而侵犯肠壁或腹膜。
3. 血行播散　肠外结核病灶经血行播散侵犯肠道，多见于粟粒型肺结核。

考点：肠结核的定义与常见的病因。

案例

王女士，39岁。30岁时曾患肺结核，近2个月来，经常不规则发热、腹痛，排便无规律，时而腹泻，性状呈糊状，每日6～7次，时而大便干硬。体检：体温37.9℃，脉搏84次/分，呼吸24次/分，血压110/84mmHg。神志清楚，慢性病容，心肺未发现阳性体征，右下腹有轻度压痛。

思考：
1. 该患者的可能疾病是什么？
2. 为全面的评估患者，还需要增加哪些评估内容？

【护理评估】

1. 健康史　询问患者有无其他部位的结核病变，尤其是肺结核病变，家属中有无结核病患者，患者有无与开放性肺结核患者共餐，患者是否饮用过未经消毒的带菌牛奶或乳制品。

2. 身体评估

（1）症状：溃疡型肠结核的主要表现是腹泻，每日2～4次不等，重者达10次，粪便呈糊状，不含黏液、脓血、无里急后重感。有时患者腹泻与便秘交替。溃疡型肠结核常有结核毒血症的表现，如不同热型的长期发热、盗汗伴有倦怠、消瘦及营养不良的表现，同时伴有肠外结核特别是活动性肺结核的表现。腹痛部位多位于右下腹，多呈隐痛或钝痛，进食可诱发或加重，疼痛伴便意，排便后疼痛可有缓解。并发肠梗阻时，有腹部绞痛。增生型肠结核的主要表现是便秘。

（2）体征：主要为腹部肿块，常在右下腹扪及，较固定，质地中等，伴有轻、中度压痛。

（3）并发症：肠梗阻多见，慢性穿孔可有瘘管形成。

3. 心理 - 社会状况　患者因缺乏有关结核病的传染、传播途径和预防方面的知识，而与结核患者有密切接触或共餐的情况,或有家庭卫生条件较差等社会因素。发病后因病程迁延,接受治疗的时间长,经济负担重,患者常出现焦虑和对治疗失去信心等不良心理反应。

4. 辅助检查

(1) 血常规:血常规检查可有不同程度的贫血,无并发症的患者白细胞计数一般正常,红细胞沉降率多明显增快,可作为评估结核病活动程度的指标之一。

(2) 结核菌素试验(OT 或 PPT):呈强阳性反应,有辅助诊断的作用。

(3) X 线检查:X 线胃肠钡餐造影或钡剂灌肠检查对肠结核的诊断具有重要意义。溃疡型肠结核 X 线钡餐造影呈跳跃征象,即钡剂在病变段排空快、充盈不佳,呈激惹状态,病变的上、下两端充盈良好。增生型肠结核表现肠管狭窄,收缩畸形,肠管充盈缺损,黏膜皱襞紊乱等 X 线征象。对并发肠梗阻者只宜做钡剂灌肠检查。

(4) 纤维结肠镜检查:可直接观察全结肠和回肠末段的病变范围及性质,并可作肠黏膜组织活检,对肠结核的诊断有重要价值。

(5) 粪便检查:溃疡型肠结核的粪便多为糊状,一般无肉眼黏液和脓血,显微镜下可见少量脓细胞和红细胞。粪便浓缩时可查到结核杆菌,对痰菌阴性者有意义。

> **考点**:肠结核的临床表现及辅助检查。

【主要护理诊断/问题】

1. 疼痛:腹痛　与结核杆菌侵犯肠壁,结肠痉挛、肠蠕动增加或腹膜炎症及伴有活动性肠结核、肠梗阻或盆腔结核有关。

2. 腹泻　与结核杆菌感染致肠功能紊乱有关。

3. 营养失调:低于机体需要量　与结核杆菌毒素所致毒血症、消化吸收功能障碍有关。

4. 潜在并发症:肠梗阻、肠穿孔、肠瘘等。

> **考点**:肠结核的主要护理问题。

【护理措施】

(一) 一般护理

1. 休息与活动　嘱患者卧床休息,减少活动,以降低代谢,减少毒素的吸收。

2. 加强营养供给　应给予高热量、高蛋白、高维生素而又易于消化的食物,如新鲜蔬菜、水果、鲜奶、肉类及蛋类等。与患者及家属共同制订饮食计划,提供舒适的进食环境,促进患者食欲,保证营养摄入。指导腹泻患者应少食牛奶、豆制品等易发酵的食物,少吃纤维素多的食物及生冷、不易消化的食物。便秘者应多吃含水分、纤维多的食物,如南瓜、西红柿等。对严重营养不良者应协助医师进行营养治疗,以满足机体代谢需要。定期对患者进行营养状况监测,以了解营养改善状况,确实保证营养的供给。

(二) 病情观察

严密观察腹痛的性质、特点,正确评估病程进展状况。如患者疼痛突然加重,压痛明显,或出现便血等应及时报告医师并积极配合采取抢救措施。定期监测红细胞、血红蛋白、体重等营养指标,掌握营养改善的情况。

(三) 治疗配合

1. 治疗原则　肠结核的治疗目的是消除症状、改善全身情况、促使病灶愈合及防治并发症,强调早期治疗。

2. 抗结核化学药物治疗 是治疗本病的关键，治疗方案详见第二章第九节"肺结核患者的护理"。

3. 手术治疗 当肠结核并发完全性肠梗阻、急性穿孔、慢性穿孔致肠瘘形成、肠道大量出血经积极抢救不能止血者，需要手术。

4. 用药护理 ①抗结核化学药物：嘱患者遵医嘱按时、按量、坚持服用，抗结核药物会不同程度地损害肝功能，应定期检查肝功能。注意观察疗效和副作用，详见第二章第九节"肺结核患者的护理"。②解痉、止痛药物：遵医嘱给予阿托品，可松弛肠道平滑肌缓解腹痛，但由于同时抑制唾液腺的分泌，可出现口干现象，应嘱患者多饮水。

（四）对症护理

严重腹泻或摄入不足者，应注意纠正水、电解质与酸碱平衡紊乱。对不完全性肠梗阻患者，需进行胃肠减压，以缓解梗阻近端肠曲的膨胀与潴留。腹痛和腹泻护理详见本章第一节"消化系统疾病患者常见症状体征的护理"。

（五）心理护理

鼓励患者放松心情，稳定情绪，树立战胜疾病的信心，使患者以平和的心态应对疾病，积极配合治疗，缓解焦虑、恐惧心理。

> **考点**：肠结核的治疗和护理要点。

【健康指导】

1. 疾病预防指导 加强有关结核病的卫生宣教，肺结核患者不可吞咽痰液，提倡用公筷进餐及分餐制，牛奶及乳制品应灭菌后饮用，对肠结核患者的粪便要消毒处理，防止病原体传播。

2. 疾病知识指导 患者应保证充足的休息与营养，生活规律，劳逸结合，保持良好的心态，以增强机体抵抗力。指导患者坚持抗结核治疗，保证足够的剂量和疗程。定期复查。学会自我监测抗结核药物的作用和不良反应，如有异常，及时复诊。

> **考点**：肠结核的健康指导。

小结	1. 临床特点 肠结核是由于结核分枝杆菌侵犯肠道引起的慢性特异性炎症，主要是机体抵抗力低下时，继发于肺结核或体内其他部位结核病。最常见的感染途径是经口感染。肠结核典型的症状为右下腹或脐周疼痛，间歇性发作，有时腹泻和便秘交替发作。典型的体征是腹部肿块。防治肠结核最有效的方法是加强有关结核病的卫生宣教，遵医嘱坚持抗结核治疗，对症治疗，有内科治疗未见好转的肠梗阻、肠穿孔、肠瘘等并发症时宜采取手术治疗。 2. 护理要点 应给予高热量、高蛋白、高维生素而又易于消化的食物。腹泻明显的患者应少食乳制品以及富含脂肪和粗纤维的食物。腹痛突然加重，压痛明显，或出现便血、肠鸣音亢进等，应考虑是否并发肠梗阻、肠穿孔或肠内出血等，及时协助医生采取抢救措施。

（田立东）

第五节 溃疡性结肠炎患者的护理

> **学习目标**
>
> 识记：
> 1. 说出溃疡性结肠炎的概念。
> 2. 识别溃疡性结肠炎的常见并发症。
> 3. 熟记溃疡性结肠炎的主要临床表现。
>
> 理解：
> 1. 解释溃疡性结肠炎的病理改变。
> 2. 归纳溃疡性结肠炎的有关检查及特点和主要护理问题。
> 3. 概括溃疡性结肠炎的治疗要点。
>
> 运用：
> 1. 按照护理程序护理溃疡性结肠炎患者。
> 2. 对溃疡性结肠炎患者进行有针对性的健康指导。

溃疡性结肠炎（ulcerative colitis，UC）又称非特异性溃疡性结肠炎，是一种病因不明的直肠和结肠慢性非特异性炎症性疾病。病变主要位于大肠的黏膜与黏膜下层，最常累及直肠和乙状结肠。主要症状有腹泻、黏液脓血便和腹痛，病程漫长，有终生复发倾向。本病多见于20～40岁，男女发病率无明显差别，亦可见于儿童或老人。我国UC近年患病率明显增加，虽病情多较欧美国家轻，但重症也较常见。UC的发生与环境、遗传、感染、免疫等因素相互作用导致的肠道免疫系统异常反应有关。

病变主要位于直肠和乙状结肠，可累及全结肠甚至末段回肠。病变一般仅限于黏膜和黏膜下层，很少深入肌层，所以并发结肠穿孔、瘘管或周围脓肿少见。少数重症患者病变累及结肠壁全层，可发生中毒性巨结肠。此时，肠壁重度充血、肠腔膨大、肠壁变薄，溃疡累及肌层至浆膜层，可致急性穿孔。活动期黏膜触之易出血，慢性期可出现炎性息肉。病程大于20年的患者发生结肠癌风险较正常人增高10～15倍。

考点： 溃疡性结肠炎的概念和病理特点。

> **案例**
>
> 患者，男性，25岁。反复左下腹疼痛伴腹泻3年，加重1个月就诊。患者3年来反复出现左下腹疼痛，疼痛后即有便意，便后腹痛可缓解，每天排便大概3～4次，粪便呈糊状，混有少量黏液、脓血。由于症状不重，未引起重视，经常自服诺氟沙星、乳酸菌素片，效果不明显。1个月前，腹痛加重，每天排便次数达7～8次，便中脓血增多，有时无粪质，呈血水样。患者害怕是直肠、结肠癌遂来医院就诊。体检：生命体征无异常，体形偏瘦。左下腹压痛明显，无腹肌紧张和反跳痛。结肠镜检查提示："乙状结肠多发性浅溃疡"。初步诊断：溃疡性结肠炎活动期。
>
> 思考：
> 1. 列出该患者主要的护理诊断及合作性问题。
> 2. 针对该患者如何进行健康指导？

【护理评估】

1. 健康史　了解起病情况，包括可能的诱因，如有无饮食不当、感染病史等，患病后的诊治经过，是否嗜烟酒，有无不良饮食习惯，家族中有无类似疾病患者等。

2. 身体状况　起病多为亚急性，少数急性起病，偶见急性暴发起病。病程呈慢性经过，发作与缓解交替，少数症状持续并逐渐加重。病情轻重与病变范围、临床分型及病期等有关。

(1) 症状

1) 消化系统表现：反复发作的腹泻、黏液脓血便及腹痛是 UC 的主要临床症状。①腹泻：为最主要的症状，黏液脓血便是本病活动期的重要表现。腹泻主要与炎症导致大肠黏膜对水钠吸收障碍以及结肠运动功能失常有关。粪便中的黏液或黏液脓血，为炎症渗出和黏膜糜烂及溃疡所致。排便次数和便血程度可反映病情程度，轻者每天排便 2～4 次，便血轻或无，重者腹泻每天可达 10 次以上，脓血显见，甚至大量便血。粪质多为糊状，重症可呈稀水样大便。病变限于直肠和乙状结肠的患者，偶有腹泻与便秘交替的现象，此与病变引起直肠排空功能障碍有关。②腹痛：轻者或缓解期患者多无腹痛或仅有腹部不适，活动期有轻或中度腹痛，为左下腹的阵痛，亦可涉及全腹。有疼痛-便意-便后缓解的规律，多伴有里急后重，为直肠炎症刺激所致。若并发中毒性巨结肠或腹膜炎，则腹痛持续且剧烈。③其他症状：可有腹胀、食欲缺乏、恶心、呕吐等。

2) 全身表现：中、重型患者活动期有低热或中度发热，高热多提示有严重感染、并发症或为急性暴发型。重症或病情持续活动者，可出现衰弱、消瘦、贫血、低蛋白血症、水和电解质平衡紊乱等表现。

3) 肠外表现：包括口腔黏膜溃疡、结节性红斑、外周关节炎、坏疽性脓皮病、虹膜睫状体炎等，这些表现在结肠炎控制或结肠切除后可以缓解或恢复。

(2) 体征：患者呈慢性病容，精神状态差，重者呈消瘦、贫血貌。轻、中型仅有左下腹轻压痛，有时可触及痉挛的降结肠和乙状结肠。重型和暴发型患者常有明显压痛甚至肠型。若有反跳痛、腹肌紧张、肠鸣音减弱等应注意有无中毒性巨结肠和肠穿孔等并发症。

(3) 临床分型：临床上按其病程、程度、范围和病期进行综合分型。

1) 临床类型：①初发型，无既往史的首次发作；②慢性复发型，最多见，发作期与缓解期交替；③慢性持续型，病变范围广，症状持续，间有症状加重的急性发作；④急性暴发型，少见，病情严重，全身毒血症状明显，易发生中毒性巨结肠、肠穿孔、败血症等并发症。上述后 3 型可相互转化。

2) 病情严重程度：①轻型，多见，腹泻＜4 次/日，便血轻或无，无发热，贫血轻或无，红细胞沉降率正常；②重型，腹泻频繁，＞6 次/日，有明显黏液脓血便，有发热、脉速等全身症状，红细胞沉降率加快，血红蛋白降低；③中型，介于轻型和重型之间。

3) 病变范围：可分为直肠炎、左半结肠炎（结肠脾曲以远）、全结肠炎（病变扩展到结肠脾曲以近或全结肠）。

4) 病情分期：可分为活动期和缓解期。患者多因饮食失调、劳累、精神刺激、感染等使症状加重，致疾病从缓解期转为活动期。

(4) 并发症

1) 中毒性巨结肠：最严重的急性并发症是中毒性巨结肠。重症 UC 患者约 5% 可发生中毒性巨结肠，一般以横结肠最严重。诱因有低血钾、钡剂灌肠，使用抗胆碱能药物或阿片类药物等。临床表现为病情迅速恶化，中毒症状明显，有脱水和电解质平衡紊乱，伴腹胀、肠型、压痛、反跳痛，肠鸣音减弱或消失，白细胞计数增多。X线腹平片可见肠腔加宽、结肠袋消失等。易并发急性肠穿孔，病死率高。

2）直肠结肠癌变：发生率报道不一，多见于结肠炎病变累及全结肠、幼年起病而病程漫长者，病史超过20年的患者结肠癌发生风险较正常人增高10～15倍。

3）其他并发症：结肠大出血发生率约3%。肠穿孔多与中毒性巨结肠有关。肠梗阻少见。

3．心理-社会状况　由于本病病程较长，有反复发作的特点，容易引起并发症，从而影响患者的生活、学习和工作，使患者产生焦虑、急躁情绪。

4．辅助检查

（1）血常规：可有红细胞和血红蛋白减少。白细胞计数增高、红细胞沉降率增快和C反应蛋白增高是活动期的标志。

（2）粪便检查：粪便肉眼检查常可见血、脓和黏液，显微镜检可见多量红细胞和脓细胞，急性发作期可见巨噬细胞。粪便病原学检查的目的是排除感染性结肠炎，是本病诊断的一个重要步骤。

（3）自身抗体检测：外周血中性粒细胞胞质抗体（p-ANCA）和酿酒酵母抗体（ASCA）分别为UC和克罗恩病（Crohn disease，CD）的相对特异性抗体，这两种抗体的检测有助于UC和CD的诊断和鉴别诊断。

（4）结肠镜检查：是本病诊断的最重要手段之一，检查时应尽可能观察全结肠及末段回肠，确定病变范围，必要时进行活检。

（5）X线钡剂灌肠检查：黏膜粗乱或有细颗粒样改变，也可呈多发性小龛影或小的充盈缺损，有时病变肠管缩短，结肠袋消失，肠壁变硬，可呈铅管状。结肠镜检查比X线钡剂灌肠检查准确，有条件宜作结肠镜全结肠检查，检查有困难时辅以钡剂灌肠检查。重型或暴发型病例不宜做此检查，以免加重病情或诱发中毒性巨结肠。

> **考点**：溃疡性结肠炎的主要临床表现、并发症和辅助检查及特点。

【主要护理诊断/问题】

1．腹泻　与炎症导致肠黏膜对水钠吸收障碍以及结肠运动功能失常有关。
2．疼痛：腹痛　与肠道炎症、溃疡有关。
3．营养失调：低于机体需要量　与长期腹泻及吸收障碍有关。
4．有体液不足的危险　与肠道炎症致长期频繁腹泻有关。
5．潜在并发症：中毒性巨结肠、直肠结肠癌变、大出血、肠梗阻。
6．焦虑　与病情反复、迁延不愈有关。

> **考点**：溃疡性结肠炎的主要护理问题。

【护理措施】

（一）一般护理

1．休息与环境　给患者提供安静、舒适、整洁、有卫生间的单人病室。轻症患者应注意休息，减少活动量。重症患者应卧床休息，保证睡眠，以减少胃肠蠕动及体力消耗，减轻腹泻、腹痛症状。

2．饮食护理

（1）指导患者食用质软、易消化、少纤维又富有营养的食物，既减轻对肠黏膜的刺激，又便于吸收供给机体足够的热量，维持机体代谢的需要。禁食生冷、辛辣刺激性食物及含纤维多的蔬菜、水果。急性发作期患者应进食无渣流质或半流质饮食。病情严重者应禁食，并遵医嘱给予静脉高营养。应注意给患者提供良好的进餐环境，避免不良刺激，增进患者食欲。

（2）营养监测：观察患者进食情况，定期测量患者的体重，监测血红蛋白、血清电解质和清蛋白的变化，了解营养状况的变化。

（二）病情观察

严密观察腹痛的性质、部位以及生命体征的变化。观察患者每日排便的次数、量和性状，监测粪便检查结果及血红蛋白、电解质的变化。观察患者有无口渴、皮肤弹性、有无脱水的表现。观察有无大出血、肠梗阻、中毒性巨结肠、肠穿孔等并发症。定期监测患者的营养状况，了解营养状况是否改善。

（三）治疗配合

1．治疗原则　治疗目的在于控制急性发作，缓解病情，减少复发，防治并发症。对于暴发型及病情严重的患者，如内科治疗效果不佳，应考虑手术治疗。

（1）控制炎症

1) 5-氨基水杨酸（5-ASA）：5-ASA几乎不被吸收，可抑制肠黏膜的前列腺素合成和炎症介质白三烯的形成，对肠道炎症作用显著。由于5-ASA在胃内多被分解失效，因此常通过下述给药系统进入肠道，发挥其药理作用。①柳氮磺吡啶（简称SASP）：5-ASA通过偶氮键连接于磺胺吡啶，使之能通过胃，进入肠道。在结肠，SASP的偶氮键被细菌打断，5-ASA得以释放，发挥其抗炎作用，是治疗轻、中度或经糖皮质激素治疗已有缓解的重度UC常用药物。给药剂量：活动期4g/d，分4次口服，病情缓解后可减量使用，2g/d，分次口服，维持1～2年。②其他氨基水杨酸制剂：如美沙拉嗪、奥沙拉嗪等。奥沙拉嗪疗效与SASP相仿，降低了不良反应，适用于对SASP不能耐受者。美沙拉嗪5-ASA的灌肠剂适用于病变局限在直肠及乙状结肠者，栓剂适用于病变局限在直肠者。本病缓解期控制炎症主要以5-氨基水杨酸（5-ASA）做维持治疗，维持治疗的疗程尚无一致意见。

2) 糖皮质激素：对急性发作期有较好疗效。适用于对氨基水杨酸制剂疗效不佳的轻、中度患者，特别适用于重度患者。一般给予泼尼松口服0.75～1mg/d，一般最大剂量60mg/d。重症患者常先予大剂量静脉滴注，如氢化可的松300mg/d或甲泼尼龙48mg/d，静滴7～10d后，改为口服泼尼松60mg/d，病情好转后逐渐减量至停药，每1～2周减少5mg，减至20mg后适当延长减药时间至停药，减药期间加用5-ASA逐渐接替激素治疗。病变局限在直肠乙状结肠患者，可用琥珀酸钠氢化可的松100mg或地塞米松5mg加生理盐水100ml做保留灌肠，每晚1次。病变局限于直肠者也可用布地奈德灌肠剂2mg保留灌肠，每晚1次。

3) 免疫抑制剂：硫唑嘌呤或巯嘌呤适用于对糖皮质激素治疗效果不佳或对激素依赖的慢性持续型病例，加用这类药物后可逐渐减少激素用量甚至停用。对严重UC急性发作，静脉用糖皮质激素治疗无效时，可应用环孢素2～4mg/(kg·d)静脉滴注，大部分患者可取得暂时缓解而避免急症手术。

（2）对症治疗：及时纠正水、电解质平衡紊乱，尤其是钾的补充，低血钾者应予纠正。低蛋白血症者应补充清蛋白。病情严重者应禁食，并给予全胃肠外营养支持。有贫血者可予输血。对腹痛、腹泻的对症治疗，要权衡利弊，抗胆碱能药物或止泻药宜慎用，重症患者应禁用，因有诱发中毒性巨结肠的危险。对重症有继发感染者，应积极抗菌治疗，宜静脉使用广谱抗生素，合并厌氧菌感染可合用甲硝唑。

（3）手术治疗：并发大出血、肠穿孔、中毒性巨结肠、癌变或经积极内科治疗无效者，可选择手术治疗。

2. 用药护理　遵医嘱给予柳氮磺吡啶（sulfasalazine）、糖皮质激素、免疫抑制剂等治疗，以控制病情，使腹痛缓解。注意药物的疗效及不良反应，如应用柳氮磺吡啶时，患者可出现恶心、呕吐、皮疹、白细胞减少及关节痛等不良反应，应嘱患者餐后服药，服药期间定期复查血常规。应用糖皮质激素者，要注意激素不良反应，不可随意停药或减药速度太快，防止反跳现象。应用硫唑嘌呤或巯嘌呤时患者可出现骨髓抑制的表现，应注意监测白细胞计数。应用5-ASA灌肠时，应现用现配，防止降低药效，并指导患者尽量抬高臀部，达到延长药物在肠道内停留时间的目的，增加疗效。

（四）对症护理

腹痛和腹泻护理详见本章第一节"消化系统疾病患者常见症状体征的护理"。

（五）心理护理

溃疡性结肠炎患者由于病程长，反复发作，尤其是排便次数的增加，给患者带来很多困扰，易产生神经过敏、抑郁或焦虑，应帮助患者及家属认识并明确精神因素可成为溃疡性结肠炎的诱发和加重因素，护理人员要通过心理疏导加强患者战胜疾病的信心，使患者保持乐观积极情绪配合治疗。在患者情况许可时，可参加适当的活动分散注意力，使其自己能控制情绪，调节心理状态。病情反复活动者，应有终生服药的心理准备。

> 考点：溃疡性结肠炎的治疗和护理要点。

【健康指导】

1. 病因指导　向患者及家属讲解引起和加重溃疡性结肠炎的相关因素，并指导患者尽量避免。

2. 休息与活动　指导患者生活规律，劳逸结合，重症者应卧床休息，减少肠蠕动，减轻症状。

3. 饮食指导　指导患者合理选择饮食，少量多餐，戒除烟酒，避免摄入多纤维、油腻、刺激性食物，忌冷饮、牛奶和乳制品。

4. 用药指导　指导患者坚持治疗，按医嘱服药，不擅自换药、停药或减量，服药期间需大量饮水，向患者讲解药物的主要不良反应，出现异常情况应及时就医。

5. 心理指导　平时要保持心情舒畅，避免精神刺激，解除各种精神压力。积极配合治疗。

6. 自我监测与定期复诊　指导患者学会观察生命体征、腹痛和排便的变化，如出现发热、严重腹胀、全腹压痛、反跳痛或便血，提示可能发生了并发症，应及时就医。

本病一般呈慢性过程，多反复发作，不易彻底治愈。轻度及长期缓解者预后较好，急性暴发型、有并发症及年龄超过60岁者预后不良，近年由于治疗水平提高，病死率已明显下降，慢性持续活动或反复发作频繁者预后较差。病程漫长者癌变风险增加，应注意随访。

> 考点：溃疡性结肠炎的健康指导。

> **小结**
>
> 1. 临床特点　溃疡性结肠炎是一种病因不明的直肠和结肠慢性非特异性炎症性疾病，病变最常累及直肠和乙状结肠。主要症状有腹泻、黏液脓血便和腹痛，病程漫长，有终生复发倾向。发病与环境、遗传、感染、免疫等多因素相互作用有关。结肠镜检查是本病诊断的最重要手段之一。白细胞计数增高、红细胞沉降率增快和C反应蛋白增高是活动期的标志。最严重的急性并发症是中毒性巨结肠。治疗原则是控制急性发作，缓解病情，减少复发，防治并发症。对于暴发型及病情严重的患者，如内科治疗效果不佳的病例，应考虑手术治疗。
>
> 2. 护理要点　生活规律，劳逸结合，重症者应卧床休息。合理选择饮食，少量多餐，戒除烟酒，避免摄入多纤维、油腻、刺激性食物，忌冷饮、牛奶和乳制品。坚持治疗，按医嘱服药，不擅自换药、停药或减量，注意监测药物的不良反应。平时保持心情舒畅，避免精神刺激，解除各种精神压力。能识别并发症并及时就医。

（国秀丽）

第六节　肝硬化患者的护理

> **学习目标**
>
> 识记：
> 1. 说出肝硬化的概念。
> 2. 识别肝硬化的病因。
> 3. 熟记肝硬化的典型临床表现。
> 4. 识别肝硬化的常见并发症。
>
> 理解：
> 1. 解释肝硬化的发病机制及病理特点。
> 2. 归纳肝硬化的有关检查及结果和主要护理问题。
> 3. 概括肝硬化的治疗要点。
>
> 运用：
> 1. 按照护理程序护理肝硬化患者。
> 2. 对肝硬化患者进行针对性的健康指导（重点是饮食和用药指导）。

肝硬化（cirrhosis of liver）是由不同病因长期或反复作用引起的慢性、弥漫性、进行性肝病。病理特点为广泛的肝细胞变性、坏死、再生结节形成、结缔组织增生，导致正常肝小叶结构破坏和假小叶形成，肝逐渐变形、变硬而发展为肝硬化。临床主要表现为肝功能损害和门静脉高压，晚期出现消化道出血、肝性脑病、感染等严重并发症。肝硬化的病因尚不完全清楚。引起肝硬化的病因很多，我国以病毒性肝炎（主要为乙型肝炎）最为常见，其他还有酒精中毒、胆汁淤积、循环障碍、药物或化学毒物、血吸虫病等，而欧美国家则以酒精性肝硬化居多，占全部肝硬化的50%～90%。

据世界卫生组织（WHO）报告，全世界肝硬化的人群平均发病率为17.1/10万。在我国尚无准确统计，但由于病毒性肝炎的广泛传播，致使肝硬化成为我国常见疾病和主要死亡原因之一。患者以青壮年男性多见，35～48岁为发病高峰年龄，男女比例约为3.6～8:1。

考点： 肝硬化的概念、常见病因和病理特点。

案例

患者，女性，56岁。乙型肝炎病史20年，乏力、纳差3个月，腹胀、少尿7d。体检：生命体征无异常。神志清，慢性肝病面容，神情焦虑，消瘦。巩膜轻度黄染，口唇、睑结膜、甲床苍白。左颈部和鼻梁处有3枚蜘蛛痣，肝掌(+)。腹部膨隆明显，可见腹壁静脉曲张，肝肋下未及，脾肋下3cm，移动性浊音(+)，双下肢轻度凹陷性水肿。患者因担心癌变哭泣不止。化验：Hb 80g/L，WBC 2.8×10^9/L，PLT 62×10^9/L。肝功能异常。X线钡餐检查见食管、胃底静脉曲张。初步诊断：肝硬化失代偿期。

思考：
1. 该患者血象是否正常？试解释一下原因。
2. 结合病例判断肝功能有何改变？
3. 列出该患者主要的护理诊断及合作性问题。
4. 针对该患者如何进行饮食护理？

知识链接　　　　　　　**肝的主要功能**

1. 分泌、排泄胆汁　肝细胞生成胆汁，经由胆道排泄系统运输和排泄至十二指肠。胆汁可促进脂肪在小肠内的消化和吸收。
2. 参与糖、蛋白质和脂肪等三大物质代谢　如果肝"罢工"，人体的营养来源就会中断。
3. 解毒作用　肝是人体内主要的解毒器官，外来的或体内代谢产生的有毒物质均要经过肝处理后随胆汁或尿液排出体外。晚期肝硬化肝解毒功能减退，体内有毒物质就会蓄积。
4. 灭活激素　如雌激素、醛固酮、抗利尿激素都在肝灭活，肝功能减退时这些激素在体内蓄积，引起机体生理功能紊乱。

【护理评估】

1. 健康史　询问本病的有关病因，例如有无肝炎或输血史，有无心力衰竭、胆道疾病病史，有无长期接触化学毒物、使用损肝药物、长期大量饮酒或血吸虫病史。了解患者饮食习惯，诊治经过及效果。
2. 身体状况　肝硬化起病隐匿，可潜伏3～5年或更长时间。临床上分为肝功能代偿期和失代偿期，但两期的界限并不清晰，有时不易划分。

（1）代偿期：早期症状轻，以乏力、食欲缺乏为主要表现，可伴有恶心、厌油腻、腹胀、上腹隐痛不适及腹泻等。症状常因劳累或伴发病而出现，经休息或治疗可缓解。患者营养状况一般或消瘦，肝、脾轻度增大，质地偏硬，可有轻压痛。肝功能多在正常范围内或轻度异常。

知识链接　门静脉侧支循环和门静脉性胃病

正常情况下，门静脉能畅通入肝到达腔静脉。当门静脉阻塞时，血液入肝不畅，导致门静脉许多部位与腔静脉之间建立门-体侧支循环。脾因长期阻性充血而增大，胃黏膜可见淤血、水肿和糜烂，称门静脉性胃病。临床上有3支重要的侧支循环开放，即食管和胃底静脉曲张、腹壁静脉曲张、痔静脉曲张。

（2）失代偿期：主要为肝功能减退和门静脉高压所致的全身多系统症状和体征。

1）肝功能减退的临床表现：①全身表现——一般状况与营养状况均较差，乏力、消瘦、面色灰暗黝黑，可有不规则低热、皮肤干枯粗糙、浮肿、舌炎、口角炎等。②消化道症状——食欲减退、进食后上腹饱胀不适、恶心、呕吐，稍进油腻饮食易引起腹泻，因腹水和胃肠积气而腹胀不适。上述症状的出现与门静脉高压引起的胃肠道淤血水肿、胃肠功能紊乱和肠道菌群失调等因素有关。肝细胞有进行性或广泛性坏死时可出现黄疸。③出血倾向和贫血——常有鼻出血、牙龈出血、皮肤紫癜和胃肠出血等倾向，女性患者常有月经过多，系肝合成凝血因子减少、脾功能亢进和毛细血管脆性增加所致。患者有不同程度的贫血，可由营养不良、肠道吸收障碍、胃肠失血、脾功能亢进等因素引起。④内分泌失调。首先，雌激素增多、雄激素和糖皮质激素减少。肝对雌激素的灭活功能减退，故体内雌激素增多。雌激素增多时，通过负反馈抑制腺垂体分泌促性腺激素及促肾上腺皮质激素的功能，致雄激素和肾上腺糖皮质激素减少。肾上腺皮质功能减退，表现为面部和其他暴露部位皮肤色素沉着，面色黑黄，晦暗无光，称肝病面容。雌激素与雄激素比例失调，男性患者常有性欲减退、睾丸萎缩、毛发脱落及乳房发育，女性患者可有月经失调、闭经、不孕等。部分患者出现蜘蛛痣，主要分布在面部、颈部、上胸、肩背和上肢等上腔静脉引流区域，手掌大小鱼际和指端腹侧部位皮肤发红称为肝掌。其次，醛固酮和抗利尿激素增多。肝功能减退时对醛固酮和抗利尿激素的灭活作用减弱，致体内醛固酮及抗利尿激素增多。醛固酮作用于远端肾小管，使钠重吸收增加；抗利尿激素作用于集合管，使水的重吸收增加。钠水潴留导致尿少、水肿，并促进腹水形成。

2）门静脉高压的临床表现：门静脉高压症的三大临床表现是脾大、侧支循环的建立与开放和腹水。①脾大：门静脉高压致脾静脉压力增高，脾淤血而增大，一般为轻、中度大，有时可为巨脾。晚期脾大常伴有对血细胞破坏增加，使周围血中白细胞、红细胞和血小板减少，称为脾功能亢进。②侧支循环的建立和开放：是门静脉高压特征性表现。正常情况下，门静脉系与腔静脉系之间的交通支很细小，血流量很少。门静脉高压形成后，来自消化器官和脾的回心血液经肝受阻，使门腔静脉交通支充盈扩张，血流量增加，建立起侧支循环。临床上重要的门-体侧支循环有以下3种。第一，食管下段和胃底静脉曲张。主要是门静脉系的胃冠状静脉和腔静脉系的食管静脉、奇静脉等沟通开放，常在恶心、呕吐、咳嗽、负重等使腹内压突然升高，或因进食粗糙食物、胃酸反流时，导致曲张静脉破裂出血，出现呕血、黑粪甚至休克等表现。第二，腹壁和脐周静脉曲张。由于门脉高压时脐静脉重新开放，与附脐静脉、腹壁静脉等连接，在脐周和腹壁可见迂曲静脉，以脐为中心向上及下腹延伸，外观呈水母头状。第三，痔静脉扩张。为门静脉系的直肠上静脉与下腔静脉系的直肠中、下静脉吻合扩张形成，破裂时引起便血。③腹水：是肝硬化失代偿期最突出的临床表现，是肝功能减退和门静脉高压共同的结果，失代偿期患者75%以上有腹水。腹水出现前，常有腹胀，以饭后明显。大量腹水时腹部隆起，腹壁绷紧发亮，状如蛙腹，可发生脐疝。大量腹水抬高横膈，出现呼吸困难、心悸。患者行动困难，腹部叩诊有移动性浊音，部分患者伴有胸水。腹水形成的原因有：第一，门静脉压力增高。门静脉压力增高使腹腔脏器毛细血管床静水压增高，组织液回吸收减少而漏入腹腔，是腹水形成的决定性因素。第二，低蛋白血症。肝功能减退使清蛋白合成减少及蛋白质摄入和吸收障碍，当血浆清蛋白低于30g/L时，血浆胶体渗透压降低，有效滤过压增高，导致血浆外渗。第三，肝淋巴液生成过多。肝静脉回流受阻时，肝内淋巴液生成增多，超过胸导管引流能力，淋巴管内压力增高，使大量淋巴液自肝包膜和肝门淋巴管渗出至腹腔。第四，抗利尿激素及继发性醛固酮增多。肝对抗利尿激素和醛固酮的灭活作用减弱，导致继发性抗利尿激素及醛固酮增多，引起水、钠重吸收增加，水、钠潴留，尿量减少。第五，有效循环血容量不足。血容量不足导致肾血流量减少，肾小球滤过率降低，排钠和排尿量减少。

3）肝的情况：早期肝增大，表面尚平滑，质中等硬。晚期肝缩小，表面可呈结节状，质地坚硬。一般无压痛，但在肝细胞进行性坏死或并发肝炎和肝周围炎时可有压痛与叩击痛。

(3) 并发症

1）上消化道出血：为本病最常见的并发症。多由于门静脉高压致食管下段或胃底静脉曲张破裂，部分肝硬化患者上消化道出血的原因系并发急性胃黏膜糜烂或消化性溃疡。临床表现为突发大量的呕血和（或）黑粪，常引起出血性休克或诱发肝性脑病，死亡率高。

2）感染：由于患者抵抗力低下、门腔静脉侧支循环开放等因素，增加细菌入侵繁殖机会，易并发感染，如肺炎、胆道感染、败血症、自发性腹膜炎等，严重者可死亡。

3）肝性脑病：是晚期肝硬化的最严重并发症，也是最常见的死亡原因。详见本章第八节"肝性脑病患者的护理"。

4）原发性肝癌：肝硬化患者短期内出现肝迅速增大、持续性肝区疼痛、腹水增多且为血性、不明原因的发热等，应考虑并发原发性肝癌，需做进一步检查。

5）功能性肾衰竭：又称肝肾综合征。表现为少尿或无尿、氮质血症、稀释性低钠血症和低尿钠，但肾无明显器质性损害。主要由于肝硬化失代偿期出现大量腹水时，有效循环血容量不足，肾内血液重新分布，导致肾皮质血流量和肾小球滤过率下降引起功能性肾衰竭。

6）电解质和酸碱平衡紊乱：失代偿期患者出现腹水和其他并发症后，可诱发电解质和酸碱平衡紊乱，主要有低钠、低钾、低氯血症和代谢性碱中毒等，与长期低钠饮食、进食少、呕吐、腹泻、长期利尿、反复或大量放腹水、继发性醛固酮和抗利尿激素增多等因素有关。需要注意的是，低钾、低氯血症可导致代谢性碱中毒，并可诱发肝性脑病。

3. 心理 - 社会状况　肝硬化为慢性疾病，随着病情的不断加重，患者逐渐丧失工作能力，以及长期住院产生的医疗费用对家庭的影响等，使患者及家属出现各种心理问题，甚至出现应对无效的状况。注意患者有无焦虑、抑郁、悲观、失眠等情况，失眠患者应在医生指导下慎重使用镇静、催眠药物，以免诱发肝性脑病。护士应评估患者经济状况和社会支持系统，注意鉴别患者是心理问题还是并发了肝性脑病时的精神障碍表现。

4．辅助检查

（1）血常规：代偿期多正常，失代偿期常有不同程度的贫血。脾功能亢进时红细胞、白细胞和血小板均减少。

（2）尿常规：代偿期正常，失代偿期可有蛋白尿、血尿和管型尿，有黄疸时胆红素增加。

（3）肝功能试验：代偿期正常或轻度异常，失代偿期多有异常。转氨酶轻、中度增高，一般以 ALT 增高较显著，但肝细胞严重坏死时则 AST 常高于 ALT。血清总蛋白质正常、降低或增高，但清蛋白降低，球蛋白增高，清蛋白/球蛋白比例降低或倒置。凝血酶原时间有不同程度延长。重症患者血清胆红素增高，胆固醇酯常低于正常。

（4）免疫功能检查：血清 IgG 显著增高，T 淋巴细胞数常低于正常。可出现抗核抗体、抗平滑肌抗体等非特异性自身抗体。病因为病毒性肝炎者，乙型、丙型或乙型加丁型肝炎病毒标记可呈阳性反应。

（5）腹水检查：一般为漏出液，并发自发性腹膜炎、结核性腹膜炎或癌变时腹水性质发生相应变化。自发性腹膜炎的致病菌多为革兰氏阴性杆菌。血性腹水应警惕是否癌变，需做细胞学检查。

（6）影像学检查：X 线钡餐检查可见曲张的食管静脉呈虫蚀样或蚯蚓状充盈缺损；曲张的胃底静脉呈菊花样充盈缺损。B 超、CT、MRI 检查可显示脾静脉和门静脉增宽、肝、脾形态改变以及腹水情况。

（7）纤维内镜检查：在直视下观察有无静脉曲张及其分布和程度。

（8）腹腔镜检查：可直接观察肝、脾情况，在直视下对病变明显处进行穿刺做活组织检查。

（9）肝穿刺活组织检查：见到假小叶形成，可确诊为肝硬化。

> **考点**：肝硬化的临床表现特点和主要辅助检查及结果。

【主要护理诊断/问题】

1．营养失调：低于机体需要量　与肝功能减退、食欲下降、消化和吸收障碍有关。

2．体液过多　与肝功能减退，门静脉高压引起的水、钠潴留有关。

3．活动无耐力　与肝功能减退、大量腹水有关。

4．有皮肤完整性受损的危险　与营养不良、水肿、皮肤干燥、瘙痒、长期卧床有关。

5．潜在并发症：上消化道出血、肝性脑病、感染、电解质和酸碱平衡紊乱。

6．焦虑　与病情反复、担心疾病预后及经济负担过重等有关。

> **考点**：肝硬化的主要护理问题。

【护理措施】

（一）一般护理

1．休息与活动　代偿期患者可参加轻体力工作，避免过度劳累，保持良好的精神状态和充足的睡眠。失代偿期：①卧床休息。休息可减轻患者能量消耗，减轻肝负担，有助于肝细胞修复和减轻腹水和水肿。卧床时尽量取平卧位，适当抬高下肢，增加肝、肾血流量，可减轻水肿。大量腹水者应取半卧位，以使横膈下降，有利于呼吸运动，减轻呼吸困难。②过多躺卧易引起消化不良、乏力、情绪不佳，因此只要病情允许，应给患者安排适量的活动，以不感到疲劳、不加重症状为度。③加强皮肤护理。病情较重需长期卧床患者，因皮肤干燥、水肿、加上黄疸时可有皮肤瘙痒，易发生搔抓导致皮肤破损和继发感染。除常规的皮肤护理、预防压疮措施外，嘱患者剪短指甲，沐浴时避免水温过高，避免使用有刺激性的皂类和沐浴液，沐浴后可使用性质温和的润肤品，以减轻皮肤干燥和瘙痒。阴囊水肿可用托带托起阴囊，以利水肿消退。

2．饮食护理　应向患者及家属说明饮食治疗的意义及原则，既保证患者饮食营养，又遵守必要的饮食限制，是改善肝功能、延缓病情进展的基本措施。

（1）饮食原则：高热量、高蛋白、高维生素、易消化饮食，并随病情变化及时调整。①保证蛋白质摄入。蛋白质是肝细胞修复和维持血清清蛋白正常水平的重要物质基础，应保证其摄入量。蛋白质应以豆制品、鸡蛋、牛奶、鱼、鸡肉、瘦猪肉为主（高生物效价的蛋白质）。肝功能显著损害或有肝性脑病先兆者应限制蛋白质，待病情好转后再逐渐增加蛋白质的摄入量，并应选择植物蛋白，如豆制品，因其含蛋氨酸、芳香氨基酸和产氨氨基酸较少。②新鲜蔬菜和水果含有丰富的维生素，例如西红柿、柑橘等富含维生素C，日常食用可保证维生素的需求。③限制水钠。有腹水者应低盐或无盐饮食，盐限制在每日1～2g/L，进水量限制在每日1000ml左右，如有低钠血症，应限制在500ml以内。高钠食物有咸肉、酱菜、酱油、罐头食品、含钠味精等，应尽量少食用。食欲缺乏、恶心、呕吐的患者应于进食前给予口腔护理以促进食欲。限盐饮食常使患者感到食物淡而无味，在允许范围内尽量照顾患者的饮食习惯和口味，如适量添加柠檬汁、食醋等，改善食品的调味，以增进食欲。④避免粗硬、刺激性饮食。食管胃底静脉曲张者应食菜泥、肉末、软食，进餐时细嚼慢咽，咽下的食团宜小且外表光滑，切勿混入糠皮、硬屑、鱼刺、甲壳等，药物应磨成粉末，以防损伤曲张的静脉导致出血。避免进食刺激性强，粗纤维多和较硬的食物。⑤戒烟忌酒。

（2）静脉营养：必要时遵医嘱静脉补充足够的营养，如高渗葡萄糖、复方氨基酸、清蛋白或新鲜血。

（3）营养状况监测：评估患者的饮食和营养状况、体重和实验室检查的有关指标。

（二）病情观察

1．观察腹水和下肢水肿的消长情况　准确记录每日出入液量，定期测量腹围和体重，并教会患者正确的测量和记录方法，如测腹围时应注意要在同一时间、同一体位、同一部位上进行。

2．监测血清电解质和酸碱度的变化　进食量不足、呕吐、腹泻者，或遵医嘱应用利尿剂、放腹水后应密切观察，以便及时发现并纠正水电解质、酸碱平衡紊乱，防止肝性脑病和功能性肾衰竭的发生。

3．监测有无呕血、黑粪、神志或精神异常，有无扑翼样震颤等，及早发现上消化道出血和肝性脑病等并发症。

（三）治疗配合

1．治疗原则　目前尚无特效治疗，应重视早期诊断，加强病因及一般治疗，以缓解病情，延长代偿期和保持劳动力。肝硬化代偿期患者可服用抗纤维化的药物，不宜滥用护肝药物，避免应用对肝有损害的药物。失代偿期主要是对症治疗、改善肝功能和处理并发症，有手术适应证者慎重选择时机进行手术治疗。

(1) 腹水治疗

1) 限制水、钠的摄入：详见前文饮食护理相关内容。

2) 增加水、钠排出：①利尿剂是目前临床应用最广泛的治疗腹水的方法。常用保钾利尿剂如螺内酯和氨苯蝶啶，排钾利尿剂有呋塞米和氢氯噻嗪。螺内酯和呋塞米联合应用有协同作用，并可减少电解质紊乱。利尿剂应从小剂量开始，效果不明显时可按比例逐渐加大药量，但不超过螺内酯 400mg/d 和呋塞米 160mg/d，腹水消退时逐渐减量。注意利尿剂的副作用。②腹腔穿刺放液。当大量腹水引起高度腹胀、影响心肺功能时，可穿刺放腹水以减轻症状。同时静脉输注清蛋白可达到较好效果。③导泻。口服甘露醇通过肠道排出水分，多用于利尿剂无效的患者。

3) 提高血浆胶体渗透压：定期输注血浆、新鲜血或白蛋白，提高血浆胶体渗透压，促进腹水消退，改善机体一般状况。

4) 腹水浓缩回输：用于难治性腹水的治疗。放出腹水 5000ml，经超滤或透析浓缩成 500ml 后，通过静脉回输给患者，可提高血浆清蛋白浓度，从而减轻腹水。有感染的腹水不可回输。

5) 减少腹水生成和增加其去路：腹腔-颈静脉引流通过装有单向阀门的硅管，利用腹-胸腔压力差，将腹水引入上腔静脉；胸导管-颈内静脉吻合术可使肝淋巴液顺利进入颈内静脉，减少肝淋巴液漏入腹腔，从而减少腹水来源。

(2) 手术治疗：各种分流、断流术和脾切除术等，包括近年来开展的以介入放射学方法进行的经颈静脉肝内门体分流术，目的是降低门脉系统压力和消除脾功能亢进。肝移植手术是治疗晚期肝硬化的新方法。

(3) 并发症治疗：并发自发性腹膜炎和败血症时，应早期和联合应用抗菌药物。自发性腹膜炎容易复发，用药时间不少于 2 周，同时还应控制腹水，保持大便通畅。并发肝肾综合征，目前无有效治疗，在积极改善肝功能的前提下，迅速控制上消化道出血、感染等诱发因素，严格控制输液量，纠正水、电解质和酸碱失衡，避免强烈利尿、单纯大量放腹水及服用损害肾功能的药物等。对并发上消化道出血或肝性脑病处理详见本章第八节"肝性脑病患者的护理"和第十节"上消化道大量出血患者的护理"。

2. 用药护理

(1) 遵循少用药，用必要的药的原则，尽量减轻肝的损害和负担。

(2) 利尿剂的使用：用于肝硬化腹水治疗的利尿剂主要有螺内酯，据腹水程度与利尿效果合用呋塞米。长期或大量使用呋塞米和氢氯噻嗪可引起低钾、低钠，长期或大量使用螺内酯和氨苯蝶啶则出现高钾。因此，使用利尿剂应定期检查血钾、血钠、氯化物，以便及时发现和纠正电解质紊乱。使用利尿剂时还应注意剂量不宜过大，利尿速度不宜过快，以每日体重减轻不超过 0.5kg 为宜。

(四) 对症护理

1. 腹水的护理

(1) 卧床时尽量取平卧位，适当抬高下肢，大量腹水者应取半卧位，以减轻呼吸困难。

(2) 避免腹内压增高，如剧烈咳嗽、打喷嚏、用力排便等。

(3) 限制水、钠摄入，定期测腹围、体重，准确记录液体出入量。

(4) 遵医嘱使用利尿剂。详见用药护理相关内容。

(5) 遵医嘱定期输注血浆、新鲜血或清蛋白时，注意有无输血反应。

(6) 腹腔穿刺的护理。详见本章第十一节"消化系统常用诊疗技术及护理"。

(7) 腹水浓缩回输：静脉回输严格遵循无菌操作，观察回输后有无不良反应。

2．并发症的抢救配合　食管、胃底静脉曲张破裂引起的上消化道出血和肝性脑病的抢救配合详见本章第十节"上消化道大量出血患者的护理"和第八节"肝性脑病患者的护理"。

（五）心理护理

初次住院治疗的患者由于对疾病知识的缺乏，常表现为焦虑。病情严重或因患病需长期住院的患者则常常表现消极悲观，甚至绝望的心理反应，故常不配合治疗或过分依赖医护人员。因此，护士可多与患者交谈，鼓励患者说出其内心感受和忧虑，与患者一起讨论其可能面对的问题，在精神上给予安慰和支持。对表现出严重焦虑和抑郁的患者，应加强巡视并及时进行干预，以免发生意外。充分利用来自他人的情感支持，鼓励患者同那些经受同样事件以及理解患者处境的人多交流。应重视家庭的支持作用，指导患者家属在情感上关心、支持患者，使之能从情感宣泄中减轻沉重的心理压力。

> 考点：肝硬化的治疗和护理要点。

【健康指导】

1．休息与活动　保证身心两方面的休息，生活起居有规律，应有足够的休息和睡眠，增强活动耐力。注意保暖和个人卫生，预防感染。

2．饮食指导　向患者及家属说明饮食治疗的意义及原则，切实遵循饮食治疗原则和计划，安排好营养食谱，避免因不良饮食导致病情加重。对已有食管胃底静脉曲张者，不宜进食过多、过快、过硬、辛辣刺激性食物，防止发生出血。禁止饮酒。水肿、腹水患者应限制水、钠摄入。多吃蔬菜水果，保持大便通畅。

3．用药指导　遵医嘱用药，加用药物需征得医师同意，不要随意增减药物，以免服药不当而加重肝的负担和肝功能损害。应向患者详细介绍所用药物的名称、剂量、给药时间和方法，教会其观察药物疗效和不良反应。例如服用利尿剂者，如出现软弱无力、心悸等症状时，提示低钠、低钾血症，应及时就医。

4．心理指导　护士应帮助患者和家属掌握本病的有关知识和自我护理方法，分析和消除不利于个人和家庭应对的各种因素。鼓励患者说出内心的感受，对所提疑问耐心解释，树立其治病信心，保持愉快心情，把治疗计划落实到日常生活中。在安排好治疗、身体调理的同时，勿过多考虑病情，遇事豁达开朗，注意情绪的调节和稳定。

5．定期复诊　家属应理解和关心患者，给予精神支持和生活照顾。细心观察、及早识别病情变化，发现异常及时就诊。疾病恢复期应定时复诊和检查肝功能。

本病预后因病因、病理类型、肝功能代偿程度以及有无并发症而有所不同。总的来说，病毒性肝炎预后较差；持续黄疸、难治性腹水、低蛋白血症、凝血酶原时间持续或显著延长，以及出现并发症者，预后均较差。死因常为肝性脑病、上消化道出血与继发感染等。

> 考点：肝硬化的健康指导。

小结	1. **临床特点** 肝硬化是一种常见的慢性弥漫性肝病。临床主要表现为肝功能损害和门静脉高压，晚期常出现消化道出血、肝性脑病、感染等严重并发症。本病治疗的关键在于早期诊断、早期治疗，以缓解病情和延长代偿期。对失代偿期患者主要是对症治疗，改善肝功能、抢救并发症。 2. **护理要点** 保证身心两方面的休息，预防感染。注意饮食护理，避免进食粗糙、辛辣食物，有水肿、腹水应限制水、钠摄入，禁止饮酒，保持大便通畅。遵医嘱用药，避免使用损肝药物，失眠时慎用镇静、催眠药物，教会患者观察药物疗效和不良反应。及早识别各种并发症，及时就诊，加强对症护理。疾病恢复期应定时复诊和检查肝功能，帮助患者和家属掌握本病的有关知识和自我护理方法，树立其治病信心，注意情绪的调节和稳定。

（国秀丽）

第七节 原发性肝癌患者的护理

学习目标	识记： 1. 复述原发性肝癌的定义。 2. 识别原发性肝癌的病因。 3. 说出原发性肝癌的典型临床表现。 理解： 1. 归纳原发性肝癌的有关检查及主要护理问题。 2. 概括原发性肝癌的治疗要点。 运用： 1. 按照护理程序护理原发性肝癌患者。 2. 对原发性肝癌患者进行有针对性的健康指导。

原发性肝癌（primary carcinoma of the liver）指原发于肝细胞或肝内胆管细胞的癌肿，为我国常见恶性肿瘤之一，其死亡率在消化系统恶性肿瘤中列第三位，仅次于胃癌和食管癌。肝癌在世界各地的发病率虽有所不同，但均有上升趋势。全世界每年平均约有 25 万人死于肝癌，而我国约占 45%。本病多见于中年男性，以 40～50 岁为最多，男女之比为 5：1。

知识链接

原发性肝癌的病因

1. 病毒性肝炎 在我国，乙型病毒肝炎（HBV）是肝癌的重要致病因子。近年来研究发现，在欧洲及日本，慢性丙型肝炎病毒（HCV）感染是肝癌的主要危险因素。
2. 肝硬化 在我国，肝癌常发生在 HBV、HCV 感染后的肝硬化。
3. 黄曲霉毒素 B_1 来源于黄曲霉毒素，有强烈的致癌作用，黄曲霉毒素在自然界广泛存在。粮食受黄曲霉毒素 B_1 污染严重的地区，肝癌发病率较高，如热带及亚热带地区。
4. 饮用水污染 我国饮用水污染是部分地区诱发肝癌的重要危险因素之一。
5. 其他 遗传因素、亚硝胺类化学物质、有机氯类农药、乙醇等。

考点：原发性肝癌的常见病因。

案例

张女士，59岁。30岁时曾患乙型肝炎，近2个月来，上腹饱胀不适，食欲减退，有时恶心，乏力明显，体重较前明显减轻，近1周来牙龈时有出血。入院体检：腹水征阳性，肝肋下7cm，质硬，表面结节状，边缘不规则，脾肋下3cm，质中，双下肢凹陷性水肿。实验室检查：肝功能，总蛋白质 56.9g/L，清蛋白 24.0g/L，球蛋白 32.9g/L，A/G 0.7，总胆红素 93.9μmol/L，直接胆红素 46.70μmol/L。HBsAg：阳性。HBeAg：阳性。抗HBc：阳性。甲胎蛋白（AFP）> 1000μg/L（正常 20μg/L）。B超：肝右叶内见 10cm×12cm 强回声光团。

思考：
1. 考虑该患者的可能疾病是什么？
2. 为全面的评估患者，还需要增加哪些评估内容？

【护理评估】

1. 健康史 询问患者有无肝炎、肝硬化病史，有无长期食用含黄曲霉素、亚硝胺类的食品，有无长期饮用污染的水，有无酗酒，有无长期接触有机氯类农药，有无手术史、家族史等。

2. 身体评估 起病常隐匿，早期缺乏典型症状。经甲胎蛋白（AFP）普查检出的早期病例无任何症状和体征，称为亚临床肝癌。一旦出现症状而就诊者病程大多已进入中晚期，其主要特征如下：

（1）症状

1）肝区疼痛：是肝癌最常见的症状，半数以上患者有肝区疼痛，多呈持续性钝痛或胀痛，由癌肿迅速生长使肝包膜绷紧所致。若癌肿侵犯膈，疼痛可牵涉至右肩或右背部，如肿瘤生长缓慢，则无或仅有轻微钝痛。当肝表面癌结节包膜下出血或向腹腔破溃，腹痛突然加剧，可有急腹症的表现，如出血量大，可引起休克。

2）消化道症状：常有食欲减退、腹胀，也可有恶心、呕吐、腹泻等。

3）全身症状：有乏力、进行性消瘦、发热、营养不良，晚期患者可呈恶病质等。少数患者由于癌肿本身代谢异常，进而对机体产生影响引起内分泌或代谢异常，可有自发性低血糖、红细胞增多症、高血钙、高血脂等伴癌综合征。对肝大伴有此类表现的患者，应警惕肝癌的存在。

4）转移灶症状：肿瘤转移之处有相应症状，如转移至肺可引起胸痛和血性胸水；胸腔转移以右侧多见，可有胸水征；骨骼和脊柱转移，可引起局部压痛和神经受压症状；颅内转移可有相应的神经定位症状和体征。

（2）体征

1）肝大：肝呈进行性增大，质地坚硬，表面及边缘不规则，有大小不等的结节或巨块，常有不同程度的压痛。癌肿突出于右肋弓下或剑突下时，上腹可呈现局部隆起或饱满；如癌肿位于膈面，则主要表现为膈抬高而肝下缘不下移；如压迫血管，致动脉内径变窄，可在腹壁上听到吹风样血管杂音。

2）黄疸：一般在晚期出现，由于癌肿压迫、侵犯肝门附近的胆管，或癌组织和血块脱落引起胆道梗阻，或肝细胞损害所致。

3）肝硬化征象：肝癌伴肝硬化门脉高压者可有脾大、静脉侧支循环形成及腹水等表现。腹水一般为漏出液，也有血性腹水出现。

（3）并发症：肝性脑病、上消化道出血、肝癌结节破裂出血、继发感染。

3．心理-社会状况　多数肝癌患者无自觉症状，通常在体检或普查时突然发现，可能出现否认、愤怒、忧伤、接受等几个心理反应阶段。一旦确诊，患者拒绝面对现实、暴躁易怒等。很多患者出现情绪低落、悲观失望，甚至因绝望而轻生。

4．辅助检查

（1）癌肿标记物的监测：①甲胎蛋白（alpha-fatal protein，AFP），是诊断肝细胞癌最特异性的标志物，现已广泛用于肝癌的普查、诊断、判断治疗效果和预测复发。普查中阳性发现可早于症状出现 8～11 个月，肝癌 AFP 阳性率为 70%～90%。AFP 浓度通常与肝癌大小呈正相关。在排除妊娠、肝炎和生殖腺胚胎瘤的基础上，AFP 检查诊断肝细胞癌的标准为：AFP 由低浓度逐渐升高不降，AFP 大于 500μg/L（对流法）或 AFP 大于 200μg/L（定量法）持续 8 周，可诊断为原发性肝癌。②r-谷氨酰转移酶同工酶 II（GGT_2），GGT_2 在原发性和转移性肝癌的阳性率可达到 90%，特异性达 97.1%，在小肝癌中 GGT_2 阳性率为 78.6%。③其他，异常凝血酶原（AP）、α-L-岩藤糖苷酶（AFU）等活性升高。

（2）影像学检查

1）超声显像：可显示直径为 2cm 以上的肿瘤，对早期定位诊断有较大价值，结合 AFP 检测，已广泛用于普查肝癌，有利于早期诊断。

2）电子计算机 X 线体层显像（CT）：CT 可显示直径 2cm 以上的肿瘤，阳性率在 90% 以上。如结合肝动脉造影，对 1cm 以下肿瘤的检出率可达 80% 以上，是目前诊断小肝癌和微小肝癌的最佳方法。

3）X 线肝血管造影：选择性腹腔动脉和肝动脉造影能显示直径 1cm 以上的癌结节，阳性率可达 87% 以上，结合 AFP 检测的阳性结果，常用于小肝癌的诊断。

4）放射性核素肝显像：应用趋肿瘤的放射性核素 ^{67}镓或 ^{169}铯，或核素标记的肝癌特异性单克隆抗体有助于肿瘤的导向诊断。

5）磁共振显像（MRI）：能清楚显示肝细胞癌内部结构特征，对显示子瘤和瘤栓有价值。

(3) 介入检查

1) 肝穿刺活检：在超声或 CT 引导下用细针穿刺癌结节，吸取癌组织检查，癌细胞阳性者即可诊断。

2) 剖腹探查：疑有肝癌的病例，经上述检查仍不能证实，如患者情况许可，应进行剖腹探查以争取早期诊断和手术治疗。

> **考点**：原发性肝癌的临床表现及辅助检查。

【主要护理诊断／问题】

1. 疼痛：肝区痛　与肿瘤增长迅速，肝包膜被牵拉或肝动脉栓塞术后产生栓塞后综合征有关。
2. 营养失调：低于机体需要量　与疼痛、心理反应、化疗导致的胃肠反应有关。
3. 绝望　与癌症的确诊或终末期肝功能衰竭有关。
4. 恐惧　与腹部剧烈疼痛或担心预后有关。
5. 感染的危险　与长期消耗及化疗、放疗而致白细胞减少、抵抗力减弱有关。
6. 潜在并发症：上消化道出血、肝性脑病、癌结节破裂出血。

> **考点**：原发性肝癌的主要护理问题。

【护理措施】

(一) 一般护理

1. 休息与活动　必要时卧床休息，以减少体力消耗，增加肝的血流量，减轻肝的负担。
2. 饮食护理　向患者解释进食的意义，鼓励患者进食。安排良好的进食环境，保持患者口腔清洁，以增加患者的食欲。饮食以高蛋白、适当热量、高维生素为宜，避免摄入高脂、高热量和刺激性食物，使肝负担加重。如疼痛剧烈应暂停进食，待疼痛减轻再进食。有恶心、呕吐时，于服用止吐剂后进少量食物，增加餐次，尽量增加摄入量。如有肝性脑病倾向，应减少蛋白质摄入。对晚期肝癌患者，可根据医嘱静脉补充营养，维持机体代谢需要。应及时根据患者营养状况，调整饮食计划。

(二) 病情观察

严密观察肝区疼痛的部位、性质、程度、持续时间、伴随症状，以及有无腹水、发热、黄疸等。观察肿瘤转移的表现，如咳嗽、咯血、胸痛、血性胸水、局部压痛、截瘫等。观察有无并发症征象，如意识状态的变化等肝性脑病征象，呕血、便血等上消化道出血征象。突发剧烈腹痛、急性腹膜炎和内出血表现应考虑癌结节破裂出血。

(三) 治疗配合

1. 治疗原则　虽然治疗原发性肝癌的方法很多，手术切除仍是目前根治原发性肝癌最好的方法，对诊断明确并有手术指征者应及早手术。肝动脉化疗栓塞治疗是肝癌非手术疗法中的首选方法，可明显提高患者的 3 年生存率。目前趋向于手术、介入治疗、放疗等综合治疗，如同时结合中医或生物免疫等治疗方法，效果更好。同时应积极关注并加强并发症治疗。

2. 用药护理　遵医嘱应用抗肿瘤的化学药物或止痛药物，注意观察药物疗效和副作用。前者详见第六章第四节"白血病患者的护理"。最新镇痛方式为患者自控镇痛（patient control

analgesia，PCA)，即应用特制泵，连续性或间歇性输注止痛药，患者可自行控制。给药途径包括静脉、皮下、椎管内。该方式灵活，可克服投药的不及时性，降低患者对止痛药的要求，减少患者对止痛药的总需要量和对专业人员的依赖，增加患者自我照顾和自主能力以及对疼痛控制的能力。

3．肝动脉栓塞化疗患者的护理　对实施肝动脉栓塞化疗的患者，应做好术前及术后护理。术前向患者及家属解释有关治疗的必要性、方法和效果，使其减轻对手术的疑虑，配合手术。术后由于肝动脉血供突然减少，可产生栓塞后综合征，即出现腹痛、发热、恶心、呕吐、血清清蛋白降低、肝功能异常等改变，应做好相应护理：①术后禁食2~3d，逐渐过渡到流质饮食，并注意少食多餐，以减轻恶心、呕吐。②穿刺部位压迫止血15min再加压包扎，沙袋压迫6h，保持穿刺侧肢体伸直24h，并观察穿刺部位有无血肿及渗血。③密切观察病情变化，多数患者于术后4~8h体温升高，持续1周左右，是机体对坏死肿瘤组织重吸收的反应。④高热者应采取降温措施，避免机体大量消耗。⑤注意有无肝性脑病前驱症状，一旦发现异常，及时配合医生进行处理。⑥鼓励患者深呼吸、有效排痰，必要时吸氧。⑦栓塞术1周后，常因肝缺血影响肝糖原储存和蛋白质合成，应根据医嘱静脉输注清蛋白，适量补充葡萄糖液。⑧准确记录出入量，以作为补液的依据。肝动脉栓塞化疗是一种创伤性的非手术治疗，应做好术前和术后护理及术中配合，以减少并发症的产生。

（四）对症护理

疼痛的护理　除自控镇痛外，其他护理详见本章第一节"消化系统疾病患者常见症状体征的护理"。

（五）心理护理

给患者以理解、同情和关心，耐心解释原发性肝癌的有关知识，鼓励患者说出心中的感受，对其提出的疑问应给予解答。指出良好的治疗护理及必要的自我保健，能使病情缓解。帮助患者分析不利于个人和家庭应对的各种因素，引导患者正确应对，并提供所能给予的最大帮助。帮助患者树立战胜疾病的信心和勇气，保持愉快心情，安心休息，积极配合治疗。

> 考点：原发性肝癌的治疗及护理要点。

【健康指导】

1．疾病预防指导　宣传及普及肝癌的预防知识，注意饮水、饮食卫生，避免食物霉变，减少与各种有毒有害物质接触，接种病毒性肝炎疫苗，预防肝炎。对高危地区及高危人群（肝炎史5年以上，乙肝或丙肝病毒标记阳性，35岁以上者）进行普查，以做到早发现、早诊断、早治疗，避免延误最佳手术时间。普查方法是AFP和B超检查。

2．疾病知识指导　建立健康积极的生活方式，养成良好的生活习惯，注意休息，劳逸结合，适当锻炼，如慢跑、散步等，避免劳累和重体力活动，避免精神紧张和情绪激动，保持乐观情绪和心情愉快，以积极的态度配合各项治疗和护理。鼓励患者参加社会性抗癌组织的活动，以增加精神支持，提高机体的抗癌能力。

> 考点：原发性肝癌的健康指导。

> **小结**
>
> 1. 临床特点　原发性肝癌指原发于肝细胞或肝内胆管细胞的癌肿，为我国常见恶性肿瘤之一，原发性肝癌的症状为肝区呈持续胀痛或钝痛。典型的体征是肝呈进行性大，质地坚硬，表面及边缘不规则，有大小不等的结节或巨块，常有不同程度的压痛，黄疸及肝硬化征象。AFP 测定是早期诊断肝癌的重要方法之一。手术切除是目前根治原发性肝癌最好的方法。一般采取手术、介入治疗、放疗等综合治疗。
> 2. 护理要点　应给予高蛋白、适当热量、高维生素而又易于消化的食物。劳逸结合，保持乐观情绪。加强对症护理，遵医嘱使用抗肿瘤的化学药物或止痛药，或使用 PCA 法止痛，忌服损肝药物。配合进行肝动脉栓塞化疗的护理。

（田立东）

第八节　肝性脑病患者的护理

> **学习目标**
>
> 识记：
> 1. 复述肝性脑病的定义。
> 2. 识别肝性脑病的病因及诱因。
> 3. 说出肝性脑病的分期及各期的典型临床表现。
>
> 理解：
> 1. 解释肝性脑病的发病机制及病理生理改变。
> 2. 归纳肝性脑病的有关检查和主要护理问题。
> 3. 概括肝性脑病的治疗要点。
>
> 运用：
> 1. 按照护理程序护理肝性脑病患者。
> 2. 对肝性脑病患者进行有针对性的健康指导。

肝性脑病（hepatic encephalopathy，HE）过去称肝性昏迷（hepatic coma），是严重肝病引起的、以代谢紊乱为基础的中枢神经系统功能失调的综合征，其主要临床表现是意识障碍、行为失常和昏迷。若脑病的发生是由于门静脉高压、广泛门 - 腔静脉侧支循环形成所致，则称门体分流性脑病（porto-system encephalopathy，PSE）。

大部分肝性脑病由肝硬化引起，特别是肝炎后肝硬化是引起肝性脑病的最常见的原因。也可由门体分流术引起，小部分见于重症肝炎、暴发性肝衰竭、原发性肝癌、严重胆道感染及妊娠期急性脂肪肝等。确定病因并不难，临床上常需在肝病的基础上寻找诱发肝性脑病的因素。常见诱因有消化道出血、大量排钾利尿、放腹水、高蛋白饮食、催眠镇静药、麻醉药、便秘、低血糖、尿毒症、外科手术及感染等。

肝性脑病的发病机制迄今尚未完全明确。一般认为本病是由于肝功能衰竭和门 - 腔静脉分流手术造成或自然形成的侧支循环，使来自肠道的毒性代谢产物，未经肝解毒和清除，便经侧支进入体循环，引起大脑功能紊乱。

知识链接

发病机制

1. **氨中毒学说**　氨代谢紊乱引起氨中毒是肝性脑病的重要发病机制。血氨增高主要是由于氨的生成过多和（或）代谢清除减少所致。一般认为氨可干扰脑的能量代谢，使脑细胞不能维持正常功能。同时，氨也可致中枢神经系统直接损害。

2. **假性神经递质**　肝衰竭时，不能清除某些芳香族氨基酸，使其进入血-脑屏障形成假性神经递质。当假性神经递质被脑细胞摄取而取代正常递质时，神经传导发生障碍，出现意识障碍或昏迷。

3. **色氨酸**　肝病时游离色氨酸增多，在大脑中形成抑制性神经递质5-羟色胺等，参与肝性脑病的发生。

4. **锰的毒性**　肝病时锰不能正常排出，在大脑中积聚产生毒性。

考点：肝性脑病的定义、病因、诱因及发病机制。

案例

患者，女，56岁，有乙肝病史，腹胀、食欲减退、水肿、皮肤黏膜出血2年。一周前出现昼夜颠倒。昨天食鸡蛋后出现答非所问情况。体检：T 36℃，P 80次/分，R 18次/分，Bp 100/70mmHg。嗜睡，对答不切题，定向力差。消瘦，慢性肝病面容，扑翼样震颤（+），腹壁静脉曲张，脾肋下2cm，腹部移动性浊音（+），双下肢可见瘀斑。

思考：
1. 考虑该患者可能是什么疾病？
2. 为全面的评估患者，还需要增加哪些评估内容？

【护理评估】

1. **健康史**　评估患者有无肝硬化、重症病毒性肝炎、中毒性肝炎、药物性肝炎、原发性肝癌、严重胆道感染等病史，有无行门体分流术，有无上消化道出血，有无酗酒、进食高蛋白饮食、感染、严重创伤、低血糖、便秘等病史。

2. **身体评估**　主要表现为高级神经中枢功能紊乱以及运动和反射异常，其临床过程由轻到重分为5期。

0期（潜伏期）　又称轻微肝性脑病，无行为、性格的异常，无神经系统病理征，脑电图正常，只在心理或智力测试时有轻微异常。

1期（前驱期）　轻度性格改变和行为异常，应答尚准确，但吐词不清楚且较缓慢。可有扑翼样震颤，脑电图多数正常。此期历时数日或数周，有时症状不明显，易被忽视。

2期（昏迷前期）　以意识错乱、睡眠障碍、行为异常为主要表现。前一期的症状加重。

定向力和理解力均减退，对时间、地点、人的概念混乱，不能完成简单的计算和智力构图，言语不清、书写障碍、举止反常，并多有睡眠时间倒错，昼睡夜醒，甚至有幻觉、恐惧、狂躁而被视为一般精神病。患者可出现不随意运动及运动失调。患者有明显神经系统阳性体征，如腱反射亢进、肌张力增高、踝阵挛及 Babinski 征阳性、扑翼样震颤等。脑电图有特征性异常。

3 期（昏睡期）　以昏睡和精神错乱为主，大部分时间患者呈昏睡状态，但可以唤醒，醒时尚可应答，但常有神志不清和幻觉。扑翼样震颤仍可引出，各种神经体征持续或加重，肌张力增高，锥体束征阳性。脑电图有异常波形。

4 期（昏迷期）　神志完全丧失，不能唤醒。浅昏迷时，对疼痛等强刺激尚有反应，腱反射和肌张力仍亢进，扑翼样震颤无法引出。深昏迷时，各种腱反射消失，肌张力降低，瞳孔散大，可出现阵发性惊厥、踝阵挛阳性。脑电图明显异常。

以上各期的分界常不清楚，前后期临床表现可有重叠，其程度可因病情发展或治疗好转而变化。少数慢性肝性脑病患者还可因中枢神经系统不同部位有器质性损害而出现暂时性或永久性智能减退、共济失调、锥体束征阳性或截瘫。

3．心理 - 社会状况　本病常在各类严重肝病基础上发生，随着病情的加重，患者逐渐丧失工作和生活能力，影响家庭生活并给家庭带来沉重的经济负担，使患者及家属出现抑郁、焦虑、厌倦等各种心理问题，故应注意患者的心理状态，鉴别患者是因疾病所产生的心理问题还是出现精神障碍的表现。

4．辅助检查

（1）血氨：正常人空腹静脉血氨为 400～700μg/dl，动脉血氨含量为静脉血氨的 0.5～2.0 倍。空腹动脉血氨比较稳定可靠。慢性肝性脑病尤其是门体分流性脑病患者多有血氨增高。在急性肝衰竭所致的脑病，血氨多正常。

（2）脑电图检查：脑电图不仅有诊断价值，且有一定的预后意义。脑电图提示较明显的脑功能改变。典型的改变为节律变慢。

（3）诱发电位：是由各种外部刺激经感觉器官传入大脑皮质或皮质下层后产生的体外可记录的电位，有别于脑电图记录到的大脑自发性电活动，可用于轻微肝性脑病的诊断和研究。

（4）简易智力测验：目前认为智力测验对于诊断早期肝性脑病包括亚临床脑病最有用。测验内容包括书写、构词、画图、搭积木、用火柴杆搭五角星等，而作为常规使用的是数字连接试验，其结果容易计量，便于随访。但该测验受年龄和教育程度的影响，老年人和教育层次较低患者，测试时反应迟钝，影响结果。

> 考点：肝性脑病的临床表现及辅助检查。

【主要护理诊断 / 问题】

1．急性意识障碍　与肝功能衰竭导致代谢产物不能清除引起大脑功能紊乱有关。
2．自理能力缺陷　与意识障碍有关。
3．营养失调：低于机体需要量　与肝功能减退、消化吸收障碍、以及控制蛋白质摄入有关。
4．有皮肤完整性受损的危险　与皮肤水肿，不能自主调整体位有关。

5．潜在并发症：脑水肿。

考点： 肝性脑病的主要护理问题。

【护理措施】

（一）一般护理

1．饮食护理　肝性脑病患者应限制蛋白质的摄入，减少饮食中蛋白质的供给量，因食物中的蛋白质可被肠菌的氨基酸氧化酶分解产生氨。在发病开始数日内禁食蛋白质，每日供给足够的热量和维生素，以碳水化合物为主要食物，可口服蜂蜜、葡萄糖、果汁、面条、稀饭等。昏迷患者以鼻饲25%葡萄糖液供给热量，以减少体内蛋白质分解。糖类可促使氨转变为谷氨酰胺，有利于降低血氨。注意胃排空不良时应停止鼻饲，改用深静脉插管滴注25%葡萄糖溶液维持营养。患者神志清楚后，可逐渐增加蛋白质饮食，每天20g，以后每3~5d增加10g，但短期内不能超过40~50g/d，以植物蛋白质为好。因植物蛋白质含支链氨基酸较多，而含蛋氨酸、芳香族氨基酸较少，且能增加粪氨排泄。此外，植物蛋白质含非吸收性纤维，被肠菌酵解产酸有利于氨的排除，并有利于排便。脂肪可延缓胃的排空，应尽量少用。不宜用维生素B_6，因其可使多巴在周围神经处转为多巴胺，影响多巴进入脑组织，减少中枢神经系统的正常传导递质。肝性脑病合并水肿、腹水或脑水肿时应限制水、钠摄入。

2．休息与活动　肝性脑病患者应绝对卧床休息，尽量安排专人护理，取仰卧位，头偏向一侧，去除义齿。对烦躁患者应注意保护，可加床档，必要时使用约束带，防止发生坠床及撞伤等意外。

（二）病情观察

密切注意肝性脑病的早期征象，如患者有无冷漠或欣快，理解力和近期记忆力减退，行为异常（哭泣、叫喊、当众便溺）以及扑翼样震颤。观察患者思维及认知的改变，判断有无意识障碍及意识障碍的程度。监测并记录患者生命体征及瞳孔变化。定期复查血氨、肝、肾功能、电解质的变化。发现异常及时通知医生，并协助进行处理。

（三）治疗配合

1．治疗原则　本病尚无特效疗法，常采用综合治疗措施。

（1）去除和避免诱发因素：应协助医生迅速去除本次发病的诱发因素，并注意避免其他诱因。①避免应用催眠镇静药、麻醉药等。因其可直接抑制大脑和呼吸中枢，造成缺氧。脑细胞缺氧又可降低脑对氨毒的耐受性。②避免快速利尿和大量放腹水，及时处理严重的呕吐和腹泻，以防止有效循环血量减少、大量蛋白质丢失及水、电解质平衡紊乱，加重肝损害。③防止感染。机体感染一方面加重肝吞噬、免疫和解毒功能的负荷，另一方面使组织分解代谢提高而增加产氨和机体耗氧量。故发生感染时，应遵医嘱及时、准确地应用抗生素，有效控制感染。④禁止大量输液，过多液体可引起低血钾、稀释性低血钠、脑水肿等，从而加重肝性脑病。⑤保持大便通畅，防止便秘。肝性脑病患者由于肠蠕动减弱、长期卧床等因素，易发生便秘。便秘使含氨、胺类和其他有毒物质与肠黏膜接触时间延长，促进毒物吸收，可采用灌肠和导泻的方法清除肠内毒物。灌肠应使用生理盐水或弱酸性溶液。忌用肥皂水，因其为碱性，可增加氨的吸收。导泻可口服硫酸镁或乳果糖。⑥积极预防和控制上消化道出血。上消化道出血可使肠道产氨增多，从而使血氨增高而诱发本病，故出血停止后也应灌肠和导泻，以清除肠道内积血，减少氨的吸收。⑦禁食或限食者，避免发生低血糖。因葡萄糖是大脑产生能量的重要燃料，低血糖时能量减少，脑内去氨活动停滞，氨的毒性增加。

(2) 减少肠内毒物的生成和吸收：除减少或停止蛋白质摄入外，还可采取以下措施减少肠内毒物的生成和吸收。①灌肠或导泻，清除肠内积食、积血或其他含氮物。对急性门体分流性脑病昏迷患者用 66.7% 乳果糖 500ml 灌肠作为首选治疗。②抑制肠道细菌生长，口服新霉素、甲硝唑等肠道不易吸收的抗生素，抑制肠道产尿素酶的细菌生成，减少氨的生成。③口服乳果糖或乳梨醇，口服后不会在小肠被分解，可降低肠道内 pH 值，抑制肠道细菌的生长，减少肠道细菌产氨，从而减少氨的吸收。④益生菌制剂，维护肠道内正常菌群，抑制产氨、产尿素酶的细菌生长，对减少氨的生成有一定的作用。

(3) 促进有毒物质的清除，纠正氨基酸代谢紊乱

1) 降氨药物：① L-鸟氨酸-L-门冬氨酸是目前最常用的有效降氨药。促进尿素合成降低血氨。促进脑、肾利用和消耗氨合成谷氨酸和谷氨酰胺，降低血氨，减轻脑水肿。②谷氨酸钠和谷氨酸钾与血中游离氨结合成为无毒的谷氨酰胺，由尿排出，从而降低血氨。谷氨酰胺还参与脑细胞的代谢，改善中枢神经系统的功能。③精氨酸增加尿素合成而降低血氨。精氨酸为酸性溶液，可用于血 pH 值偏高的患者。

2) 纠正氨基酸代谢紊乱药物：口服或静脉输注以支链氨基酸为主的氨基酸混合液，恢复患者的正氮平衡。

3) GABA/BZ 复合体拮抗药：如氟马西尼可通过抑制 GABA/BZ 受体发挥作用，对部分 3 期~4 期患者有催醒作用。

4) 人工肝：用分子吸附剂再循环系统清除血液中部分有毒物质，对肝性脑病有暂时的、一定程度的疗效，适用于急性肝衰竭患者，为肝移植作准备。

(4) 对症治疗：纠正水、电解质和酸碱失调，维持有效循环血容量。使用冰帽降低颅内温度，保护脑细胞功能。保持呼吸道通畅，深昏迷者，做气管切开排痰给氧。静脉输入高渗葡萄糖、甘露醇等脱水剂，防治脑水肿。

2. 用药护理

(1) 合理用药：①避免快速利尿和大量放腹水，及时处理严重的呕吐和腹泻，防止有效循环血容量减少、大量蛋白质丢失及水、电解质平衡紊乱，以免加重肝损害。②避免使用安眠、止痛、镇静、麻醉药等。③水肿明显、腹水、脑水肿等，禁用或慎用谷氨酸钠。肾功能不全、尿少者，禁用或慎用谷氨酸钾。④精氨酸滴注速度不宜过快，否则可引起流涎、呕吐、面色潮红等反应。不宜与碱性溶液配伍，久用可引起代谢性酸中毒。⑤长期服用新霉素可引起听力或肾功能损害，使用不宜超过 1 个月，并定期监测听力和肾功能。口服甲硝唑可有明显的胃肠道反应，服用前应嘱患者饭后服药。

(2) 灌肠和导泻：①灌肠，用生理盐水或弱酸性溶液，如生理盐水 100～150ml 加用食醋 30ml 灌肠，禁用肥皂水等碱性溶液灌肠，以免增加氨的吸收。②导泻，用 25% 硫酸镁 30～60ml 口服或鼻饲，或口服乳果糖或乳梨醇，从小剂量开始，达到排便 2～3 次/日，粪便 pH 值维持在 5～6 为宜。

(四) 对症护理

昏迷患者应从以下几方面进行护理：

1. 患者取仰卧位，头略偏向一侧以防舌后坠阻塞呼吸道。
2. 保持呼吸道通畅，深昏迷患者应做气管切开以排痰，保证氧气的供给。
3. 做好口腔、眼部的护理，对眼睑闭合不全角膜外露的患者可用生理盐水纱布覆盖眼部。

4．尿潴留患者给予留置导尿，并详细记录尿量、颜色、气味。

5．定时协助患者翻身，按摩受压部位，防止压疮。给患者做肢体的被动运动，防止静脉血栓形成及肌肉萎缩。

（五）心理护理

在患者清醒时向其及家属讲解意识模糊的原因，与照顾者一起讨论护理问题，尽可能让患者及家属了解病情，以配合治疗。对患者的不良情绪应做好安抚和疏导工作，尊重患者的人格，切忌嘲笑患者的异常行为，帮助其树立战胜疾病的信心。对患者直接照顾者表示关心和信任，给予情感上的支持。指导患者的家属制订切实可行的照顾计划，将各种需要照顾的内容和方法进行讲解和示范，帮助其进入角色，可提高家庭的应对能力，缓解患者亲属的压力。

考点：肝性脑病的治疗和护理要点。

【健康指导】

1．向患者和家属介绍肝疾病和肝性脑病的有关知识，防止和减少肝性脑病的发生。

2．指导患者和家属认识肝性脑病的各种诱发因素，要求患者自觉避免诱发因素，如限制蛋白质的摄入，不滥用对肝有损害的药物，保持大便通畅，避免各种感染，戒除烟酒等。

3．告诉患者家属肝性脑病发生时的早期征象，以便患者发病时能及时得到诊治。

4．使患者及家属认识疾病的严重性，嘱患者要加强自我保健意识，树立战胜疾病的信心。家属要给予患者精神支持和生活照顾。

5．指导患者按医嘱规定的剂量、用法服药，了解药物的主要副作用，定期随访复诊。

考点：肝性脑病的健康指导。

小结	1．临床特点　肝性脑病是严重肝病引起的、以代谢紊乱为基础的中枢神经系统功能失调的综合征，其主要临床表现是意识障碍、行为失常和昏迷。肝性脑病临床表现由轻到重分为5期。氨中毒学说是肝性脑病最重要的发病机制。上消化道出血是常见的诱因，高蛋白饮食可以加重病情。消除诱因，减少肠道内毒物的生成和吸收，促进有毒物质的代谢清除是治疗本病的重点。 2．护理要点　应协助医生迅速去除本次发病的诱发因素，并注意避免其他诱因。昏迷患者禁食蛋白质，以碳水化合物为主要热量来源，患者清醒后，逐步增加蛋白质，以植物蛋白质为主，少食脂肪。积极预防和控制感染，禁用肥皂水等碱性溶液灌肠，避免应用催眠镇静药、麻醉药，避免快速利尿和大量放腹水，保持大便通畅，积极预防和控制上消化道出血等诱因。

（田立东）

第九节 急性胰腺炎患者的护理

学习目标

识记：
1. 复述急性胰腺炎的定义。
2. 识别急性胰腺炎的病因及诱因。
3. 说出急性胰腺炎的典型临床表现。

理解：
1. 解释急性胰腺炎的发病机制及病理生理改变。
2. 归纳急性胰腺炎的有关检查和主要护理问题。
3. 概括急性胰腺炎的治疗要点。

运用：
1. 按照护理程序护理急性胰腺炎患者。
2. 对急性胰腺炎患者进行有针对性的健康指导。

急性胰腺炎（acute pancreatitis）是指各种病因导致胰酶在胰腺内被激活后引起胰腺组织自身消化、水肿、出血甚至坏死的炎症反应。临床主要表现为急性上腹痛、发热、恶心、呕吐、血和尿淀粉酶增高，重症伴腹膜炎、休克等并发症。本病可见任何年龄，但以青壮年居多。

引起急性胰腺炎的病因很多，常见的有胆道疾病、大量饮酒和暴饮暴食。其发病机制尚未明了，各种病因虽然致病途径不同，但有共同的病理生理过程，即胰腺的自身消化。

考点： 急性胰腺炎的定义、病因。

知识链接

胰腺的功能

胰是人体第二大的消化腺，由外分泌部和内分泌部组成，因此胰腺具有外分泌和内分泌两大功能。胰的外分泌部能分泌胰液，内含多种消化酶，如蛋白酶、脂肪酶和淀粉酶等，具有分解和消化蛋白质、脂肪和糖类等作用。其内分泌部即胰岛，散在于胰实质内，胰尾部较多，主要分泌胰岛素，起着调节人体血糖的作用。

案例

男，36岁，大量饮酒后左中上腹部持续性钝痛向左腰部放射6h，伴恶心、呕吐，吐出食物和胆汁，呕吐后腹痛不减轻，无腹泻。体检：T 36℃，P 80次/分，R 18次/分，Bp 100/70mmHg，左中上腹压痛。血清淀粉酶900U/L（Somogyi单位）。

思考：
1. 该患者的可能疾病是什么？
2. 为全面的评估患者，还需要增加哪些评估内容？
3. 如何对患者进行健康指导（重点是饮食和疾病知识指导）？

【护理评估】

1. 健康史　评估患者有无胆石症、胆道感染或胆道蛔虫等病史，有无腹部手术或外伤，有无行内镜逆行胰胆管造影术（endoscopic retrograde cholangiopancreatography，ERCP）检查，是否有内分泌疾病和代谢性疾病，如糖尿病昏迷、妊娠、尿毒症、高钙血症或高脂血症等，有无急性传染病病史，发病前是否服用过噻嗪类利尿剂、糖皮质激素、磺胺类、四环素等药物，是否存在酗酒和暴饮暴食等诱因。

2. 身体评估

（1）症状：①腹痛，为本病的主要临床表现和首发症状，常在暴饮暴食或酗酒后突然发生。疼痛剧烈而持续，呈钝痛、钻痛、绞痛或刀割样痛，可有阵发性加剧。腹痛常位于中上腹，向腰背部呈带状放射，取弯腰抱膝位可减轻疼痛。水肿型腹痛一般3～5d后缓解。出血坏死型腹部剧痛，持续时间较长，由于渗液扩散可引起全腹痛。极少数患者腹痛极轻微或无腹痛。②恶心、呕吐及腹胀，起病后多出现恶心、呕吐，大多频繁而持久，吐出食物和胆汁，呕吐后腹痛并不减轻。常同时伴有腹胀，甚至出现麻痹性肠梗阻。③发热，多数患者有中度以上发热，一般持续3～5d。并发胆管炎，可伴有寒战。出血坏死型或继发感染时，发热较高，且持续不退。④水、电解质及酸碱平衡紊乱，多有轻重不等的脱水，呕吐频繁者可有代谢性碱中毒。出血坏死型者可有显著脱水和代谢性酸中毒，伴血钾、血镁、血钙降低。部分患者因严重低血钙而有手足抽搐。⑤低血压和休克：极少数患者可突然出现休克，甚至发生猝死，见于出血坏死型胰腺炎。亦可逐渐出现，或在有并发症时出现，其主要原因为有效循环血容量不足、胰腺坏死释放心肌抑制因子致心肌收缩不良、并发感染和消化道出血等。⑥黄疸：部分患者可于起病1～2d内出现皮肤黏膜黄染，数日内可消退。

（2）体征：急性水肿型胰腺炎腹部体征较轻。急性出血坏死型胰腺炎患者常出现急性腹膜炎体征，少数患者由于胰酶或坏死组织液沿腹膜后间隙渗到腹壁下，致两侧腰部皮肤呈暗灰色，称Grey-Turner征或出现脐周围皮肤青紫，称Cullen征。如有胰腺脓肿或假性囊肿形成，上腹部可扪及肿块。胰头炎性水肿压迫胆总管时，可出现黄疸。低血钙时有手足搐搦。

（3）并发症：主要见于急性出血坏死型胰腺炎。局部并发症有胰腺脓肿和假性囊肿。全身并发症常在病后数日出现，如并发急性肾衰竭、急性呼吸窘迫综合征、心力衰竭、消化道出血、胰性脑病、弥散性血管内凝血、肺炎、败血症、糖尿病等。

3. 心理-社会状况　由于急性起病，疼痛剧烈，而难以忍受，患者常表现出烦躁不安、呻吟、表情痛苦，疼痛严重的患者会有恐惧甚至死亡威胁感。由于对疾病认识不足，患者因担心疾病的预后而焦虑。

4．辅助检查

(1) 淀粉酶测定：血清淀粉酶一般在起病后 6～12h 开始升高，48h 后开始下降，持续 3～5d。一般情况下，血清淀粉酶超过 500U（Somogyi 单位）即可诊断本病，但升高程度不一定反映病情的轻重，出血坏死型胰腺炎血清淀粉酶有时可正常或低于正常。尿淀粉酶升高较晚，常在发病后 12～14h 开始升高，但下降较慢，可持续 1～2 周，如肾功能正常，尿淀粉酶（Winslow）超过 256U 有诊断意义，适用于就诊较迟的病例。

(2) 血清脂肪酶测定：血清脂肪酶常在起病后 24～72h 开始上升，持续 7～10d，对病后就诊较晚的急性胰腺炎患者有诊断价值。

(3) C 反应蛋白（C-reactive protein，CRP）：CRP 是组织损伤和炎症的非特异性标志物，在胰腺坏死时 CRP 明显升高。

(4) 生化检查：可有血钙降低，若低于 1.5mmol/L 则预后不良。血糖升高较常见，持久空腹血糖高于 10mmol/L 反映胰腺坏死。此外，可有血清 AST、LDH 增加，血清清蛋白降低。

(5) 影像学检查：腹部 X 线平片可见肠麻痹或麻痹性肠梗阻征象。腹部 B 超与 CT 检查可见胰腺弥漫增大，其轮廓与周围边界模糊不清，坏死区呈低回声或低密度图像，对并发胰腺脓肿或假性囊肿的诊断有帮助。

> 考点：急性胰腺炎的临床表现及辅助检查。

【主要护理诊断/问题】

1．疼痛：腹痛　与胰腺及其周围组织炎症、水肿或出血坏死有关。
2．体温过高　与胰腺炎症、坏死和继发感染有关。
3．有体液不足的危险　与呕吐、禁食、胃肠减压、出血有关。
4．潜在并发症：急性肾衰竭、心功能不全、DIC、败血症、急性呼吸窘迫综合征。

> 考点：急性胰腺炎的主要护理问题。

【护理措施】

(一) 一般护理

1．卧床休息　患者应绝对卧床休息，以降低机体代谢率，增加脏器血流量，促进组织修复和体力恢复。选择使患者感到舒适的体位如弯腰、屈膝侧卧，以减轻疼痛。因剧痛辗转不安者，要防止坠床，周围不要有危险物，以保证安全。

2．饮食护理　急性期严格禁食、禁饮 1～3d，明显腹胀者需行胃肠减压，其目的在于减少胃酸分泌，进而减少胰液分泌，以减轻腹痛和腹胀。禁食患者每日应补液 2000～3000ml，胃肠减压时补液量需适当增加，注意补充电解质，维持水、电解质平衡。腹痛和呕吐基本消失后可恢复进食，先给予刺激性小的糖类，慢慢增加蛋白质及少量脂肪（每日不超过 50g），切忌暴饮暴食及酗酒。禁食期间一般不能饮水，应每日做好口腔护理，保持口腔清洁、舒适，口渴可含漱或用水湿润口唇，以缓解不适与口腔干燥。

(二) 病情观察

严密观察体温、脉搏、呼吸、血压、神志及尿量变化，观察呕吐物和（或）胃肠减压时引流物的性质和量，观察皮肤弹性，判断失水程度，准确记录 24h 出入量，腹痛程度及性质有无改变，有无腹肌紧张、腹水等，遵医嘱定时留取血、尿标本，观察血、尿淀粉酶和血清电解质的变化。

(三) 治疗配合

1. 治疗原则　解痉止痛、抑制胰液分泌、补充血容量，纠正水、电解质和酸碱平衡紊乱，防治并发症。多数患者为轻症急性胰腺炎，经3~5d积极治疗后多可治愈。重症者应积极抢救，采取综合治疗。

(1) 轻症治疗措施：①禁食及胃肠减压，减少食物与胃酸刺激胰液分泌，缓解腹痛、腹胀、恶心、呕吐等症状。②立即静脉输液，积极补充血容量，维持水、电解质和酸碱平衡。③解痉止痛，肌内注射阿托品或山莨菪碱。严重腹胀、肠麻痹者不宜使用抗胆碱能药。腹痛剧烈者，给予哌替啶50~100mg肌内注射，禁用吗啡，因其可引起Oddi括约肌痉挛，加重病情。④抗感染。

(2) 重症治疗措施：除上述治疗措施外，还应采取以下措施。①抗休克及纠正水、电解质酸碱失衡：积极补充液体及电解质，维持有效血容量。在扩容的基础上使用血管活性药，同时给予清蛋白、新鲜血及血浆代用品等。②营养支持：对重症者尤其重要，早期采用全胃肠外营养（total parenteral nutrition，TPN），如无肠梗阻，应积极建立空肠营养通道，逐步调整营养种类，增加营养供应，有助于受损的肠黏膜修复。③抗感染治疗：常规使用有效抗生素，预防胰腺坏死及合并感染。药物以喹诺酮类或亚胺培南为佳，联合应用抗厌氧菌药物，如甲硝唑，若合并真菌感染，则行抗真菌治疗。④减少胰液分泌：生长抑素及其类似物奥曲肽具有抑制胰液分泌和胰酶合成的作用，已广泛用于重症急性胰腺炎的治疗。⑤抑制胰酶活性：常用药物有抑肽酶、加贝酯等，具有抑制蛋白酶的作用，仅在重症胰腺炎的早期阶段使用。

(3) 其他：包括治疗并发症、内镜下Oddi括约肌切开术、腹腔灌洗、中医治疗、手术治疗等。

2. 用药护理　使用抗生素时应注意过敏反应。腹痛者遵医嘱给予止痛药，观察疗效及不良反应，如使用阿托品时，注意有无心动过速、口干、尿潴留等表现，哌替啶可致药物成瘾，避免反复使用。禁用吗啡，防止引起Oddi括约肌痉挛，加重病情。

3. 出血坏死型胰腺炎的抢救配合

(1) 准备抢救用物：如静脉切开包、输液用物、血浆、氧气、人工呼吸器、气管切开包等。

(2) 防治低血容量休克：患者取休克位或平卧位，注意保暖，保持呼吸道通畅并给氧。迅速建立静脉通道，快速静脉输液，根据血压随时调整给药速度。如循环衰竭持续存在，应遵医嘱给予升压药。

(3) 严密监测生命体征、神志、尿量、临床表现、脱水情况、呕吐和胃肠减压量、性质、化验结果等。

(四) 对症护理

1. 腹痛的护理　遵医嘱给予解痉镇痛药，应用阿托品时注意有口干、心率加快、加重青光眼和排尿困难等不良反应。腹痛严重者可用地西泮、哌替啶以缓解疼痛。避免使用吗啡，因其可引起Oddi括约肌痉挛。指导患者通过变换体位，或谈话、听音乐等方法分散注意力，以减轻腹痛。

2. 发热的护理　随时观察患者体温的变化，出现高热时给予头部冰敷、乙醇擦浴等物理降温方法，协助做好口腔、皮肤护理，出汗较多应及时更换床单、衣物，防止受凉。必要时遵医嘱使用药物降温，观察降温的效果并做好记录。

(五) 心理护理

由于胰腺炎患者发病突然，临床症状明显而且在治疗过程中经济负担重，故患者紧张，往往承受着精神和肉体双重痛苦，常有恐惧和焦虑。因此，护理人员应耐心细致地做好心理护理工作，使患者尽快消除悲观失望、焦虑与恐惧心理，树立战胜疾病的信心和勇气，避免因不良情绪而加重和影响病情。

考点：急性胰腺炎的治疗和护理要点。

【健康指导】
1. 向患者及家属介绍本病的主要诱因和疾病的过程。
2. 教育患者积极治疗胆道疾病，注意防治胆道蛔虫。
3. 宣传急性胰腺炎的预防方法，强调饮食卫生，有规律进食，避免酗酒、暴饮暴食。
4. 指导患者按医嘱坚持用药，并定期门诊复查。

小结	1. 临床特点　急性胰腺炎是指各种病因导致胰酶在胰腺内被激活后引起胰腺组织自身消化、水肿、出血甚至坏死的炎症反应。临床主要表现为急性上腹痛、发热、恶心、呕吐、血和尿淀粉酶增高，重症伴腹膜炎、休克等并发症。是消化系统常见急症之一。治疗原则为禁食和胃肠减压，解痉止痛，避免使用吗啡，抑制胰液分泌，防治低血压、休克和水、电解质紊乱等并发症。 2. 护理要点　绝对卧床休息，协助患者取弯腰屈膝侧卧位，对于疼痛剧烈辗转不安者，应保证患者安全，防止坠床。禁食、禁饮1~3d，必要时给予胃肠减压。禁食或胃肠减压期间，应补充电解质，维持水、电解质的平衡。禁食期间应每日做好口腔护理，保持口腔清洁、舒适。平时饮食应规律，戒除烟酒，避免暴饮暴食，防止复发。

（田立东）

第十节　上消化道大量出血患者的护理

学习目标	识记： 1. 复述上消化道大量出血的定义。 2. 识别上消化道大量出血的病因。 3. 说出上消化道大量出血的典型临床表现。 理解： 1. 解释不同病因引起的上消化道大量出血的发病机制及止血措施。 2. 归纳上消化道大量出血的有关检查和主要护理问题。 3. 概括上消化道大量出血的治疗要点。 运用： 1. 按照护理程序护理上消化道出血患者。 2. 对上消化道出血患者进行有针对性的健康指导。

上消化道出血（upper gastrointestinal hemorrhage）是指屈氏韧带以上的消化道，包括食管、胃、十二指肠、胰、胆道病变引起的出血，以及胃空肠吻合术后的空肠病变出血。上消化道大量出血一般指在数小时内失血量超过1000ml或循环血量的20%，主要临床表现是呕血和（或）黑粪，常伴有血容量减少而引起急性周围循环衰竭，严重者可导致失血性休克而危及患者生命，是常见的临床急症。

知识链接 　　　　　　　**上消化道出血的病因**

上消化道出血的病因很多，其中常见的有消化性溃疡、食管胃底静脉曲张破裂、急性糜烂出血性胃炎和胃癌。食管贲门黏膜撕裂综合征引起的出血亦不少见。少部分由胰、胆道病变引起，如胆囊或胆管结石或癌症、胰腺癌等。某些全身性疾病亦可引起出血，如白血病、动脉硬化、过敏性紫癜、系统性红斑狼疮、血友病、尿毒症、应激性溃疡等。

考点：上消化道大量出血的定义、病因。

案例

女，42岁。上腹节律性疼痛反复发作6年，每于空腹时腹痛，进食后缓解，有夜间痛。今晨食山芋后连续呕血3次，总量为1200ml，呕吐物初为咖啡色，后为鲜红色，有稀黑粪、头晕、心慌。体检：T 36℃，P 110次/分，R 22次/分，Bp 80/50mmHg。

思考：
1. 该患者的可能疾病是什么？
2. 为全面的评估患者，还需要增加哪些评估内容？

【护理评估】

1. 健康史　评估患者有无消化性溃疡、肝硬化、胃癌、胆道、胰腺疾病等病史，有无消化道手术史，有无服用肾上腺糖皮质激素、非甾体抗炎药等，出血前有无进食粗硬或刺激性食物、酗酒、过度劳累、精神紧张等，近期是否有重大创伤、脑血管意外、严重心力衰竭、休克及急性传染病病史，既往有无出血及诊治情况。

2. 身体评估　上消化道出血的临床表现取决于出血病变的性质、部位、出血量与速度，并与患者出血前的全身状况，如有无贫血及心、肝、肾功能有关。

（1）呕血与黑粪：是上消化道出血的特征性表现。出血部位在幽门以上者常有呕血和黑粪，在幽门以下者可仅表现为黑粪。但出血量少而速度慢的幽门以上病变亦可仅见黑粪，而出血量大、速度快的幽门以下病变可因血液反流入胃，引起呕血。呕血与黑粪的颜色、性质亦与出血量和速度有关。呕血呈鲜红色或血块提示出血量大且速度快，血液在胃内停留时间短，未经胃酸充分混合即呕出。如呕血呈棕褐色、咖啡渣样，则表明血液在胃内停留时间长，经胃酸作用形成正铁血红素所致。当出血量大且速度快时，血液在肠内推进快，粪便可呈暗红甚至鲜红色，需与下消化道出血鉴别。反之，空肠、回肠的出血如出血量不大，在肠内停留时间较长，也可表现为黑粪，需与上消化道出血鉴别。

（2）失血性周围循环衰竭：上消化道大量出血时，由于循环血容量急剧减少，静脉回心血量相应不足，导致心排血量降低，常发生急性周围循环衰竭，其程度轻重因出血量大小和失血速度快慢而异。患者可出现头昏、心悸、乏力、出汗、口渴、昏厥等一系列组织缺血的表现。出血性休克早期体征有脉搏细速、脉压变小，血压可因机体代偿作用而正常甚至一时偏高，此时应特别注意血压波动，尤其脉压。呈现休克状态时，患者表现为面色苍白、口唇发绀、呼吸急促，皮肤湿冷、呈灰白色或紫灰花斑，体表静脉塌陷。精神萎靡、烦躁不安，重者反应迟钝、意识模糊。收缩压降至80mmHg以下，脉压小于$25\sim30$mmHg，心率加快至120次/分以上。休克时尿量减少，若补足血容量后仍少尿或无尿，应考虑并发急性肾衰竭。

（3）发热：大量出血后，多数患者在24h内出现发热，一般不超过38.5℃，可持续$3\sim5$日。发热机制可能与循环血容量减少，急性周围循环衰竭，导致体温调节中枢功能障碍有关，失血性贫血亦为影响因素之一。

（4）氮质血症：可分为肠源性、肾前性和肾性氮质血症。上消化道出血后，肠道中血液的蛋白质消化产物被吸收，引起血中尿素氮浓度增高，称为肠源性氮质血症。血尿素氮多在一次出血后数小时上升，约$24\sim48$h达到高峰，$3\sim4$d降到正常。如患者血尿素氮持续增高超过$3\sim4$d，血容量已基本纠正且出血前肾功能正常，则提示有上消化道继续出血或再次出血。

3．心理-社会状况　患者常出现紧张、恐惧、沮丧等心理反应，特别是慢性病或全身性疾病致反复出血者，对治疗失去信心，不合作。患者及其家属对疾病和治疗的认识持怀疑态度。

4．辅助检查

（1）实验室检查：测定红细胞、白细胞和血小板计数，血红蛋白浓度、血细胞比容、肝功能、肾功能、大便隐血等，有助于估计失血量及动态观察有无活动性出血，判断治疗效果及协助病因诊断。

（2）内镜检查：出血后$24\sim48$h内行急诊内镜检查，可以直接观察出血部位，明确出现的病因诊断，同时对出血灶进行止血治疗。

（3）X线钡剂检查：对明确病因亦有价值。检查宜在出血停止且病情基本稳定数日后进行。

（4）其他：选择性动脉造影如腹腔动脉、肠系膜上动脉造影帮助确定出血部位，适用于内镜及X线钡剂检查未能确诊而又反复出血者。

> **考点**：上消化道大量出血的临床表现及辅助检查。

【主要护理诊断/问题】

1．体液不足　与上消化道出血有关。
2．活动无耐力　与失血性周围衰竭有关。
3．有受伤的危险：误吸、窒息、创伤　与食管胃底黏膜长时间受压、三（四）腔气囊管阻塞气道、血液或分泌物反流入气管有关。

> **考点**：上消化道大量出血的主要护理问题。

【护理措施】

（一）一般护理

1. 体位与保持呼吸道通畅　大出血时患者应绝对卧床休息，取平卧位并将下肢略抬高，以保证脑部供血。呕吐时头偏向一侧，防止窒息或误吸。必要时用负压吸引器清除气道内的分泌物、血液或呕吐物，保持呼吸道通畅。给予吸氧。

2. 饮食护理　食管胃底静脉曲张破裂出血、急性大出血伴恶心、呕吐者应禁食。少量出血无呕吐者，可进温凉、清淡流质。出血停止后改为营养丰富、易消化、无刺激性半流质、软食，少量多餐，逐步过渡到正常饮食。食管胃底静脉曲张破裂出血的患者，止血后1~2d可进高热量、高维生素流质，无再出血可逐渐改为半流质、软质，限制钠和蛋白质摄入，避免粗糙、坚硬、刺激性食物，应细嚼慢咽，防止损伤曲张的静脉而再次出血。

（二）病情观察

1. 出血量的估计　详细询问呕血和（或）黑粪的发生时间、次数、量及性状，以便估计出血量和速度。一般说来，大便隐血试验阳性提示每日出血量＞5~10ml。出现黑粪表明出血量在50~70ml以上，一次出血后黑粪持续时间取决于患者排便次数，如每日排便一次，粪便色泽约在3d后恢复。如出血量达400~500ml，可出现头晕、心悸、乏力等全身症状。如超过1000ml，临床即出现急性周围循环衰竭的表现，严重者引起失血性休克。周围循环衰竭的临床表现是估计出血量的重要标准，应动态观察患者的心率、血压。可采用改变体位测量心率、血压并观察症状和体征来估计出血量。先测平卧时的心率与血压，然后测半卧位时的心率与血压，如半卧位即出现心率增快10次/分以上、血压下降幅度＞15~20mmHg、头晕、出汗甚至晕厥，则表示出血量大，血容量已明显不足，是紧急输血的指征。如收缩压低于90mmHg、心率大于120次/分，伴有面色苍白、四肢湿冷、烦躁不安或神志不清，则已进入休克状态，属严重大量出血，需紧急抢救。

2. 继续或再次出血的判断　观察中出现下列迹象，提示有活动性出血或再次出血：①反复呕血，甚至呕吐物由咖啡色转为鲜红色。②黑粪次数增多且粪质稀薄，色泽转为暗红色，伴肠鸣音亢进。③周围循环衰竭的表现经补液、输血而未改善，或好转后又恶化，血压波动，中心静脉压不稳定。④红细胞计数、血细胞比容、血红蛋白测定不断下降，网织红细胞计数持续增高。⑤在补液足量、尿量正常的情况下，血尿素氮持续或再次增高。⑥原有脾大门静脉高压的患者，在出血后常暂时缩小，如不见脾恢复肿大，提示出血未止。

3. 出血性休克的观察　大出血时严密监测患者的心率、血压、脉搏、呼吸和神志变化，必要时进行心电监护。准确记录出入量，疑有休克时留置导尿管，测每小时尿量，应保持尿量＞30ml/h。注意症状体征的观察，如患者烦躁不安、面色苍白、皮肤湿冷、四肢湿冷提示微循环血液灌注不足，而皮肤逐渐转暖、出汗停止则提示血液灌注好转。

（三）治疗配合

因病情危急、变化快，严重者危及生命，应迅速采取补充血容量、纠正水、电解质失衡、抗休克、止血治疗等抢救措施。

1. 一般抢救措施　卧床休息，保持呼吸道通畅，避免呕血时因误吸引起窒息，必要时吸氧。活动性出血期间禁食。

2. 积极补充血容量　立即建立有效静脉通道，查血型及配血，迅速补充血容量，先输生理盐水或葡萄糖盐水、林格液、右旋糖酐。必要时及早输血，一般输浓缩红细胞，若为严重活动性大出血，则输全血，以尽早恢复血容量。肝硬化患者应输新鲜血，因库存血内氨过多，易诱发肝性脑病。

3．止血措施

（1）药物止血：①消化性溃疡及急性胃黏膜损害引起出血者，给予 H_2 受体拮抗剂或质子泵抑制剂，减少胃酸分泌。②食管胃底静脉曲张破裂出血者，使用垂体后叶素，但冠心病、高血压、妊娠者禁用。生长抑素及其类似物，如奥曲肽等，止血效果较好，且短期内使用无严重不良反应，因此，该类药物为临床治疗食管胃底静脉曲张破裂出血的常用药物。

（2）内镜直视下止血：在进行内镜检查过程中，若见有活动性出血或暴露血管的溃疡，可行内镜直视下止血，方法有高频电灼、热探头、微波、激光、注射治疗等。食管胃底静脉曲张破裂出血者，在进行急诊内镜检查的同时，可注射硬化剂或组织黏合剂至曲张静脉，或用皮圈套扎曲张静脉，既能达到止血目的，还可有效预防再出血。

（3）气囊压迫止血：适用于食管胃底静脉曲张破裂出血。一般能获得良好的止血效果，但目前仅限于药物不能控制出血时，作为暂时的止血措施。

（4）手术治疗：大量出血内科治疗无效且危及生命时，行外科手术。

（5）介入治疗：既无法行内镜治疗，又不能耐受手术者，行血管栓塞治疗。

4．三（四）腔气囊管的护理

（1）经常抽吸胃内容物，如有新鲜血说明压迫止血失败，应适当调整。

（2）患者感胸骨下不适出现恶心或频繁早搏，应考虑是否有胃气囊进入食道下端，挤压心脏，应适当调整。

（3）如提拉不慎，将胃气囊拉出而阻塞咽喉部引起窒息，此时应立即将气囊口放开或剪除三腔管放出气体。

（4）注意口鼻清洁，嘱患者不要将唾液、痰液咽下，以免误入气管引起吸入性肺炎，每日2次向鼻腔滴少许液体石蜡，以免三腔管黏附于鼻黏膜。

（5）一般三腔管放置24h后，食道气囊应放气15～30min同时放松牵引，以暂解除胃底贲门压力，然后再充气牵引，以免局部黏膜受压过久糜烂坏死。气囊压迫一般以3～4d为限，继续出血者可适当延长。

（6）出血停止后，按医嘱定时从胃管内注入流质饮食，但必须确认为胃管后再注入，以免误入气囊，发生意外。

（7）出血停止后，放松牵引，放出囊内气体，保留管道继续观察24h，未再出血可考虑拔管。拔管前口服液体石蜡20～30ml，润滑黏膜和管、囊外壁，抽尽囊内气体，以缓慢、轻巧的动作拔管。

（四）对症护理

原发病多见于消化性溃疡和肝硬化，相关症状的护理详见本章第三节"消化性溃疡患者的护理"和第六节"肝硬化患者的护理"。

（五）心理护理

患者对疾病缺乏正确认识的前提下，易产生紧张恐惧的心理而加重出血。尤其反复出血者因反复住院给家庭带来沉重的经济负担而感到前途暗淡，消极悲观，对治疗失去信心。在护理过程中，应积极通过各种方式和途径改善患者的心理状态，给患者以安全感，解除患者精神紧张和恐惧感，树立战胜疾病的信心。

考点：上消化道大量出血的治疗和护理要点。

【健康指导】

1. 帮助患者和家属掌握有关疾病的病因和诱因的预防、治疗和护理知识,以减少再度出血的危险。

2. 注意饮食卫生和饮食的规律,进营养丰富、易消化的食物,避免过饥或暴饮暴食,避免粗糙、刺激性食物,或过冷、过热、产气多的食物、饮料等。合理饮食是避免诱发上消化道大量出血的重要环节。

3. 生活起居要有规律,劳逸结合,保持乐观情绪,保证身心休息。

4. 教会患者及家属识别早期出血征象及应急措施。

5. 慢性病者应定期门诊随访。

考点：上消化道大量出血的健康指导。

| 小结 | 1. 临床特点　上消化道出血是指屈氏韧带以上的消化道,包括食管、胃、十二指肠、胰、胆道病变引起的出血,以及胃空肠吻合术后的空肠病变出血。上消化道大量出血一般指在数小时内失血量超过1000ml或循环血量的20%,主要临床表现是呕血和（或）黑粪,常伴有血容量减少而引起急性周围循环衰竭,严重者可导致失血性休克而危及患者生命。是常见的临床急症。及时有效的急救措施及认真细致的护理,是抢救患者生命的重要环节。
2. 护理要点　大出血时患者应绝对卧床休息,取平卧位并将下肢略抬高,以保证脑部供血。呕吐时头偏向一侧,防止窒息或误吸。必要时用负压吸引器清除气道内的分泌物、血液或呕吐物,保持呼吸道通畅,给予吸氧。大量出血者应暂禁食,少量出血无呕吐者,可进食少量温凉流食。食管胃底静脉曲张破裂出血应根据病情需要限制钠和蛋白质摄入,避免粗糙、坚硬、刺激性食物,应细嚼慢咽,防止损伤曲张的静脉而再次出血。 |

（田立东）

第十一节　消化系统常用诊疗技术及护理

| 学习目标 | 识记：
说出消化系统常用诊疗技术的适应证、禁忌证。
理解：
1. 概括消化系统常用诊疗技术的操作要点。
2. 归纳消化系统常用诊疗技术的术前准备、术中配合和术后护理要点。
运用：
能正确进行消化系统常用诊疗技术的术前准备、术中配合和术后护理。 |

一、腹腔穿刺术及护理

腹腔穿刺术是将穿刺针通过腹壁进入腹膜腔，用于诊断及治疗腹腔疾病的一项诊疗技术。

【适应证和禁忌证】

（一）适应证

1．诊断性穿刺，协助诊断。
2．大量腹水引起严重胸闷、气短者，适量放液以缓解症状。
3．行人工气腹作为诊断和治疗手段。
4．腹腔内注入药物辅助治疗。
5．需实行腹水浓缩回输术者。

（二）禁忌证

1．严重肠胀气。
2．妊娠。
3．粘连性结核性腹膜炎、卵巢肿瘤、包虫病等。
4．躁动、不能合作或有肝性脑病先兆者。

【操作方法】

1．安置穿刺体位　患者坐在靠背椅上（图4-1），衰弱者可取半卧位或侧卧位或在B超引导下取特殊体位。

2．确定穿刺点　协助患者暴露腹部，注意保暖。选择适当的穿刺点：①脐和髂前上棘连线中、外1/3的交点为穿刺点。此处不易损伤腹壁动脉，左右均可，通常取左侧。②脐和耻骨联合连线的中点上方1cm稍偏左或偏右1～1.5cm处，此处无重要器官，穿刺点易愈合（图4-2）。③侧卧位，在脐水平线与腋前线或腋中线之延长线相交处，常用于诊断性穿刺。④少量积液，尤其是有包裹性分隔时，需在B超引导下定位穿刺。

3．穿刺部位常规消毒，带无菌手套，铺无菌洞巾，局部麻醉。

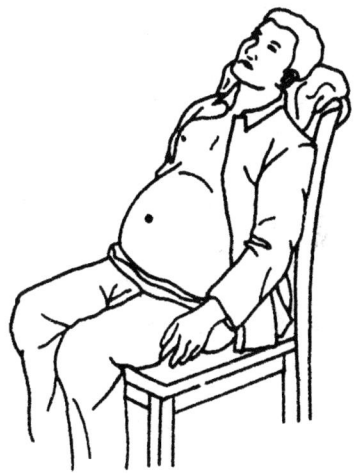

图4-1　腹腔穿刺体位

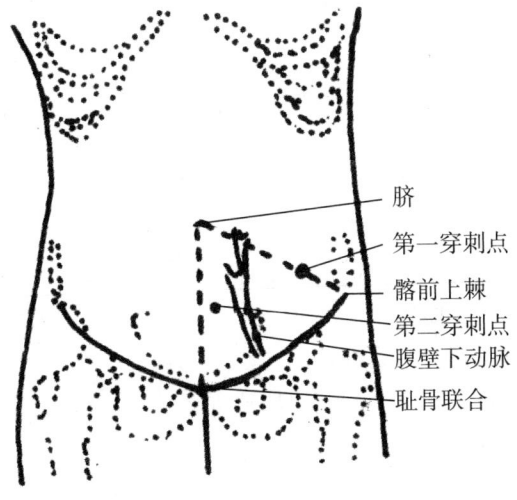

图4-2　腹腔穿刺点示意图

4. 穿刺　根据穿刺目的选择穿刺针穿刺。穿刺时左手固定穿刺部位皮肤，右手持针经麻醉处垂直刺入腹壁，待针尖抵抗感突然消失时，提示针尖已穿过壁层腹膜，即可抽取腹水。诊断性穿刺，可直接用20～50ml注射器抽吸。放液量大时，可用大号针头，并于针座接一橡皮管，由助手用消毒血管钳固定针头，并夹持胶管，以输液夹调整速度，将腹水引入容器中，记量。若液体引流不畅时，可稍变动患者的体位或将穿刺针稍作移动。

5. 拔针、盖纱布、固定　放液后拔出穿刺针，针孔处用碘酊消毒后覆盖无菌纱布，按压5～10min，再以胶布固定。

【术前准备】

1. 患者准备　向患者解释腹腔穿刺的目的、过程及注意事项，消除其紧张心理，以配合操作。穿刺前测量腹围、体重、生命体征，检查腹部体征。家属签字同意。术前查血小板、出血、凝血时间等。术前排尿。必要时术前用镇静剂。

2. 物品准备　常规消毒物品、腹腔穿刺包、注射器、血管钳、无菌手套、局部麻醉药、治疗用药、胶布、腹带、污物桶等。

【术中配合】

1. 放腹水时严密监测患者的体温、血压、脉搏和神志的变化，如发现脉搏细数、出汗、面色苍白、血压下降、血性腹水或神志异常，应停止放液并配合医生做适当处理。

2. 放液不宜过快、过多，一般60～80滴/分，一次放液量以不超过3000ml为宜，注意记录腹水量、颜色、性质等。

【术后护理】

1. 体位护理　术后平卧休息8～12h，或卧向穿刺部位的对侧，防止腹水外溢。

2. 穿刺点护理　预防伤口感染，注意观察穿刺点有无渗液，必要时及时更换敷料。

3. 排液护理　①对比放腹水前后情况。放腹水前后均应测量腹围、脉搏、血压，检查腹部体征，以了解放腹水效果。②大量放液后，需以多头腹带束紧腹部，以防腹压骤降，内脏血管扩张引起血压下降或休克。

（国秀丽）

二、上消化道内镜检查术及护理

上消化道内镜可分为食管镜、胃镜和十二指肠镜。食管镜主要用于食管以及贲门的检查，胃镜主要用于胃、十二指肠球部和降部近段的检查，十二指肠镜能到达十二指肠降部。临床上应用最广的是可以观察食管至十二指肠降部近段所有部位的全视镜。

【适应证和禁忌证】

（一）适应证

1. 有上消化道症状或疑有上消化道病变，而不能确诊者。

2. 不明原因的上消化道出血。

3. 上消化道良性、恶性肿瘤的鉴别。

4. 消化性溃疡、慢性萎缩性胃炎、癌前病变等的动态观察。

5. 需要内镜进行治疗者。

（二）禁忌证

1. 严重心、肺疾病的急性发作期等。

2．上消化道大量出血生命体征不平稳者。
3．神志不清、精神失常，检查不能合作者。
4．严重咽喉部疾患、上消化道腐蚀性炎症或急性穿孔，以及明显主动脉瘤、严重颈胸段脊柱畸形等。
5．严重的出血、凝血性疾病。

【操作方法】

1．局部麻醉　术前15min用2%利多卡因溶液咽喉喷雾1～2次，间隔3～5min再喷一次，以减轻呕吐或疼痛等不适。

2．安置体位　协助患者取左侧卧位，头稍后仰，放松领口和腰带，胸前铺橡胶单，嘱患者咬住牙垫，颌下置一弯盘（图4-3）。

3．插镜　保持患者头部不动，当胃镜插入15cm时，嘱患者做吞咽动作，勿咽下唾液，用鼻呼吸（图4-4）。

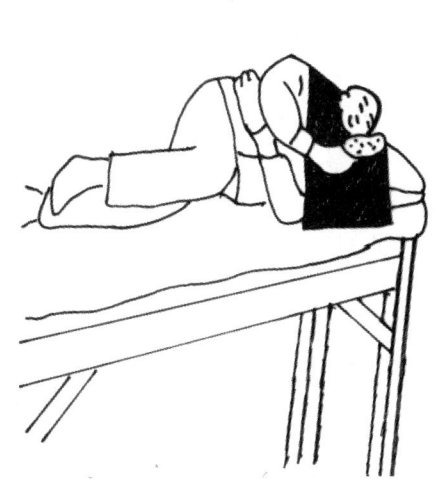

图4-3　上消化道内镜检体检位

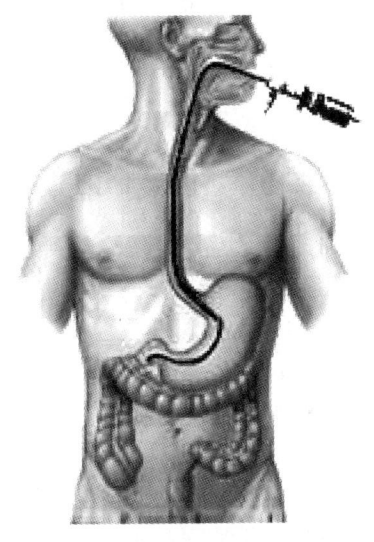

图4-4　上消化道内镜检查示意图

4．镜检　遵医嘱配合照相、活检及细胞学检查、抽取胃液或注入药物。

5．退镜　检查完毕退出内镜时尽量抽气，防止腹胀，手持纱布将镜身外黏附的黏液、血迹擦净。

【术前准备】

1．患者准备　向患者解释上消化道内镜检查的目的、过程及注意事项，解除患者的顾虑和恐惧，取得其合作。术前1d不吸烟，术前禁食8h。摘除活动性义齿，以免检查中误吸或误咽。术前检查肝功能，甲肝、乙肝、丙肝病毒及HIV抗体。家属签字同意。

2．物品准备　胃镜检查仪、弯盘、手套、牙垫、纱布、麻醉喷雾器、5ml注射器、利多卡因，抢救物品、药品，局部止血药等。

【术中配合】

1．插镜过程中严密观察患者的反应，如有呛咳，说明有少量唾液流入气管，协助患者将唾液排出。

2．有恶心等不适时，嘱其深呼吸，全身放松，如不能缓解，需暂停操作，重新麻醉。

3．操作过程中随时观察患者面色、脉搏、呼吸等改变，出现异常时立即停止检查并做相应处理。

4．当镜面被黏液、血迹、食物遮挡时，应注水冲洗。

【术后护理】

1．饮食护理　术后2h内咽喉部麻醉作用尚未消退，嘱其不要吞咽唾液、进食或饮水，以免诱发呛咳或将食物吸入气管。2h后咽喉部无麻木感后可先饮水，若无呛咳可进食，当日饮食以流质、半流质为宜。做活检者4h后可进温凉流质，减少创面摩擦，以后恢复普通饮食；镜下治疗者需禁食1～2d，补液或应用抗生素2～3d。

2．咽部护理　少数患者检查后出现咽痛、咽喉部异物感或声音嘶哑，可用温水含漱，1～2d即可缓解。嘱患者不要用力咳嗽，以免损伤咽喉部黏膜。

3．腹部护理　术后患者若有腹胀，可进行腹部按摩，促进排气，减轻症状。

4．并发症护理　检查后数日内应严密观察，及时发现和处理可能出现的并发症，如麻醉意外、消化道出血、消化道穿孔等。

5．内镜消毒　对内镜及有关器械彻底清洁、消毒，避免交叉感染，并妥善保管。

（国秀丽）

三、结肠镜检查术及护理

结肠镜分为乙状结肠镜及全结肠镜，前者检查肛门到乙状结肠60cm范围的病变，后者则可检查到回盲部甚至末段回肠，协助下消化道疾病的诊断与治疗。

【适应证和禁忌证】

（一）适应证

1．原因不明的下消化道出血、慢性腹痛、腹泻或长期便秘者。

2．原因不明的低位肠梗阻。

3．结肠或回肠肠道内肿物性质未定，疑有癌变者。

4．钡剂造影发现肠道内有可疑病变，需进一步明确诊断者。

5．结肠、直肠手术后的随诊复查。

6．结肠疾病的内镜治疗或手术定位。

7．结肠肿瘤普查。

（二）禁忌证

1．严重高血压、冠心病患者。

2．肛门、直肠严重狭窄者。

3．结肠急性炎症、急性憩室炎、重症溃疡性结肠炎、急性腹膜炎及疑有肠穿孔、肠瘘者。

4．精神病和主观不能配合者。

5．年老体衰，不能耐受者。

6．肠道准备不完全者。

7．妇女月经期、孕妇。

【操作方法】

1．体位　协助患者取膝胸卧位或左侧卧位，腹部放松，双腿屈曲。

2. 进镜　术者先做直肠指诊，了解有无肿瘤、狭窄、痔疮、肛裂等，并扩张肛门。助手将镜前端涂上润滑剂，嘱患者张口呼吸，放松肛门括约肌，以右手示指按镜头，使镜头滑入肛门，遵照循腔进镜原则，逐渐缓慢插入肠镜，使镜身顺利循腔推进，尽快到达回盲部，切忌盲目硬插造成穿孔。

3. 镜检　根据观察情况，进行摄像、活检、息肉摘除等检查及治疗。

4. 退镜　检查结束退镜时，再次观察病变部位情况，然后慢慢退镜。退镜前应吸净所注气体，以减轻腹胀。

【术前准备】

1. 患者准备　①向患者仔细介绍结肠镜检查相关知识，解除患者的顾虑和恐惧，取得患者的合作。②检查前与家属谈话签字。③肠镜检查前充分做肠道准备：检查前3d少渣饮食，检查前1d流质饮食，检查当天上午禁食；清洁肠道（灌肠或导泻法），肠道准备应以排出物基本不带粪渣为止；预防性应用抗生素一天。④术前用药：为解除患者紧张、焦虑、腹痛、腹胀等症状，必要时遵医嘱在检查前10min肌内注射阿托品0.5~1mg，安定5~10mg，哌替啶50mg，有青光眼或明显前列腺肥大者忌用阿托品。

2. 物品准备　结肠镜、2%利多卡因、活组织钳、1：1000去甲肾上腺素，检查内镜及附件设备是否完好。

【术中配合】

1. 在观察下缓慢进镜，密切注意患者反应，如有腹胀不适，可嘱其做缓慢深呼吸。

2. 如有面色、脉搏、呼吸等异常应随时停止插镜，并做相应处理。

【术后护理】

1. 肠镜后进少渣饮食3d，如行息肉摘除、止血治疗者，应给予抗菌治疗、半流质饮食。

2. 卧床休息，做好肛门清洁护理。

3. 密切观察患者生命体征，注意腹痛、腹胀及排便情况。腹胀明显者可内镜下排气。腹痛明显或排血便者应留院观察。注意粪便颜色，必要时连续做3次粪便隐血试验，了解有无活动性出血。如发现剧烈腹痛、腹胀、面色苍白、脉率及心率增快、血压下降、大便次数增多呈黑色等表现提示肠出血、肠穿孔，应及时报告医生，协助处理。

4. 对内镜及有关器械彻底清洁、消毒，避免交叉感染，并妥善保管。

（国秀丽）

四、胶囊内镜检查术及护理

胶囊内镜全称"智能胶囊消化道内镜系统"，又称"医用无线内镜"。受检查者通过口服内置摄像与信号传输装置的智能胶囊，借助消化道蠕动使之在消化道内运动并拍摄图像，医生利用体外的图像记录仪和影像工作站，了解受检者的整个消化道情况，从而对其病情做出诊断。

【适应证和禁忌证】

（一）适应证

1. 不明原因的消化道出血。

2. 其他检查提示的小肠影像学异常。

3. 原因不明的腹痛、腹泻，疑有小肠器质性病变者。

4. 各种炎症性肠病，不含肠梗阻及肠狭窄者。

5. 疑有小肠肿瘤、多发性息肉及克罗恩病者。

6. 原因不明的缺铁性贫血。

7. 小肠吸收不良综合征。

（二）禁忌证

1. 经检查证实（或怀疑）患有消化道畸形、胃肠道梗阻、消化道穿孔、狭窄或瘘管者。

2. 体内植入心脏起搏器或其他电子医学仪器者。

3. 严重胃肠动力障碍者，包括未经治疗的贲门失弛缓症和胃轻瘫。

4. 无手术条件者或拒绝接受任何外科手术者。

5. 有严重吞咽困难者。

6. 妊娠妇女。

【操作方法】

1. 受检者穿戴背心记录仪，检查和调整天线单元位置，确定胶囊工作正常后，用 50～100ml 水送服胶囊。已做过胃镜检查的受检者，可遵医嘱在吞服胶囊后立即予甲氧氯普胺 10mg 肌内注射，有助于胶囊尽快通过幽门，争取有更充分的时间在小肠内。

2. 在吞服胶囊内镜 2h 后可进少量水（100ml 以下），待实时监视中胶囊进入小肠 2h 后，受检查者可进少量简单餐食，如面包、蛋糕等。

3. 检查期间，受检者可日常活动，但避免剧烈运动、屈体、弯腰及可造成图像记录仪天线移动的活动，切勿撞击图像记录仪。避免受外力的干扰。不能接近任何强电磁波区域。受检者如出现腹痛、恶心、呕吐或低血糖等情况，应及时予以处理。

4. 检查期间，每 15min 确认 1 次记录仪上指示灯是否闪烁或进行实时监视，如指示灯闪烁变慢或停止，则立即通知医生，并记录当时的时间，同时也需记录进食、饮水及有不正常感觉的时间，一起交给医生，检查结束。

【术前准备】

1. 向受检查者讲解胶囊内镜的构造和应用原理、检查步骤、安全可靠性、检查目的和配合方法，以消除受检者紧张、焦虑、恐惧的心理。

2. 嘱受检查者检查前两天勿做钡餐或钡灌肠检查，以免钡剂残留影响检查结果。检查前 8h 禁食、禁饮，检查前 1 天进无渣饮食。

3. 体毛较多时需备皮，检查的当天着宽松的衣物，以利于穿戴背心记录仪。

【术中配合】

术中应密切观察患者有无头晕、恶心、心悸、气短、面色苍白等，一旦出现应立即停止操作。

【术后护理】

嘱受检查者观察胶囊内镜排出情况。一般胶囊内镜在胃肠道内 8～27h 后随粪便排出体外，若受检者出现难以解释的腹痛、呕吐等肠道梗阻症状或检查后 72h 仍不能确定胶囊内镜是否还在体内，应及时告知医师，必要时行 X 线检查。

（田立东）

五、十二指肠引流术及护理

十二指肠引流术是用十二指肠引流管将十二指肠液、胆汁引出体外的检查方法。用以协助诊断肝、胆、胰系统疾病,判断胆道系统运动功能。

【适应证和禁忌证】

(一)适应证

1. 用于慢性胆道系统、胰腺及十二指肠疾病等,如疑有胆道炎症、结石、肿瘤和梗阻者。
2. 疑有肝、胆寄生虫病者,如华支睾吸虫(肝吸虫)、胆道蛔虫等。
3. 检测胰腺外分泌功能,疑有胰腺病变者。

(二)禁忌证

1. 重度食管胃底静脉曲张、食管狭窄、食管肿瘤者。
2. 严重高血压、心力衰竭、主动脉瘤、晚期妊娠者。
3. 近期有上消化道出血,胆囊炎、胰腺炎的急性期。
4. 溃疡病出血止血未满2周者为相对禁忌证。

【操作方法】

1. 患者用3%过氧化氢溶液或复方硼砂溶液漱口,胸前铺橡胶单和治疗巾。
2. 检查十二指肠引流管是否通畅完好,管上的标记是否清楚。
3. 以石蜡油润滑引流管前端,左手用无菌纱布托引流管,右手将管从患者口腔缓缓插入50~55cm,即达胃内。当证实引流管确在胃内后,抽出全部胃内容物,注入温生理盐水50ml,使弯曲的引流管伸直。
4. 嘱患者放松,取右侧卧位,并将臀部用枕垫高,每1~2min将引流管送下约1cm,经30~60min可达十二指肠内。不可送入过快,以免引流管前端在胃内迂回。
5. 当引流管第二标记线(55cm)到达门牙后,继续下送时应经常抽取少量液体,根据抽出液性状判断管端位置,如液体呈现淡黄色、较清澈、黏稠,酚红试纸测试呈红色时,表示管端已进入十二指肠内。若呈黄色则引流管仍盘于胃内,应往外拔出少许再如前法缓缓送入,如因幽门括约肌痉挛致引流管不能通过,可皮下注射阿托品0.5mg,或在X线下观察金属管头的位置,并在透视下自腹外推压金属头,使其进入十二指肠。
6. 确认引流管进入十二指肠后约75cm,即可用胶布将管固定于面部,管外端置于床面水平以下,液体自然流出,此为十二指肠液。留取十二指肠液10ml,并标记为"D管"。继续引流至十二指肠液流尽,以免残存的胰酶分解、破坏以后采集的胆汁内容物。
7. 十二指肠液引流完毕,将50ml预温的33%硫酸镁溶液自管中缓慢注入,使胆道口括约肌松弛。用血管钳夹闭引流管外口,约5~10min后松开血管钳,并用注射器轻抽,即流出液体,以后因虹吸作用,液体可自行缓慢流出。弃去硫酸镁溶液,开始流出金黄色液体来自胆总管,留标本10ml,标记为"A管",继之流出来自胆囊的稍黏稠的棕黄、棕褐色液体30~75ml,留标本并标记为"B管",最后流出来自肝内胆管的稀薄淡黄色的胆汁,留标本标记为"C管",将3瓶标本及时送检。
8. 需做细菌培养时,准备分别标有D、A、B、C的无菌培养瓶4个,以无菌操作留取D、A、B、C胆汁各1ml立即送检。
9. 如为肿瘤患者,需进行脱落细胞检查,应冷却标本,然后送检。

10．注入硫酸镁后若无胆汁流出，可再注入 50ml，若仍无胆汁流出，提示胆管痉挛或梗阻。如引流管在 3h 仍不能进入十二指肠，应停做或改期再做。

【术前准备】

1．患者准备　向患者解释检查的目的、方法及操作中可能会产生恶心、呕吐等不适，取得患者配合。检查前禁饮食 12h，检查前 3d 应进食低脂肪饮食，以免引起胆汁量不足或浓度差而影响检查结果。

2．物品准备　准备无菌十二指肠引流包、标本瓶、无菌手套等检查物品。

【术中配合】

术中应密切观察患者有无头晕、恶心、心悸、气短、面色苍白等，一旦出现应立即停止操作。

【术后护理】

1．拔管后，帮助患者漱口、洗脸。若有不适应暂时禁食，待不适缓解后再进食。

2．观察患者有无呕血、黑粪等消化道出血征象，一旦发现应积极配合医生进行处理。

小结	腹腔穿刺术、上消化道内镜检查术、结肠镜检查术、胶囊内镜检查术及十二指肠引流术是消化系统常用治疗技术，护士应掌握适应症、禁忌症、操作需要及护理技术，以为患者提供优质的护理服务。

（田立东）

第五章　泌尿系统疾病患者的护理

泌尿系统主要由肾、输尿管、膀胱、尿道及有关血管和神经共同组成，负责机体尿液的生成和排泄功能。肾不仅是人体主要的排泄器官，也是一个重要的内分泌器官，对维持机体内环境的相对稳定起到重要作用。

第一节　泌尿系统疾病患者常见症状体征的护理

学习目标

识记：
1. 复述泌尿系统常见症状的定义。
2. 识别泌尿系统常见症状的分类、特点。
3. 熟记尿异常的分类。

理解：
1. 解释泌尿系统常见症状的发病机制。
2. 概括泌尿系统常见症状的身体评估。

运用：
按照护理程序护理泌尿系统患者常见症状。

一、肾性水肿

由肾疾病引起的水肿称为肾性水肿（renal edema），是肾小球疾病最常见的临床表现，是指过多的液体积聚在人体的组织间隙中使组织肿胀。肾性水肿分为两大类：一类是肾炎性水肿，其发生机制主要是由于肾小球滤过率下降，而肾小管的重吸收功能正常，从而导致"球管失衡"，引起水、钠潴留，毛细血管静水压增高而出现水肿。另一类是肾病性水肿，主要是由于大量蛋白尿造成血浆蛋白质浓度过低，血浆胶体渗透压降低，导致液体从血管内进入组织间隙而产生水肿。此外，部分患者因有效血容量减少，激活了肾素-血管紧张素-醛固酮系统，抗利尿激素分泌增多，从而进一步加重水肿。引起肾性水肿的常见泌尿系统疾病有急、慢性肾小球肾炎，肾病综合征及急、慢性肾衰竭等。

考点： 肾性水肿的分类、发病机制。

【护理评估】
1. 健康史
（1）患者水肿发生的诱因及原因、时间、部位，水肿的特点、程度，以及进展情况，有无出现全身性水肿。如 1～3 周前是否患过感冒或其他部位的感染，以后出现水肿，此种情况以肾炎可能性大。

(2) 其他病史，如高血压、系统性红斑狼疮、过敏性紫癜、糖尿病等。

(3) 询问治疗经过尤其是用药情况，详细了解所用药物的种类、剂量、用法、疗程、用药后的效果等。对曾用激素和（或）免疫抑制剂的患者，应评估其是否遵从医嘱用药、治疗效果如何。有无精神紧张、焦虑、抑郁的表现，其程度如何。

2．身体评估

(1) 了解水肿部位、持续时间、程度及特点：①肾炎性水肿——水肿多从颜面部开始，重者可波及全身，指压凹陷不明显。②肾病性水肿——水肿一般较严重，多从下肢开始，由于增加的细胞外液量主要潴留在组织间隙，血容量常是减少的，故可无高血压及循环淤血的表现。

(2) 有何伴随症状，是否伴有少尿、无尿、呼吸困难、心率加快、头晕、乏力等。注意生命体征变化，体重的改变。

(3) 皮肤检查包括皮肤水肿的范围、程度、特点，如有无眼睑和面部水肿、下肢水肿、外阴水肿等。

(4) 检查有无啰音、胸腔积液征、心包摩擦音。腹部有无膨隆、叩诊有无移动性浊音等。

3．心理-社会状况　评估患者有无因急性水肿引起的紧张、恐惧，因慢性水肿产生的忧虑、悲观等情绪变化。

4．辅助检查　尿常规检查、尿蛋白定性和定量、血清电解质有无异常。肾功能的指标，如内生肌酐清除率（Ccr）、血尿素氮（BUN）、血肌酐（Scr）、浓缩与稀释试验及静脉肾盂造影（IVP）、B 超、尿路平片等检查有无异常。

考点：肾性水肿的身体评估。

【主要护理诊断/问题】

1．体液过多　与水钠潴留、大量蛋白尿致血浆清蛋白浓度下降等因素有关。

2．有皮肤完整性受损的危险　与皮肤水肿、营养失调、机体抵抗力降低有关。

【护理措施】

(一) 一般护理

1．休息与活动　嘱患者卧床休息，平卧休息可增加肾血流量，增加肾小球滤过率，减轻水钠潴留。轻度水肿者卧床休息与活动可交替进行，但应注意避免劳累。严重水肿者应以卧床休息为主。

2．饮食护理　予以少盐饮食，每天以 2～3g 为宜，明显水肿、高血压或少尿的患者，应严格限制水、钠的摄入。如水肿主要因低蛋白血症引起，在无氮质潴留时，可给予正常量的优质蛋白质饮食，1.0g/(kg·d)。对于有氮质血症的水肿患者，应同时限制食物中蛋白质的摄入，一般给予 0.6～0.8g/(kg·d) 的优质蛋白质。对于慢性肾衰竭的患者，可根据肾小球滤过率（glomerular filtration rate，GFR）来调节蛋白质的摄入量。低蛋白质饮食的患者需注意提供足够的热量，以免引起负氮平衡。同时注意补充各种维生素。液体入量视水肿程度及尿量而定。若每天达到 1000ml 以上，一般不需严格限水，但不可过多饮水。若每天尿量少于 500ml 或有严重水肿者需限制水的摄入，重者应量出为入，每天液体入量不应超过前一天 24h 尿量加上不显性失水的量（约 500ml）。

(二) 病情观察

定期测量患者的体重、腹围、尿量，尤其是有腹水的患者，注意其动态变化情况。观察患者进食情况及身体有何不适。观察皮肤水肿消长的情况，有无破损、化脓等情况的发生，同时注意患者体温有无异常。观察患者有无胸腔、腹腔、心包积液的表现，有无急性左侧心力衰竭的表现，有无剧烈头痛、恶心、呕吐、视力模糊、甚至神志不清、抽搐等高血压脑病的表现。记录24h液体出入量，监测尿量的动态变化，如经治疗尿量没有恢复正常，反而进一步减少，甚至出现无尿，提示严重的肾实质损害。同时密切监测尿常规、肾小球滤过率、血尿素氮、血肌酐、血浆蛋白质、血清电解质等变化。

（三）用药护理

遵医嘱使用激素和免疫抑制剂时，应特别注意交代患者及家属不可擅自加量、减量甚至停药。使用利尿药时，应注意观察疗效，预防并处理药物不良反应。

1. 长期使用利尿剂可出现电解质紊乱如低钾、低氯血症。呋塞米等强效利尿药有耳毒性，表现为耳鸣、眩晕、听力丧失，一般是暂时性的，也可发生永久性耳聋，应避免与链霉素等氨基糖苷类抗生素同时使用。

2. 使用糖皮质激素的患者可出现水钠潴留、血压升高、动脉粥样硬化、血糖升高、精神兴奋性增高、消化道出血、骨质疏松、继发感染、伤口不易愈合，以及类肾上腺皮质功能亢进症的表现，如满月脸、水牛背、多毛、向心性肥胖等，应密切观察患者的情况。

3. 服用糖皮质激素和细胞毒性药物时应注意以下几点：①口服激素应饭后服用，以减少对胃黏膜的刺激；②长期用药者应补充钙剂和维生素D，以防骨质疏松；③使用环磷酰胺（CTX）时注意多饮水，以促进药物从尿中排泄。

4. 使用CTX等免疫抑制剂时，容易引起出血性膀胱炎、骨髓抑制、消化道症状、肝功能损害、脱发等。

（四）对症护理

指导和协助患者做好皮肤黏膜的清洁，同时注意保护水肿部位的皮肤。如清洗时勿过分用力，避免使用刺激性强的肥皂，同时避免损伤皮肤，避免撞伤、跌伤等。气温低需使用热水袋时，嘱患者应特别小心，避免烫伤皮肤。水肿较严重的患者应避免着紧身的衣服，卧床休息时宜抬高下肢，增加静脉回流，以减轻水肿。嘱患者经常变换体位，对年老体弱者可协助翻身，用软垫支撑受压部位，并适当予以按摩。对阴囊水肿者，可用吊带托起。严重水肿者应避免肌内注射，可采用静脉途径保证药物准确及时的输入。静脉穿刺拔针后，用无菌干棉球按压穿刺部位，防止液体从穿刺处渗漏，各项操作应严格无菌技术，必要时遵医嘱使用抗生素，以防止感染的发生。

> 考点：肾性水肿的护理措施。

【健康指导】

1. 告知患者及家属出现水肿的原因，如何观察水肿的变化，以及如何保护水肿部位的皮肤等。

2. 解释限制水、钠对水肿消退的重要性，与患者一起讨论制订符合治疗要求且患者可以接受的饮食计划。

二、尿路刺激征

尿路刺激征（urinary irritation symptoms）是指膀胱颈和膀胱三角区受炎症或机械刺激而引起的尿频、尿急、尿痛，可伴有排尿不尽及下腹坠痛感。

尿频是指尿意频繁而每次尿量不多，尿急是指一有尿意即尿急难忍并常伴有尿失禁，尿痛是指排尿时膀胱区和尿道有疼痛或灼热感。

尿路刺激征常见于尿路感染、结石等。

 知识链接

正常人白天排尿3～5次，夜间0～1次，每次尿量约200～400ml。

考点：尿路刺激征的定义。

【护理评估】

1. 健康史　询问患者排尿情况，即每天小便的次数、排尿时是否伴有膀胱区或尿道疼痛，是否一有尿意即要排尿，并有排尿不尽的感觉，而每次的尿量是否较少等。询问患者起病前有无导尿、尿路器械检查等明显诱因，是否有发热、腰痛等伴随症状，有无泌尿系统畸形、前列腺增生、妇科炎症等相关病史。询问患病以来的治疗经过，曾使用过哪些药物，药物的剂量、用法、疗程及疗效如何，有无出现不良反应。

2. 身体评估　评估患者的精神、营养状况、体温有无升高、肾区有无疼痛、叩击痛，尿道口有无红肿等。

3. 心理-社会状况　由于尿路刺激征反复发作带来的不适，加之部分患者可能出现肾损害，因此患者可出现紧张、焦虑等心理反应，应注意评估患者的心理状态、家庭状况、家庭及社会支持等。

4. 辅助检查　可做尿常规、尿细菌培养和菌落计数、血常规、肾功能、B超等检查。

【主要护理诊断/问题】

1. 排尿障碍：尿频、尿急、尿痛　与尿路感染、理化因素刺激等有关。

2. 体温过高　与尿路感染有关。

【护理措施】

（一）一般护理

1. 休息　嘱患者于急性发作期间注意卧床休息，宜取屈曲位，尽量不站立或坐直。心情尽量放松，因过分紧张可加重尿频。指导患者从事一些感兴趣的活动，如听轻音乐、欣赏小说、看电视、和室友聊天等。分散患者注意力，减轻患者的紧张、焦虑的情绪，从而缓解尿路刺激征。各项治疗、护理措施尽量集中，为患者提供充足的休息和睡眠时间。根据患者排尿习惯选择合适的便器和排尿方式。

2. 调整饮水量　在无禁忌证的情况下，应嘱患者多饮水、勤排尿，必要时静脉补液，使尿量增加，以达到不断冲洗尿路的目的，减少细菌在尿路停留的时间。尿路感染者每天饮水量不应低于2000ml，保证每天尿量在1500ml以上，且每2～3h排尿一次。

（二）对症护理

指导患者进行膀胱区热敷或按摩，以缓解疼痛。尿痛时经多饮水尿量增多后可得到减轻。可应用分散患者注意力的方式减轻不适或疼痛，如指导患者听音乐、看小说、电视等一些自己感兴趣的事情。此外，对高热、头痛及腰痛者可遵医嘱适当给予退热镇痛剂。

(三) 用药护理

遵医嘱使用抗生素，注意观察药物的治疗反应及有无出现副作用，嘱患者按时、按量、按疗程服药，勿随意停药和加减药量，以免影响治疗效果。口服碳酸氢钠可碱化尿液，减轻尿路刺激征。此外，尿路刺激征明显者可予以阿托品、普鲁苯辛等抗胆碱能药物缓解症状。

> 考点：尿路刺激征的护理措施。

【健康指导】

指导患者注意个人卫生，教会患者正确清洗会阴的方法，保持外阴部的清洁干燥，以减少尿路感染的机会。需留取尿标本者，应指导患者正确留取尿标本的方法。女患者月经期尤其要注意会阴部的清洁。

三、尿异常

尿异常是指尿量异常和尿质异常。尿量异常包括多尿、少尿和无尿。尿质异常有蛋白尿、血尿、白细胞尿、脓尿、菌尿和管型尿等。

(一) 尿量异常

正常人每天平均尿量约为1500ml左右，尿量的多少取决于肾小球滤过率和肾小管的重吸收功能。尿量的异常包括少尿、无尿、多尿和夜尿增多。少尿：尿量少于400ml/24h；无尿：尿量少于100ml/24h；多尿：尿量大于2500ml/24h。夜尿增多：夜间尿量持续超过750ml或夜间尿量超过白天尿量。

少尿或无尿的原因是肾小球滤过率降低，分别由肾前性（心排血量减少、血容量不足等）、肾实质性（如急、慢性肾衰竭）和肾后性（尿路梗阻等）3类因素引起。

多尿见于多种原因引起的肾小管功能不全，如慢性肾盂肾炎、肾动脉硬化、肾髓质退行性变等，使肾小管破坏，降低了肾小管对水的重吸收功能。肾外疾病见于尿崩症、糖尿病、肾上腺皮质功能减退等，它们引起多尿的原因主要是因为肾小管内溶质过多，或肾小管重吸收功能受到抑制。夜尿增多时尿比重常低于1.018，提示肾小管浓缩功能减退。

(二) 蛋白尿

每日尿蛋白含量持续超过150mg，蛋白质定性试验呈阳性反应，称为蛋白尿 (albuminuria)。蛋白尿按发生机制，可分为6类。

1. 生理性蛋白尿

(1) 功能性蛋白尿：是轻度、暂时性蛋白尿，常伴发热、运动或充血性心力衰竭。

(2) 体位性蛋白尿：常见于青春发育期的青少年，于直立和脊柱前凸姿势时出现蛋白尿，卧位时尿蛋白消失，一般<1g/d。

2. 肾小球性蛋白尿　是最常见的一种蛋白尿，由于肾小球滤过膜通透性增加，原尿中蛋白质含量超过肾小管重吸收能力所致。此种蛋白尿以分子量较小的清蛋白增多为主。若病变致滤过膜孔径异常增大或断裂，血浆中的各种分子量的蛋白质均可无选择地滤出，称非选择性蛋白尿。若病变仅使滤过膜上的负电荷减少，则只有血浆清蛋白滤过增加，称选择性蛋白尿。选择性蛋白尿主要见于肾小球器质性疾病，尿蛋白排出量较多，一般>2g/d。

3. 肾小管性蛋白尿　正常肾小球可以滤过一些较清蛋白分子量小的蛋白质，而后在肾小管重吸收。当肾小管重吸收功能下降时，β_2微球蛋白、溶菌酶等小分子蛋白质随尿排出增多，但一般<2g/d，常见于肾小管病变，以及其他引起肾间质损害的病变，如金属盐类

（如汞、镉等）或有机溶剂（如苯、四氯化碳等）以及抗菌药物（如磺胺类）引起的肾小管损害。

4．混合性蛋白尿　为肾病变同时累及肾小球及肾小管而产生的蛋白尿，尿中所含的蛋白质成分具有上述两种蛋白尿的特点。见于各种肾小球疾病的后期，肾小球和肾小管均受损而引起，如慢性肾炎、多种肾小管间质病变、继发性肾病变等。

5．溢出性蛋白尿　某些肾外疾病引起的血中异常蛋白质，如血红蛋白（Hb）、免疫球蛋白轻链等增加，经肾小球滤过后不能被肾小管全部重吸收，见于多发性骨髓瘤、巨球蛋白血症、急性溶血性疾病等。

6．组织性蛋白尿　在尿液形成过程中，肾小管代谢产生的蛋白质和肾组织破坏分解而产生的蛋白质，以及由于炎症或药物刺激泌尿系统分泌而产生的蛋白质，称为组织性蛋白质。如Tamm-Horsfall蛋白，及肾小球肾炎时尿中纤维蛋白含量增加等。此类蛋白质一般与肾小球性、肾小管性蛋白尿同时发生。

（三）血尿

不同原因所致的红细胞持续进入尿中，如新鲜尿沉渣每高倍视野红细胞＞3个或1h尿红细胞计数超过10万，或12h计数超过50万，可诊断为镜下血尿。尿外观呈血样或洗肉水样，甚至伴有血块，称肉眼血尿。血尿可由各种泌尿系统疾病及某些全身性疾病引起，如肾小球肾炎、泌尿系结石、结核、肿瘤、血管病变、先天畸形等。如肾小球疾病特别是肾小球肾炎，其血尿常为无痛性、全程血尿，可呈镜下或肉眼血尿，持续性或间断性发作。此外，肾对药物的过敏或毒性反应也可出现血尿。有时血尿出现在剧烈运动后称为功能性血尿。

临床上常将血尿区分为肾小球源性血尿和非肾小球源性血尿。新鲜尿沉渣相差显微镜检查示：肾小球源性血尿尿中红细胞大小形态不一，出现畸形红细胞，常伴有红细胞管型、蛋白尿等。非肾小球源性血尿系来自肾小球以外的病变，如尿路感染、结石、肿瘤、畸形等，红细胞大小形态均一。

（四）管型尿

尿中管型是由蛋白质、细胞或其碎片在肾小管内形成，可分为细胞管型、颗粒管型、透明管型、蜡样管型等。正常人尿中偶见透明及颗粒管型。若12h尿沉渣计数管型超过5000个，或镜检出现其他类型管型时，称为管型尿。管型尿的出现表示蛋白质在肾小管内凝固，其形成与尿蛋白的性质、浓度、尿酸碱度以及尿量密切相关。红细胞管型见于急性肾小球肾炎。白细胞管型对于肾盂肾炎或间质性肾炎有重要诊断意义，是区分上、下尿路感染的重要依据。上皮细胞管型可见于急性肾小管坏死。颗粒管型见于各种肾小球疾病和肾小管损伤。蜡样管型见于慢性肾衰。

（五）白细胞尿、脓尿和菌尿

新鲜离心尿液每个高倍视野白细胞超过5个，1h新鲜尿液白细胞数超过40万或12h计数超过100万，称为白细胞尿，因蜕变的白细胞称脓细胞，故也称脓尿。尿中白细胞明显增多常见于泌尿系统感染，肾小球肾炎、肾结核等疾病也可出现轻度白细胞尿。如在清洁外阴后无菌技术下采集中段尿涂片镜检，若每个高倍视野均可见细菌，或培养菌落计数超过10^5/ml，称为菌尿，菌尿可作为诊断泌尿系统感染的主要依据。

> 考点：尿异常的分类；尿异常各种类型的定义。

四、肾性高血压

高血压是指动脉血压过高，可分为原发性高血压和继发性高血压。肾疾病几乎均可引起高血压，肾性高血压是继发性高血压的常见原因之一，按解剖可分为肾血管性高血压和肾实质性高血压两种。肾血管性高血压由肾动脉狭窄导致肾缺血引起，约占5%~15%，高血压程度较重，易进展为急进性高血压。肾实质性高血压主要由急性或慢性肾小球肾炎、慢性肾盂肾炎、慢性肾衰竭等肾实质性疾病引起，是肾性高血压的常见原因。肾性高血压按发生机制又可分为容量依赖型和肾素依赖型两类。前者是因水钠潴留引起，用排钠利尿剂或限制水钠摄入可明显降低血压；后者是由于肾素-血管紧张素-醛固酮系统被激活引起，过度利尿常使血压更加升高，而应用血管紧张素转换酶抑制剂、钙通道阻滞剂可使血压下降。肾实质性高血压中，80%以上为容量依赖型，仅10%左右为肾素依赖型，尚有部分病例同时存在两种因素。

> **考点**：肾性高血压的分类及发病机制。

五、肾区痛

肾包膜、肾盂、输尿管内张力增高或包膜受牵拉时，可发生肾区痛。肾区痛是自我感觉或体检时发现的肾区部位的疼痛。表现为肾区胀痛或隐隐作痛。体检时表现为肾区压痛和叩击痛，可出现明显的压痛点，如上、中输尿管压痛点、肋脊角压痛点等，肾区痛多见于肾或附近组织的炎症、肾肿瘤积或积液等。

肾绞痛是一种特殊的肾区痛，主要是由输尿管内结石、血块等移行所致，疼痛常突然发作，可向下腹外阴及大腿内侧部位放射。

小结	泌尿系统疾病常见症状有水肿、尿路刺激征、高血压、尿异常和肾区痛等，这些症状在不同肾疾病中常有不同的特点，应进行细致的询问，注意区别。

（毕 平）

第二节 肾小球疾病患者的护理

学习目标	识记： 1. 复述急、慢性肾小球肾炎的定义。 2. 知道肾小球疾病的发病机制。 3. 说出急、慢性肾小球肾炎的症状体征和并发症。 理解： 1. 归纳急、慢性肾小球肾炎的主要辅助检查及护理诊断。 2. 概括急、慢性肾小球肾炎的治疗要点。 运用： 按照护理程序护理急、慢性肾小球肾炎患者。

肾小球疾病是指一组以血尿、蛋白尿、水肿、高血压为主要临床表现的肾疾病。根据病因可分为原发性、继发性和遗传性3大类。其中原发性肾小球疾病是指仅局限肾本身发生的疾病，多数病因不明，需排除继发性及遗传性肾小球疾病后才能诊断。继发性肾小球病是指继发于全身性疾病（如系统性红斑狼疮、糖尿病等）对肾小球的损害。遗传性肾小球病为遗传变异基因所致的肾小球病（如AIport综合征等）。在3类肾小球疾病中，原发性占肾小球疾病的绝大多数，也是我国慢性肾衰竭最主要的原因，故本节着重予以介绍。

知识链接

肾小球疾病的发病机制

1. 体液免疫可通过以下两种方式形成肾小球内免疫复合物（immune complex，IC）。

（1）循环免疫复合物的沉积：某些外源性抗原或内源性抗原（如天然DNA）可刺激机体产生相应抗体，在血循环中形成循环免疫复合物，沉积于肾小球或为肾小球所捕捉，并激活炎症介质后致病。多数原发性肾小球疾病由此机制引起。

（2）原位免疫复合物形成：肾小球中的某些固有抗原等能引起机体免疫反应产生相应的抗体，血循环中游离抗体（或抗原）与肾小球固有抗原或种植于肾小球的外源性抗原（或抗体）相结合，在原位形成免疫复合物而致病。一般认为上皮下的免疫复合物皆为原位形成，原位免疫复合物也可在系膜区或内皮下形成。

2. 细胞免疫 急进性肾小球肾炎早期肾小球内可发现较多的单核细胞。

一、急性肾小球肾炎患者的护理

案例

男性，25岁，咽部不适2周，水肿、尿少1周。2周前咽部不适，轻咳，无发热，自服诺氟沙星未缓解。近1周感双腿发胀，双眼睑水肿，晨起时明显，同时尿量减少，200～500ml/d，尿色较红。轻度腰酸、乏力，无尿频、尿急、尿痛、体重3周来增加6kg。既往体健，青霉素过敏。体检：T 36.7℃，P 84次/分，R 17次/分，Bp 165/95mmHg，眼睑水肿，咽红，扁桃体不大，双肾区无叩痛，双下肢凹陷性水肿。化验：血Hb 142g/L，WBC 7.9×10^9/L，PLT 215×10^9/L，尿蛋白（++），定量3g/24h，尿WBC 0～1个/高倍，RBC 20～30个/高倍，偶见颗粒管型，肝功能正常，Alb 35.5g/L，BUN 8.5mmol/L，Scr 140μmol/L。血IgG、IgM、IgA正常，C 30.5g/L，ASO 800IU/L。

思考：
1. 提出两个最重要的护理问题。
2. 针对上述护理问题列出主要的护理措施。

急性肾小球肾炎（acute glomerulonephritis，AGN）简称急性肾炎，是一组起病急，以水肿、蛋白尿、血尿、高血压为主要临床表现的肾疾病，可伴有一过性氮质血症。本病常有前驱感染，多发生于链球菌感染后，又称为链球菌感染后肾小球肾炎。其他细菌、病毒和寄生虫感染后也可引起本病。本节主要介绍链球菌感染后的急性肾炎。

本病常发生于β-溶血性链球菌"致肾炎菌株"引起的上呼吸道感染所致，常见于上呼吸道感染（多为扁桃体炎）、猩红热、皮肤感染（多为脓疱疮）等链球菌感染后。感染导致机体产生免疫反应而引起双侧肾弥漫性的炎症反应。其发生机制是链球菌的胞浆或分泌蛋白质的某些成分刺激机体产生抗体，形成循环免疫复合物沉积于肾小球或原位免疫复合物种植于肾小球，导致肾小球内皮细胞及系膜细胞增生，并有中性粒细胞及单核细胞浸润，最终导致肾病变。

考点：急性肾小球肾炎的定义及发病机制。

【护理评估】

1. 健康史　询问患者发病前2周左右有无皮肤和上呼吸道感染史，起病缓急，就诊原因，每日承受的活动量及每日尿量，水肿的部位、程度，有无头晕、头痛、失眠等症状，以往就诊经历，能否提供各种辅助检查结果及有关资料。

2. 身体评估

（1）症状和体征：本病儿童多见，男性多于女性。前驱感染后常有1~3周的潜伏期，相当于机体产生初次免疫应答所需的时间。呼吸道感染的潜伏期较皮肤感染短。本病起病较急，病情轻重不一，轻者呈亚临床型，仅尿常规及血清补体C_3异常，重者可出现急性肾衰竭。本病大多预后良好，常在数月内临床自愈。典型者呈急性肾炎综合征的表现，具体表现如下：①尿异常，几乎全部患者均有肾小球性血尿，约40%出现肉眼血尿，且常为首发症状和患者就诊的原因。尿液呈洗肉水样，一般于数天内消失，也可持续数周转为镜下血尿。可伴有轻、中度蛋白尿，少数患者（<20%患者）可有肾病综合征范围的大量蛋白尿。尿沉渣除红细胞外，早期可见白细胞、颗粒管型和红细胞管型。②水肿，常为首发症状，见于80%以上患者，主要是肾小球滤过率下降导致水钠潴留所引起，典型者表现为晨起眼睑水肿、面部肿胀感，呈"肾炎面容"，可伴有下肢轻度凹陷性水肿。少数患者出现全身性水肿、胸水、腹水等。③高血压，约80%患者出现一过性轻、中度高血压，常与水钠潴留有关，利尿后血压可逐渐恢复正常。少数患者出现严重高血压，甚至高血压脑病。④肾功能异常，患者起病早期可因肾小球滤过下降、水钠潴留而致尿量减少（400~700ml/d），少数为少尿（<400ml/d），肾功能可有一过性受损，可出现轻度氮质血症。一般于1~2周后尿量增加，肾功能于利尿后数日恢复正常，仅有极少数患者可表现为急性肾衰竭。

（2）并发症：部分患者在急性期可发生较严重的并发症，常发生在疾病早期病情急剧进展时，或未注意休息和治疗不当者。①充血性心力衰竭：多在起病后1~2周内发生，也可为首发症状。水钠严重潴留和高血压为重要的诱发因素。患者可有颈静脉怒张、奔马律和肺水肿症状。老年发生率较高（可达40%），如不及时治疗，可迅速死亡，儿童患者少见（<5%）。②高血压脑病：以儿童多见，多发生于病程早期。③急性肾衰竭：极少见，多数可逆，为急性肾小球肾炎死亡的主要原因。

3. 心理-社会状况　由于本病儿童多见，对疾病后果往往不能理解。因而不予重视，不按医嘱休息。家属可能会过分约束患者，使患者产生不愉快的心情。年龄较大患者由于需要长期休息等原因，也会产生焦急、悲观等情绪。护士应评估患者及亲属对疾病病因、注意事项及预后的认识、目前的心理状态及对护理的要求。

4．辅助检查

（1）尿液检查：均有镜下血尿，呈多形性红细胞。多数患者尿蛋白为 + ～ ++，20% 左右可有大量蛋白尿（尿蛋白定性 +++ ～ ++++，24h 尿蛋白定量 > 3.5g），尿沉渣中可有白细胞、管型（颗粒管型、红细胞管型）。早期尿中白细胞、上皮细胞稍增多。

（2）免疫学检查：起病初期血清 C_3 及总补体下降，于 8 周内恢复正常，对本病诊断意义很大。患者血清抗链球菌溶血素"O"（ASO）滴度可增高，提示近期曾有过链球菌感染。另外部分患者起病早期循环免疫复合物及血清冷球蛋白可呈阳性。

（3）肾功能检查：可有肾小球滤过率下降、血尿素氮和血清肌酐升高。

（4）B 超检查：双肾形态饱满、体积增大。

（5）肾活检组织病理检查：肾活检组织病理检查是确诊肾炎最主要的手段。病理类型为毛细血管内增生性肾炎，光镜下呈弥漫性病变，肾小球中内皮及系膜细胞增生，系膜区有中性粒细胞及单核细胞浸润。免疫病理检查可见 IgG 及补体 C_3 呈粗颗粒状于系膜区及毛细血管壁沉积。电镜下可见上皮下驼峰状大块电子致密物。

考点：急性肾小球肾炎的症状体征、并发症及主要辅助检查。

知识链接

于链球菌感染后 1 ～ 3 周出现血尿、蛋白尿、水肿、高血压，甚至少尿及氮质血症等肾炎综合征表现，血清 C_3 降低，病情于发病 8 周内减轻或完全恢复正常，即可临床诊断为急性肾小球肾炎。病理类型需做肾活组织检查。急性肾炎综合征患者的肾活检指征为：少尿一周以上或进行性尿量减少伴肾功能恶化者；病程超过两个月而无好转者；急性肾炎综合征伴肾病综合征者。

【主要护理诊断 / 问题】

1．体液过多　与肾小球滤过率下降、水钠潴留、血浆清蛋白降低等因素有关。
2．有皮肤完整性受损的危险　与水肿导致的皮肤抵抗力下降有关。
3．活动无耐力　与水肿、低盐饮食和并发症有关。
4．知识缺乏：缺乏自我照顾的有关知识。
5．潜在并发症：急性左侧心力衰竭、高血压脑病、急性肾衰竭。

考点：急性肾小球肾炎的护理诊断。

【护理措施】

（一）一般护理

1．休息和运动　急性期患者应绝对卧床休息，以增加肾血流量和尿量，改善肾功能，减少血尿、蛋白尿。对症状比较明显者，嘱其卧床休息 4 ～ 6 周，待水肿消退、肉眼血尿消失、血压平稳、尿常规及其他检查基本正常后，方可逐步增加活动量。病情稳定后可做一些轻体力活动，避免劳累和剧烈活动，坚持 1 ～ 2 年，待完全康复后才能恢复正常的体力劳动。

2. 饮食护理 一般每日摄入盐量应低于3g。对于特别严重病例应完全禁盐。当病情好转，血压下降，水肿消退，尿蛋白减少后，即可由低盐饮食逐步转为正常饮食，防止长期低钠饮食及应用利尿剂引起水、电解质紊乱或其他并发症。除限制钠盐外，也应限制饮水量和钾的摄入。每日进水量应为不显性失水量（约500ml）加上24h尿量，此进水量包括饮食、饮水、服药、输液等所含水分的总量。进水量的控制应本着宁少勿多的原则。肾功能正常时，给予正常量的蛋白质摄入（1g/kg·d）。但当出现氮质血症时，应限制蛋白质的摄入，以优质动物蛋白质为主，如牛奶、鸡蛋、鱼等含必需氨基酸的蛋白质，以防止血中BUN等含氮代谢产物的潴留增加。另外，饮食应注意热量充足、易于消化和吸收。

（二）病情观察

1. 密切观察生命体征，对于水肿者，应每周测量体重2次，并监测血压的变化，及时记录。对水肿严重并使用利尿药者应每日测量体重，并遵医嘱准确记录患者24h液体出入量，同时加强皮肤护理，预防压疮的发生。

2. 观察患者有无剧烈头痛、呕吐、抽搐、意识障碍、惊厥等高血压脑病的症状，一旦出现及时通知医生并做好抢救准备。如果患者出现严重呼吸困难、发绀、咳嗽并咳出大量粉红色泡沫样痰等表现，提示急性心衰，应协助患者取坐位或半坐卧位，立即给予氧气吸入（氧气须经20%～30%乙醇湿化），并通知医生紧急处理，做好相应护理。

（三）治疗配合

1. 治疗原则 本病为自限性疾病，以休息和对症治疗为主，不宜应用糖皮质激素及细胞毒药物。急性肾衰竭患者应予短期透析。积极预防高血压脑病、急性左侧心力衰竭等并发症的发生。

2. 用药护理 观察用药反应，使用糖皮质激素、利尿药者，要严密观察药物的疗效及不良反应，发现异常及时报告医生。

（四）对症护理

皮肤护理 做好患者皮肤的护理，防止感染的发生。详见本章第一节"泌尿系统疾病患者常见症状体征的护理"。

（五）心理护理

限制儿童的活动可使其产生焦虑、烦躁、抑郁等心理反应，故对儿童及青少年患者，应使其充分理解急性期卧床休息及恢复期限制运动的重要性。在患者卧床休息期间，应尽量多关心、巡视患者，及时询问患者的需要并予以解决。

| 考点：急性肾小球肾炎的治疗和护理要点。

【健康指导】

1. 注意休息 患病期间应卧床休息，症状消失后可逐渐下床活动，痊愈后注意锻炼身体，增强体质，以提高机体抗病能力。

2. 积极预防感染 特别是链球菌的感染，指导患者应避免受凉、过劳。加强口腔卫生，注意保暖，保持皮肤清洁，以预防呼吸道及皮肤的感染，一旦发生感染及时就医治疗。勿用损害肾的药物，以防止病情反复。

3. 自我监测与随访 告知患者如果出现血尿、尿液浑浊、水肿、血压升高等症状时，应立即就诊，防止转变为慢性肾小球肾炎。急性肾炎完全康复可能需要1～2年，当症状消失后，蛋白尿、血尿可能仍然存在，所以应定期随访，监测病情。

急性肾炎预后良好。近年由于诊治水平的提高，住院病死率已降至 0.5%～2.0% 以下，某些城市已消灭了急性期死亡，其死因主要为肾衰竭。绝大多数患者 2～4 周内肉眼血尿消失，利尿消肿，血压逐渐恢复，残余少量蛋白尿及镜下血尿多于 6 个月内消失，少数迁延 1～3 年，但其中多数仍可恢复。

> **小结**
>
> 1. 临床特点　急性肾小球肾炎是一组以血尿、蛋白尿、水肿、高血压等为主要表现的肾疾病。急性肾小球肾炎的主要治疗是休息和对症治疗。
> 2. 护理要点　①患者注意休息，避免劳累；②注意监测生命体征及病情变化，如血尿、蛋白尿、水肿、高血压；③饮食护理，如限制水、钠的摄入，根据病情调整蛋白质的摄入，最好予以优质低蛋白质、低磷饮食；④观察药物的疗效及不良反应。

二、慢性肾小球肾炎患者的护理

> **案例**
>
> 女性，30 岁，工人，因 2 年来间断颜面及下肢水肿，加重 1 周入院。患者 2 年前无诱因出现面部水肿，以晨起明显，伴双下肢轻度水肿、尿少、乏力、食欲缺乏。曾到医院就诊有血压高（150/95mmHg），化验尿蛋白（+～++），间断服过中药，病情时好时差。1 周前着凉后咽痛，水肿加重；尿少，尿色较红，无发热和咳嗽，无尿频、尿急和尿痛。既往体健，无高血压病和肝肾疾病史，无药物过敏史。查体：T 36.8℃，P 80 次/分，R 18 次/分，BP 160/100mmHg。咽稍充血，双肾区无叩击痛，下肢轻度凹陷性水肿。实验室检查：Hb 112g/L，WBC 8.8×10^9/L，N 72%，L 28%，PLT 240×10^9/L；尿蛋白（++），WBC 0～1/HP，RBC 10～20/HP，颗粒管型 0～1/HP，24h 尿蛋白定量 3.0g；血 BUN 8.3mmol/L，Scr 156μmol/L，ALB 36g/L。
>
> 思考：
> 1. 此患者的临床诊断及治疗原则是什么？
> 2. 此患者的健康指导是什么？

慢性肾小球肾炎（chronic glomerulonephritis，CGN），简称慢性肾炎，是指主要以蛋白尿、血尿、水肿、高血压、肾功能损害为基本临床表现的一组肾小球疾病。起病隐匿，病情迁延，病变进展缓慢，最终将发展成慢性肾衰竭的肾小球疾病。由于不同的病理类型及病程阶段不同，疾病表现可多样化。

仅有少数由急性链球菌感染后肾小球肾炎演变而来，绝大多数患者的病因不明，起病即属慢性肾炎，与急性肾炎无关。本病的病理类型不同，病因及发病机制也不尽相同。但起始因素多为细菌、原虫、病毒等感染后引起的免疫介导性炎症。但随疾病的进展，也有非免疫非炎症性因素参与，如肾小球内高压、高灌注、高滤过等，这些因素可促进肾小球硬化。另外,疾病过程中出现的高脂血症、蛋白尿等也会加重肾的损伤。

慢性肾炎常见病理类型有系膜增生性肾炎、系膜毛细血管性肾炎、膜性肾病及局灶性节段性肾小球硬化等。上述所有类型到晚期均进展成硬化性肾小球肾炎,临床上进入尿毒症阶段。

临床蛋白尿、血尿、水肿、高血压病史达1年以上,无论有无肾功能损害均应考虑此病,在除外继发性肾炎及遗传性肾炎的基础上,即可诊断为慢性肾炎。

考点:慢性肾小球肾炎的定义及发病机制。

知识链接　　　　慢性肾小球肾炎的鉴别诊断

1. 慢性肾盂肾炎　多有反复发作的尿路感染史,尿细菌学检查常阳性,B超或排泄性尿路造影可见双侧肾不对称缩小。
2. 狼疮性肾炎　常有多系统受累表现,抗ANA抗体滴度升高,抗ds-DNA抗体、抗Sm抗体阳性,肾活检见免疫复合物广泛沉积于肾小球各部位,免疫病理检查见"满堂亮"。
3. 糖尿病肾病　有长期糖尿病病史,肾损害在糖尿病之后出现,B超多见双肾增大,结合病理可以鉴别。
4. 高血压肾损害　多有长时间高血压病史后出现肾损害表现。肾小管功能损害早于肾小球功能损害,多伴有高血压其他靶器官的损害。

【护理评估】

1. 健康史

(1) 询问患病及治疗经过,如起病时间及诱因,有无感冒,有无使用肾毒性药物,家族史。疾病进展、迁延反复发作的情况,治疗经过及效果如何。

(2) 评估饮食及水、盐摄入情况。

(3) 了解做过什么检查,结果如何。

2. 身体评估

(1) 症状和体征

1) 蛋白尿:是本病必有的表现,24h尿蛋白定量常在1~3g,尿沉渣镜检红细胞可增多,可见管型。

2) 血尿:多为镜下血尿,也可见肉眼血尿。

3) 水肿:水肿程度与持续时间不一,早期水肿时有时无,多为眼睑、颜面水肿和(或)下肢轻、中度可凹性水肿,晚期持续存在,严重者也可出现全身性水肿,一般无体腔积液。水肿是由水钠潴留和低蛋白血症引起。

4) 高血压:多数患者有不同程度的高血压,部分患者以高血压为首发表现。如果血压控制不好,肾功能恶化较快,预后较差。高血压的出现与水钠潴留、血中肾素和血管紧张素的增加有关。

5) 肾功能损害:呈慢性进行性损害,进展速度主要与相应的病理类型有关。已有肾功能不全的患者，常因感染、劳累、妊娠、血压增高、肾毒性药物的应用、高蛋白饮食等，促使肾功能急剧恶化，如能及时去除这些诱因，肾功能仍可在一定程度上恢复。

(2) 并发症：慢性肾炎容易并发尿路感染和上呼吸道感染，多与患者抵抗力差及应用免疫抑制剂有关。慢性肾炎尤其发展到慢性肾衰竭阶段，患者常出现贫血。慢性肾炎患者有长期高血压者，且血压控制不理想时，可出现心脑血管的并发症及肾衰竭。

3．心理-社会状况

(1) 对疾病的反应：如患者有无焦虑、忧郁、悲观情绪等。

(2) 对疾病的认识：如患者及亲属是否知道慢性肾炎有慢性进展的趋势，有无坚持长期治疗的思想准备。

(3) 应对能力：患者最终发展为慢性肾衰竭，患者及亲属是否有足够的经济基础以保证其终身用药及透析治疗等。

4．辅助检查

(1) 尿液检查：多数为轻度尿异常。尿蛋白+～+++，24h 尿蛋白定量常在 1～3g，多为非选择性蛋白尿，尿中可有多形性的红细胞+～++，颗粒管型等。

(2) 血常规：贫血患者可见红细胞数量及血红蛋白含量降低，部分患者可有血脂升高，血浆清蛋白降低。另外，血清补体 C_3 始终正常，或持续降低 8 周以上不恢复正常。严重者可有电解质紊乱，如低钠或高钠、低钾或高钾、低钙及高磷和代谢性酸中毒。

(3) B 超检查：可见双肾缩小、肾内结构紊乱等改变。

(4) 肾活组织检查：可以确定慢性肾炎的病理类型。

(5) 肾功能检查：晚期血肌酐和血尿素氮增高，内生肌酐清除率明显下降。

> **考点**：慢性肾小球肾炎的症状体征、并发症及主要辅助检查。

【主要护理诊断/问题】

1．体液过多　与肾小球滤过率下降导致水钠潴留等因素有关。
2．营养失调：低于机体需要量　与摄食量减少、尿蛋白丢失等有关。
3．有感染的危险　与低蛋白血症、抵抗力下降有关。
4．潜在并发症：慢性肾衰竭。
5．焦虑　与病情迁延、病程漫长及预后不良有关。
6．知识缺乏　缺乏有关慢性肾炎的医疗保健知识。

> **考点**：慢性肾小球肾炎的护理诊断。

【护理措施】

(一) 一般护理

1．休息与活动　轻者可生活自理或从事轻工作，避免劳累。明显水肿、血尿、持续性高血压或有进行性肾功能减退者应卧床休息。

2．饮食护理　慢性肾炎患者一般给予低盐、适量蛋白质、高维生素的饮食。对于有氮质血症的患者，应限制蛋白质的摄入，一般为 0.6～0.8g/（kg·d），向患者及家属解释低蛋白饮食的重要性，因摄入高蛋白饮食可使肾功能进一步恶化。宜给予优质的动物蛋白质，使之既能保证身体所需的营养，又可减少蛋白质代谢的产物，起到保护肾功能的作用。水肿、高血压及心力衰竭者,应限制钠的摄入,食盐以 3~5g/d 为宜,重度水肿者控制在 1~2g/d,水肿消退后食盐量应逐渐增加。尿少时限制钾的摄入(含钾多的食物有香蕉、桃子、菠菜、油菜、蘑菇、木耳、花生等)。水分的摄入不必限制,除非是明显水肿。注意提供富含维生素饮食。

(二)病情观察

慢性肾炎患者的水肿一般不重,但少数患者可出现肾病综合征的表现,注意观察患者的尿量,水肿程度有无加重,或出现胸、腹腔积液。密切观察血压的变化,血压突然升高或持续高血压可加重肾功能的恶化。监测肾功能如肌酐清除率、血肌酐、血尿素氮,定期检查尿常规,监测水、电解质、酸碱平衡有无异常。

(三)治疗配合

1. 治疗原则　慢性肾炎的治疗应以防止或延缓肾功能进行性衰退、改善临床症状以及防治严重并发症为目标。

2. 降压治疗　高血压是加速肾小球硬化,促使肾功能恶化的重要因素,积极控制高血压是防止慢性肾炎恶化的重要环节。高血压的治疗目标:力争把血压控制在理想水平,如蛋白尿 ≥ 1g/d,血压控制在 125/75mmHg 以下;如尿蛋白 < 1g/d,血压可放宽到 130/80mmHg 以下,尿蛋白的治疗目标争取减少至 < 1g/d。控制高血压的主要措施是限制钠盐摄入及应用利尿、降压药。降压药首选血管紧张素转换酶抑制药(ACEI)和血管紧张素 II 受体拮抗剂(ARB),研究证实两种药物除具有降压作用外,还有减少尿蛋白和延缓肾功能恶化的肾保护作用。常用的 ACEI 有卡托普利 25mg,每日 3 次,贝那普利 20mg,每日 1 次,或血管紧张素 II 受体拮抗药,如氯沙坦 50~100mg,每日 1 次。此外,还可使用钙拮抗药和 β 受体阻滞药。ACEI 延缓肾功能恶化的疗效并不仅在于其可降低全身血压,现已证实这类药物对出球小动脉的扩张作用强于对入球小动脉的扩张,因此能直接降低肾小球内高压,减轻高滤过,从而减少蛋白尿,延缓肾功能的恶化。

3. 应用抗血小板药　长期应用血小板解聚药,能延缓肾功能衰退。应用大剂量双嘧达莫(300~400mg/d),或小剂量阿司匹林(40~300mg/d),有抗血小板聚集的作用,对系膜毛细血管性肾小球肾炎有一定疗效。

4. 避免加重肾损害因素　感染、劳累、妊娠及应用肾毒性药物(氨基苷类抗生素等),均可能损伤肾,导致肾功能恶化,应予避免。

5. 用药护理　长期服用降压药者,应使患者充分认识降压治疗对保护肾功能的作用,嘱患者不可擅自改变药物剂量或停药,以确保满意的疗效。应用降压药期间特别注意观察血压的变化,因降压过快、过低可减少肾血流量,故如有变化应及时报告医生,并及早发现,及时处理低钠、低钾及血容量减少等不良反应。激素或免疫抑制剂常用于慢性肾炎伴肾病综合征的患者,应观察该类药物可能出现的副作用。肾功能不全的患者在使用血管紧张素转换酶抑制剂时要注意监测有无出现高血钾。用血小板解聚药时注意观察有无出血倾向,监测出血、凝血时间等。

(四)对症护理

做好患者皮肤的护理,防止感染的发生(详见本章第一节"泌尿系统疾病患者常见症状体征的护理")。

(五)心理护理

多数患者病程较长,肾功能逐渐恶化,预后差,因此心理护理尤为重要,特别是对于那些由于疾病而影响了正常的工作、学习和生活的患者。应指导患者注意避免长期精神紧张、焦虑、抑郁等，这些不良心理可造成肾血流量的减少，加速肾功能的减退。

> **考点：** 慢性肾小球肾炎的护理措施。

【健康指导】

1. 勿使用对肾功能有害的药物，如氨基糖苷类抗生素、抗真菌药等。

2. 饮食上注意摄入优质蛋白质，如牛奶、鸡蛋、鱼类等，勿食过咸的食物，保证热量充足和富含多种维生素。

3. 教会患者与疾病有关的家庭护理知识，重视自我保养，包括如何控制饮水量、如何调整饮食、自我监测血压等。不吸烟、不饮酒。避免受凉、潮湿，注意休息、适当锻炼，增强体质。不擅自用药，特别是对肾有损害的药物，如庆大霉素、阿米卡星和链霉素等。避免呕吐、腹泻，防治呼吸道感染、注意个人卫生，预防泌尿道感染等加重肾损伤的因素。

4. 需做肾活组织检查者，应做好解释和术前准备工作。

5. 定期门诊随访，讲明定期复查的必要性。让患者了解病情变化的特点，如出现水肿或水肿加重、血压增高、血尿等应及时就医。

6. 给予心理支持，做好患者的心理疏导工作，让患者了解疾病的慢性进展趋势，能够坚持治疗。指导掌握放松技巧，如听音乐、缓慢深呼吸、参加娱乐活动等，使患者保持良好的心情。慢性肾炎病情迁延，最终将发展成为慢性肾衰竭。病变进展速度主要取决于其病理类型，也与保健和治疗效果有关。一般认为持续性肾功能减退或有明显高血压者、新月体肾小球肾炎、局灶性节段性肾小球硬化预后较差。

小结	1. 临床特点　肾小球疾病是一组以血尿、蛋白尿、水肿、高血压等为主表现的肾疾病。慢性肾小球肾炎的主要治疗是防止肾功能恶化，改善临床症状和防治严重的并发症。 2. 护理要点是　①患者注意休息，避免劳累；②注意监测生命体征及病情变化，如血尿、蛋白尿、水肿、高血压；③饮食护理，如限制水、钠的摄入，根据病情调整蛋白质的摄入，最好予以优质低蛋白质、低磷饮食；④观察药物的疗效及不良反应。

（毕　平）

第三节 肾病综合征患者的护理

学习目标

识记：
1. 复述肾病综合征的定义。
2. 知道肾病综合征症状和体征及并发症。
3. 说出肾病综合征诊断的必要条件。

理解：
1. 解释肾病综合征的发病机制和分类。
2. 概括肾病综合征的治疗配合。
3. 归纳肾病综合征的护理诊断。

运用：
1. 能对肾病综合征患者进行一般护理。
2. 对肾病综合征进行健康指导。

肾病综合征（nephrotic syndrome，NS）是指由各种肾疾病所致的，以大量蛋白尿（尿蛋白 ≥ 3.5g/d）、低蛋白血症（血浆清蛋白 < 30g/L）、水肿、高脂血症为临床表现的一组综合征。

肾病综合征可分为原发性和继发性两大类。原发性肾病综合征是指原发于肾本身的肾小球疾病，如急性肾炎、急进性肾炎、慢性肾炎均可在疾病发展过程中发现肾病综合征。继发性肾病综合征是指继发于全身性或其他系统的疾病，如系统性红斑狼疮、糖尿病、过敏性紫癜、肾淀粉样变性、多发性骨髓瘤及某些药物引起等。本节仅讨论原发性肾病综合征。

原发性肾病综合征的发病机制为免疫介导性炎症所致的肾损害。引发原发性肾病综合征的肾小球疾病的主要病理类型有微小病变型肾病、系膜增生性肾小球肾炎、系膜毛细血管性肾小球肾炎、膜性肾病及局灶性节段性肾小球硬化。

考点：肾病综合征的定义、分类及发病机制。

 知识链接

原发性：由肾本身疾病引起，占90%以上。

继发性：由肾以外的疾病引起，如紫癜性肾炎、系统性红斑狼疮、乙肝相关性肾炎等。

根据大量蛋白尿、低蛋白血症、高脂血症、水肿等临床表现，排除继发性肾病综合征即可确定诊断，其中尿蛋白 > 3.5g/d、血浆清蛋白 < 30g/L 为诊断的必备条件，肾病综合征的病理类型有赖于肾活组织病理检查。

考点：肾病综合征的诊断要点。

【护理评估】

1. 健康史

(1) 患者是初次发病还是复发，以往检查与治疗经过，是否曾做过尿常规、肾功能、B超等，其结果如何。以往用药情况，尤其利尿剂、激素、细胞毒性药物等。是否熟悉再次发病的表现及正确处理的方法。能否正确用药，对药物知识的掌握程度，对医嘱的依从性。

(2) 有无诱发因素，如感冒、受凉、劳累、上呼吸道感染等。

2. 身体评估

(1) 症状和体征：①大量蛋白尿，典型病例可有大量选择性蛋白尿（尿蛋白＞3.5g/d）。正常情况下肾小球滤过膜具有分子屏障及电荷屏障作用，当这些屏障作用受损时（尤其是电荷屏障受损），肾小球滤过膜对血浆蛋白质（多以清蛋白为主）的通透性增高，致使原尿中蛋白质含量增多，当超过肾小管的重吸收量时，形成大量蛋白尿。②低蛋白血症，血浆清蛋白低于30g/L，主要为大量清蛋白自尿中丢失所致。肝代偿性合成血浆蛋白质不足、胃黏膜水肿致蛋白质摄入与吸收减少等因素可进一步加重低蛋白血症。除血浆清蛋白降低外，血中某些免疫球蛋白、抗凝及纤溶因子、金属结合蛋白及内分泌素蛋白也可减少。③水肿是肾病综合征最早、最突出的体征，其发生与低蛋白血症所致血浆胶体渗透压明显下降有关。水肿的程度不一，严重者遍及全身，出现胸腔、腹腔和心包积液。水肿严重者尿量常明显减少。④高脂血症，肾病综合征常伴有高脂血症、高胆固醇或高三酰甘油血症，其中以高胆固醇血症最为常见。低密度脂蛋白（LDL）、极低密度脂蛋白（VLDL）也常可增加，常与低蛋白血症并存。其发生与肝代偿性地增加脂蛋白合成以及脂蛋白分解减少有关。

(2) 并发症：①感染。为肾病综合征主要的并发症，也是导致本病复发和疗效不佳的主要原因，其发生与蛋白质营养不良、免疫功能紊乱及应用肾上腺糖皮质激素治疗有关。常发生呼吸道、泌尿道、皮肤感染等，严重感染可威胁生命。②血栓、栓塞。多数患者血液呈高凝状态，原因是有效血容量减少，血液浓缩及高脂血症使血液黏稠度增加，蛋白质自尿中丢失，以及肝代偿性合成蛋白质增加，引起机体凝血、抗凝和纤溶化，加之强效利尿剂的应用进一步加重高凝状态，常可自发形成血管内血栓，其中肾静脉血栓最为常见，表现为腰痛、血尿、肾功能急剧下降等。其次见于下肢静脉血栓等。血栓和栓塞是直接影响肾病综合征治疗效果和预后的重要因素。③急性肾衰竭。由于水肿导致有效循环血容量减少，肾血流量进一步下降，可诱发肾前性氮质血症，经扩容、利尿治疗后多可恢复。少数可发展为肾实质性急性肾衰竭，表现为无明显诱因出现少尿、无尿，经扩容、利尿无效，其发生机制可能与肾间质高度水肿压迫肾小管和大量管型堵塞肾小管，导致肾小管腔内高压，引起肾小球滤过率骤然减少，同时诱发肾小管上皮细胞损害、坏死，而致急性肾衰竭。④动脉粥样硬化。长期高脂血症易引起动脉硬化等心血管并发症，以冠状动脉粥样硬化多见。⑤其他。长期大量蛋白尿导致严重的蛋白质营养不良，儿童生长发育迟缓。免疫球蛋白减少致机体抵抗力下降，产生感染。金属结合蛋白及维生素D结合蛋白丢失可致体内铁、锌、铜缺乏，以及钙、磷代谢障碍。

3. 心理-社会状况　评估疾病对患者日常生活和学习、工作的影响程度是否有担心、害怕、紧张、焦虑情绪等。患者的社会支持状况，如家庭成员的关心程度、医疗费用的来源是否充足等。

4. 辅助检查

(1) 尿液检查：尿蛋白定性一般为+++～++++，尿蛋白定量＞3.5g/d，尿沉渣镜检可见各种管型及红细胞。

（2）血常规：血浆清蛋白低于30g/L，血中胆固醇、三酰甘油、低密度及极低密度脂蛋白均可增高，血 IgG 可降低。

（3）肾功能检查：Ccr 正常或降低，Scr、BUN 可正常或升高。

（4）肾 B 超检查：发病早期双肾正常，晚期双肾缩小。

（5）肾活组织病理检查：可明确肾小球病变的病理类型，指导治疗及判断预后。

考点：肾病综合征的症状体征及并发症。

【主要护理诊断/问题】

1．体液过多　与低蛋白血症致血浆胶体渗透压下降等有关。
2．营养失调：低于机体需要量　与大量蛋白尿、摄入减少及吸收障碍有关。
3．有感染的危险　与机体抵抗力下降、应用激素和（或）免疫抑制剂有关。
4．有皮肤黏膜完整性受损的危险　与水肿、营养不良有关。
5．焦虑　与疾病复发影响工作和学习有关。
6．知识缺乏：缺乏疾病自我管理知识。
7．潜在并发症：血栓形成、急性肾衰竭、感染、心脑血管并发症。

考点：肾病综合征的护理诊断。

【护理措施】

（一）一般护理

1．休息与活动　严重水肿、胸腹腔积液时应卧床休息，护士可协助患者在床上作各关节的活动，水肿减轻后患者可进行轻度的室内活动，尿蛋白定量下降到 2g/d 以下时，可进行轻度的室外活动，但避免剧烈的运动。

2．合理饮食

（1）蛋白质：一般给予正常量的优质蛋白质，按 1.0g/(kg·d) 供给，肾功能不全时，应根据肌酐清除率调整蛋白质的摄入量。

（2）热量：应供给充足，按大于 126～147kJ（30～35kcal）/(kg·d)。

（3）脂肪：有高脂血症者，应限制食用富含胆固醇的食物，如蛋黄、动物内脏及油脂等，而应多吃富含多聚不饱和脂肪酸的食物，如芝麻油、鱼油以及富含可溶性纤维的食物，如燕麦、豆类等。

（4）限钠：患者水肿时应低盐或无盐饮食（<3g/d）。

（5）维生素及微量元素：注意饮食中各种维生素及微量元素的补充，特别注意钙的补充，因大量尿蛋白易造成缺钙，可多食燕麦、豆类等富含可溶性纤维的食物补充如铁、钙等微量元素。

（6）营养监测，记录进食情况：评估饮食结构是否合理，热量是否充足，定期测量血浆蛋白质、血红蛋白，评估机体的营养状态。

（二）病情观察

应观察患者全身水肿情况、尿量及尿液性状的变化、生命体征、注意体温有无升高、观察有无咳嗽、咳痰、肺部湿啰音、尿路刺激征、皮肤红肿等感染征象及有无并发症等。

(三) 治疗配合

1. 治疗原则　控制症状，防止复发及加重，延缓肾功能的损害，维持正常生活和工作能力。

(1) 一般治疗：卧床休息至水肿消退，但长期卧床会增加血栓形成机会，故应保持床上及床旁活动。肾病综合征缓解后，可逐步增加活动量。给予高热量、低脂、高维生素、低盐及富含可溶性纤维的饮食。肾功能良好者给予正常量的优质蛋白质，肾功能减退者给予优质低蛋白饮食。

(2) 对症治疗：①利尿消肿。常用噻嗪类利尿药和保钾利尿药合用，作为利尿治疗基础药物。二者合用可提高利尿效果，同时可减少钾代谢紊乱。常用氢氯噻嗪 25mg，每日 1～2 次，螺内酯 20mg，每日 3 次。②减少尿蛋白。持续大量蛋白尿可导致肾小球滤过率增高、加重肾损伤、促进肾小球硬化。若减少尿蛋白可以有效延缓肾功能的恶化。可用非类固醇消炎药，如吲哚美辛及布洛芬等。还可用血管紧张素转化酶抑制剂，常用卡托普利等药物可有效控制高血压，降低肾小球基底膜对大分子的通透性，减少尿蛋白。

(3) 抑制免疫与炎症反应：抑制免疫与炎症反应是肾病综合征的主要治疗方法。

1) 糖皮质激素（简称激素）：可抑制炎症反应、抑制免疫反应、抑制醛固酮和抗利尿激素分泌，影响肾小球基底膜通透性等综合作用而发挥其疗效。治疗分为 3 个阶段，使用原则为：①治疗阶段，起始用量要足。以泼尼松为例，始量为 40～60mg/d，或每日每千克体重 1mg，共服 8～12 周。足量有利于诱导疾病缓解。②减量阶段，减撤药要慢。有效病例每 2～3 周减原用量的 10%（约 5～10mg），当减至 20mg/d 左右时疾病易反跳，更当谨慎。③维持阶段，维持用药要久。最后以最小有效剂量（10～15mg/d）作为维持量，再服半年至 1 年或更久。这 3 点是激素治疗肾病的经验和原则，是影响疗效的 3 个关键。激素可采取全天量顿服或在维持用药期间两日量隔日一次顿服，以减轻激素的不良作用。激素对肾病综合征的治疗反应，可分为"激素敏感型"（用药 12 周内，肾病综合症缓解）、"激素依赖型"（激素减药到一定程度即复发）及"激素无效型"3 种。对不能用激素或不愿激素治疗的患者，可应用副作用小，或没有激素副作用的免疫抑制剂，如环孢霉素、他克莫司、吗替麦考酚酯片等药物，但须针对不同的个体，由有经验的肾科医师负责进行。

2) 细胞毒性药物：用于"激素依赖型"或"激素抵抗型"肾病综合征患者，配合激素治疗有可能提高缓解率。若非激素禁忌，一般不首选及单独应用细胞毒性药物。环磷酰胺是最常用的细胞毒性药物，也可使用盐酸氮芥、苯丁酸氮芥等，此外，长春新碱及塞替派亦有报道使用，疗效皆较弱。

3) 环孢素：能选择性抑制 T 辅助细胞及 T 细胞毒效应细胞，作为二线药物用于治疗，常用量为 3～5mg/（kg·d），分两次空腹口服。服药 2～3 个月后缓慢减量，疗程半年至 1 年。

(4) 并发症防治：肾病综合征的并发症是影响患者长期预后的重要因素，应积极防治。

1) 感染：在激素治疗时一般不主张常规使用抗生素预防感染，否则不但达不到预防目的，反而可能诱发真菌二重感染。但一旦发现感染，应及时选用对致病菌敏感、强效、无肾毒性的抗生素进行治疗，有明确感染灶者应尽快去除。

2) 血栓及栓塞：当血液存在高凝状态时，应开始预防性抗凝治疗。可给予肝素钠小剂量皮下注射，每 6 小时 1 次。抗凝同时辅以抗血小板解聚药，如双嘧达莫 300～400mg/d，分 3～4 次服，或阿司匹林 40～300mg/d 口服。一旦出现血栓或栓塞，应及早给予尿激酶或链激酶溶栓,并配合抗凝药的应用。

3) 急性肾衰竭:可采取以下4方面措施。①利尿药的应用,可冲刷阻塞的肾小管管型。②血液透析:利尿无效,且达到透析指征者,应给予血液透析以维持生命。③原发病治疗。④碱化尿液:口服碳酸氢钠碱化尿液,减少管型形成。

4) 中医药治疗:单纯中医、中药治疗肾病综合征疗效出现较缓慢,可与激素及细胞毒性药物联合应用。常用雷公藤总苷 10～20mg,每日3次口服,该药具有抑制免疫、抑制肾小球系膜细胞增生的作用,并能改善肾小球滤过膜通透性而有降尿蛋白作用。

2. 用药护理 遵医嘱使用利尿剂、肾上腺糖皮质激素、细胞毒性药物等药,严密观察疗效及不良反应,用药时不可随意增量、减量或停药。

(1) 在应用糖皮质激素期间,护士应正确指导患者,宜饭后服用,应多饮水,并告之突然减药或停药的危险;服药时间长时,可出现许多不良反应,如出现满月脸、水牛背、皮肤变薄、痤疮、多毛等症状,护士应告知停药后可自行消退,以消除焦虑。如出现白细胞明显下降、高血压、低钾及神经系统症状时,应及时报告医生进行处理。

(2) 应用环磷酰胺药物期间注意观察有无骨髓抑制、诱发感染、恶心、呕吐等胃肠道反应、出血性膀胱炎、脱发及肝功能损害等。

(四) 对症护理

1. 水肿的护理 限制钠盐的摄入;入水量根据病情而定;严密观察水肿转归,记录24小时出入液量;定期测量体重、定期评估水肿程度;监测有无急性左侧心力衰竭、高血压脑病等表现。

2. 积极预防感染 告知患者预防感染的重要性。

(1) 减少环境中的细菌:避免去人多的公共场所,减少探视,减少与传染病患者接触,预防交叉感染。

(2) 保持全身皮肤黏膜的清洁:协助或指导做好全身皮肤的清洁工作,避免损伤皮肤,做好晨间护理,预防感染等。

(3) 指导其加强休息和营养,注意保暖,做好病室物品及空气的清洁、消毒工作。

(五) 心理护理

由于本病症状明显,病程长,病情反复发作,患者可能会出现焦虑、悲观、失望等不良情绪反应,应给予患者及亲属精神上的支持,使其树立治疗疾病的信心。向患者宣教肾病综合征的有关知识,使其主动配合治疗。

考点:肾病综合征的治疗配合及护理。

【健康指导】

1. 休息与运动 注意休息,避免劳累。并适当活动,以免发生血栓。

2. 饮食调理 告知优质蛋白质、高热量、低脂、高膳食纤维和低盐饮食重要性,指导按病情选择合适食物,并合理安排每日饮食。

3. 预防感染 避免受凉、感冒,注意个人卫生。

4. 用药指导 告知不可擅自减量或停用激素,介绍各类药物的使用方法、注意事项及可能的不良反应。

5. 定期随访 肾病综合征的预后取决于肾小球疾病的病理类型、有无并发症、是否复发及用药的疗效。局灶性节段性肾小球硬化、系膜毛细血管性肾炎、重度系膜增生性肾炎预后差。

考点：肾病综合征的健康指导。

小结	1. 临床特点　肾病综合征是以大量蛋白尿、低蛋白血症、水肿、高脂血症为临床表现的一组综合征。主要治疗是对症治疗和激素治疗。 2. 护理要点　①饮食护理注意给予正常量的优质蛋白质，保证能量的摄入；②严密监测生命体征、病情变化及营养指标；③观察有无感染的征象，预防感染的发生；④观察药物的疗效与不良反应。

（毕　平）

第四节　尿路感染患者的护理

学习目标	识记： 1. 复述尿路感染患者的定义。 2. 知道尿路感染患者的症状和体征。 3. 识别尿路感染患者的易感因素。 理解： 1. 归纳尿路感染患者的辅助检查及特点和护理诊断。 2. 概括尿路感染患者的治疗配合及护理措施。 运用： 1. 能正确进行尿标本收集和尿细菌学检查的护理。 2. 对尿路感染患者进行有针对性的健康指导。

尿路感染（urinary tract infection，UTI），简称尿感，是指病原体侵犯尿路黏膜或组织引起的尿路炎症。

根据感染部位，尿路感染可分为上尿路感染［肾盂肾炎（nephropyelitis）］、下尿路感染［膀胱炎（cystitis）］。根据有无基础疾病，尿路感染还可分为复杂性尿路感染和非复杂性尿路感染。肾盂肾炎、膀胱炎又有急性和慢性之分，慢性肾盂肾炎常由于复杂性尿路感染迁延不愈所致，根据基础病因不同分3个类型：①伴有反流的慢性肾盂肾炎（反流性肾病）；②伴有阻塞的慢性肾盂肾炎（梗阻性慢性肾盂肾炎）；③特发性慢性肾盂肾炎。其中前两种类型尤为常见。

上行感染为最常见的感染途径。正常情况下尿道口周围有细菌寄居（主要来自肠道），当机体抵抗力下降或某些情况下，如月经期间、性生活后，或入侵细菌的毒力大，黏附于尿路黏膜且上行传播的能力强时，细菌可侵入尿道并沿尿路上行到膀胱、输尿管，甚至于肾而发生尿感。此外，细菌由体内慢性感染病灶（如慢性扁桃体炎、皮肤感染等）侵入血流，到达肾引起的肾盂肾炎，称为血行感染，此种感染途径较少见，可发生于先已有严重尿路梗阻者或机体免疫能力极差者。

知识链接　　尿路感染的易感因素

1. 尿路有复杂情况致尿流不通畅　常见于器质性梗阻，功能性梗阻，尿路有异物存在，有肾实质病变，如尿路结石、肿瘤、前列腺肥大、妊娠子宫压迫输尿管、膀胱-输尿管反流、肾下垂等。
2. 泌尿系统畸形和结构异常。
3. 尿路器械的使用，一次导尿尿感发生率1%～3%，留置导尿管3天以上尿感率>90%。
4. 尿道内或尿道口周围有炎症　导尿、尿路器械检查也易促发尿路感染。
5. 机体抵抗能力差　长期卧床的严重慢性病及长期应用免疫抑制剂的患者，因机体的抵抗力下降而易发生感染。
6. 女性尿路感染常见　女性尿道相对短，肛门距离尿道口近，容易感染。

考点：尿路感染的定义及易感因素。

尿感的诊断不能单纯依靠临床症状和体征，而应依靠实验室检查结果，特别是尿细菌学检查，如有真性细菌尿，均应诊断为尿感。必须指出的是有明显尿频、排尿不适的女性，尿中有较多的白细胞，如中段尿细菌定量培养≥10^2/ml，致病菌为大肠杆菌、克雷伯杆菌、变形杆菌等，亦可诊断为尿感。

对于有明显的全身感染症状、肋脊角疼痛、压痛和叩击痛、血白细胞增加的患者，多考虑为肾盂肾炎。但对于尿感的定位诊断，不能单纯依靠临床症状和体征来确定，不少肾盂肾炎无典型的临床症状。另外，临床表现为膀胱炎的患者中约有1/3为亚临床型的肾盂肾炎，但目前临床上还没有较好的实验室检查方法来进行定位诊断。

【护理评估】

1．健康史

（1）本次发病的因素，如劳累，长时间旅行，饮水量小，机体抵抗力下降，妊娠，尿路伴有结石、梗阻，尿路异常等。

（2）以往有无尿感发病经历，是否熟悉发病时的正确处理方法。能否正确用药及对药物知识的掌握程度，对医嘱的依从性。

2．身体评估

（1）症状和体征

1）膀胱炎：即通常所指的下尿路感染。约占尿感的60%，膀胱炎患者主要表现为尿路刺激症状，即尿频、尿急、尿痛，白细胞尿，偶可有血尿，甚至肉眼血尿，膀胱区可有不适。一般无明显的全身感染症状，但少数患者可有腰痛，低热（一般不超过38℃），血白细胞计数常不增高。约30%以上的膀胱炎为自限性，可在7～10d内自愈。

2）急性肾盂肾炎：①全身表现——起病急，常有寒战、高热、全身不适、疲乏无力、食欲减退、恶心呕吐，甚至腹痛、腹胀或腹泻等。如高热持续不退，提示并存尿路梗阻、肾周脓肿或败血症等。②泌尿系统表现——常有尿频、尿急、尿痛等尿路刺激症状，多数伴腰痛或肾区不适。肋脊角有压痛和（或）叩击痛。腹部上、中输尿管点和耻骨上膀胱区有压痛。③尿液变化——可见脓尿或血尿。临床上轻症患者全身症状可不明显，仅有尿路局部表现和尿液变化，与膀胱炎鉴别困难。

3）慢性肾盂肾炎：慢性肾盂肾炎的病程经过很隐蔽。临床表现分为以下3类：①尿路感染表现。仅少数患者可间歇发生症状性肾盂肾炎，但更为常见的表现为间歇性无症状细菌尿和（或）间歇性尿急、尿频等下尿路感染症状，腰腹不适和（或）间歇性低热。②慢性间质性肾炎表现。高血压、多尿、夜尿增加，易发生脱水。③慢性肾病的相关表现。

4）不典型尿路感染：①以全身急性感染症状为主要表现，而尿路局部症状不明显。②尿路症状不明显，而主要表现为急性腹痛和胃肠道功能紊乱的症状。③以血尿、轻度发热和腰痛等为主要表现。④无明显的尿路症状，仅表现为背痛或腰痛。⑤少数人表现为肾绞痛、血尿。⑥完全无临床症状，但尿细菌定量培养，菌落≥10^5/ml。

（2）尿路感染的并发症

1）肾乳头坏死：常发生于严重肾盂肾炎伴有糖尿病或尿路梗阻时，可并发G-杆菌败血症，导致急性肾衰竭。主要表现为高热，剧烈腰痛和血尿，可有坏死组织从尿中排出。发生肾绞痛，静脉肾盂造影可见肾乳头区有"环形征"。宜加强抗菌药物治疗，解除尿路梗阻。

2）肾周围脓肿：由严重肾盂肾炎直接扩展而来。除原有症状加剧外，常出现明显的单侧腰痛，B超、CT、X线腰部平片等有助于诊断。加强抗炎，支持治疗，必要时切开引流。

3．心理-社会状况　评估疾病对患者日常生活和工作的影响程度，是否有焦虑、痛苦、害怕、担心等情绪。

4．辅助检查

（1）尿培养、菌落计数：当患者满足下列条件之一时，可确诊为尿感。

1）典型尿路感染症状+脓尿（离心后尿沉渣镜检白细胞＞5/HP）+尿亚硝酸盐试验阳性。

2）清洁离心中段尿沉渣白细胞数或有尿路感染症状者＞10/HP。

3）有尿路感染症状者+正规清晨清洁中段尿细菌定量培养，菌落数≥10^5/ml，且连续两次尿细菌计数≥10^5/ml，两次的细菌及亚型相同者。

4）作膀胱穿刺尿培养，如细菌阳性（不论菌数多少）。

5）典型尿路感染症状，治疗前清晨清洁中段尿离心尿沉渣革兰氏染色找细菌，细菌＞1个/油镜视野。

（2）X线静脉肾盂造影：见到局灶、粗糙的皮质瘢痕，伴有附属的肾乳头收缩的扩张和变钝等征象可确诊为慢性肾盂肾炎。

> **考点**：尿路感染的症状体征、主要辅助检查及特点。

【主要护理诊断/问题】

1．排尿障碍：尿频、尿急、尿痛　与炎症刺激膀胱有关。

2．体温过高　与泌尿系统感染有关。

3. 疼痛：肾区疼痛 与急性肾盂炎症有关。
4. 焦虑 与疾病反复发作、久治不愈等因素有关。
5. 知识缺乏：缺乏疾病自我管理知识。
6. 潜在并发症：肾乳头坏死、肾周脓肿等。

知识链接

尿标本收集采用清洁中段尿或导尿留取标本，避免污染，若单纯做尿培养而不加定量，结果不可靠。若采用膀胱穿刺抽取尿液后的方式做定性培养结果很可靠。临床上清洁中段尿常作为尿细菌定量培养。

假阳性与假阴性假阳性见于以下情况：①中段尿的收集不合标准，尿标本被白带污染。②尿标本在室温放置超过1h才接种和检查。③接种和检查的技术有错误。假阴性主要可见于以下情况：①患者7d内用过抗菌药。②尿液在膀胱内停留不足6h，细菌没有足够的时间繁殖。③收集中段尿，消毒药不慎混入尿标本内。

考点：尿路感染的护理诊断及尿标本收集。

【护理措施】
（一）一般护理
1. 休息与活动 给患者提供安静、舒适的休息环境，急性期患者应注意卧床休息，各项护理操作最好能集中进行，避免过多地干扰患者，加重患者的不适。慢性期根据病情酌情活动，避免劳累。体温正常、症状明显减轻后可起床活动。加强生活护理，及时更换汗湿的衣服。
2. 饮食护理 宜进清淡而富于营养的饮食，多饮水，如无禁忌，每日饮水量应多于2500ml，使尿量增加以冲洗尿路，促进细菌及炎性分泌物排出，有助于发热的控制，是缓解尿路刺激症状的有效措施。若已发热、全身症状明显者，应给予流质或半流质饮食，消化道症状明显者可静脉补液，同时做好口腔护理，必要时遵医嘱用止呕药。
（二）病情观察
监测体温的变化并做好记录，如高热持续不退或体温进一步升高，且出现腰痛加剧等，应考虑是否出现肾周脓肿、肾乳头坏死等并发症，应及时通知医生处理。肾乳头坏死时，尿中可出现脱落的坏死组织。配合医生做肾周脓肿切开术。
（三）治疗配合
1. 治疗原则
（1）选药原则：①在未有药物敏感试验结果时，选用对革兰氏阴性杆菌有效的抗菌药物。②膀胱炎要求抗菌药物尿浓度高，肾盂肾炎要求血尿药物浓度高，且最好用杀菌药物。
（2）疗效评定标准：①见效——治疗后复查细菌尿转阴。②治愈——完成抗菌药物疗程后，细菌尿转阴，在停止抗菌药后1周和1个月再追踪复查1次，如没有细菌尿，或虽有细菌尿，但仅为重新感染，则认为原先感染已治愈。③治疗失败——在治疗后仍持续有细菌尿或在追踪期间内复发。

2．用药护理 遵医嘱使用抗生素，注意观察药物的治疗反应及有无出现副作用。嘱患者按时、按量、按疗程服药，勿随意停药，以达到彻底治疗的目的。服用磺胺类药物时，应同服碳酸氢钠，碱化尿液，避免尿路结晶形成，用药过程中注意尿液的监测，了解药物疗效。对长期应用抗生素者，并注意监测肾功能的变化，了解药物对肾是否产生毒性。

（四）对症护理

1．高热的护理

（1）密切观察体温变化，当体温超过38.5℃，可给予冰敷、乙醇擦浴等物理降温的措施，并注意观察和记录降温的效果。

（2）高热持续不退或体温进一步升高，同时出现腰痛加剧，应考虑是否出现并发症，并及时通知医生处理。

2．尿路刺激症状的护理

（1）保持身心两方面的休息：嘱患者于急性发作期间注意休息，心情尽量放松，因过分紧张可加重尿频。指导患者从事一些感兴趣的活动，如听轻音乐、欣赏小说或看电视，和室友聊天等，以分散患者对自身不适的注意力，减轻患者的焦虑，缓解尿路刺激征。

（2）水分的摄入：在无禁忌证的情形下，应嘱患者尽量多饮水、勤排尿，以达到不断冲洗尿路的目的，减少细菌在尿路停留的时间。

（3）皮肤黏膜的清洁：指导患者做好个人卫生，女患者月经期间增加外阴清洗次数。教会患者正确清洁外阴部的方法，以减少肠道细菌对尿路的感染机会。

（4）疼痛的护理：腰痛明显的患者应卧床休息，避免弯腰、站立或坐直，以减少对肾包膜的牵拉力，有利于减轻腰痛。按医嘱给予抗菌药物、解热止痛药等，给予局部按摩。指导采取减轻疼痛的方法，如转移注意力、使用放松术等。

（五）心理护理

由于本病症状明显，病程长，病情反复发作，患者可能会出现焦虑、悲观、失望等不良情绪反应，应给予患者及亲属精神上的支持，使其树立治疗疾病的信心。向患者宣教肾病综合征的有关知识，使其主动配合治疗。

考点：尿路感染的治疗配合及护理措施。

知识链接

尿细菌学检查的护理

向患者解释检查的意义和方法。做尿细菌定量培养时，最好用清晨第1次（尿液停留膀胱6~8h以上）的清洁、新鲜中段尿液送检。为保证培养结果的准确性，尿细菌定量培养需注意：①在应用抗菌药之前或停用抗菌药5d之后留取尿标本；②留取尿液时要严格无菌操作，先充分清洁外阴、包皮，消毒尿道口，再留取中段尿液，并在1h内做细菌培养，或冷藏保存；③尿标本中勿混入消毒药液，女性患者留尿时注意勿混入白带。

【健康指导】

1．向患者宣教尿感的一般知识，使患者知道按医嘱治疗的重要性。告知急性肾盂肾炎患者临床治愈的概念、急性期彻底治疗的重要性等。

2. 指导预防复发的方法

(1) 注意个人清洁卫生，尤其会阴部及肛周皮肤的清洁，特别是女性月经期、妊娠期、产褥期。女婴应特别注意尿布及会阴部卫生。

(2) 避免劳累，坚持体育运动，增强机体的抵抗力。

(3) 多饮水、勤排尿（2～3h排1次尿）是最简便而有效的预防尿路感染的措施。

(4) 若局部有炎症（如女性尿道旁腺炎、阴道炎、男性前列腺炎等）应及时治疗。

(5) 如果炎症的反复发作与性生活有关，应注意性生活后即排尿，并口服抗菌药物预防。

(6) 严格掌握尿路器械检查的指征。

(7) 膀胱输尿管反流者，养成二次排尿习惯。

(8) 定期门诊随访，了解尿液检查的内容、方法和注意事项。

非复杂性尿感90%可以治愈，急性复杂性尿感除非纠正易感因素，否则很难治愈，且可演变为慢性肾盂肾炎。非复杂性尿感演变成慢性肾盂肾炎罕见。

考点：尿细菌学检查的护理及健康指导。

| 小结 | 1. 临床特点　尿路感染包括膀胱炎和肾盂肾炎。前者主要表现为尿频、尿急、尿痛等膀胱刺激症状；后者主要为寒战、高热、头痛、全身酸胀、乏力及膀胱刺激征等临床表现。主要治疗是休息、多饮水、勤排尿和抗感染治疗。
2. 护理要点　①注意休息和睡眠；②严密监测病情变化，如膀胱刺激征、高热；③饮食给予清淡、富营养、易消化的食物；④多饮水，多排尿，有利于冲洗尿路，同时碱化尿液。 |

（毕　平）

第五节　慢性肾衰竭患者的护理

| 学习目标 | 识记：
1. 复述慢性肾衰竭患者的定义。
2. 知道慢性肾衰竭患者的分期。
3. 熟记慢性肾衰竭患者的症状和体征。
理解：
1. 解释慢性肾衰竭患者的常见病因和发病机制。
2. 归纳慢性肾衰竭患者的主要辅助检查及特点和护理诊断。
运用：
1. 按照护理程序护理慢性肾衰竭患者。
2. 对慢性肾衰竭患者进行健康指导。 |

案例

男性，30岁，近2年有乏力、头痛、食欲缺乏及夜间尿量增多现象。近2个月全身皮肤瘙痒并厌食、恶心。近3天心悸、气急、不能平卧。患者情绪低落、悲观。体检：T 36.5℃，P 100次/分，R 32次/分，BP 160/95 mmHg，神志清楚，呼吸深大，面色苍白晦暗、轻度水肿，口腔有尿臭味、口腔黏膜有溃疡，皮肤有尿霜。双肺底闻及湿啰音。血常规检查示：血红蛋白80g/L；血钙1.95 mmol/L、血磷2.14 mmol/L、血尿素氮16mmol/L，血肌酐800μmol/L，肾小球滤过率8ml/min；血PH值7.28。尿化验检查，尿比重1.009，尿蛋白（++），有颗粒管型。B超示双肾缩小。初步诊断为：慢性肾小球肾炎、慢性肾衰竭（尿毒症期）。

思考：
1. 请思考该患者的护理诊断/问题。
2. 针对主要护理问题列出护理措施。

慢性肾衰竭（chronic renal failure，CRF）（简称慢性肾衰）又称慢性肾功能不全，是指各种原因造成的慢性进行性肾实质损害，致使肾明显萎缩，不能维持其基本功能，临床出现以代谢产物潴留，水、电解质和酸碱平衡紊乱，全身各系统受累为主要表现的临床综合征，终末期也称为尿毒症。据统计，每年每一万人口中约有1人发生慢性肾衰竭。

由于肾功能损害是一个较长的发展过程，肾有强大的贮备能力，当肾小球滤过率（GFR）降至正常的35%～50%时，患者尚能不出现症状，血肌酐正常。随着病情的进展，根据肾小球滤过功能降低的程度，不同阶段，有其不同特点。一般按肾功能水平分成四期，参见表5-1。

表 5-1 中国慢性肾衰竭分期

分期	肌酐清除率（ml/min）	血肌酐（μmol/L）	血肌酐（mg/dl）	临床症状
肾功能代偿期	50～80	133～177	1.5～2.0	无症状
肾功能失代偿期	25～50	186～442	2.1～5.0	轻度贫血、乏力和夜尿增多
肾衰竭期	10～25	451～707	5.1～7.9	贫血、消化道症状明显，夜尿增多，可有轻度水、电解质、酸碱平衡紊乱
尿毒症期	<10	≥707	≥8.0	各种尿毒症症状：明显贫血，恶心、呕吐，水、电解质、酸碱平衡紊乱，神经系统症状

慢性肾衰竭的常见病因有：①原发性肾疾病，如肾小球肾炎、慢性肾盂肾炎、小管间质性肾病、遗传性肾炎、多囊肾等；②继发性肾病变，如系统性红斑狼疮性肾病、糖尿病肾病、高血压肾小动脉硬化症、各种药物和重金属所致的肾病；③尿路梗阻性肾病，如尿路结石、神经性膀胱、前列腺肥大等；④长期服用解热镇痛剂及接触重金属等病史。

我国常见的病因依次为原发性肾小球肾炎、糖尿病肾病、高血压肾小动脉硬化、狼疮性肾炎、梗阻性肾病、多囊肾等。

知识链接　　　　**慢性肾衰竭的发病机制**

1. 矫枉失衡学说　由于肾小球滤过率下降，造成体内代谢失衡，为了适应和矫正这种失衡，体内进行了相应的调整，在调整的过程中，又导致新的不平衡。

2. 肾小球高滤过学说　当肾单位破坏至一定数量，残余的每个肾单位代谢废物的排泄负荷增加，代偿地发生肾小球的高灌注、高压力和高滤过。这"三高"可导致肾小球毛细血管壁损伤，系膜区大分子物质沉积，肾小球硬化，使肾功能进一步恶化。

3. 肾小管高代谢学说　慢性肾衰时，健存肾单位的肾小管呈代偿性高代谢状态，致氧自由基产生增多，引起肾小管损害，小管间质炎症及纤维化，以至肾单位功能丧失。

4. 其他　慢性肾衰竭的发生与脂类代谢紊乱、肾内凝血异常、细胞因子和多肽生长因子等亦有密切关系。尿毒症各种症状的发生与水、电解质、酸碱平衡失调及肾的内分泌功能障碍等有关。

考点： 慢性肾衰竭的定义、分期、病因及发病机制。

【护理评估】

1. 健康史

（1）评估有无导致慢性肾衰竭的疾病，应询问患者及其家族成员是否患有肾或泌尿系统疾病，是否患有高血压、糖尿病、系统性红斑狼疮等疾病。了解患病经过、病程长短、病情反复发作、迁延不愈的情况，了解既往治疗及用药情况（如药物的种类、剂量、用法、疗程、患者对药物的反应等）。

（2）评估本次发病的时间，有无诱因（如感染、严重呕吐、腹泻、摄入大量蛋白质等）。

2. 身体评估

（1）症状和体征：慢性肾衰竭的病变十分复杂，可累及人体各个脏器，出现各种代谢紊乱，构成尿毒症表现。虽然透析可改善尿毒症的大部分症状，但有些症状可持续，甚至加重。早期往往仅表现为基础疾病的症状，当残余肾单位不能调节、适应机体要求时，则出现肾衰竭症状，包括全身各系统中毒症状及水、电解质、酸碱平衡紊乱的表现。

1）消化系统：食欲缺乏是常见的最早期症状。随着病情加重患者多有恶心、呕吐、腹胀、腹泻、舌和口腔黏膜溃疡，患者口气常有尿味。晚期患者可有上消化道出血，也很常见，主要与胃黏膜糜烂和消化性溃疡有关，尤以前者常见。慢性肾衰竭患者的消化性溃疡发生率较正常人高。

2）心血管系统：①高血压。大部分患者存在不同程度的高血压。高血压在尿毒症终末期患者中十分常见。长期高血压可引起左心室扩大、心力衰竭、动脉硬化及肾损害加重，严重高血压可发生高血压脑病，少数发生恶性高血压。导致患者高血压的原因主要是水、钠排泄障碍，以致体内水钠潴留，也与肾素活性增高有关。②心力衰竭。心力衰竭是慢性肾衰患者死亡的常见原因。其原因多与水钠潴留及高血压有关,部分心衰与尿毒症心肌病有关。尿毒症心肌病的发生可能与代谢废物的潴留和贫血等有关。③尿毒症心包炎。多出现于尿毒症终末期。主要见于透析不充分者。心前区疼痛是最常见的症状,心包积液多为血性,严重患者可出现心包压塞症状。心包炎主要与尿毒症毒素及毛细血管破裂有关。④动脉粥样硬化。病变进展迅速,冠心病是慢性肾衰竭主要死亡原因之一。本病患者常有高三酰甘油血症及轻度胆固醇升高,发生的原因主要与高脂血症和高血压有关。

3) 呼吸系统:尿毒症毒素可引起尿毒症性肺水肿及肺炎。由于慢性肾衰竭患者自身免疫功能低下,容易并发支气管炎、支气管肺炎、间质性肺炎、尿毒症性胸膜炎及胸腔积液等,酸中毒时呼吸深而长。

4) 血液系统:①贫血,尿毒症必有的表现,为正常细胞正色素性贫血,其程度与病情严重程度成平行关系。造成贫血的主要原因包括:肾产生促红细胞生成激素减少;铁摄入不足,体内叶酸、蛋白质缺乏,失血,如血透时失血、经常性的抽血检查,毒素抑制红细胞的成熟并导致红细胞损伤,使其寿命缩短。②出血倾向,主要表现为皮下出血点、瘀斑、鼻出血、牙龈出血、月经过多及内脏(主要为胃肠道)出血。引起出血的主要原因是毒素作用于血小板,使外周血小板破坏增多、出血时间延长、血小板聚集和黏附能力下降等。③白细胞异常,由于毒素作用,白细胞的生成和功能均有障碍。表现为白细胞总数较低,淋巴细胞减少,中性粒细胞趋化性、吞噬和杀菌能力减弱,导致患者容易发生感染。

5) 神经、肌肉系统:慢性肾衰竭早期可出现疲乏、头晕、记忆力减退、注意力不集中、失眠等症状。后期可出现性格和行为改变、抑郁、谵妄、昏迷等,还可出现幻视、幻听等精神症状,甚至出现自杀倾向。晚期患者常有周围神经病变,患者可出现肢体麻木、膝腱反射消失、肌无力等感觉异常。

6) 肾性骨营养不良症:又称肾性骨病,是指尿毒症骨骼改变的总称。可出现纤维性骨炎、肾性骨软化症、骨质疏松症和肾性骨硬化症。骨病有症状者少见,患者早期常无明显症状,晚期则可有行走无力、骨痛、自发性骨折、骨骼变形等。早期诊断主要靠骨活组织检查。肾性骨病的发生与活性维生素 D_3 不足或骨组织对其反应减弱、继发性甲状旁腺功能亢进等有关。

7) 皮肤症状:皮肤瘙痒是常见症状。患者常有不同程度的皮肤干燥、脱屑、色素沉着等。由于患者贫血、色素沉着,再加上面部轻度水肿而形成尿毒症面容。主要与钙盐在皮肤及神经末梢沉积和继发性甲状旁腺功能亢进有关。另外,由于尿素随汗液由皮肤排出,从而形成尿素霜,更加重了瘙痒的程度。

8) 水、电解质和酸碱平衡失调:如高钠或低钠血症、水肿或脱水、高钾或低钾血症、低钙血症、高磷血症、代谢性酸中毒等。

9) 并发感染:晚期慢性肾衰竭患者易于并发感染,为其主要死亡原因之一。发生感染的原因与机体免疫功能低下、白细胞功能异常等有关。以肺部和尿路感染常见,血透患者易发生动静脉瘘感染、肝炎病毒感染等。

10) 内分泌失调:本病患者的血浆活性维生素 D_3、促红细胞生成激素降低。常有性功能障碍,女性可出现闭经、不孕等。

11) 其他:可有体温过低、碳水化合物代谢异常、高尿酸血症、脂代谢异常等。

3. 心理 - 社会状况

(1) 评估患者对疾病诊断和治疗的了解程度,对自我保健知识的掌握程度。

(2) 慢性肾衰竭患者的预后不佳，治疗费用又较昂贵，尤其是需要进行长期透析或做肾移植手术时，患者及其家庭心理压力较大，会出现各种情绪反应，如抑郁、恐惧、绝望等。护士应细心观察以便及时了解患者及其家属的心理变化，及时给予心理疏导，增强患者对疾病治疗及生活的信心。评估患者的社会支持情况，包括家庭经济情况、家庭成员对该病的认识及态度、患者的工作单位所能提供的支持等。另外，还应对患者居住地段的社区保健情况进行评估。

4．辅助检查
(1) 血常规：红细胞数降低，血红蛋白含量下降，白细胞可升高或降低。
(2) 尿液检查：夜尿增多，尿渗透压下降。尿沉渣中可有红、白细胞，颗粒管型，蜡样管型等。
(3) 肾功能检查：内生肌酐清除率降低，血肌酐增高。
(4) 血液生化检查：血清清蛋白降低，血钙降低，血磷增高，血钾和血钠可增高或降低，可有代谢性酸中毒。
(5) B超或X线平片检查：示双肾缩小。

考点：慢性肾衰竭的症状体征、主要辅助检查及特点。

【主要护理诊断/问题】
1．体液过多　与肾小球的滤过功能降低导致水钠潴留、多饮水或补液不当及心功能不全等因素有关。
2．营养失调：低于机体需要量　与长期限制蛋白质摄入，消化吸收功能紊乱，水、电解质紊乱及贫血等因素有关。
3．活动无耐力　与心血管并发症，贫血，水、电解质和酸碱平衡紊乱等有关。
4．有皮肤完整性受损的危险　与皮肤水肿、弹性下降、凝血机制障碍、机体抵抗力下降有关。
5．有感染的危险　与机体免疫功能低下、白细胞功能异常及透析等有关。
6．知识缺乏：缺乏疾病自我管理知识。
7．潜在并发症：水、电解质、酸碱平衡失调。

考点：慢性肾衰竭的护理诊断。

【护理措施】
(一) 一般护理
1．休息与活动　为慢性肾衰竭患者提供安静的休息环境，多休息，协助患者做好各项生活护理。对病情程度不同的患者，可根据患者的耐受情况，适当活动，避免过度劳累。活动时评价患者耐受情况，活动时有无出现疲劳感，有无胸痛、呼吸困难、头晕等。活动后心率的改变，如心率比静止状态增加20次/分以上，活动停止3min后心率没有恢复到活动前的水平，提示活动量过大。活动时有无血压改变，如舒张压的升高等。对病情较重、心力衰竭者，应绝对卧床休息。
2．饮食护理
(1) 合理摄入蛋白质：蛋白质的合理摄入，不仅能减少体内代谢产物的积聚及体内蛋白质的分解，以维持氮平衡，而且还可防止低蛋白血症和营养不良的发生。若是长期低蛋白饮食的患者，应使用必需氨基酸疗法或必需氨基酸及 α-酮酸的混合制剂疗法。给予足量的碳水化合物和脂肪，以减少体内蛋白质的分解。慢性肾衰竭患者应限制蛋白质的摄入，且饮食中 50% 以上的蛋白质为优质蛋白质，如鸡蛋、牛奶、瘦肉等，由于植物蛋白质中含非必需氨基酸多，因此应尽量减少摄入，如花生、豆类及其制品。具体摄入量应根据患者的肾小球滤过率（glomerular filtration rate, GFR）来调整：①非糖尿病肾病患者，当 GFR ≥ 60ml/(min·1.73m^2) 时，蛋白质摄入量为 0.8g/(kg·d)；当 GFR < 60ml/(min·1.73m^2) 时，蛋白质摄入量为 0.6g/(kg·d)；当 GFR < 25ml/(min·1.73m^2) 时，蛋白质摄入量为 0.4g/(kg·d)。②糖尿病肾病患者，从出现蛋白尿起，蛋白质摄入量应控制在 0.8g/(kg·d)；当出现 GFR 下降后，蛋白质摄入量减至 0.6g/(kg·d)。静脉输入必需氨基酸应注意输液速度。输液过程中若有恶心、呕吐应给予止吐剂，同时减慢输液速度。切勿在氨基酸内加入其他药物，以免引起不良反应。

（2）保证充足的热量：供给充足的热量可减少体内蛋白质的消耗，避免发生负氮平衡。供给量为 126～147kJ/(kg·d)，以碳水化合物为热量的主要来源，最好选用含蛋白质少的纯淀粉类食品（如麦淀粉、玉米淀粉等）代替米、面等谷类食品。另外，含蛋白质低而热量高的食物有土豆、白薯、淮山、芋头、藕、菱角粉、粉丝、凉粉、南瓜等。脂肪是热量的另一来源，可多食植物油，少食动物油。如觉饥饿，可食芋头、马铃薯、苹果、马蹄粉等。也应注意供给富含维生素 C、B 族维生素和叶酸的食物。对已开始透析的患者，应改为透析时的饮食疗法。

（二）病情观察

定时测量生命体征，每日定时测量体重，准确记录出入水量，包括服药时的饮水量。密切观察液体量过多的症状和体征，如短期内体重迅速增加、出现水肿或水肿加重、血压升高、意识改变、心率加快、肺底湿啰音、颈静脉怒张等。

（三）治疗配合

1．治疗原发病和纠正慢性肾衰竭可逆因素　纠正某些可逆因素，如水、电解质紊乱、感染、尿路梗阻、心力衰竭等，是防止肾功能进一步恶化、促使肾功能有不同程度恢复的关键。

2．延缓慢性肾衰竭的发展应在肾衰竭的早期进行

（1）饮食治疗：饮食控制可缓解尿毒症症状，延缓"健存"肾单位的破坏速度。给予低蛋白饮食时应考虑个体化，并密切监测营养指标，以避免发生营养不良。

（2）必需氨基酸的应用：适当地应用必需氨基酸可使尿毒症患者维持较好的营养状态，有利于减少血中尿素氮水平，改善尿毒症症状。

（3）控制全身性和肾小球内高压力：全身性高血压、肾小球内高压均可促使肾小球硬化，故应有效控制。一般首选血管紧张素转换酶抑制剂（ACEI，如贝那普利）或血管紧张素 II 受体拮抗药（如氯沙坦），以延缓肾功能减退。

（4）其他：治疗高脂血症、中医辨证施治等。

3．对症治疗

（1）水、电解质和酸碱平衡失调：①轻度失水者可口服补充，重度失水者可静脉滴注 5% 葡萄糖液。水过多时，应严格限制摄入水量。低钠血症时补充钠盐，低钠血症出现惊厥、昏迷等精神症状时，可用 5% 氯化钠溶液静滴。钠过多时常伴有水肿，应限制水、钠摄入，使用利尿药。②代谢性酸中毒时，一般口服碳酸氢钠，严重者静脉补碱。③低钙、高

磷时可口服碳酸钙,既可降低血磷,又可补充钙,同时还可纠正酸中毒。血磷不高而血钙过低时,可口服葡萄糖酸钙。④尿毒症患者易发生高钾血症,应定期监测血钾,当血钾超过6.5mmol/L,心电图表现为T波高尖、QRS波增宽明显时,应予以紧急处理:钙剂(10%葡萄糖酸钙10~20ml)稀释后静脉缓慢(不低于5min)注射;11.2%乳酸钠或5%碳酸氢钠100~200ml静滴纠正酸中毒,并同时促进钾离子向细胞内流动;50%葡萄糖溶液50~100ml加胰岛素6~12U缓慢地静脉注射,促进糖原合成,使钾离子向细胞内移动;口服离子交换树脂(15~30g,每日3次)。以上措施无效时,最好采用最有效的透析治疗,纠正水、电解质及酸碱平衡失调。

(2) 心血管系统:①高脂血症,治疗原则与其他高脂血症相同,但是否用调节血脂药仍未有定论。如要使用氯贝丁酯或胆固醇合成抑制剂时,其剂量应按GFR来调节。高尿酸血症通常不需治疗。②高血压,通过减少血容量,消除水钠潴留,患者的血压多数可恢复正常,可选用利尿剂,如口服呋塞米40mg,每日3次,必要时静脉注射,同时减少水和钠盐的摄入。利尿效果不理想时,可用透析来脱水。另外,可选用降压药如ACEI(如卡托普利)、钙通道阻滞剂(如硝苯地平)、β受体阻滞剂(如普萘洛尔)、血管扩张剂(如肼屈嗪)等。③心力衰竭,与一般心力衰竭治疗相同,如限制水和钠的摄入、使用利尿剂、洋地黄类药物、血管扩张剂等,但疗效较差。肾衰竭的心力衰竭主要是由于水钠潴留引起,可用透析脱水。④心包炎,透析可改善心包炎的症状,当出现心包填塞时,应紧急心包切开引流。

(3) 感染:抗生素的选择和应用与一般感染相同,应避免选择对肾毒性大的抗生素,如氨基糖苷类抗生素等。

(4) 血液系统:主要是治疗贫血,可以少量多次输血或应用红细胞生成素,用重组人类红细胞生成激素(EPO)时疗效显著,应注意同时补充造血原料如铁、叶酸等。

(5) 肾性骨病:在慢性肾衰竭的早期注意纠正钙磷平衡失调,可防止大部分患者发生继发性甲状旁腺功能亢进和肾性骨营养不良症。口服骨化三醇对骨软化症、纤维性骨炎有一定疗效,行甲状旁腺次全切除术对转移性钙化和纤维性骨炎有效。

4.透析疗法 是替代肾功能的治疗方法,可代替肾的排泄功能,但无法代替其内分泌和代谢功能。尿毒症患者经药物治疗无效时,便应透析治疗。血液透析和腹膜透析的疗效相近,各有优缺点,应综合考虑患者的情况来选用。

5.肾移植 成功的肾移植会恢复正常的肾功能(包括内分泌和代谢功能),但应选择ABO血型和人类白细胞抗原(HLA)配型合适的供肾者,并在肾移植后长期使用免疫抑制药,以避免排斥反应而导致肾移植失败。

6.用药护理 积极纠正患者的贫血,如遵医嘱用红细胞生成激素。观察用药后反应,如头痛、高血压、癫痫发作等。定期查血红蛋白和血细胞比容等。遵医嘱用降压药、强心药等。

(四) 对症护理

1.维持电解质和液体平衡 监测血清电解质的变化,如血钾、钠、钙、磷,发现异常及时通知医生处理。有少尿、水肿、高血压和心力衰竭者,应限制水及盐的摄入量。饮水量一般为500~600ml加上前一日的尿量再减去当日输液量,如果尿量>1000ml/d,且无水肿者,则不必限制。当患者血钾高,尿量少于1000ml/d,应避免食含钾高的食物,如豆类、海带、紫菜、银耳、木耳、菠菜、苋菜、薯类、芋头、坚果、桃子、香蕉、红枣等。出现骨质疏松和贫血时应补充钙和铁含量多的食物。氮质血症初期,应限制磷的摄入,一般每日不超

600mg。观察低钙血症的症状，如手指麻木、易激惹、腱反射亢进、抽搐等。如有低钙血症，可摄入含钙量较高的食物如牛奶，遵医嘱使用活性维生素D及钙剂等。

2．皮肤护理　保持皮肤清洁，以温和的香皂或沐浴液清洗皮肤，洗后涂以润肤露，以避免皮肤干燥，加重瘙痒。指导患者将指甲修理平整并保持清洁，以防患者挠痒时，抓破皮肤造成感染。水肿患者应注意皮肤清洁，指导患者抬高水肿部位，且每2小时改变一次姿势，以避免水肿部位皮肤长期受压，而发生感染甚至压疮。

3．预防感染　病室每日通风2次，每次15～30min以保持空气新鲜。每日用紫外线或空气喷雾消毒1次。给患者进行各项护理操作时，应严格无菌操作。进行保护性隔离，减少探视，告知患者及亲属拒绝上呼吸道感染及其他传染病者接触患者，注意保暖，防止受凉，教导患者避免去公共场所。加强生活护理，做好全身皮肤、口腔、外阴等的清洁，嘱患者保持个人卫生并解释其重要性。合理饮食，以维持患者最佳健康状况，提高机体抵抗力。接受血液透析的患者乙型肝炎和丙型肝炎的发生率要明显高于正常人，故要进行乙肝疫苗的接种，尽量减少血液制品的输入等。

4．减轻患者的水肿　严格控制入液量（入液量一般为400～700ml+前一日的尿量），已进行透析的患者，同样应强调量出为入的原则。为减轻患者的烦渴现象，可用含冰块代替饮水。限制钠盐的摄入。遵医嘱使用利尿剂和血管扩张剂，观察利尿效果。详见本章第一节"泌尿系统疾病患者常见症状体征的护理"。

（五）心理护理

慢性肾衰竭患者过着一种不正常的生活，所遇到的最重要的心理问题是抑郁症、不合作行为以及在职业与康复方面的困难。为预防可能发生的心理问题，可采取多种措施，首先，选用最适合该患者个性与生活状况的肾透析方式，对独立性很强的患者，可安排他们进行透析，或考虑早期做肾移植。对容易发生心理问题的患者，应及早确诊并对其进行仔细地监护，根据患者不同的心情，做不同的护理。可个别心理护理治疗、小组治疗、运动或用抗焦虑药物、抗抑郁药物治疗，解除患者的不良情绪。应根据患者不同的心理状态，向患者及家属耐心讲解疾病的起因、发展、转归、治疗经过以及所用药物的作用和副作用，使其对本病有一个正确的认识，树立战胜疾病的信心，积极配合治疗。

【健康指导】

1．应避免感染、劳累、饮食无规律及损伤肾药物的使用等。积极治疗原发病，延缓肾功能不全的进展。

2．指导患者根据肾功能采用合理饮食，说明量出而入的饮水原则及其重要性。

3．注意保暖，防止受凉，预防继发感染。

4．注意劳逸结合，增加机体免疫力。

5．告诉患者晚期慢性肾衰竭的治疗方法，说明遵医嘱服药和透析治疗的重要性和必要性。

6．对于有肾性骨病的患者，可出现意外伤害，因此应指导避免外伤，采取安全措施，如加床栏、地板防滑、生活起居有人扶持或陪伴等。

7．定期门诊复查，如有异常情况及时就医。

考点：慢性肾衰竭的护理措施和健康指导。

> **小结**
>
> 1. 临床特点　慢性肾衰竭是以代谢产物潴留，水、电解质和酸碱平衡紊乱为主要表现的临床综合征。其主要治疗为加强早、中期防治，延缓其进展，防止尿毒症的发生，尿毒症期进行肾替代治疗，提高患者的生存质量。
> 2. 护理要点　①饮食护理方面，给予优质蛋白质，（其量限制在0.6～0.8g/d），并补充必需氨基酸，供给足够的能量，减少蛋白质的分解。注意监测肾功能及营养状况。②严密监测生命体征及病情变化，特别是液体的平衡以及感染征象。③注意休息及心理护理。④注意皮肤的清洁、干燥，预防皮肤受损。⑤根据病情适当鼓励患者增加活动量，但要注意安全。⑥观察药物的疗效及不良反应。

（毕　平）

第六节　血液净化治疗的护理

> **学习目标**
>
> 识记：
> 1. 复述血液透析、腹膜透析的定义。
> 2. 知道血液透析、腹膜透析的适应证和禁忌证。
> 3. 熟记动-静脉内瘘的护理及注意事项。
>
> 理解：
> 1. 解释血液透析和腹膜透析的原理。
> 2. 概括血液透析的透析前护理、透析中观察要点。
>
> 运用：
> 1. 能对血液透析、腹膜透析并发症进行预防及处理。
> 2. 比较血液透析、腹膜透析的优缺点。
> 3. 对透析患者进行有针对性的健康指导。

一、血液透析疗法及护理

血液透析（hemodialysis，HD）简称血透，是最常用的血液净化方法之一。将患者的血液利用体外循环的血泵从体内引出，通过人工肾（透析器）半透膜清除血液中的小分子代谢废物（如尿素氮、肌酐）和水分，再输入体内的方法，称为血透。

【透析装置】

（一）供水系统

主要是水处理系统，目前最好的透析用水是反渗水，无离子、无有机物、无细菌，用于稀释浓缩透析液，并能减少透析患者的远期并发症。自来水必须通过过滤、活性炭吸附、反渗机及消毒装置等处理，才能成为透析用水。

(二）透析机

是保证透析正常运行的关键之一，理想的透析机应保证患者的安全，同时便于医务人员监控和操作。因此，透析机必须具备如下功能：

1．能按一定比例稀释浓缩的透析液。
2．具有对透析液进行加温及控制温度变化的功能。
3．具有对透析液流量控制的装置。
4．具有功能或容量超滤控制装置。
5．具有维持体外循环的血泵及肝素泵。
6．具有对上述功能的参数进行监护的功能，如监测透析液的浓度、温度、流量和压力，监测血流量、血液通路内的压力及空气、透析膜有无破损等。

(三）透析器

又称"人工肾"，是血液透析溶质交换的场所，由半透膜和支撑材料构成。目前最常用的透析器为空心纤维型，透析液与血液由空心纤维的管壁隔开，血液从空心纤维的管内通过，透析液在管外流动，管壁为人工合成的半透膜。透析膜是透析器的关键部分，它与膜的面积、厚度、孔径大小及血流量和透析液流量等影响透析的疗效。目前常用的透析膜有醋酸纤维膜、血仿膜、聚砜膜、聚丙烯腈膜等。透析膜孔径大小在一定范围内，使膜两侧溶液中的小分子溶质和水分子可自由通过，而大分子（蛋白质、血细胞、细菌、多肽等）不能通过。血液透析时，血液中的尿素氮、肌酐、K^+、H^+、磷酸盐等弥散到透析液中，而碳酸氢根、醋酸氢根、Na^+、Ca^{2+}及葡萄糖等从透析液弥散到血液中，补充患者所需的物质。因此，通过透析又能迅速纠正肾衰竭产生的高尿素氮血症、高钾血症、高肌酐血症、高血磷、低血钙及酸中毒等代谢紊乱，又能通过透析膜两侧的跨膜压达到超滤脱水的目的，纠正肾衰竭引起的体液过多，从而达到"人工肾"的功效。

(四）透析液

含Na^+、K^+、Cl^-、Ca^{2+}、Mg^{2+}、碱基及葡萄糖等，其渗透压与细胞外液相似。根据其中碱基的不同，透析液分醋酸盐透析液和碳酸氢盐透析液，因醋酸盐透析液对患者的心血管耐受性较差，目前临床很少使用，现多用碳酸氢盐透析液，其成分包括：①钠，细胞外液的作用阳离子，对维持血浆渗透压和血容量起重要作用，透析液的钠浓度一般为130～140mmol/L；②钾，透析液中的钾浓度一般为0～4mmol/L；③钙，透析液钙的含量略高于血液中的游离钙浓度，一般为1.5～12.0mmol/L；④镁，透析液中镁的浓度为0.6～1.1mmol/L，略低于正常血清镁浓度；⑤碳酸氢盐，透析液中其浓度为32～38mmol/L；⑥葡萄糖，可提高透析液的渗透压，用于常规透析的一般患者或机体营养较差者，但目前更主张采用无糖透析液，特别是糖尿病合并肾衰竭者。

(五）其他

相关物品与药物、血管通路、穿刺针、穿刺用的无菌包、透析液配制装置、肝素、50%葡萄糖溶液、5%碳酸氢钠溶液、0.9%氯化钠溶液、10%葡萄糖酸钙溶液等。

| 考点：血液透析的定义及透析原理。

【适应证与相对禁忌证】

(一)适应证

1．急性肾衰竭

(1) 无尿或少尿2d以上,伴有高血压、水中毒、肺水肿、脑水肿之一者。

(2) 血尿素氮大于35.7mmol/L（100mg/dL）或每日升高10.7mmol/L（30 mg/dL）以上。

(3) 血肌酐大于530.4μmol/L。

(4) 高钾血症,血钾大于6.5mmol/L。

(5) 代谢性酸中毒,二氧化碳结合力小于13mmol/L,药物纠正无效。

2．慢性肾衰竭

(1) 内生肌酐清除率＜10ml/min、血肌酐高于707mmol/L。

(2) 严重的代谢性酸中毒,二氧化碳结合力＜13mmol/L。

(3) 有明显水潴留,如高度水肿、肺水肿、容量型高血压及高容量的心衰等。

(4) 高钾血症,血K^+＞6.5mmol/L。

(5) 合并有心包炎及严重的贫血。

3．急性药物或毒物中毒 凡是分子量小、水溶性高、与组织蛋白结合率低、能通过透析膜的药物或毒物所致的中毒,均可采取血液透析治疗。如巴比妥类、地西泮(安定)、氯丙嗪、水合氯醛等镇静安眠药,氨基苷类抗生素(庆大霉素、卡那霉素、链霉素)、利福平、异烟肼、万古霉素等抗生素,有机磷、汞、铝等金属,海洛因,某些造影剂,鱼胆及内源性毒素(氨、尿酸、乳酸等)。

4．其他疾病 顽固性心衰,严重的水、电解质紊乱及酸碱失衡,肝性脑病,常规治疗难以纠正者。

(二)相对禁忌证

血液透析无绝对禁忌证,其相对禁忌证有:休克或严重的低血压、心肌梗死、心律失常、心力衰竭、严重出血或感染、晚期恶性肿瘤、极度衰竭患者,以及精神病不合作者。

考点:血液透析的适应证和禁忌证。

【血液通路】

血液通路又称血管通路,指血液从人体内引出经透析器透析后再返回到体内的通路。血管通路是保证透析进行和充分的关键性技术措施,常被患者和透析工作者称为"生命线"。血管通路分临时性和永久性两类。临时性血管通路有:中心静脉留置导管,最常用;动-静脉外瘘,较少用;直接穿刺,较常用。永久性血管通路主要是动-静脉内瘘,而动-静脉外瘘既可作为临时性血管通路,又可作为永久性血管通路,但目前作为永久性血管通路在临床应用较少。

(一)动-静脉外瘘

是将两条硅胶管分别插入表浅毗邻的动、静脉,常用桡动脉和头静脉,经皮下隧道穿出皮肤,在皮肤外将两者用接管连接成"U"字形,固定于皮肤,形成动静脉体外分流。

外瘘的优点是手术简单,术后可马上应用,不需穿刺,血流量大而稳定。其主要缺点是外瘘导管易滑脱,易产生出血和形成血栓,长期留置易发生感染。

(二) 动 - 静脉内瘘

是维持血透患者最常用的血管通路。经外科手术将表浅毗邻的动静脉远端结扎，近心端直接吻合，使静脉血管血流量增加管壁动脉化，形成皮下动 - 静脉内瘘。常用的血管有桡动脉与头静脉、肱动脉与肘静脉、足背动脉与大隐静脉等。内瘘需手术后 3～4 周，静脉管壁动脉化后才能使用。

内瘘的优点是患者活动不受限制，无外瘘导管的滑脱、出血危险，感染及血栓的发生率较少，可长期使用。其缺点是手术后不能立即使用，每次透析需穿刺血管，因反复穿刺易导致皮下血肿、血管栓塞，也可并发感染、动脉瘤和假性动脉瘤，以及加重心脏负担和瘘管远端肢体缺血，晚期可发生内瘘功能不全和闭塞。

内瘘护理及注意事项：①早期加强内瘘的功能锻炼，促进内瘘成熟。方法：用止血带在吻合口上方约 10cm 处加压，同时嘱患者握拳与松拳交替进行，止血带加压时间为 40s 左右，松开止血带片刻，再用止血带加压，反复练习 20min，每天重复练习 3～4 次。②透析结束时，内瘘穿刺处压迫止血压力适当，过重易引起内瘘堵塞，过轻易引起局部出血。③内瘘侧肢体不能持重、抽血、测血压及穿刺输液。④穿刺技术要求娴熟，避免血肿形成。⑤夜间睡眠时尽量不要压迫内瘘肢体，并适当抬高肢体，促进血液循环。⑥日常活动时注意避免内瘘肢体受损。⑦教会患者自行监测内瘘是否通畅的方法，如在内瘘吻合口的静脉端触摸有无震颤，或用听诊器在内瘘吻合口听诊有无颤音。

【血液透析的抗凝方法】

目前具有非常理想的抗凝药物。肝素仍作为血透治疗中的常用抗凝剂，其在体内外均能延长凝血时间。其不良反应有过敏性反应、骨质疏松、白细胞减少、血小板减少及脂类代谢异常等。血液透析过程中使用肝素抗凝的方法包括以下 5 种。

(一) 常规肝素化

即全身肝素化。该方法易于达到透析时的抗凝要求。适用于无出血倾向和无显著的脂质代谢和骨代谢异常的患者。首次肝素剂量约为 0.3～0.5mg/kg，于透析前 10min 从瘘管的静脉端注入。在透析过程中，用肝素泵持续每小时注入 10～20mg，同时检测活化凝血时间（ACT）或部分凝血活酶时间（APTT），调整肝素用量。透析结束前 30～60min 停用肝素。

(二) 小剂量肝素化

适用于一些有出血倾向的患者，肝素的剂量仅为常规全身肝素化的半量。具体用法基本与全身肝素化时相同。也可使用低分子量肝素。

(三) 局部肝素化

适用于有活动性出血、新近外科手术的心包炎患者，即在透析器的入口处使用肝素，同时在出口处使用含鱼精蛋白的生理盐水，以中和肝素，防止肝素进入体内。

(四) 无肝素透析

适用于有严重活动性出血的患者，即在透析前将透析器和透析管道用肝素生理盐水浸泡 10～15min，然后用生理盐水冲洗掉，透析过程中每隔 15～20min 用生理盐水冲洗透析器一次。

(五) 低分子量肝素

适用于有出血风险或有轻度出血危险的患者。其能增强抗凝作用，又能减少出血的不良反应。

【血液透析前的护理】

对首次血液透析者应评估患者的健康状况,特别是血管情况,并向患者介绍血液透析的有关知识,加强心理护理,消除患者的恐惧心理,取得其配合。对维持性血液透析的患者,透析前应测量患者的体重、生命体征,留取血标本做生化检查,了解透析效果及病情变化情况,指导患者的饮食和水分的控制,参见表5-2。

表5-2 血液透析患者监测指标及频率

指标	频率
血常规、肾功能、肝功能、血电解质	每月1次
血糖、血脂	每1~3个月1次
铁代谢指标、血iPTH、营养状况、透析充分性	每3个月1次
乙肝、丙肝、梅毒、HIV血清学指标	透析<6个月者,每1~3个月1次
	透析≥6个月者,每6个月1次
心血管结构和功能(心电图、心脏超声、周围血管彩色超声检查)	每6~12个月1次

【透析中的观察】

严密观察患者生命体征及透析的各项监测指标是否正常,如血流量、跨膜压、静脉压、超滤量、空气监测器、超滤时间等。同时观察有无并发症发生、监护系统有无报警、透析机运行是否正常。

【常见血液透析并发症的预防及处理】

1. 低血压 急性低血压是血液透析最常见的并发症之一。

(1) 发生原因:①超滤过多过快致急性低血容量;②血液透析时血浆胶体渗透压的下降也是低血压的机制之一,它与透析效率直接有关;③醋酸盐透析液有扩张血管的不良反应;④心脏压塞、过敏反应及严重贫血等。

(2) 处理措施:①立即降低血流量,减慢超滤,患者取头低脚高仰卧位,并给予氧气吸入;②静脉输注50%葡萄糖40~60ml,或10%NaCl 10ml,或输注生理盐水、林格液或鲜血;③对醋酸盐透析液不适应者改碳酸氢盐透析液;④严密监测血压变化,必要时可用升压药,若血压仍不升,应停止透析;⑤对经常发生低血压者,可提高透析液钠的浓度至145~150mmol/L。

2. 失衡综合征 易发生于高尿素氮血症患者开始透析时,透析前升高的血尿素氮和较高的血浆渗透压,再加上高效率透析,导致短时间内血尿素氮血浆渗透压突然降低。在透析过程中,血清中的尿素和渗透压下降的速度比脑脊液中的快,促使水向脑细胞内转移而导致颅内高压。其表现为头痛、视物模糊、恶心和呕吐、肌肉收缩、意识障碍,甚至昏迷等。预防与处理措施:①首次透析者,应采用诱导透析方式,即缩短透析时间(一般2~3h),降低血流量(150ml/L),脱水速度不能过快;②静脉注射50%葡萄糖溶液40ml;③采用高钠透析或碳酸氢盐透析液;④发生失衡综合征时,静脉注射高渗糖、高渗钠,也可应用镇静药,如地西泮(安定)。

3. 致热原反应 由于内毒素进入体内引起,表现为寒战、发热,常在透析开始1h左右发生。预防与处理措施：①严格无菌操作，注意透析管路和透析器处理消毒，并定期对水处理装置进行消毒，严格检测透析用水；②若发生致热原反应，立即给予异丙嗪肌内注射，地塞米松 2～5mg 静脉注射，或氢化可的松 100～200mg 静脉滴注，并注意保暖。

4．出血 多因肝素应用不当、高血压、血小板功能不良等所致。表现为牙龈出血、消化道出血，甚至颅内出血。处理：注意调整肝素的用量；严密观察患者的病情，一旦发现有出血，应遵医嘱处理，严重的颅内出血应停止透析。

5．其他 如过敏反应、心律失常、心肌梗死、心绞痛、栓塞（如空气栓塞、血栓栓塞）、失血等。

【健康指导】

1．一般知识指导 包括血液透析的概念、原理、适应证、相对禁忌证及并发症。

2．饮食指导 营养不良是透析患者的严重并发症之一，应加强患者的饮食管理。①蛋白质：稳定的透析患者其摄入蛋白质为 1.2g/（kg·d），至少 50% 的蛋白质为优质蛋白质，可保证氮平衡或正氮平衡。②能量：60 岁以下的患者摄入能量 35kcal/（kg·d），亦即 147kJ/（kg·d）；60 岁或以上的患者摄入能量 30～35 kcal/（kg·d）。足够的能量摄入可达氮平衡，并能维持血清清蛋白和人体测量参数的正常。③控制液体摄入：每天饮水原则为前一日尿量加 500ml。④限制钠、钾、磷的摄入：一般透析患者给予低盐饮食，无尿时应控制在 1～2g/d。避免食含钾高的食物，如香蕉、橘子、蘑菇、海带、豆类、莲子、卷心菜等。磷的摄入量控制在 800～1000mg/d，避免食含磷高的食物，如动物内脏、向日葵瓜子、奶制品、巧克力、坚果类等。⑤维生素及矿物质：透析时水溶性维生素丢失严重，需补充维生素 B、维生素 C、叶酸等。而脂溶性维生素不会丢失，故不需补充。每天钙的摄入量为 1000～1200mg，除饮食以外，一般应补充钙剂（碳酸钙或醋酸钙）。

3．指导患者自行监测病情变化。

二、腹膜透析疗法及护理

腹膜透析（peritoneal dialysis，PD），简称腹透，是向患者腹腔内输入透析液，利用腹膜为透析膜，使体内水、电解质与代谢废物经渗透超滤和弥散作用进入腹腔，而透析液中的某些物质经毛细血管进入血液循环，以清除蓄积的代谢产物，纠正水、电解质、酸碱平衡紊乱。腹膜具有分泌、吸收、防御、调整及渗透、弥散功能。渗透和弥散功能使腹膜成为天然生物半透膜，从而具有透析功能。常见的腹膜透析的方式包括：间歇性腹膜透析（IPD）、持续性不卧床腹膜透析（CAPD）、连续循环腹膜透析（CCPD）、潮式腹膜透析（TPD）、自动腹膜透析（APD）。

【腹膜透析原理】

（一）弥散作用

腹膜是一种半透膜，腹膜两侧的浓度差使溶质从浓度高的一侧跨膜移动到浓度低的一侧，最终达到膜两侧浓度的平衡。

（二）超滤作用

由于腹透液具有高渗透性，与血液间形成渗透梯度，水分从血液移向腹膜透析液中，达到清除水分的目的。

（三）吸收作用

腹膜和腹膜中的淋巴管能直接和间接地从腹腔中吸收水分和溶质，从而参与腹腔液体和溶质的清除。

【设备材料】

(一) 腹膜透析管

理想的腹膜透析管能使腹膜透析液快速出入而没有感染和渗漏。目前常用的是由硅胶制成，表面光滑，全长 32～40cm，内径 0.24cm，外径 0.46cm，两端各有一涤纶扣套，将管分为 3 段，即腹外段、皮下隧道段、腹内段。腹内段置于腹膜内，并由内涤纶扣套固定于腹膜外，外涤纶扣套固定于皮下隧道。距皮肤开口处 2～3cm，当纤维组织长于涤纶套中，封闭隧道，这就形成两个屏障，防止感染和渗漏，并能起到良好的固定作用。腹膜透析管根据置管方法不同分两种：①临时腹膜透析置管，多采用穿刺法，主要用于急危重症患者短时间腹膜透析。②永久腹膜透析管安置，此方法置管成功率高，腹膜炎发生率低，保留时间长，多采用永久腹膜透析管安置术（图 5-1）。

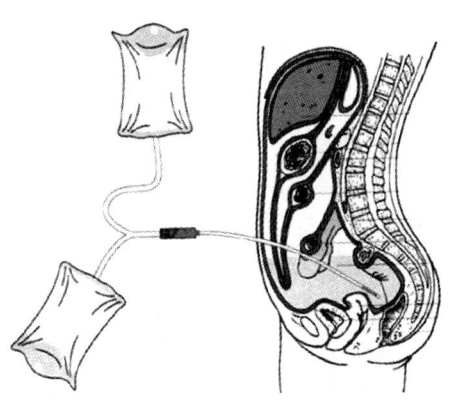

图 5-1 腹膜透析示意图

(二) 连接系统和消毒装置

1. 连接系统 指腹膜透析液与腹膜透析管相连接的管理，即体外的可拆卸系统，它是交换透析液时的连接导管，提供透析液进出通道。具体连接方法有：①直接连接法，目前已淘汰；② Y 形连接法；③ O 形连接法；④一次性 Y 形管，比 O 形连接法更简单易操作，但价格较贵，未能普及。

2. 消毒系统 有紫外线消毒、光化学反应器、细菌过滤器等多种消毒装置。

(三) 腹膜透析液

腹膜透析液的配方较多，但腹膜透析液的基本配方原则是：①电解质成分浓度与血浆内浓度相似；②渗透压稍高于血浆；③高压消毒后无致热原、细菌及内毒素；④配方可根据需要调整，同时可根据病情适当加入药物，如肝素、氯化钾、胰岛素、抗生素等。

【适应证和禁忌证】

(一) 适应证

同血液透析，如有下列情况更适合腹膜透析：年龄大于 65 岁的老年人；原有心血管疾病或心血管系统功能不稳定的患者；糖尿病患者；儿童；反复血管造瘘失败者；有明显出血倾向不适于肝素化者。

(二) 禁忌证

1. 绝对禁忌证 腹膜有缺陷者，各种腹部病变导致腹膜清除率降低。

2. 相对禁忌证 腹部有创伤或手术后 3 日内；肠梗阻、肠麻痹、严重肠胀气、妊娠晚期或腹内巨大肿瘤；膈肌缺损；局限性腹膜炎及腹腔脓肿；肠造瘘或腹部引流；严重呼吸功能障碍；精神病患者或不合作者。

【饮食护理】

由于腹膜透析时导致体内蛋白质及多种营养成分丢失，应增加患者蛋白质的摄入，蛋白质的摄入量为 1.2～1.3g/(kg·d)，50% 以上为优质蛋白质。水分的摄入根据尿量及超滤量而定，如患者没有明显的高血压、水肿等，可正常饮水。同时注意能量、钾、钙、铁及维生素等的摄入，维持患者的营养平衡。

【腹膜透析操作注意事项】

1. 分离和连接各种导管前要注意消毒和严格无菌操作。
2. 腹透液输入腹腔前要加热至37℃。
3. 观察透析管出口处皮肤有无渗血、漏液、红肿等。
4. 嘱患者用防水的胶布包好并固定，淋浴后将其周围皮肤轻轻擦干并重新消毒包扎。
5. 准确记录透析液进出腹腔的时间、液量，定期送引流液做各种检查，测量生命体征。

【常见并发症的观察及护理】

1. 腹膜炎　是腹膜透析最常见的并发症，也是导致腹膜透析失败的常见原因之一。以细菌性腹膜炎多见，常表现为透析液混浊、腹痛，或伴有发热（为低、中度发热）、恶心、呕吐等症状。处理：冲洗腹腔及应用抗生素。

2. 腹膜透析液渗漏　由于腹膜切口过大或荷包缝合不当所致。手术结束时应确认腹膜透析液灌入无渗漏方可关腹。

3. 腹腔脏器损伤（如肠梗阻、膀胱损伤等）　多见于临时腹膜透析管穿刺时，当膀胱充盈或肠粘连时易发生，术前应排空膀胱，有阻力感时避免硬插，可防止损伤发生。

4. 腹痛　可因放液或滤液速度过快、透析液pH值过低、透析液温度过高或过低、透析液中的某些化学成分刺激引起，而腹膜炎为腹痛的常见原因。处理：注意调节透析液的温度；控制好透析液的进出速度；积极预防及治疗腹膜炎。

5. 透析液引流不畅或腹膜透析管堵塞　为常见并发症，若发生则影响腹膜透析的正常进行，多因导管移位、受压、扭曲、纤维蛋白堵塞、大网膜包裹等。处理方法：①改变患者体位；②排空膀胱；③应用导泻药或灌肠，增加患者的肠蠕动；④腹膜透析管内注入肝素、尿激酶、生理盐水等溶解纤维蛋白；⑤也可在X线透视下调整透析管的位置或手术重新置管。

6. 其他并发症　低血压、脱水、血性腹水、低钾血症、肺功能不全、胸腔积液及导管出口处皮肤感染等。

小结	血液透析与腹膜透析的优缺点比较 1. 血液透析 优点：透析效率高，适于急诊抢救；用于清除毒素、电解质等小分子物质效果好。 缺点：对心血管系统影响大，不适于老年或有心血管疾病患者；有透析失衡综合征等不适反应；操作较复杂，价格昂贵。 2. 腹膜透析 优点：清除中分子物质较血透好；24h透析更符合生理要求；对心血管功能影响小；方法简便，无需特殊设备。 缺点：透析效率低，不适于急诊抢救；易发生腹膜炎和堵管等引流障碍。

（毕　平）

第六章 血液系统疾病患者的护理

第一节 概 述

一、造血器官及血液构成

(一)造血器官及血细胞生成

造血器官由骨髓、脾、淋巴结以及分散在全身各处的淋巴组织和单核巨噬细胞系统等构成。胚胎期的24周前肝、脾为主要造血器官,在胚胎后期骨髓为重要的造血器官。出生后4周,骨髓成为主要造血器官,肝、脾造血功能停止,仅在应激情况下,肝、脾部分可再恢复造血功能,称为髓外造血。如骨髓纤维化时,肝、脾又恢复造血功能。5~7岁以前全身骨髓均为红骨髓,造血功能活跃,随着年龄的增长,四肢长骨中造血组织逐渐减少,除颅骨、胸骨、肋骨、骨盆、脊椎骨及股骨、肱骨的骺端外,全部被脂肪组织所替代,即黄骨髓取代了红骨髓。但当身体需要造血功能活跃时(如出血或溶血等),长骨中黄骨髓可转化为红骨髓,恢复造血功能。

血细胞来源于骨髓内生成的造血干细胞(hemopoietic stem cell, HSC, 又称多能干细胞),此类细胞具有自我复制及分化功能,髓系多能干细胞可以分化为原粒细胞、原单核细胞、原红细胞、原巨核细胞。淋巴干细胞分化为各种淋巴细胞等(图6-1)。成人HSC主要存在于红骨髓内。

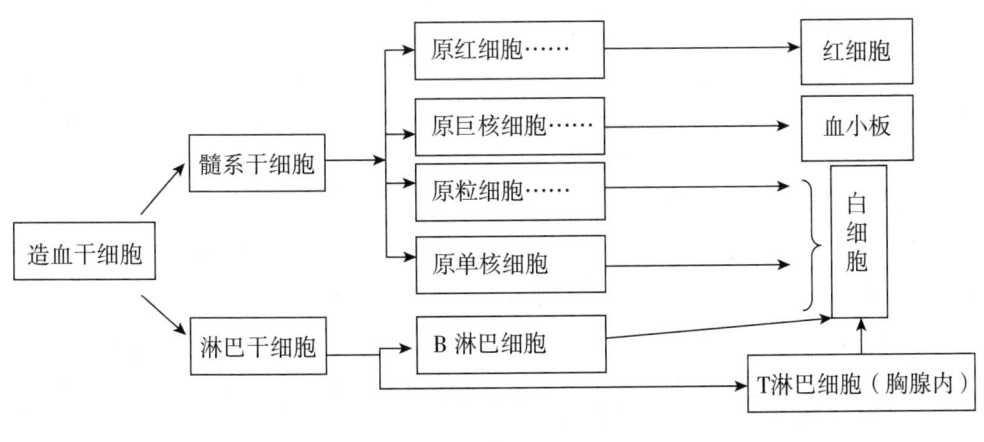

图 6-1

(二)血液组成及血细胞的生理功能

血液主要由血浆和悬浮其中的血细胞(红细胞、白细胞及血小板)组成。血细胞约占血液容积的45%,血浆占血液容积的55%,血浆是一种淡黄色的透明液体。血浆成分复杂,含有多种蛋白质、凝血及抗凝血因子、补体、抗体、酶、电解质、各种激素及营养物质等。

血细胞的生理功能见表 6-1。

表 6-1　血细胞的生理功能

种类			生理功能
红细胞			红细胞质内充满血红蛋白，具有结合与输送氧和二氧化碳的功能
血小板			具有黏附、聚集和释放等生理特性，主要功能为促进止血，加速凝血，并参与维持血管壁的完整性，在血栓形成、动脉粥样硬化、肿瘤转移和炎症反应等过程中起到重要作用。
白细胞	粒细胞	中性粒细胞	主要有杀菌或抑菌作用。是阻止入侵细菌的第一道防线。
		嗜酸性粒细胞	具有抗过敏、抗寄生虫作用。
		嗜碱性粒细胞	能释放组胺等生物活性物质，主要与变态反应有关。
	单核细胞		吞噬异物，识别、杀伤癌细胞。是入侵细菌的防线。
	淋巴细胞		T 淋巴细胞参与细胞免疫，B 淋巴细胞形成抗体参与体液免疫。

红细胞进入血循环后的寿命约为 120d，成熟粒细胞在外周血液中半衰期约为 6～7h，血小板在循环血中寿命为 8～11d，由于血细胞寿命不同，输血治疗时应根据治疗目的，选择合适的血液。譬如血小板减少患者，输血时应该选择新鲜血液。

二、血液病的分类

1. 红细胞疾病　各种贫血、溶血、红细胞增多症等。
2. 白细胞疾病　粒细胞减少或缺乏症、白血病、类白血病反应、淋巴瘤等。
3. 出血性疾病　血小板异常如血小板减少性紫癜，凝血机制障碍如血友病，血管壁功能异常如过敏性紫癜等。
4. 血栓性疾病　血栓闭塞性血管炎等。
5. 造血干细胞疾病　再生障碍性贫血、阵发性睡眠性血红蛋白尿、骨髓增生异常综合征、急性非淋巴细胞白血病以及骨髓增生性疾病（如慢性粒细胞白血病、真性红细胞增多症、原发性血小板增多症、骨髓纤维化）等。
6. 其他　脾功能亢进、肝功能异常等。

由于现代诊疗技术的提高，血液系统疾病的诊治率有了明显的提高，如运用现代科技手段对周围血细胞及骨髓进行生化分析可明确诊断，应用化疗、造血干细胞的移植、血液分离、免疫治疗及成分输血等治疗方法，临床治疗效果明显提高。对血液系统疾病患者的护理也有了很大的进展，加强心理护理，增加营养和加强免疫功能，预防感染，防止出血，做好输血及骨髓移植的护理，重视健康指导，做好整体护理是血液系统疾病患者护理的关键。

第二节　血液及造血系统疾病患者常见症状体征的护理

学习目标	识记： 识记血液系统疾病常见症状。 理解： 解释血液系统疾病常见症状的产生机制。 运用： 按照护理程序对血液系统疾病常见症状进行护理。

血液系统疾病系指原发或主要累及血液和造血器官的疾病，简称血液病。血液病的种类较多，包括各类红细胞疾病、白细胞疾病以及出血性疾病。其共同特点多表现为外周血中的细胞和血浆成分的改变，机体免疫功能低下以及出血、凝血机制的功能紊乱，还可以出现骨髓、脾、淋巴结等造血组织和器官的结构及其功能异常。常见症状有贫血、出血、感染。

一、贫血

贫血（anemia）是指外周血中单位容积内血红蛋白浓度（Hb）、红细胞计数（RBC）和红细胞比容（HCT）低于相同年龄、性别和地区的正常标准。一般认为在平原地区，成年男性 Hb < 120g/L、RBC < 4.5×10^{12}/L 及 HCT < 0.42，女性 Hb < 110g/L、RBC < 4.0×10^{12}/L 及 HCT < 0.37，就可诊断为贫血。其中以 Hb 浓度降低最为重要。

考点：贫血的诊断依据。

二、出血或出血倾向

出血是指止血和凝血机制障碍而引起自发性出血或轻微创伤后出血不易停止的现象。

【护理评估】

1. 健康史　了解健康史、家族史。询问患者过去、现在出血情况，包括出血的原因、时间、部位、程度、范围及止血处理的方法及效果。了解有无家族史，某些疾病与遗传因素有关，如血友病、血小板无力症等，故应了解家族有否类似出血的患者。了解是否有与化学毒物、药物长期接触史。患者对药物、食物有无过敏史，可能对过敏性紫癜的诊断有一定帮助。

询问患者出血发生的急缓、主要部位与范围；有无明确的原因或诱因；有无内脏出血及其严重程度；女性月经情况，有无月经过多或淋漓不尽；有无诱发颅内出血的危险因素及颅内出血的表现。

2. 身体评估　评估有无与出血相关的体征与特点。轻度出血主要发生在皮肤、黏膜有无瘀点、瘀斑、牙龈出血，表现为出血点、紫癜、瘀斑或血肿。严重者可见关节腔、内脏出血（咯血、呕血、便血、尿血等）。最严重者出现颅内出血，表现为剧烈头痛、恶心呕吐、视物模糊等情况。注意有无意识改变、头痛、呕吐、视物模糊、昏迷等颅内出血表现。

3. 心理-社会状态　急性出血患者因病情较重易出现紧张恐惧心理。慢性出血患者因不易根治，易产生抑郁、悲观情绪，还要了解家属对疾病的认识及对患者的态度等。

4．辅助检查

（1）血小板异常的检查：重点为血小板检查，数量小于 $100\times10^9/L$ 即为血小板减少，血小板数少于 $20\times10^9/L$ 即可自发出血。

（2）凝血因子测定：凝血酶原时间，凝血酶时间。

（3）毛细血管脆性试验：也称毛细血管抵抗力试验、束臂试验。检测毛细血管壁的脆性，如束臂试验阳性，表示毛细血管脆性增加，可见于过敏性紫癜。

【主要护理诊断/问题】

1．有皮肤完整性受损的危险　与血小板减少或功能异常、凝血因子缺乏、血管壁异常有关。

2．恐惧　与出血量大或反复出血有关。

【护理措施】

1．一般护理：进食高蛋白、高营养、高维生素（维生素C）的清淡易消化软食或半流质软食，禁食过硬、粗糙的食物，以防消化道出血。保持大便通畅，大便时不可用力过大，必要时用开塞露等帮助排便，避免腹内压增高引起出血。血小板低于 $50\times10^9/L$ 时，应减少活动，增加卧床休息时间。严重出血或血小板低于 $20\times10^9/L$ 时，应绝对卧床休息。

2．心理护理：认真做好解释工作，迅速处理污染血渍的衣物、地面，避免恶性刺激。向患者解释出血的原因，说明紧张、恐惧会加重出血。让家属了解护理计划的内容，以便共同做好患者的思想工作。

3．观察病情，监测生命体征及意识状态。注意观察患者皮肤、黏膜有无损伤，有无内脏或颅内出血的症状和体征。皮肤黏膜出血易被发现，颅内及内脏出血不易被及时察觉，要警惕。

4．出血的预防及护理

（1）皮肤出血的预防及护理：保持床单平整，被褥衣服轻软，避免皮肤摩擦及肢体受压。勤剪指甲，以免抓伤皮肤。保持皮肤清洁，定期洗澡，擦洗时要用刺激性小的肥皂，轻擦，不可用力。尽量避免人为的创伤，如肌内注射、各种穿刺、拔牙等，应快速、准确，严格执行无菌操作，局部加压时间延长，并观察有无渗血情况。注射或穿刺部位应交替更换，以防局部血肿形成。如有出血要定期检查皮肤出血的部位，四肢皮肤或深层组织出血可抬高患肢。

（2）鼻出血的预防及护理：可用棉签蘸少许石蜡油或抗生素软膏轻轻涂擦，防止干裂出血。少量出血时，可用棉球或吸收性明胶海绵填塞，无效可用0.1%肾上腺素棉球填塞，局部冷敷，冰袋放在前额部，促进血管收缩达到止血的目的。若出血不止，尤其是后鼻腔出血可用凡士林油纱条做后鼻孔填塞术，术后定时用无菌液体石蜡滴入，以保持鼻黏膜湿润，术后3天可轻轻取出油纱条。

（3）口腔、牙龈出血的预防及护理：指导患者用软毛牙刷刷牙，忌用牙签剔牙，以防止牙龈损伤；保持口腔清洁，定时用氯己定（洗必泰）或生理盐水漱口。牙龈渗血时，可用0.1%肾上腺素棉球或吸收性明胶海绵片贴敷牙龈或局部涂抹凝血酶粉剂、三七粉等。

（4）关节腔出血或深部组织血肿的预防及护理：减少活动量，避免过度负重和创伤性运动。一旦出血，立即停止活动，卧床休息，抬高患肢，固定于功能位。给予冰袋冷敷或采取绷带压迫止血，测量血肿范围及带血敷料的重量，以估计出血量。

（5）内脏出血的护理：消化道小量出血者，可进食温凉的流质饮食；大量出血应禁食，并建立静脉输液通道，做好配血和输血的准备，以保证液体和血液的输入，准确记录出入量。

（6）颅内出血的护理：若患者突然视物模糊、头晕、头痛、呼吸急促、喷射性呕吐，甚至昏迷，提示颅内出血的可能，应及时与医生联系，并协助处理。立即去枕平卧、头偏向一侧。随时吸出呕吐物或口腔分泌物，保持呼吸道通畅。吸氧。按医嘱快速静脉点滴或推注20%甘露醇、50%葡萄糖液、地塞米松、呋塞米等，以降低颅内的压力，观察意识状态及瞳孔大小。

5．输血或成分输血的护理：出血明显时，依据患者出血的原因不同，遵医嘱输入新鲜全血、浓缩血小板悬液、新鲜血浆或抗血友病球蛋白浓缩剂等。输血前认真核对。血小板取回后，应尽快输入。新鲜血浆于采集后6h输完。抗血友病球蛋白浓缩剂用等渗盐水稀释时，沿瓶壁轻轻注入，勿剧烈冲击或震荡，以免泡沫形成而影响注射。观察有无输血反应发生，如溶血反应、过敏反应等。

考点：出血的预防及主要护理措施。

【健康指导】

向患者及家属介绍本病的常见原因，指导患者进行自我护理。加强营养，注意个人卫生和避免皮肤黏膜损伤，预防各种出血和感染。帮助患者和家属认识治疗的长期性，按医嘱指导患者用药，鼓励患者坚持用药，定期来院复查。

三、感染

感染指血液病患者由于成熟白细胞量及质均下降，导致不能抵抗细菌侵袭和自身免疫力降低，易受病原微生物侵袭而发生的症状。

【护理评估】

1．健康史：询问患者起病缓急、发热持续时间及体温变化，有无相关原发病及诱因，如过度疲劳、受凉、与感染患者接触史、皮肤损伤等，有无相应部位感染的表现。感染可发生在各个部位，其中口腔炎、牙龈炎、咽峡炎最常见，患者常表现为口咽部、口角、鼻腔黏膜溃疡或糜烂，咽部充血，扁桃体肿大。肺部感染、肛周炎、肛周脓肿、皮肤或皮下软组织化脓性感染等亦常见，患者可出现咳嗽、咳痰、胸痛、气促、肛周局部红肿、疼痛、糜烂、出血、肛周脓肿，皮肤红肿、溃烂等。尿道感染则以女性多见，患者常表现为尿频、尿急、尿痛，下腹部、输尿管走行部位压痛。感染严重时可致败血症或菌血症，如不及时控制，可危及生命。询问有无进行相应处理及效果如何，有无药物应用、毒物接触史。

2．身体评估：监测生命体征，尤其是体温；监测意识状态；观察皮肤黏膜有无红肿、溃烂，局部有无脓性分泌物；口腔黏膜有无溃疡；咽和扁桃体有无充血、肿大及其脓性分泌物；肺部有无啰音；腹部有无压痛，肾区有无叩击痛；肛周皮肤有无红肿、触痛等。

3．心理-社会状况：急性严重感染患者可因疾病带来的不适及对疾病的惧怕而焦虑不安。反复感染者常有忧郁、无助、焦虑，或对治疗失去信心。还要了解家属对疾病的认识及对患者的态度等。

4．辅助检查：血常规、尿常规及X线检查可发现感染部位，感染部位分泌物、渗出物或排泄物的细菌涂片或培养、药敏试验可确定感染病原体及敏感抗生素。

【主要护理诊断/问题】

1．有感染的危险　与正常粒细胞减少，免疫功能下降有关。

2．体温过高　与感染有关。

3．知识缺乏：缺乏有关预防感染的知识。

【护理措施】

1．心理护理 关心和安慰患者，提供安静的环境，帮助患者采取舒适的体位。向患者介绍感染的危险因素及防护措施，以减轻感染带来的身心损害。

2．加强营养 鼓励患者进食选用高蛋白、高热量、富含维生素的食物，多饮水，多吃水果，以补充机体能量消耗，提高机体抵抗力。

3．病情观察 注意体温变化规律，观察呼吸、脉搏、血压、意识状态及进食情况；观察感染部位情况；记录出入量；了解有关检查结果。

4．预防外源性感染 保持病室清洁、空气新鲜、温度适宜。定时开窗通风，用紫外线照射每周 $2\sim3$ 次，每次 20min。定期用消毒液擦拭家具、地面。限制探视人数及次数，防止交叉感染。对白细胞 $\leq 1.5\times 10^9/L$，粒细胞绝对值 $\leq 0.5\times 10^9/L$ 者，进行保护性隔离，向患者及家属解释其必要性，使其自觉遵守隔离制度。进行各项护理操作时要严格遵守无菌原则。

5．预防口腔、皮肤、肛周和肠道感染 预防口腔、皮肤、肛周和肠道感染应做好以下护理：进餐前后、睡前、晨起用盐水或复方硼砂溶液交替漱口，保持口腔清洁卫生；女患者尤其应注意会阴部清洗，每天清洗会阴部 2 次；定期洗澡换衣，保持个人卫生，预防感染。

6．高热护理 遵医嘱使用广谱抗生素，同时注意用药疗效及不良反应；高热患者可给予物理降温或遵医嘱药物降温，慎用乙醇擦浴，以防局部血管扩张加重出血；降温过程中患者出汗多，应及时补水，擦干皮肤，随时更换衣物，保持皮肤和床单清洁、干燥，防止受凉。

> 考点：感染患者的主要护理措施。

【健康指导】

护士应主动向患者及家属讲解血液病患者易发生感染的原因，指导预防感染的方法：①使患者了解中性粒细胞的功能及正常值，免疫受抑制或中性粒细胞缺乏可造成的危害。②如何自测体温、脉搏，了解体温正常值、异常值及其基本意义。③如何判断感染的表现，发现异常及时报告医护人员的重要性。④避免去人多拥挤、空气流通较差的地方；避免与患有感染性疾病的人接触；加强营养，增强机体免疫力。⑤定期检查血常规。

小结	1．血液系统疾病常见的症状有贫血、出血倾向或出血及感染。 2．贫血指外周血液中单位容积内血红蛋白浓度、红细胞计数和（或）血细胞比容低于相同年龄、性别和地区的正常标准，其中以血红蛋白浓度降低最为重要。 3．出血是指止血和凝血机制障碍而引起自发性出血或轻微创伤后出血不易停止的现象。 4．出血的预防及护理包括：皮肤出血、鼻出血、口腔、牙龈出血、关节腔出血或深部组织血肿、内脏出血和颅内出血的预防与护理，以及输血的护理。 5．感染指血液病病人由于成熟白细胞量及质均下降，导致不能抵抗细菌侵袭和自身免疫力降低，易受病原微生物侵袭而发生的症状。

第三节 贫血患者的护理

> **学习目标**
>
> 识记：
> 1. 复述贫血、缺铁性贫血、巨幼细胞性贫血及再生障碍性贫血的定义。
> 2. 识别缺铁性贫血、巨幼细胞性贫血及再生障碍性贫血的病因。
> 3. 说出缺铁性贫血、巨幼细胞性贫血及再生障碍性贫血的典型临床表现。
>
> 理解：
> 1. 解释缺铁性贫血、巨幼细胞性贫血及再生障碍性贫血的发病机制。
> 2. 归纳缺铁性贫血、巨幼细胞性贫血及再生障碍性贫血的有关检查。
> 3. 概括缺铁性贫血、巨幼细胞性贫血及再生障碍性贫血的治疗要点。
>
> 运用：
> 1. 按照护理程序护理缺铁性贫血、巨幼细胞性贫血及再生障碍性贫血患者。
> 2. 对缺铁性贫血患者进行有针对性的健康指导（特别是病因和饮食指导）。

贫血（anemia）是指在外周血中单位容积内血红蛋白（Hb）含量、红细胞（RBC）计数以及血细胞比容（HCT）均低于正常最低值的一种常见的临床症状。其中以血红蛋白浓度降低最为重要。国内诊断贫血的标准为：平原地区成年男性 Hb < 120g/L、RBC < $4.5×10^{12}$/L 及 HCT < 0.42，女性 Hb < 110g/L、RBC < $4.0×10^{12}$/L 及 HCT < 0.37，妊娠女性 Hb < 100g/L、RBC < $3.5×10^{12}$/L 及 HCT < 0.30。严格说贫血不是一种独立疾病，而是一个症状，各系统疾病均可引起贫血。

考点：贫血的诊断依据。

【分类】
贫血有多种分类方法，综合使用分类法，有助于指导其治疗、预防及护理。
1. 按病因和发病机制分类（表6-2）

表6-2 贫血按病因和发病机制分类

病因	发病机制	常见疾病
红细胞生成减少	造血干细胞异常	再生障碍性贫血、造血系统恶性克隆性疾病
	造血原料缺乏	缺铁性贫血、铁粒幼细胞性贫血等
	骨髓被异常组织浸润	白血病、淋巴瘤、多发性骨髓瘤等
红细胞破坏过多	红细胞本身缺陷	遗传性球形红细胞增多症、珠蛋白生成障碍性贫血等
	红细胞外在缺陷	自身免疫性溶血性贫血、脾功能亢进等
失血	出、凝血性疾病	特发性血小板减少性紫癜、血友病和严重肝病
	非出、凝血性疾病	外伤、肿瘤、结核病、支气管扩张、消化性溃疡、肝病、痔疮、泌尿生殖系统疾病等

2．按贫血的严重程度（血红蛋白浓度）分类（表6-3）

表6-3 贫血按严重程度分类

严重程度	血红蛋白含量（g/L）	临床表现
轻度贫血	>90	症状轻微
中度贫血	60~90	活动后气促、心悸
重度贫血	30~59	休息时仍感气促、心悸
极重度贫血	<30	常并发贫血性心脏病

考点：贫血严重程度的判断。

3．按红细胞的形态特点分类（表6-4）

表6-4 贫血按细胞形态分类

细胞形态学分类	MCV（fl）*	MCHC（%）**	MCH（pg）***	病因分类
大细胞性贫血	>100	32~35	32~35	巨幼红细胞性贫血、骨髓增生异常综合征、肝疾病
正细胞性贫血	80~100	32~35	31~35	再生障碍性贫血、溶血性贫血、急性失血性贫血、骨髓病性贫血
小细胞性贫血	<80	<32	31~35	缺铁性贫血、铁粒幼细胞性贫血、珠蛋白生成障碍性贫血

注：＊MCV 平均红细胞容积；＊＊MCHC 平均红细胞血红蛋白浓度；＊＊＊MCH 红细胞平均血红蛋白量。

考点：贫血按红细胞的形态分类。

4．按骨髓红系增生情况分类（表6-5）

表6-5 贫血按骨髓红系增生情况分类

类型	骨髓红系增生情况	相关疾病
增生不良性贫血	增生不良	再生障碍性贫血
增生性贫血	增生	除再生障碍性贫血以外的贫血

【护理评估】

1．健康史

（1）患病情况：了解与本病相关的病因、诱因，如年龄，有无饮食结构不合理导致的各种造血原料摄入不足，有无吸收不良或丢失过多的原因，有无特殊药物使用史或物理、化学物质接触史。

（2）贫血的表现

1）一般表现：疲乏、困倦、软弱无力为最常见和最早出现的症状，因肌肉缺氧所致。皮肤、黏膜苍白是贫血最突出的体征，常为患者就诊的原因。

2）中枢神经系统表现：因贫血致脑组织缺血、缺氧，患者常可出现头痛、眩晕、萎靡、失眠、多梦、耳鸣、眼花、记忆力减退、注意力不集中等症状。

3）心血管系统表现：活动后心悸、气促最为常见。患者可有心率加快、心搏有力、脉压增加。长期贫血，心脏负荷过重且供氧不足，可导致贫血性心脏病，表现为心绞痛、心律失常和心功能不全。

4）消化系统表现：胃肠黏膜缺氧可导致消化液分泌减少和胃肠功能紊乱，患者可有食欲减退、腹胀、恶心、腹泻、便秘和舌炎等常见症状。

5）泌尿生殖系统：表现严重贫血患者可出现轻度蛋白尿、低密度尿、夜尿增多。女性患者可有月经失调，男性患者可出现性功能减退。

> **考点**：贫血患者典型临床表现。

（3）既往病史：询问患者年龄，既往史（有无急慢性失血、饮食习惯等），贫血的发生速度等。了解患者目前状况，如体重、食欲、睡眠、排便习惯等，为找出贫血病因提供依据。

（4）判断贫血的程度（见表6-3）：了解贫血的严重程度及发生发展的速度、循环血容量有无改变、患者的年龄、心脑血管疾病以及呼吸系统对贫血的代偿和耐受能力等。而贫血症状的轻重与发生速度关系最密切。突然出现大出血，由于循环血容量骤减，携氧能力大幅度下降，全身各系统无法适应严重缺氧而出现严重症状，甚至循环衰竭而亡。而缓慢失血，机体能逐渐适应低氧状态，故症状较轻。评估时不可忽视贫血发生的速度。

2．身体评估　检查生命体征、意识状态；检查皮肤黏膜有无苍白，有无皮肤干燥、毛发干枯、反甲、口炎等，有无黄疸、肝脾大等有无心率加快、脉压增加、心脏扩大以及目前活动耐力情况等。

3．心理-社会状况　贫血为一种症状，多种疾病可引起，当原发病一经根除，贫血症状即可消失，这类患者往往不予重视。有些原发于造血系统功能障碍所致的贫血，治疗难度大，耗资多，往往给患者及家属带来沉重的心理负担，故评估时应充分理解、同情、关心他们。

4．辅助检查

（1）血常规检查：血红蛋白和红细胞计数是确定患者有无贫血及其严重程度的基本检查项目。MCV、MCH及MCHC有助于贫血形态学分类。网织红细胞计数间接反映骨髓红系增生（或对贫血的代偿）情况。外周血涂片可观察红细胞、白细胞、血小板数量或形态改变，可为贫血的病因诊断提供线索。

（2）骨髓检查：是贫血患者的必要检查方法，包括骨髓细胞涂片分类和骨髓活检，必要时可做多部位穿刺。

（3）病因相关检查：包括原发病相关检查，如巨幼细胞性贫血的血清叶酸和维生素B_{12}水平测定，各种造血原料水平测定等。

【主要护理诊断/问题】

1．活动无耐力　与贫血导致机体组织缺氧有关。

2．营养失调：低于机体需要量　与各种原因导致造血物质摄入不足、消耗增加或丢失过多有关。

【护理措施】

1. 注意休息与活动，减少机体氧的消耗　一般情况下应以不增加患者的不适感为前提。轻度贫血患者，要注意休息，不宜过度疲劳；中度贫血的患者，增加卧床休息时间的同时，若原发疾病病情允许，应鼓励生活自理；重度贫血（Hb＜60g/L）患者多伴有贫血性心脏病，缺氧症状明显，应予绝对卧床，采用舒适体位（如半坐卧位）卧床休息，尽量减少不必要的活动，协助做好各种生活护理，待病情好转后可逐渐增加活动量。

2. 合理饮食　给予高蛋白质、高维生素、清淡易消化饮食，对造血原料缺乏所致的贫血尤为重要，注意补充造血原料，均衡膳食。

3. 给氧　严重贫血患者应予常规氧气吸入，以改善组织缺氧症状。

4. 加强医护合作　做好输血或成分输血的护理，输注前必须认真做好查对工作。输血时必须注意控制输注速度，严重贫血者输入量应少于 1ml/(kg·h)，以防止心脏负荷加重而诱发心力衰竭。同时还需加强病情观察，及时发现和处理输血反应。贫血治疗的关键在于找出病因，有针对性地治疗，要主动协助医生寻找和分析病因，配合医生做好骨髓穿刺等辅助检查，按时按量用药，并密切观察疗效。

【健康指导】

1. 介绍疾病相关知识、自我保健、自我护理方法，增强患者治疗疾病的信心。

2. 解释通过有效途径获取营养的必要性和相关知识，改变患者的不良饮食习惯，合理膳食。

3. 制订有效的休息与活动计划，逐步提高患者的活动耐受水平。

4. 指导患者注意自我防护。若脉搏达到或超过 100 次/分，要停止活动；改变体位时动作要慢；站起或行走时感头晕或心悸，要立即躺倒或坐下；尤其注意跌倒患者往往见于急性失血者，并不一定是严重贫血者，所以对贫血发生速度较快的患者要格外注意活动时安全教育。

一、缺铁性贫血患者的护理

案例

患者，女，36 岁。痔疮多年。因头晕、乏力多年来诊。体检：T 36℃，P 90 次/分，R 18 次/分，Bp 100/70mmHg，神清，倦怠，皮肤、黏膜苍白，发毛稀疏无光。指端苍白，指甲脆裂呈匙状。实验室检查：Hb 50g/L，RBC $2.5×10^{12}$/L，WBC $9.8×10^9$/L，PLT $130×10^9$/L，红细胞呈小细胞低色素。血清铁 6.5μmol/L，总铁结合力 450μg/dl。骨髓检查：红系增生活跃，骨髓铁染色阴性。临床初步诊断：缺铁性贫血。

思考：

1. 请说出该患者的主要护理诊断/问题。
2. 口服铁剂的护理要点有哪些？
3. 针对该患者的健康指导要点有哪些？

缺铁性贫血（iron deficiency anemia，IDA）是指体内贮存铁缺乏，使血红蛋白合成减少而引起的一种小细胞低色素性贫血，是最常见的一种贫血类型，在生育年龄的妇女（特别是孕妇）和婴幼儿中发病率较高。

常见引起缺铁性贫血的原因有：①铁丢失过多，慢性失血是成人缺铁性贫血最常见和最重要的病因。长期小量出血比一次大出血更易发生缺铁性贫血。胃肠道出血是最常见的病因，如消化道出血、钩虫出血、痔出血、月经过多等。②铁需要量增加，但摄入不足是孕妇儿童缺铁性贫血的主要原因。常见于婴幼儿、青少年、妊娠妇女、哺乳期妇女。青少年偏食、挑食也是导致缺铁的重要原因。③铁的吸收不良，胃、十二指肠切除术、慢性胃肠炎、萎缩性胃炎、Crohn 病等。

考点：缺铁性贫血的病因。

知识链接

铁代谢

铁是构成血红蛋白的关键。铁+原卟啉→血红素；血红素+珠蛋白→血红蛋白。

1. **铁的分布**　正常成人体内总铁量，男性为 50～55mg/kg，女性为 35～45mg/kg，其中 67% 为血红蛋白铁，29% 为贮存铁，主要以铁蛋白及含铁血黄素形式贮存于肝、脾、骨髓、肠黏膜中，血清铁蛋白测定可准确反映体内贮存铁情况。余下的 4% 的组织铁则存在于肌红蛋白和细胞内多种酶中。

2. **铁的来源**　生理情况下铁主要来源于衰老的红细胞破坏后释放的铁，食物也是铁的重要来源，特别是深色食物，如肉类、血、动物肝、豆类、海带、发菜、紫菜、木耳、香菇等。而乳类、谷类、脂肪含铁较低。非生理情况下，铁可来源于药物和血液。

3. **铁的吸收**　胃酸将食物中铁游离，维生素 C 等还原物质将高铁（Fe^{3+}）还原成无机亚铁（Fe^{2+}）被肠黏膜吸收。铁主要在十二指肠及空肠上部吸收。胃酸、维生素 C 促进铁吸收，茶（含鞣酸）、奶（含磷）、咖啡会影响铁从食物中游离、还原、吸收。铁的吸收受体内贮存铁控制，贮存铁多，铁吸收减少，反之增多。胃肠功能（酸碱度等）、体内铁贮量、骨髓造血状态及某些药物，均会影响铁的吸收。

4. **铁的转运**　亚铁在血液中被氧化为高铁，高铁与血浆转铁蛋白结合后生成血清铁（ST），并将铁运送至各组织。能与铁结合的血浆转铁蛋白的总量称为总铁结合力（TIBC），正常仅约 1/3 与铁结合，称为血清铁。

5. **铁的贮存和排泄**　多余的铁以铁蛋白和含铁血黄素形式贮存于肝、脾、骨等器官的单核巨噬细胞系统中，待铁需要增加时动用。人体每天排铁不超过 1mg，主要通过肠黏膜脱落细胞随粪便排出，少量通过尿、汗液、胆汁排出，育龄妇女还可通过月经、妊娠、乳汁排出。

考点：铁的吸收、来源。

【护理评估】

1. **健康史**　询问患者入院原因及发病因素，需询问发病时间、伴随症状、诊疗过程、疗效如何。育龄妇女要了解月经情况、有无妊娠，哺乳期妇女要了解哺乳情况及个人营养状态。还要了解有无溃疡病、痔疮出血、偏食等。有无贫血患者的一般表现。

2．身体评估　检查生命体征、意识状态；检查皮肤黏膜苍白情况；有无缺铁的特征表现。

（1）缺铁性贫血的特征表现：与机体缺血、缺氧和组织细胞中含铁酶和铁依赖酶的活性下降有关。

1）组织缺铁表现：口腔炎、舌炎、舌乳头萎缩，重者可有吞咽困难。皮肤干燥、角化，毛发干枯、脱落，指（趾）甲无光泽、脆薄易裂，重者指（趾）甲扁平、表面粗糙、有条纹呈反甲（匙状甲）。

2）精神行为异常：儿童较为明显，如烦躁、易怒、注意力不集中、发育迟缓、体力下降。少数患者可有异食癖，喜吃生米、冰块、泥土、石子等，严重者可出现生长发育迟缓、智力低下。

考点：缺铁性贫血的临床表现。

3．心理-社会状况　患者及家属在患病后心里有无负担或焦虑，家属对疾病的认识等。

4．辅助检查　如血红蛋白、白细胞、血小板计数、骨髓铁染色情况、血清铁及铁蛋白水平。

（1）血常规：典型血常规呈小细胞低色素性贫血，血片中可见红细胞体积小、中央淡染区扩大。网织红细胞计数多正常或略增高。白细胞和血小板计数多正常。

（2）骨髓象：骨髓增生活跃特别是红细胞系统增生活跃，以中、晚幼红细胞为主，细胞体积小、核染色质致密、胞质少、边缘不整齐，有血红蛋白形成不良的表现，即所谓的"核老浆幼"现象。粒细胞系统、巨核细胞系统无明显异常。骨髓涂片铁染色示骨髓细胞外铁消失，铁粒幼细胞＜15%，为缺铁的可靠诊断方法。有明确缺铁病史和其他实验室指标支持时，骨髓检查并非缺铁性贫血所必需。

（3）铁代谢生化检查：血清铁＜8.95μmol/L。血清总铁结合力升高，＞64.44μmol/L。转铁蛋白饱和度下降，＜15%。血清铁蛋白＜12μg/L，是早期诊断贮存铁缺乏的敏感指标。

（4）红细胞内卟啉代谢：红细胞游离原卟啉（FEP）＞0.9μmol/L（全血），或血液锌原卟啉（ZPP）＞0.96μmol/L（全血），或FEP/Hb＞4.5μg/gHb。

【主要护理诊断/问题】

1．活动无耐力　与贫血引起全身组织缺氧有关。

2．营养失调：低于机体需要量　与铁摄入不足有关。

3．知识缺乏：缺乏有关防治知识。

【护理措施】

（一）一般护理

1．休息与活动　根据贫血的程度、发生速度及原有身体状态，决定患者可耐受的活动量。严重贫血患者应给予氧气吸入，以改善缺氧症状。

2．饮食护理　①纠正不良饮食习惯。注意指导患者均衡膳食，养成定时、定量、细嚼慢咽的饮食习惯。②给予丰富含铁食物。告知含铁量高的食物食品种类等，如动物肉类、肝、血、蛋黄、海带、黑木耳等。同时向患者说明进食高蛋白、高维生素、高热量、易消化饮食的重要性。③合理饮食搭配。饮食要注意荤（含铁）素（含维生素C）搭配，避免进餐后立即食用或饮用减少铁剂吸收的食物或饮料。④口腔炎或舌炎影响食欲者，避免进食过热、过辣食物，进食前后给予口腔护理。

3. 加强病情监测 关注患者自觉症状及体征变化情况，评估患者活动耐力，了解有关检查结果，判断患者贫血程度及治疗效果。

4. 治疗配合 补铁是治疗本病的首选，常用硫酸亚铁、富马酸亚铁、右旋糖苷铁等。可以口服或肌内注射。首选口服补铁，一般从小剂量开始，逐渐加量，以减少胃肠道反应。治疗早期表现为外周血网织红细胞增多，服药后 5～10d 达高峰，2 周后血红蛋白浓度开始上升，2 个月左右恢复正常。此时，仍需持续 3～6 个月的铁剂治疗，待铁蛋白正常后方可停药。

（1）口服铁剂护理：①解释——向患者解释口服铁剂可能会出现的不良反应，如胃肠道刺激症状、黑便等。②服药注意事项——指导患者餐中或餐后服用铁剂，以减轻胃肠道的刺激症状；与维生素 C 同服，促进铁的吸收；避免与茶、咖啡、蛋类、牛奶等同服，以免影响铁的吸收；避免同服 H_2 受体阻滞剂；口服液体铁时，须用吸管，避免牙齿染黑。③准确用药——遵医嘱按时按量服用铁剂，要在血红蛋白恢复正常后再口服用药 3～6 个月，以补足贮存铁，又要防止药物总量过大引起铁中毒。

> **考点：** 铁剂治疗有效的早期指标为网织红细胞升高。

（2）若口服铁剂不能耐受或消化道疾病影响铁的吸收，可选用右旋糖苷铁肌内注射治疗。首次给药须用 0.5 ml 作为试验剂量，1h 后无过敏反应可给足量治疗，第一天给 50mg，以后每日或隔日给 100 mg，直至总需要量。注射用铁的总需要量按以下公式计算：(需达到的血红蛋白含量 - 患者的血红蛋白含量) × 患者体重（kg）× 0.33。

注射铁剂护理：①防止过敏反应。过敏反应表现为脸色潮红、头痛、肌肉关节疼痛、荨麻疹等，严重者可出现过敏性休克。首次注射量要少，一般不超过 50mg，同时备好肾上腺素等急救药品。若患者无不良反应，次日按常规剂量进行注射。②防止注射局部肿痛或形成硬结。选择柔软、丰厚的肌肉，用 8～9 号针头深部注射，并经常更换注射部位。注射时速度要慢，拔针后按压针眼片刻，但不可按摩。必要时可在注射局部干热敷，促进铁的吸收。③避免药液引起皮肤染色。注意不在皮肤暴露部位注射，抽取药液后更换针头（避免原来针头上的药液使组织染色），采用"Z"形注射法或留空气注射法。

【健康指导】 疾病知识教育 + 预防（饮食指导 + 高危人群预防性补充 + 相关疾病的预防和治疗）+ 自我监测病情。

> **考点：** 缺铁性贫血的饮食护理及药物护理。

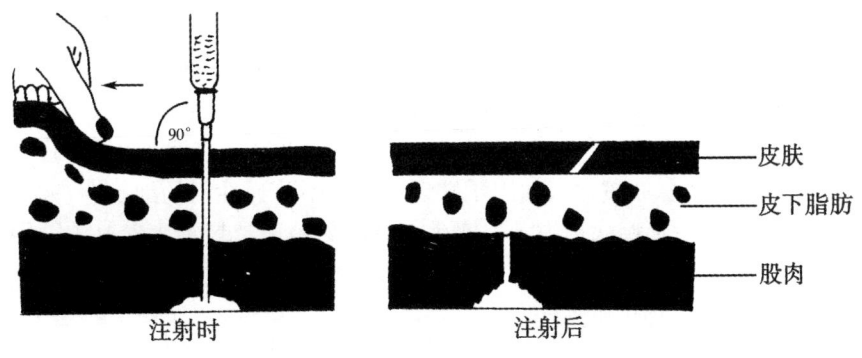

图 6-2 "Z"字形注射法

小结	1. 缺铁性贫血是体内贮铁耗尽引起的小细胞低色素性贫血及相关的缺铁异常，是一种血红素合成异常性贫血，是最常见的贫血。慢性失血是成人缺铁性贫血最常见的病因。 2. 组织缺铁表现为缺铁性贫血的特征性表现，血常规呈小细胞低色素贫血，骨髓象和铁代谢可提供缺铁依据。 3. 病因治疗是纠正缺铁性贫血和防止复发的关键。补充铁剂主要通过饮食和口服铁剂，必要时注射铁剂治疗。护理重点是饮食护理和用药护理。

二、巨幼细胞性贫血患者的护理

案例

患者，女，65岁。因头晕、乏力多年就诊。病史询问时了解到患者因为牙不好，一直将食物尤其蔬菜炖的很烂食用。患者自述食欲缺乏，腹胀，服用胃药不能缓解，时有腹泻。检查：T 36℃，P 80次/分，R 18次/分，Bp 120/90mmHg，皮肤、黏膜苍白，舌质绛红。实验室检查：Hb 50g/L，RBC 2.5×10^{12}/L，WBC 9.8×10^9/L，PLT 130×10^9/L。临床初步诊断为叶酸缺乏性巨幼细胞性贫血。

思考：
1. 请说出该患者的主要护理诊断/问题。
2. 引起本病的主要原因是什么？

巨幼细胞性贫血（megaloblastic anemia，MA）是由于叶酸和（或）维生素 B_{12} 缺乏或某些影响核酸代谢药物的作用，导致细胞 DNA 合成障碍所致的大细胞性贫血。在我国，巨幼细胞性贫血以叶酸缺乏为主，以山西、陕西、河南、山东等地比较多见。欧美国家则以维生素 B_{12} 缺乏及内因子抗体所致的恶性贫血多见。

常见病因

1．**叶酸缺乏**　①摄入不足：多与营养不良、偏食、婴儿喂养不当、食物烹煮过度是叶酸缺乏的主要原因。②需要增加：妊娠、哺乳、婴幼儿或甲状腺功能亢进症、肿瘤等消耗性疾病患者。③吸收不良：腹泻、小肠炎症、肿瘤和手术及某些药物（抗癫痫药物、柳氮磺吡啶、乙醇、异烟肼等）影响叶酸的吸收。④排出增加：血液透析、酗酒。

2．**维生素 B_{12} 缺乏**　①摄入减少导致维生素 B_{12} 缺乏，常需较长时间才出现。见于长期素食者。②吸收障碍是维生素 B_{12} 缺乏最常见的原因，可见于：各种原因的内因子缺乏导致维生素 B_{12} 吸收障碍，如恶性贫血（内因子缺乏所致的不可逆性巨幼细胞性贫血称为恶性贫血）和全胃切除术后；回肠疾病、细菌、寄生虫感染繁殖可消耗维生素 B_{12}；严重肝病可影响维生素 B_{12} 的贮备，麻醉药氧化亚氮（N_2O）可将钴胺氧化而抑制甲硫氨酸合成酶，影响维生素 B_{12} 的血浆转运及细胞内的转运。

考点：巨幼细胞性贫血的常见病因。

【护理评估】

1. 健康史　询问患者饮食结构、习惯、烹饪方法、有无偏食等，患者的既往病史有无慢性肠炎、胃炎、胃切除术等，有无用药史等。

2. 身体评估　检查生命体征、意识状态，了解消化道症状、神经系统表现等。

（1）消化道症状：胃肠道黏膜萎缩可引起食欲缺乏、恶心、腹胀、腹泻或便秘。口腔黏膜、舌乳头萎缩，舌质绛红呈"牛肉舌"，舌面光滑呈"镜面舌"，可伴舌痛。

（2）神经系统表现和精神症状：可有对称性远端肢体麻木、深感觉障碍、共济失调，少数患者可有锥体束征、肌张力增高、腱反射亢进。叶酸缺乏者有易怒、妄想等精神症状。维生素 B_{12} 缺乏者有抑郁、失眠、记忆力下降、谵妄、幻觉、妄想，甚至精神错乱等。

3. 心理-社会状况　患者及家属在患病后心里有无负担或焦虑，家属对疾病的认识等。

4. 辅助检查　如血红蛋白、白细胞、血小板计数、红细胞形态、血清叶酸及维生素 B_{12} 水平。

（1）血常规：典型血常规呈大细胞性贫血，血涂片中可见红细胞大小不等、以大椭圆形红细胞为主，可有点彩红细胞等；中性粒细胞呈多分叶现象；重症者白细胞和血小板减少。

（2）骨髓象：骨髓增生活跃，以红细胞系增生显著，呈现巨幼细胞形态（胞体大，胞质较胞核成熟，呈"老浆幼核"；粒细胞系统、巨核细胞系统相对减少，亦可巨型变）。骨髓铁染色常增多。

（3）血清维生素 B_{12} 叶酸浓度测定：是诊断叶酸和维生素 B_{12} 缺乏的重要指标。血清维生素 B_{12} < 74 pmol/L，血清叶酸 < 6.8nmol/L，有诊断意义。红细胞叶酸水平可 < 227nmol/L。

【主要护理诊断/问题】

1. 活动无耐力　与贫血引起全身组织缺氧有关。

2. 营养失调：低于机体需要量　与叶酸、维生素 B_{12} 摄入不足，吸收不良以及需要量增加有关。

3. 口腔黏膜改变：与贫血引起的舌炎、口腔溃疡有关。

4. 感知改变：与维生素 B_{12} 缺乏引起的神经系统损害有关。

【护理措施】

（一）一般护理

1. 休息与活动：中度贫血合并神经系统症状的患者需卧床休息。对功能障碍的肢体注意保暖，但避免烫伤。对肢体进行适度按摩和被动运动。协助患者活动，避免摔伤。

2. 饮食护理：补充富含叶酸和维生素 B_{12} 的食物。叶酸缺乏者多吃蔬菜、瓜果，烹煮不宜过度。维生素 B_{12} 缺乏多吃动物肝、肾、瘦肉，纠正偏食。口腔炎或舌炎影响食欲者，避免进食过热、过辣食物，进食前后给予口腔护理。

3. 加强病情监测　关注患者自觉症状及体征变化情况，评估患者活动耐力，了解有关检查结果，判断患者贫血程度及治疗效果。

4. 用药护理

（1）叶酸缺乏：口服叶酸，每次 5～10mg，每日 2～3 次。直至贫血表现完全消失。如伴有维生素 B_{12} 缺乏，则需同时注射维生素 B_{12}，否则可加重神经系统症状。

（2）维生素 B_{12} 缺乏：肌内注射维生素 B_{12}，每次 500μg，每周 2 次。无维生素 B_{12} 吸收障碍者，可口服维生素 B_{12} 片剂 500μg，每日 1 次。若有神经系统表现，治疗维持半年到 1 年。恶性贫血或全胃切除的患者则需维持终生治疗。肌内注射维生素 B_{12} 者，偶见过敏反应，表现皮疹、药物热，罕见过敏性休克。故注射维生素 B_{12} 后应注意观察患者反应，并及时向医生报告及时处理。恶性贫血需终身肌内注射维生素 B_{12}，但不能随意加大用量。补充叶酸和维生素 B_{12} 时，要注意补充含钾含铁高的食物。

【健康指导】

1．对易患人群进行卫生宣教　对婴幼儿喂养应及时添加辅食，孕妇、哺乳期妇女要保证每天食用新鲜绿色蔬菜、水果，必要时可服用叶酸。长期素食、偏食者，应向他们讲解叶酸、维生素 B_{12} 均全部从食物中供给，每天饮食必须含有叶酸、维生素 B_{12} 食品，故建立良好饮食习惯，喜吃新鲜绿菜、动物肝、肾和瘦肉是极重要的。高发地区人群要做上述卫生宣教，指出烹煮食物不可过度。

2．对患者指导　贫血纠正后嘱患者要坚持合理饮食，并治疗原发病。

3．预后　一般本病预后好，但恶性贫血或全胃切除术者需要维持终生治疗。

考点：巨幼细胞性贫血的护理措施。

小结	1．巨幼细胞性贫血是指叶酸、维生素 B_{12} 缺乏引起的一类贫血。其特点是大细胞性贫血。 2．人体不能合成叶酸、维生素 B_{12}，主要依靠外源性补充。食物供给不足是叶酸缺乏最主要的原因。摄入不足和吸收障碍是维生素 B_{12} 缺乏最主要的原因。 3．治疗护理重点是补充叶酸、维生素 B_{12}。

三、再生障碍性贫血患者的护理

案例

患者，女性，25 岁。近 1 年多来自感乏力，面容苍白，皮肤自发性青紫斑块，口腔咀嚼比较粗糙的食物后容易出血，曾按"贫血"治疗，口服"铁剂"及中药，未见明显好转。体检：T 36.2℃，P 80 次/分，R 18 次/分，Bp 100/70mmHg。贫血貌，呈慢性贫血面容，两上肢和大腿内侧可见散在的出血点，口腔黏膜糜烂，局部牙龈红肿。浅表淋巴结未触及肿大，心、肺检查结果正常。实验室检查：血红蛋白 80g/L，红细胞计数为 $3.0×10^{12}$/L，白细胞 $3.6×10^9$/L，血小板 $32×10^9$/L。骨髓检查：红系、粒系增生减低，全片见巨核细胞 1 个。临床诊断：再生障碍性贫血。

思考：

1．请说出该患者的主要护理诊断/问题。

2．服用雄激素的护理措施有哪些？

3．如何对该患者进行健康教育？

再生障碍性贫血（aplastic anemia，AA）简称再障，是由多种原因致造血干细胞数量减少和（或）功能障碍所引起的一类贫血。临床主要表现为骨髓造血功能低下，进行性贫血、出血、感染。我国再障的年发病率为 0.74/10 万人口，可发生于各年龄段，以青壮年居多，目前老年人发病有增多趋势，男性略多于女性。

再障的分类法较多，根据病因不同可分为先天性（遗传性）再障和后天性（获得性）再障。获得性再障根据是否有明确诱因还可分为原发性再生障碍性贫血和继发性再生障碍性贫血。按病程及表现分为急性再障（又称重型再障-Ⅰ型或重型再障，SAA）及慢性再障（又称非重型再障，NSAA），慢性再障病情恶化时似急性再障又称重型再障-Ⅱ型。

发病原因不明确，可能与下列因素有关。

1. 药物及化学物质　是再障最常见的致病因素。包括氯霉素类抗生素、磺胺类药物、抗肿瘤化疗药物、保泰松、苯巴比妥、阿司匹林、抗癫痫药、卡比马唑、含苯及其衍生物等化学物质。抗肿瘤药与苯对骨髓的抑制与剂量相关，但抗生素、磺胺类药物及杀虫剂引起的再障与剂量关系不大，与个人敏感有关。

表6-6　引起再障的常见药物和化学物质

药物	抗微生物药：氯霉素、合霉素、磺胺药、四环素、链霉素、异烟肼等
	解热止痛药：保泰松、吲哚美辛、阿司匹林、安乃近等
	抗惊厥药：苯妥英钠、三甲双酮等
	抗甲状腺药：甲硫咪唑、卡比马唑、甲硫氧嘧啶等
	其他：氯丙嗪、米帕林、氯喹、甲苯磺丁脲、乙酰唑胺、抗癌药中氮芥、白消安、环磷酰胺等
化学物质	苯及其衍生物、滴滴涕（DDT）、有机磷农药、染发剂等

2. 物理因素：长期接触 X 线、镭及放射性核素等可影响 DNA 的复制，抑制细胞有丝分裂，干扰骨髓细胞生成，使造血干细胞数量减少。

3. 病毒感染：风疹病毒、肝炎病毒、EB 病毒、流感病毒均可引起再障，特别是肝炎病毒、微小病毒 B_{19} 等与再障的关系密切，临床上又称为病毒性肝炎相关性再障。

4. 再障的发生还与各种未经治疗的贫血、慢性肾衰竭、甲状腺功能减退症、免疫因素、遗传因素有关。

考点： 再生障碍性贫血的常见病因。

【护理评估】

1. 健康史　仔细询问患者既往有无特殊药物使用史或理化物质接触史，询问患者有关检查结果、治疗用药及其疗效等情况。询问患者的职业情况、工作环境如何，运动锻炼情况、耐受程度。有无烟酒嗜好。

2. 身体评估　再障的临床表现与全血细胞减少有关，主要为进行性贫血、出血、感染，但多无肝、脾大和淋巴结肿大。有无与贫血相关的症状、体征，如皮肤黏膜的苍白、疲乏、困倦、软弱无力，有无感染的表现，如皮肤感染、咳嗽咳痰、肺部啰音等，有无出血表现如皮肤、黏膜出血点或瘀点、瘀斑、呕血、黑粪、血尿等。

> **知识链接**
>
> 该病的发病机制尚未完全阐明,可能通过以下3种机制发病。
>
> 1. 造血干细胞缺陷 包括造血干细胞量和质的异常。各种致病因素直接造成骨髓造血干细胞破坏,使造血干细胞的自我复制和分化能力减弱或消失,从而导致骨髓内各系造血细胞明显减少,引起外周血中全血细胞减少。
>
> 2. 造血微环境异常 造血微环境由基质细胞及其产生的细胞因子所组成。再障患者骨髓活检除发现造血细胞减少外,还有骨髓"脂肪化"和局部结构组织的病理变化,如静脉窦壁水肿、出血,毛细血管坏死等。骨髓基质细胞的受损是再障患者造血干细胞移植不易成功的原因。
>
> 3. 免疫异常 近年多数学者认为,T细胞功能异常亢进通过细胞毒性T细胞直接杀伤和(或)淋巴因子介导的造血干细胞过度凋亡引起的骨髓衰竭是再障的主要发病机制。

急性再生障碍性贫血与慢性再生障碍性贫血的鉴别见表 6-7。

表 6-7 急性再生障碍性贫血与慢性再生障碍性贫血的鉴别

鉴别点	急性再生障碍性贫血	慢性再生障碍性贫血
起病	起病急、进展迅速	起病缓、进展慢
贫血	进行性加重	常为首发症状和主要表现
感染	重,难控制,多伴持续高热,常合并败血症,以呼吸道感染最常见,其次为消化道、泌尿生殖道及皮肤、黏膜,不易控制	轻,易控制,上呼吸道感染多见
出血	重,有不同程度的皮肤、黏膜及内脏出血	轻,以皮肤、黏膜出血为主,内脏出血少见
外周血常规	重度全血细胞减少 中性粒细胞绝对值 $< 0.5 \times 10^9/L$ 网织红细胞绝对值 $< 15 \times 10^9/L$ 血小板计数 $< 20 \times 10^9/L$	全血细胞减少较 SAA 轻 中性粒细胞绝对值 $> 0.5 \times 10^9/L$ 网织红细胞绝对值 $> 15 \times 10^9/L$ 血小板计数 $> 20 \times 10^9/L$
骨髓象	多部位增生重度减低	增生减低或有局部增生灶
病程、预后	病程短,预后差,多在 6～12 个月死亡	病程长,预后较好,少数死亡,部分可进展为 SAA

考点: 再障的临床表现及急性与慢性再障的鉴别。

3. 心理-社会状况 询问患者及家属是否因病程漫长,反复发作,社会支持差,甚至发生并发症而有烦躁不安、紧张、恐惧等心理反应。患者对工作、交际和家庭生活带来的影响,是否影响个人能力的发挥,自我评价是否改变。对治疗护理的要求。

4. 辅助检查结果 外周血常规、骨髓象等有无异常改变。

(1) 血常规:全血细胞减少为最主要的特点,但红细胞、粒细胞和血小板的减少程度不等。淋巴细胞比例明显增高。网织红细胞＜1.0%，绝对值＜15×10^9/L，中性粒细胞绝对值＜0.5×10^9/L，血小板计数＜20×10^9/L。

（2）骨髓象：是再障确诊的主要依据。SAA多部位骨髓增生重度减低，粒细胞系统、红细胞系统明显减少且形态大致正常，无巨核细胞，淋巴细胞及非造血细胞比例明显增高。NSAA多部位骨髓增生减低，可见较多脂肪滴，粒细胞系统、红细胞系统及巨核细胞减少。巨核细胞减少或为零是诊断再障的主要依据。

> **考点：** 再生障碍性贫血的诊断依据。

【主要护理诊断/问题】

1．活动无耐力　与贫血导致机体组织缺氧有关。
2．有损伤的危险：出血　与血小板减少有关。
3．有感染的危险　与白细胞减少致免疫力下降有关。
4．潜在并发症：感染、颅内出血。
5．恐惧　与病情恶化、预后不良有关。

【护理措施】

（一）一般护理

合理安排休息与活动，重症患者应卧床休息，一般患者应适当休息，避免劳累，减低氧耗。给予高热量、高蛋白、富含维生素、易消化的软食或半流质饮食。大出血患者应暂禁食，病情稳定后，指导患者进食，并与患者及家属共同制订日常活动计划，指导活动，保证安全。

（二）心理护理

多与患者沟通，了解其思想顾虑，耐心介绍病情，解释通过积极治疗能控制病情及缓解症状，增强患者治愈的信心。介绍如何减少出血及感染的措施，防止病情恶化。

（三）病情观察

注意患者生命体征变化，有无体温升高、咳嗽、咳痰、咽痛等感染表现，皮肤、黏膜出血点、瘀斑有无扩大，内脏有无出血，有无头痛、视物模糊等颅内出血的表现。

（四）对症（贫血、出血、感染）护理见本章第一、二节。

（五）治疗配合

1．去除病因　去除或避免周围环境中致病因素，禁用对骨髓有抑制的药物。
2．支持和对症治疗　防治感染、控制出血、纠正贫血。

（1）防治感染：对感染性高热的患者，及时采用有效广谱抗生素治疗，注意长期使用抗生素可诱发真菌感染和肠道菌群失调。必要时输注白细胞悬液，防止感染扩散。

（2）控制出血：根据患者的不同出血方式，选用不同的止血方法。血小板＜20×10^9/L并发感染者，或出血严重者，可输注同血型浓缩血小板、新鲜冷冻血浆，若效果差可改输HLA配型血小板。

（3）纠正贫血：严重贫血（Hb＜60g/L）可输注全血或浓缩红细胞，但应避免输血过多。

3．免疫抑制剂

（1）抗淋巴细胞/胸腺细胞球蛋白（ALG/ATG）：是用于SAA的主要药物，可与环孢素（CsA）组成强化免疫抑制方案。

(2) 环孢素：适用于各型再障，疗程多 1 年以上。

(3) 其他：临床上也使用环磷酰胺、甲泼尼龙等联合治疗。

4．雄激素　是 NSAA 的首选药，也适用于全部再障，其作用机制是刺激肾产生更多的促红细胞生成素，并直接作用于骨髓刺激红细胞生成。常用丙酸睾酮 50～100mg 肌内注射，每日或隔日 1 次，疗程至少达到 4 个月。也可口服安特尔每次 40mg，每日 3 次；达那唑每次 0.2g，每日 3 次；司坦唑醇（康力龙）每次 2mg，每日 3 次。

5．造血细胞因子主要适用于 SAA，常用药物为重组人粒细胞集落刺激因子（rhG-CSF）；重组人粒细胞-巨噬细胞集落刺激因子（rhGM-CSF），疗程维持 3 个月以上为宜。

6．造血干细胞移植　是治疗 SAA 最有希望的治疗措施之一。包括骨髓移植、外周血干细胞移植、胎肝细胞输注、脐血移植等。最佳移植对象为 40 岁以下、无感染及其他并发症、有合适供体的 SAA 患者。

> **考点**：治疗再生障碍性贫血首选的药物。

7．用药护理　药物治疗过程中要注意药物的副作用。

1）急性再生障碍性贫血患者使用免疫抑制剂治疗时，可出现超敏反应、血清病（猩红热样皮疹、关节痛、发热等）和出血加重。用药期间应予以保护性隔离。加强支持疗法，防止出血和感染。备好抢救设备和药品，以便患者发生过敏时及时抢救。

2）慢性再生障碍性贫血用雄激素治疗，长期使用可出现女性男性化，以及肝功能损害。应向患者说明雄激素治疗 3～6 个月后才见效，应坚持按疗程用药。男性化作用在停药后短期内会全部消失，痤疮不要用手搔抓，以防感染。用药期间定期检查肝功能。常用的丙酸睾酮为油剂，吸收慢，易发生肿块甚至无菌性坏死，治疗时应深部缓慢分层注射并轮替注射部位，经常检查注射部位，发现硬块及时理疗，以促进吸收、预防感染。

> **考点**：再生障碍性贫血的药物护理。

（六）造血干细胞移植

造血干细胞移植是将供体正常骨髓中的造血干细胞移植到患者骨髓组织中，以重建正常造血功能。移植前应做好心理护理和清洁、消毒工作。移植时快速静滴骨髓液，观察有无输血反应和栓塞现象。移植后注意身心照顾并严密观察有无并发感染或移植物抗宿主反应。

【健康指导】

1．向患者及家属介绍本病的常见原因，减少职业性暴露，提高其劳动防护意识，定期检查血常规。

2．宣传不可随意用氯霉素、保泰松、磺胺药、阿司匹林等药物，需要时在医生指导下用药。

3．增强体质，预防病毒感染。积极治疗长期严重贫血等疾病。指导患者进行自我护理。加强营养，注意个人卫生和避免皮肤黏膜损伤，预防各种出血和感染。帮助患者和家属认识治疗的长期性。

4．坚持按医嘱用药和定期复查。

5．对行骨髓移植的患者，宣传并解释骨髓移植的有关知识，使其能配合骨髓移植。

6．预后　急性再障预后极差，常在一年内死亡，多死于严重感染或脑出血。慢性再障预后相对较好,部分患者经中西医结合治疗可存活数年,仅有少数患者可以治愈。

小结	1. 再障是指原发性骨髓造血功能衰竭综合征。以骨髓造血功能低下,全血细胞减少和贫血、出血、感染为特征。 2. 急性再障少见,以严重感染和出血为主要表现,预后差,常选用ATG、ALG治疗。慢性再障多见,以贫血为首发症状和主要表现,首选雄激素治疗。 3. 主要护理措施是对症护理及用药护理。

第四节 白血病患者的护理

学习目标	识记: 1. 复述白血病的定义及分类。 2. 识别白血病的病因。 3. 说出急、慢性白血病的典型临床表现。 理解: 1. 归纳急、慢性白血病的有关检查。 2. 说出急性白血病的治疗方案。 运用: 1. 按照护理程序护理急、慢性白血病患者(特别是急性白血病患者的用药护理)。 2. 对白血病患者进行有针对性的健康指导。

案例

女性,20岁。不明原因的低热1个月,刷牙时牙龈出血,伴皮肤散在出血点。1周来高热、乏力、出血加重,抗生素治疗无效。患者紧张不安。体检:全身皮肤散在瘀点、瘀斑,牙龈渗血,扁桃体有脓性分泌物,胸骨下端压痛,肝肋下1cm。血红蛋白50g/L、白细胞14×10^9/L,血小板22×10^9/L;涂片中有幼稚淋巴细胞;骨髓增生极度活跃,淋巴细胞明显增多,以原始细胞及幼稚细胞为主,幼红细胞和巨核细胞减少。临床诊断急性淋巴细胞白血病,医嘱为VDP方案。

思考:
1. 请说出该患者的主要护理诊断/护理问题。
2. 该患者化疗如何护理?
3. 化疗护理要点是什么?

白血病（leukemia）是一类造血干细胞的恶性克隆性疾病。因白血病细胞自我更新增强、增殖失控、分化障碍、凋亡受阻，而停滞在细胞发育的不同阶段。在骨髓和其他造血组织中白血病细胞大量增生累积，抑制正常造血，并浸润其他器官和组织。所以白血病与实体肿瘤不同，不是生长在局部的赘生物，而是全身播散。

白血病以进行性贫血、发热或反复感染、出血和肝、脾、淋巴结不同程度肿大等为主要临床表现。我国白血病发病率为2.76/10万，以急性白血病多见。儿童及35岁以下成人中，白血病死亡率位居恶性肿瘤死亡率的第1位。

> **考点：白血病的定义。**

【分类】

（一）按白血病细胞的成熟程度和自然病程分类

1. **急性白血病（acute leukemia，AL）** 病情发展迅速，病程短，自然病程仅数月，细胞分化停滞在较早阶段，多为原始细胞及早期幼稚细胞。按细胞形态学分类（FAB分类法），将急性白血病分为：

（1）急性淋巴细胞白血病（acute lymphoblastic leukemia，ALL，简称急淋）：根据淋巴细胞形态特点又可分为 L_1、L_2、L_3 3个亚型。

（2）急性非淋巴细胞白血病（acute non-lymphocytic leukemia，ANLL，简称急非淋）或急性髓系白血病（AML） 可分为8型，具体见表6-8。

表6-8 急淋与急非淋的分型

急淋	
L_1型：原始和幼淋巴细胞以小细胞为主（直径≤12μm）	
L_2型：原始和幼淋巴细胞以大细胞为主（直径＞12μm）	
L_3型：同L_2型，细胞大小较一致，细胞内有明显空泡，细胞质嗜碱性	
急非淋	
M_0型：急性髓细胞白血病微分化型	M_1型：急性粒细胞白血病未分化型
M_2型：急性粒细胞白血病部分分化型	M_3型：急性早幼粒细胞白血病
M_4型：急性粒-单核细胞白血病	M_5型：急性单核细胞白血病
M_6型：急性红白血病	M_7型：急性巨核细胞白血病

2. **慢性白血病（CL）** 病情发展缓慢，自然病程为数年，细胞分化停滞在较晚的阶段，多为较成熟幼稚细胞和成熟细胞。临床常见类型有慢性髓细胞白血病（chronic myelogenous leukemia，CML，简称慢粒）、慢性淋巴细胞性白血病（chronic lymphocytic leukemia，CLL，简称慢淋），及罕见类型白血病，如毛细胞白血病、幼淋巴细胞白血病等。

> **考点：急性白血病与慢性白血病的白血病细胞增生特点。**

（二）按白细胞计数分类

多数白血病患者白细胞计数增高，若超过 $100×10^9/L$，称为高白细胞白血病，部分患者白细胞计数在正常水平或减少，称为白细胞不增多性白血病。

白血病种类多、发病机制复杂。因人体免疫功能缺陷及以下各种因素的促发，使遗传基因突变或染色体畸变，最终导致白血病的发生。

1．病毒因素　经大量实验研究已证实，成人 T 细胞白血病是由人类 T 淋巴细胞病毒 I 型（HTLV-I）所致，该病毒是一种 C 型 RNA 病毒，当其作为内源性病毒插入宿主的染色体 DNA 中后，可诱发白血病。

2．化学因素　长期接触苯及含苯的有机溶剂，如汽油、橡胶等，与白血病的发生有关。抗肿瘤药物尤以烷化剂被公认为有致白血病作用。乙双吗啉、氯霉素、保泰松与白血病的发生有关。

3．物理因素　包括 X 线、γ 线、电离辐射等，大面积和大剂量照射可使骨髓抑制和机体免疫力下降，导致白血病的发生。

4．遗传因素　白血病与遗传因素有关，家族性白血病约占白血病的 0.7%。有染色体异常的一些遗传性疾病，如唐氏综合征、先天性再生障碍性贫血、Bloom 综合征（侏儒面部毛细血管扩张）、先天性丙种球蛋白缺乏症等，其白血病的发生率高于正常人。

5．其他　某些血液病最终可能发展为白血病，如骨髓增生异常综合征、淋巴瘤、多发性骨髓瘤等。

> 考点：白血病的常见病因。

一、急性白血病患者的护理

急性白血病是造血干细胞的恶性克隆性疾病，发病时骨髓中异常的原始细胞及幼稚细胞（白血病细胞）大量增殖并广泛浸润肝、脾、淋巴结等各种脏器，抑制正常造血。

【护理评估】

1．健康史　有无长期接触放射物质或化学毒物史，如 X 线、苯及其衍生物、氯乙烯等。既往体质如何，是否用过细胞毒性药物，如氯霉素、保泰松等。仔细询问患者是否曾患染色体畸变性疾病和其他血液病。询问有关检查、用药和其他治疗情况，如外周血常规及骨髓象的检查结果、治疗用药和化疗方案等。对再入院者，应询问患者以前的化疗方案及化疗次数，以往化疗的效果及化疗过程中有无不良反应，是否采取相应措施。询问患者的职业情况、工作环境如何，家族中是否有类似疾病者。

2．身体评估　有无进行性加重的面色苍白、疲乏无力及活动后心悸、气促、头晕等贫血表现。有无不明原因的发热、抗生素治疗无效等表现。有无咳嗽、咳痰、咽喉疼痛、尿路刺激征及肛周疼痛等感染征象。有无自发性鼻出血、牙龈出血、呕血、便血、月经过多等，有无骨关节疼痛，有无肝、脾大等体征。

主要表现为：

(1) 正常骨髓造血功能受抑制表现

1) 贫血：常为首发症状，呈进行性发展。贫血病因与正常红细胞生成减少、无效性红细胞生成、溶血、出血等因素有关。

2) 出血：几乎所有急性白血病的患者都有不同程度的出血，最主要的原因为血小板减少，此外，血小板功能异常、白血病细胞的浸润、凝血异常及感染等也有关系。出血的部位以皮肤瘀点、瘀斑、鼻出血、牙龈出血、月经过多或持续阴道出血较为多见。眼底出血可致视觉障碍，甚至为颅内出血的先兆。颅内出血是最为严重的临床表现。血小板少于 $20×10^9/L$ 时随时有颅内出血的危险。急性早幼粒细胞性白血病易并发弥散性血管内凝血（disseminated intravascular coagulation，DIC），出现全身广泛性出血。

3）发热：为本病最常见的症状，多为早期表现。可低热，体温亦可高达39～40℃以上，伴有畏寒、出汗等，高热往往提示有继发感染，其常见病因与成熟粒细胞缺乏、机体免疫力低下有关。继发感染是导致急性白血病患者死亡最常见的原因之一。感染可发生在各个部位，以口腔炎、牙龈炎、咽峡炎最常见，肺部感染、肛周炎、肛周脓肿亦多见，严重时可致败血症。最常见的致病菌为革兰氏阴性杆菌，如肺炎克雷伯杆菌、铜绿假单胞菌、大肠埃希菌、产气杆菌等。但近年来金黄色葡萄球菌、表皮葡萄球菌、粪链球菌、肠球菌引起感染的发病率有所上升。长期大量应用广谱抗生素、化疗、糖皮质激素者可出现真菌感染。

(2) 白血病细胞增殖浸润的表现

1）肝、脾及淋巴结大：以急性淋巴细胞白血病较多见，可有轻至中度肝、脾大。淋巴结多为轻度肿大，无粘连及触痛。

2）骨骼和关节疼痛：常有胸骨下段局部压痛，此对白血病的诊断有一定价值。关节、骨骼疼痛，尤以儿童多见。急性粒细胞白血病患者由于骨膜受累，可在眼眶、肋骨及其他扁平骨的骨面形成粒细胞肉瘤或绿色瘤，以眼眶部位最常见，可引起眼球突出、复视或失明。

3）口腔和皮肤浸润：由于白血病细胞浸润可使牙龈增生、肿胀，皮肤可出现蓝灰色斑丘疹、皮下结节、结节性红斑等。多见于急性单核细胞白血病和急性粒、单细胞白血病。

4）中枢神经系统白血病（central nervous system leukemia，CNSL）：CNSL可发生在疾病的各个时期，但常发生在治疗后缓解期，因化疗药物难以通过血-脑屏障，隐藏在中枢神经系统的白血病细胞不能被有效杀灭，因而引起CNSL。CNSL是白血病髓外复发的主要根源，以急性淋巴细胞白血病最常见，儿童尤甚。临床表现为头痛、头晕、呕吐、颈项强直，甚至抽搐、昏迷。

5）睾丸浸润：多为睾丸一侧性、无痛性肿大，多见于急性淋巴细胞白血病化疗缓解后的幼儿和青年，是仅次于CNSL的髓外复发的根源。

此外，白血病可浸润其他组织器官，如肺、心、消化道、泌尿生殖系统等均可受累。

> **考点**：急性白血病的临床表现。

3．心理、社会状况评估　询问患者及家属是否因恶性肿瘤疾病，社会支持差，甚至发生并发症，而有焦虑不安、恐惧、绝望、悲观等负性情绪的心理反应。患病对工作、交际和家庭生活带来的影响，是否影响个人能力的发挥，自我评价是否改变。

4．辅助检查　血常规、骨髓象检查。

(1) 外周血常规：急性白血病血涂片分类检查可见数量不等的原始和（或）幼稚细胞，但白细胞不增多型病例的血片上很难找到原始细胞。约50%的患者血小板$< 60 \times 10^9$/L，晚期血小板通常极度减少。

(2) 骨髓象：骨髓穿刺检查是诊断白血病的重要依据，对临床分型、指导治疗、判断疗效、估计预后等有重大意义。FAB协作组提出原始细胞占全部骨髓有核细胞的30%，为急性白血病的诊断标准。多数患者骨髓象增生活跃或极度活跃，以原始细胞和（或）幼稚细胞为主。奥尔（Auer）小体仅见于急性非淋巴细胞白血病。

(3) 组织细胞化学：常用的方法有过氧化物酶染色、糖原染色、非特异性酯酶及碱性磷酸酶测定，主要用于协助形态学鉴别诊断。

(4) 免疫学检查：根据白血病细胞表达的系列相关抗原，区分急淋和急非淋及其各自的亚型。

(5) 染色体和基因检查：急性白血病常伴有特异的染色体和基因异常改变，并与疾病的发生发展、诊断、治疗、预后关系密切。约95%以上慢粒患者可出现Ph染色体和BCR-ABL融合基因阳性。约80%的慢淋患者染色体数目及结构异常，部分患者出现基因突变或缺失。

(6) 其他患者在化疗期间，因大量细胞被破坏，血清尿酸浓度、尿酸排泄量增加，甚至出现尿酸结晶。发生DIC时可出现凝血异常。CNSL时脑脊液检查示压力升高，白细胞数增加，蛋白质增多，糖定量减少，涂片中可找到白血病细胞。急性粒-单核细胞白血病和急性单核细胞白血病患者血清和尿溶菌酶活性增高，而其他类型急性白血病不增高。

> 考点：白血病的辅助检查。

【主要护理诊断/问题】

1．有损伤的危险：出血　与血小板减少、白血病细胞浸润有关。
2．有感染的危险　与正常粒细胞减少、化疗有关。
3．活动无耐力　与大量长期化疗、白血病引起代谢增高及贫血有关。
4．预感性悲哀　与急性白血病治疗效果差、病死率高有关。
5．潜在并发症：化疗药物不良反应。

【护理措施】

(一) 一般护理

1．指导患者注意休息，可减少体力消耗，也可防止外伤及出血等意外发生。
2．给予高热量、高蛋白、高维生素、清淡易消化饮食，以补充机体的热量消耗，保证每天充足的饮水量。
3．保证病室空气新鲜，定时进行空气和地面消毒，避免或减少探视。
4．保持口腔及皮肤清洁卫生，预防感染。于进餐前后、睡前和晨起用生理盐水或复方硼砂溶液漱口，睡前、晨起应用软毛刷刷牙。
5．定期洗澡、更衣、勤剪指甲。女性患者应注意会阴部清洁，经期应增加清洗次数。保持大便通畅，便后坐浴，预防肛周感染。

(二) 治疗配合

化学药物治疗是目前治疗急性白血病的最主要的方法，化疗原则：早期、足量、联合、间歇、阶段、个体化。

1．急性白血病分阶段化疗

(1) 诱导缓解：目标是使患者迅速获得完全缓解（complete remission，CR），即白血病的症状和体征消失，外周血常规白细胞分类中无幼稚细胞，骨髓象相关系列的原始细胞与幼稚细胞之和≤5%。

(2) 缓解后治疗：经诱导缓解阶段治疗急性白血病达到CR时，体内白血病细胞尚有 $10^8 \sim 10^9$，且髓外如中枢神经系统、眼眶、睾丸及卵巢等处仍可有白血病细胞浸润，此为白血病复发的根源，因此必须进行缓解后治疗（巩固强化治疗），以争取患者长期无病生存和痊愈。

2. 化疗药物及方案　白血病常用化疗药物种类、作用及主要不良反应见表6-9。急性白血病常用化疗方案见表6-10。

表6-9　白血病常用化疗药物种类、作用及主要不良反应

种类	药名	缩写	药理作用	主要不良反应
抗叶酸代谢	甲氨蝶呤	MTX	干扰DNA合成	口腔及胃肠道黏膜溃疡、骨髓移植、肝损害
抗嘌呤代谢	巯嘌呤	6-MP	阻碍DNA合成	骨髓抑制、消化道反应、肝功能异常
抗嘧啶代谢	阿糖胞苷	Ara-C	阻碍DNA合成	骨髓抑制、消化道反应、肝功能异常
	安西他滨（环胞苷）	Cy	阻碍DNA合成	唾液腺肥大
抗嘧啶、嘌呤代谢	羟基脲	HU	阻碍DNA合成	骨髓抑制、消化道反应
烷化剂	环磷酰胺	CTX	破坏DNA	骨髓抑制、消化道反应、出血性膀胱炎、脱发
	苯丁酸氮芥	CLB	破坏DNA	骨髓抑制、消化道反应
生物碱类	长春新碱	VCR	抑制有丝分裂	末梢神经炎、消化道反应、脱发、便秘
	高三尖杉酯碱	HHRT	抑制有丝分裂	骨髓抑制、消化道反应、脱发、心脏损害
蒽环类（抗生素类）	柔红霉素	DNR IDA	抑制DNA、RNA合成	骨髓抑制、心脏损害、消化道反应
	去甲氧柔红霉素		抑制DNA、RNA合成	骨髓抑制、消化道反应、脱发、心脏损害
酶类	天冬酰胺酶	L-ASP	影响肿瘤细胞蛋白质合成	肝损害、过敏反应、高尿酸血症、高血糖、胰腺炎、氮质血症
激素类	泼尼松	P	破坏淋巴细胞	类库欣综合征、高血压、糖尿病
肿瘤细胞诱导分化药	视黄酸（全反式）	ATRA	使白血病细胞分化为具有正常表型功能的血细胞	皮肤黏膜干燥、口角破裂、消化道反应、头晕、关节痛、肝损害

考点：化疗药物常见不良反应。

表 6-10 急性白血病常用化疗方案

适应证	诱导缓解		缓解后治疗	
	方案	疗程	方案	疗程
ALL	基本方案：VP（VCR+P） 推荐方案：DVLP（DNR+VCR+LASP+P）	2～3周 共4周	HD（高剂量）Ara-C HD（高剂量）MTX 6-MP+MTX	总疗程3年
AML	标准方案：DA〔DNR（3d）+Ara-c（7d）〕 HA（hhrt+Ara-C）	7d 7d	HD（高剂量）Ara-C 可单用或与DNR、IDA 等联合使用	
M3	ATRA（全反式）		化疗与ATRA或砷剂交替使用	2～3年

3．对症支持治疗

（1）紧急处理高白细胞血症：当循环血液中白细胞数 $> 200 \times 10^9$/L 时，患者可产生白细胞淤滞症，表现为呼吸困难（甚至呼吸窘迫）、低氧血症、反应迟钝、言语不清、颅内出血、阴茎异常勃起等。此时，应紧急使用血细胞分离机，单采清除过高的白细胞，同时给予化疗和水化，预防高尿酸血症、酸中毒、电解质紊乱、凝血异常等并发症。

（2）防治感染是确保急性白血病患者有效化疗或进行骨髓移植、降低病死率的关键。患者如有发热，应及时做细菌培养和药敏试验，迅速进行有效抗感染治疗。

（3）改善贫血，防治出血对严重贫血者给予吸氧、输注浓缩红细胞，维持血红蛋白＞80g/L。但白细胞淤滞时，不宜立即输红细胞以免增加血黏度。血小板计数过低者，可输注单采血小板悬液，维持血小板 $> 20 \times 10^9$/L。

（4）预防尿酸性肾病：由于白血病细胞大量破坏，可发生高尿酸血症，产生尿酸性肾结石，甚至导致肾衰竭。因此，应鼓励患者多饮水，碱化尿液，在化疗的同时给予别嘌醇（每次 100mg，每日 3 次）以抑制尿酸合成。

4．中枢神经系统白血病的防治 CNSL 患者需进行鞘内注射化疗药物治疗或脑脊髓放疗，常选用药物为甲氨蝶呤、阿糖胞苷等，同时可加用一定剂量的糖皮质激素，以减轻药物刺激引起的化学性蛛网膜炎。

5．造血干细胞移植（hematopoietic stem cell transplantation，HSCT） 目前主张除儿童急淋外，所有年龄在 50 岁以下的急性白血病与慢性粒细胞性白血病都应争取做 HSCT，可使 40%～65% 的患者长期存活。参见本章第五节。

（三）应用化疗药物的护理

1．静脉炎及组织坏死的预防与护理 多数化疗药物对组织刺激性大，多次注射常会引起静脉及其周围组织炎症，表现为注射化疗药物的血管出现条索状红斑，触之温度较高、有硬结或压痛，严重的可致局部血管闭塞、组织坏死。故静脉注射化疗药时应注意以下几点。

（1）挑选静脉：应选择粗、直、弹性好的浅表静脉血管，尽量不选择下肢静脉进行注射。

（2）避免药液外渗：静脉注射化疗药前后均应用生理盐水冲管，确定注射针头在静脉内后方可注入药物。注意边注射边抽回血，以保证药液无外渗。当给予数种药物时，要先输注刺激性强的药物。注射完毕后局部按压数分钟，以达到止血和预防药液外渗的目的。

（3）化疗药液外渗的处理：输注时疑有化疗药物外渗，应立即停止注入，边回抽边退针，不宜立即拔针。局部使用生理盐水加地塞米松做多处皮下注射，范围须大于渗漏区域，或遵医嘱选用相应的拮抗剂。此外，局部普鲁卡因封闭、冷敷亦有一定的效果。

（4）静脉炎的处理：已发生静脉炎的局部血管可用0.25%普鲁卡因局部封闭，每日1次，连续3d。疼痛剧烈时用50%硫酸镁湿敷。肢体肿胀明显、动脉搏动减弱或消失时，必须抬高肢体，必要时做筋膜广泛切开减压。鼓励患者多做肢体活动，以促进血液循环。

2．骨髓抑制的防护　化疗期间要遵医嘱定期检查血常规，了解化疗效果和骨髓抑制程度。避免应用其他抑制骨髓的药物，并加强贫血、感染和出血的预防、观察和护理。

3．消化道反应的防护　恶心、呕吐、食欲缺乏等消化道反应出现的时间及反应程度除与化疗药物的种类有关外，常有较大的个体差异性。化疗期间，病室应保持安静、舒适、通风良好，指导患者避免在治疗前后2h内进食，可遵医嘱在治疗前1~2h给予止吐药物，必要时，每6~8h重复给药1次。给予高蛋白、高热量、高维生素、清淡易消化的少渣软食。若患者呕吐频繁，应注意有无水、电解质和酸碱平衡失调。

4．口腔护理　指导患者进餐前后、睡前选用生理盐水、复方硼砂溶液等交替漱口。若疑有口腔厌氧菌感染，可选用3%碳酸氢钠溶液、1:2000氯己定溶液。溃疡局部可用1%~2%碘甘油涂抹，疼痛严重者可加入2%利多卡因含漱止痛。真菌感染者可选用制霉菌素甘油。一般涂药后2~3h方可进食或饮水。

5．肝功能损害的防护　巯嘌呤、甲氨蝶呤、天冬酰胺酶对肝功能有损害作用，用药期间应观察患者有无黄疸，并定期监测肝功能。

6．脱发的防护　向患者说明脱发是可逆的，停药1~2个月后头发可再生。通过头置发带、头部使用海绵持续冷敷及使用冰帽等方法可使局部血流受阻或缓慢，以减少化疗药物对毛囊的抑制和损伤。

7．尿酸性肾病的防护　注意化疗期间观察患者尿量、血尿酸、尿常规和肾功能等检查结果。鼓励患者多饮水，每天饮水量在3000ml以上。注射化疗药物后，宜每半小时排尿1次，持续5h，就寝前排尿1次。遵医嘱给予利尿药，并预防性口服别嘌醇和碳酸氢钠，以抑制尿酸的生成和碱化尿液，促进尿酸的稀释与排泄。

8．鞘内注射化疗药物的护理　协助患者采取头低抱膝侧卧位，推注药物速度宜慢，拔针后嘱患者去枕平卧4~6h，注意观察有无头痛、呕吐、发热等化学性脑膜炎症状。

（四）对症护理

1．发热的护理　监测体温变化及热型，卧床休息，补充热量和水分的消耗。高热患者可给予物理降温或遵医嘱药物降温，禁用乙醇擦浴，保持皮肤、衣服、被褥、床单清洁干燥，防止受凉。

2．贫血、出血、感染的护理措施参见本章相关内容。

（五）病情观察

观察患者有无体温升高及感染引起的败血症表现，如血压下降、脉搏细速、尿量减少等。观察有无皮肤、黏膜出血加重及头痛、意识障碍、瞳孔不等大等颅内出血表现。化疗后注意观察有无头痛、呕吐、脑膜刺激征等中枢神经系统白血病表现。

（六）心理护理

1．建立良好的护患关系　关爱患者，多与患者沟通，为患者创造一个安全、信任的环境，以减轻患者的痛苦，激发患者的希望和信心。

2．根据白血病不同时期患者的心理反应进行针对性护理

（1）确立诊断初期，及时给家属心理支持，使家庭成员保持镇静，要求家属暂不如实告诉患者疾病的诊断，视发展情况而定。对已知病情者，护士要对患者进行耐心的倾听、安慰、劝解、支持、疏导和环境调整等，帮助患者接受疾病的事实，增强战胜疾病的信心。

（2）化疗期，护士应向患者耐心解释化疗的重要性、必要性及化疗中可能出现的不良反应，不断鼓励患者坚持完成化疗，争取患者和家属的主动配合。

（3）病情恶化时，应采取保护性医疗制度，不应将疾病的全部真相告诉患者。

（4）建立社会支持网，家属、亲友要给患者物质和精神的支持与鼓励，给患者创造一个安全舒适和愉悦宽松的环境，使患者保持良好的情绪状态。

【健康教育】

1．心理疏导　告知患者及家属白血病的病因及进程特点，鼓励患者正确对待，积极配合治疗，树立战胜疾病的信心。

2．加强防护　指导患者避免接触对骨髓造血系统有损害的理化因素，如电离辐射、亚硝胺类物质、染发剂、油漆等含苯物质、保泰松及其衍生物、氯霉素等药物。

3．生活指导　指导患者进食高蛋白、高热量、富含维生素、清淡易消化的少渣软食，避免辛辣刺激性食物，多饮水，多食蔬菜、水果，以保持排便通畅。保证充足的休息和睡眠，适当加强健身活动，以提高机体的抵抗力。保护皮肤，剪短指甲，避免搔抓而损伤皮肤。沐浴时水温以 37～40℃为宜，以防水温过高促进血管扩张，加重皮下出血。勿用牙签剔牙，刷牙用软毛刷。勿用手挖鼻孔，空气干燥时可用薄荷油滴鼻腔。经常检查口腔、咽部有无感染，学会自测体温。避免创伤。

4．用药指导　向患者说明急性白血病缓解后坚持定期巩固强化治疗，可延长急性白血病的缓解期和生存期。

5．自我监测与定期门诊复查血常规指导患者学会对贫血、出血、感染的症状体征和药物不良反应的自我监测。定期到门诊复查血常规。发现出血、发热及骨、关节疼痛要及时到医院检查。

考点：白血病的护理。

小结	1．白血病是一类原因未明的造血干细胞克隆性疾病，是常见的恶性肿瘤，在儿童和青少年中最常见。 2．急性白血病的主要表现为发热、出血、贫血和器官、组织浸润症状。联合化疗是目前最主要的有效治疗手段，造血干细胞移植是治愈急性白血病最有希望的疗法。护理的重点是心理护理，感染、出血、贫血的护理和化疗护理。

二、慢性白血病患者的护理

慢性白血病按细胞类型分为慢性粒细胞性白血病、慢性淋巴细胞白血病、慢性单核细胞

白血病3型。我国以慢性粒细胞性白血病多见，慢性淋巴细胞白血病较少见，慢性单核细胞白血病罕见。

【护理评估】

1．健康史：详见前文急性白血病相关内容。

2．身体评估　起病缓慢，症状多为非特异性，逐渐加重。

（1）慢性粒细胞白血病（chronic myelocytic leukemia，CML）：简称慢粒，是最常见的慢性白血病。其特点是病程发展缓慢，多经历慢性期、加速期和急变期。各年龄组均可发病，以中年最多见。慢粒经化疗后50%存活期为3~4年，5年存活率25%~50%，个别可生存10~20年。

1）慢性期：一般持续1~4年，并伴有乏力、低热、多汗或盗汗、体重减轻等代谢亢进的症状。体征常以脾大最为显著，常自觉左上腹坠胀感，就医时脾已达脐或脐以下，质地坚实、平滑、无压痛。若发生脾梗死，则脾区压痛更明显，并可有摩擦音。约半数患者肝中度增大，多数患者可有胸骨中、下段压痛。

2）加速期和急变期：70%的患者多在1~4年进入加速期。表现为体重下降、骨骼疼痛，逐渐出现贫血和出血，脾持续或进行性增大。白血病细胞对原来治疗有效的药物出现耐药。加速期从数月到2年进入急变期，其临床表现与急性白血病类似，多为急粒变，预后极差，往往在数月内死亡。

（2）慢性淋巴细胞白血病（chronic lymphocytic leukemia，CLL）：简称慢淋，是一种单克隆性小淋巴细胞增殖样病变，最终导致正常造血功能衰竭的低度恶性疾病。在欧美各国较常见，我国少见，90%患者于50岁以后发病，30岁以下发病者罕见。

起病缓慢，一般无自觉症状。淋巴结肿大常为就诊首要原因，以颈部、腋下、腹股沟淋巴结为主。肿大的淋巴结具有表面光滑、无粘连、无压痛、可活动、质地硬等特点。早期症状可有乏力、疲倦，但胸骨压痛少见。50%~70%的患者有肝、脾轻度增大。晚期患者因免疫功能减退，常易并发感染，可出现贫血、血小板减少、皮肤黏膜紫癜。约8%患者可并发自身免疫性溶血性贫血。

> **考点：** 白血病患者典型临床表现及病情观察。

3．心理、社会状况评估　询问患者及家属是否因恶性肿瘤疾病，社会支持差，甚至发生并发症，而有焦虑不安、恐惧、绝望、悲观等负性情绪的心理反应，患病对工作、交际和家庭生活带来的影响，是否影响个人能力的发挥，自我评价是否改变。

4．辅助检查

（1）外周血常规：慢性粒细胞白血病中性粒细胞增多，以中幼、晚幼粒细胞及杆状核细胞占大多数。慢性淋巴细胞白血病表现为持续淋巴细胞增多，以小淋巴细胞增多为主。随着病情的发展，血小板减少，贫血逐渐明显。

（2）骨髓象：骨髓增生明显或极度活跃。慢性粒细胞白血病以粒细胞增生为主，粒红比例明显增高。慢性期原始粒细胞<10%，急变期明显增高达30%~50%或更高。巨核细胞正常或增多，晚期减少。慢性淋巴细胞白血病以成熟淋巴细胞增生为主，红系、粒系及巨核系细胞均减少，伴有溶血时幼红细胞可代偿性增生。

（3）染色体检查及其他：90%以上慢粒患者发现Ph染色体。少数Ph染色体呈阴性，其预后较差。血清及尿中尿酸浓度增高，中性粒细胞碱性磷酸酶活性减低或呈阴性反应。

【主要护理诊断/问题】

1．活动无耐力　与虚弱或贫血有关。

2．营养失调：低于机体需要量　与机体代谢亢进有关。

3．潜在并发症：化疗药物不良反应。

【护理措施】

(一) 一般护理

1．休息与活动　慢性期病情稳定后，患者可以工作和学习，适当锻炼，但不可过度劳累，生活要有规律，保证充足的休息与睡眠。

2．饮食护理　给予高热量、高蛋白、富含维生素、易消化吸收的饮食，以补充机体的热量消耗，保证每天充足的饮水量。

(二) 治疗配合

1．慢性粒细胞白血病应该着重慢性期，避免疾病转化，力争细胞遗传学和分子生物学水平缓解。一旦进入加速期和急变期，按急性白血病治疗，但缓解率低，预后不良。

(1) 分子靶向治疗：络氨酸激酶——伊马替尼（格列卫）为2-苯胺嘧啶衍生物，是目前治疗慢粒的首选药物，它能抑制BCR-ABL阳性细胞的增殖，疗效可达95%～98%。

(2) 造血干细胞移植：是目前根治性的标准治疗，宜在慢性期待血常规和症状控制后尽早进行。

(3) 其他：羟基脲是细胞周期特异性抑制DNA合成的药物，起效快，但持续时间短。用药后2～3d白细胞即迅速下降，停药后又很快回升。白消安起效较羟基脲慢，用药2～3周后外周血白细胞才开始减少，停药后白细胞减少可持续2～4周。高三尖杉酯碱、靛玉红、美法仑、环磷酰胺、砷剂及其他联合化疗亦有效。

2．慢性淋巴细胞白血病为指导CLL临床治疗和估计预后，其分期及治疗如下。

A期：小于3个区域的淋巴结肿大，中数存活期＞10年。一般此期患者无需治疗，定期复查即可。

B期：淋巴结肿大累及3个或更多区域，中数存活期7年。此期患者病情若高度活动，应开始化疗。常用药物氟达拉滨和苯丁酸，前者较后者效果更好。

C期：与B期相同外，尚有贫血（Hb，男性＜110g/L，女性＜100g/L）或血小板减少（＜100×10^9/L），多数存活期2年。此期患者应给予化疗。

(三) 用药护理

伊马替尼最常见的非血液学不良反应有恶心、呕吐、腹泻、肌肉痉挛、水肿、皮疹，但一般症状轻微。血常规改变较常见，可出现粒细胞缺乏、血小板减少和贫血，故定期查血常规，严重者需减量或暂时停药。

(四) 对症护理

1．发热的护理监测体温变化及热型，卧床休息，补充热量和水分的消耗。高热患者可给予物理降温或遵医嘱药物降温，禁用乙醇擦浴，保持皮肤、衣服、被褥、床单清洁干燥，防止受凉。

2．贫血、出血、感染的护理措施参见本章相关章节。

(五) 病情观察

每天测量患者脾的大小、质地并记录。注意脾区有无压痛，观察有无脾栓塞或脾破裂的表现。

小结	1. 慢粒白血病多见于中年，最常见最显著的体征是脾大，可发生急性变，90%以上的患者血细胞中出现 Ph 染色体。首选治疗药物是羟基脲。除做好化疗护理外，应鼓励患者多饮水，以防发生尿酸性肾病。 2. 慢淋白血病发病年龄多在50岁以上，淋巴结肿大是最常见的特征性体征。常用化疗药物是苯丁酸氮芥和氟达拉滨。

第五节　出血性疾病患者的护理

学习目标	识记： 1. 复述特发性血小板减少性紫癜、过敏性紫癜的定义。 2. 识别引起特发性血小板减少性紫癜、过敏性紫癜的病因。 3. 说出特发性血小板减少性紫癜、过敏性紫癜的典型临床表现。 理解： 1. 解释特发性血小板减少性紫癜、过敏性紫癜的发病机制及病理生理改变。 2. 归纳特发性血小板减少性紫癜、过敏性紫癜的有关检查。 3. 概括特发性血小板减少性紫癜、过敏性紫癜的治疗配合和护理。 运用： 1. 按照护理程序护理特发性血小板减少性紫癜、过敏性紫癜患者。（特别对出血的评估与护理） 2. 对特发性血小板减少性紫癜、过敏性紫癜患者进行有针对性的健康指导。

出血性疾病是指由于正常的止血机制发生障碍，引起自发性出血或轻微损伤后出血不止的一组疾病。引起这类疾病有3种主要因素：①毛细血管壁异常；②血小板量或质的异常；③凝血功能的障碍。其中1种或1种以上发生障碍都可引起本病。

考点：引起出血性疾病的主要因素。

出血性疾病根据病因及发病机制可分为以下几类。
（一）血管壁异常
1．遗传性　①遗传性毛细血管扩张症。②家族性单纯性紫癜。③先天性结缔组织病等。
2．获得性　①感染，如败血症。②过敏，如过敏性紫癜。③化学物质及药物，药物性紫癜。④营养因素，如维生素 C 缺乏症。⑤代谢及内分泌因素，如糖尿病、库欣综合征。⑥其他，如结缔组织病、动脉硬化、机械性紫癜、体位性紫癜等。
（二）血小板异常
1．血小板数量异常　①血小板生成减少，如再生障碍性贫血、白血病、放疗与化疗后的骨髓抑制。②血小板破坏过多，发病多与免疫因素有关，如原发性血小板减少性紫癜。

③血小板消耗过多,如弥散性血管内凝血(DIC)。④血小板分布异常,如脾切除术后。

2. 血小板质量异常　①遗传性,如血小板无力症、巨大血小板综合征、血小板病。②获得性,由抗血小板药物、感染、尿毒症、异常球蛋白血症等引起。

(三)凝血异常

1. 遗传性　①各型血友病。②遗传性凝血酶原缺乏症。③遗传性纤维蛋白原缺乏等。

2. 获得性　维生素K缺乏症、严重肝病及弥散性血管内凝血(DIC)、尿毒症性凝血异常等。

3. 循环血中抗凝物质增多或纤溶亢进抗凝药物治疗,如肝素使用过量、抗因子Ⅷ抗体形成、溶栓药物过量等。

【护理评估】

1. 健康史　了解患者有无相关用药史、过敏史、家族史等;了解疾病相关的病因及诱因;了解出血的部位、特点及程度等。

2. 身体评估　出血性疾病的类型不同,其出血特点也各不相同。常见出血性疾病的临床特点见表6-11。

表6-11　常见出血性疾病的临床特点

	血管性疾病	血小板性疾病	凝血障碍性疾病
性别	女性多见	女性多见	80%~90%为男性
阳性家族史	较少见	罕见	常见
出血诱因	多为自发性	多为自发性	多为外伤后
出血部位及表现	皮肤紫癜	多为皮肤紫癜、大块瘀斑、内脏出血、眼底出血常见,月经过多	多为血肿、关节腔内出血、内脏出血常见
手术或外伤后渗血不止	少见	可见	多见
疾病过程	短暂、多反复发作	短暂、多反复发作	常为终身性

考点:常见出血性疾病的临床特点。

3. 心理-社会状况　急性出血者易出现紧张、恐惧心理。慢性出血者易反复复发,患者易出现烦躁易怒、抑郁、悲观等心理反应。

4. 辅助检查　出血性疾病的辅助检查包括筛选试验、确诊试验和特殊试验,在诊断时先采用一些简单的筛选试验对血管壁异常、血小板异常、凝血功能障碍进行初步归类,然后再做较复杂的确诊性试验(表6-12)。

出血性疾病的特殊试验包括蛋白质结构分析、氨基酸测定、基因分析和免疫病理学检查等。

表 6-12 出血性疾病的实验室检查

分类	筛选试验	确诊试验
血管性异常	出血时间（BT）、毛细血管脆性试验	毛细血管镜、血浆血管性假血友病因子（vWF）及血栓调节蛋白（TM）测定等
血小板性异常	血小板计数、血块收缩试验、毛细血管脆性试验、BT	血小板形态、平均体积、血小板黏附试验、血小板释放反应、血小板相关抗体测定等
凝血异常	凝血时间（CT）、部分凝血活酶时间（APTT）、凝血酶原时间（PT）、凝血酶原消耗时间（PCT）、凝血酶时间（TT）	凝血因子测定凝血活酶时间纠正试验、凝血酶原时间纠正试验
抗凝异常		AT-Ⅲ抗原及活性测定或凝血酶-抗凝血酶复合物（TAT）测定、PC及相关因子测定、因子Ⅷ：C抗体测定
纤溶异常		鱼精蛋白副凝（3P）试验、血和尿FDP测定、D-二聚体测定、纤溶酶原测定、t-PA、纤溶酶原激活物抑制物测定等

一、特发性血小板减少性紫癜患者的护理

案例

女性，35岁。反复发生皮肤瘀点、瘀斑和牙龈出血多年，月经量明显增多，为此感到焦虑不安。血红蛋白 90g/L，红细胞 3.0×10^{12}/L，血小板 60×10^{9}/L。临床诊断为"特发性血小板减少性紫癜"。

思考：
1. 如何做好皮肤黏膜护理？
2. 如何对患者进行健康教育？

特发性血小板减少性紫癜（idiopathic thrombocytopenic purpura，ITP）是一种因血小板免疫性破坏，导致外周血中血小板减少的出血性疾病，是临床上最常见的一种血小板减少性疾病。临床特征为自发性皮肤、黏膜及内脏出血，血小板计数减少及其生存时间缩短，抗血小板抗体的形成，骨髓巨核细胞发育成熟障碍。临床上可分为急性ITP及慢性ITP。

ITP病因未明，可能与下列因素有关。

1. **感染** 细菌或病毒感染与ITP发病有密切关系。研究表明，约80%急性ITP发病前2周有上呼吸道感染史，慢性ITP常因感染致病情加重，病毒感染后的ITP患者血中可检测到抗病毒抗体或免疫复合物，而且抗体滴度及免疫复合物的水平与血小板计数及生存时间的长短呈负相关。

2. **免疫因素** 感染不能直接导致ITP发病，免疫因素可能是ITP发病的重要原因。大多数的ITP患者体内可检测到血小板相关抗体或抗自身血小板抗体。正常人的血小板输入

ITP 患者体内，其寿命明显缩短。临床上应用糖皮质激素、大剂量丙种球蛋白和血浆置换术等治疗有效。

3. 肝、脾的作用　脾是血小板相关抗体和抗血小板抗体产生的主要部位。与抗体结合后的血小板因其表面性状发生了改变，在脾内滞留时间延长，容易被单核巨噬细胞系统吞噬清除。肝对血小板的破坏作用与脾相似。

4. 其他因素　遗传及雌激素可能与 ITP 的发生有关。ITP 多见于育龄期妇女，可能与雌激素水平增高，抑制了血小板生成，并可促进单核-巨噬细胞对与抗体结合的血小板的吞噬作用有关。

【护理评估】

1. 健康史　发生皮肤、黏膜出血前 2 周有无急性病毒性上呼吸道感染，有无因外伤或小手术、肢体碰撞后出血不止。既往体质如何等。仔细询问患者既往有无食物或药物接触史。询问患者有关检查结果、治疗用药及其疗效等情况。询问患者的职业情况、饮食习惯、工作环境如何，同时还需了解患者的家族中是否有类似疾病者。

2. 身体评估　皮肤瘀点、瘀斑特点。有无自发性皮肤黏膜瘀点、瘀斑、牙龈出血、呕血、便血、月经过多等表现。有无因自发性出血或轻微损伤后出现局部延迟性缓慢渗血。有无皮下及肌肉软组织出血、关节腔内出血。有无颅内出血等表现。

(1) 急性特发性血小板减少性紫癜：多为儿童。发病前 1~3 周多有上呼吸道病毒感染史，也可发生于疫苗接种后。起病急骤，常有畏寒、寒战、发热。皮肤、黏膜出血严重，可呈大小不等的瘀点、瘀斑，分布不均，以四肢多见，严重者可有血疱及血肿。当血小板 $< 20 \times 10^9/L$ 时，可出现内脏出血，如呕血、血尿、便血、阴道出血等。颅内出血可导致颅内高压，危及生命，是本病常见死因。出血量过大可致贫血、血压降低，甚至休克。

(2) 慢性特发性血小板减少性紫癜：多见于 40 岁以下女性。起病隐袭，出血较轻而局限，易反复发生。可表现为皮肤、黏膜的瘀点、瘀斑及外伤后止血不易。鼻出血、牙龈出血、月经过多亦常见。部分患者可因感染致病情突然加重，出现广泛而严重的内脏出血。反复发作者可有轻度脾大。急性 ITP 与慢性 ITP 的鉴别见表 6-13。

表 6-13　急性 ITP 与慢性 ITP 的鉴别

鉴别点	急性 ITP	慢性 ITP
性别差异	无	男：女 =1：4
发病年龄	多为 2~6 岁	20~40 岁多见
发病前感染史	常有	不常有
发病形式	急	缓慢
皮肤黏膜出血范围与程度	广泛而严重	散在，较轻
口腔、舌黏膜血疱	严重时可有	多无
内脏出血	常有	少有
血小板计数	常 $< 20 \times 10^9/L$	$(30~80) \times 10^9/L$
嗜酸粒细胞增多	常见	少见
骨髓中巨核细胞	正常或增多，呈幼稚型	正常或明显增多，产血小板巨核细胞减少
病程	2~6 周，最长 6 个月	数月至数年
自发缓解	80% 可痊愈，少复发	少见、常反复发作

> 考点：急性 ITP 与慢性 ITP 的鉴别。

3. 心理、社会状况　询问患者及家属是否因病情易反复，治疗效果改善不明显，而有焦虑不安、悲观等负性情绪的心理反应。患病对工作、交际和家庭生活带来的影响，是否影响个人能力的发挥，自我评价是否改变。对治疗护理的要求。

4. 辅助检查

(1) 血常规：急性 ITP 血小板多在 20×10^9/L 以下，慢性 ITP 血小板多为 $(30 \sim 80) \times 10^9$/L。出血严重时可伴贫血，白细胞可增高。

(2) 骨髓象：急性 ITP 巨核细胞数正常或轻度增多，伴成熟障碍，表现为幼稚型，以小型多见；慢性 ITP 巨核细胞明显增多。有血小板形成的巨核细胞显著减少。

(3) 血小板生存时间：90% 以上的 ITP 患者血小板生存时间明显缩短。

(4) 免疫学检查：80% 以上的 ITP 患者血小板相关抗体 (PAIg) 及血小板相关补体 C_3 (PAC_3) 阳性。

(5) 其他：出血时间延长、毛细血管脆性试验阳性、血块回缩不良、血小板寿命明显缩短、血小板相关免疫球蛋白 (PAIgG) 增高。

> 考点：特发性血小板减少性紫癜的血液学特点。

【主要护理诊断/问题】

1. 组织完整性受损　与血小板减少有关。
2. 焦虑　与反复发作血小板减少有关。
3. 有皮肤完整性受损的危险　与血小板减少有关。
4. 潜在并发症：脑出血。

【护理措施】

1. 一般护理　合理安排患者休息与活动，活动时要保证安全，防止受伤。血小板计数在 $(40 \sim 50) \times 10^9$/L 者，出血不重，可适当活动，避免外伤。血小板在 $(30 \sim 40) \times 10^9$/L 者，即便出血不重，也要少活动多休息，出血重者应卧床休息，保持心情平静。强化体质注意适度活动，劳逸结合，防止便秘。居室清洁安静。根据病情可选用流食、半流食或普食，富含蛋白质、维生素、少渣饮食。

2. 心理护理　鼓励患者及家属提出与疾病有关的问题，进行耐心细致的解释说明，使其了解疾病相关知识，加强心理疏导，消除恐惧、焦虑。向患者及家属讲述本病为慢性病，易反复发病，使他们了解疾病的特点，寻找诱发原因，以减少发作，另外，患者要增强治病信心，家属应给予患者精神、物质支持。

3. 病情观察　注意观察皮肤、黏膜出血部位、范围和出血量，有无内脏出血及出血程度。监测血小板减少的程度，若 $< 20 \times 10^9$/L，应警惕脑出血、颅内出血及脑疝发生，注意观察有无头痛、恶心、呕吐等脑出血先兆，患者便秘、剧烈咳嗽会引起颅内压升高，诱发脑出血，故便秘时要用泻药或开塞露，剧咳者可用抗生素及镇咳药积极治疗。出血量大时注意观察有无失血性休克发生。

4. 对症护理（预防和护理出血）见本章第一节。

5. 治疗配合

(1) 一般治疗：急、重症应卧床休息，限制活动，防止外伤。避免应用影响血小板数量及功能的药物。

(2) 糖皮质激素：为首选药物，近期有效率为80%。常用泼尼松，出血较重者用地塞米松或甲泼尼龙静脉注射。糖皮质激素作用机制有：①减少PAIg生成及减轻抗原抗体反应。②抑制单核巨噬细胞系统对血小板的破坏。③改善毛细血管的通透性。④刺激骨髓造血及血小板向外周血释放。

(3) 脾切除：是ITP的有效疗法之一，但不作为首选疗法。适应证包括：①正规使用糖皮质激素治疗3～6个月无效者。②糖皮质激素治疗有效，但减量或停药复发，或需较大剂量（15mg/d）以上维持治疗者。③使用糖皮质激素有禁忌证者。

(4) 免疫抑制剂：以上治疗无效或疗效差者，可选择免疫抑制剂与糖皮质激素联用，以提高疗效。免疫抑制剂一般不作为首选药，常用的有长春新碱、环磷酰胺、硫唑嘌呤、环孢素等。

(5) 其他：输注血小板仅用于有危及生命的出血患者或术前准备或近期分娩。血浆置换术适用于急性重症患者，在短时间内能减少抗血小板抗体。达那唑、氨肽素、中药等亦有一定疗效。

> **考点**：特发性血小板减少性紫癜常用药物。

(6) 用药护理

1) 严格按医嘱用药，向患者及家属解释药物副作用。说明使用大剂量糖皮质激素5～6周时可出现库欣综合征、高血压、感染、血糖增高等，但在减量、停药后可以逐渐消失，以避免患者忧虑。

2) 定期为患者检查血压、尿糖、血液白细胞计数，发现可疑副作用，应及时报告医生。

3) 使用长春新碱、环磷酰胺等免疫抑制剂，可引起骨髓造血功能抑制、末梢神经炎、出血性膀胱炎等，必要时应停药。

4) 静滴大剂量免疫球蛋白可出现恶心、头痛、出汗、肌痉挛、发热、寒战等，可减慢滴速，必要时按医嘱注射地塞米松及口服对乙酰氨基酚等加以防治。

6. **特殊护理** 进行血浆置换术时必须保持室内温度控制在16～24℃。严密地消毒隔离，严格无菌操作。密切观察生命体征的变化，及时发现有无出血、心律失常、血压下降及变态反应，并详细记录。详细记录置换液品种、数量、输入速度等。

【健康指导】

1. **饮食指导** 宜进高营养食物，忌刺激性食物，消化道出血应禁食，长期服用糖皮质激素要低盐饮食。

2. **强化体质** 注意适度活动，劳逸结合，防止便秘。慢性患者适当限制活动，血小板处于50×10^9/L左右，勿做较强体力活动，可适当短时间散步，预防各种外伤。当患者血小板数在$(30\sim40)\times10^9$/L时应卧床休息，血小板数在20×10^9/L以下时应绝对卧床休息，平时要注意保暖，预防呼吸道感染。

3. **定期复查** 急性治疗缓解后每1～2周查血小板一次，持续6个月至1年，有症状复发时及时就诊。

4. **用药指导** 指导患者坚持按医嘱服药。用药期间定期检查血压、尿糖、血液白细胞和血小板计数等。避免使用阿司匹林、双嘧达莫、吲哚美辛、保泰松、右旋糖酐等可能引起血小板减少或抑制其功能的药物。

5. 预后 本病急性型大多数患者数周至4个月可恢复正常,极少复发。慢性型常反复发作,多迁延不愈,可达数年或更长时间,较少自然缓解。

> 考点：特发性血小板减少性紫癜的护理。

二、过敏性紫癜患者的护理

过敏性紫癜（allergic purpura）是一种常见的血管变态反应性出血性疾病。主要表现为皮肤瘀点或紫癜,可伴有腹痛、便血、关节痛、血尿及血管神经性水肿和荨麻疹等过敏表现,多为自限性。本病多见于儿童及青少年,男性略多于女性（1.4～2：1）,以春秋季发病居多。近年来过敏性紫癜的患病率有上升趋势。

病因本病可由下列多种因素引起：

1. 感染 为最常见的原因,包括细菌,特别是β溶血性链球菌引起的上呼吸道感染、猩红热及其他局灶性感染。病毒（如麻疹、水痘、风疹病毒）以及肠道寄生虫感染等。近年研究发现,副流感嗜血杆菌感染与紫癜性肾炎的发病有关。

2. 食物 主要是机体对某些动物性食物中的异性蛋白质过敏所致,如鱼、虾、蟹、蛋及乳类等。

3. 药物 抗生素类（如青霉素、链霉素、红霉素、氯霉素以及头孢菌素类）、磺胺类、异烟肼、阿托品、噻嗪类利尿药、解热镇痛药（如水杨酸类、保泰松、吲哚美辛）及奎宁类等。

4. 其他 寒冷刺激、花粉、尘埃、昆虫咬伤、疫苗接种等。

知识链接

过敏性紫癜的发病机制

尚未十分明确。可能是上述致敏因素促发机体产生Ⅰ型（主要与致敏细胞的形成及再次接触变应原后生物活性物质的释放有关）和（或）Ⅲ型变态反应（与免疫复合物形成、局部沉积及补体激活后炎性物质的产生有关）的结果。变态反应过程中所产生的各种炎性介质或生物活性物质引起局部小血管的炎症反应,使血管通透性增加,血浆外渗,从而导致相应组织或脏器的出血与水肿,最常见的部位是皮肤、黏膜及胃肠道,也可累及肾及关节腔。

【护理评估】

1. 健康史 询问患者出血的主要表现形式、发生急缓、主要部位与范围,有无明确诱因,有无内脏出血及其严重程度,有无食物或药物过敏史。

2. 身体评估 多为急性起病,病前1～3周常有发热、咽痛、乏力及食欲缺乏等上呼吸道感染的表现,随后则可出现本病典型的临床表现。根据受累部位及其临床表现的不同,可分为下列5种类型。

（1）单纯型（紫癜型）：是最常见的一种临床类型。主要表现为皮肤的瘀点、紫癜。多局限于四肢,以下肢及臀部尤其下肢伸侧最为多见,面部、躯干、掌心或足底甚为少见。分布呈对称性,可分批出现。其形状大小不等,以瘀点为多,紫红色,略高出皮肤表面或融合成片,呈出血性丘疹或小型荨麻疹,可伴轻微痒感。严重者紫癜可融合成大血疱,中心呈出血性坏死。一般情况下,随着病程的发展,瘀点或紫癜的颜色由紫红变成紫色、黄褐色、淡黄色,经 7~14d 消退。

(2) 腹型(Henoch 型):为最具潜在危险的类型。除皮肤瘀点或紫癜外,最常见的表现是腹痛,多位于脐周、下腹或全腹,呈突发的阵发性绞痛,可伴恶心、呕吐、腹泻、便血,肠鸣音活跃或亢进,无明显腹肌紧张及反跳痛,严重者可发生脱水或并发消化道大出血而出现周围循环衰竭。因部分患者在皮肤出现紫癜前就有明显腹痛、压痛、肠鸣音亢进,易误诊为外科急腹症。幼儿可因肠壁水肿、蠕动增强等而致肠套叠。

(3) 关节型:除皮肤紫癜外,关节部位血管受累常可出现关节肿胀、疼痛、压痛和功能障碍。多见于膝、踝、肘及腕关节。上述关节症状可反复发作,疼痛有时可呈游走性。关节症状一般在数月内消失,无后遗症或关节畸形。

(4) 肾型:是病情最为严重的一种临床类型,为肾小球毛细血管袢受累所致。发生率高达 12%~40%。多在紫癜发生后 1 周左右出现血尿,或伴蛋白尿、管型尿,单纯蛋白尿少见。少数患者可出现水肿、高血压和肾功能不全。多数患者在 3~4 周内恢复,也有反复发作迁延数月者。少数发展为慢性肾炎或肾病综合征,甚至尿毒症。

(5) 混合型:具备两种以上类型的特点,称为混合型。

除以上常见类型及其临床表现以外,少数患者还可因病变累及眼部、脑及脑膜血,而出现视神经萎缩、虹膜炎、视网膜出血及水肿、中枢神经系统症状、体征等。

3. 心理-社会状况　反复出血,尤其是大出血,患者易出现焦虑、恐惧等心理反应。腹型、肾型患者,因病情复杂或长期慢性出血,不易根治,患者易出现悲观、抑郁等心理反应。

4. 辅助检查　白细胞计数轻度至中度增高,伴嗜酸性粒细胞增多,血小板正常;肾型或混合型可有血尿、蛋白尿、管型尿;消化道出血者粪便隐血试验阳性。半数以上患者束臂试验阳性,毛细血管镜检查可见毛细血管扩张、扭曲及渗出性炎症。出血时间及凝血各项试验均正常。

> **考点**:过敏性紫癜的临床表现。

【主要护理诊断/问题】

1. 有损伤的危险:出血　与血管壁的通透性和脆性增加有关。
2. 疼痛:腹痛、关节痛　与局部过敏性血管炎性病变有关。
3. 潜在并发症:慢性肾炎、肾病综合征、慢性肾衰竭。
4. 知识缺乏:缺乏有关病因预防的知识。

【护理措施】

1. 避免诱因　与本病发病有关的药物或食物,详见本病病因部分的有关内容。
2. 生活护理　根据具体病情,调整休息与饮食。

(1) 卧床休息:临床观察发现,无论何种类型的患者,卧床均可加快症状的消失,过早或过多的行走性活动则可使症状加重或复发,因此对于发作期患者均应增加卧床休息,避免过早或过多的行走性活动。

(2) 饮食指导:除了注意避免过敏性食物的摄取外,发作期可根据病情选择清淡、少刺激、易消化的普食、软食或半流质饮食。若有消化道出血,应避免过热饮食,必要时禁食。

3. 治疗配合与护理

(1) 病因防治寻找并去除致病因素,如消除感染病灶,驱除肠道寄生虫,避免再次接触可疑的过敏药物、食物等。

（2）药物治疗

1）一般性药物的应用：抗组胺类药物的应用，如异丙嗪、阿司咪唑、氯苯那敏（扑尔敏）等。辅助性应用大剂量维生素C（5～10g/d，静脉注射，连续应用5～7天）、曲克芦丁及静脉注射钙剂，以降低毛细血管壁的通透性。

2）糖皮质激素的应用：该类药物具有较强的抗过敏、抑制免疫反应和降低毛细血管通透性的作用，对腹型和关节型疗效较好，对紫癜型及肾型疗效不明显。常用泼尼松30mg/d，顿服或分次口服，重者可用氢化可的松或地塞米松静脉注射，症状减轻后改为口服。疗程不超过30d，肾型患者可酌情延长。

3）免疫抑制剂的应用：上述治疗效果不佳者可酌情使用免疫抑制剂，如环磷酰胺或硫唑嘌呤等。

4）对症及其他治疗：腹型患者可皮下注射解痉剂，如阿托品或山莨菪碱以缓解腹痛，发生上消化道出血者按上消化道出血的常规进行处理，即禁食、制酸与止血，必要时输血。肾型患者特别是以肾病综合征为主要表现者，可联合应用糖皮质激素、免疫抑制剂及抗凝剂。此外，中医中药也可作为慢性反复发作者或肾型患者的辅助疗法。近年来用双嘧达莫、阿司匹林加泼尼松等治疗也取得了一定的疗效。

（3）用药护理：遵医嘱正确、规律给药。用药前做好患者的解释工作，以取得患者的充分理解和配合。若使用糖皮质激素，应向患者及家属讲明可能出现的不良反应，特别是感染的问题。应加强护理，预防感染的发生。用环磷酰胺时，嘱患者多饮水，注意观察尿量及尿色改变。对出血严重或禁食者，应建立静脉通道，遵医嘱静脉补液，做好配血与输血的各项护理。

4. 病情观察　密切观察患者出血的进展与变化，了解病情有无缓解，有无新发出血、肾损害、关节活动障碍等表现，患者的自觉症状，皮肤瘀点或紫癜的分布有无增多或消退；有无水肿以及尿量、尿色的变化等。

5. 病情监测　对于腹痛的患者，注意评估疼痛的部位、性质、严重程度及其持续时间，有无伴随症状，如恶心、呕吐、腹泻、便血等，注意腹部的体检，包括腹壁紧张度、有无压痛和反跳痛、局部包块和肠鸣音的变化等。过敏性紫癜患者典型的腹痛多表现为突发脐周或下腹部的阵发性绞痛，无明显腹肌紧张和反跳痛。肠鸣音活跃或亢进，多提示肠道内渗出增加或有出血。注意粪便的性质与颜色。出现局部包块者，特别是小儿，要注意肠套叠。对于主诉为关节痛的患者，应评估受累关节的部位、数目、局部有无肿、压痛与功能障碍等。

6. 对症护理　协助患者采取舒适体位，如腹痛者宜取屈膝平卧位等。关节肿痛者要注意局部关节的制动与保暖。必要时可遵医嘱使用解痉剂或消炎止痛剂，注意药物疗效及不良反应的观察与预防。

【健康指导】

1. 疾病知识教育　向患者及其家属简介本病的性质、原因、临床表现及治疗的主要方法。说明本病为过敏性疾病，解释引发疾病的有关因素及避免再次接触的重要性。

2. 预防过敏性紫癜的发生与复发　避免接触与发病有关的药物或食物，这是有效预防过敏性紫癜的重要措施。养成良好的个人卫生习惯，饭前便后要洗手，避免食用不洁食物，以预防寄生虫感染。注意休息、营养与运动，增强体质，预防上呼吸道感染。

3. 自我监测病情　教会患者对出血情况及其伴随症状或体征的自我监测。一旦发现新发大量瘀点或紫癜、明显腹痛或便血、关节肿痛、血尿、水肿、泡沫尿甚至少尿者，多提示病情复发或加重，应及时就医。

> **小结**
> 1. 特发性血小板减少性紫癜是一组免疫介导的血小板过度破坏所致的出血性疾病。导致外周血中血小板减少的出血性疾病。临床特征为自发性皮肤、黏膜及内脏出血，血小板计数减少及其生存时间缩短，抗血小板抗体的形成，骨髓巨核细胞发育成熟障碍。
> 2. 首选治疗药物是糖皮质激素。
> 3. 主要护理措施是防治出血，特别是防治颅内出血。
> 4. 过敏性紫癜是一种常见的血管变态反应性出血性疾病。主要表现为皮肤瘀点或紫癜，可伴有腹痛、便血、关节痛、血尿及血管神经性水肿和荨麻疹等过敏表现，多为自限性。本病多见于儿童及青少年。
> 5. 治疗主要应用抗组胺药物。护理重点是注意避免过敏因素。

第六节　淋巴瘤患者的护理

> **学习目标**
> 识记：
> 1. 复述淋巴瘤的定义。
> 2. 说出淋巴瘤的临床表现。
> 理解
> 1. 归纳淋巴瘤患者的有关检查。
> 2. 概括淋巴瘤的治疗要点。
> 运用
> 1. 按照护理程序对淋巴瘤患者进行护理（特别是放化疗的护理）。
> 2. 对淋巴瘤患者进行有效地健康指导。

淋巴瘤（lymphoma）原发于淋巴结和淋巴组织，其发生大多与免疫应答过程中淋巴细胞增殖分化产生的某种免疫细胞恶变有关，是免疫系统的恶性肿瘤。淋巴瘤可发生于身体的任何部位，通常以实体瘤形式生长于淋巴组织丰富的组织器官中，其中以淋巴结、扁桃体、脾及骨髓等部位最易受累。临床上以无痛性进行性淋巴结肿大和局部肿块为特征，伴发热、消瘦、盗汗等，同时可有相应器官受压迫或浸润受损症状，晚期有恶病质。

组织病理学上将淋巴瘤分为霍奇金病（Hodgkin disease，HD）和非霍奇金淋巴瘤（non-Hodgkin lymphoma，NHL）两大类，两者虽均发生于淋巴组织，但它们在流行病学、病理特点和临床表现方面有明显的不同。在我国，经标化后淋巴瘤总发病率男性为1.39/万，女性为0.84/万。以20～40岁多见，约占50%。城市高于农村。死亡率为1.5/10万，居恶性肿瘤死亡的第11～13位。以非霍奇金淋巴瘤占多数。

淋巴瘤的病因与发病机制尚不清楚。病毒学说颇受重视。

1．病毒感染　①EB病毒（系DNA疱疹病毒）：可能是Burkitt淋巴瘤的病因，80%以上的Burkitt淋巴瘤患者血中EB病毒抗体滴定度明显增高，而非Burkitt淋巴瘤者仅14%，滴定度高者发生Burkitt淋巴瘤的概率也明显增多。②逆转录病毒：人类T细胞白血病病毒Ⅰ型（HTLV-Ⅰ）已被证明是成人T细胞白血病或淋巴瘤的病因，HTLV-Ⅱ近来也被认为与T细胞皮肤淋巴瘤（蕈样肉芽肿）的发病有关。③Kaposi肉瘤病毒也被认为是原发于体腔的淋巴瘤的病因。

2．免疫缺陷　宿主的免疫功能也与淋巴瘤的发病有关。动物实验证明，动物胸腺切除或接受抗淋巴血清、细胞毒药物、放射可使其免疫功能长期处于低下状态，肿瘤发生率高。近年来发现遗传性或获得性免疫缺陷伴发淋巴瘤者较多，如干燥综合征、器官移植后长期应用免疫抑制药，发生淋巴瘤的概率比一般人高。

3．其他因素　幽门螺杆菌可能是胃黏膜淋巴瘤的病因。

【护理评估】

1．健康史　了解患者有无遗传性或获得性免疫缺陷病，如干燥综合征、器官移植后长期应用免疫抑制药等。了解家族遗传史。了解诊疗经过等。

2．身体评估　HD多见于青年，儿童少见。NHL可见于各年龄组，随年龄的增长而发病增多。临床表现因病理类型、分期及侵犯部位不同而错综复杂。

（1）淋巴结肿大：多以无痛性、进行性颈部或锁骨上淋巴结肿大为首发表现，其次是腋下、腹股沟等处淋巴结肿大，以HD多见。肿大的淋巴结可以活动，也可相互粘连，融合成团块，触诊有软骨样感觉。深部淋巴结肿大可引起压迫症状，如纵隔淋巴结肿大可致咳嗽、胸闷、气促、肺不张及上腔静脉压迫综合征等；腹膜后淋巴结肿大可压迫输尿管，引起肾盂积水等。

（2）发热：热型多不规则，可呈持续高热，也可间歇低热，少数有周期热，后者约见于1/6的HD患者。30%~40%的HD患者以原因不明的持续发热为首发症状。但NHL一般在病变较广泛时才发热，且多为高热。热退时大汗淋漓可为本病的特征之一。

（3）皮肤瘙痒：这是HD较特异的表现，可为HD的唯一全身症状。局灶性瘙痒发生于病变部淋巴引流的区域，全身瘙痒大多发生于纵隔或腹部有病变的患者。多见于年轻患者，特别是女性。

（4）酒精疼痛：有17%~20%的HD患者在饮酒后20min病变局部（淋巴结）发生疼痛，即称为"酒精疼痛"，是HD特有的症状。这些患者多有纵隔侵犯，且以女性为多。该症状可早于其他症状及X线表现，具有一定的诊断意义。当病变缓解后，酒精疼痛即行消失，复发时又重现。酒精疼痛的发生机制不明。

（5）组织器官受累：NHL远处扩散及结外侵犯较HD常见。肝受累可引起肝大和肝区疼痛，少数可发生黄疸。胃肠道损害可出现食欲减退、腹痛、腹泻、肿块、肠梗阻和出血。肾损害表现为肾肿大、高血压、肾功能不全及肾病综合征。中枢神经系统病变多在疾病进展期，以累及脑膜及脊髓为主。脊髓损害以胸椎和腰椎最常见。骨髓受累，部分NHL在晚期会发展为急性淋巴细胞白血病。还可见肺实质浸润，胸腔积液，口、鼻咽部等处受累。

3．心理-社会状态

4．辅助检查

（1）外周血常规：HD的血常规变化较早，常有轻或中度贫血，少数有白细胞计数轻度或明显增加，中性粒细胞增多，约20%患者嗜酸性粒细胞升高。骨髓浸润广泛或有脾功能亢进时，全血细胞下降。

(2) 骨髓象：多为非特异性，若能找到里-斯细胞则有助于诊断。NHL白细胞多正常，伴淋巴细胞绝对或相对增多。

(3) 其他检查：淋巴结活检是淋巴瘤确诊和分型的主要依据。胸部X线、腹部超声或胸（腹）部CT等有助于确定病变的部位及其范围。HD活动期有血沉增快、血清乳酸脱氢酶活力增加。乳酸脱氢酶增高提示预后不良。骨骼受累时血清碱性磷酸酶活力或血钙增加。NHL可并发溶血性贫血，抗人球蛋白试验阳性。

【主要护理诊断/问题】

1．体温过高　与HD本身或感染有关。
2．有皮肤完整性受损的危险　与放疗引起局部皮肤烧伤有关。
3．潜在并发症：化疗药物不良反应。
4．有感染的危险　与淋巴瘤本身及放、化疗使机体免疫力低下有关。

【护理措施】

1．休息及饮食护理　进食高蛋白、高热量、高维生素食物，以补充体内消耗，增强机体抵抗力。嘱患者积极配合治疗，保持心情平静，疾病会逐渐好转。

2．病情观察　观察体温变化，注意是持续性发热还是周期性发热，注意全身或局部有无感染灶。评估患者放疗后的局部皮肤反应，有无发红、瘙痒、灼热感以及渗液、水疱形成等。

3．治疗配合　以化疗为主、化疗与放疗相结合的综合治疗，是目前淋巴瘤治疗的基本策略。

1) 化学治疗：HD Ⅲ期、HD Ⅳ期和NHL低度恶性Ⅲ、Ⅳ期以及NHL中高度恶性，即使临床分期Ⅰ、Ⅱ期患者均以化疗为主，必要时局部放疗。多采用联合化疗，争取首次治疗获得缓解，有利于患者长期存活。常用联合化疗方案见表6-14。

表6-14　淋巴瘤常用联合化疗方案

	方案	药物
HD	MOPP	氮芥、长春新碱、丙卡巴肼、泼尼松
	ABVD	阿霉素、博来霉素、长春新碱、达卡巴嗪
NHL	COP（基本方案）	环磷酰胺、长春新碱、泼尼松
	CHOP	环磷酰胺、阿霉素、长春新碱、泼尼松
	m-BACOB	博来霉素、阿霉素、环磷酰胺、长春新碱、地塞米松、甲氨蝶呤、亚叶酸钙
	COP-BLAM	环磷酰胺、长春新碱、泼尼松、博来霉素、阿霉素、丙卡巴肼
复发淋巴瘤	ESHAP	依托泊苷、甲泼尼松、阿糖胞苷、顺铂

2) 放射治疗：放射治疗有扩大照射及全身淋巴结照射两种。扩大照射除被累及的淋巴结及肿瘤组织外，还包括附近可能侵及的淋巴结，如病变在膈以上采用"斗篷式"（照射部位包括两侧从乳突端至锁骨上下、腋下、肺门、纵隔的淋巴结），如病变在膈以下采用倒

"Y"字式（包括从膈下淋巴结到腹主动脉旁、盆腔及腹股沟淋巴结，同时照射脾区）。扩大照射主要用于 HD Ⅰ A 和 Ⅱ A 患者，疗效较好。NHL 对放射敏感但易复发，但若原发病灶在扁桃体、鼻咽部或为原发于骨骼的组织细胞型，局部放疗后可以获得较为满意的长期缓解。放射剂量为 30～40Gy，3～4 周为 1 疗程。

3）生物治疗：单克隆抗体（CD20）、干扰素、Bcl-2 的反义寡核苷酸等。

4）造血干细胞移植：对 55 岁以下，重要脏器正常，能耐受大剂量放、化疗的患者，行异基因或自体干细胞移植，可望取得较长缓解期和无病存活期。

4．局部皮肤护理　照射区的皮肤在辐射作用下一般都有轻度损伤，对刺激的耐受性非常低，易发生二次皮肤损伤。故应避免局部皮肤受到强烈的热或冷刺激，尽量不用热水袋、冰袋，沐浴水温以 37～40℃为宜。外出时避免阳光直接照射。不要用有刺激性的化学物品，如肥皂、乙醇、油膏、胶布等。放疗期间应穿着宽大、质软的纯棉或丝绸内衣，洗浴毛巾要柔软，擦洗放射区皮肤时动作轻柔，减少摩擦，并保持局部皮肤的清洁干燥，防止皮肤破损。

5．放射损伤皮肤的护理　局部皮肤有发红、痒感时，应及早涂油膏以保护皮肤。如皮肤为干反应，表现为局部皮肤灼痛，可给予 0.2% 薄荷淀粉或氢化可的松软膏外涂。如为湿反应，表现为局部皮肤刺痒、渗液、水疱，可用 2% 甲紫、冰片蛋清、氢化可的松软膏外涂，也可用硼酸软膏外敷后加压包扎 1～2d，渗液吸收后暴露局部。如局部皮肤有溃疡坏死，应全身抗感染治疗，局部外科清创、植皮。

6．化疗的护理　护理措施详见本章第五节"白血病患者的护理"。

【健康指导】

1．饮食指导　食谱应注意多样化，加强营养，避免进食不易消化的油炸食品和容易产气的食物，忌吃油腻和生冷食物。对于口腔及咽喉部溃疡疼痛者，可改用流食如牛奶、麦片粥等以及淡味食物。若唾液分泌减少造成口舌干燥，可饮用柠檬汁、乌梅汁等。

2．休息与活动　缓解期或全部疗程结束后，仍要保证充分休息、睡眠，适当参与室外锻炼，如散步、打太极拳、体操、慢跑等，以提高机体免疫力。

3．皮肤护理　指导注意个人卫生，剪短指甲，皮肤瘙痒者避免用指甲抓挠，以免皮肤破溃。沐浴时避免水温过高，宜选用温和的沐浴液。

4．心理调适　指导耐心与患者交谈，通过交谈确认患者对疾病知识的了解程度和对疾病、未来生活的顾虑，并给予适当的解释和说明，鼓励患者积极接受治疗。在长期治疗过程中，患者可能会出现抑郁、悲观等负性情绪，甚至放弃治疗。家属要充分理解患者的痛苦和心情，注意言行，不要推诿、埋怨，要营造轻松的环境，以解除患者的紧张和不安，保持心情舒畅。

5．用药指导　向患者说明近年来由于治疗方法的改进，淋巴瘤的缓解率已大大提高，应维持定期巩固强化治疗，可延长淋巴瘤的缓解期和生存期。

6．自我监测与随访的指导　若有身体不适，如疲乏无力、发热、盗汗、消瘦、咳嗽、气促、腹痛、腹泻、皮肤瘙痒以及口腔溃疡等，或发现肿块，应及早就诊。

7．预后　HD 是化疗可治愈的肿瘤之一，其预后与组织类型及临床分期有关。淋巴细胞为主型预后最好，5 年生存率为 94.3%。淋巴细胞耗竭型最差，5 年生存率仅 27.4%，Ⅰ期和Ⅱ期 5 年生存率在 90% 以上，Ⅳ期为 31.9%，有全身症状者预后较差，儿童及老年人的预后一般较中青年为差，女性预后较男性为好。

1993年Shipp等提出了NHL的国际预后指标（international prognostic index，IPI），将预后分为低危、低中危、高中危和高危4类。提示预后不良的5个IPI为：①年龄大于60岁；②分期为Ⅲ期或Ⅳ期；③结外病变1处以上；④需要卧床或生活需要别人照顾；⑤血清LDH升高。可根据患者具有的IPI数来判断NHL的预后。

小结	1. 淋巴瘤是原发于淋巴组织的恶性肿瘤，分为霍奇金病和非霍奇金淋巴瘤。 2. 以慢性、无痛性、进行性淋巴结肿大和局部包块为特征，可伴有发热、消瘦、盗汗等全身症状。 3. 淋巴结活检可证实诊断。 4. 治疗以化疗为主的化、放疗结合的综合治疗。

第七节　血液及造血系统常用诊疗技术及护理

学习目标	识记： 1. 复述血液及造血系统常见诊疗技术的目的。 2. 识别血液及造血系统常见诊疗技术的适应证。 运用： 按照护理程序对骨髓穿刺术及造血干细胞移植术患者进行护理，并能协助医生完成操作过程。

一、骨髓穿刺术

骨髓穿刺术（bone marrow puncture）是采取骨髓液的一种常用诊疗技术。主要目的为抽取骨髓液，涂片做骨髓细胞形态学、寄生虫和细菌学检查，以协助诊断血液系统疾病、某些传染病和寄生虫病。通过了解骨髓造血情况，为化疗和免疫抑制剂的使用提供参考依据。采集较大数量的骨髓液可做骨髓移植。

【适应证和禁忌证】

（一）适应证：协助诊断各种贫血、造血系统肿瘤、血小板或粒细胞减少症、疟疾或黑热病；骨髓给药或骨髓移植。

（二）禁忌证：血友病等出血性疾病。

【操作方法】

1. 选择穿刺部位　髂前上棘穿刺点、髂后上棘穿刺点、胸骨穿刺点、腰椎棘突穿刺点。

2. 消毒麻醉　常规消毒皮肤，戴无菌手套，铺无菌孔巾，用2%利多卡因行局部皮肤、皮下及骨膜麻醉。

3. 穿刺抽吸　将骨髓穿刺针固定在一定长度，右手持针向骨面垂直缓慢钻刺，当针接触骨质后则将穿刺针左右旋转，缓缓钻入骨质，穿刺针进入骨质后拔出针芯，接上干燥的

10ml 或 20ml 注射器，用适当力量抽吸骨髓液 0.1～0.2ml 滴于载玻片上，涂片，迅速送检。若做骨髓细菌检查，再抽吸 1～2ml 骨髓液。

4．拔针　重新插入针芯，用无菌纱布置于针孔处，拔出穿刺针，按压 1～2min，盖纱布、固定。

【术前准备】

1．用物准备　常规消毒治疗盘、无菌骨髓穿刺包（含骨髓穿刺针、10ml 或 20ml 无菌注射器、7 号针头、孔巾、纱布等）、棉签、2% 利多卡因（规格 2ml）、无菌手套、玻片、培养基、酒精灯、火柴、胶布等。

2．患者准备

（1）解释：向患者解释穿刺的目的、意义、操作过程及注意事项，消除患者紧张焦虑的情绪，取得患者配合。

（2）术前检查：术前需检查出血及凝血时间。若用普鲁卡因局部麻醉前，患者须做皮试。

（3）体位准备：根据不同的穿刺点协助患者采取适当的体位。于胸骨、髂前上棘做穿刺者取仰卧位，胸骨穿刺者还需在背后垫枕头；于髂后上棘穿刺者取侧卧位或俯卧位；于腰椎棘突穿刺者取坐位，尽量弯腰，头俯屈于胸前使棘突暴露（图 6-3）。

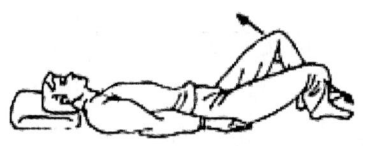
髂前上棘穿刺仰卧位

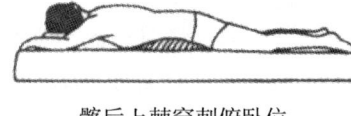
髂后上棘穿刺俯卧位

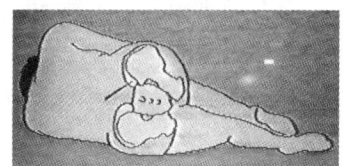
髂后上棘穿刺侧卧位

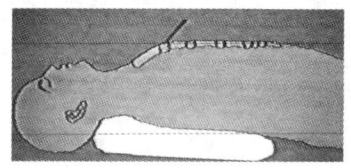
胸骨穿刺仰卧位

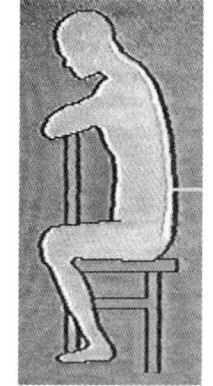
棘突穿刺坐位

图 6-3　不同穿刺点患者体位

【术中配合】

1．确定穿刺点。

2．常规消毒穿刺点。

3．戴手套、铺洞巾、局麻　护士将已消毒的麻药瓶瓶塞面对术者，术者用 5ml 注射器抽取麻药。在穿刺点进行皮内、皮下、骨膜浸润麻醉。

4．检查骨穿物品是否通畅、衔接紧密。

5．穿刺　将骨髓穿刺针固定在一定长度，向骨面垂直缓慢钻刺。

6．抽吸　穿刺针进入骨质后拔出针芯，接上干燥的 20ml 注射器，用适当力量抽吸骨髓液 0.1～0.2ml 滴于载玻片上，涂片，迅速送检。若做骨髓细菌检查，再抽吸 1～2ml 骨髓液。

7．拔针　重新插入针芯，用无菌纱布置于针孔处，拔出穿刺针。

8．盖纱布、固定。

9．协助患者平卧。

10．整理用物、记录。

【术后护理】

1．术后平卧休息 4h。

2．拔针后局部加压　按压 1～2min，血小板减少者至少按压 3～5min，并注意观察穿刺部位有无出血，若发现有渗血，应及时更换无菌纱布，进行加压止血。

3．穿刺后局部覆盖无菌纱布，并保持局部干燥，及时更换被血液或汗液浸湿的纱布，避免感染。穿刺后 3d 内禁止沐浴，以免污染创口。

考点：骨髓穿刺术的目的、穿刺部位及护理。

二、造血干细胞移植

造血干细胞移植（hemopoietic stem cell transplantation，HSCT）是指对患者进行全身照射、化疗和免疫抑制剂预处理后，将正常供体或自体的造血干细胞经静脉输注给患者，以重建正常造血和免疫功能。根据造血干细胞的来源，造血干细胞移植可分为异体 HSCT 和自体 HSCT；根据造血干细胞采集部位，可分为骨髓移植（bone marrow transplantation，BMT）、外周血干细胞移植（peripheral blood stemcell transplantation，PBSCT）和脐血移植（cord blood transplantation，CBT）。其中 PBSCT 具有造血及免疫功能恢复较快，手术方便、安全，不需要行采髓术，供者更容易接受等优点，因此成为目前临床上最常用的方法之一。

通过造血干细胞移植术可重建受者的正常造血和免疫功能，达到长期生存的目的，避免了长期化疗给患者带来生活质量下降的影响和继发性耐药，也是目前治疗白血病的最为有效的方法。

【适应证】

1．恶性造血系统疾病　急性髓细胞白血病（AML）和急性淋巴细胞性白血病（ALL）均可采用异体和自体移植。慢性粒细胞白血病（CML）、慢性淋巴细胞白血病（CLL）和骨髓增生异常综合征（MDS）多采用异体移植。淋巴瘤和多发性骨髓瘤多采用自体移植，也可进行异体移植。

2．恶性非造血系统疾病神经母细胞瘤、小细胞肺癌、乳腺癌、卵巢癌等实体瘤，对放疗、化疗敏感者也可考虑做自体移植。

3．非恶性疾病　有资料表明，重型再生障碍性贫血实施异体造血干细胞移植后无病生存率高。对年龄 <40 岁的重型或极重型再障且 HLA 相合同胞者，宜首选采用 HSCT。一部分骨髓增生异常综合征的患者可因此获得根治，尤以早期治疗的年轻患者的疗效最好。此外，先天性造血系统异常、先天性骨髓异常、阵发性睡眠性血红蛋白尿、骨髓纤维化性疾病及系统性自身免疫性疾病等，都可通过 HSCT 使症状减轻、病情发展得以控制。

【移植前护理】

1．做好异体供者的心理护理通过详细讲解提取骨髓或外周血干细胞的全过程，并对可能出现的并发症及预防处理的方法等给予解释和指导，使异体供者的安全感和信任感得以提升，从而降低或消除疑虑和恐惧感。

2．患者进入无菌层流室前的准备

（1）无菌层流室的准备：将造血干细胞移植患者安置于 100 级空气层流洁净室内，进行严密的保护性隔离。洁净室内一切用物需经清洁、消毒、灭菌处理。室内不同空间采样行空气细菌学监测，合格后方可安置患者。

(2) 患者准备

1) 心理护理：向患者解释造血干细胞移植的目的、必要性、采集的方法、可能出现的并发症以及预防并发症的措施，鼓励患者树立信心，减少紧张及孤独感。

2) 全面检查：进行心、肺、肝和肾功能以及人类巨细胞病毒检查，异体移植患者还需做组织配型、ABO 血型配型等。发现感染或者带菌情况应该积极治疗，彻底清除慢性和潜在的感染病灶，如龋病、疖肿、痔疮等。

3) 肠道及皮肤准备：于入室前 3d 开始服用肠道不易吸收的抗生素进行肠道消毒，进无菌饮食。入室前 1~2d 剪指（趾）甲、剃毛发。入室当天清洁灌肠，淋浴后用 1:2000 氯己定溶液药浴 30min，再清洁眼、外耳道、口腔和脐部，更换无菌衣裤、拖鞋进入无菌室。即时针对患者皮肤进行多个部位（尤其是皱褶处）的细菌培养，以做移植前对照。

4) 预处理：造血干细胞移植前，受者需要常规接受一个疗程超剂量的化疗和（或）全身放射线照射，称为"预处理"。其目的是杀灭肿瘤或白血病细胞，抑制受者体内免疫细胞，使移植的造血干细胞得以存活。为防止出血性膀胱炎和尿酸性肾病，输液量要充分，并应鼓励患者多饮水。

5) 静脉置管：移植前 1d 行颈外静脉或锁骨下静脉置管术，备用。

3. 患者进入无菌层流室后的护理　患者经预处理后，全血细胞明显减少，免疫功能下降，极易发生严重的感染、出血，而层流室无灭菌功能，必须加强环境的保护及消毒隔离措施，最大程度地减少外源性感染。

(1) 无菌环境和物品的消毒：医护人员入室前应淋浴，更换清洁衣服。按无菌操作要求穿无菌手术衣、裤，戴无菌帽子、口罩，更换无菌拖鞋进入风淋室，经风淋 1~2 min 后进入无菌层流室。每进入 1 间室更换 1 次拖鞋。入室一般 1 次不超过 2 人，有呼吸道疾病者不能入室。对病室和物品应严格消毒，定期物体表面细菌监测、空气采样培养，每周 1 次。

(2) 患者的护理

1) 生活护理：各种食物需微波炉或高压蒸汽消毒后食用。食可削皮的水果，食前用 0.5% 氯己定溶液浸泡 30min 后再削皮食用。每日做 3~4 次口腔护理，每日庆大霉素或卡那霉素眼药水滴眼 2~3 次。每日以 0.2% 氯己定溶液或 0.05% 聚维酮碘擦拭外耳道、鼻前庭 2 次。便后、睡前用 1:5 000 高锰酸钾液坐浴，保持肛周及外阴部清洁，女性患者月经期间增加外阴冲洗次数。

2) 密切观察病情变化：认真监测患者生命体征，注意口腔黏膜有无变化，皮肤、黏膜及脏器有无出血倾向，有无并发症表现，准确记录 24h 出入量。

3) 用药护理：进入无菌室后患者继续口服肠道不吸收抗生素，药物需用紫外线消毒后服用（每片每面各照射 15~30min）。

4) 静脉导管的护理：严格执行无菌操作，保持局部清洁干燥，每天换药，避免局部感染。输液完毕用肝素 30~100μ/ml 封管，导管接头用乙醇消毒，无菌纱布包裹，并固定牢固以防脱出。

【移植中护理】

1. 骨髓输注的护理

(1) 异体骨髓输注：在患者进行预处理后再采集供者的骨髓，骨髓悬液一经取回，应尽快输入。每袋骨髓输入前倒挂 30min，并应用抗过敏药物，输注时用无滤网的输液器由中心静脉导管输入,速度要慢,观察15~20min无反应再调整滴速,约100滴/分,一般要求30min内将300ml骨髓输完,余少量(约5ml)骨髓弃去,以防发生脂肪栓塞。同时经另外一条静脉输入适量的鱼精蛋白,以中和骨髓中的大量肝素。在输注骨髓的过程中,应密切观察患者的生命体征,注意有无皮疹、酱油色尿、腰部不适等溶血现象。发现后应立即停止输入,并配合医生做好救治工作。

(2)自体骨髓的回输:自体骨髓液在患者进行预处理前采集,采集后加入保护液,放入4℃冰箱内保存,一般于72h内待预处理结束后,提前取出,放置于室温下0.5~1h,再回输给患者。方法同异体骨髓输入。

2. 外周血造血干细胞输注的护理

(1)自体外周血造血干细胞的回输:回输前15~20min应用抗过敏药,先将冷冻的造血干细胞在床旁以38.5~40℃恒温水进行复温融化,然后立即用无过滤网输液器从静脉导管输入,同时另一条静脉通路输等量鱼精蛋白以中和肝素。回输中为防止血红蛋白尿,需同时静脉滴注5%碳酸氢钠和生理盐水、呋塞米和甘露醇,维持足够的尿量,直至血红蛋白尿消失。在患者能够耐受的情况下,1袋外周血干细胞应在15min内输完,回输2袋外周血干细胞之间用生理盐水清洗输血管道。

(2)异体外周血造血干细胞输注:方法同自体外周血造血干细胞的回输,但输注前先将造血干细胞50~100ml加生理盐水稀释到200ml。

(3)脐带血造血干细胞输注的护理:脐带血回输量较少,一般为100ml左右,在输注过程中为防止出现漏液现象,多采用手推注或微量泵推注。密切观察患者的心率变化,随时调整推注速度。

【移植后护理】

1. 感染的预防和护理 感染是最常见的并发症之一,因移植前预处理使机体免疫力极度低下。骨髓移植中使用免疫抑制剂降低了移植物抗宿主反应的强度,但也进一步抑制了免疫系统对入侵微生物的识别和杀伤的功能。因此,对骨髓移植患者护理必须严格执行消毒隔离制度,认真观察其病情变化并详细记录。

2. 出血的预防和护理 骨髓移植后血小板减少,如患者血小板$< 20 \times 10^9$/L,应嘱咐其减少活动,进软质饮食,保持大便通畅。每日监测血小板计数,密切观察皮肤有无出血点和瘀点、瘀斑,有无鼻、口腔黏膜和牙龈出血,注意尿、大便及痰液的颜色,有无颅内出血的征象,必要时输注浓缩血小板。

3. 移植物抗宿主病(graft-versus-host disease,GVHD)的预防和护理 GVHD是异基因HCST后最严重的并发症,由供者T淋巴细胞攻击受者同种异型抗原所致。临床表现有急性GVHD、慢性GVHD两种。

(1)急性GVHD:在骨髓移植后100d内发生GVHD者称为急性GVHD。在10d内发生的GVHD称为超急性GVHD。主要表现广泛性斑丘疹、皮疹、腹泻、肝功能异常等,越早出现症状则预后越差。护理上应给予清淡、少渣半流质饮食。密切观察病情变化,定期检测肝功能,观察全身皮肤有无斑丘疹、水疱、脱屑,每日大便次数及性状,巩膜有无黄染等。

(2)慢性GVHD:发生在3个月以后的GVHD称为慢性GVHD,表现为局限性或全身性硬皮病、眼或口腔干燥、关节挛缩、吸收不良等。发生GVHD后病死率较高。单独或联合应用免疫抑制剂(MTX、CSA、丙种球蛋白、ALG等)和清除T淋巴细胞是目前预防GVHD最常用的办法,根据GVHD发生的严重程度不同,可采取局部用药或大剂量甲泼尼龙冲击治疗。护理上遵医嘱正确使用各种治疗药物，如环孢素、甲氨蝶呤、糖皮质激素等，并要注意观察各种药物的不良反应。血液制品需在常规照射后才能输注，输注时密切观察病情变化，出现异常及时通知医生，配合进行相应处理。

4．化疗药物不良反应的预防和护理

（1）肝损害的预防和护理：骨髓移植术后 7～12d，约有 50% 的受髓者合并肝损害。患者可因肝静脉阻塞而发生腹腔积液，出现腹胀、体重增加、肝区胀痛、黄疸等。护理上应遵医嘱应用小剂量肝素、前列腺素 E 预防静脉闭塞性病的发生。移植后注意每天称体重，必要时测量腹围，观察有无上述症状出现。输血后可出现肝炎和一过性肝损害。

（2）其他不良反应的预防和护理：参见本章第四节。

5．移植后恢复期：正常情况下患者的白细胞、血小板回升，一般情况转好。但因长期卧床，体质较虚弱，生活不能完全自理，且有消化道症状，应帮助患者做好生活护理，鼓励进食高蛋白、高热量、富含维生素、易消化饮食，协助进行适当活动，增强机体抵抗力。

考点：造血干细胞移植术的护理。

> **小结**
>
> 1．骨髓穿刺术是诊断血液系统疾病常用的诊疗技术。目的是通过骨髓液进行骨髓象检查，以协助诊断血液病、传染病和寄生虫病，以及采集供者骨髓，以备骨髓移植等。
>
> 2．造血干细胞移植是指对患者进行全身照射、化疗和免疫预处理后，将正常供体或自体的造血干细胞经血管输注给患者，重建正常的造血和免疫功能的一种治疗方法。移植前的护理是做好供者、无菌层流室和患者的准备；移植中的护理是配合干细胞的采集和输注；移植后主要是配合做好预防感染、移植物抗宿主病，以及出血、心力衰竭、肝损害的护理。

（费　鸿）

第七章　内分泌代谢性疾病患者的护理

内分泌系统是由内分泌腺及存在于机体某些脏器中的内分泌组织和细胞所组成的一个体液调节系统。人们为了适应不断变化的外界环境并保持机体内环境的相对稳定性，必须依赖于神经系统、内分泌系统和免疫系统的相互配合和调控，使全身各器官系统的活动协调一致，共同担负起机体的生殖、生长、发育、代谢、运动、衰老、病态等生命现象。内分泌疾病的发生，是由于内分泌腺及组织发生病理改变所致。许多疾病通过代谢紊乱也可影响内分泌系统的结构和功能。

新陈代谢包括物质的合成代谢和分解代谢两个过程，是人体生命活动的基础。新陈代谢过程不断为人体的生存、劳动、生长、发育、生殖和维持内环境稳定提供物质和能量。营养物质不足、过剩或比例失调引起营养疾病，体内中间代谢某一环节障碍则引起代谢疾病。营养疾病和代谢疾病关系密切，二者常常并存，且相互影响。如维生素D缺乏症属营养病，但常表现为钙磷代谢失常；糖尿病属代谢病，常伴随蛋白质、能量缺乏等。

第一节　内分泌代谢性疾病常见症状体征的护理

> **学习目标**
>
> 识记：
> 1. 熟记人体主要的内分泌腺及其分泌的主要激素名称、英文缩写及作用。
> 2. 知道内分泌代谢性疾病患者的常见七大症状体征。
> 3. 说出内分泌代谢疾病常见护理诊断。
>
> 理解：
> 1. 解释内分泌系统的反馈调节原理。
> 2. 举例说明内分泌功能试验的分类及诊断作用。
>
> 运用：
> 应用护理程序对具体病例或患者实施护理。

一、概述

（一）内分泌系统的结构与功能

1. **人体的内分泌腺**　主要包括下丘脑、垂体、甲状腺、甲状旁腺、胰岛、肾上腺、性腺。

（1）下丘脑：可以合成、释放促激素和抑制激素。这些激素主要对腺垂体起调节作用。促激素主要有：促甲状腺激素释放激素（thyrotropin-releasing hormone，TRH）、促性腺激素释放激素（gonadotropin-releasing hormone，G_nRH）、生长素释放激素（growth hormone releasing hormone，GHRH）、促肾上腺皮质激素释放激素（corticotropin releasing hormone，CRH）、催乳素释放因子（prolactin releasing factor，PRF）、促黑素细胞激素释放因子（melanocytestimulating hormone releasing factor，MRF）。抑制激素主要有：生长抑素（GHRIH）、泌乳素释放抑制因子（PIF）、促黑素细胞激素释放抑制因子（MIF）。

（2）垂体：分为腺垂体和神经垂体两部分。它所分泌的促激素对周围相应靶腺合成及释放激素起调节作用。腺垂体主要分泌：促甲状腺激素（thyroid-stimulating hormone，TSH）、促肾上腺皮质激素（adremocorticotropic hormone，ACTH）、黄体生成素（luteinizing hormone，LH）、促卵泡激素（follicle stimulating hormone，FSH）、生长激素（growth hormone，GH）、催乳素（prolactin，PRL）、黑色素细胞刺激素；神经垂体主要贮藏下丘脑分泌的抗利尿激素、催产素。

（3）甲状腺：合成与分泌甲状腺素（T_4）及三碘甲状腺原氨酸（T_3），促进能量代谢、物质代谢和生长发育。

（4）甲状旁腺：分泌甲状旁腺素（parathyisid hormone，PTH），促进破骨细胞活动，增加骨钙的再吸收。促进肾小管对钙的再吸收，维持血钙平衡。

（5）胰岛：分泌胰岛素和胰高血糖素。胰岛素的作用是促进葡萄糖的利用及肝糖原合成，抑制糖异生，促进三羧酸循环而使血糖下降。促进脂肪、蛋白质、DNA和RNA等的合成，抑制脂肪、糖原及蛋白质分解，从而调节血糖以维持其稳定。胰高血糖素的作用是促进肝糖原分解和糖异生，促进脂肪、蛋白质分解，使血糖升高，对胰岛素起拮抗作用。

（6）肾上腺：分肾上腺皮质和髓质两部分。肾上腺皮质分泌糖皮质激素（主要为皮质醇CS）、盐皮质激素（主要为醛固酮ALD）和性激素（主要为雄激素，少量雌激素）。皮质醇参与物质代谢，抑制蛋白质合成，促进蛋白质分解，使脂肪重新分布，有抑制免疫功能、抗炎、抗过敏、抗病毒和抗休克作用。盐皮质激素有潴钠排钾的作用。性激素有促进蛋白质合成及骨骺愈合的作用。肾上腺髓质分泌肾上腺素和去甲肾上腺素，作用是调节血管的舒张及收缩。

知识链接

内分泌系统的反馈调节

主要是负反馈，还有正反馈。负反馈系统以下丘脑、垂体、靶腺为核心，其中重要的负反馈调节主要存在于以下3个轴中：下丘脑-垂体-肾上腺轴、下丘脑-垂体-甲状腺轴、下丘脑-垂体-性腺轴。

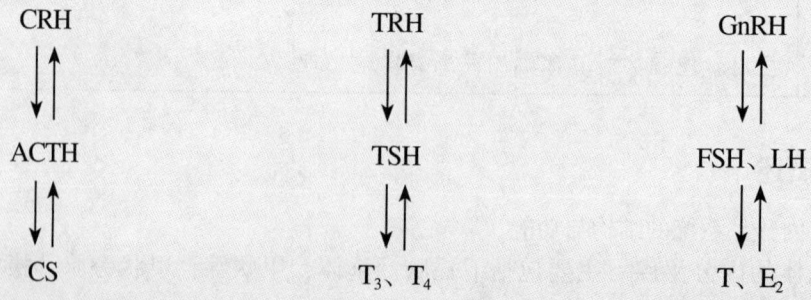

说明：CRH升高促进ACTH分泌，ACTH升高促进CS分泌，CS升高反馈抑制ACTH分泌，ACTH升高反馈抑制CRH分泌。

(7) 性腺：男性性腺是睾丸，分泌雄激素（主要为睾酮 T）。作用是刺激男性性器官发育和男性第二性征的出现，并维持其成熟状态，促进蛋白质的合成、骨骼生长、红细胞生成等作用。女性性腺是卵巢，分泌雌激素（主要为雌二醇 E_2、雌三醇 E_3）和孕激素。雌激素的主要作用是刺激女性性器官发育和女性第二性征的出现，并维持其成熟状态。孕激素作用于子宫内膜，使其在增生期基础上进入分泌期，准备受精卵着床及正常妊娠的进行。

2．弥散性神经 - 内分泌细胞系统　包括除神经组织以外各组织的神经内分泌细胞，分布于胃、肠、胰和肾上腺髓质，主要分泌肽类激素与胺类激素。

3．组织的激素分泌细胞　大多数组织均含有合成和分泌激素的细胞。

考点： 人体主要的内分泌腺及其分泌的主要激素名称、英文缩写及作用。

（二）内分泌疾病病因及分类

内分泌疾病是受遗传、自身免疫、感染、肿瘤、营养障碍和精神创伤等因素的影响，根据病理生理分为内分泌腺体功能亢进或减退及正常，根据病变发生部位分为原发性（发生在靶腺）和继发性（发生在下丘脑和垂体）。

（三）实验室及其他检查

1．实验室检查　主要用于检测内分泌腺的储备功能和定位诊断。

（1）血液和生化测定及抗体检测：测定与某些激素有关的电解质和其他物质。

（2）激素及其代谢产物测定：如测定激素在尿中的代谢产物可推断激素在血中的水平。根据负反馈原理同时测定垂体前叶激素和其靶腺激素，对某些内分泌疾病的定位诊断有意义。

（3）内分泌功能试验：可进一步分析内分泌腺的功能及病位。临床上，功能减退时，可选用兴奋试验，相反选用抑制试验来明确诊断。

2．影像学检查　X 线、CT、MIR、B 超可明确病变部位。

知识链接

内分泌功能试验

在临床上常用激素分泌动态试验来进一步判定内分泌腺的功能状态及病变位置。激素分泌动态试验分为兴奋试验、抑制试验、激发试验等。兴奋试验如 ACTH 兴奋试验、LRH 兴奋试验、胃复安兴奋试验、TRH 兴奋试验等。抑制试验如溴隐停抑制试验、大小剂量地塞米松抑制试验等。激发试验如口服葡萄糖耐量试验。如在用 TRH 兴奋试验诊断甲亢中，用 TRH 兴奋 TSH，若基础 TSH 降低，注射 TRH 后 TSH 无过分反应，提示病变在甲状腺。

二、内分泌代谢性疾病常见症状体征的护理

（一）身体外形的改变

身体外形的改变包括身材过高与矮小、特殊的面容、毛发皮肤改变、生殖器幼稚等。

案例

李某,27岁。"头昏、乏力、体重增加2年"入院。近2年自觉头昏、乏力、体重增加,由48kg增至58kg,月经不规则,量较少。体检:Bp 160/95mm/Hg,HR 80次/分,身高154cm,体重58kg,意识清楚,满月脸,向心性肥胖,腋下及腹壁皮肤可见紫纹。

思考:
请说出该患者的护理问题及相应的护理措施。

【护理评估】

1. **健康史** 目前的主要症状及病情变化。评估引起身体外形改变的原因及发生的时间,主要症状及其特点,有无伴随症状,治疗及用药情况。身体外形改变是否导致患者心理障碍,有无焦虑、自卑、抑郁、自我形象紊乱等。重点应询问既往有无颅脑手术或外伤史,有无结核感染、肿瘤或自身免疫性疾病史,有无产后大出血和激素类药物服用史。评估既往检查结果的动态变化,是否遵从医嘱治疗,用过的药物及治疗效果。

2. **身体评估** 包括体型、毛发、面容、皮肤变化的特征,有无突眼,甲状腺是否肿大,其大小是否对称、质地及表面有无结节,有无压痛和震颤,听诊有无血管杂音。患者的全身情况,如生命体征及营养状况等。

体型是身体各部发育的外观表现,包括骨骼、肌肉的成长与脂肪分布的状态等。如在发育成熟前腺垂体功能亢进时,体格可异常高大称巨人症,反之垂体功能减退时,体格可异常矮小,称为垂体性侏儒症。小儿患甲状腺功能减退时,可出现呆小症。库欣综合征者可由于皮质醇一方面动员脂肪,使甘油三酯分解为甘油和脂肪酸,同时阻碍葡萄糖进入脂肪细胞,抑制脂肪的合成,另一方面促进糖异生,使血糖增高,兴奋胰岛素分泌而促进脂肪合成。脂肪的动员和合成都受到促进,使脂肪重新分布形成向心性肥胖、满月脸、水牛背。

毛发的质地、分布改变表现为多毛、毛发稀疏和脱落、发质干燥变细。皮质醇增多症由于肾上腺雄性激素分泌增多,患者可有多毛。甲状腺功能减退症患者可出现头发干燥稀疏、脆弱、睫毛和眉毛脱落(尤以眉梢为甚),男性胡须生长缓慢。

面容的变化可表现为眼球突出、满月脸、皮肤粗糙、颈部增粗等。Graves病浸润性突眼主要与细胞免疫有关。

皮肤黏膜色素沉着:由于表皮基底层的黑色素增多,以致皮肤色泽加深称为色素沉着。原发性慢性肾上腺皮质功能减退症的患者,由于ACTH分泌增多,可出现皮肤、黏膜色素沉着,尤以摩擦处、暴露处、掌纹、乳晕、瘢痕处明显。异位ACTH综合征患者,因肿瘤产生大量ACTH、β-促脂素(β-LPH)、阿片-黑素-促皮质素原N基端(N-POMC),其内均含有促黑素细胞活性的肽段,故皮肤色素明显加深,具有诊断意义。重症垂体性Cushing患者皮肤色素也可较深。

3. **心理-社会状况** 评估患者身体外形改变是否导致心理障碍,观察患者有无焦虑、自卑、抑郁等表现,以及身体外形改变以来,对生活、学习及工作的影响程度。

【主要护理诊断/问题】

身体意象紊乱 与疾病引起身体外形改变等因素有关。

【护理措施】

1. **身体评价** 观察患者外形的改变，如肥胖、消瘦、满月脸、水牛背，躯体和面部毛发增多，皮肤黏膜色泽改变以及身材高大或矮小等。

2. **心理护理**

(1) 评估患者对其身体变化的感觉及认知，尊重患者需要有一段否认期来调节对身体外观改变的心理适应。鼓励和协助患者表达与其感觉、思考和看待自我方式有关的感受。与患者交谈时应语言温和，耐心倾听患者的述说。

(2) 关注患者自卑、焦虑、抑郁等与身心相关问题，给患者提供有关疾病的资料和患有相同疾病并已治疗成功的患者资料，使其明确治疗效果及病情转归，消除紧张情绪，树立自信心。如甲状腺肿大的患者通过药物或手术治疗后颈部增粗情况可好转，身体外观可得到改善。

(3) 提供修饰技巧：指导患者改善自身形象，如甲亢突眼的患者外出可戴有色眼镜，以保护眼睛免受刺激。肥胖患者可穿着合体的衣着，恰当的修饰可以增加心理舒适和美感。

(4) 促进患者社会交往：鼓励患者加入社区中的支持团体。教育家属和周围人群勿歧视患者，避免伤害其自尊。注意患者的行为举止，预防自杀行为的发生。

(二) 生殖发育及性功能异常

包括生殖器官发育迟缓或发育过早、性欲减退或丧失，女性月经紊乱、溢乳、闭经或不孕，男性勃起功能障碍或乳房发育。

【护理评估】

1. **健康史** 评估患者性功能异常的发生原因，主要症状，性欲改变情况，女患者的月经及生育史，男患者有无勃起功能障碍。性功能异常对患者心理的影响，有无焦虑、抑郁、自卑等。

自儿童期起的腺垂体生长激素（GH）缺乏或性激素分泌不足可导致患者至青春期性器官仍不发育，第二性征缺如。男性生殖器小，与幼儿相似，睾丸细小；女性表现为原发性闭经，乳房不发育。如青春期前开始的性激素或促性腺激素分泌过早、过多则为性早熟。库存欣综合征女患者由于肾上腺雄激素产生过多以及雄激素和皮质醇对垂体促性腺激素的抑制作用，可发生多囊卵巢综合征。大多出现月经减少、不规则或停经，轻度脱毛，痤疮常见，明显男性化（乳房萎缩、生须、喉结增大、阴蒂肥大）者少见，但若出现，要警惕为肾上腺癌。男患者性欲可减退，阴茎缩小、睾丸变软，此与大量皮质醇抑制垂体促性腺激素有关。

2. **身体评估** 有无皮肤干燥、粗糙，毛发脱落、稀疏或增多，女性闭经溢乳，男性乳房发育。外生殖器的发育是否正常，有无畸形。

3. **辅助检查** 测定性激素水平有无变化。

【主要护理诊断/问题】

性功能障碍 与内分泌功能紊乱有关。

【护理措施】

1. **评估型态** 提供一个隐蔽舒适的环境和恰当的时间，鼓励患者描述目前的性功能、性活动与性生活型态，使患者可开放讨论其问题。

2. **健康指导**

(1) 护士要接受患者讨论性问题时所呈现的焦虑，对患者表示尊重。支持患者询问使其烦恼的有关性爱或性功能方面的问题，给患者讲解所患疾病及用药治疗对性功能的影响，使患者积极配合治疗。

(2) 提供可能的信息咨询服务，如专业医师、心理健康顾问、性咨询门诊等。

(3) 鼓励患者与配偶交流彼此的感受，并一起参加性健康教育及阅读有关性教育的材料。女性患者若有性交疼痛，可建议使用润滑剂。

(三) 营养和代谢功能异常

营养状态是根据皮肤、毛发、皮下脂肪、肌肉的发育情况综合判断的。内分泌代谢性疾病可有进食或营养异常，可表现为食欲亢进或减退、营养不良或肥胖。将代谢过程中产生的废物和未消化的产物排出体外称之为排泄。排泄对维持机体的体液、电解质和营养的平衡至关重要。

1. 营养性疾病　机体对各种营养物质均有一定的需要量、允许量和耐受量，因此营养病可因一种或多种营养物质不足、过多或比例不当而引起。营养病一般按某一营养物质的不足或过多分类，又根据发病的原因再分为原发性和继发性两大类。

(1) 原发性营养失调：是由于摄取营养物质不足、过多或比例不当引起，而非由于器质性或功能性疾病所致。例如，摄取蛋白质不足可引起蛋白质缺乏症，摄取能量超过机体消耗时可引起单纯性肥胖症。

(2) 继发性营养失调：是由于器质性或功能性疾病所致的营养失调，而非营养物质供给不当所引起。常见原因有：①进食障碍；②消化、吸收障碍，消化道疾病，运输维生素 B_{12} 的球蛋白先天缺乏，一些药物如新霉素、考来烯胺、双胍类降糖药等均可引起；③物质合成障碍，例如肝硬化失代偿期，由于清蛋白合成障碍引起的低清蛋白血症；④机体对营养需求的改变，例如发热、甲状腺功能亢进症、肿瘤、慢性消耗性疾病、大手术后，以及一些生理性因素，如生长发育、妊娠等，机体需要营养物质增加，若供应不足可致营养缺乏；⑤排泄失常，例如多尿可致失水，腹泻可致失钾，长期大量蛋白尿可致低清蛋白血症。

2. 代谢性疾病　一般是指由于中间代谢某个环节障碍为主所致的疾病，由于原发器官疾病为主所致的代谢障碍则归入该器官疾病的范围。但这种划分是人为的，有时没有明确的界限。例如糖尿病，根据其糖代谢障碍为主所引起的病变可归入代谢病，也可根据其胰岛素相对或绝对不足而归入内分泌疾病。代谢病一般按中间代谢的主要途径和先天性代谢缺陷与环境因素的主次来分类。在导致中间代谢某个环节障碍的诸因素中，大致可分为先天性代谢缺陷和环境因素两大类。

(1) 先天性代谢缺陷和遗传因素：大多数是由于细胞内酶系缺陷或膜转运异常所致，具有遗传倾向。酶系缺陷可使代谢途径流向改变和（或）合成途径的反馈调节紊乱，导致代谢产物缺失或过多，中间产物堆积或转变为毒性代谢物，产生相应的病理改变和临床表现。

(2) 环境因素：不合适的食物、药物、理化因素、创伤、感染、器官疾病、精神疾病等，是造成代谢障碍的常见原因。如大手术后氮代谢负平衡，慢性肾衰竭时的钙磷代谢障碍，常见的水、电解质和酸碱平衡紊乱等。

【护理评估】

1. 健康史　除详细了解患者症状的发生、发展和相互间的关系外，还必须从现病史和个人史中详细了解发病因素、病理特点、每日进食情况（包括所进食物的种类、质量、形式、饮食习惯和嗜好等）。家族史应做详细的家系调查，包括男女双方前后 3～4 代人和旁系亲属情况。

2．身体评估　需注意发育的营养状态、体型和骨骼、神经精神状态、智能、毛发、皮肤、四肢、眼结膜、视网膜、视力和听力以及舌、齿、肝、脾等。

3．辅助检查

（1）代谢紊乱有关的检查：血糖，血钠、钾、氯、钙、镁、磷等电解质和血脂浓度等，可判断患者有无内分泌代谢性疾病引起的水、电解质和代谢紊乱。葡萄糖耐量试验，常用于了解和观察糖代谢功能是否健全。血气分析可了解患者有无酸碱平衡失调。

（2）血、尿、便及其他生化检查：溶血及凝血检查、组织病理和细胞学检查、血氨基酸分析、基因诊断等。

【主要护理诊断/问题】

营养失调　与机体营养或代谢紊乱有关。

【护理措施】

详见本章第六节"糖尿病患者的护理"和本章第八节"肥胖症患者的护理"。

（四）高血压

内分泌代谢性疾病常见的伴随症状还有高血压，常见于原发性醛固酮增多症，嗜铬细胞瘤、库欣综合征等，由于激素分泌的异常这些患者常出现血钾降低。

（五）疲乏

内分泌代谢性疾病常出现体力和脑力的下降，常见于甲状腺功能亢进症和减退症、肾上腺皮质功能减退症、库欣综合征、糖尿病等。特别是严重的甲状腺功能亢进症、糖尿病酮症酸中毒及严重的功能减退症的患者体力下降明显。功能亢进症和减退症的患者可伴有精神症状。

（六）排泄功能异常

内分泌代谢性疾病常出现多尿、便次增多、多汗、便秘等症状。如多尿是糖尿病的典型症状之一，便次增多、多汗常见于甲状腺功能亢进症，便秘常见于甲状腺功能减退症。

（七）骨痛与自发性骨折

骨痛是代谢性骨病的常见症状，严重者常发生自发性骨折。糖尿病、甲状腺功能亢进症、库欣综合征、甲状旁腺功能亢进症等疾病常伴有骨质疏松症。

考点：内分泌代谢性疾病患者的常见症状体征、护理诊断。

小结	1. 概述 人体的内分泌腺主要包括下丘脑、垂体、甲状腺、甲状旁腺、胰岛、肾上腺、性腺。下丘脑可以合成释放促激素和抑制激素。这些激素主要对腺垂体起调节作用。垂体分为腺垂体和神经垂体两部分。它所分泌的促激素对周围相应靶腺合成及释放激素起调节作用。甲状腺合成与分泌甲状腺素（T_4）及三碘甲状腺原氨酸（T_3）。甲状旁腺分泌甲状旁腺素（PTH）。胰岛分泌胰岛素和胰高血糖素。肾上腺分肾上腺皮质和髓质两部分。肾上腺皮质分泌糖皮质激素（主要为皮质醇CS）、盐皮质激素（主要为醛固酮ALD）和性激素（主要为雄激素，少量雌激素）。男性性腺是睾丸，分泌雄激素（主要为睾酮T）。女性性腺是卵巢，分泌雌激素（主要为雌二醇E_2、雌三醇E_3）和孕激素。内分泌系统的反馈调节主要是负反馈，还有正反馈。负反馈系统以下丘脑、垂体、靶腺为核心，人体重要的负反馈调节主要存在于以下3个轴中：下丘脑-垂体-肾上腺轴、下丘脑-垂体-甲状腺轴、下丘脑-垂体-性腺轴。内分泌代谢性疾病根据病理生理分为内分泌腺体功能亢进或减退及正常，根据病变发生部位分为原发性（发生在靶腺）和继发性（发生在下丘脑和垂体）。同时测定垂体前叶激素和其靶腺激素，对某些内分泌疾病的定位诊断有意义。内分泌功能试验可进一步分析内分泌腺的储备功能及病位。 2. 护理要点 内分泌代谢性疾病常见症状体征有身体外形的改变、生殖发育及性功能异常、营养和代谢功能异常、高血压、疲乏、排泄功能异常、骨痛与自发性骨折等。主要护理诊断有身体意象紊乱、性功能障碍、营养失调等。

第二节 腺垂体功能减退症患者的护理

学习目标	识记： 1. 描述腺垂体功能减退症的概念。 2. 叙述腺垂体功能减退症的临床表现。 3. 说出垂体危象的表现、处理原则和急救护理。 理解： 1. 解释腺垂体功能减退症的常见病因和发病机制。 2. 概括腺垂体功能减退症的治疗要点（激素替代治疗及药品服用方法）。 3. 归纳腺垂体功能减退症的护理措施。 运用： 1. 应用护理程序为腺垂体功能减退症的患者制订护理计划。 2. 对腺垂体功能减退症患者实施健康指导。

腺垂体功能减退症是由多种病因所致的一种或多种腺垂体激素减少或缺乏的一组临床综合征。由于腺垂体分泌细胞是在下丘脑各种激素（因子）直接影响之下，腺垂体功能减退可原发于垂体病变，或继发于下丘脑病变，表现为甲状腺、肾上腺、性腺等靶腺功能减退和（或）鞍区占位性病变。临床症状变化较大，可长期延误诊断，但补充所缺乏的激素后症状可迅速缓解。

知识链接　　腺垂体功能减退症的病因与发病机制

1. 遗传因素　由基因突变或缺陷导致垂体激素不足，如垂体先天发育缺陷。
2. 垂体瘤　为成人最常见病因，多数属于良性肿瘤。腺瘤可分为功能性（PRL瘤、GH瘤、ACTH瘤）和非功能性（无生物作用，但可有激素前体产生）。腺瘤增大可压迫正常垂体组织，引起腺垂体功能减退。
3. 下丘脑病变　如肿瘤、炎症、浸润性病变（如淋巴瘤、白血病）、肉芽肿（如结节病）等，可直接破坏下丘脑神经分泌细胞，使释放激素分泌减少。
4. 垂体缺血性坏死　妊娠期腺垂体增生肥大，血供丰富，围生期因某种原因引起大出血、休克、血栓形成，使腺垂体大部分缺血坏死和纤维化，临床称希恩（Sheehan）综合征。糖尿病血管病变使垂体供血障碍也可导致垂体缺血性坏死。
5. 蝶鞍区手术、放疗及创伤　垂体瘤切除可能损伤垂体组织，术后放疗更加重垂体损伤。严重头部损伤可引起颅底骨折、损毁垂体柄和垂体门静脉血液供应。鼻咽癌放疗也可损坏下丘脑和垂体，引起腺垂体功能减退。
6. 感染和炎症　如巨细胞病毒、艾滋病、结核杆菌、真菌等感染引起的脑炎、脑膜炎、流行性出血热、梅毒或疟疾等，损伤下丘脑和垂体。
7. 长期使用糖皮质激素。
8. 垂体卒中　垂体瘤内突然出血所致，出现垂体危象。
9. 空泡蝶鞍、颞动脉炎、海绵窦处颈内动脉瘤等均可引起本病。

案例

患者，女，45岁，以"垂体瘤术后10年，闭经、毛发脱落5年，恶心、呕吐2天"为主诉入院。患者于10年前头痛就诊，检查发现垂体占位，行垂体瘤切除术，术后未服药。5年前无明显诱因出现月经量减少直至闭经，伴阴毛腋毛脱落，同时出现乏力、畏寒、食欲减退，未系统诊治。2天前无明显诱因出现恶心、呕吐。

体格检查：体温36.2℃，脉搏60次/分，呼吸17次/分，血压100/65mmHg。颅CT：垂体窝内脑脊液信号影，考虑空泡蝶鞍。

思考：

请说出该患者的疾病名称、主要护理问题及相应的护理措施。

【护理评估】

1. 健康史　详细了解患者的起病时间，有无诱因，发病的缓急，主要症状及其特点。评估患者全身情况，如生命体征和营养状况等有无改变，有无体力减退等。评价患者既往检查、治疗经过及效果，是否遵从医嘱治疗。目前使用药物的种类、剂量、用法、疗程。

2. 身体评估

(1) 症状：据统计，约50%以上腺垂体组织破坏后才有症状，75%破坏时有明显临床表现，破坏达95%可有严重垂体功能减退。最早表现为FSH、LH、GH和PRL缺乏，TSH缺乏次之，然后可伴有ACTH缺乏。希恩综合征患者多表现为全垂体功能减退，但无占位性病变表现。垂体功能减退主要表现为各靶腺（性腺、甲状腺、肾上腺）功能减退。

1) 性腺功能减退：常最早出现。女性多有产后大出血、休克、昏迷病史，表现为产后无乳、乳房萎缩、月经不再来潮、性欲减退、不育、性交痛等。检查有阴道分泌物减少，外阴、子宫和阴道萎缩，毛发脱落，尤以阴毛、腋毛为甚。成年男子性欲减退、勃起功能障碍，检查睾丸松软缩小，胡须、腋毛和阴毛稀少，无男性气质，皮脂分泌减少，骨质疏松。

2) 甲状腺功能减退：患者怕冷、嗜睡、思维迟钝、精神淡漠、皮肤干燥变粗、苍白、少汗、弹性差。严重者可呈黏液性水肿、食欲减退、便秘、抑郁、精神失常、心率缓慢等。

3) 肾上腺皮质功能减退：患者常有明显疲乏、软弱无力、畏寒、恶心、呕吐、体重减轻、血压偏低。因黑色素细胞刺激激素减少可有皮肤色素减退，面色苍白，乳晕色素浅淡，有别于原发性慢性肾上腺皮质功能减退症。对胰岛素敏感者可有血糖降低，生长激素缺乏可加重低血糖发作。

4) 生长激素不足：成人一般无特殊症状，儿童可引起侏儒症。

5) 垂体内或其附近肿瘤压迫症群：除有垂体功能减退外，还伴有占位性病变的体征，如视野缺损、眼外肌麻痹、视力减退、头痛、嗜睡、多饮多尿、多食等下丘脑综合征。

(2) 垂体功能减退性危象（简称垂体危象）：在全垂体功能减退症基础上，各种应激，如感染、脱水、饥饿、寒冷、急性心肌梗死、脑卒中、手术、外伤、麻醉及使用镇静剂、催眠药、降糖药等均可诱发垂体危象。临床表现为：①高热型（体温＞40℃）；②低温型（体温＜30℃）；③低血糖型；④低血压、循环虚脱型；⑤水中毒型；⑥混合型。各种类型可伴有相应的症状，突出表现为循环系统、消化系统和神经精神方面的症状，如高热、循环衰竭、休克、恶心、呕吐、头痛、神志不清、谵妄、抽搐、昏迷等严重垂危状态。

3. 心理-社会状况　疾病本身常伴有情绪淡漠、抑郁、失眠等，而慢性病程和长期治疗又常引起焦虑、性格改变、应对能力下降、工作和家庭中人际关系紧张、社交障碍、自我概念紊乱等心理社会功能失调。

4. 辅助检查

(1) 性腺功能测定：女性有血雌二醇水平降低，没有排卵及基础体温改变，阴道涂片未见雌激素作用的周期性变化。男性可见血睾酮水平降低或正常低值，精子数量减少、形态改变、活动度差、精液量少。

(2) 甲状腺功能：TT_4、FT_4均降低，TT_3、FT_3正常或降低。

(3) 肾上腺皮质功能测定：24h尿17-羟皮质类固醇及游离皮质醇排量减少，血浆皮质醇浓度降低，但节律正常，葡萄糖耐量试验示血糖呈低平曲线改变。

(4) 腺垂体激素测定：FSH、LH、TSH、ACTH、PRL及GH血浆水平低于正常低限。

(5) 垂体储备功能测定：可作 TRH、CRH 及 LRH 兴奋试验，腺垂体功能减退症常不被兴奋，延迟上升者可能为下丘脑病变。

(6) 其他检查：可用 X 线、CT、MRI 了解病变部位、大小、性质及其对邻近组织的侵犯程度。

【主要护理诊断 / 问题】

1. 性功能障碍　与促性腺激素分泌不足有关。
2. 身体意象紊乱　与疾病引起身体外形改变等因素有关。
3. 潜在并发症　垂体危象。

【护理措施】

(一) 一般护理

嘱患者保持情绪稳定，注意生活节律，避免过于劳累，更换体位时动作应缓慢，以免发生晕厥。注意皮肤的清洁，预防外伤，以防发生感染。嘱患者进食高热量、高蛋白、高维生素，易消化的饮食。

(二) 病情观察

密切观察患者的意识状态、生命体征及重要脏器功能的变化，注意有无低血糖、低血压、低体温等情况。

(三) 治疗配合

1. 病因治疗　腺垂体功能减退症可由多种原因所引起，治疗应针对病因治疗，尤其肿瘤患者可通过手术、放疗和化疗等措施治疗。对于出血、休克而引起缺血性垂体坏死，关键在于预防，加强产妇围生期的监护，及时纠正产科病理状态。

2. 激素替代治疗　腺垂体功能减退症采用相应靶腺激素替代治疗能取得满意的效果，如改善精神和体力活动，改善全身代谢及性功能，防治骨质疏松，但需要长期、甚至终身维持治疗。治疗过程中应先补充糖皮质激素，然后再补充甲状腺激素，以防肾上腺危象发生。

(1) 肾上腺糖皮质激素：多选用氢化可的松，生理剂量为 20～30mg/d，服用方法模仿生理分泌节律为妥，剂量随病情变化而调节，应激状态下需适当增加用量。

(2) 甲状腺激素：生理剂量为左甲状腺素（优甲乐）50～150μg/d 或甲状腺干粉片 40～120mg/d。对于老年人、冠心病、骨密度低的患者，以从最小剂量开始，并缓慢递增剂量为原则。

(3) 性激素：病情较轻的育龄女性需采用人工月经周期治疗，可维持第二性征和性功能，促进排卵和生育。男性患者用丙酸睾酮治疗，可促进蛋白质合成、增强体质、改善性功能与性生活，但不能生育。

3. 垂体危象的治疗配合

(1) 垂体危象的治疗

1) 首先给予静脉推注 50% 葡萄糖液 40～60ml 以抢救低血糖，继而补充 5% 葡萄糖盐水，每 500～1000ml 中加入氢化可的松 50～100mg 静脉滴注，以解除急性肾上腺功能减退危象。

2) 有循环衰竭者按休克原则治疗，有感染败血症者应积极抗感染治疗，有水中毒者主要应加强利尿，可给予泼尼松或氢化可的松。

3) 低温与甲状腺功能减退有关，可给予小剂量甲状腺激素，并用保温毯逐渐加温。高热者应予降温。

4) 禁用或慎用麻醉剂、镇静药、催眠药或降糖药等。

(2) 垂体危象的护理配合

1) 避免诱因：避免感染、失水、饥饿、寒冷、外伤、手术、不恰当用药等诱因。

2) 紧急处理配合：一旦发生垂体危象，立即报告医师并协助抢救。主要措施有：①迅速建立静脉通路，补充适当的液体，保证激素类药及时准确使用。②保持呼吸道畅通，给予氧气吸入。③低体温者应保暖，高热型患者给予降温处理。④做好口腔护理、皮肤护理、会阴护理，保持排尿通畅，防止尿路感染。准确记录24h出入水量，做好病情监测。

（四）心理护理

1. 引导患者说出其担忧的问题和心理感受，并给予安慰。向患者及家属说明目前的病情及所采取的治疗护理措施的目的。

2. 在紧急处理时，护理人员应保持镇静，并安抚患者，以减轻其紧张焦虑、恐惧心理，使其配合治疗和护理。

【健康指导】

1. 避免诱因　指导患者保持情绪稳定，注意生活节律，避免过于劳累，冬天注意保暖，更换体位时动作应缓慢，以免发生晕厥。平时注意皮肤的清洁，预防外伤，少到公共场所或人多之处，以防发生感染。

2. 饮食指导　指导患者进食高热量、高蛋白质、高维生素、易消化的饮食，少量多餐，以增强机体抵抗力。

3. 用药指导　教会患者认识所服药物的名称、剂量、用法及不良反应，如肾上腺糖皮质激素过量导致欣快感、失眠。服甲状腺激素应注意心率、心律、体温、体重变化等。指导患者认识到随意停药的危险性，必须严格遵照医嘱按时按量服用药物，不得随意增减药物剂量。

4. 观察与随访　指导患者识别垂体危象的征兆，若有感染、发热、外伤、腹泻、呕吐、头痛等情况发生时，应立即就医。外出时随身携带识别卡，以防意外发生。定期门诊复查。

考点： 腺垂体功能减退症的临床表现、身体状况评估及护理措施。

小结	1. 临床特点　腺垂体功能减退症是由多种病因所致的一种或多种腺垂体激素减少或缺乏的一组临床综合征。垂体瘤为成人最常见病因，希恩综合征是女性发生垂体低功的主要病因。垂体功能减退主要表现为各靶腺（性腺、甲状腺、肾上腺）功能减退，垂体瘤常有垂体内或其附近肿瘤压迫症群。在一些诱因下可诱发垂体危象，垂体肿瘤患者可通过手术、放疗和化疗等措施治疗。腺垂体功能减退症采用相应靶腺激素长期、甚至终身替代治疗，治疗过程中应先补充糖皮质激素，然后再补充甲状腺激素，以防肾上腺危象发生。 2. 护理要点　认识激素终身替代治疗所服药物的名称、剂量、用法及不良反应，如肾上腺糖皮质激素过量导致欣快感、失眠。服甲状腺激素应注意心率、心律、体温、体重变化等。指导患者认识到随意停药的危险性，必须严格遵照医嘱按时按量服用药物，不得随意增减药物剂量。识别垂体危象的征兆，若有感染、发热、外伤、腹泻、呕吐、头痛等情况发生时，遵医嘱抢救，避免垂体危象的诱发因素。

第三节 库欣综合征患者的护理

学习目标

识记：
1. 复述库欣综合征的概念。
2. 叙述库欣综合征的典型临床表现。

理解：
1. 解释库欣综合征常见的病因和发病机制。
2. 说明地塞米松抑制试验的临床意义。
3. 概括库欣综合征的治疗配合。
4. 总结库欣综合征的护理措施。

运用：
1. 应用护理程序为库欣综合征的患者制订护理计划。
2. 对库欣综合征患者实施健康指导。

库欣综合征（Cushing 综合征，Cushing's syndrome）为各种病因造成肾上腺分泌过多糖皮质激素（主要是皮质醇）所致病症的总称，其中最多见者为垂体促肾上腺皮质激素（ACTH）分泌亢进所引起的临床类型，称为库欣病（Cushing 病，Cushing's disease）。本病常见于女性，男女之比约为 1∶2~3，以 20~40 岁者居多。

知识链接

库欣综合征的病因与发病机制

1. 依赖 ACTH 的 Cushing 综合征 ①Cushing 病：最常见，约占 Cushing 综合征的 70%。指垂体 ACTH 分泌过多，伴肾上腺皮质增生。垂体多有微腺瘤，少数为大腺瘤，也有未能发现肿瘤者。②异位 ACTH 综合征：垂体以外的恶性肿瘤分泌大量 ACTH，刺激肾上腺皮质增生，分泌过多的皮质醇。最常见的是肺癌（约占 50%），其次是胸腺癌、胰腺癌（各约占 10%）和甲状腺髓样癌等。

2. 不依赖 ACTH 的 Cushing 综合征 ①肾上腺皮质腺瘤：约占 Cushing 综合征的 15%~20%。②肾上腺皮质癌：占 Cushing 综合征 5% 以下，病情重，进展快。③不依赖 ACTH 的双侧性肾上腺小结节性增生：又称原发性色素性结节性肾上腺病。患者血中 ACTH 低或测不到，大剂量地塞米松不能抑制。发病机制与遗传和免疫有关。④不依赖 ACTH 的双侧肾上腺大结节性增生：目前认为与 ACTH 以外的激素、神经受体在肾上腺皮质细胞上的异位表达有关，这些受体在被相应配体激活后使皮质醇分泌过量，同时又反馈抑制垂体和下丘脑。

肾上腺皮质腺瘤或腺癌可自主性地分泌皮质醇，不受垂体的控制，反馈抑制垂体 ACTH 的释放，使瘤外同侧及对侧肾上腺皮质萎缩。

3. 医源性皮质醇增多症 长期或大量使用 ACTH 或糖皮质激素所致。糖皮质激素治疗达到具有临床效果的剂量即可引起 Cushing 综合征的症状，与使用时间和剂量有关。

案例

患者，男，29岁，以"痤疮2年，体重增加、紫纹3个月"主诉入院。患者于2年前无明显诱因反复于胸背部处出现痤疮，1年前面部也出现痤疮，未予诊疗。3个月前自觉乏力、头晕，同时出现皮肤紫纹，以双下肢为明显，紫纹渐增多，体重较前增加3～4kg，无明显多食。

体检：体温36.5℃，脉搏78次/分，呼吸17次/分，血压140/75mmHg。BMI 25.4kg/m²，腰围94cm，臀围93cm，WHR 1.0。发育正常，营养中等，满月脸，躯干部和面部可见较多痤疮，散在分布，腹部及双下肢可见较多紫纹。全身皮肤黏膜未见黄染、出血点、瘀斑、无明显多毛。鞍区MRI提示垂体微腺瘤。肾上腺CT提示双肾上腺增生。

思考：
请说出该患者的主要护理诊断及相应的护理措施。

【护理评估】

1. 健康史　详细了解患者的起病时间，有无诱因，发病的缓急，主要症状及其特点。评估患者全身情况，如生命体征和营养状况等有无改变，有无体力减退等。如患者常有满月脸、多血质、向心性肥胖、皮肤紫纹、痤疮、糖尿病倾向、高血压和骨质疏松等。了解患者既往检查、治疗经过及效果，是否遵从医嘱治疗。目前使用药物的种类、剂量、用法、疗程。

2. 身体评估　本病主要由于皮质醇分泌过多，引起代谢紊乱和多器官功能障碍，以及对感染抵抗力降低所致。

（1）向心性肥胖、满月脸、多血质：患者面圆而呈暗红色，胸、腹、颈、背部脂肪甚厚。至疾病后期，因肌肉消耗，四肢显得相对瘦小。多血质与皮肤菲薄、微血管易透见有时与皮质醇刺激骨髓使红细胞数、血红蛋白增多有关。

（2）全身及神经系统：常有肌无力，下蹲后起立困难。常有不同程度的精神、情绪变化，如情绪不稳定、烦躁、失眠，严重者精神异常，个别可发生类偏狂。

（3）皮肤表现：皮肤薄，微血管脆性增加，轻微损伤即可引起瘀斑。下腹两侧、大腿外侧等处出现紫纹（紫红色条纹，由于肥胖、皮肤薄、蛋白质分解亢进、皮肤弹性纤维断裂所致），手、脚、指（趾）甲、肛周常出现真菌感染。异位ACTH综合征者及较重Cushing病患者皮肤色素沉着加深。

（4）心血管表现：高血压常见，与肾素－血管紧张素系统激活，对血管活性物质加压反应增强、血管舒张系统受抑制及皮质醇可作用于盐皮质激素受体等因素有关。同时，常伴有动脉硬化和肾小球动脉硬化。长期高血压可并发左心室肥大、心力衰竭和脑血管意外。由于凝血功能异常、脂代谢紊乱，易发生动静脉血栓，使心血管并发症发生率增加。

（5）对感染抵抗力减弱：长期皮质醇分泌增多使免疫功能减弱，肺部感染多见。化脓性细菌感染不容易局限化，可发展成蜂窝织炎、菌血症、感染中毒症。患者在感染后，炎症反应往往不显著，发热不高，易于漏诊而造成严重后果。

（6）性功能障碍：女性患者由于肾上腺雄激素产生过多以及皮质醇对垂体促性腺激素的抑制作用，大多出现月经减少、不规则或停经，痤疮常见，明显男性化（乳房萎缩、生须、喉结增大、阴蒂肥大）者少见，如出现，要警惕肾上腺皮质癌。男性患者性欲可减退，阴茎缩小，睾丸变软，此与大量皮质醇抑制垂体促性腺激素有关。

（7）代谢障碍：大量皮质醇促进肝糖原异生，并有拮抗胰岛素的作用，减少外周组织对葡萄糖的利用，肝葡萄糖输出增加，引起糖耐量减低，部分患者出现类固醇性糖尿病。明显的低血钾性碱中毒主要见于肾上腺皮质癌和异位 ACTH 综合征。低血钾使患者乏力加重。部分患者因潴钠而有水肿。病程较久者出现骨质疏松，脊柱可发生压缩畸形、身材变矮，有时呈佝偻、骨折。儿童患者常伴有生长发育受抑制。

3．心理-社会状况　疾病本身常有不同程度的精神、情绪变化，如情绪不稳定、烦躁、失眠，严重者精神异常等，导致应对能力下降、工作和家庭中人际关系紧张、社交障碍、自我概念紊乱等心理社会功能失调。

4．辅助检查

（1）血浆皮质醇测定：血浆皮质醇水平增高且昼夜节律消失，即患者早餐血浆皮质醇浓度高于正常，而晚上不明显低于早晨。

（2）24h 尿 17-羟皮质类固醇升高。

（3）地塞米松抑制试验：①小剂量地塞米松抑制试验。尿 17-羟皮质类固醇不能被抑制到对照值的 50% 以下，表示不能被抑制。②大剂量地塞米松抑制试验。尿 17-羟皮质类固醇能被抑制到对照值的 50% 以下者，说明被抑制，其病变大多为下丘脑或垂体性，不能被抑制者可能为原发性肾上腺皮质肿瘤或异位 ACTH 综合征。

（4）ACTH 兴奋试验：垂体性 Cushing 病和异位 ACTH 综合征者常有反应，原发性肾上腺皮质肿瘤者多数无反应。

（5）影像学检查：包括肾上腺超声检查、蝶鞍区断层摄片、CT、MRI 等，可显示病变部位的影像学改变。

【主要护理诊断/问题】

1．身体意象紊乱　与库欣综合征引起的身体外观改变有关。

2．体液过多　与糖皮质激素过多引起水钠潴留有关。

3．有感染的危险　与皮质醇增多导致机体免疫力降低有关。

4．有受伤的危险　与代谢异常引起吸收障碍导致骨质疏松有关。

【护理措施】

（一）一般护理

1．休息与体位　合理的休息可避免加重水肿。平卧时可适当抬高双下肢，有利于静脉回流。

2．减少安全隐患　提供安全、舒适的环境，移除环境中不必要的家具或摆设，浴室应铺上防滑脚垫。避免剧烈运动、变换体位时动作宜轻柔，防止因跌倒或碰撞引起骨折。

3．饮食护理　进低钠、高钾、高蛋白质、低碳水化合物、低热量的食物，预防和控制水肿。鼓励患者使用柑橘类、枇杷、香蕉、南瓜等含钾高的食物。鼓励患者摄取富含钙及维生素 D 的食物以预防骨质疏松。

4．皮肤与口腔护理　协助患者做好个人卫生，避免皮肤擦伤和感染。长期卧床者宜定期翻身，注意保护骨突处，预防压疮发生。病重者做好口腔护理。

（二）病情观察

评估患者水肿情况，每天测量体重的变化，记录 24h 液体出入量，监测电解质和心电图变化。密切观察体温变化，定期检查血常规，注意有无感染征象。观察患者有无关节痛或腰背痛等情况，及时报告医师，必要时请骨科评估是否需要助行器辅助行动。

（三）治疗配合

根据不同病因作相应治疗。在病因治疗前，对病情严重的患者，宜先对症治疗以防止并发症。

1．治疗方案

（1）库欣病：本病治疗有手术、放射、药物3种方法。经蝶窦切除垂体微腺瘤为近年治疗本病的首选方法，腺瘤摘除后可治愈，仅少数患者术后复发。如经蝶窦手术未摘除垂体微腺瘤，或某种原因不宜做垂体手术，病情严重者，宜做一侧肾上腺全切，另一侧肾上腺大部分或全切术，术后行激素替代治疗及垂体放疗，最好用直线加速器治疗。对于垂体大腺瘤患者需做开颅手术，尽可能切除肿瘤，为避免复发，可在术后辅以放射治疗。

（2）肾上腺肿瘤：肾上腺瘤经检查明确腺瘤部位后，手术切除可根治。肾上腺腺癌的治疗多不满意，应尽可能早期手术治疗，未能根治或已有转移者用药物治疗，以减少肾上腺皮质激素的分泌量。

（3）不依赖ACTH小结节性或大结节性双侧肾上腺增生：做双侧肾上腺切除术，术后给予激素替代治疗。

（4）异位ACTH综合征：应治疗原发性肿瘤，根据具体病情做手术、放疗和化疗。如不能根治，则需用肾上腺皮质激素合成阻滞药，如米托坦、美替拉酮、氨鲁米特等。

2．应用利尿剂的护理　水肿严重时，根据医嘱给予利尿剂，观察疗效及不良反应，如出现心律失常、恶心、呕吐、腹胀等低钾症状和体征时，及时处理。

3．预防感染　①保持病室环境清洁，避免患者暴露在污染的环境中，减少感染机会，保持室内适宜的温度、湿度。②严格执行无菌操作技术，避免交叉感染。尽量减少侵入性治疗措施。③指导患者和家属预防感染的知识，如注意保暖，减少或避免到公共场所，以防上呼吸道感染。

（四）心理护理

疾病本身常有不同程度的精神、情绪变化，如情绪不稳定、烦躁、失眠，严重者精神异常。护士通过对患者患病后的综合评估，给予针对性的心理疏导和支持。鼓励患者适当从事力所能及的活动，帮助患者树立自信心。

【健康指导】

1．疾病知识宣教　告知患者有关疾病的基本知识和治疗方法，指导患者正确用药并掌握药物疗效和不良反应的观察，了解激素替代治疗的有关注意事项。

2．身心调适　教会患者自我护理措施，适当从事力所能及的活动，以增强患者的自信心和自尊感。

3．避免加重病情的诱因　指导患者避免感染、不适当的活动方式等各种可能导致病情加重或并发症发生的因素。

> **考点：** 库欣综合征的临床表现、身体状况评估及护理措施。

小结

1. 临床特点　库欣综合征为各种病因造成肾上腺分泌过多糖皮质激素所致病症的总称，其中最多见者为垂体促肾上腺皮质激素（ACTH）分泌亢进多引起的临床类型，称为库欣病（Cushing病），患者常有满月脸、多血质、向心性肥胖、皮肤紫纹、痤疮等的特殊外貌表现。地塞米松抑制试验是本病定位检查中的主要功能试验。Cushing病治疗有手术、放射、药物3种方法。

2. 护理要点　主要观察患者有无糖尿病倾向、高血压和骨质疏松、低血钾、感染等。护理上需提供安全、舒适的环境，移除环境中不必要的家具或摆设，浴室应铺上防滑脚垫。避免剧烈运动，变换体位时动作宜轻柔，防止因跌倒或碰撞引起骨折。应进低钠、高钾、高蛋白质、低碳水化合物、低热量的食物，预防和控制水肿。鼓励患者使用柑橘类、枇杷、香蕉、南瓜等含钾高的食物。鼓励患者摄取富含钙及维生素D的食物以预防骨质疏松。注意预防感染，如保持病室环境清洁，避免患者暴露在污染的环境中，减少感染机会，保持室内适宜的温度、湿度。严格执行无菌操作技术，避免交叉感染。尽量减少侵入性治疗措施。指导患者和家属预防感染的知识，如注意保暖，减少或避免到公共场所，以预防上呼吸道感染。

第四节　甲状腺功能亢进症患者的护理

学习目标

识记：
1. 复述甲状腺毒症和甲状腺功能亢进症的概念。
2. 叙述Graves病典型的临床表现。
3. 说出甲亢危象的表现、处理原则和急救护理。

理解：
1. 解释甲状腺功能亢进症常见的病因和发病机制。
2. 说明甲状腺功能亢进症的实验室检查的临床意义。
3. 概括甲状腺功能亢进症口服药物治疗的疗程及注意事项。
4. 总结甲状腺功能亢进症的护理措施（特别是一般护理和突眼的护理）。

运用：
1. 应用护理程序对甲状腺功能亢进症的患者制订护理计划。
2. 对甲状腺功能亢进症患者实施健康指导。

甲状腺毒症（thyrotoxicosis）指循环血液中的甲状腺激素过多，引起以神经、循环、消化等系统兴奋性增高和代谢亢进为主要表现的一组临床综合征。根据甲状腺功能状态可分为甲状腺功能亢进型和非甲状腺功能亢进型。甲状腺功能亢进症（hyperthyroidism）简称甲亢，是指由多种病因导致甲状腺腺体本身功能增强，从而分泌甲状腺激素（TH）过多所致的临床综合征。非甲状腺功能亢进型包括破坏性甲状腺毒症和服用外源性甲状腺激素。由于甲状腺滤泡被炎症破坏，滤泡内储存的甲状腺激素过量进入血液循环所引起的甲状腺毒症称为破坏性甲状腺毒症（destructive thyrotoxicosis）。

知识链接

甲状腺毒症的常见原因

1. 甲状腺功能亢进原因
（1）弥漫性毒性甲状腺肿（Graves disease，Graves 病）
（2）多结节性毒性甲状腺肿
（3）甲状腺自主高功能腺瘤（Plummer 病）
（4）碘致甲状腺功能亢进症（碘甲亢，IIH）
（5）桥本甲状腺毒症（Hashitoxicosis）
（6）新生儿甲亢
（7）滤泡状甲状腺癌
（8）妊娠—过性甲状腺毒症（GTT）
（9）垂体 TSH 腺瘤致甲亢
2. 非甲状腺功能亢进原因
（1）亚急性甲状腺炎
（2）无症状甲状腺炎（silent thyroiditis）
（3）桥本甲状腺炎
（4）产后甲状腺炎（postpartum thyroiditis，PPT）
（5）外源甲状腺激素替代
（6）异位甲状腺激素产生

各种病因所致的甲亢中，以 Graves 病最多见，占 80%。

Graves 病

Graves 病（简称 GD）又称弥漫性毒性甲状腺肿或 Basedow 病，是一种伴甲状腺激素（TH）分泌增多的器官特异性自身免疫病。各种病因所致的甲亢中，以 Graves 病最多见，约占 60～90%。我国报告的患病率为 1.2%，女性高发（男：女 = 1：4～6），高发年龄为 20～50 岁。

知识链接

病因和发病机制

1. 遗传因素 GD 有明显的家族性聚集倾向，并与一定的人类白细胞抗原(HLA)类型有关。
2. 免疫因素 GD 的发病与甲状腺刺激性自身抗体的关系十分密切。最明显的体液免疫特征是在患者血清中可检出甲状腺特异性抗体，即 TSH 受体抗体（TRAb），还可检出其他自身抗体，这些抗体在自身免疫性甲状腺疾病中，是导致甲状腺肿大或萎缩的原因之一。另外，在患者外周血及甲状腺内 T 淋巴细胞数量增多，功能发生改变。
3. 环境因素 应激、感染、性激素等因素可能是疾病发生和恶化的重要诱因。

案例

王某,男,47岁,10天前因受凉后出现鼻塞、流涕,继而怕热、多汗,偶有胸闷、心悸、失眠。体检:身高166cm,体重56kg,心率114次/分,律齐,血压140/60mmHg,双眼球突出,颈部可触及弥漫性、对称性甲状腺肿大。小腿水肿,膝及跟腱反射亢进;手指、眼睑及舌震颤。食欲旺盛,大便每日为2~3次。辅助检查:FT_3 11.2pmol/L,FT_4 30.6pmol/L,TSH 0.01mIU/L。

思考:
请说出该病例的医疗诊断及相应的护理措施。

【护理评估】

1. 健康史 询问患者患病的起始时间,主要症状及其特点,如有无疲乏无力、怕热、多汗、低热、多食、消瘦、急躁易怒、排便次数增多,以及心悸、胸闷、气短等表现。了解有无家族史,有无精神刺激、感染、创伤等诱发因素存在。详细询问既往及目前的检查治疗经过,用药情况。女性患者应了解月经、生育史。

2. 身体评估 多数起病缓慢,少数在精神创伤或感染等应激后急性起病。典型表现有TH分泌过多所致高代谢综合征、甲状腺肿及眼征。老年和小儿患者表现多不典型。

(1) 甲状腺激素分泌过多综合征

1) 高代谢综合征:由于T_3、T_4分泌过多和交感神经兴奋性增高,促进物质代谢,氧化加速使产热、散热明显增多。患者常有疲乏无力、怕热多汗、低热多食、消瘦、危象时可有高热。TH促进肠道糖吸收,加速糖的氧化利用和肝糖原分解,使患者发生糖耐量减低或使糖尿病加重;TH促进脂肪合成、分解与氧化,加速胆固醇合成、转化及排泄,使血中总胆固醇降低;蛋白质分解增强致负氮平衡,体重下降。

2) 精神、神经系统:神经过敏、多言好动、焦躁易怒、失眠、紧张不安、记忆力减退、注意力不集中、有时有幻觉甚至精神分裂症等表现。偶尔表现为寡言、淡漠。也可有手、眼睑和舌震颤、腱反射亢进。

3) 心血管系统:表现为心悸、胸闷、气短、严重者可发生甲亢性心脏病。常见体征有心动过速,心尖部第一心音亢进,有Ⅰ~Ⅱ级收缩期杂音,心律失常,心房颤动;心脏增大,有心脏负荷增加时易发生心力衰竭,收缩压增高,舒张压降低致脉压增大,可出现周围血管征。

4) 消化系统:食欲亢进、多食消瘦。老年患者可有食欲减退、畏食。因TH可促使胃肠蠕动增快,消化吸收不良而排便次数增多,含较多不消化食物。重者可有肝大及肝功能异常,偶有黄疸。

5) 肌肉骨骼系统:部分患者有甲亢性肌病、肌无力及肌萎缩。周期性瘫痪多见于青年男性,原因不明,可伴发重症肌无力。甲亢可影响骨骼脱钙而发生骨质疏松,还可发生指端粗厚,外形似杵状指。

6) 生殖系统:女性常有月经减少或闭经。男性有阳痿,偶有乳房发育。

7) 造血系统:周围血白细胞总数偏低,淋巴细胞及单核细胞相对增加,但血小板寿命较短,可出现紫癜。血容量增大,出现轻度贫血。

(2) 甲状腺肿:多呈现弥漫性、对称性甲状腺肿大,随吞咽动作上下移动。质软、无压痛，久病者较韧。肿大程度与甲亢轻重无明显关系。甲状腺上下极可触及震颤，闻及血管杂音，为本病重要的体征。

(3) 眼征：按病变程度可分为单纯性和浸润性突眼两类。

1) 单纯性突眼的常见眼征：病因与甲状腺毒症所致的交感神经兴奋性增高有关。包括下述表现：①眼球向前突出，眼球突出度 18mm；②瞬目减少；③上眼睑挛缩，睑裂增宽；④双眼向下时，上眼睑不能随眼球下落；⑤向上看时，前额皮肤不能皱起；⑥两眼看近物时，眼球集合不良。

2) 浸润性突眼：又称 Graves 眼病（简称 GO）。病因与眶后组织的自身免疫炎症反应有关。除上述眼征外，常有眼睑肿胀肥厚，结膜充血水肿。眼球明显突出，超过眼球突出度参考值上限的 3mm 以上（中国人群眼球突出度女性 16mm，男性 18.6mm），少数患者仅有单侧眼球突出。眼球活动受限。患者诉视力下降及视野缩小、异物感、畏光、复视、斜视、甚至眼部胀痛、刺痛、流泪。严重者眼球固定，且左右眼球突出度不等，眼睑闭合不全，角膜外露可形成溃疡或全眼球炎，甚至失明。

(4) 特殊临床表现和类型

1) 甲状腺危象（thyroid crisis）：属甲亢恶化的严重表现。其发病原因可能与短时间内大量 T_3、T_4 释放入血有关。①主要诱因：应激状态，如感染、手术、放射性碘等；严重躯体疾病，如充血性心力衰竭、低血糖症、败血症、脑血管意外、急腹症或严重创伤等；口服过量 TH 制剂；严重精神创伤；手术中过度挤压甲状腺。②临床表现：早期表现为原有甲亢症状的加重，继而有高热（体温＞39℃）、心率快（140 次/分以上），常有烦躁、大汗淋漓、呼吸急促、畏食、恶心、呕吐、腹泻，严重者可出现休克、昏迷。

2) 淡漠型甲状腺功能亢进症：多见于老年人。起病隐匿，高代谢症候群、眼征和甲状腺肿均不明显。主要表现为神志淡漠、乏力、嗜睡、反应迟钝、明显消瘦，有时仅有腹泻、厌食等消化系统症状；或仅表现为心血管症状，如原因不明的心房颤动，还可并发心绞痛、心肌梗死，易与冠心病相混。由于本病症状不典型而长期未能得到诊治，易发生甲状腺危象。

3) 甲亢性心脏病：主要表现为心房颤动和心力衰竭。有 10%～15% 的甲亢患者发生心房颤动。甲亢患者发生心力衰竭时，30%～50% 患者同时存在心房颤动。

4) 其他特殊类型：三碘甲状腺原氨酸（T_3）型甲状腺毒症和甲状腺素（T_4）型甲状腺毒症、妊娠期甲状腺功能亢进症、胫前黏液性水肿、亚临床甲状腺功能亢进症、Graves 眼病。

3. 心理-社会状况 评估患者患病后对日常生活的影响，是否有睡眠、活动量及活动耐力的改变。甲亢患者因神经过敏、急躁易怒，易与家人或同事发生争执，导致人际关系紧张。评估患者的心理状态，有无焦虑、恐惧、多疑等心理变化。注意患者及家属对疾病知识的了解程度。了解患者所在社区的医疗保健服务情况。

4. 辅助检查

(1) 血清甲状腺激素测定

1) 血清游离甲状腺素（FT_4）与游离三碘甲状腺原氨酸（FT_3）：反映甲状腺功能状态，是临床诊断甲亢的首选指标。

2) 血清总甲状腺素（TT_4）：是判定甲状腺功能最基本的筛选指标。

3) 血清总三碘甲状腺原氨酸（TT_3）：为早期 GD、治疗中疗效观察及停药后复发的敏感指标，也是诊断 T_3 型甲亢的特异指标。老年淡漠型甲亢或久病者 TT_3 可不高。

(2) 促甲状腺激素（TSH）测定：是反映下丘脑-垂体-甲状腺轴功能的敏感指标，尤其对亚临床型甲亢的诊断有重要意义。

(3) 促甲状腺激素释放激素（TRH）兴奋试验：GD 时血 T_3、T_4 增高，反馈抑制 TSH，故 TSH 细胞不被 TRH 兴奋。当静脉注射 TRH400μg 后 TSH 升高者可排除本病，如 TSH 不增高则支持甲亢的诊断。

(4) 甲状腺 ^{131}I 摄取率：本法诊断甲亢的符合率达 90%，不能反映病情严重程度与治疗中的病情变化，但可鉴别不同病因的甲状腺毒症。

(5) T_3 抑制试验：用于鉴别单纯性甲状腺肿和甲亢，甲亢患者在试验中甲状腺 ^{131}I 摄取率不能被抑制。也有学者提出本试验可作为甲状腺药物治疗甲亢的停药指标。

(6) 甲状腺自身抗体测定：未经治疗的 GD 患者血中 TRAb 阳性检出率可达 80%～100%，有早期诊断的意义。

(7) 影像学检查：超声、放射性核素扫描、CT、MRI 等有助于甲状腺、异位甲状腺和球后病变性质的诊断，可根据需要选用。

【主要护理诊断/问题】

1. 营养失调：低于机体需要量 与代谢率增高导致代谢需求大于摄入有关。
2. 活动无耐力 与蛋白质分解增加、甲状腺毒症性心脏病、肌无力等有关。
3. 应对无效 与性格及情绪改变有关。
4. 有组织完整性受损的危险 与浸润性突眼有关。
5. 潜在并发症：甲状腺危象。

【护理措施】

(一) 一般护理

1. 环境 保持环境安静、凉爽而温度恒定，通风良好，避免强光和噪音的刺激。大量出汗及时更换浸湿的衣服与床单。

2. 休息与活动 评估患者目前活动量，选择活动和休息方式，与患者共同制订日常活动计划，活动以不引起疲劳为度，适当增加休息时间，保证充足的睡眠。每日测量体重，评估患者体重的变化。

3. 饮食 为满足机体代谢亢进的需要，给予高热量、高蛋白质、高维生素（尤其是复合维生素 B）及矿物质的饮食，主食应足量，可以各种形式增加奶类、蛋类、瘦肉类等优质蛋白质以纠正体内的负氮平衡。每日饮水量 2000～3000ml 以补充出汗、腹泻、呼吸加快等所丢失的水分，对有心脏疾患者避免大量饮水，以防水肿和心衰。避免含碘丰富的食物，忌贪海带、紫菜等。禁止摄入刺激性的食物及饮料，如浓茶、咖啡等，以免引起患者精神兴奋。勿进食增加肠蠕动及导致腹泻的食物，如粗纤维食物。

(二) 病情观察

1. 观察患者的生命体征，尤其是心率和脉压的变化，测量患者清晨心率和血压，注意基础代谢率的变化，以判断甲亢的程度。

2. 注意各种激素的监测结果，观察不典型甲亢的表现，及时发现特殊类型的甲亢。

3. 观察有无甲状腺危象的发生，当患者出现症状加重、高热、心率快、大汗、腹泻及严重乏力时，要立即通知医生。

(三) 治疗配合

适当休息和各种支持疗法，补充足够热量和营养，以纠正本病引起的消耗。精神紧张不安、失眠者可给予镇静剂。甲状腺功能亢进症的治疗包括药物治疗、放射性碘治疗及手术治疗3种。

1. 抗甲状腺药物治疗

(1) 适应证：①病情轻、甲状腺轻度至中度肿大者；②年龄在20岁以下，或孕妇、年迈体弱或合并严重心、肝、肾疾病等而不宜手术者；③术前准备；④甲状腺次全切除后复发而不宜用放射性 ^{131}I 治疗者；⑤作为放射性 ^{131}I 治疗前后的辅助治疗。

(2) 常用药物、剂量与疗程：疗程中除非有较严重反应，一般不宜中断，并定期随访疗效（表7-1）。

表7-1 常用药物、剂量与疗程

常用药物		作用机制	剂量与疗程		
			初治期	减量期	维持期
硫脲类	甲硫氧嘧啶（MTU）	抑制甲状腺内过氧化酶系，抑制碘离子转化为新生态碘或活性碘，从而抑制甲状腺激素的合成，PTV还有在外周组织抑制 T_4 转换为 T_3 的独特作用	300～450mg/d，分3次口服	约2～4周减量一次，每次减50～100mg	50～100mg/d，维持1.5～2年
	丙硫氧嘧啶（PTU）				
咪唑类	甲巯咪唑（MMI，他巴唑）		30～40mg/d，1～3次口服	约2～4周减量一次，每次减5～10mg	5～10mg/d，维持1.5～2年
	卡比马唑（CMZ，甲亢平）				

2. 放射性 ^{131}I 治疗

(1) 适应证：①甲状腺肿大Ⅱ度以上；②对ATD过敏；③ATD治疗或术后复发；④甲亢合并心脏病；⑤甲亢伴白细胞、血小板减少或全血细胞减少；⑥甲亢合并肝、肾等脏器功能损害；⑦拒绝手术治疗或者有手术禁忌症；⑧轻度、稳定期的浸润性突眼。

(2) 禁忌证：妊娠和哺乳期妇女。

(3) 并发症：①放射性甲状腺炎，见于治疗后7～10d；②诱发甲状腺危象；③导致突眼恶化。

3. 其他药物治疗　复方碘口服溶液，仅用于术前准备和甲亢危象，主要作用是抑制甲状腺激素释放。β受体阻滞剂，可阻断外周组织 T_4 转化为 T_3，用于改善甲亢初治期的症状，近期疗效好。可与碘剂合用于术前准备，也可用于放射性 ^{131}I 治疗前后及甲状腺危象时。

4. 手术治疗　甲状腺次全切除术的治愈率可达95%以上，但可引起多种并发症。主要为甲状旁腺功能减退和喉返神经损伤。

5. 用药护理　有效治疗可使体重增加。甲亢治疗应按初治期、减量期和维持期的不同剂量服用，总疗程在1.5～2年以上，护士应指导患者按期服药，不可自行减量或停药，并密切观察药物不良反应，及时处理。常见不良反应有：粒细胞减少，严重者可致粒细胞缺乏症。粒细胞减少多发生在用药后2～3个月内，如外周血细胞低于 $3×10^9/L$ 或中性粒细胞

低于 $1.5×10^9/L$，应考虑停药，并给予促进白细胞增生药。如伴发热、咽痛、皮疹等症状时，也应考虑停药。药疹较常见，可用抗组胺药控制，不必停药，如皮疹加重，应立即停药，以免发生剥脱性皮炎。若发生中毒性肝炎、肝衰竭、胆汁淤积性肝病、狼疮样综合征等，应立即停药抢救。

（四）甲亢危象的防治

1．预防 避免和去除诱因，特别是防治感染和做好充分的术前准备。积极治疗甲亢。

2．发生甲亢危象的抢救

（1）抑制TH合成：PTU为首选的药物，首次剂量500～1000mg，经口或胃管注入，以后每6h给予PTU250mg口服，当症状缓解后减至一般治疗剂量。

（2）抑制TH释放：服用PTU1小时后开始服用复方碘溶液每次5滴（0.25ml或者250mg），每6h一次，一般使用3～7d。

（3）β受体拮抗剂：普萘洛尔60～80mg/d，每4h一次。其作用是阻断甲状腺激素对心脏的刺激作用和抑制外周组织 T_4 向 T_3 转换。

（4）糖皮质激素：氢化可的松300mg首次静滴，以后每次100mg，每8h静脉滴注一次。其作用是防止肾上腺皮质功能低下。

（5）若上述治疗效果不满意时，可选用腹膜透析、血液透析或血浆置换等措施使血浆甲状腺激素迅速下降。

（6）针对诱因和对症支持治疗：监护心、脑、肾功能；纠正水、电解质和酸碱平衡紊乱；降温、氧疗、防治感染；积极治疗各种并发症。

（五）甲亢突眼的护理

1．浸润性突眼的防治 严重突眼不宜行甲状腺次全切除术，慎用放射性 ^{131}I 治疗。主要治疗措施：保护眼睛，防治结膜炎和角膜炎。适量使用利尿剂减轻球后水肿，早期选用免疫抑制剂及非特异性抗炎药物。泼尼松10～20mg，每日3次，症状好转后减量，1个月后再减至维持量，每日10～20mg，尔后逐渐停药。也可酌情试用其他免疫抑制剂，如环磷酰胺等。对严重突眼、暴露性角膜溃疡或压迫性视神经病变者，行球后放射手术治疗，以减轻眶内或球后浸润。使用抗甲状腺药控制高代谢综合征。左甲状腺素片（L-T_4）每日50～100μg或甲状腺片，每日60～120mg，与抗甲状腺药合用，以调整下丘脑-垂体-甲状腺轴的功能。生长抑素类似物奥曲肽，据报道有抑制眼球后组织增生作用。

2．甲亢突眼的护理 采取保护措施，预防眼睛受到刺激和伤害，佩带眼罩以防光线刺激、灰尘和异物的侵害，复视者戴单侧眼罩。经常以眼药水湿润眼睛，避免过度干燥，睡觉涂抗生素眼膏，用无菌生理盐水纱布覆盖双眼。睡觉或休息时，抬高头部，使眶内回流减少，减轻球后水肿。遵医使用利尿剂，限制钠盐摄入，观察球后水肿减轻情况。定期眼科角膜检查以防角膜溃疡造成失明。

（六）心理护理

鼓励患者表达出内心感受，理解和同情患者，避免其情绪不安。解释病情时简单明了，注意态度平静而有耐心。向患者家属和同室病友解释患者紧张易怒的行为是暂时性的，会因有效治疗而改善。限制探视时间，避免精神刺激兴奋的消息，以减少患者激动、易怒的精神症状。鼓励患者参与团体活动，以免社交障碍产生焦虑。指导和帮助患者正确处理生活中的突发事件。

【健康指导】

1. 教导患者有关甲亢的疾病知识和眼睛的保护方法，使患者学会自我护理。上衣领宜宽松，避免压迫甲状腺，严禁用手挤压甲状腺以免甲状腺激素分泌过多，加重病情。

2. 甲亢需长期治疗，分为初治期（6～8周）、减量期（3～4个月）、维持期（1～1.5年）。指导患者坚持长期服药，并按时按量服用，不可随意减量和停药。服用抗甲状腺药物者每周查血常规一次，每隔1～2个月做甲状腺功能测定，每日清晨卧床时自测脉搏，定期测量体重，脉搏减慢、体重增加是治疗有效的标志。若出现高热、恶心、呕吐、腹泻、突眼加重等警惕甲状腺危象可能，应及时就诊。

3. 妊娠期甲亢患者，指导患者避免对母亲及胎儿造成影响的因素。宜用抗甲状腺药物控制甲亢，禁用放射性^{131}I治疗，慎用普萘洛尔。产后如需继续服药，则不宜哺乳。

4. 心理支持　鼓励患者表达出内心的感受，理解和同情患者，避免其情绪不安。解释病情时，尽量简单明了，注意态度平静而耐心。向患者家属和同室病友解释患者紧张易怒的行为是暂时性的会因有效治疗而改善。限制探视时间，提醒家属勿提供兴奋、刺激的消息，以减少患者激动、易怒的精神症状。设计简单的团体活动，鼓励患者参与，以免因社交障碍产生焦虑。指导和帮助患者正确处理生活突发事件。

| 考点：甲状腺功能亢进症的临床表现、身体状况评估及护理措施。

| 小结 | 1. 临床特点　甲状腺功能亢进症是由TH分泌过多所致高代谢综合征、甲状腺肿及眼征。甲状腺激素分泌过多综合征共有8大系统表现。在诱发因素的作用下甲亢可恶化发生甲状腺危象，主要表现为高热（体温＞39℃），心率快（＞140次/分）等。FT_4与FT_3反映甲状腺功能状态，TSH测定是最敏感指标。临床上甲状腺功能亢进症的治疗包括药物治疗、放射性碘治疗及手术治疗3种。对浸润性突眼的患者需要特别防治。病情轻、甲状腺轻度至中度肿大者首选药物治疗，其常见不良反应有粒细胞减少。粒细胞减少多发生在用药后2～3个月内如外周血细胞低于3×10^9/L或中性粒细胞低于1.5×10^9/L，应考虑停药，并给予促进白细胞增生药。
2. 护理要点　甲亢需长期治疗分为初治期（6～8周）、减量期（3～4个月）、维持期（1～1.5年）。护理上应指导患者坚持长期服药，并按时按量服用，不可随意减量和停药。服用抗甲状腺药物者每周查血常规一次，每隔1～2个月做甲状腺功能测定，应避免过度劳累和精神刺激，进食高热量、高蛋白质、高维生素食品，禁止摄入刺激性的食物及饮料，如浓茶、咖啡等，勿进食增加肠蠕动及导致腹泻的食物，如高纤维食物，避免含碘丰富的食物。每日清晨卧床时自测脉搏，定期测量体重，脉搏减慢、体重增加是治疗有效的标志。若出现高热、恶心、呕吐、腹泻、眼球突出加重等警惕甲状腺危象可能，应及时就诊。|

第五节 甲状腺功能减退症患者的护理

学习目标

识记：
1. 复述甲状腺功能减退症的概念。
2. 叙述甲状腺功能减退症典型的临床表现。
3. 说出粘液性水肿昏迷的表现、处理原则和急救护理。

理解：
1. 解释甲状腺功能减退症常见病因和发病机制。
2. 说明甲状腺功能减退症的实验室检查的临床意义。
3. 概括甲状腺功能减退症的治疗要点（特别是药物治疗的疗程及监测指标）。
4. 总结甲状腺功能减退症的护理措施。

运用：
1. 应用护理程序对甲状腺功能减退症的患者制订护理计划。
2. 对甲状腺功能减退症患者实施健康指导。

甲状腺功能减退症（hypothroidism）简称甲减，是由多种原因引起甲状腺激素合成、分泌或生物效应不足而引起的全身性低代谢综合征。主要表现畏寒、纳差、浮肿、嗜睡和便秘等。其病理特征是黏多糖在组织和皮肤中堆积，表现为黏液性水肿（myxedema）。起病于胎儿或新生儿的甲减称呆小病（cretinism），又称克汀病，常伴有智力障碍和发育迟缓。起病于成年者称成年型甲减，成年型甲减可分为亚临床甲减、临床甲减和暂时性甲减。本文主要介绍成年型甲减。我国学者报告临床甲减患病率为1.0%，女性较男性多见。在引起甲减的病因中，原发性甲减占99%。

 知识链接

病因及分类

1. 甲状腺性甲减又叫原发性甲减
（1）自身免疫损伤：最常见的原因是自身免疫性甲状腺炎，如桥本甲状腺炎、萎缩性甲状腺炎等。
（2）甲状腺破坏：包括 ^{131}I 治疗后、甲状腺切除术后等导致的甲减。
（3）碘过量：碘过量可引起具有潜在性甲状腺疾病者发生甲减，也可诱发和加重自身免疫性甲状腺炎。
（4）口服过量抗甲状腺药物。
2. 暂时性甲减 如亚急性甲状腺炎、产后甲状腺炎等。
3. 中枢性甲减
（1）垂体性甲减（继发性）：肿瘤、手术、放疗、产后垂体坏死。
（2）下丘脑性甲减（三发性）：肿瘤、肉芽肿、慢性炎症、放疗。
4. TH抵抗综合征 因TH在外周组织实现生物效应障碍引起的综合征。

案例

李某,女,57岁。"面部浮肿2年"入院。近2年体重增加,记忆力减退,畏食,便秘,腹胀。体格检查:血压100/60mmHg,心率64次/分,身高157cm,体重65kg,神志淡漠,面部浮肿,眉毛外1/3脱落,皮肤粗糙。辅助检查:FT_3 4pmol/L,FT_4 8pmol/L,TSH 30mIU/L。

思考:

请说出该病例的护理问题及相应的护理措施。

【护理评估】

1. 健康史 目前的主要症状及病情变化。评估引起身体外形改变的原因及发生的时间,主要症状及其特点,有无伴随症状,治疗及用药情况。身体外形改变是否导致患者心理障碍,有无焦虑、自卑、抑郁、自我形象紊乱等。重点应询问既往有无颅脑手术或外伤史,有无结核感染、肿瘤或自身免疫性疾病史,有无产后大出血和激素类药物服用史;评估既往检查结果的动态变化,是否遵从医嘱治疗,用过的药物及治疗效果。

2. 身体评估

多见于中年女性,大多起病隐匿,发展缓慢,主要表现为全身代谢减慢。

(1) 全身情况:畏寒、少汗、乏力、少言懒动、动作缓慢、体温偏低;表情淡漠、面色苍白、眼睑浮肿、唇厚舌大、声音粗哑;全身皮肤干燥、增厚、粗糙多脱屑、毛发脱落,眉毛外1/3脱落,手足掌淡黄色,踝部非凹陷性水肿。

(2) 精神神经系统:记忆力减退,智力低下,反应迟钝,精神抑郁,后期多痴呆、木僵或昏睡,重者20~25%发生惊厥。

(3) 心血管系统:常窦性心动过缓,心音减弱,心界扩大,心包积液,同时可有胸腔或腹腔积液,久病易发生冠心病。

(4) 消化系统:厌食但体重无明显减轻,腹胀,便秘,贫血。

(5) 呼吸系统:可有胸腔积液,肺泡通气量减少,氧分压降低呈缺氧状态。

(6) 内分泌系统:女性月经紊乱或过多,久病闭经,溢乳;男性多阳痿。

(7) 肌肉与关节:肌肉软弱乏力,可有暂时性肌强直、疼痛、肌萎缩。

(8) 黏液性水肿昏迷:诱因寒冷,感染,手术和使用麻醉、镇静药不当。临床表现为低温(<35℃),呼吸减慢,心率减慢,血压下降,四肢肌肉松弛,反射减弱或消失。嗜睡、甚至昏迷、休克,心、肾功能衰竭导致死亡。

3. 心理-社会状况 评估患者身体外形改变是否导致心理障碍,观察患者有无焦虑、自卑、抑郁等表现,以及身体外形改变以来,对生活、学习及工作的影响程度。

4. 辅助检查

(1) 一般检查:贫血,血胆固醇升高,甘油三酯升高,心肌酶可升高,血糖正常或偏低。X线示蝶鞍增大,心影大。ECG示低电压,窦性心动过缓,T波低平或倒置。

(2) 甲状腺功能检查:FT_4下降,TSH升高是诊断甲减的必备指标。亚临床甲减仅有TSH升高,FT_4或FT_3正常。

(3) 病变部位鉴别:TRH兴奋实验用于鉴别原发性甲减与中枢性甲减。静注TRH后,

TSH不升高者提示垂体性甲减,延迟升高者为下丘脑性甲减,TSH在增高的基础上进一步增高提示原发性甲减。

(4) 病因检查:甲状腺彩超示回声减低不均匀。甲状腺球蛋白抗体(TgAb)、甲状腺过氧化物酶抗体(TPOAb)是诊断自身免疫性甲状腺疾病的主要指标。

【主要护理诊断/问题】

1. 便秘　与代谢率降低及体力活动减少引起肠蠕动减慢有关。
2. 体温过低　与基础代谢率降低有关。
3. 社交障碍　与精神情绪改变造成反应迟钝、冷漠有关。
4. 潜在并发症:黏液性水肿昏迷。
5. 有皮肤完整性受损的危险　与皮肤组织粗糙、脆弱及四肢水肿有关。

【护理措施】

(一) 一般护理

1. 饮食护理给予高蛋白、高维生素、低脂肪的饮食,少量多餐,进食粗纤维饮食,桥本甲状腺炎所致的甲状腺功能减退症应避免摄取富碘食物和药物。
2. 定期测体重,监测尿量的变化,观察体温、脉搏及精神状态的变化,水肿的消退情况。

(二) 治疗配合

1. 对症治疗纠正贫血,补充铁、维生素 B_{12}、叶酸等。
2. 替代治疗永久性甲减需终身替代,治疗目标是用最小剂量纠正甲减而不产生明显不良反应,使血 TSH 和 TH 恒定在正常范围。优甲乐(左甲状腺素 $L-T_4$)为首选,老年伴缺血性心脏病谨慎用药时宜小剂量起始,缓慢调量。
3. 用药护理

(1) 用药中若出现多食、消瘦,脉搏>100次/分、心悸、发热、大汗,情绪激动等情况及时报告医师。替代治疗的有效指标为TSH,1~2个月检测TSH,达标后应每6~12个月复查1次。

(2) $L-T_4$ 的主要不良反应是过量替代易诱发和加重冠心病,引起骨质疏松,故替代治疗应从小剂量开始。

(三) 黏液性水肿昏迷的护理

1. 避免诱因避免寒冷、感染、手术、使用麻醉剂、镇静剂等诱发因素。
2. 病情监测观察神志及生命指征与全身水肿情况,每日监测体重。患者体温低于35 0C,呼吸减慢、心动过缓、血压降低、嗜睡或出现口唇发绀,呼吸深长,喉头水肿等症状立即通知医师。
3. 黏液性水肿昏迷的护理①迅速建立静脉通路,遵医嘱即刻补充 TH。②保温、氧疗、保持呼吸道通畅,必要时气管插管或气管切开。③遵医嘱静点氢化可的松200~300mg/d,待患者清醒及血压稳定后减量。④监测水、电解质、尿量、血压、酸碱平衡,监测心肺功能,监测出入水量。根据需要补液,入液量不宜过多,纠正低血糖等。⑤控制感染,防治原发病。⑥昏迷患者加强皮肤、口腔、会阴护理等。

(四) 对症护理

1. 便秘的护理

(1) 建立正常的排便型态:定时排便以养成规律排便的习惯,适当腹部按摩以促进便意，鼓励患者每天适度运动以促进肠蠕动。

（2）用药护理：观察有无腹胀、腹痛等肠梗阻的表现，必要时遵医嘱给予轻泻剂及不保留灌肠等措施。

2．皮肤护理皮肤干燥粗糙者不宜用肥皂清洗，适宜涂抹润肤液。水肿较重患者每日观察皮肤水肿情况，有无发红、发绀起泡，卧床患者预防压疮发生。

3．低体温的护理

（1）加强保暖：调节室温在22～23℃之间，注意患者保暖，避免烫伤。

（2）病情观察：监测生命体征变化，观察患者有无寒战、皮肤苍白等体温过低的表现及心律不齐、心动过缓等症状，及时通知医生处理。

（五）心理护理

建立良好的护患关系，主动与患者沟通，鼓励患者多参与社交活动。

【健康指导】

1．疾病知识指导　告知患者发病原因及注意事项，如地方性缺碘需补碘。药物引起调整药量。慎用安眠、镇静、止痛、麻醉药，避免感染、创伤、寒冷等诱因。

2．用药指导　永久性甲减者需终身替代，应激状态需遵医嘱增加药量，不能随意中断用药或更改剂量。指导患者自我监测体温、脉搏、体重、尿量等，观察有无甲状腺激素服用过量或不足的表现，及时遵医嘱调整药量。

3．病情监测指导　给患者讲解黏液性水肿昏迷发生的原因及表现，会自我观察。指导患者定期复查甲功、血常规、肝肾功能等。

考点：甲状腺功能减退症患者常见症状体征的身体状况评估及护理措施。

小结	1．临床特点　甲状腺功能减退症是由多种原因引起甲状腺激素合成、分泌或生物效应不足而引起的全身性低代谢综合征。原发性甲减，其发病机制有自身免疫损伤，如甲状腺破坏、碘过量、口服过量抗甲状腺药物。此外还有垂体性甲减（继发性）、下丘脑性甲减（三发性），TH抵抗综合征。主要表现为全身代谢减慢如表情淡漠、眼睑浮肿、唇厚舌大、声音粗哑、全身皮肤干燥粗糙、毛发脱落，眉毛外1/3脱落。手足掌淡黄色，踝部非凹陷性水肿，便秘，记忆力减退，智力低下，窦性心动过缓，心音减弱，心界扩大，心包积液，同时可有胸腔或腹腔积液，久病易发生冠心病、贫血，可出现溢乳。在寒冷、感染、手术、使用麻醉剂、镇静剂等诱发因素下可发生黏液性水肿昏迷。 2．护理要点　永久性甲减需终身替代，优甲乐（左甲状腺素L-T$_4$）首选，替代治疗应从小剂量开始，老年伴缺血性心脏病行替代治疗时应谨慎用药，缓慢调量。指导患者应激状态需遵医嘱增加药量，不能随意中断用药或更改剂量。同时自我监测体温、脉搏、体重、尿量等，观察有无甲状腺激素服用过量或不足的表现，及时遵医嘱调整药量。替代治疗的有效指标为TSH，1～2个月检测TSH，达标后应每6～12个月检测1次。护理中应定期测体重，监测尿量的变化，观察体温，脉搏及精神状态的变化，水肿的消退情况。注意保暖及防治便秘。

第六节 糖尿病患者的护理

学习目标

识记：
1. 复述糖尿病的概念及分型。
2. 叙述糖尿病的三多一少和主要的急、慢性并发症。
3. 说出糖尿病急性并发症的表现、处理原则和急救护理。

理解：
1. 解释糖尿病的主要病因和发病机制。
2. 说明糖尿病的实验室检查的临床意义和诊断标准。
3. 概括糖尿病的治疗要点（特别是降糖药和胰岛素的分类、用法、作用）。

运用：
1. 应用护理程序对糖尿病患者制订护理计划。
2. 对糖尿病患者实施健康指导。

糖尿病（diabetes mellitus，DM）是一组以慢性高血糖为特征的代谢性疾病，是由于胰岛素分泌和（或）作用缺陷所引起。长期碳水化合物以及脂肪、蛋白质代谢紊乱可引起多系统损害，导致眼、肾、神经、心脏、血管等组织器官的慢性进行性病变、功能减退及衰竭。病情严重或应激状态时可发生急性严重代谢紊乱，如糖尿病酮症酸中毒、高血糖高渗状态等。

糖尿病是常见病、多发病，其患病率随着人民生活水平的提高、人口老龄化、生活方式改变而迅速增加，呈逐渐增长的流行趋势。据国际糖尿病联盟（IDF）统计，全球目前有2.85亿糖尿病患者，按目前速度增长，到2030年全球将有近5亿人患糖尿病。据中国糖尿病流行病学调查（2007～2008年）显示，估计我国现有糖尿病患者约9240万；2010年在全国进行的横断面调查显示，目前我国糖尿病发病率已上升到9.7%，居世界第1位。2型糖尿病的发病正趋向低龄化，儿童发病率逐渐升高。糖尿病已成为发达国家继心血管和肿瘤之后的第三大非传染性疾病，对社会和经济带来沉重负担，是严重威胁人类健康的世界性公共卫生问题。目前国际上通用WHO糖尿病专家委员会提出的病因学分型标准（1999），分为四型，即1型糖尿病、2型糖尿病、其他特殊类型糖尿病及妊娠糖尿病。

知识链接

病因与发病机制

1. 1型糖尿病

（1）第1期-遗传易感性：研究发现，1型糖尿病与某些特殊HLA类型有关。HLA-D基因决定了1型糖尿病患者的遗传易感性。

（2）第2期-启动自身免疫反应：目前认为某些环境因素可启动胰岛素β细胞的自身免疫反应，而病毒感染是最重要的环境因素之一。病毒感染可直接损伤胰岛组织引起糖尿病，也可损伤胰岛组织后，诱发自身免疫反应，进一步损伤胰岛组织引起糖尿病。

知识链接

（3）第3期-免疫学异常：目前认为1型糖尿病在发病前常经过一段糖尿病前期，这时患者血液中会出现一组自身抗体，主要包括胰岛细胞自身抗体，胰岛素自身抗体和谷氨酸脱羧酶自身抗体。

（4）第4期-进行性胰岛β细胞功能丧失：通常先有胰岛素分泌第1相降低，以后随着β细胞数量减少，胰岛分泌功能下降，血糖逐渐升高，最终发展为临床糖尿病。

（5）第5期-临床糖尿病：此期患者有明显高血糖，出现糖尿病的部分或典型症状。胰岛中仅残存少量（约10%）β细胞分泌胰岛素。

（6）第6期：1型糖尿病发病多年后，多数患者胰岛β细胞完全破坏，胰岛素水平很低，失去对刺激物的反应，糖尿病的临床表现明显，需要依赖外源性胰岛素维持生命。

2. 2型糖尿病 目前认为2型糖尿病的发生、发展分为4个阶段

（1）遗传易感性：2型糖尿病有更明显的遗传基础，其发病也与环境因素有关，包括人口老龄化、都市化程度、营养因素、中心性肥胖、体力活动不足、子宫环境以及应激、化学毒物等。此外，"节约基因"可使人肥胖，导致胰岛素分泌缺陷和胰岛素抵抗，成为诱发糖尿病的潜在因素之一。

（2）胰岛素抵抗和β细胞功能缺陷：胰岛素抵抗是指机体对一定量的胰岛素生物学反应低于预计正常水平的一种现象。胰岛素抵抗和胰岛素分泌缺陷（包括两者的相互作用）是2型糖尿病发病机制的两个要素。正常人静注葡萄糖所诱导的胰岛素分泌呈双峰。2型糖尿病患者胰岛素分泌反应缺陷，第一相分泌减弱或缺失，第二相胰岛素分泌高峰延迟，导致部分患者出现餐后低血糖。随着病情进展，血糖持续升高，最终出现空腹高血糖。

（3）糖耐量减低和空腹血糖调节受损：糖耐量减低（impaired glucose tolerance, IGT）是葡萄糖不耐受的一种类型。空腹血糖调节受损（impaired fasting glucose, IFG）指一类非糖尿病性空腹血糖异常，其血糖浓度高于正常，但低于糖尿病的诊断值。IGT和IFG两者均代表了正常葡萄糖稳态和糖尿病高血糖之间的中间代谢状态，表明其调节（或稳态）受损。目前认为IGT和IFG均为糖尿病的危险因素，是发生心血管病的危险标志。

（4）临床糖尿病：此期血糖增高，并达到糖尿病的诊断标准。但可无任何症状，或逐渐出现代谢紊乱症状或糖尿病症状。

案例

患者，男，54岁，以"多尿，口渴、多饮3个月"为主诉入院。患者于3个月前无明显诱因出现多尿，口渴多饮，每日饮水量约3000毫升，尿量与饮水量相当，伴夜尿增多，每晚1~2次。1周前于单位体检时，测空腹静脉血糖9.4mmol/L，近期体重下降约5公斤。体格检查：BMI 29.1kg/m2，腰围100cm。辅助检查：测即时末梢血糖11.6mmol/L。

思考：请说出该患者的疾病名称、主要的护理问题及相应的护理措施。

【护理评估】
(一)健康史

患病及治疗经过：详细询问患者患病的有关因素，如有无糖尿病家族史，病毒感染等；询问病情起病时间、主要症状及其特点，如有无烦渴多饮、多食、多尿、体重减轻、伤口愈合不良、感染等。对糖尿病原有症状加重，伴食欲减退、恶心、呕吐、头痛、嗜睡、烦躁者，应警惕酮症酸中毒的发生；主要询问有无感染、胰岛素治疗不当、饮食不当，以及有无应激状态等诱发因素。对病程长者要主要询问患者有无心悸、胸闷及心前区不适感；有无肢体发凉、麻木或疼痛和间歇性跛行；有无视物模糊；有无经常发生尿频、尿急、尿痛、尿失禁、尿潴留及外阴瘙痒等情况。了解患者的生活方式、饮食习惯、食量、妊娠次数、新生儿出生体重、身高等。患病后的检查和治疗经过，目前用药情况和病情控制情况等。

(二)身体评估

1. 症状　1型糖尿病多在30岁以前的青少年期起病，少数可在30岁以后的任何年龄起病。起病急，症状明显，如不给予胰岛素治疗，有自发酮症倾向，引起糖尿病酮症酸中毒。2型糖尿病多在40岁以上成年人和老年人，但近年来发病趋向低龄化，尤其在发展中国家。起病缓慢，部分患者可长期无代谢紊乱症状，通过体检而发现，随着病程延长可出现各种慢性并发症。

(1) 代谢紊乱症群：多尿、多饮、多食和体重减轻为糖尿病典型临床表现，常被描述为"三多一少"。血糖升高引起渗透性利尿导致尿量增多，而多尿导致失水，使患者口渴而多饮水。因机体不能利用葡萄糖，且蛋白质和脂肪消耗增加，引起消瘦、疲乏、体重减轻。为补充糖分，维持机体活动，患者常善饥多食。

(2) 皮肤瘙痒：由于高血糖及末梢神经病变导致皮肤干燥和感觉异常，患者常有皮肤瘙痒。女性患者可因尿糖刺激局部皮肤，出现外阴瘙痒。

3) 其他症状 有四肢酸痛、麻木、腰痛、性欲减退、阳痿不育、月经失调、便秘等。

2. 并发症

(1) 急性并发症

1) 糖尿病酮症酸中毒 (diabetic ketoacidosis, DKA)：糖尿病代谢紊乱加重时，脂肪动员和分解加速，大量脂肪酸在肝脏经β氧化产生大量乙酰乙酸、β-羟丁酸和丙酮，三者统称为酮体。血清酮体积聚超过肝外组织的氧化能力时，血酮体升高称酮血症；尿酮体排出增多称为酮尿，临床上统称为酮症。乙酰乙酸和β-羟丁酸均为较强的有机酸，大量消耗体内储备碱，若代谢紊乱进一步加剧，血酮继续升高，超过机体的处理能力时，便发生代谢性酸中毒，称为糖尿病酮症酸中毒，出现意识障碍时则称为糖尿病酮症酸中毒昏迷，为内科急症之一。①诱因：1型糖尿病患者有自发DKA倾向，2型糖尿病患者在一定诱因作用下可发生DKA。常见诱因有感染、胰岛素治疗不适当减量或治疗中断、饮食不当、妊娠、分娩、创伤、麻醉、手术、严重刺激引起应激状态等。有时可无明显诱因。②临床表现：多数患者在发生意识障碍前自觉疲乏、四肢无力、极度口渴、多饮多尿，随后出现食欲减退、恶心、呕吐，患者常伴头痛、嗜睡、烦躁、呼吸深快有烂苹果味（丙酮味）。随着病情进一步发展，出现严重失水、尿量减少、皮肤弹性差、眼球下陷、脉细速、血压下降。晚期各种反射迟钝，甚至消失，昏迷。感染等诱因的表现可被DKA的表现多掩盖，少数患者表现为腹痛等急腹症表现，部分患者以DKA为首发表现。

2) 高血糖高渗状态 (hyperglycemic hyperosmolar status, HHS)：以严重高血糖、高

血浆渗透压、脱水为特点，无明显酮症酸中毒，常有不同程度的意识障碍和昏迷。多见于50～70岁的老人，男女发病率相似。多数患者于发病前无糖尿病病史或仅为轻症。常见诱因有感染、急性胃肠炎、胰腺炎、脑卒中、严重肾疾病、血液或腹膜透析、静脉内高营养、不合理限制水分，以及某些药物如糖皮质激素、免疫抑制剂、噻嗪类利尿药物的应用等，少数因病程早期漏诊而输入葡萄糖液，或因口渴而大量饮用含糖饮料等诱发。起病时常先有多尿、多饮，但多食不明显，或反而食欲减退，失水随病程进展而逐渐加重，出现神经-精神症状，表现为嗜睡、幻觉、定向力障碍、偏盲、偏瘫等，最后陷入昏迷。

（2）慢性并发症

1）糖尿病大血管病变：糖尿病患者发生动脉粥样硬化的患病率比非糖尿患者群高，发病年龄较轻，病程进展快，这与糖尿病的糖代谢和脂质代谢异常有关。大、中动脉粥样硬化主要侵犯主动脉、冠状动脉、大脑动脉、肾动脉和肢体外周动脉等，引起冠心病、缺血性或出血性脑血管病、肾动脉硬化、肢体动脉硬化等。肢体外周动脉粥样硬化常以下肢动脉病变为主，表现为下肢疼痛、感觉异常和间歇性跛行，严重供血不足可致肢体坏疽。

2）糖尿病微血管病变：微循环障碍、微血管瘤形成和微血管基膜增厚，是糖尿病微血管病变的典型改变。病变主要表现为视网膜、肾、神经、心肌组织。尤以糖尿病肾病和视网膜病变最为重要。

①糖尿病肾病：毛细血管间肾小球硬化症是糖尿病主要的微血管病变之一，多见于糖尿病病史超过10年者，也是1型糖尿病患者的主要死亡原因。其病理改变有3种类型：结节性肾小球硬化型病变，弥漫性肾小球硬化型病变和渗出性病变。糖尿病肾损害的发生发展分为5期，常与肾小球硬化和间质纤维化并存。Ⅰ、Ⅱ期仅有肾本身的病理改变；Ⅲ期开始出现微量白蛋白尿；Ⅳ期尿蛋白逐渐增多，可伴有水肿和高血压，肾功能减退；Ⅴ期出现明显的尿毒症症状。

②糖尿病视网膜病变：多见于糖尿病病程超过10年，大部分患者出现程度不同的视网膜病变，是糖尿病患者失明的主要原因之一。按眼底改变分为6期两类，Ⅰ、Ⅱ、Ⅲ期为背景性视网膜期，出现微血管瘤、出血、硬性渗出物，之后出现棉絮状软性渗出物；Ⅳ、Ⅴ、Ⅵ期为增殖性视网膜病变，出现新生毛细血管和玻璃体出血、机化物形成，最后视网膜剥离而失明。除视网膜病变外，糖尿病还可引起黄斑病、白内障、青光眼、虹膜睫状体病变等。

③其他：糖尿病心脏微血管病变和心肌代谢紊乱可引起心肌广泛灶性坏死等损害，称为糖尿病心肌病，可诱发心肌衰竭、心律失常、心源性休克和猝死等。

3）糖尿病神经病变：以周围神经病变最常见，通常为对称性，下肢较上肢严重，病情进展缓慢。患者常先有肢端感觉异常，如袜子或手套状分布，伴麻木、烧灼、针刺痛或如踏棉垫感，有时痛觉过敏。随后有肢体疼痛，呈隐痛、刺痛，夜间及寒冷季节加重。后期累及运动神经，可有肌力减弱以至肌萎缩和瘫痪。自主神经损害也较常见，并可较早出现，临床表现为瞳孔改变、排汗异常、胃排空延迟、腹泻或便秘等胃肠功能紊乱，以及尿潴留、尿失禁、阳痿等。

4）糖尿病足：是下肢远端神经异常和不同程度周围血管病变相关的足部溃疡、感染和（或）深层组织破坏。轻者表现为足部畸形、皮肤干燥和发凉、胼胝（高危足）；重者可出现足部溃疡、坏疽。糖尿病足是截肢、致残、降低患者生活质量的主要原因。

（三）心理-社会状况

糖尿病为终身性疾病，漫长的病程、严格的饮食控制及多器官、多组织结构功能障碍易使患者产生焦虑、抑郁等心理反应,对治疗缺乏信心,不能有效地应对,治疗的依从性较差。护士应详细评估患者对疾病知识的了解程度,患病后有无焦虑、恐惧等心理变化,家庭成员对本病的认识程度和态度,以及患者所在社区的医疗保健服务情况等。

(四)辅助检查

1. 尿糖测定 尿糖阳性是发现和诊断糖尿病的重要线索。尿糖阳性只是提示血糖值超过肾糖阈,因而尿糖阴性不能排除糖尿病的可能。并发肾脏病变时,肾糖阈升高,虽然血糖升高,但尿糖阴性。妊娠期肾糖阈降低时,虽然血糖正常,尿糖可阳性。

2. 血糖测定 血糖升高是诊断糖尿病的主要依据,也是监测糖尿病病情变化和治疗效果的主要指标。有静脉血和毛细血管血葡萄糖测定两种方法,糖尿病诊断需依据静脉血浆葡萄糖测定,毛细血管血葡萄糖测定仅用于糖尿病的监测。

(3)口服葡萄糖耐量试验(oral glucose tolerance test,OGTT):当血糖值高于正常范围而未达到诊断糖尿病标准或疑有糖尿病倾向者,需进行 OGTT 试验。OGTT 应在清晨空腹进行,成人口服 75g 无水葡萄糖,溶于 250~300ml 温水中,5 分钟内饮完,空腹及开始饮葡萄糖水后 2 小时测静脉血浆葡萄糖。儿童服糖量按每公斤体重 1.75g 计算,总糖量不超过 75g。OGTT 试验期间患者可下床活动,但不允许做剧烈运动;患者自觉口渴,可少量饮水;喝糖水后若患者发生严重呕吐,需终止试验,以免影响检查结果。

4. 糖化血红蛋白 A_1($GHbA_1$)和糖化血浆白蛋白测定 $GHbA_1$ 量与血糖浓度呈正相关。由于红细胞在血循环中的寿命约为 120 天,因此 $GHbA_1$ 测定可反应取血前 8~12 周血糖的平均水平,以补充空腹血糖只反应瞬时血糖值的不足,成为糖尿病病情控制的重要监测指标之一。$GHbA_1$ 可分为 a,b,c 3 种亚型,其中以 $GHbA_1C$ 为主。人血浆白蛋白也可以与葡萄糖发生非酶催化的糖基化反应而生成果糖胺,其形成的量与血糖浓度有关。果糖胺测定可反应糖尿病近 2~3 周内血糖的平均水平,亦为糖尿病患者近期病情监测的指标。

5. 血浆胰岛素和 C-肽测定:主要用于胰岛 β 细胞功能的评价。C-肽和胰岛素以等分子数从胰岛细胞生成与释放,由于 C-肽清除率慢,肝脏对其摄取率低,且不受外源性胰岛素的影响,故比胰岛素更能准确反映胰岛 β 细胞功能。

6. 其他 ①病情未控制的糖尿病患者,可有高甘油三酯血症、高胆固醇血症、高密度脂蛋白胆固醇降低。② DKA 时血酮体升高,出现酮尿;CO_2 分压降低,血 pH < 7.35;血钾正常或偏低,血钠、血氯降低;血尿素氮和肌酐常偏高;血清淀粉酶和白细胞数也可升高。③糖尿病高渗性昏迷时,血钠可在 155mmol/L;血浆渗透压显著升高达 330~460mmol/L,一般在 350mmol/L 以上;无或有轻的酮症;血尿素氮和肌酐升高;白细胞升高。④糖尿病足的 X 线检查可见足的畸形,下肢多普勒超声检查可见足背动脉搏动减弱或缺失。

5. 诊断要点 典型的病例根据"三多一少"症状,结合实验室检查结果,诊断不困难。轻症、无症状者主要根据静脉血浆葡萄糖检查结果,然后追溯及本病。在做出糖尿病诊断时,应考虑是否符合诊断标准、原发性或继发性、分类、有无并发症和伴发病,或加重糖尿病的因素存在。目前国际上通用的是 1999 年 WHO 提出的糖尿病诊断标准。

(1)空腹血浆葡萄糖(FPG)FPG 3.9~6.0mmol/L(70~108mg/dl)为正常;6.1~6.9mmol/L(110~125mg/dl)为空腹血糖受损(IFG);≥ 7.0mmol/L(126mg/dl)考虑为糖尿病。空腹的定义是至少 8h 没有热量摄入。

(2)OGTT 中 2h 血浆葡萄糖(2hPG)2hPG ≤ 7.7mmol/L(139mg/dl)为正常;7.8~11.1mmol/L(140~199mg/dl)为糖耐量减低(IGT);≥ 11.1mmol/L(200mg/dl)考虑为糖尿病。

(3) 糖尿病的诊断标准 见表 7-2。

表 7-2 糖尿病诊断标准（WHO，1999）

诊断标准	静脉血浆葡萄糖水平（mmol/L）
（1）糖尿病典型症状 + 随机血糖或加上	≥ 11.1mmol/L（200mg/dl）
（2）空腹血浆血糖（FPG）或加上	≥ 7.0mmol/L（126mg/dl）
（3）葡萄糖负荷后两小时血糖（2hPG）	≥ 11.1mmol/L（200mg/dl）
无糖尿病症状者，需改日重新检查	

选自 2013 年《中国 2 型糖尿病防治指南》
注：随机血糖是指一天当中的任意时间血糖，而不考虑上次进餐的时间及食物摄入量。IFG 和 IGT 统称为糖调节受损（IGR，及糖尿病前期）。

【主要护理诊断/问题】
1．营养失调　与胰岛素分泌或作用缺陷引起糖、蛋白质、脂肪代谢紊乱有关。
2．有感染的危险　与血糖升高，脂质代谢紊乱，营养不良和微循环障碍有关。
3．潜在并发症　酮症酸中毒、高渗性昏迷、低血糖、糖尿病足。

【护理措施】
（一）一般护理
1．饮食护理
（1）制定总热量：理想体重是由患者年龄和身高决定的，其简易的计算公式为：标准体重（kg）= 身高（cm）- 105。根据理想体重计算每天所需总热量。成年人休息状态下每天每公斤理想体重给予热量 105～125.5kJ（25～30kcal），轻体力劳动 125.5～146kJ（30～35kcal），中度体力劳动 146～167kJ（35～40kcal），重体力劳动 167kJ（40kcal）以上。孕妇、乳母、营养不良和消瘦、伴有消耗性疾病者在理想体重热卡的基础上每天每公斤体重酌情增加 21kJ（5kcal），使体重逐渐恢复至理想体重的 ±5%。
（2）食物的组成和分配：食物中的碳水化合物、脂肪、蛋白质的分配。碳水化合物约占饮食总热量的 45%～60%，提倡用粗制米、面和一定量杂粮；蛋白质含量一般不超过总热量的 15%～20%，成人每天每公斤理想体重 0.8～1.2g，孕妇、乳母、营养不良或伴有消耗性疾病者宜增至 1.5～2.0g，伴有糖尿病肾病而肾功能正常者应限制至 0.8g，血尿素氮升高者应限制在 0.6g，蛋白质应至少有 1/3 来自动物蛋白。脂肪约占总热量 25%～30%。

主食的分配应定量定时，根据患者生活习惯、疾病进而配合药物治疗的需要进行安排。对病情稳定的 2 型糖尿病患者可按每天 3 餐 1/5、2/5、2/5 或各 1/3 分配。对注射胰岛素或口服降糖药且病情有波动的患者，可每天进食 5～6 餐，从 3 次正餐中匀出 25～50g 主食作为加餐用。糖尿病患者少吃油炸、油煎的食物，限制饮酒，戒烟，每天食盐 < 6g。定期监测体重变化。

2．运动锻炼
（1）运动锻炼的方式：有氧运动为主，如散步、慢跑、骑自行车、做广播操、太极拳、球类活动等，其中步行活动安全，容易坚持，可作为首选的锻炼方式。
（2）运动量的选择：合适的运动强度为活动时患者的心率应达到个体 60% 的最大耗氧量。个体 60% 的最大耗氧量时心率简易计算法为：心率=170 - 年龄。活动时间为 30min 左右，可根据患者具体情况逐渐延长,每周至少运动150min。运动强度以无明显疲惫感,呼吸较轻松,可正常说话为宜。③注意事项:用胰岛素或口服降糖药物者最好每天定时活动,肥胖患者可适当增加活动次数。当空腹血糖>16.7mmol/L、DKA、严重心脑血管疾病及严重肾功能不全、增殖性视网膜病变、合并急性感染时禁忌运动。

(二)病情观察

密切观察患者的意识状态、生命体征及重要脏器功能的变化,注意有无低血糖等情况。

(三)治疗配合

糖尿病治疗强调早期、长期、综合治疗及个体化的原则。治疗目标是通过纠正患者不良的生活习惯和代谢紊乱,防止急性并发症的发生,延缓慢性并发症的发展,提高患者生活质量和保持良好的心理状态。综合治疗的两个含义:①包括糖尿病教育、饮食治疗、运动治疗、药物治疗和自我监测5个方面;②包括降糖、降压、调脂和改变不良生活习惯4项措施。

1. 健康教育 是最重要的疾病治疗措施之一,详见本节"健康指导"。

2. 饮食治疗 饮食治疗是所有糖尿病治疗的基础,是糖尿病自然病程中任何阶段预防和控制糖尿病必不可少的措施。饮食治疗的目的:维持理想体重,保证未成年人的正常生长发育,纠正已发生的代谢紊乱,使血糖、血脂达到或接近正常水平。

3. 运动疗法 适当的运动有利于减轻体重,提高胰岛素敏感性,改善血糖和脂代谢紊乱,还可减轻患者的压力和紧张情绪,使人心情舒畅。运动治疗的原则是适量、经常性和个体化。

4. 药物治疗

(1)口服降糖药物治疗:主要包括促胰岛素分泌剂(磺脲类和非磺脲类药物)、增加胰岛素敏感性药物(双胍类和胰岛素增敏剂)、α葡萄糖苷酶抑制剂和二肽基肽酶-Ⅳ抑制剂(DPP-Ⅳ抑制剂)。

1)促胰岛素分泌剂:①磺脲类(SUs):作用机理刺激胰岛β细胞分泌胰岛素,增加体内胰岛素水平而发挥降糖作用。其降血糖作用有赖于尚存在相当数量(30%以上)有功能的胰岛β细胞组织,其最主要的不良反应是低血糖。SUs有多种,有格列苯脲、格列吡嗪、格列齐特、格列喹酮、格列吡嗪控释片、格列美脲等。治疗应从小剂量开始,常于餐前半小时口服,根据尿糖和血糖测定结果,按治疗需要每数天增加剂量1次,或改为早、晚餐前2次服药,直至病情取得良好控制。年老者宜尽量用短、中效药物,以减少低血糖的发生。②非磺脲类:如瑞格列奈和那格列奈,其作用机理是刺激胰岛素的早期分泌有效降低餐后血糖,该药刺激胰岛素释放的作用是依赖血糖的水平,常于餐前15min口服。较适合2型糖尿病早期餐后高血糖或以餐后血糖升高为主的老年患者。

2)增加胰岛素敏感性药物:①双胍类:作用机理通过减少肝脏葡萄糖的输出,改善外周胰岛素抵抗而降低血糖。是肥胖或超重的2型糖尿病患者的第一线用药。可单用或联合其他药物,常用药物有二甲双胍。二甲双胍通常每天剂量为500~2000mg,分1~4次口服,通常最大剂量不超过2g,餐中或餐后吞服。常见不良反应有恶心、呕吐、腹泻等胃肠道反应,口中金属味。②噻唑烷二酮(TZD):也称格列酮类,主要作用是增强靶组织对胰岛素的敏感性,减轻胰岛素抵抗,故被视为胰岛素增敏剂。可单独使用或与其他降糖药物合用治疗2型糖尿病者,主要是肥胖、明显的胰岛素抵抗者。有罗格列酮和吡格列酮两种制剂。罗格列酮用量为4~8mg/d,每天1次或分2次口服;吡格列酮15~30mg,每天1次口服。目前临床不作为2型糖尿病的一线用药,有心力衰竭、肝病者慎用,65岁以上老年人禁用。

3)α葡萄糖苷酶抑制剂:抑制碳水化合物在小肠上部的吸收,降低餐后高血糖。可作为2型糖尿病第一线药,尤其适用于空腹血糖正常(或偏高)而餐后血糖明显升高者。可单独用或与SUs、双胍类合用。有阿卡波糖、格列波糖2种制剂。如阿卡波糖常规每次50mg,每天3次,与第一口食物一起咀嚼服用;伏格列波糖每次0.2mg,每天3次。

4) DPP-Ⅳ酶抑制剂:在2型糖尿病中可通过增加胰高糖素样肽-1(GLP-1)的浓度而改善血糖控制。有磷酸西格列汀,常餐前口服50～100mg。

(2) 胰岛素治疗

1) 适应证:①1型糖尿病;②糖尿病伴急、慢性并发症者或处于应激状态,如急性感染、创伤、手术前后的糖尿病者;妊娠合并糖尿病,尤其在分娩前的阶段;糖尿病伴有心、脑、眼、肾、神经等并发症、消耗性疾病者;③2型糖尿病患者经饮食、运动、口服降糖药物治疗血糖不能满意控制者。

2) 制剂类型:按作用特点的差异,胰岛素制剂可分为超短效胰岛素类似物、短效(常规)胰岛素、中效胰岛素、长效胰岛素(包括长效胰岛素类似物)和预混胰岛素(包括预混胰岛素类似物)。根据胰岛素的来源和化学结构的不同又分为动物胰岛素(猪、牛)、人胰岛素和胰岛素类似物3种。速效胰岛素(赖脯胰岛素、门冬胰岛素)起效时间是皮下注射后15分钟,短效胰岛素(R)起效时间是皮下注射后30分钟,中效胰岛素(N)起效时间是皮下注射后90分钟,长效胰岛素(地特、甘精胰岛素)起效时间是皮下注射后2～4小时。

3) 强化治疗:保护胰岛β细胞功能,但应注意低血糖反应。强化治疗方案有2种,一种是每天多次胰岛素皮下注射,目前常用三餐前注射速效胰岛素控制餐后高血糖与睡前注射长效胰岛素提供基础水平胰岛素;另一种是持续皮下胰岛素输注(continuous subcutaneous insulin infusion,CSⅡ),也称胰岛素泵,以基础量和餐前追加量的方式输注超短效胰岛素。

4) 使用胰岛素的注意事项

①准确用药:了解各种胰岛素的名称、剂型及作用特点;准确执行医嘱,按时注射。选择与胰岛素剂型和浓度匹配的注射用具,如40U和100U胰岛素注射器、胰岛素笔等。

②吸药顺序:中效和短效胰岛素混合使用时,用注射器抽吸时应先抽吸短效胰岛素,再抽吸中效胰岛素,然后混匀。若反向操作,可将中效胰岛素混入短效内,影响其速效性。

③使用胰岛素泵及胰岛素笔的注意事项:使用胰岛素泵时应定期更换导管和注射部位以避免感染及针头堵塞。使用胰岛素笔时要注意笔与笔芯匹配,每次使用前应更换针头,注射预混胰岛素注射前要摇匀。

④注射部位的选择与更换:采用皮下注射胰岛素,常用部位如上臂外侧、臀部外上侧、大腿前外侧、腹部等。其中腹部吸收最快,其次分别为上臂、大腿和臀部。如参加运动,避开大腿、上臂等活动部位注射,以减少低血糖风险。注射部位要经常更换,如在同一区域注射,必须与上一次注射部位相距1cm以上。一旦发现注射部位出现疼痛、凹陷、硬结、脂肪萎缩或增生等现象,应立即停止在该部位注射,直至症状消失。

⑤注意监测血糖:注射胰岛素时一般常规每天监测4～7次血糖,当血糖持续升高或低血糖及血糖波动过大时,需及时通知医生。

⑥胰岛素的保存:未开封的胰岛素放于冰箱4～8℃冷藏,正在使用的胰岛素在常温下(不超过25℃)可使用28天,无需放入冰箱,同时避免过冷、过热、太阳直晒、剧烈晃动等,以免使胰岛素蛋白凝固变性而失效。

5) 胰岛素不良反应的观察:①低血糖反应;②过敏反应,表现为注射部位荨麻疹,全身性荨麻疹少见;③注射部位皮下脂肪萎缩或增生,需每次更换注射部位,无菌操作;

④水肿，因水钠潴留而发生轻度水肿，可自行缓解；⑤视力模糊：多为晶状体屈光改变，常于数周内自然恢复。

(3) 胰腺和胰岛移植　胰腺移植因其复杂的外分泌处理和严重并发症而受到限制，尚处在临床实验阶段。

(4) 糖尿病合并妊娠的治疗　饮食治疗原则同非妊娠者。碳水化合物摄取量每日不少于175g，避免碳水化合物摄入过少造成的酮症。蛋白质在原有摄取量基础上，增加 15～20g/d，其中优质蛋白质至少占 1/3。整个妊娠期间监测血糖水平、胎儿的生长发育及成熟情况。单纯饮食控制不佳者应采用短效和中效胰岛素，忌用口服降糖药。产后住院新生儿低血糖症的预防和处理。

5. 糖尿病酮症酸中毒的治疗

(1) 补液：输液是抢救DKA首要的、极其关键的措施。通常使用生理盐水，补液量和速度视失水程度而定。如患者无心力衰竭、开始时补液速度应快，在 2h 内输入 1000～2000ml，以迅速补充血容量，改善周围循环衰竭和肾功能，以后根据血压、心率、尿量、末梢循环情况、中心静脉压等决定输液量和速度。第 2～6h 约输入 1000～2000ml，第 1 个 24h 输液总量约 4000～6000ml。如治疗前有低血压或休克，快速输液不能有效升高血压，应输入胶体溶液并进行抗休克处理。

(2) 小剂量胰岛素治疗：每小时每千克体重 0.1U 的短效胰岛素加入生理盐水中持续静滴（常用剂量为 4～6U/h 胰岛素），以达到血糖快速、稳定下降，而又不易发生低血糖反应的疗效。血糖下降速度常以每小时 3.9～6.1mmol/L（70～110mg/dl）为宜，每 1～2h 监测血糖。当血糖降至13.9mmol/L(250mg/dl)时，改输5%葡萄糖液并加入短效胰岛素(按每2～4g 葡萄糖加 1U 胰岛素计算)。尿酮体消失后，根据患者尿糖、血糖及进食情况调节胰岛素剂量或改为每 4～6h 皮下注射胰岛素 1 次。待病情稳定后恢复平时的治疗。

(3) 纠正电解质及酸碱平衡失调：根据治疗前血钾水平及尿量决定补钾时机、补钾量及速度。DKA 患者体内存在不同程度缺钾，如治疗前血钾水平低于正常，开始治疗时即应补钾。如患者治疗前血钾正常，每小时尿量在 40ml 以上，可在输液和胰岛素治疗的同时即开始补钾。如患者有肾功不全,治疗前血钾水平高于正常（≥6.0mmol/L）或无尿时暂缓补钾。在整个治疗过程中需定时监测血钾水平，并结合心电图、尿量、调整补钾量和速度。轻、中度酸中毒经充分静脉补液及胰岛素治疗后酮体的产生可被控制，酸中毒可纠正，无需补碱。pH≤7.0 的严重酸中毒者应予小剂量的等渗碳酸氢钠（1.25%～1.4%）静滴，补碱不宜过多过快，以避免诱发或加重脑水肿，补碱后监测动脉血气情况。

(4) 防治诱因和处理并发症：包括休克、严重感染、心力衰竭、心律失常、肾衰竭、脑水肿、急性胃扩张等。

6. 高血糖高渗状态的治疗　严重失水时，应积极小心补液。目前多主张先用等渗溶液，宜先输生理盐水，有利于恢复血容量，休克的患者应另予血浆或全血。视病情可考虑同时胃肠道补液。输液的同时给予小剂量胰岛素治疗。当血糖降至 16.7mmol/L（300mg/dl）时，改用 5% 葡萄糖溶液并加入普通胰岛素，根据尿量补钾。积极消除诱因和治疗各种并发症，如感染、心力衰竭、心律失常、肾衰竭等。病情稳定后根据患者血糖、尿糖及进食情况给予皮下注射胰岛素，然后转为常规治疗。

(四) 对症护理

1. 低血糖的护理

(1) 病情监测：一般血糖 ≤ 3.9mmol/L 时出现低血糖症状，但因个体差异，有的患者血糖不低于此值也可出现低血糖症状。因此，观察低血糖的临床表现尤为重要：肌肉颤抖、心悸、出汗、饥饿感、软弱无力、紧张、焦虑、性格改变、神志改变、认知障碍，严重时可发生抽搐、昏迷等。老年糖尿病患者应特别注意观察夜间低血糖的发生。

(2) 急救措施：一旦确定患者发生低血糖，应尽快给予糖分补充，解除脑细胞缺糖症状。轻症神志清醒者，可给予约含 15～20g 糖的糖水、含糖饮料或饼干、面包等，15min 后测血糖如仍 ≤ 3.9mmol/L，继续补充以上食物一份。如病情重，神志不清者，应立即给予静注 50% 葡萄糖 40～60ml。患者清醒后改为进食米、面食物，以防再度昏迷。反复发生低血糖或较长时间的低血糖昏迷可引起脑部损伤，因此需要给予及时有效的处理。

2．酮症酸中毒及高血糖高渗状态的护理

(1) 病情监测：应严密观察患者变化，使患者能得到及时有效的处理。①对有相应诱因的患者，密切观察是否出现酮症酸中毒、高渗性昏迷的征象。②严密观察和记录患者的生命体征、神志、瞳孔、皮肤弹性、24h 液体出入量等的变化。③监测血糖、血钠、血渗透压、电解质、血气分析、尿酮及酮体的变化。

(2) 急救配合与护理：①立即开放两条静脉通路，准确执行医嘱，确保液体和胰岛素的输入，及时准确地做好各种检验标本的采集和送检。②患者绝对卧床休息，注意保暖，给予低流量吸氧。③加强生活护理，应特别注意皮肤、口腔及会阴护理，预防压疮及继发感染。④昏迷者按昏迷常规护理。⑤做好安全防护，如各种管道（尿管、吸氧管等）的护理，避免引流管的打折及脱管，避免坠床等护理不良事件的发生。⑥做好健康宣教，预防诱因。

3．糖尿病足的护理　糖尿病高危足的防护尤为重要，对已发生糖尿病足溃疡的给予对症处理。

(1) 糖尿病足溃疡相关高危因素：①神经病变，感觉、运动功能障碍；②周围血管病变，血液循环障碍；③外伤性，鞋袜不合适、赤足走路、鞋内异物、滑倒或意外事故、烫伤等；④生物机械力学性，关节活动受限、骨刺（突出）、足畸形或关节病变、胼胝等。

(2) 足部的日常护理：①每日足部检查，观察是否有皮损、水疱、足趾间有无破溃；②经常洗脚，水温低于 37℃，保持足部清洁，干燥的皮肤可使用润肤液（避开足趾间），剪趾甲不要过度，正确处理鸡眼和胼胝；③每日检查鞋内有无异物，选择合适的棉袜，袜口不能太紧，定期去医院检查足部。

(五) 心理护理

指导患者做好心理调适，说明情绪、精神压力对疾病的影响，并指导患者正确处理疾病所致的生活压力。强调糖尿病的可防可治性，解除患者及家属的思想负担，树立起与糖尿病长期斗争及战胜疾病的信心。

【健康指导】

糖尿病教育是糖尿病治疗手段之一。良好的健康教育充分调动患者的主观能动性，使其积极配合治疗，有利于疾病控制达标，防止各种并发症的发生和发展，提高患者的生活质量。

1．增加对疾病的认识　采取多种方法，指导患者及家属增加对疾病的认识，如讲解、放录像、发放宣传资料等，让患者和家属了解糖尿病的病因、临床表现、诊断与治疗方法，提高患者对治疗的依从性，使之以乐观积极的态度配合治疗。

2．掌握自我监测的方法　内容包括：①指导患者学习和掌握监测血糖、血压、体重指数的方法，如微量血糖仪的使用、血压的测量方法等。②了解糖尿病的控制目标，见表 7-3。

表 7-3　中国 2 型糖尿病的控制目标

项目	条件	目标值
血糖（mmol/L）*	空腹	4.4～7.0
	非空腹	＜ 10.0
糖化血红蛋白（HbA$_1$c，%）		＜ 7.0
血压（mmHg）		＜ 140/80
血清总胆固醇（TC，mmol/L）		＜ 4.5
高密度脂蛋白胆固醇（HDL-C，mmol/L）	男性	＞ 1.0
	女性	＞ 1.3
甘油三酯（TG，mmol/L）		＜ 1.7
低密度脂蛋白胆固醇（LDL-C，mmol/L）	未合并冠心病	＜ 2.6
	合并冠心病	＜ 1.8
尿白蛋白与肌酐比值（mg/mmol）	男性	＜ 2.5（22.0mg/g）
	女性	＜ 3.5（31.0mg/g）
尿白蛋白排泄率		＜ 20.0μg/min（30.0mg/d）
体质指数（BMI，kg/m^2）		＜ 24
主动有氧活动（分 / 周）		≥ 150

注：* 毛细血管血糖

选自《中国 2 型糖尿病防治指南（2013 年版）》

3．提高自我护理能力　①需向患者详细讲解口服降糖药及胰岛素的名称、剂量、给药时间和方法，教会其观察药物疗效和不良反应。使用胰岛素的患者，应教会患者或其家属掌握正确的注射方法。②强调饮食与运动疗法的重要性，并指导患者掌握具体措施及调整方案的原则和方法。生活规律，戒烟限酒，注意个人卫生。③患者及家属应熟悉糖尿病常见急性并发症发生时的主要临床表现、观察方法，及时就诊。⑤指导患者掌握糖尿病足的预防和护理知识。

4．病情监测指导　一般每 2～3 月复查 GHbA$_1$c；如原有血脂异常每 1～2 月监测 1 次，如原无异常每 6～12 月监测 1 次即可。体重每 1～3 月测 1 次，以了解病情控制情况，及时调整用药剂量。每 3～6 月门诊定期复查，每年全身检查 1 次，以便尽早防治慢性并发症。

5．预防意外发生　指导患者外出时随身携带识别卡，以便发生紧急情况时及时处理。

考点：糖尿病急性慢性并发症的临床表现、身体状况评估及护理措施。

小结

1. 临床特点　糖尿病是一组以慢性血糖水平增高为特征的代谢性疾病,是由于胰岛素分泌和(或)作用缺陷所引起。长期碳水化合物以及脂肪、蛋白质代谢紊乱可引起多系统损害,导致眼、肾、神经、心脏、血管等组织器官的慢性进行性病变、功能减退及衰竭;病情严重或应激状态时可发生急性严重代谢紊乱,如糖尿病酮症酸中毒(DKA)、高血糖高渗状态等。国际上分为四型,即1型糖尿病、2型糖尿病、特殊类型糖尿病及妊娠糖尿病。

糖尿病的主要表现为三多一少(多尿、多饮、多食和体重减轻),其慢性并发症主要包括糖尿病大血管病变和糖尿病微血管病变,糖尿病微血管病变有糖尿病肾病、糖尿病视网膜病变、糖尿病神经病变。1型糖尿病患者有自发DKA倾向,2型糖尿病患者在一定诱因作用下也可发生DKA。高血糖高渗状态多见于50～70岁的老人,治疗不及时可发生严重的心脑血管并发症。血糖升高是诊断糖尿病的主要依据,也是监测糖尿病病情变化和治疗效果的主要指标。一般情况下,糖尿病典型症状+随机或餐后2小时血浆葡萄糖水平≥11.1 mmol/L,或空腹血糖≥7.0 mmol/L可确诊为糖尿病。

2. 护理要点　糖尿病的综合治疗的有两个含义:①包括糖尿病教育、饮食治疗、运动治疗、药物治疗和自我监测5个方面;②包括降糖、降压、调脂和改变不良生活习惯4项措施。胰岛素治疗是降糖药物治疗中的重要部分,是1型糖尿病及糖尿病急性代谢紊乱时的主要治疗药物,胰岛素治疗时密切观察患者有无低血糖等情况,并采取预防措施,发生低血糖时给予及时的处理。对有可能或已经发生酮症酸中毒、高血糖高渗状态的患者,应严密观察患者病情变化,给予有效的急救配合与护理,使患者能得到及时有效的处理。糖尿病教育应是护理人员的重要任务之一

第七节　痛风患者的护理

学习目标

识记:
1. 复述痛风的概念。
2. 叙述痛风典型的临床表现。

理解:
1. 解释痛风常见的病因和发病机制。
2. 概括痛风的治疗要点及尿酸的控制标准。
3. 总结痛风的护理措施(特别是饮食护理和急性关节炎的护理)。

运用:
1. 应用护理程序对痛风的患者制订护理计划。
2. 对痛风患者实施健康指导。

痛风（gout）是一种由于嘌呤代谢障碍和或（排泄）障碍所致的一组异质性慢性代谢性疾病。其临床特点为高尿酸血症（hyperuricemia）、反复发作的痛风性急性关节炎、痛风石和痛风肾，严重者可导致关节畸形及功能障碍，常伴尿酸性尿路结石。根据病因可分为原发性及继发性两大类，原发性痛风占绝大多数。继发性痛风可由肾病、骨髓增生性疾病、药物及放疗等多种原因所致。

 知识链接 　　　　　　**痛风的发病机制**

原发性痛风由遗传因素和环境因素共同致病。痛风的发生应取决于血尿酸的浓度和在体液中的溶解度。

（一）高尿酸血症的机制

尿酸是嘌呤代谢的终产物，血尿酸的平衡取决于嘌呤的生成和排泄。①尿酸生成过多：在嘌呤代谢过程中，各环节都有酶的调控。当嘌呤核苷酸代谢酶缺陷和（或）功能异常时，则引起嘌呤合成增加，尿酸升高。②肾对尿酸排泄减少：这是引起高尿酸血症的重要因素，在原发性痛风中80%～90%的个体有尿酸排泄障碍。主要环节为肾小管对尿酸的分泌减少，也有重吸收增加等。

（二）痛风的发生机制

高尿酸血症只有5%～15%发生痛风。痛风的发生是尿酸在体液中处于过饱和状态。血尿酸浓度男性超过416μmol/L 或女性超过358μmol/L，这时则容易形成针状结晶而析出，沉积在骨关节、肾脏和皮下组织等。

 案例

张某，男，45岁，在晚上饮酒后半夜突然出现右足第一跖趾关节及双足踝、膝部红肿，局部发热，疼痛剧烈，活动受限。伴有体温升高、头痛等症状。

体检：身高186cm，体重105kg，T 38.5℃，P 114次/分，BP 140/60mmHg，血尿酸450μmol/L。

思考：

说出该病例的疾病名称及疾病分期和主要的护理问题及护理要点。

【护理评估】

1. 健康史　询问患者患病的起始时间，主要症状及其特点，是否夜间突然关节剧痛难以忍受，发作急骤，无任何征兆，并可因疼痛而惊醒，发作时有无疲乏、全身不适、头痛、发热等。发作前有无过度疲劳、受凉、潮湿、饮酒、饱餐、精神紧张、关节扭伤等诱发因素。有无高尿酸家族史，有无高血压、高血脂、高血糖病史，有无喜食含嘌呤高的食物如动物内脏、鱼虾类、蛤蟹类、肉类等的习惯及嗜酒史。

2. 身体评估　本症可发生于任何年龄，但发病高峰年龄为40岁左右，患病率随着年龄的增长而增高的趋势，临床上男性发病多见，女性多在绝经期后发病，常有家族遗传史。此外，因为痛风与胰岛素抵抗相关，较多患者伴有肥胖、2型糖尿病、血脂异常、高血压、动脉硬化和冠心病等。根据痛风的临床自然病程分为四个阶段：无症状期、急性关节炎期、痛风石及慢性关节炎期、肾脏改变。

(1) 无症状期 本期突出的特点为仅有血尿酸持续性或波动性升高，无任何临床表现。一般从无症状的高尿酸血症发展至临床痛风需要数年至数十年，有的甚至可以终生不发生急性关节炎或痛风石，称之为无症状性高尿酸血症。

(2) 急性关节炎期 此期典型的特点是发作起病急骤，多数患者无任何征兆，常于夜间突然起病，并可因疼痛而惊醒。初次发病往往为单一关节受累，继而累及多个关节。以第一跖趾关节为好发部位，其次为足、踝、膝、腕、指和肘。症状一般在数小时内进展至高峰，受累关节及周围软组织呈暗红色，明显肿胀，局部发热，疼痛剧烈，常有关节活动受限。可伴有体温升高、头痛等症状。大关节受累时伴有关节腔积液。受寒、劳累、酗酒、感染、创伤、进食富含嘌呤食物等为常见诱发原因。

(3) 痛风石及慢性关节炎期：痛风石是痛风的特征性临床表现，痛风石一般位于皮下结缔组织，以耳廓、跖趾、指间、掌指、肘等关节较常见。外观为隆起的大小不一的黄白色赘生物，表面菲薄，破溃后排出白色粉状或糊状物经久不愈。关节内大量沉积的痛风石可造成关节骨质破坏、周围组织纤维化、继发性退行病变等，表现为持续关节肿痛、畸形、关节功能障碍。

(4) 肾脏改变

①痛风性肾病：为尿酸盐在肾间质组织沉积所致。早期可仅有间歇性蛋白尿和镜下血尿，随着病程进展，蛋白尿逐渐转为持续性，肾脏浓缩功能受损。晚期肾小球滤过功能下降，发展为慢性肾功能不全及高血压、水肿、贫血等。少数患者出现急性肾衰竭，出现少尿或无尿。②尿酸性肾石病：约 10～25% 患者肾脏有尿酸结石。细小泥沙样结石可随尿液排出，较大的结石常引起肾绞痛、血尿、排尿困难及肾盂肾炎等症状。

3．心理-社会状况 因痛风关节炎长期反复发作，迁延不愈，疼痛常导致患者生活不能自理，严重影响患者的工作生活，故患者易出现悲观失望、忧虑等心理变化，甚至对生活失去信心。

4．辅助检查

(1) 尿液检查：正常人经过 5d 限制嘌呤饮食后，24h 尿尿酸排泄量一般不超过 3.57mmol (600mg)。

(2) 血液检查：①血尿酸测定，男性血尿酸正常值为 208～416μmol/L，女性为 100～300μmol/L。男性及绝经期后女性血尿酸 > 420μmol/L，绝经期前女性 > 350μmol/L 可诊断为高尿酸血症。②其他，关节炎发作期间可有外周血白细胞增多，血沉加快。尿酸性肾病影响肾小球滤过功能时，可出现血尿素氮和肌酐升高。

(3) 滑囊液、痛风石检查：偏振光显微镜下可发现双折光的针形尿酸盐结晶。

(4) X线检查：急性关节炎期可见非特异性软组织肿胀；慢性关节炎期可见软骨缘破坏，关节面规则，特征性变化为穿凿样、虫蚀样圆形或弧形的骨质透亮缺损。

(5) CT 与 MRI 检查：CT扫描受损部位可见不均匀的斑点状高密度痛风石影像，MRI 的 T1 和 T2 加权图像呈斑点状低信号。

【主要护理诊断/问题】

1．关节疼痛 与尿酸盐结晶沉积在关节引起炎症反应有关。

2．躯体活动障碍 与关节受累、关节畸形有关。

3．知识缺乏 缺乏与痛风有关的饮食知识。

【护理措施】

(一) 关节疼痛的护理

观察疼痛的部位、性质和程度。急性发作时绝对卧床休息至疼痛缓解后72h,抬高患肢,避免受累关节负重。也可在病床上安放支架支托盖被,减少患部受压。如手、腕或肘关节受累,可用夹板固定制动以减轻疼痛,也可给予25%硫酸镁于受累关节处湿敷,消除关节的肿胀和疼痛。如痛风石溃破,保持坏损部位的清洁,避免发生感染。

(二) 饮食护理

热量应限制在 1200～1500kcal/d,蛋白质控制 1g/(kg·d)。避免食用嘌呤高的食物,如动物内脏、鱼虾类、蛤蟹类、肉类、菠菜、蘑菇、黄豆、扁豆、豌豆、浓茶等。进食碱性食物如蔬菜、水果、坚果、牛奶、鸡蛋、土豆等,使尿液的PH值在6.2～6.9有利于尿酸的溶解及排出,可以减少尿酸盐结晶的沉积。建议每日饮水2000ml以上,还要注意夜间的补水,饮用碱性水效果更佳。酒精会使肾脏排泄尿酸的能力降低,啤酒还含有大量的嘌呤,要绝对禁用。要禁用能使神经兴奋的其他食物,如浓茶、咖啡及辛辣性调味品。对伴有高血压、肥胖、高脂血症者,宜选植物油,少选动物油,钠盐每天应该限制在2～5g。

(三) 病情观察

观察关节疼痛的部位、性质、间隔时间、有无因剧痛而惊醒等。观察受累关节红肿热痛的变化和功能障碍。观察有无过度疲劳、受凉、潮湿、饮酒、饱餐、精神紧张、关节扭伤等诱发因素。观察药物疗效及不良反应。观察患者体温的变化,有无发热。监测血尿酸、尿尿酸、肾功能的变化。

(四) 治疗配合

1. 非药物治疗 患者的教育、适当调整生活方式和饮食习惯是痛风长期治疗的基础。避免高嘌呤饮食,维持理想体重,每日饮水2000ml以上。

2. 急性痛风关节炎的治疗 ①秋水仙碱:是治疗急性发作的传统药物,其机制是抑制致炎因子释放,止痛有特效,但副作用较大,临床现已少用。②非甾体类抗炎药:作用机制是抑制花生四烯酸代谢中的环氧化酶活性,进而抑制前列腺素的合成而达到消炎镇痛作用,为治疗急性痛风发作的一线药。代表药物有吲哚美辛,每次50mg,每天3～4次;双氯芬酸每次50mg,每天2～3次;依托考昔120mg,每天1次。③糖皮质激素:上述两类药无效或禁忌时应用,一般尽量不用。

3. 间歇期及慢性关节炎期的治疗 此期治疗的主要目的是降低血尿酸水平,治疗目标为血尿酸维持在360μmol/L以下,有较大痛风石或经皮破溃者可手术剔除。应用降低血尿酸药物的适应证为:①经饮食控制后血尿酸仍超过416μmol/L者;②每年急性发作在2次以上者;③有痛风石或尿酸盐沉积的X线证据者;④有尿酸性肾石病或肾功能损害者。降尿酸药物的种类有:①抑制尿酸合成药物,目前有别嘌醇、非布司他;②促进尿酸排泄药物,如丙磺舒、磺吡酮、苯溴马隆等,用药期间要多饮水;③碱性药物,碳酸氢钠、枸橼酸氢钾钠颗粒等。

4. 继发性痛风的治疗 除针对原发病进行治疗外,对痛风的治疗原则同前述。

5. 用药护理 ①秋水仙碱主要是严重的胃肠道反应,如恶心、呕吐、腹泻、腹痛等,也可引起骨髓抑制、肝细胞损害、神经毒性等。②非甾体类抗炎药,常见的不良反应是胃肠道溃疡及出血,活动性消化性溃疡禁用,伴肾功能不全者慎用。③使用别嘌醇时,除有可能出现皮疹、发热、胃肠道反应外,还可能出现肝损害、骨髓抑制等,要密切关注。对于肾功能不全者,使用别嘌醇宜减半量。④使用糖皮质激素时要观察其疗效,是否出现"反跳"现象。

(五) 心理护理

1. 本病反复发作,症状持续延长,且受累关节增多,故患者易出现悲观失望、忧虑等心理变化,甚至对生活失去信心,可采用安慰、解释、鼓励等方法,帮助患者认识到长期不良情绪会造成病情加重。

2. 帮助患者通过对疾病有关知识学习及患者之间相互启发和鼓励,保持心情舒畅,树立战胜疾病的信心和勇气。

3. 通过让患者参加集体娱乐活动,来充实生活,激发患者的社会和家庭责任感,调动积极性,从而增强战胜疾病的信心,以利于康复。

【健康指导】

痛风与其他疾病一样危害人们的身体健康和生活质量。对痛风患者实施健康教育指导,能够早期发现,加以合理治疗和预防,对控制疾病发展至关重要。

1. 知识宣教　向患者及家属讲解痛风的有关知识,说明本病属需要终生干预治疗的疾病,但经过积极有效地治疗,患者可以维持正常的生活。嘱其一定要保持心情舒畅,避免情绪低落或紧张;培养良好的生活方式;肥胖的患者要减轻体重;避免劳累、受凉、感染、外伤等诱发因素。

2. 饮食指导　指导患者严格控制饮食,限制进食高嘌呤食物,忌饮酒,多饮水尤其是碱性水,多食碱性食物,有助于尿酸的排出。

3. 适度活动与保护关节　①急性期避免运动。②运动后疼痛超过1小时,则暂时停止此项运动。③不要长时间持续进行重体力劳动或工作,可选择交替完成轻、重不同的工作。④不时改变姿势,使受累关节保持舒适,若局部红肿,应尽可能避免其活动。

4. 促进局部血液循环　可通过局部按摩、泡热水澡等保持局部血液循环,避免尿酸盐结晶形成。

5. 自我观察病情　如经常用手触摸耳轮及手足关节,检查是否有痛风石形成。定期于门诊复查血尿酸,随访。

考点:痛风的临床表现、身体状况评估及护理措施。

小结

1. 临床特点　痛风是一种由于嘌呤代谢障碍和(或)排泄障碍所致的一组异质性慢性代谢性疾病。尿酸是嘌呤代谢的终产物,血尿酸的平衡取决于嘌呤的生成和排泄。尿酸的排泄减少和生成增加引起高尿酸血症。本病根据病因可分为原发性及继发性两大类。其临床特点为高尿酸血症(hyperuricemia)、反复发作的痛风性急性关节炎、痛风石和痛风肾;严重者可导致关节畸形及功能障碍,常伴尿酸性尿路结石。根据临床自然病程分为4个阶段:无症状期、急性关节炎期、痛风石及慢性关节炎期、肾脏改变。若长期控制不良晚期常出现慢性肾功能不全。男性及绝经期后女性血尿酸 > 420μmol/L,绝经期前女性 > 350μmol/L 可诊断为高尿酸血症。治疗上主要降低血尿酸水平,迅速终止急性关节炎发作。控制尿酸性肾病与肾石病,保护肾功能。

小结	2. 护理要点 护理上注意合理膳食，控制总热量摄入，调节血脂，保持理想体重；限制进食高嘌呤食物；以碱性食物为主；严禁饮酒；适度活动与保护关节；鼓励患者多饮水，增加尿酸排泄；避免使用抑制尿酸排泄的药物；避免过度疲劳、受凉、潮湿、饮酒、饱餐、精神紧张、关节扭伤等诱发因素。急性关节炎期时应迅速终止关节炎发作。首先应绝对卧床休息，抬高患肢，避免受累关节负重，待关节疼痛缓解72h后方可逐渐恢复活动。避免食用嘌呤高的食物，如动物内脏、鱼虾类、蛤蟹类、肉类、菠菜、蘑菇、黄豆、扁豆、豌豆、浓茶等。伴高血压、肥胖、高脂血症者宜选植物油，少选动物油，钠盐每天应该限制在2～5g。

第八节　肥胖症患者的护理

学习目标	识记： 1. 复述肥胖症的概念。 2. 叙述肥胖症典型的临床表现。 理解： 1. 解释肥胖症的病因和发病机制。 2. 概括肥胖症的治疗要点及控制标准。 3. 总结肥胖症的护理措施 运用： 1. 应用护理程序对肥胖症的患者做护理计划。 2. 对肥胖症患者实施健康指导。

　　肥胖症（obesity）是指体内脂肪堆积过多和（或）分布异常，体重增加，是一种多因素的慢性代谢性疾病。肥胖症常与2型糖尿病、高血压、血脂异常症、冠心病、卒中及肿瘤等密切相关。WHO已将肥胖定为一种疾病。肥胖症分为单纯性肥胖症和继发性肥胖症。临床上无明显内分泌及代谢性疾病所致的肥胖症，称单纯性肥胖症。若继发于某些疾病，称为继发性肥胖症。

　　近20年来，肥胖症的患病率呈明显上升趋势。随着经济的发展，人们生活方式和膳食结构的改变，出现了肥胖以及与膳食相关的慢性病的急剧上升。我国肥胖问题日趋严峻，肥胖儿童的问题也较为突出。由于肥胖本身及其相关疾病对健康的危害，导致患者身心损害，生活质量下降，寿命缩短等，肥胖已逐渐成为重要的世界性健康问题之一。《2010年国民体质监测公报》显示，我国成人超重率为32.1%，肥胖率为9.9%。

知识链接　　肥胖症的病因与发病机制

1. 遗传因素　单纯性肥胖症有一定的家族聚集倾向，肥胖与肥胖基因及其表达产物-瘦素（leptin）等有关。它是由脂肪细胞分泌的一种激素，其作用有抑制食欲，减少能量摄取，增加能量消耗，抑制脂肪合成，人们推测肥胖者可能还存在瘦素抵抗或瘦素受体功能异常等情况。

2. 中枢神经系统　下丘脑或边缘系统病变、手术使下丘脑与摄食行为有关的二个神经核（饥中枢和饱中枢）的调节失去动态平衡，单纯性肥胖症中还有精神因素对食欲的影响。

3. 内分泌代谢系统　肥胖症患者有高胰岛素血症，可引起多食和肥胖；女性在产后、绝经期后，肥胖症增多，提示脂肪合成代谢可能与雌激素水平有关。

4. 环境因素：膳食方面高热量、高脂肪、进食增多，体力活动减少，患者身心问题和压力等。

5. 其他因素　与棕色脂肪组织功能异常有关；与脂肪细胞的增生和（或）肥大有关；调定点学说，肥胖者的脂肪含量和体重的调定点较高。

案例

张某，男，25岁，发现体重明显增加2年为主诉入院。

体检：身高186cm，体重105kg，T 37.0℃，P 114次/分，BP 150/90mmHg，腰围101cm，臀围100cm。

思考：

说出该病例的主要护理问题和护理要点。

【护理评估】

1. 健康史　目前的主要症状及病情变化。评估引起身体外形改变的原因及发生的时间，主要症状及其特点，有无伴随症状，治疗及用药情况。重点应询问既往有无颅脑手术或外伤史、家庭史、饮食情况、体力活动，女性询问月经史，用药史等。

2. 身体评估

肥胖症可见于任何年龄，女性较多见。多有进食过多和（或）运动不足病史，表示摄入的能量超过消耗的能量导致肥胖。肥胖症的临床表现包括肥胖本身的症状和并发症的症状。

（1）体型变化：脂肪堆积是肥胖的基本表现，脂肪组织的分布存在性别差异，男性型脂肪分布在在内脏和上腹部皮下，称为"腹型"肥胖。女性型脂肪分布主要在下腹部、臀部和股部皮下，称为"外周性"肥胖。

（2）心血管疾病：超重者高血压患病率比非超重者高3倍，明显肥胖者高血压发生率比正常体重者高10倍。肥胖患者血容量、心排血量均较非肥胖者增加而加重心脏负担，引起左心室肥厚、扩大；心肌脂肪沉积导致心肌劳损，易发生心衰。由于静脉回流障碍，患者易发生下肢静脉曲张、栓塞性静脉炎和静脉血栓形成。

（3）内分泌与代谢紊乱：常有高胰岛素血症，脂肪、肌肉、肝细胞的胰岛素受体数目和亲和力降低对胰岛素不敏感，导致胰岛素抵抗，糖尿病发生率明显高于非肥胖者。血清总胆固醇、甘油三酯、低密度脂蛋白升高、高密度脂蛋白降低,成为动脉粥样硬化、冠心病的基础。

(4) 消化系统疾病:胆石症、胆囊炎患病率高,慢性消化不良、脂肪肝、轻至中度肝功能异常较常见。

(5) 呼吸系统疾病:由于胸壁肥厚,腹部脂肪堆积使肺活量降低,引起呼吸困难,严重者导致缺氧、发绀、高碳酸血症,可发生肺动脉高压和心衰,还可引起睡眠呼吸暂停综合征(sleep apnea syndrome,SAS)及睡眠窒息。

(6) 其他:恶性肿瘤发生率高,如女性子宫内膜癌、乳腺癌、男性结肠癌、直肠癌、前列腺癌等。因长期负重易发生腰背及关节疼痛,皮肤皱褶易发生皮炎、摩擦破溃、并发化脓性或真菌感染。

3. 心理 - 社会状况评估患者有无焦虑、抑郁等不良情绪导致的摄食量增加,身体外形改变是否导致患者心理障碍,有无焦虑、自卑、抑郁、自我形象紊乱等。

4. 辅助检查 肥胖的判断指标与分级

(1) 体重指数(body mass index,BMI):BMI = 体重(kg)/ 身高(m^2),是较常用的指标。WHO 公布 BMI 的正常范围为 18.5 ~ 24.9 kg/m^2,≥ 25.0 kg/m^2 为超重,25.0 ~ 29.9 kg/m^2 为肥胖前期,30.0 ~ 34.9 kg/m^2 为一级肥胖,35.0 ~ 39.9 kg/m^2 为二级肥胖,≥ 40.0 kg/m^2 为三级肥胖。根据《中国成年人超重和肥胖预防控制指南(试行)》(2003 年):亚洲成年人 BMI 的正常范围为 18.5 ~ 22.9 kg/m^2,≥ 23.0 kg/m^2 为超重,23.1 ~ 24.9 kg/m^2 为肥胖前期,25.0 ~ 29.9 kg/m^2 为一级肥胖,≥ 30.0 kg/m^2 为二级肥胖。《中国 2 型糖尿病防治指南(2013年版)》建议代谢综合征中肥胖的标准定义为 BMI ≥ 30.0kg/m^2。

(2) 理想体重(ideal body weight,IBW):IBW(kg)= 身高(cm)-105,可测量身体肥胖程度,但主要用于计算饮食中热量和各种营养素供应量。

(3) 腰围(waist circumference,WC):反映脂肪分布情况。腰围较腰臀比更简单可靠,是诊断腹部脂肪积聚最重要的临床指标。WHO 建议男性 WC > 94cm、女性 > 80cm 为肥胖。中国肥胖问题工作组建议,我国成年男性 WC ≥ 85cm、女性 WC ≥ 80cm 为腹型肥胖。

(4) 腰 / 臀比(waist/hip ratio,WHR):反映脂肪分布情况。分别测量肋骨下缘至髂前上棘之间的中点的径线(腰围)与骨盆最突出点的径线(臀围),再算出其比值。正常成人 WHR 男性 < 0.90,女性 < 0.85,超过此值为中心型肥胖。

(5) CT 或 MRI:计算皮下肥胖厚度或内脏脂肪量,是评估体内脂肪分布最准确的方法,但不作为常规检查。

(6) 其他:身体骨密度测量法、生物电阻抗测定法、双能 X 线吸收法测定体脂总量等。

【主要护理诊断 / 问题】

1. 营养失调:高于机体需要量　与能量摄入和消耗失衡有关。
2. 活动无耐力　与肥胖导致体力下降有关。
3. 长期自尊低下　与自卑及他人对肥胖的看法有关。

【护理措施】

(一) 饮食护理

1. 制订合理的饮食计划　帮助患者制订饮食行为干预计划和减轻体重的具体目标。其内容包括:食物行为(选购、贮存、烹饪),摄食行为(时间、地点、陪伴、环境、用具、菜单),使患者在"吃少一些"的同时感觉良好。护士应监督和检查计划执行情况,使每周体重适宜下降 0.5 ~ 1.0kg。

2．改变不良饮食习惯　教导患者改变不良饮食行为的技巧，如只限定在家中餐桌进食，避免做其他活动时进食，使用小容量的餐具，保持细嚼慢咽，每次进食前先喝250ml水或先喝汤以增加饱腹感，减少主食的摄入量。不进食油煎食品、方便面、快餐、零食、巧克力，少食甜食等。必须满足食欲时，适量增加膳食纤维，可进食胡萝卜、新鲜蔬菜（水煮菜或凉拌）、黄瓜或西红柿、苹果等低热量食物。

（二）合理运动

1．帮助患者制订每天活动计划，注意增加活动量，避免骤然运动过度和过猛。

2．指导患者固定每天运动的时间，每天间歇活动的时间应累计有30分钟以上或更长时间，运动强度与时间应量力而行，并充分利用一切增加活动的机会（如走楼梯而不乘电梯），鼓励多步行，减少静坐时间等。如出现头昏、眩晕、胸闷或胸痛、呼吸困难、恶心、丧失肌肉控制能力等应停止运动。

（三）病情观察

定期观察患者营养状况和体重的控制情况，动态观察实验室有关检查结果的变化。同时，注意热量摄入过低可引起衰弱、脱发、抑郁、心律失常，应密切观察并及时按医嘱处理。

（四）治疗配合

1．治疗原则

（1）行为治疗：由内科、心理治疗、营养和护理各专业人员组成指导小组，在家庭的配合下，指导患者制定减重计划。包括建立节食意识，每餐不宜过饱；尽量减少暴饮暴食的频度和程度；教会患者进行自我监测，书写饮食日记等。

（2）医学营养治疗：通过限制能量的摄入，使总热量低于消耗量以减轻体重。合理膳食包括减少食量和改变膳食结构，采用低糖、低脂、高蛋白饮食，适当补充维生素和微量元素。

（3）运动治疗：运动疗法和饮食治疗一样是肥胖症的基础治疗方法之一。应与饮食治疗同时配合，并长期坚持。运动方式宜进行有氧运动，结合患者具体情况，循序渐进，有心血管并发症和肺功能不好的患者应慎重。

（4）药物治疗：当饮食和运动治疗未能减重时，或难以坚持饮食和运动治疗，可选择药物作短期辅助治疗。目前常用的减肥药主要有两大类，长期用药需在医生指导下，谨慎用药，注意不良反应。①非中枢减肥药：奥利司他是脂肪酶抑制剂，减少脂肪的吸收，促进能量负平衡从而达到减重效果。②中枢性减肥药：西布曲明抑制中枢对去甲肾上腺素和5-羟色胺的再摄取，减少摄食，间接刺激中枢交感传出神经、激活棕色脂肪组织，促进产热，使体重减轻。

（5）手术治疗：仅用于管理重度肥胖、减重失败而又有严重并发症，这些并发症有可能通过减重而改善者。手术方式有吸脂术、切脂术和减少食物吸收的手术（如空肠回肠分流术、小胃手术等）。手术的不良后果有吸收不良、贫血、管道狭窄等。

（6）其他：继发性肥胖应针对病因进行治疗。

2．用药护理　观察使用药物的疗效及不良反应。

（1）西布曲明：最常见的不良反应是头痛、失眠、厌食、便秘和口干，还可引起高血压和心率升高，故有冠心病、高血压、充血性心力衰竭、心律失常和脑卒中等病史的患者应禁用本药，有癫痫或闭角性青光眼的患者慎用。

（2）奥利司他：主要不良反应为胃肠胀气、大便次数增多和脂肪便。患者粪便中含脂肪多而呈稀便、脂肪泻，应指导患者及时更换内裤，并注意肛周皮肤护理。另外，奥利司他会减少脂溶性维生素的吸收，应指导患者适当补充，目前已有引起严重肝损害的报道。

（五）心理护理

对因焦虑、抑郁等不良情绪导致的摄食量增加的患者进行相应的心理辅导，对有严重情绪的患者应请心理专科治疗。家人及朋友良好的社会支持有利于患者减肥行为，能随时监督患者的饮食及运动行为。

【健康指导】

1. 疾病预防指导　鼓励患者采取健康的生活方式，尽可能使体重维持在正常范围内，特别是有肥胖家庭史的儿童、产后及绝经期妇女，中年男性或疾病后恢复期等高危人群，尤应注意指导监测体重变化、尽早干预。预防肥胖应从儿童开始实行，建立良好的饮食习惯，加强体育锻炼。

2. 疾病知识指导　向患者说明肥胖对健康的危害，使患者了解肥胖症与心脑血管疾病、糖尿病等的密切关系。指导患者养成良好的饮食习惯，科学合理的饮食，强调减少热量摄入和限制饮酒的重要性。告知患者要坚持每天规律运动，制定个体化的运动方案。指导患者每天自我监测并记录饮食及运动情况，每周监测体重及腰围。

考点：肥胖症的临床表现、身体状况评估及护理措施。

小结

1. 临床特点　肥胖症常与 2 型糖尿病、高血压、血脂异常症、冠心病、卒中及肿瘤等密切相关。WHO 已将肥胖定为一种疾病。肥胖症分为单纯性肥胖症和继发性肥胖症。遗传因素和环境因素（如膳食方面高热量、高脂肪、进食增多，体力活动减少等）是单纯性肥胖症发生的主要因素。肥胖可引起多种并发症如高血压，左心室肥厚、冠心病、高胰岛素血症、血脂异常症、脂肪肝、轻至中度肝功能异常、恶性肿瘤、睡眠呼吸暂停综合征等。我国成年男性 WC ≥ 85cm、女性 WC ≥ 80cm 为腹型肥胖。正常成人 WHR 男性 < 0.90，女性 < 0.85，超过此值为中心型肥胖。根据《中国成年人超重和肥胖预防控制指南（试行）》（2003 年），亚洲成年人 BMI ≥ 23.0kg/m^2 为超重，23.1～24.9kg/m^2 为肥胖前期，25.0～29.9kg/m^2 为一级肥胖，≥ 30.0kg/m^2 为二级肥胖。《中国 2 型糖尿病防治指南（2013 年版）》建议代谢综合征中肥胖的标准定义为 BMI ≥ 30.0kg/m^2。

2. 护理要点　制订饮食计划，使总热量低于消耗量，采用低糖、低脂肪、高蛋白饮食，适当补充维生素和微量元素。改变不良饮食习惯，如只限定在家中餐桌进食，避免做其他活动时进食，使用小容量的餐具，保持细嚼慢咽，每次进食前先喝 250ml 水或先喝汤以增加饱腹感，减少主食的摄入量。不进食油煎食品、方便面、快餐、零食、巧克力，少食甜食等。必须满足食欲时，可进食胡萝卜、新鲜蔬菜（水煮菜或凉拌）、黄瓜或西红柿、苹果等低热量食物。指导患者固定每天运动的时间，每天间歇活动的时间应累计有 30min 以上或更长时间，运动强度与时间应量力而行，并充分利用一切增加活动的机会等（如走楼梯而不乘电梯），鼓励多步行，减少静坐

小结	用一切增加活动的机会等（如走楼梯而不乘电梯），鼓励多步行，减少静坐时间等。病情监测指导如出现头昏、眩晕、胸闷或胸痛、呼吸困难、恶心、丧失肌肉控制能力等应停止活动。指导患者每天自我监测并记录饮食及运动情况，每周监测体重及腰围。使每周体重下降 $0.5 \sim 1.0$ kg。预防肥胖应早干预，从儿童开始践行，建立良好的饮食习惯，加强体育锻炼等。

（李　敏）

第八章 风湿性疾病患者的护理

风湿性疾病（rheumatic diseases）简称风湿病，泛指病变累及骨、关节及其周围软组织，如肌肉、肌腱、滑膜、韧带、神经等的一组疾病。属自身免疫病，病因复杂，主要与感染、免疫、遗传、退行性变、代谢、内分泌、肿瘤等因素有关。根据发病机制、病理及临床特点，风湿病分为弥漫性结缔组织病、脊柱关节病、退行性变、与代谢和内分泌相关的风湿病、感染相关的风湿病、肿瘤相关的风湿病、神经血管疾病、骨与软骨病变、非关节性风湿病、其他有关节症状的疾病10大类。结缔组织病（connective tissue disease，CTD）是风湿病中的一大类，特点是以血管和结缔组织的慢性炎症为病理基础，可引起多器官、多系统损害。主要包括类风湿关节炎、红斑狼疮、硬皮病、多肌炎、重叠综合征、血管炎病等疾病。

风湿疾病的临床特点是：

1. 发作与缓解交替的慢性病程　如系统性红斑狼疮、类风湿关节炎、痛风等都是病情长，病情反复，多次发作可造成相应脏器和局部组织的严重损害。

2. 异质性　同一疾病的临床表现和预后，个体差异很大。

3. 免疫学异常或生化改变　风湿病患者常有免疫学或生化异常，如系统性红斑狼疮患者抗dsDNA抗体阳性；类风湿性关节炎患者类风湿因子（rheumatoid factor，RF）多呈阳性，痛风患者血尿酸水平增高等。

近年来随着链球菌的有效控制，与之相关的风湿热已明显减少。但由于人口老龄化和环境变化等因素，其他风湿病患病率呈逐年上升趋势。风湿性疾病是常见病。我国不同地区流行病学的调查显示：系统性红斑狼疮约为0.07%，类风湿关节炎患病率为0.32%～0.36%，强直性脊柱炎约为0.25%，骨关节炎在50岁以上者可达50%，痛风性关节炎也日益增多。

第一节　风湿性疾病患者常见症状体征的护理

学习目标

识记：
1. 识别风湿性疾病患者不同疾病关节疼痛与肿胀的临床特点。
2. 复述关节僵硬的概念。
3. 说出不同疾病皮肤损害的特点。

理解：
1. 归纳风湿性疾病患者常见症状和体征健康评估的要点。
2. 概括风湿性疾病患者常用药物及副作用。

运用：
对风湿性疾病患者常见症状体征采取正确的护理措施。

一、关节疼痛与肿胀

关节疼痛是风湿性疾病最早、最常见的症状,也是风湿性疾病患者就诊的主要原因。几乎所有的风湿性疾病均可引起关节疼痛,疼痛特点因病而异,评估关节疼痛的起病形式、部位、性质等特点有助于诊断和鉴别诊断。疼痛的关节均可有肿胀和压痛,多为关节腔积液或滑膜增生所致,是滑膜炎或周围组织炎的重要体征。

【护理评估】

1. 健康史 患者的主诉特点对诊断和了解病情非常重要,应注意:①关节疼痛的起病特点、受累的关节数目和分布情况,如痛风常为突然发作,而骨性关节炎、类风湿关节炎的发展很缓慢。不同疾病受累的关节数目和分布情况不同,如痛风常局限于单关节,类风湿关节炎多为多关节分布。类风湿关节炎受累的关节多为两侧对称,而脊柱关节病常为非对称性。②疼痛持续时间,不同的疾病疼痛持续时间不同。如脓毒性关节炎为急性,骨性关节炎为慢性,痛风为间歇性,风湿热为游走性,类风湿关节炎为持续性。③患者病史中是否存在明确的诱发因素,以及是否伴随其他系统的症状。如创伤、用药史。伴随症状如系统性红斑狼疮可伴随发热、皮疹,类风湿关节炎可伴随晨僵,系统性红斑狼疮可累及神经系统等。

2. 身体评估 评估患者的营养状况、生命体征有无异常。注意评估患者关节肿胀程度,受累关节有无压痛、活动受限及畸形等。

不同疾病关节疼痛的特点见表8-1。

表8-1 不同疾病关节疼痛的特点

疾病	部位	性质
类风湿关节炎	典型表现为对称性多关节炎。多侵犯近端指间、掌指关节(骨性关节炎患者此处常不受累)、腕关节及跖趾关节等小关节,远端指间关节、脊柱、腰骶关节极少受累	持续性疼痛,时轻时重。晨僵,活动后减轻,休息后加重
系统性红斑狼疮	两个或多个外周关节,通常发生于手的近端指间关节和掌指关节、腕关节和膝关节	间歇性,疼痛程度往往超过体检所见
骨性关节炎	累及多关节,可表现为远端指间关节和近端指间关节的疼痛。拇指第一腕掌关节疼痛高度提示骨性关节炎的存在。可累及膝、腰等关节,常有脊柱受累	典型表现是活动时疼痛加重,休息后疼痛缓解。在疾病进展疼痛可呈持续性
强直性脊柱炎	主要侵犯脊柱中轴关节,以骶髂关节、髋、膝、踝关节受累最为常见,多为不对称性	下腰部和臀部疼痛,常伴有下背部晨僵,持续至少1h,活动后可缓解。随疾病进展疼痛可呈持续性
风湿热	多关节炎,多累及踝、腕、膝、肘等关节,很少累及手、脚的小关节和髋关节	游走性,可疼痛剧烈
痛风	通常仅有一个关节受累,多累及单侧第一跖趾关节,踝、膝关节也常受累	间断性,疼痛剧烈

考点：类风湿关节炎及系统性红斑狼疮关节疼痛的特点。

3．心理-社会状况　了解疼痛对患者的影响以及患者对控制疼痛的期望和信心，评估患者的精神状态，有无焦虑、抑郁、失望及其程度。

4．辅助检查　一般性检查对风湿病的确诊很有帮助。血常规、尿液、肝肾功能检查是必需的，有助于病情分析。溶血性贫血、血小板减少、白细胞数量变化、蛋白尿等都可能与结缔组织病有关。

除上述检查外，常规检查项目还包括急性期指标，如血沉（ESR），C-反应蛋白（CRP）。在感染、炎症性关节炎、自身免疫病、肿瘤患者及妊娠和高龄者升高。

其他检查项目如关节滑液检查、关节X线检查等，根据疾病有选择地使用，为了解疾病提供帮助。

知识链接　关节的基本构造

1．关节面　构成关节两骨的相对面叫做关节面，凸的叫做关节头，凹的称为关节窝。关节面为关节软骨所被覆。

2．关节囊　包在关节周围，两端附着于与关节面周缘相邻的骨面。关节囊可分为外表的纤维层和内面的滑膜层。滑膜上皮可分泌滑液，滑液是透明蛋清样液体，略呈碱性。

3．关节腔　由关节囊滑膜层和关节软骨共同围成，含少量滑液，呈密闭的负压状态。

【主要护理诊断/问题】

1．疼痛：慢性关节疼痛　与炎症反应有关。

2．焦虑　与疼痛反复发作，病情迁延不愈有关。

【护理措施】

（一）疼痛：慢性关节疼痛

1．一般护理

（1）休息和体位：急性期关节肿胀伴体温升高时，应卧床休息。帮助患者采取舒适体位，尽可能保持关节的功能位置，如用枕头、沙袋或夹板保持足背屈曲，防止足下垂。必要时给予石膏托、小夹板固定。避免疼痛部位受压，可用支架支起床上盖被，不同的体位应备数个不同大小和形状的软枕以支持。

（2）生活护理：协助完成进食、排便、洗漱、翻身等日常生活活动。

2．协助患者减轻疼痛

（1）非药物止痛措施：松弛术、皮肤刺激疗法（冷敷、热敷、加压、震动等）可分散注意力。局部理疗和按摩缓解疼痛，根据病情使用蜡疗、水疗、磁疗、超短波、红外线等物理方法缓解疼痛，也可按摩肌肉，活动关节，减轻疼痛。

（2）药物止痛：遵医嘱用药，常用的非甾体类抗炎药有布洛芬、萘普生、阿司匹林、吲哚美辛等，告诉患者按医嘱服药的重要性和有关药物的不良反应。

3．心理护理　关心、体贴患者，鼓励患者树立战胜疾病的信心，减少患者的焦虑情绪对疼痛的影响。

（二）焦虑

1．提供心理支持　鼓励患者说出自身感受，耐心听取患者的诉说，理解患者的感受，适当运用沉默等沟通技巧，逐渐引导患者思考应采取的应对措施，委婉说明焦虑可能对身体产生的不良影响，适时介绍成功病例及治疗进展，使患者自信从而自助，缓解病痛。

2．应用放松技术　教会患者使用放松术，如缓慢深呼吸、听音乐、全身肌肉放松、指导式想象等方法，减轻疼痛，缓解焦虑。

3．安全防护　对于情绪不稳定，或意识不清者，应做好安全防护，防止发生自伤或意外受伤。

> 考点：关节疼痛与肿胀的护理诊断及护理措施。

二、关节僵硬与活动受限

关节僵硬是指病变关节经过一段时间的静止后，试图再活动时，感到如胶粘着样的感觉，难以达到平时关节活动范围的现象，由于常在晨起时最明显，故又称为晨僵（morning stiffness）。不同疾病关节僵硬持续的时间不同。早期关节活动受限主要由于肿胀、疼痛引起，晚期则主要由于关节骨质破坏、纤维骨质粘连和关节半脱位引起，此时关节活动严重障碍，最终导致关节功能丧失。

【护理评估】

1．健康史　评估关节僵硬与活动受限发生的时间、部位、持续时间、缓解方式，询问关节僵硬与活动的关系，了解僵硬和活动受限对生活自理的影响程度。不同的疾病关节僵硬持续时间不同，如类风湿关节炎晨僵一般持续较长时间，至少 1h，而骨性关节炎在晨起或停止活动一段时间后，受累关节也可出现非常明显的僵硬感，但持续时间通常不到 20min。

2．身体评估　评估僵硬关节的分布，关节活动受限的程度，有无关节畸形和功能障碍，评估患者的肌力情况，是否伴有肌萎缩。应通过各种方法检测受累关节主动、被动活动范围并与对侧进行对比，测角器可用于对关节活动进行弧度定量分析。

3．心理 - 社会状况　了解患者对疾病相关知识的了解程度，评估患者是否因晨僵和活动受限产生不良心理反应，如忧虑、沮丧、悲哀等。

4．辅助检查

（1）一般性检查：包括血常规、尿液、肝肾功能检查，有助于病情分析。

（2）特异性检查：包括关节液、血清自身抗体和补体水平。

（3）影像学：X 线检查、计算机断层摄影术（CT）、磁共振显像（MRI）等。

【主要护理诊断 / 问题】

躯体活动障碍　与关节疼痛、僵硬以及关节、肌肉功能障碍等有关。

【护理措施】

（一）一般护理

急性活动期，患者出现关节疼痛，且常伴有发热、乏力等全身症状，应卧床休息，以减少体力消耗，保护关节功能，避免脏器受损。限制受累关节活动，保护关节功能，保持关节的功能位。但不宜绝对卧床休息。饮食方面给予高蛋白、富含维生素食物，以利于疾病恢复。做好生活护理，根据患者活动受限的程度，协助患者洗漱、进食、大小便及个人卫生等。

(二) 保护或促进关节功能

受累关节应避免过度负荷,适当休息以减缓症状。

1. 夜间休息注意对病变关节保暖,预防晨僵。鼓励患者晨起后行温水浴,或用热水浸泡关节,而后活动关节。

2. 急性期过后尽早适量锻炼。急性期后鼓励患者进行主动和被动的全关节活动锻炼。活动量以患者能够忍受为度,若活动后出现疼痛不适持续2h以上者,应减少活动量。

3. 物理疗法以减缓症状,如热敷、按摩等物理疗法,以增强局部血液循环。热疗的治疗形式多样,最经济方便的常用方法是热水淋浴或盆浴。

4. 必要时提供适当的辅助工具,如拐杖、助行器、轮椅等。指导患者及家属合理使用辅助工具,避免活动时发生损伤。

知识链接　　非药物治疗对骨性关节炎的重要性

非药物治疗是骨性关节炎治疗的基础,与药物治疗相比,甚至更为重要,药物治疗应作为辅助治疗或补充治疗方法。非药物治疗法包括指导患者保护关节、热疗、关节周围肌肉的力量练习、肥胖者进行减肥、通过合适鞋垫和拐杖避免髋或膝关节的过度负荷。

(三) 病情监测及预防并发症

1. 评估患者的营养状况,注意有无摄入不足和负氮平衡。
2. 严密观察患肢情况,并做肢体按摩,防止发生废用性肌萎缩。
3. 保持肢体功能位,如用枕头、沙袋或夹板保持足背屈曲,防止足下垂。
4. 加强防护措施,患者活动初期应有人陪伴,防止受伤。
5. 卧床患者应鼓励有效咳嗽和深呼吸,防止肺部感染。
6. 协助患者定时翻身,适当使用抗压力器材,防止发生压疮。
7. 保证足够的液体摄入,多食富含纤维素的食物,适当活动,必要时给予缓泻剂,防止发生便秘。

(四) 心理护理

鼓励患者表达自己的感受,理解患者,帮助患者接受活动受限的事实,理解并鼓励患者以自己的速度完成日常活动与工作,使患者以积极的心态配合治疗与护理,提高生活质量。

考点:关节僵硬的护理诊断及护理措施。

三、皮肤损害

风湿性疾病常见的皮肤受损有皮疹、红斑、水肿、溃疡等,多由于血管炎性反应引起。系统性红斑狼疮患者最具特征性的皮肤损害为面部蝶形红斑。类风湿关节炎患者可有皮下结节,多位于肘鹰嘴附近、枕、跟腱等关节隆突部及受压部位的皮下,结节对称分布,质硬无压痛,大小不一,直径数毫米至数厘米不等。皮肌炎皮肤受损为对称性眼睑、眼眶周围等紫红色斑疹及实质性水肿。部分患者因寒冷、情绪激动等因素的刺激,导致突然发作的肢端和暴露部位的皮肤苍白继而青紫再发红,并伴有局部发冷、疼痛的表现,称为雷诺现象。

【护理评估】

1. 健康史　了解皮肤受损发生的部位、起始时间、演变的特点。了解皮肤受损的相关症状，有无瘙痒、疼痛、烧灼感。了解患者的日光过敏情况及用药史。

2. 身体评估　评估生命体征，记录皮损的部位、面积、形态。有无口腔、鼻、指尖和肢体的溃疡，手和足的皮肤颜色和温度。

3. 心理 - 社会状况　评估患者的心理状态，有无敏感、焦虑、烦躁等不良心理。了解患者对疾病相关知识的了解程度。

4. 辅助检查　可做皮肤狼疮带试验、肌活检、肾活检等，以协助诊断。

【主要护理诊断 / 问题】

1. 皮肤完整性受损　与血管炎性反应及应用免疫抑制剂等因素有关。

2. 组织灌注无效：外周组织　与肢端血管痉挛、血管舒缩功能调节障碍有关。

【护理措施】

（一）皮肤完整性受损

1. 饮食护理　鼓励患者摄入足够的蛋白质、维生素和水分，以维持正氮平衡，满足组织修复的需要。

2. 皮肤护理　除常规的皮肤护理、预防压疮外，还应注意以下 4 点。①保持皮肤清洁干燥，每天用温水擦浴，忌用碱性肥皂。②有皮疹、红斑或光过敏者，挂厚窗帘以免阳光直射，应避免在烈日下活动，必要时外出采取遮阳措施，避免阳光直射，穿长袖衣裤，戴保护性眼镜、太阳帽或打伞，忌日光浴。皮疹或红斑处可遵医嘱用抗生素治疗，做好局部清创换药处理。③避免接触刺激性物品，如染发烫发剂、定型发胶、农药等。④避免服用容易诱发风湿病症状的药物，如普鲁卡因胺、肼屈嗪等。

3. 治疗配合

（1）非甾体类抗炎药（nonsteroidal anti-inflammatory drugs，NSAID）：为常用的抗风湿药，临床应用广泛，用作改善风湿病的各类关节肿痛的对症药物，它不能控制原发病的病情进展。常用的药物有布洛芬、萘普生、阿司匹林等。NSAID 最主要的不良反应为胃肠道反应，饭后服药或同时服用胃黏膜保护剂、H_2 受体拮抗剂或米索前列醇等，可减轻损害。神经系统不良反应有头痛、头晕、精神错乱等。久用此药尚可产生肝肾毒性，抗凝作用和皮疹等。故用药期间应严密观察有无不良反应，监测肝肾功能。

（2）糖皮质激素：是治疗多种结缔组织病的一线药物，但非根治药物。有较强的抗炎、抗过敏和免疫抑制作用，能迅速缓解症状。目前使用的激素半衰期短的有可的松、氢化可的松，半衰期中度的有泼尼松、甲泼尼龙等，半衰期长的有地塞米松等。常见的不良反应有向心性肥胖、肌肉萎缩无力、血压升高、血糖升高、低钾血症、水肿、加重或引起消化性溃疡、骨质疏松、停药反跳，也可诱发精神失常。还可出现各种机会感染、无菌性骨坏死等。服药期间应给予低盐、高蛋白、高钾、高钙饮食，补充钙剂和维生素 D，定期测量血压，监测血糖、尿糖的变化，做好皮肤和口腔护理。注意患者情绪变化。强调按医嘱服药的重要性，不能自行停药或减量过快，以免引起"反跳"。

（3）免疫抑制剂：此类药通过不同的途径产生免疫抑制作用。常见不良反应有胃肠道反应、肝损害、肾毒性、骨髓抑制、出血性膀胱炎、脱发、畸胎等，白细胞减少是其主要的不良反应。应定期检查血常规和肝肾功能，必要时行骨髓检查。用药期间严密观察，饭后服药或同时服用胃黏膜保护剂、H_2 受体拮抗剂或米索前列醇等，可减轻胃肠道损害。鼓励患者多饮水，观察尿液颜色，及时发现膀胱出血情况。有脱发者，避免引起脱发加重的因素，如染发烫发剂、定型发胶、卷发。减少洗头次数，每周用温水洗头 2 次，边洗边按摩。建议剪成短发，鼓励患者戴假发，以增强自尊。女性注意避孕。

(4) 辅助性治疗：静脉注射免疫球蛋白、血浆置换、血浆免疫吸附等，有一定疗效。因价格昂贵又不能脱离上述 3 种主要药物，故可用于有一定指征的风湿病患者。

(二) 组织灌注无效

1. 避免诱因　①寒冷的天气，减少户外活动，外出注意保暖。②平时注意肢体末端保暖，勿用冷水洗手洗脚。③避免吸烟、饮咖啡。④保持良好心态，避免情绪激动和劳累。

2. 治疗配合　针对微循环异常可遵医嘱给予血管扩张药和抑制血小板聚集的药物，如硝苯地平、地巴唑、山莨菪碱或低分子右旋糖酐等。肢端血管痉挛引起皮肤苍白、疼痛时，可局部涂硝酸甘油，以扩张血管，改善血液循环。

> **考点**：皮肤受损的护理诊断及护理措施。

小结	1. 临床特点　关节疼痛是风湿性疾病最早、最常见的症状。类风湿关节炎患者典型表现为对称性多关节炎，多侵犯小关节，呈持续性疼痛。系统性红斑狼疮通常发生于手的近端指间关节和掌指关节、腕关节和膝关节，间歇性疼痛。关节僵硬是指病变关节经过一段时间的静止后，试图再活动时，感到如胶粘着样的感觉，难以达到平时关节活动范围的现象，常在晨起时最明显，又称为晨僵。系统性红斑狼疮患者最具特征性的皮肤损害为面部蝶形红斑。类风湿关节炎患者可有皮下结节，多位于关节隆突部及受压部位的皮下，结节对称分布。 2. 护理要点　掌握常用药物如非甾体类抗炎药、糖皮质激素、免疫抑制剂的副作用。急性期关节肿胀伴体温升高时，应卧床休息，尽可能保持关节的功能位置。夜间休息注意对病变关节保暖，预防晨僵。

第二节　系统性红斑狼疮患者的护理

学习目标	识记： 1. 复述系统性红斑狼疮的概念。 2. 说出系统性红斑狼疮患者的临床表现。 3. 识别系统性红斑狼疮患者的诱发因素。 理解： 1. 归纳系统性红斑狼疮患者的有关检查。 2. 概括系统性红斑狼疮患者常用药物及副作用。 运用： 按照护理程序对系统性红斑狼疮患者采取整体护理。

系统性红斑狼疮（systemic lupus erythematosus，SLE）是一种慢性系统性自身免疫病，血清中出现以抗核抗体为代表的多种自身抗体，损害各个系统、脏器和组织。病程以病情缓解和急性发作性交替为特点，有内脏（肾、中枢神经）损害者预后较差。本病以青年女性多见。育龄期妇女占患者的90%，也可见于儿童、男性和老年人。

本病的病因不明，目前认为可能与遗传、雌激素、环境等因素有关。

1. 遗传因素　流行病学及家系调查资料表明有SLE家族史、同卵孪生、有SLE易感基因、有色人种患病率明显高于普通人群。

2. 雌激素　系统性红斑狼疮以年轻女性为多见，其中育龄妇女约占90%，更年期前阶段女性与男性之比约9∶1。女性的非性腺活动期（＜13岁，＞55岁），SLE发病率较低。无论是男性还是女性患者体内的雌酮羟基化产物皆增高。另外妊娠发本病或加重病情，显示系统性红斑狼疮的发病与性激素有关。

3. 环境　日光、感染、食物、药物等环境因素与SLE有关。①日光：紫外线使皮肤上皮细胞出现凋亡，新抗原暴露而成为自身抗原。②感染：SLE症状与病毒感染相似，SLE肾小球内皮细胞及皮损中可找到包涵体，血清中抗病毒滴度增高，提示与病毒感染有关。③食物：含补骨脂素的食物有增强光敏感的作用，如芹菜、无花果、香菜等；含联胺基团的食物可诱发SLE，如烟熏食品、蘑菇等；猕猴饲以苜蓿（含L-刀豆素）可产生类狼疮症状。④药物：普鲁卡因胺、异烟肼、氯丙嗪、甲基多巴等药物的应用后或应用过程中，可出现狼疮样症状，停药后多消失。

考点：掌握SLE的概念、病因。

案例

患者，女性，24岁，3个月前阳光暴露部位出现弥漫性斑丘疹，口腔溃疡，双腕关节疼痛。一个月前因妊娠，出现乏力、眼睑和颜面部出现水肿。

体检：体温37℃，脉搏83次/分，呼吸18次/分，血压125/86mmHg。心、肺无异常，肝、脾肋下未扪及。

实验室检查　红细胞：$3.5×10^9$/L，血小板$100×10^9$/L，尿蛋白（+++），镜检见少量细胞管型。抗核抗体阳性，抗双链DNA抗体阳性。

思考：
1. 请思考该患者可能的医疗诊断。
2. 请说出该患者的护理诊断及相应的护理措施。

【护理评估】

1. 健康史

（1）询问患者与本病有关的病因及诱因，如有无病毒感染、日光过敏、妊娠、药物、精神刺激等，亲属中是否有本病患者。

（2）了解起病的时间、病程及病情变化情况。询问患者全身多个器官、系统的症状。重点了解患者皮疹出现的时间及变化情况，有无关节和肌肉疼痛及其部位、性质、特点等。

2. 身体评估 SLE 的临床表现多样，患者临床表现差异较大。可表现为轻度症状，间断发病，也可暴发发病，间有长短不等的缓解期。早期可仅累及 1 个器官，表现不典型，容易误诊，以后可侵犯多个器官，临床表现复杂多样。

(1) 全身症状：活动期患者大多数有全身症状。90% 的患者可出现各种热型的发热，以长期低、中度热多见。也可出现疲倦、乏力、体重减轻等。

(2) 皮肤与黏膜：约 80% 患者有皮肤损害。最具特征的为面部蝶形红斑，约 40% 患者可见，表现为双颊部和鼻梁的蝶形红斑，多无结痂，具有光过敏性，可有毛细血管扩张。约 60% 患者常见在阳光暴露部位弥漫性或局限性斑丘疹，在疾病发作时多见。亦可见其他皮疹，如盘状红斑、多形红斑、丘疹、皮下结节、红点、紫癜或紫斑、水疱和大疱等。大疱破后可形成糜烂和溃疡。约 40% 的患者有光过敏现象，有的甚至诱发 SLE 急性发作，浅表皮肤血管炎可表现为网状青斑。约 40% 的患者有脱发。约 30% 患者曾有口腔溃疡，溃疡浅，可有轻微疼痛，偶见于鼻黏膜。30% 患者有雷诺现象。SLE 皮疹多无明显瘙痒，明显瘙痒者提示过敏，免疫抑制剂治疗后的瘙痒性皮疹应注意真菌感染。接受激素和免疫抑制剂治疗的 SLE 患者，若不明原因出现局部皮肤灼痛，有可能是带状疱疹的前兆。在免疫抑制剂和(或)抗生素治疗后的口腔糜烂，应注意口腔真菌感染。

(3) 关节与肌肉：85% 患者有关节痛，通常发生于手的近端指间关节和掌指关节、腕关节和膝关节，累及 2 个或更多外周关节，常出现对称性关节疼痛、肿，呈间歇性，一般不引起关节畸形。部分可伴有关节炎，40% 患者可有肌痛，5% 出现肌炎。

(4) 肾：狼疮肾炎（lupus nephritis，LN）是 SLE 最常见和严重的临床表现。SLE 患者肾活检受累几乎为 100%，但有临床表现者约为 75%，多表现为蛋白尿。肾衰竭是 SLE 死亡的常见原因。

大多数患者有系膜或轻微的局灶增殖型肾炎，可一直维持较好的肾功能。弥漫增殖型如果不经治疗可发展为肾衰竭。狼疮性肾炎临床上可有不同程度的水肿、高血压、蛋白尿、管型尿、血尿，可表现为急慢性肾炎、肾病综合征、急进性肾炎和隐匿性肾炎，晚期发生尿毒症，是 SLE 死亡的常见原因。

(5) 心血管：30% 患者可有心包炎，心包炎是最常见的狼疮心脏损害，可为纤维蛋白性心包炎或渗出性心包炎，可有心包积液，但心包填塞少见。约 10% 患者累及心肌发生心肌炎，可有气促、心前区不适、心律失常、严重者可发生猝死和心力衰竭。10% 有周围血管病变，如血栓性静脉炎。SLE 可出现疣状心内膜炎，通常不引起临床症状，但可以脱落引起栓塞，或并发感染性心内膜炎。SLE 可以有冠状动脉受累，表现为心绞痛和心电图 ST-T 改变，甚至出现急性心肌梗死。

(6) 肺与胸膜：35% 患者可有单侧或双侧胸膜炎。胸膜炎和胸腔积液是 SLE 最常见的肺部损害，感染是 SLE 患者胸腔积液最常见的原因。约 10% 患者可有急性狼疮性肺炎，可表现为发热、呼吸困难和咳嗽，X 线有可见片状浸润阴影，多见于双下肺，有时与肺部继发感染很难鉴别，糖皮质治疗有效。偶尔会发生间质性肺炎并可导致肺纤维化，炎症期治疗效果好，而纤维化期则较困难。

(7) 消化系统：约有 30% 患者可有恶心、腹泻和轻微不适，可由狼疮腹膜炎引起，且往往是 SLE 突发的征兆。肠道血管炎表现为痉挛性腹痛、呕吐和腹泻，可引起肠穿孔并需急症手术，因此在临床上应引起重视。40% 患者有血清转氨酶升高，10% 患者肝大，但多无黄疸，多无严重肝损害，疾病控制后，转氨酶会恢复正常。消化系统症状与肠壁和肠系膜的血管炎有关，有消化道症状者需首先排除继发的各种常见感染、药物不良反应等病因。

(8) 神经系统：20%患者有神经系统损伤，脑损害最多见，称有此器官受累者为神经精神狼疮（neuropsychiatric lupus，NP-SLE）。可表现为头痛、呕吐、偏瘫、癫痫发作、意识障碍或为幻觉、妄想、猜疑等。脑损害症状提示SLE病情活动且严重，往往预后不佳。此外，亦可出现脑神经与外周神经的病变。严重头痛可以是SLE的首发症状。

(9) 血液系统：约60%的活动性SLE有慢性贫血，仅10%属溶血性贫血（Coombs'试验阳性），后者通常对大剂量糖皮质激素治疗反应好，对糖皮质激素耐药的患者，可用脾切除治疗。约40%患者有白细胞减少（通常是淋巴细胞减少），多与感染无关，通常不需治疗。约20%患者可有轻度血小板减少，5%的患者可有严重的血小板减少，导致出血和紫癜，可应用大剂量糖皮质激素治疗。约20%的患者有无痛性轻或中度淋巴结肿大，以颈部和腋下多见。约15%患者有脾大。

(10) 眼：约15%患者有眼底变化，如出血、视神经乳头水肿、视网膜渗出物等，其原因为视网膜血管炎，视网膜血管炎是较为严重的临床表现，患者可在几天内失明，应积极实行免疫抑制治疗。早期治疗，多数可逆转。

(11) 其他：约30%的SLE患者有继发性干燥综合征，可表现为口干、眼干等。

3．心理-社会状况　了解患者是否因容貌改变或治疗效果不理想而产生抑郁、自卑、失望等心理。了解患者及家属对疾病相关知识的了解程度，家庭经济状况、医疗保险情况等。

4．辅助检查

(1) 一般检查：血液系统异常包括贫血（通常是正细胞正色素性贫血）、白细胞减少、淋巴细胞减少和血小板减少。活动性肾炎患者，尿分析通常表现为蛋白尿、血尿和细胞或颗粒管型。血沉增快常提示SLE活动。肝功能和肾功能检查可出现异常。

(2) 免疫学检查

1) 自身抗体：SLE的诊断依赖于特征性抗体的出现。SLE血清中可以查到多种自身抗体。最常见而有用的自身抗体依次为抗核抗体、抗磷脂抗体和抗组织细胞抗体。①抗核抗体（ANA）：ANA对SLE的敏感性是95%，是目前最佳的SLE筛选试验，但其特异性较低。目前本试验已代替了狼疮细胞检查。ANA阳性支持SLE的诊断但没有特异性，ANA阴性减低了SLE存在的可能性，但并不能排除诊断。②抗ds-DNA抗体：是诊断SLE的标记抗体之一，诊断特异性较高。多出现在SLE的活动期，抗ds-DNA抗体的含量与疾病活动性密切相关，也与疾病的预后有关。③抗Sm抗体：Sm是细胞核中的酸性核蛋白，Sm抗体是诊断SLE的标记抗体之一。特异性达99%，但敏感性仅25%，且与病情的活动性无关，可作为回顾性诊断的重要依据。④还可有抗RNP抗体、抗SSA抗体、抗SSB抗体、抗心脂抗体、抗红细胞抗体、抗血小板相关抗体等。

2) 补体：免疫复合物增加及血清补体C_3、C_4、CH_{50}（总补体）降低，有助于SLE的诊断，并提示狼疮活动。

3) 免疫病理学：检查方法有肾穿刺活组织检查和皮肤狼疮带试验。由于严重的肾炎需要大剂量的糖皮质激素和细胞毒类免疫抑制剂治疗，而轻微病变却不需要，因此，对狼疮患者做肾活组织检查是必要的，对治疗狼疮性肾炎和估计预后有价值。

知识链接

皮肤狼疮带试验

SLE患者表皮与真皮交界处往往有补体和免疫球蛋白沉积,在直接免疫荧光技术下可观察到一条串珠状荧光带,称之为狼疮带试验阳性。该试验在暴露的皮肤处阳性率高,采取腕上方的正常皮肤做检查,可提高本试验的特异性。一般取直径4mm的圆形皮肤即可。

该试验在皮损部位和正常部位均可呈阳性,但阳性率和特异性不同。皮损部位阳性率高,特异性相对低。正常皮肤阳性率低,但特异性相对较高。狼疮带试验是诊断SLE的指标之一。

(3) 其他:CT、X线及超声心动图检查分别有利于早期发现脑部的梗死灶或出血性病灶、肺部浸润及心血管病变。

考点: 掌握SLE的临床表现、免疫学检查特点。

【主要护理诊断/问题】

1. 皮肤完整性受损　与疾病所致的血管炎性反应等因素有关。
2. 口腔黏膜受损　与自身免疫反应、长期使用激素等因素有关。
3. 疼痛:慢性关节疼痛　与自身免疫反应有关。
4. 潜在并发症:慢性肾衰竭。
5. 焦虑　与病情反复发作、迁延不愈、面容改变及多脏器功能受损有关。

【护理措施】

(一) 一般护理

1. 休息和活动　活动期卧床休息。在疾病的缓解期可适当活动,动静结合。病情完全稳定后,可参加文娱活动或轻工作,患者应逐步增加活动,但要注意劳逸结合,避免过度劳累。

2. 饮食　鼓励进食高蛋白、富含维生素、高热量、低脂肪、易消化的饮食,少量多餐,宜软食。忌食芹菜、无花果、烟熏食品、蘑菇和辛辣食物。戒烟和禁饮咖啡。肾功能不全者,给予低盐、少量优质蛋白质饮食,限制水钠摄入,并记录24h出入量。意识障碍者鼻饲流质饮食。

(二) 病情观察

定时测量生命体征、体重、观察水肿的程度,尿量、尿色、尿液检查结果的变化,监测血清电解质、血肌酐、血尿素氮的改变。注意观察受累关节、肌肉疼痛的性质和程度。注意观察易感部位如口腔、皮肤的黏膜情况,加强口腔及皮肤的护理。观察患者是否有运动、泌尿、呼吸、循环、消化、血液、神经系统的变化。

(三) 治疗配合

SLE不能治愈,难以长期缓解。治疗目的在于控制病情及维持临床缓解。SLE宜早诊断、早治疗。

1. 药物治疗

(1) 糖皮质激素：是目前治疗重症自身免疫病的首选药物。多用泼尼松、泼尼松龙、甲基泼尼松龙，鞘内注射时用地塞米松。对不甚严重的病例，可先试用泼尼松 0.5～1mg/(kg·d)，晨起顿服。病情稳定后 2 周或疗程 8 周内，开始以每 1～2 周减 10% 的速度缓慢减量，减至小剂量 0.5mg/(kg·d) 后，减药速度按病情适当调慢。如果病情允许，维持治疗的激素剂量尽量小于泼尼松 10mg/d。

对于急性暴发性危重 SLE，如急进性肾衰竭、NP-SLE 的癫痫发作或明显精神症状、严重溶血性贫血等，可采用激素冲击疗法，即用甲泼尼龙 500～1000mg，溶于 5% 的葡萄糖 250ml 中，缓慢静滴每天 1 次，连用 3 天为 1 疗程。接着使用上述的大剂量泼尼松，如病情需要，1 周后可重复使用，可很快控制 SLE 暴发，但长期疗效并不确切。由于用药量大，应严密观察药物不良反应。

(2) 免疫抑制剂：活动程度较严重的 SLE，应同时给予大剂量激素和免疫抑制剂，后者常用的是环磷酰胺（CTX）或硫唑嘌呤。加用免疫抑制剂有利于更好地控制 SLE 活动，减少 SLE 暴发，以及减少激素的需要量。CTX 有胃肠道反应、肝损害、出血性膀胱炎、脱发等不良反应，尤其是血白细胞减少，应定期做检查，当血白细胞 $< 3 \times 10^9$/L 时，暂停使用。硫唑嘌呤不良反应主要是胃肠道反应、肝损害、骨髓抑制等。

(3) 非甾体类抗炎药：约 25% 的患者病情较轻，仅有疼痛和乏力等症状，不必给予糖皮质激素治疗。SLE 患者关节痛、关节炎、肌痛、发热和轻微浆膜炎等症状可予非甾体类抗炎药（NSAID）治疗。常用药物有阿司匹林、吲哚美辛、布洛芬、萘普生等。

(4) 抗疟药：包括羟氯喹和氯喹。对皮疹、关节痛及轻症患者有效。肝肾功能影响很小，久服后可能对视力有一定影响，氯喹可造成心肌损害。

(5) 雷公藤总苷：雷公藤总苷有一定疗效，但不良反应较大，主要为对性腺的毒性，女性可停经，男性可精子减少，雷公藤制剂对于儿童和希望生育的夫妇应当慎用，以免影响生育。此外，尚有胃肠道反应、肝损害、白细胞减少等不良反应。

(6) 静脉注射大剂量丙种球蛋白（IVIG）：适用于病情严重和（或）并发全身严重感染者，对重症血小板减少性紫癜有效。

2. 用药护理

(1) 应用非甾体类抗炎药、肾上腺糖皮质激素、免疫抑制剂的护理详见本章第一节"风湿性疾病患者常见症状体征的护理"。

(2) 雷公藤不良反应较大。长期应用氯喹可引起视网膜退行性变，应定期检查眼底。

(四) 对症护理

1. 皮肤完整性受损　详见本章第一节"风湿性疾病患者常见症状体征的护理"。

2. 口腔黏膜受损　有口腔黏膜破损时，每天晨起、睡前和进餐前后用漱口液漱口；有口腔黏膜溃疡者在漱口后用中药冰硼散或锡类散涂覆溃疡处，可促进愈合；对有口腔感染病灶者，遵医嘱局部使用抗生素。

3. 疼痛——慢性关节疼痛　详见本章第一节"风湿性疾病患者常见症状体征的护理。

4. 潜在并发症——慢性肾衰竭

(1) 休息与活动：急性活动期应卧床休息，以减少能量消耗，保护脏器功能，预防并发症。缓解期或病情稳定的患者可适当活动。

(2) 饮食：肾功能不全者，给予低盐、少量优质蛋白质饮食，限制水钠摄入。意识障碍者，鼻饲流质饮食，必要时遵医嘱给予静脉补充足够的营养。

（3）病情监测：监测生命体征，定时监测 24h 出入量、体重，观察水肿的程度、尿量、尿色、尿液检查结果的变化，监测血清电解质、血肌酐、血尿素氮的改变。

5．焦虑　详见本章第一节"风湿性疾病患者常见症状体征的护理"。

（五）心理护理

系统性红斑狼疮不能治愈，难以长期缓解，给患者及家属带来巨大的心理压力。医护人员应加强与患者的沟通，使患者认识到不良心态不利于疾病的康复。同时加强护理，防止患者发生意外。鼓励亲人朋友多陪伴患者，使其获得感情支持。

【健康指导】

1．疾病知识宣教　向患者及家属介绍本病的有关知识，使其了解本病并非"不治之症"。若能及时有效治疗，病情可以长期缓解，为患者创造一个有利于恢复健康的氛围。

2．避免诱因　指导患者要避免一切可能诱发本病的因素。如阳光直射、妊娠、分娩、药物及手术等。禁用碱性过强的肥皂清洁皮肤，用温水洗脸，忌用各类化妆品。

3．病情监测指导　定时测量生命体征、体重，观察水肿的程度，尿量、尿色的变化，观察皮疹的变化。观察患者是否有运动、泌尿、呼吸、循环、消化、血液、神经系统的变化。定期门诊复查，争取病情稳定、长期缓解，减少复发。

4．用药指导　坚持按医嘱治疗，不可擅自改变药物剂量或突然停药，并教会其观察药物疗效和不良反应。

5．生育指导　育龄妇女应避孕，且不宜服用雌激素类避孕药，病情活动伴有心、肺、肾功能不全者属妊娠禁忌。病情稳定及肾功能正常者可受孕，并在医生指导下妊娠。

考点：SLE 护理诊断、护理措施及健康指导。

小结	1．临床特点　系统性红斑狼疮是一种慢性系统性自身免疫病，血清中出现以抗核抗体为代表的多种自身抗体，损害各个系统、脏器和组织。病程以病情缓解和急性发作性交替为特点。目前认为可能与遗传、雌激素、环境等因素有关。最显著的特征为面部蝶形红斑。狼疮肾炎是 SLE 最常见和严重的临床表现。SLE 患者肾活检受累几乎为 100%。抗核抗体（ANA）是目前最佳的 SLE 筛选试验。抗 ds-DNA 抗体诊断特异性较高。多出现在 SLE 的活动期，与疾病活动性及预后有关。抗 Sm 抗体可作为回顾性诊断的重要依据。 2．护理要点　在疾病的活动期卧床休息，缓解期可适当活动。忌食芹菜、无花果、烟熏食品、蘑菇和辛辣食物。戒烟和禁饮咖啡。了解本病的治疗要点及常用药物的副作用。预防诱因，做好病情监测指导，防治并发症是健康指导的重点。

第三节　类风湿关节炎患者的护理

> **学习目标**
>
> 识记：
> 1. 复述类风湿关节炎的概念。
> 2. 说出类风湿关节炎患者关节受累的临床特点。
>
> 理解：
> 1. 归纳患者的风湿因子检查的临床意义。
> 2. 概括类风湿关节炎的治疗配合。
>
> 运用：
> 1. 按照护理程序对类风湿关节炎患者采取整体护理。
> 2. 对类风湿关节炎患者采取有针对性的健康指导。

类风湿关节炎（rheumatoid arthritis，RA）是对关节功能破坏性最强的疾病之一，是一种主要累及关节，以慢性、对称性、周围性多关节炎为主要特征的自身免疫性疾病。临床表现为关节疼痛、肿胀、功能下降。当炎症破坏软骨和骨质时，出现关节畸形和功能障碍。

RA 分布于世界各地。我国的患病率为 0.32%～0.36%。任何年龄都可发病，男女之比为 1∶3，在成人任何年龄均可发病，以 35～50 岁为发病高峰。

RA 的发病原因目前仍不明确，可能是与感染和遗传因素有关。目前尚未证实有导致本病的直接感染因子，但临床及实验研究资料表明一些细菌、病毒、支原体等的感染与 RA 关系密切。流行病学调查显示 RA 的家族及同卵双胞胎中的发病率约 15%，说明本病有一定的遗传倾向。

> **案例**
>
> 患者，女，35 岁。5 年前开始两手关节肿胀疼痛伴晨僵。近 1 年来指关节、腕关节均变形。患者对未来状况感到悲哀。检查：生命体征正常。实验室检查：血红蛋白 100g/L。红细胞沉降率加快。类风湿因子阳性。关节片示：指关节、腕关节骨质疏松，关节间隙变窄。诊断为：类风湿关节炎。
>
> 思考：
> 1. 该患者存在的护理问题有哪些？
> 2. 类风湿关节炎关节受累的临床典型表现是什么？如何护理晨僵？

【护理评估】

1. 健康史　了解患者以往有无病原体（如支原体、分支杆菌、肠道细菌、病毒等）感染，有无关节痛及创伤史，是否有关节以外的表现，如发热、风湿结节、心包炎等。了解患者的亲属中有无 RA 的发生。

2. 身体评估　大部分患者起病缓慢，在出现明显的关节症状前可有乏力、全身不适、发热、纳差等症状。少数则起病较急剧，在数日内出现多个关节的症状。

（1）关节表现：典型患者表现为对称性多关节炎。多侵犯近端指间、掌指关节、腕关节及跖趾关节等小关节，其次为髋、膝、踝、肩、肘及颞颌关节。远端指间关节、脊柱、腰骶关节极少受累。

1）晨僵：95%以上的患者可出现晨僵。晨僵是 RA 突出的临床表现，持续时间多大于 1h。晨僵持续时间与关节炎症程度成正比，是观察本病活动性的指标之一。

2）疼痛与压痛：关节痛往往是最早的症状，多呈对称性、持续性疼痛，时轻时重，并伴有压痛。受累关节的皮肤可出现褐色色素沉着。

知识链接

关节疾病的分类

关节疾病可分为单关节疾病（1个关节受累）、少关节疾病（2~3个关节受累）、多关节疾病（超过3个关节受累）。肌肉骨骼症状持续时间小于6周称为急性病程，大于6周称为慢性病程。

3）关节肿胀：凡受累的关节均可肿胀，多因关节腔内积液或关节周围软组织炎症引起，亦多呈对称性。病程长者可因慢性炎症后肥厚而引起肿胀。关节炎性肿大而附近肌肉萎缩，关节呈梭形肿胀是 RA 的特征（图8-1）。

4）关节畸形：多见于较晚期患者。因滑膜炎的绒毛破坏了软骨和软骨下的骨质结构而造成关节纤维性或骨性强直，加之关节周围的肌腱、韧带受损使关节不能保持在正常位置，可出现不同程度的关节畸形。手的特征性表现包括：①腕关节桡侧偏移伴手指在掌指关节处尺侧偏移（图8-2），常有近端掌指关节半脱位（"Z"变形）。②近端指间关节过伸伴有远端指间关节代偿性弯曲（"天鹅颈"畸形）（图8-3）。③近端指间关节挛缩和远端指间关节延伸（"钮扣花"变形）（图8-4）。④第一指间关节过伸和第一掌指关节弯曲伴有继发性拇指运动功能丧失。

5）功能障碍：关节肿痛、结构破坏和畸形都会引起关节的活动障碍。

（2）关节外表现：RA 是一种系统性疾病，有多种关节外表现，当病情严重或关节症状突出时易见。

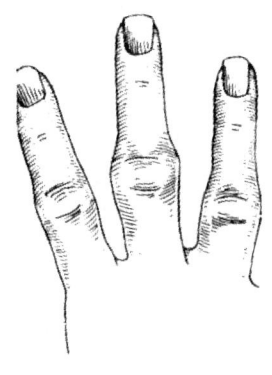

图8-1　梭形肿胀

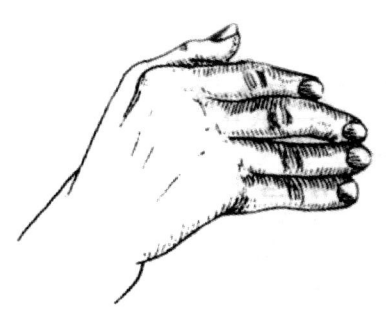

图8-2　尺侧偏斜

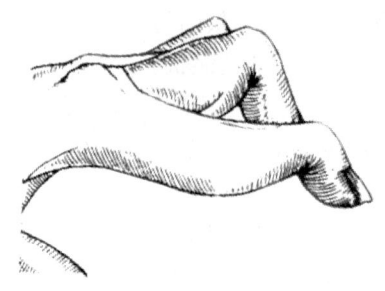
图 8-3 "天鹅颈"畸形

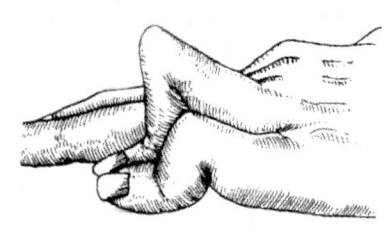
图 8-4 "钮扣花"畸形

1）类风湿结节：出现在 20%～30% 的患者，是本病较特异的皮肤表现，其出现提示病情活动。可在关节周围结构中出现，也可出现于深部内脏。浅表结节多位于关节隆突部及受压部位的皮下，最常见的部位是肘鹰嘴附近、枕、跟腱、近端尺骨。结节呈对称分布，质硬无压痛，大小不一，直径数毫米至数厘米不等。深部结节可出现在心包、胸膜、心肺实质组织、肠道及硬脑（脊）膜。肺部结节可发生液化，咳出后形成空洞。结节破溃后可并发感染，否则一般不引起不适症状。

2）类风湿血管炎：是关节外损害的基础，多影响中小血管，可发生于任何部位。类风湿血管炎多表现为甲床或指端小血管炎（甲床、甲缝和指腹小瘀斑），少数发生局部缺血性坏死（甲床梗死、指端坏死）或末梢知觉神经病变。见于严重 RA 和具有高滴度类风湿因子的患者。

3）其他：①肺。肺受累很常见，其中男性多于女性，有时可为首发症状。侵犯肺部可出现胸膜炎、肺间质性病变和结节样改变。②心脏。心脏受累常见的是心包炎，冠状动脉炎可引起心肌梗死。心包积液常和胸腔积液同时存在。③神经系统。RA 原发病多不累及中枢神经系统，但可引起周围神经病变。神经受压是 RA 患者出现神经系统病变的常见原因。受压的周围神经病变与相应关节的滑膜炎的严重程度相关。最常受累的神经有正中神经、尺神经以及桡神经。此外，神经系统病变还可有脊髓受压、周围神经炎的表现。④血液系统。患者的贫血程度通常和病情活动度相关，尤其是和关节的严重程度相关。RA 患者的贫血一般是正细胞正色素性贫血，部分患者出现小细胞低色素性贫血时，贫血因病变本身或服用非甾体抗炎药而造成胃肠道长期少量出血所致。弗尔蒂（Felty）综合征是指类风湿关节炎患者伴有脾大、中性粒细胞减少，有的甚至贫血和血小板减少。Felty 综合征可在关节炎好转后发展。Felty 综合征患者因有粒细胞减少，因此容易合并感染。⑤干燥综合征。可出现于 30%～40% 患者。口干、眼干的症状多不明显，必须通过各项检查方证实有干燥性角结膜炎和口干燥症。⑥肾。本病的血管炎很少累及肾，长期类风湿关节炎可并发肾淀粉样变性。另外，抗风湿药物也可引起肾损害。

> 考点：类风湿关节炎关节损害的临床表现、类风湿结节的临床特点。Felty 综合征的概念。

3．心理－社会状况　由于类风湿关节炎是慢性疾病，反复发作，常伴有关节疼痛、活动受限，甚至引起关节畸形和功能障碍，治疗效果又不明显，给日常生活、工作和社会交往带来诸多不便，评估患者是否产生悲观、沮丧等不良心理反应。

4．辅助检查

（1）血常规：活动性 RA 患者，常有轻至中度、正细胞正色素性贫血，血小板常增多，白细胞计数及分类多正常。病情活动期可有血沉增快，C反应蛋白增高。

(2) 免疫学检查

1) 类风湿因子（RF）：约70%患者血清中类风湿因子阳性，其滴度与本病的活动性和严重性成正比。类风湿因子是一种自身抗体，可分为IgM型、IgG型及IgA型，在常规临床中测得的是IgM型RF。类风湿因子并不是RA的特异性抗体。RF可出现在除本病外的多种疾病中，如系统性红斑狼疮、原发性干燥综合征、系统性硬化病、亚急性细菌性心内膜炎、慢性肺结核、乙型肝炎、高球蛋白血症等，甚至5%的正常人中也可出现低滴度的RF，RF在人群中出现的概率随年龄增长而增长，65岁以上的老年人有10%~20%的阳性率。因此仅有类风湿因子并不能确诊RA。

2) 免疫复合物和补体：70%患者血清中可出现各种不同类型的免疫复合物，尤其是活动期和急性期患者。急性期和活动期患者的血清补体均升高，但少数有血管炎者可出现低补体血症。

(3) 关节滑液检查：通过分析滑液，已确定有无炎症性关节病存在，但结果不具有特异性。正常人的关节腔内滑液不超过3.5ml，RA患者关节腔内滑液量常超过3.5ml，滑液中白细胞明显增多，可达 $2000 \times 10^6 \sim 75\,000 \times 10^6/L$，其中，中性粒细胞占优势。

(4) 关节X线检查：本项检查对本病的诊断、关节病变的分期、监测病变的演变均很重要。X线检查以手指和腕关节的X线摄片最有价值。对关节病变的分期及判断病情变化均很重要。可见关节周围软组织的肿胀阴影，关节端骨质稀疏（Ⅰ期），关节间隙因软骨的破坏变得狭窄（Ⅱ期），关节面出现虫蚀样破坏性改变（Ⅲ期），晚期可见关节半脱位和关节破坏后的纤维性和骨性强直（Ⅳ期）。

(5) 类风湿结节活检：典型的病理改变有助于诊断。

知识链接　　　　　**类风湿关节炎的诊断要点**

1987年修订的类风湿关节炎的诊断标准，7条标准中需要有4项或以上者可诊断为RA，(1)~(4)项病程至少持续6周。(1)晨僵：持续至少1h。(2)关节炎至少有3组肿胀或积液。(3)腕、掌指或近端指间关节中，至少1个关节区肿胀。(4)对称性关节肿。(5)类风湿结节。(6)类风湿因子阳性。(7)放射X线变化：至少可见骨质疏松或关节间隙的狭窄。然而，患者没有达到标准，尤其在疾病的早期，并不能排除诊断。

考点：类风湿因子临床意义及根据X线检查进行病变分期。

【主要护理诊断/问题】

1. 有失用综合征的危险　与关节疼痛、畸形引起功能障碍有关。
2. 预感性悲哀　与疾病久治不愈、关节可能致残、影响生活质量有关。
3. 疼痛：慢性关节疼痛　与炎症反应有关。
4. 自理缺陷　与关节疼痛、僵硬、功能障碍、疲乏有关。

【护理措施】

(一) 一般护理

1. 休息、体位 充足的休息，适当的体位，合理使用冷、热疗法等对疼痛的治疗至关重要。急性活动期，患者出现关节疼痛，且常伴有发热、乏力等全身症状，应卧床休息，以减少体力消耗，保护关节功能，避免脏器受损。限制受累关节活动，保护关节功能，保持关节的功能位，但不宜绝对卧床休息。病情缓解时指导患者进行功能锻炼。当病变发展至关节强直时，应保持关节的功能位置，必要时用夹板固定，以保持一定的生活自理能力。

2. 饮食护理 给予足量蛋白质、高维生素、营养丰富的饮食，多食富含钙、铁等的食物，预防骨质疏松与贫血。饮食宜清淡，易消化，忌辛辣，刺激性食物。

(二) 病情观察

了解关节疼痛的部位、关节肿胀和活动受限的程度，有无关节畸形，晨僵的程度，以判断病情及疗效。注意关节外症状。

(三) 治疗配合

RA的治疗至今尚无特效疗法。治疗目的包括：①减轻关节肿痛和关节外的症状。②控制关节炎的发展，防止和减少关节的破坏，保持受累关节的功能。③促进已破坏的关节骨的修复。为达到上述目的，早期诊断和早期治疗极为重要。治疗措施包括：一般治疗、药物治疗、外科手术治疗，其中以药物治疗最为重要。

1. 一般治疗 方法包括休息、关节制动（急性期）、关节功能锻炼（恢复期）、物理疗法等。卧床休息只适用于急性期、发热以及内脏受累的患者。

2. 药物治疗 WHO将类风湿关节炎的药物根据其作用分为两大类：改善症状的和控制疾病发展的。后一类药物目前尚在探索和试验阶段，下面主要介绍改善症状的一类药物。这类抗风湿药包括非甾体抗炎药、慢性抗风湿药、肾上腺糖皮质激素等。

(1) 非甾体抗炎药：主要通过抑制环氧化酶活性阻止前列腺素合成，达到控制关节肿痛、晨僵和发热的目的。该类药物是治疗RA不可缺少的、非特异性的对症治疗的药物。常用药物有肠溶阿司匹林，还可选用吲哚美辛、布洛芬等。

(2) 改变病情抗风湿药（disease modifying anti-rheumatic drug，DMARD）：是一组有不同化学结构的药物或生物制剂，有改善病情和延缓病情进展的作用。其特点是起效慢，临床症状的明显改善需1～6个月，停药后作用的消失亦慢，故曾称为慢作用抗风湿药。现纳入该组的生物制剂（如TNF-a拮抗剂、IL-1拮抗剂）起效迅速，故称其为慢作用抗风湿药已显不妥。抗风湿药多与非甾体抗炎药联合应用。常用药物有金制剂、抗疟药、青霉胺、硫唑嘌呤、甲氨蝶呤（MTX）、环磷酰胺、环孢素、雷公藤总苷等。一般首选甲氨蝶呤（MTX）。甲氨蝶呤不良反应有胃肠道反应、肝损害、骨髓抑制和口角糜烂等，停药后多能恢复。服用甲氨蝶呤的同时服用叶酸和甲酰四氢叶酸治疗，可在维持有效性的同时减小甲氨蝶呤的不良反应。金制剂分为注射及口服两种剂型。注射剂为硫代苹果酸金钠，现很少使用。口服金诺芬，3个月后起效，口服金制剂不良反应小，适于早期或轻型患者。常见副作用有口腔炎、皮炎、胃肠道反应、肾损害及造血系统损害等。青霉胺不良反应较多，包括胃肠道反应、骨髓抑制、肝肾损害、皮疹、口异味等。使用金制剂和青霉胺时应注意观察患者口腔及皮肤变化，观察有无蛋白尿、血尿，并定期做血尿常规检查。

(3) 肾上腺糖皮质激素：抗炎作用强，能迅速缓解症状，但不能根本控制疾病，停药后症状易复发。适用于活动期有关节外症状者，或关节炎明显而非甾体抗炎药无效者，或慢作用药尚未起效的患者。症状控制后递减，逐渐以非甾体抗炎药代替。常用药物有泼尼松，每日 30～40mg，症状控制后递减至每日 10mg 维持。患者不能自行增减剂量或停药，应在医生的指导下逐渐减量。密切观察药物的疗效及副作用。

3．外科手术治疗　包括关节置换和滑膜切除术。关节置换适用于较晚期有畸形并失去正常功能的大关节，术后可改善关节功能。滑膜切除术可在一定程度上缓解病情。

4．用药护理　类风湿关节病是一种慢性病，用药时间长，药物副作用多，应指导患者按照治疗计划定时、定量服药，不可随意加、减药量，或者停药。应用非甾体类抗炎药、肾上腺糖皮质激素详见本章第一节"风湿性疾病患者常见症状体征的护理"。

> 考点：掌握类风湿关节炎的常用药物及副作用。

（四）对症护理

1．有失用综合征的危险

(1) 休息与体位：详见本章第三节"类风湿性关节炎患者的护理"。

(2) 病情观察：了解关节疼痛的部位、患者对疼痛性质的描述、关节肿胀和活动受限的程度，有无关节畸形，晨僵的程度，以判断病情及疗效。注意关节外症状。

(3) 晨僵的护理：夜间睡眠戴弹力手套、保暖，可减轻晨僵的程度。鼓励患者早晨起床后行温水浴，或用热水浸泡僵硬的关节，而后活动关节。

(4) 预防关节失用：保护和促进关节功能，防止关节畸形和肌肉萎缩。急性期过后尽早适量锻炼，急性期后鼓励患者坚持主动和被动的全关节活动锻炼，鼓励患者及早下床活动，活动量以患者能够忍受为度，若活动后出现疼痛不适持续 2h 以上者，应减少活动量。配合物理疗法以减缓症状，如理疗、按摩等物理疗法，以增强局部血液循环，松弛肌肉。必要时提供适当的辅助工具，如拐杖、助行器、轮椅等，指导患者及家属合理使用辅助工具。

2．预感性悲哀

(1) 评估患者的心理反应：未确诊的患者主要表现为焦虑，一旦确诊，多数患者会产生恐惧、忧伤、失望等负面情绪。

(2) 提供心理支持：采取心理疏导、解释、安慰、鼓励等方法让患者表达出内心的悲伤情感。适时向患者介绍已缓解的典型病例或请一些病情稳定的患者进行现身说法。鼓励或组织患者之间进行养病经验的交流。

(3) 鼓励患者自我护理：帮助患者改变依赖模式，激发患者对家庭、社会的责任感，充分调动患者的潜力，正确对待疾病，积极与医护人员配合，训练独立生活的能力，体现生存价值。

(4) 建立社会支持体系：嘱咐家属亲友给患者以物质支持和精神鼓励，亲人的关心会使患者情绪稳定，从而增强战胜疾病的信心。鼓励患者参加集体活动，与其他患者交流，学习疾病的护理知识或参加娱乐活动，增强战胜疾病的信心。

3．疼痛　详见本章第一节"风湿性疾病患者常见症状体征的护理"。

4．自理缺陷　给患者以必要的协助。根据患者活动受限的程度，协助患者洗漱、进食、大小便及个人卫生等，并帮助患者合理安排生活，如将经常使用的物品放在患者健侧手伸手可及之处。若可能，鼓励患者用大肌群及大关节，以替代小关节的功能。急性期过后尽早适量锻炼，鼓励患者坚持主动和被动的全关节活动锻炼。活动量以患者能够忍受为度。

（五）心理护理

评估患者的心理反应，让患者了解疾病的基本知识，强调虽然病程较长但进展缓慢，合理治疗和功能锻炼可以避免或延缓致残。鼓励患者自我护理，督促家属亲友给患者以物质支持和精神鼓励，从而增强战胜疾病的信心。

> **考点**：类风湿关节炎的护理措施。

【健康指导】

1．疾病知识宣教　向患者及家属介绍本病的有关知识，使患者及家属了解疾病的性质、病程和治疗方案。

2．生活指导　指导患者合理饮食，多食富含蛋白质、维生素、钙、铁等食物，预防骨质疏松与贫血。急性期应卧床休息，限制受累关节活动，保持关节功能位。症状基本控制后，鼓励患者及早下床活动，活动量以患者能承受为限，由被动运动向主动运动渐进，可配合理疗，促进血液循环。

3．病情监测指导　监测晨僵、关节肿痛等临床表现有无好转，定期门诊复查，以免重要脏器受损。

4．用药指导　坚持按医嘱治疗，不可擅自改变药物剂量或突然停药。向患者详细介绍所用药物的名称、剂量、给药时间和方法等，一旦出现不良反应，应及时就诊。

小结

1．临床特点　类风湿关节炎是一种主要累及关节，以慢性、对称性、周围性多关节炎为主要特征的自身免疫性疾病。典型患者表现为对称性多关节炎。关节痛往往是最早的症状，关节畸形多见于较晚期患者。类风湿结节是本病较特异的皮肤表现，浅表结节多位于关节隆突部及受压部位的皮下，其出现提示病情活动。类风湿因子（RF）的滴度与本病的活动性和严重性成正比，是一种自身抗体，但不是RA的特异性抗体。

2．护理要点　急性活动期，患者出现关节疼痛，且常伴有发热、乏力等全身症状，应卧床休息。给予足量蛋白质、高维生素、营养丰富的饮食，多食富含钙、铁等的食物，预防骨质疏松与贫血。晨僵的护理：夜间睡眠戴弹力手套、保暖，可减轻晨僵的程度。鼓励患者早晨起床后行温水浴，或用热水浸泡僵硬的关节，而后活动关节。症状基本控制后，鼓励患者及早下床活动。对患者做好用药指导及病情监测指导。

（尚庆娟）

第九章　神经系统疾病患者的护理

神经系统是人体最精细、结构和功能最复杂的系统，按解剖结构分为中枢神经系统（包括脑、脊髓）和周围神经系统（包括脑神经、脊神经），按其功能又分为躯体神经系统和自主神经系统。中枢神经系统分析、综合来自内外环境的信息，周围神经系统接受信息、传递神经冲动。两者相互结合，完成机体的统一协调活动，以保持内环境稳定和与外环境相适应。神经系统疾病是指神经系统与骨骼肌由于血管病变、感染、变性、肿瘤、遗传、中毒、免疫障碍、先天发育异常、营养缺陷和代谢障碍等所致的疾病，其主要临床表现为运动、感觉和反射障碍，如病变累及大脑时，常出现意识障碍与精神症状。神经系统疾病具有起病急、病情重、症状广泛而复杂的特点，是导致人类死亡和残障的主要原因之一。在引起人类四大死亡原因的心血管病、肿瘤、脑血管病和老年变性病中，神经系统疾病占了两个。近年来随着社会和医学科学的发展，我国神经系统疾病谱也相应发生变化，帕金森病等老年变性病呈日益增多趋势。随着人们生活方式和环境的改变，脑血管病的发病也有年轻化倾向。同时随着神经系统疾病诊断、治疗技术与康复护理的长足发展，重症肌无力、急性炎症性脱髓鞘性多发性神经病及出血性脑卒中等危急重症疾病的抢救成功率得到明显提高，致残率下降。然而，由于目前研究水平和认识水平的限制，许多神经系统疾病的病因和确切的发病机制还不清楚，极大地影响了诊断、治疗和护理，使神经科学的发展面临许多严峻的问题。例如，怎样做好脑血管病的一级预防减少其发病率，如何落实脑卒中患者的早期康复干预减轻致残、提高其生活质量等，都给护理工作带来很多新的挑战，需要我们为之共同努力，任重而道远。

第一节　神经系统疾病患者常见症状体征的护理

学习目标	识记： 1. 复述神经系统疾病常见症状体征的含义。 2. 识别神经系统疾病常见症状体征的相关因素。 3. 说出神经系统疾病常见症状典型临床表现。 理解： 1. 解释神经系统疾病常见症状体征的发病机制。 2. 归纳与神经系统疾病常见症状体征相关的常用护理诊断。 运用： 1. 按照护理程序护理头痛、意识障碍、语言障碍患者。 2. 对运动障碍和感觉障碍患者进行有针对性的健康指导。

一、头痛

头痛（headache）是指外眦、外耳道与枕外隆突连线以上部位的疼痛，而面痛指上述连线以下到下颌部的疼痛。头痛为临床常见的症状，各种原因刺激颅内外的疼痛敏感结构都可引起头痛。颅内的血管、神经和脑膜以及颅外的骨膜、血管、头皮、颈肌、韧带等均属头痛的敏感结构。这些敏感结构受挤压、牵拉、移位、炎症、血管的扩张与痉挛、肌肉的紧张性收缩等均可引起头痛。

头痛的常见类型有：①偏头痛，主要是由颅内外血管收缩与舒张功能障碍引起，多为一侧颞部搏动性头痛，亦可为双侧头痛或由一侧头痛开始发展为双侧头痛。典型偏头痛在头痛发作前先有视觉症状，表现为视物模糊、眼前闪光、暗点，甚至有的患者可描述为眼前出现锯齿状视物缺损等视觉先兆，但多数偏头痛并无先兆。在安静休息、睡眠后或服用止痛药物后头痛可缓解，但常反复发作，患者多有偏头痛家族史。②高颅压性头痛，由于颅内压力增高，刺激、挤压颅内血管、神经及脑膜等疼痛敏感结构而出现头痛。头痛常为持续性的整个头部胀痛，阵发性加剧，伴有喷射状呕吐及视力障碍。③颅外局部因素所致头痛，此种头痛可以是急性发作，也可为慢性持续性头痛。常见的局部因素有眼源性头痛、耳源性头痛、鼻源性头痛等。④紧张性头痛，紧张性头痛亦称神经性或精神性头痛，无固定部位，多表现为持续性闷痛、胀痛，常伴有心悸、失眠、多梦、多虑、紧张等症状。

知识链接 头痛疾患的国际分类

1. 原发性头痛　①偏头痛；②紧张性头痛；③丛集性头痛和其他三叉自主神经痛；④其他原发性头痛。

2. 继发性头痛　①头颈部外伤引起的头痛；②头颈部血管性病变引起的头痛；③非血管性颅内疾病引起的头痛；④某一物质或某一物质戒断引起的头痛；⑤感染引起的头痛；⑥内环境紊乱引起的头痛；⑦头颅、颈、眼、耳、鼻、鼻窦、牙齿、口或其他颜面部结构病变引起的头痛或面痛；⑧精神疾病引起的头痛。

3. 脑神经痛、中枢和原发性面及其他头痛。

【护理评估】

1．健康史

（1）询问患者有无颅内感染、血管病变、占位性病变及颅脑外伤等颅内外疾病病史。

（2）有无头颅邻近器官或组织，如五官、颈椎、颈项肌肉病变的病史。

（3）有无发热性疾病、高血压、缺氧、中毒及尿毒症等全身性疾病病史。

（4）了解患者的年龄与性别、睡眠和职业状况、既往史、服药史和家族史等一般情况对头痛发病的影响。

2．身体评估

（1）了解头痛的部位、性质和程度：询问是全头痛还是局部头痛，是搏动性头痛还是胀痛、钻痛、钝痛、触痛、撕裂痛或紧箍痛，是轻微痛、剧烈痛还是无法忍受的疼痛。

（2）头痛的规律：询问头痛发病的急缓，是持续性还是发作性，起始与持续时间，发作频率，激发、加重或缓解的因素。

（3）有无先兆及伴发症状：如头晕、恶心、呕吐、面色苍白或潮红、视物不清、晕厥或昏迷等。典型偏头痛发作常有视觉先兆和伴有恶心、呕吐、畏光，颅内感染所致头痛常伴高热。

（4）护理体检：检查意识、瞳孔大小及对光反射，生命体征，神经精神状况。

> **考点**：头痛的身体评估。

3．心理-社会状况　了解患者是否因长期反复头痛而出现恐惧、忧郁、焦虑心理，了解患者的职业、工作生活环境。

4．辅助检查

（1）脑脊液检查：有无脑脊液压力增高，是否为无色透明脑脊液，有无炎性改变等。

（2）CT或MRI检查：检查颅内、外肿瘤，外伤等病灶，协助诊断。

【主要护理诊断/问题】

疼痛：头痛　与颅内外血管舒缩功能障碍或脑部器质性病变等因素有关。

【护理措施】

（一）一般护理

保持环境安静、舒适、光线柔和。非器质性头痛患者增加休息和睡眠时间。器质性头痛患者应绝对卧床休息，减少头部活动。颅内高压患者床头可抬高15°～30°，呕吐时头应偏向一侧，防止误吸窒息。

（二）病情观察

密切观察头痛的部位、性质、持续时间、频率、程度及伴随症状，注意观察患者的生命体征、意识及瞳孔的变化，发现异常立即报告医师并协助处理。

（三）治疗配合

头痛的防治原则包括病因治疗、对症治疗和预防性治疗。病因明确的病例应尽早去除病因，如颅内感染应抗感染治疗。对于病因不能立即纠正的继发性头痛及各种原发性头痛急性发作，可给予止痛等对症治疗以终止或减轻头痛症状。对慢性头痛呈反复发作者应给予适当的预防性治疗，以防头痛频繁发作。

1．告知患者避免可能诱发或加重头痛的因素，如情绪紧张、进食某些食物、饮酒、用力性动作等。

2．指导患者缓慢深呼吸，听轻音乐、练习气功、生物反馈治疗，引导式想象，冷、热敷以及理疗、按摩、指压止痛法等以减轻头痛。

3．遵医嘱运用药物止痛对症护理，密切观察毒副作用。告知止痛药物的作用与不良反应，让患者了解药物依赖性或成瘾性的特点，如大量使用止痛剂，滥用麦角胺咖啡因可致药物依赖。指导患者遵医嘱正确服药。

（四）心理疏导

长期反复发作的头痛，患者可能出现焦虑、紧张心理，要理解、同情患者的痛苦，耐心解释、适当诱导，解除其思想顾虑，训练身心放松，鼓励患者树立信心，积极配合治疗。

二、意识障碍

意识障碍（disturbance of consciousness）是指人对外界环境刺激缺乏反应的一种精神状

态。由于颅内疾病、全身感染性疾病、心血管疾病、代谢性疾病及中毒性疾病等原因导致大脑皮质、皮质下结构、脑干网状上行激活系统等部位的损害或功能抑制，均可出现意识障碍。临床上通过患者的言语反应、对针刺的痛觉反应、瞳孔光反射、吞咽反射、角膜反射等来判断意识障碍的程度。

案例

患者，女性，30岁。晨起发现意识障碍伴口唇樱桃红色2h。该患者处于熟睡状态，压眶上神经可被唤醒，但很快又入睡，醒时答非所问。

思考：
1. 该患者意识障碍程度如何判断？
2. 最可能的病因是什么？

【护理评估】

1. 健康史

(1) 详细了解患者的发病方式及过程。

(2) 询问患者既往健康状况，如有无高血压、心脏病、内分泌疾病及代谢疾病等病史，有无受凉、感染、外伤或急性中毒病史，有无癫痫病史。

(3) 评估患者的家庭背景、家属的精神状态、心理承受能力、对患者的关心程度及对预后的期望。

2. 身体评估

(1) 了解有无意识障碍及其类型：观察患者的自发活动和身体姿势，是否有牵扯衣服、自发咀嚼、眨眼或打哈欠，是否有对外界的注视或视觉追随，是否自发改变姿势等，以了解有无意识障碍及其类型。

1) 以觉醒度改变为主的意识障碍，包括嗜睡、昏睡、浅昏迷、中昏迷及深昏迷。①嗜睡，是意识障碍的早期表现，患者表现为睡眠时间过度延长，能被叫醒，醒后可勉强配合检查及回答简单问题，停止刺激后患者又继续入睡。②昏睡，是一种比嗜睡较重的意识障碍，患者处于沉睡状态，正常的外界刺激不能使其觉醒，须经高声呼唤或其他较强刺激方可唤醒，对语言的反应能力尚未完全丧失，可做含糊、简单而不完全的答话，停止刺激后又很快入睡。③昏迷，是一种最为严重的意识障碍，患者意识完全丧失，各种强刺激不能使其觉醒，无有目的的自主活动，不能自发睁眼。按其严重程度可分为3级：浅昏迷，意识完全丧失，仍有较少的无意识自发动作，对周围事物及声、光等刺激全无反应，对强烈刺激如疼痛刺激可有回避动作及痛苦表情，但不能觉醒，吞咽反射、咳嗽反射、角膜反射以及瞳孔对光反射仍然存在，生命体征无明显改变；中昏迷，对外界的正常刺激均无反应，自发动作很少，对强刺激的防御反射、角膜反射和瞳孔对光反射减弱，大小便潴留或失禁，生命体征已有改变；深昏迷，对外界任何刺激均无反应，全身肌肉松弛，无任何自主运动，眼球固定，瞳孔散大，各种反射消失，大小便多失禁，生命体征明显改变，呼吸不规则，血压或有下降。

2) 以意识内容改变为主的意识障碍，包括意识模糊和谵妄。①意识模糊，表现为注意力减退，情感反应淡漠，定向力障碍，活动减少，语言缺乏连贯性，对外界刺激可有反应，但低于正常水平。②谵妄，是一种急性的脑高级功能障碍，患者对周围环境的认识及反应能力均有下降，表现为认知、注意力、定向、记忆功能受损，思维推理迟钝，语言功能障碍，错觉，幻觉，睡眠觉醒周期紊乱等，可表现为紧张、恐惧和兴奋不安，甚至可有冲动和攻击行为。

3）特殊类型的意识障碍：①去皮质综合征，患者无意识地睁眼闭眼，对光反射、角膜反射存在，对外界刺激无意识反应，无自发性言语及有目的的动作，呈上肢屈曲、下肢伸直的去皮质强直姿势，常有病理征，见于大脑广泛损害。②无动性缄默症，患者无意识地睁眼或眼球运动，四肢不能动，肌肉放松，出现不典型去脑强直姿势，对外界刺激无反应，无病理征，伴自主神经功能紊乱，但睡眠觉醒周期存在，为脑干上部和丘脑的网状激活系统损害所致。③植物状态，是指大脑半球严重受损而脑干功能相对保留的一种状态，患者对自身和外界的认知功能完全丧失，呼之不应，不能与外界交流，有自发或反射性睁眼，存在吸吮、咀嚼和吞咽等原始反射，有觉醒睡眠周期，大小便失禁。颅脑外伤后植物状态持续12个月以上，其他原因持续3个月以上称持续植物状态。

 知识链接

脑死亡

指全脑（包括大脑、小脑和脑干）功能的不可逆性丧失，表现为意识丧失、呼吸停止、脑干和脑神经反射全部消失，但脊髓反射可以存在。现代医学观点认为一旦发生脑死亡，即意味着生命的终止。患者必须同时具备3项基本条件：深昏迷、自主呼吸停止和脑干反射全部消失。目前我国尚未颁布脑死亡的判断标准，须待国家有关法规正式实施后才能诊断脑死亡。

（2）判断意识障碍的程度：通过言语、针刺及压迫眶上神经等刺激，检查患者能否回答问题，有无睁眼动作和肢体反应情况。

（3）护理体检：检查瞳孔是否等大等圆，光反射是否灵敏；观察生命体征变化，尤其注意有无呼吸节律与频率的改变；评估有无肢体瘫痪、头颅外伤；耳、鼻、结膜有无出血或渗液；皮肤有无破损、发绀、出血、水肿、多汗；脑膜刺激征是否阳性。

考点：意识障碍的身体评估。

3．心理-社会状况　急性意识障碍患者常常给家属带来不安和恐惧。慢性意识障碍患者行为意识紊乱，给家属增添负担，家属产生厌烦心理和言行，导致患者出现不良的心理状态。

4．辅助检查　脑电图是否提示脑功能受损，血液生化检查血糖、血脂、电解质及血常规是否正常，头部CT、MRI检查有无异常发现。

【主要护理诊断/问题】

1．急性意识障碍　与脑组织受损、功能障碍有关。

2．有受伤的危险　与脑组织受损导致的意识障碍有关。

【护理措施】

（一）一般护理

1．保持呼吸道通畅　平卧头偏向一侧或侧卧位，开放气道，取下活动性义齿，及时清除口鼻分泌物和吸痰，防止舌根后坠、窒息、误吸或肺部感染。

2．饮食护理　给予高维生素、高热量饮食，补充足够的水分。遵医嘱鼻饲流质者应定时喂食，保证足够的营养供给。喂食前后抬高床头防止食物反流。

3．日常生活护理　卧气垫床或按摩床，保持床单整洁、干燥，减少皮肤的机械性刺激，定时给予翻身、拍背，按摩骨突受压处，预防压疮。做好大小便的护理，保持外阴皮肤清洁，预防尿路感染。注意口腔卫生，不能自主进食者应每天口腔护理2～3次，防止口腔感染。谵妄躁动者加床栏，必要时做适当的约束，防止坠床和自伤、伤人。慎用热水袋防止烫伤。

（二）病情观察

严密监测并记录生命体征及意识、瞳孔变化，观察有无恶心、呕吐及呕吐物的性状与量，准确记录出入水量，预防消化道出血和脑疝发生，并做好抢救准备等。

（三）心理护理

关心、体贴患者，多与家属沟通，详细解释患者病情进展，解除家属的焦虑、紧张情绪。

三、语言障碍

语言障碍（language disorders）可分为失语症和构音障碍。由于大脑语言中枢的病变使患者的听、说、阅读和书写能力丧失或残缺称之为失语症。构音障碍是因神经肌肉的器质性病变，造成发音器官的肌肉无力、瘫痪，或肌张力异常和运动不协调等而出现的发声、发音、共鸣、韵律、吐字不清等异常。

案例

患者男性，72岁。因脑梗死住院。护士体检时让患者说"帽子"，患者说成"袜子"，多次反复做类似演练，得到同样的结果，患者发音清晰，语言流利，患者无听力障碍。分析病例。

思考：
1．该患者首优的护理问题是什么？
2．为什么患者将"帽子"说成"袜子"？

【护理评估】

1．健康史　评估患者有无言语交流方面的困难，注意语言是否含混不清或错语。了解患者的文化水平、语言背景、心理状态，观察有无孤独、烦躁及自卑情绪。

2．身体评估

（1）评估内容：评估患者的意识水平、精神状态及行为表现，检查有无定向力、注意力、记忆力和计算力的异常。评估患者能否进行自发性谈话、命名及复述，有无音调、速度及韵律的改变，能否理解他人语言，按照检查者指令执行有目的的动作，能否自发书写姓名、地址和辨词朗读。观察患者有无面部表情改变、流涎或口腔滞留食物等。

（2）临床特点

1）失语症：见表9-1。

表 9-1 临床常见失语症的临床特点和伴随症状

类型	临床特点	伴随症状
运动性失语	口语表达障碍，非流利型口语、语言缺乏、语法缺失、电报样语言	轻偏瘫
感觉性失语	流利型口语，口语理解严重障碍，语法完好；有新语、错语和词语堆砌	视野缺损
传导性失语	复述不能、理解表达完好	
命名性失语	命名不能	
完全性失语	所有语言功能明显障碍	偏瘫、偏身感觉障碍
失写	能抄写，不能自发书写或写出的句子有遗漏错误	运动或感觉性失语
失读	不认识文字、词句、图画	不能书写和抄写

2）构音障碍：为发音含糊不清而用词正确，与发音清楚用词不正确的失语不同。构音障碍由以下病变引起：下运动神经元病变，如面瘫可产生唇音障碍；迷走神经和舌下神经的周围性或核性麻痹时发音不清楚、无力、带有鼻音；上运动神经元疾病，如急性脑卒中所致一侧皮质延髓束病变只引起暂时的构音障碍；脑性瘫痪、两侧大脑半球病变所致的假性球麻痹等引起双侧皮质延髓束损害时均产生构音不清；肌肉本身病变，如肌营养不良中的面肌麻痹影响发音；重症肌无力侵犯咽喉部肌肉时可引起构音障碍；锥体外系统疾病和小脑病变由于肌张力增高亦出现构音障碍。

考点：语言障碍的身体评估。

3．辅助检查 头部 CT、MRI 检查及肌电图检查有无异常，新斯的明试验是否为阳性反应等。

【主要护理诊断/问题】
语言沟通障碍 与大脑语言中枢病变或发音器官的神经肌肉受损有关。

【护理措施】
（一）心理护理
体贴、关心、尊重患者，避免挫伤患者自尊心的言行。鼓励患者克服害羞心理，大声说话，当患者进行尝试和获得成功时给予表扬。鼓励家属、朋友多与患者交谈，并耐心、缓慢、清楚地解释每个问题，直至患者理解。营造一种和谐的亲情氛围和轻松、安静的语言交流环境。

（二）沟通方法指导
鼓励患者采取任何有效的方式向医护人员和家属表达自己的需要。根据患者情况，可选一些实用性的非语言交流手段进行交流沟通，如手势的运用、利用符号、图画、交流画板等。

（三）语言康复训练
由患者、家属及参与语言康复训练的医护人员共同制订语言康复计划，让患者、家属理解康复目标的设立既要考虑到患者希望达到的主观要求，又要兼顾康复效果的客观可能性。根据病情选择适当的训练方法，原则上是轻症者以直接改善其功能为目标，而重症者则重点放在活化其残存功能或进行试验性的治疗。语言的康复训练是一个由少到多、由易到难、由简单到复杂的过程，训练中应根据患者病情及情绪状态，循序渐进地进行训练。

四、运动障碍

运动障碍是指因神经系统执行运动功能的部分发生病变而引起的异常,可分为瘫痪、僵硬、不随意运动及共济失调等。常见于脑和脊髓的感染及占位性病变、脑外伤、脑血管病、中毒及脑先天畸形等。

【护理评估】

1. 健康史 询问患者有无脑实质及脑脊髓膜急慢性感染、脑外伤、脑血管病变、脑肿瘤等病史。了解患者起病的缓急,运动障碍的性质、分布、程度及伴发症状。注意有无发热、抽搐或疼痛,是否继发损伤。饮食和食欲情况,是否饱餐或酗酒。过去有无类似发作病史,有无药物或毒物中毒史等。是否因肢体运动障碍而产生急躁、焦虑情绪或悲观、抑郁心理。

2. 身体评估

(1)瘫痪:肢体因肌力下降而出现运动障碍称为瘫痪。

1)瘫痪的性质:不伴肌张力增高者称弛缓性瘫痪(又称周围性瘫痪或软瘫),伴有肌张力增高者称痉挛性瘫痪(又称中枢性瘫痪或硬瘫)。按病变部位可分为上运动神经元瘫痪和下运动神经元瘫痪,二者的区别见表9-2。

表9-2 上、下运动神经元瘫痪的鉴别

鉴别要点	上运动神经元瘫痪	下运动神经元瘫痪
瘫痪分布	以整个肢体为主(单瘫、偏瘫)	以肌群为主
肌张力	增高	减低
腱反射	增强	减低或消失
病理反射	有	无
肌萎缩	无或轻度失用性萎缩	明显
肌束颤动	无	有
肌电图		
神经传导	正常	异常
失神经电位	无	有

2)瘫痪的类型:①局限性瘫痪——为某一神经根支配区或某些肌群无力。如单神经病变、局限性肌病、肌炎等所致的肌肉无力。②单瘫——单个肢体的运动不能或运动无力,多为一个上肢或一个下肢。病变部位在大脑半球、脊髓前角细胞、周围神经或肌肉等。③偏瘫——一侧面部和肢体瘫痪,常伴有瘫痪侧肌张力增高、腱反射亢进和病理征阳性等体征。多见于一侧大脑半球病变,如内囊出血、大脑半球肿瘤、脑梗死等。④交叉性瘫痪——指病变侧脑神经麻痹和对侧肢体瘫痪。中脑病变时表现病灶侧动眼神经麻痹,对侧肢体瘫痪;脑桥病变时表现病灶侧展神经、面神经麻痹和对侧肢体瘫痪;延脑病变时表现病灶侧舌下神经麻痹和对侧肢体瘫痪。此种交叉性瘫痪常见于脑干肿瘤、炎症和血管性病变。⑤截瘫——双下肢瘫痪称截瘫,多见于脊髓胸腰段的炎症、外伤、肿瘤等引起的脊髓横贯性损害。⑥四肢瘫痪:四肢不能运动或肌力减退。见于高颈段脊髓病变和周围神经病变。

3)肌力测评:肌力是受试者主动运动时肌肉产生的收缩力。肌力分为6级,其分级标准见表9-3。

表 9-3　肌力的分级

分级	临床表现
0 级	肌肉无任何收缩（完全瘫痪）
1 级	肌肉可轻微收缩，但不能产生动作（不能活动关节）
2 级	肢体收缩能引起关节活动，但不能抵抗地球引力，即不能抬起
3 级	肢体能抵抗重力离开床面，但不能抵抗阻力
4 级	肢体能作抗阻力运动，但未达到正常
5 级	肌力正常

（2）僵硬：指肌张力增高所引起的肌肉僵硬、活动受限或不能活动的一组综合征，包括痉挛、僵直及强直等。由中枢神经、周围神经、肌肉及神经肌肉接头的病变所引起。

（3）不随意运动：由锥体外系统病变引起的不随意志控制的无规律、无目的的面、舌、肢体及躯干等骨骼肌的不自主活动。表现为震颤、舞蹈样动作、手足徐动及扭转痉挛等。不随意运动的症状随睡眠而消失。

（4）共济失调：指由本体感觉、前庭迷路及小脑系统损害所引起的机体维持平衡和协调不良所产生的临床综合征。包括小脑性共济失调、大脑性共济失调及脊髓性共济失调。

考点：运动障碍的身体评估。

3．心理-社会状况　患者因瘫痪、僵硬及不随意运动等导致生活不能自理，易产生急躁、焦虑、抑郁、烦恼、自卑及悲观等心理。

4．辅助检查

（1）血液生化检查：可检测血清铜蓝蛋白、抗"O"、血沉、肌酶谱、血清钾有无异常。

（2）CT、MRI 检查：可了解中枢神经系统有无病灶。

（3）肌电图检查：可了解脊髓前角细胞、神经传导速度及肌肉有无异常。

（4）必要时做神经肌肉活检，可鉴别各种肌病和周围神经病。

【主要护理诊断/问题】

1．躯体活动障碍　与大脑、小脑、脊髓病变及神经肌肉受损、肢体瘫痪或协调能力异常有关。

2．有失用综合征的危险　与肢体瘫痪、长期卧床有关。

【护理措施】

（一）一般护理

1．帮助卧床患者建立舒适卧位，向患者及家属讲明翻身、拍背的重要性，协助定时翻身、拍背，按摩关节和骨隆突部位。促进肢体血液循环，增进睡眠。

2．鼓励患者摄取充足的水分和均衡的饮食，养成定时排便的习惯，便秘者可适当运动和按摩下腹部，促进肠蠕动，预防肠胀气，保持大便通畅。

3．保持床单位整洁、干燥、无渣屑，减少对皮肤的机械性刺激。患者需在床上大、小便时，为其提供方便的条件、隐蔽的环境和充足的时间。指导患者学会和配合使用便器。

4．注意口腔卫生，保持口腔清洁。预防肺部及泌尿系感染等并发症。

5．运动障碍的患者要防止跌倒，确保安全。

（二）保持瘫痪肢体功能位

正确的卧位姿势可以减轻患肢的痉挛、水肿、增加舒适感，防止关节变形而丧失正常功能。①患者卧床时床应放平，床头不宜过高，尽量避免半卧位和不舒适的体位。②不同的体位均应备数个不同大小和形状的软枕以支持。③避免被褥过重或太紧等。

（三）康复护理

1．告知患者及家属早期康复的重要性、训练内容与开始的时间。早期康复有助于抑制和减轻肢体痉挛姿势的出现与发展，能预防并发症、促进康复、减轻致残程度和提高生活质量。避免手的损伤，尽量不在患肢静脉输液，慎用热水袋热敷等。

2．与患者和家属共同制订康复训练计划，急性期后及早开始肢体功能训练。其原则为：被动与主动结合，床上与床下结合，肢体功能与其他功能锻炼结合，实效性与安全性相结合，合理适度、循序渐进、活动量由小到大、时间由短到长。

3．根据病情，指导患者合理选用针灸、理疗、按摩等辅助治疗，以促进运动功能的恢复。

（四）心理护理

给患者提供有关疾病、治疗及预后的可靠信息。关心、尊重患者，多与患者交谈，鼓励患者表达自己的感受，指导克服焦躁、悲观情绪，适应患者角色的转变。避免任何不良刺激和伤害患者自尊的言行，鼓励患者克服困难，摆脱对照顾者的依赖心理，增强自我照顾能力与自信心。营造一种和谐的亲情氛围和舒适的休养环境，使患者持之以恒地配合治疗及功能训练。

五、感觉障碍

感觉障碍（sense disorders）指机体对各种形式的刺激（如痛、温度、触、压、位置、振动等）无感知、感知减退或异常的一组综合征。常见于脑实质和脑脊髓膜急慢性感染、脑血管疾病、脑或脊髓外伤及脑肿瘤等。

【护理评估】

1．健康史

（1）询问患者有无神经系统的感染、血管病变、药物及毒物中毒、脑肿瘤、脑外伤，以及全身代谢障碍性疾病等病史。有无情绪激动、睡眠不足、过度疲劳、不合作、意识不清及暗示等诱发因素。

（2）了解患者是否有麻木感、冷热感、针刺感、震动感或自发疼痛。了解感觉障碍出现的时间，发展的过程，加重或缓解的因素。

（3）评估患者是否因感觉异常而忧虑、失眠等。

2．身体评估

（1）感觉障碍的临床表现：临床上将感觉障碍分为抑制性症状和刺激性症状两大类。

1）抑制性症状：感觉传导通路受到破坏或功能受到抑制时，出现感觉缺失或感觉减退。在同一部位各种感觉都缺失，为完全性感觉缺失。若在同一部位仅有某种感觉障碍，而其他感觉保存者，称分离性感觉障碍。

2）刺激性症状：感觉传导通路受刺激或兴奋性增高时出现刺激性症状。常见的刺激性症状有感觉过敏、感觉过度、感觉异常、感觉倒错、疼痛等。

（2）感觉障碍的类型：不同部位的损害产生不同类型的感觉障碍，典型的感觉障碍的类型具有特殊的定位诊断价值。①末梢型感觉障碍，表现为袜子或手套型痛觉、温度觉、触觉减退。②节段型感觉障碍，脊髓某些节段的神经根病变可产生受累节段的感觉缺失。③传导束型感觉障碍，感觉传导束损害时出现受损以下部位的感觉障碍，如可表现为感觉缺失、感觉分离等。④交叉型感觉障碍，多为脑干病变所致。

> **考点**：感觉障碍的身体评估。

3．心理社会状况　患者常因感觉异常而烦闷、忧虑或失眠，易产生焦虑、恐惧情绪。由于感觉障碍的患者受伤的危险性增加，加重了患者及家属的心理负担。

4．辅助检查　肌电图、诱发电位及MRI检查，可以帮助诊断。

【主要护理诊断/问题】

感知觉紊乱　与脑、脊髓病变及周围神经受损有关。

【护理措施】

（一）一般护理

保持床单整洁、干燥、无渣屑，防止感觉障碍的身体部位受压或机械性刺激。避免高温或过冷刺激，慎用热水袋或冰袋，肢体保暖需用热水袋时，水温不宜超过50℃，防止烫伤。对感觉过敏的患者尽量避免不必要的刺激。

（二）知觉训练

指导患者或家属每天用温水擦洗感觉障碍的身体部位，以促进血液循环和刺激感觉恢复，同时可进行肢体的被动运动、做按摩、理疗及针灸等。

（三）心理护理

加强与患者沟通，耐心听取患者对感觉异常的叙述，并进行必要的解释，消除患者的焦虑及烦躁的情绪，积极配合治疗。

小结

1．临床特点　神经系统疾病常见症状体征包括头痛、意识障碍、语言障碍、运动障碍和感觉障碍等多种表现。其中引起头痛的原因众多，发病机制复杂，临床上有多种类型的头痛，因此病因治疗是头痛的重要防治原则。大脑皮质、皮质下结构、脑干网状上行激活系统等部位的损害或功能抑制，均可出现意识障碍，意识障碍程度越重，提示病情越重，预后越差。语言障碍是大脑语言中枢受损的主要表现，中枢神经系统和（或）周围神经系统病变，均可导致运动障碍和（或）感觉障碍，在治疗原发病的基础上适时、逐步进行语言康复训练、运动训练和感觉训练是其相关功能障碍康复的重要措施。

2．护理要点　在进行系统全面的健康评估基础上，根据相关护理问题给予常规护理的同时，对于头痛患者重在遵医嘱运用药物止痛进行对症护理。对于急性意识障碍者重在病情观察，维持生命体征，做好抢救配合，防止病情恶化。而给予心理支持、做好相关功能康复训练是语言沟通障碍、躯体活动障碍、感知觉紊乱患者的重要护理措施。

（郎中云）

第二节 周围神经疾病患者的护理

> **学习目标**
>
> 识记：
> 1. 复述特发性面神经麻痹、三叉神经痛和急性炎症性脱髓鞘性多发性神经病的定义。
> 2. 说出上述疾病的典型临床表现。
>
> 理解：
> 1. 解释上述疾病的主要病理改变。
> 2. 归纳急性炎症性脱髓鞘性多发性神经病的有关检查。
> 3. 概括急性炎症性脱髓鞘性多发性神经病的治疗要点。
>
> 运用：
> 1. 按照护理程序护理上述疾病患者。
> 2. 对面神经炎、三叉神经痛患者进行有针对性的健康指导。

周围神经是指嗅、视神经以外的脑神经和脊神经、自主神经及其神经节。周围神经疾病是指原发于周围神经系统的结构或功能损害的疾病。

周围神经疾病病因复杂，可能与营养代谢、药物及中毒、血管炎、肿瘤、遗传、外伤或机械压迫等原因相关。周围神经再生能力很强，不管何种原因引起的周围神经损害，只要保持神经元完好，均有可能经再生而修复，但再生的速度极为缓慢，为 1～5mm/d。

周围神经疾病的发病机制包括：①前角细胞和运动神经根破坏导致沃勒变性。②结缔组织病变可压迫周围神经或神经滋养血管而使周围神经受损。③自身免疫性周围神经病可引起小静脉周围炎性细胞浸润及神经损伤。④中毒性和营养缺乏病变损害神经轴索或髓鞘。⑤遗传代谢性疾病可因酶系统障碍而影响周围神经。

知识链接

周围神经疾病的病理改变

1. 沃勒变性　外伤使轴突断裂后，远端神经纤维发生的一切变化。
2. 轴索变性　由中毒、代谢营养障碍及感染等引起，胞体蛋白质合成障碍或轴浆运输阻滞，由轴索远端向近端出现变性和脱髓鞘。
3. 节段性脱髓鞘　由感染、中毒等原因引起的节段性髓鞘破坏而轴索保持相对完整。
4. 神经元变性　是神经元胞体变性坏死继发轴索变性和髓鞘破坏。

周围神经疾病症状学特点为感觉障碍、运动障碍、自主神经障碍、腱反射减弱或消失等。周围神经疾病的治疗首先是病因治疗，其次是对症支持处理，如给予止痛药物及 B 族维生素等，针灸、理疗、按摩等康复治疗护理是恢复期的重要措施，可有效预防或减轻肌肉挛缩和关节变形等。

一、特发性面神经麻痹

特发性面神经麻痹（idiopathic facial palsy）是因茎乳孔内面神经非特异性炎症所致的周围性面瘫，又称为面神经炎或贝尔麻痹，是一种最常见的面神经瘫痪疾病。本病任何年龄、任何季节均可发病，男性比女性略多。一般为急性发病，常于数小时或 1~3d 内症状达高峰。

面神经炎的病因与发病机制尚未完全阐明。受凉、感染、中耳炎、茎乳孔周围水肿及面神经在面神经管出口处受压、缺血、水肿等均可引起发病。面神经炎早期病理改变主要为神经水肿和脱髓鞘，严重者可出现轴索变性，以茎乳孔和面神经管内部分尤为严重。

案例

张某，女，48 岁，高血压病史 4 年。日前感右耳后疼痛，次日清晨洗脸、漱口时发现右口角流口水，右眼闭合不全，右侧额纹消失。

思考：
1. 该患者最有可能的医疗诊断是什么？
2. 该患者目前存在哪些主要护理问题？主要护理措施有哪些？

【护理评估】

1. 健康史　询问患者发病相关因素，了解起病缓急，了解其既往健康状况等。
2. 身体评估

（1）主要症状：典型表现为患侧面部表情肌瘫痪，额纹消失，不能皱额蹙眉，眼裂闭合不能或闭合不完全。部分患者起病前 1~2d 有患侧耳后持续性疼痛乳突部压痛。

（2）体征：患侧鼻唇沟变浅，口角歪向健侧（露齿时更明显）。吹口哨及鼓腮不能等。患侧闭眼时眼球向外上方转动，露出白色巩膜，称为贝尔征。少数患者可有茎乳孔附近及乳突压痛，说话时回响过度，病侧舌前 2/3 味觉缺失，耳郭、外耳道感觉减退和外耳道、鼓膜疱疹，称为 Hunt 综合征。

3. 辅助检查　临床肌电图检查，表现为病侧诱发的肌电动作电位 M 波波幅明显减低。

考点：特发性面神经麻痹的身体评估。

【主要护理诊断/问题】

1. 身体意象紊乱　与面神经麻痹所致口角歪斜等有关。
2. 疼痛：下颌角或乳突部疼痛　与面神经病变累及膝状神经节有关。

【护理措施】

（一）心理护理

患者突然出现面部肌肉瘫痪，自身形象改变，害怕遇见熟人，不敢出现在公众场所，容易导致焦虑、急躁情绪。应观察有无心理异常的表现，告诉患者本病大多预后良好，指导克服焦躁情绪和害羞心理，正确对待疾病，积极配合治疗。

（二）休息与修饰指导

急性期注意休息，防风、防寒，尤其患侧耳后茎乳孔周围应予保护，预防诱发。外出时可戴口罩、系围巾，或使用其他改善自身形象的恰当修饰。

（三）饮食护理

进食清淡软食，避免粗糙、干硬、辛辣食物，有味觉障碍的患者应注意食物的冷热度，以防烫伤口腔黏膜。指导患者饭后及时漱口，清除口腔患侧滞留食物，保持口腔清洁，预防口腔感染。

（四）治疗配合

特发性面神经麻痹的治疗原则为改善局部血液循环，减轻面神经水肿，缓解神经受压，促进神经功能恢复。

1．理疗 急性期可在茎乳孔附近行超短波透热疗法、红外线照射或局部热敷等，有利于改善局部血液循环，减轻神经水肿。恢复期可行碘离子透入疗法、针刺或电针治疗等。

2．药物治疗

（1）皮质类固醇：急性期尽早使用皮质类固醇，如地塞米松 10～20mg/d，连用 7～10d 逐渐减量。口服泼尼松 30mg/d，顿服或分 2 次口服，1 周后逐渐停用。

（2）B 族维生素：维生素 B_1 100 mg，维生素 B_{12} 500μg，肌内注射，每日 1 次，促进神经髓鞘恢复。

（3）阿昔洛韦：Hunt 综合征患者可口服 0.2g，每日 5 次，连服 7～10d。

3．用药护理 遵医嘱准确给予激素、B 族维生素、阿昔洛韦等药物治疗，注意观察药物疗效及不良反应。

（五）预防眼部并发症

眼睑不能闭合或闭合不全者予以眼罩、眼镜遮挡及点眼药等保护，防止角膜炎症、溃疡。

（六）功能训练

指导患者尽早开始面肌的主动与被动运动。如可对着镜子做皱眉、举额、闭眼、露齿、鼓腮和吹口哨等动作，每天数次，每次 5～15min，并辅以面肌按摩，以促进早日康复。

【健康指导】

1．疾病知识指导 护士应帮助患者和家属掌握本病相关知识与自我护理方法，消除诱因和不利于康复的因素。

2．日常生活指导 鼓励患者保持心情愉快，防止受凉、感冒而诱发。面瘫未完全恢复时注意用围巾或高领风衣适当遮挡、修饰。

3．预防并发症 指导进食清淡软食，保持口腔清洁，预防口腔感染。保护角膜，防止角膜溃疡。

4．功能锻炼 指导患者掌握面肌功能训练的方法，坚持每天数次面部按摩和运动。

二、三叉神经痛

三叉神经痛（trigeminal neuralgia）是一种原因未明的三叉神经分布区内闪电样反复发作的剧痛，而不伴三叉神经功能破坏的症状，又称为原发性三叉神经痛。70%～80% 的病例发生在 40 岁以上，女性稍多于男性，多为一侧发病。

原发性三叉神经痛的病因到目前为止仍不十分清楚，可能为三叉神经脱髓鞘产生异位冲动或伪突触传递所致。继发性三叉神经痛多为脑桥小脑角占位病变压迫三叉神经以及多发性硬化等所致。

【护理评估】

1. 健康史 了解患者有无引起三叉神经痛的诱因,询问三叉神经痛的发作史,了解既往健康状况等。

2. 身体评估

(1) 主要症状:临床以面部三叉神经分布区内突发的剧痛为特点,似触电、刀割、火烫样疼痛,以面颊部、上下颌或舌疼痛最明显。口角、鼻翼、颊部和舌等处最敏感,轻触、轻叩即可诱发,故有"触发点"或"扳机点"之称。严重者洗脸、刷牙、谈话、咀嚼都可诱发,以致不敢做这些动作。发作时患者常常双手紧握拳或握物、或用力按压痛部,或用手擦痛部,以减轻疼痛。因此,患者多出现面部皮肤粗糙、色素沉着、眉毛脱落等现象。每次发作从数秒至两分钟不等。其发作来去突然,间歇期完全正常。疼痛可固定累及三叉神经的某一分支,尤以第二、三支多见。病程可呈周期性,开始时发作次数较少,间歇期长,随着病程进展使发作逐渐频繁,间歇期缩短,甚至整日疼痛不止。本病可缓解,但极少自愈。

(2) 体征:原发性三叉神经痛者神经系统检查无阳性体征。继发性三叉神经疼痛,多伴有其他脑神经及脑干受损的症状和体征。

3. 心理-社会状况 多数患者病情反复发作,久治不愈,且病情发作时疼痛剧烈,情绪不宁,急躁心烦,甚至忧郁、恐惧等心理。

考点:三叉神经痛的临床特点。

【主要护理诊断/问题】

1. 疼痛:面颊、上下颌及舌疼痛 与三叉神经受损(发作性放电)有关。
2. 焦虑 与疼痛反复、频繁发作有关。

【护理措施】

(一) 避免发作诱因

由于本病为突然、反复发作的阵发性剧痛,患者非常痛苦,加之咀嚼、哈欠和讲话均可能诱发,患者常不敢洗脸、刷牙、进食和大声说话等,患者精神抑郁和情绪低落,应指导患者保持心情愉快,生活有规律、合理休息、适度娱乐。选择清淡、无刺激的软食。保持环境安静、光线柔和,避免因周围环境刺激而产生焦虑情绪。

(二) 病情观察

观察患者疼痛的部位、范围、性质及疼痛发作周期,了解疼痛的原因与诱因等。

(三) 治疗配合

迅速有效止痛是治疗本病的关键。首选药物治疗,无效或失效时选用其他疗法。

1. 药物治疗

(1) 卡马西平:是本病的首选治疗药物,有效率可达70%~80%。首次剂量0.1g,2次/日,以后每天增加0.1g,直到疼痛控制为止,最大剂量不超过1.0 g/d。以有效剂量维持治疗2~3周,逐渐减量至最小有效剂量,再服用数月停药。

(2) 苯妥英钠:初始剂量0.1g,口服,3次/日。如无效可加大剂量,最大剂量不超过0.4g/d。

(3) 其他药物:其他药物有加巴喷丁、普瑞巴林等。可同时辅用大剂量维生素B_{12} 1000~2000μg,肌内注射,2~3次/周,4~8周为一疗程,部分患者可缓解疼痛。

2. 非药物治疗 服药无效或有明显副作用、拒绝手术治疗或不适于手术治疗者,可行无水乙醇或甘油封闭三叉神经分支或半月神经节治疗。经皮半月神经节射频电凝治疗。三叉神经感觉根部分切断术或伽玛刀等手术治疗。

3．用药护理　指导患者遵医嘱正确服用止痛药，注意观察药物疗效及不良反应。告知药物可能出现的不良反应和用药的注意事项。患者不要随意更换药物或自行停药，护士应观察、记录患者用药不良反应并及时报告医生。

（1）卡马西平：主要不良反应为头晕、嗜睡、口干、恶心、消化不良等，多可自行消失。若出现皮疹、共济失调、再生障碍性贫血、昏迷、肝功能受损、心绞痛、精神症状时需立即停药。孕妇忌用。

（2）苯妥英钠：服用苯妥英钠，如出现头晕、步态不稳、眼球震颤等中毒症状，应逐步减量至中毒反应消失为止。

（3）其他药物：加巴喷丁常见副作用有嗜睡、眩晕、步态不稳，随着药物的继续使用，症状可减轻或消失，孕妇忌用。普瑞巴林最常见的不良反应有头晕、嗜睡、共济失调，且呈剂量依赖性，如需停药，建议至少用1周时间逐渐减停。

（四）疼痛护理

指导患者非药物止痛的方法与技巧，如鼓励患者运用指导式想象、听轻音乐、阅读报纸杂志等分散注意力，以达到精神放松、减轻疼痛。

【健康指导】

1．疾病知识指导　本病可为周期性发作，病程长，且发作间期随病程延长而缩短，应帮助患者及家属掌握本病相关知识与自我护理方法，以减少发作频率，减轻患者痛苦。

2．避免诱因　指导患者建立良好生活规律，保持情绪稳定和愉快心情，培养多种兴趣爱好，适当分散注意力。保持正常作息和睡眠。洗脸、刷牙动作宜轻柔。食物宜软，忌生硬、油炸食物。

3．用药与就诊指导　遵医嘱合理用药，服用卡马西平者每1～2月检查1次肝功能和血常规，出现眩晕、行走不稳或皮疹时及时就医。

三、急性炎症性脱髓鞘性多发性神经病患者的护理

急性炎症性脱髓鞘性多发性神经病又称吉兰-巴雷综合征（Guillain-Barré syndrome，GBS），为急性或亚急性起病的大多可恢复的多发性脊神经根（可伴脑神经）受累的一组疾病。其临床特征为急性起病，迅速出现四肢对称性弛缓性瘫痪，合并脑神经麻痹、手套袜套样四肢感觉障碍以及自主神经症状。本病的主要危险是呼吸肌麻痹，抢救呼吸肌麻痹是提高治愈率、减少死亡率的关键。

案例

患者男，41岁。因四肢末端麻木无力3天入院。入院前1周有感冒病史，入院第2天出现四肢完全性下运动神经元瘫痪，呼吸困难，双眼闭合不全，面无表情，不能吞咽，构音障碍。

思考：

1．该患者入院第2天出现呼吸困难，最可能的原因是什么？

2．为全面评估患者，还需要增加哪些评估内容？

本病的病因和发病机制尚未完全明确。目前认为该病属神经系统的一种迟发性过敏反应的自身免疫性疾病。病变及其发病机制类似于 T 细胞介导的实验性变态反应性神经病。临床主要采取对症、对因治疗，支持疗法及预防和控制并发症的发生为主要治疗原则。

【护理评估】

1．健康史　询问患者发病前有无上呼吸道、胃肠道感染史及有关疫苗接种史。了解患者平素健康状况，了解患者有无自身免疫性疾病和使用免疫抑制剂等用药史。

2．身体评估　本病急性或亚急性起病，进展迅速，症状常在数日至 2 周内达到高峰。

（1）运动障碍：四肢对称性瘫痪（首发），瘫痪可始于下肢、上肢或四肢同时发生，下肢常较早出现，可自肢体远端向近端发展或相反，或同时受累，波及躯干，严重者可累及肋间肌和膈肌而致呼吸肌麻痹，患者可由呼吸困难发展致呼吸衰竭而死亡。

（2）感觉障碍：肢体远端感觉异常，如烧灼感、麻木、刺痛和不适感，和（或）呈手套、袜套型感觉减退。

（3）脑神经、延髓麻痹：脑神经损害以双侧面瘫为多见；延髓麻痹，表现为构音障碍、吞咽困难。

（4）自主神经功能障碍：表现为多汗，皮肤潮红、手足肿胀及营养障碍，严重病例可出现窦性心动过速、直立性低血压、高血压和暂时性尿潴留等。

知识链接

多发性神经病

多发性神经病是肢体远端多发性神经损害，主要表现为四肢对称性末梢型感觉障碍、下运动神经元瘫痪和（或）自主神经障碍的临床综合征，亦称多发性神经炎、周围神经炎或末梢神经炎。本病可发生于任何年龄，临床表现主要为肢体远端对称性分布的感觉、运动和（或）自主神经障碍，常见于药物、化学品、重金属、酒精中毒及代谢障碍性疾病等。

3．辅助检查

（1）脑脊液检查：典型的脑脊液改变为蛋白质含量明显增高而细胞数正常，称蛋白质-细胞分离现象，为本病的重要特征之一，通常在病后第 3 周最明显。

（2）血清学检查：少数患者出现肌酸激酶轻度升高，肝功能轻度异常。部分患者出现血抗神经节苷脂抗体阳性。部分患者血清可检测到抗空肠弯曲菌、抗巨细胞病毒抗体等。

（3）肌电图检查：肌电图早期可正常。当神经髓鞘脱失时，神经传导速度明显减弱，波幅也明显降低。

考点：吉兰 - 巴雷综合征的临床特点。

【主要护理诊断/问题】

1．低效性呼吸型态　与病变累及呼吸肌导致呼吸无力有关。
2．营养失调：低于机体需要量　与延髓麻痹致吞咽障碍有关。
3．躯体移动障碍　与四肢肌肉进行性瘫痪有关。

4．恐惧　与呼吸困难、濒死感或害怕气管切开有关。

5．吞咽困难　与脑神经受损所致延髓麻痹，咀嚼肌无力及气管切开等有关。

6．潜在并发症：深静脉血栓形成。

【护理措施】

（一）维持呼吸功能

1．保持呼吸道通畅　密切观察患者呼吸型态，协助选择良好的卧位和呼吸姿势，鼓励患者进行缓慢的腹式呼吸和有效的咳嗽、咳痰，如咳嗽无力，应随时吸痰以保持呼吸道通畅，维持有效通气量。同时应准备气管插管、气管切开包、人工呼吸机等抢救器械。

2．吸氧　轻度呼吸肌麻痹者，给予鼻导管低流量吸氧（1～2L/min），以缓解呼吸困难，改善缺氧状态。必须严格遵守操作规程，密切观察氧疗效果。

（二）病情监测

给予心电监护，动态观察生命体征、动脉血氧饱和度及情绪变化。询问患者有无胸闷、气短、呼吸费力等症状，注意呼吸困难的程度和血气分析指标改变等。当患者出现呼吸费力、出汗、烦躁不安、口唇发绀等缺氧症状时应立即报告医生，并积极配合抢救治疗。

（三）治疗配合

1．辅助呼吸　重症患者收住监护室。当缺氧症状加重，肺活量降低至20～25ml/kg体重以下，血氧饱和度降低，动脉氧分压低于70mmHg（9.3kpa），宜及早使用呼吸机。通常先行气管内插管，如1d以上无好转，则行气管切开，外接呼吸机。根据患者的病情及血气分析资料，适当调整呼吸机的通气量和压力。加强呼吸机的管理，经常检查呼吸机连接处有无漏气、阻塞等，并遵医嘱应用抗生素预防呼吸道感染。

2．病因治疗

（1）血浆置换（PE）：直接去除血浆中致病因子，如抗体、补体及细胞因子等，推荐有条件者尽早使用。每次交换量为30～50ml/kg，在1～2周内进行3～5次。禁忌证包括严重感染、心律失常、心功能不全和凝血功能障碍等。

（2）免疫球蛋白静脉注射（IVIG）：应用大剂量的免疫球蛋白静脉滴注治疗急性病例，可获得与血浆置换治疗相接近的效果，而且安全。成人剂量为0.4g/(kg·d)，连用5d。

（3）糖皮质激素：目前国内外对糖皮质激素治疗GBS仍有争议。对无条件行IVIG和PE治疗的患者可试用甲泼尼龙500mg/d，静脉滴注，连用5d后逐渐减量，或地塞米松10mg/d，静脉滴注，7～10d为一个疗程。

3．用药护理　按医嘱准确给予免疫球蛋白、糖皮质激素等治疗，注意观察药物疗效及不良反应。告知患者药物可能出现的不良反应和用药的注意事项。

（1）免疫球蛋白：发热面红为常见的不良反应，减慢输注速度可减轻。对免疫球蛋白过敏或先天性IgA缺乏患者禁用。因此，在用药前须仔细询问患者有无药物过敏史、既往史等，用药过程中注意用药速度和密切观察用药反应。

（2）糖皮质激素：使用激素治疗时，可能出现应激性溃疡所致消化道出血，应观察有无胃部疼痛不适和柏油样大便等。留置鼻胃管的患者应定时回抽胃液，注意胃液的颜色、性质等。

考点：吉兰-巴雷综合征呼吸肌麻痹的抢救配合。

（四）营养支持

1．鼓励进食营养丰富的易消化食物，补充 B 族维生素饮食对神经髓鞘形成有重要作用，可促进损伤神经的修复。

2．吞咽困难者，除静脉补液和静脉高营养外，应及早插胃管给予鼻饲流质饮食，进食时和进食后 30min 取坐位，以免误入气管而致窒息。注意饮食合理搭配，保证机体摄入足够的营养，维持正氮平衡，是顺利度过疾病急性期的基本保证。

3．指导患者进行吞咽功能训练，每周更换鼻饲管时，检查吞咽功能恢复情况，若吞咽功能恢复良好，饮水不呛咳，不噎食即可拔管。

（五）生活护理

1．加强晨晚间护理，保持皮肤及床单的清洁、干燥，衣着柔软、无皱褶，经常更换体位，避免局部受压。

2．满足排便障碍患者的排泄需要，及时提供护理。如尿潴留患者可行下腹部加压按摩，必要时留置导尿管。便秘者可用缓泻剂，必要时肥皂水灌肠。

3．提供适当的辅助设备及辅助方法，鼓励患者进行生活自理活动锻炼，以逐渐适应回归家庭和社会的需要。

（六）心理支持

本病起病急，进展快，患者常因呼吸费力而紧张、恐惧，害怕呼吸停止，害怕气管切开及恐惧死亡，常表现为躁动不安及依赖心理。护士应及时了解患者的心理状况，主动关心患者，尽可能陪伴在患者身边，耐心倾听患者的感受，告知患者医护人员会认真观察其病情的细微变化，使其情绪稳定、安心和放心休息。同时还要讲解病程经过，使其认识到气管切开和机械通气的重要性，告知本病经过积极治疗和康复锻炼大多预后很好，以增强患者治疗的信心，取得充分信任和合作。

（七）并发症预防及护理

1．病室定时通风、消毒，防止院内感染的发生。

2．长期卧床不能自主咳嗽、痰液积聚而并发肺炎者，应鼓励咳嗽排痰，定时翻身拍背，以利痰液排除。如痰液黏稠可行超声雾化吸入。吸痰时应严格遵守无菌技术操作原则。加强口腔护理，防止口腔感染。

3．患者肢体不能自主运动及感觉缺失，易致压疮及外伤，肌肉挛缩致肢体关节畸形。应向患者及家属宣传翻身和早期肢体运动的重要性，使之配合治疗和护理。

4．保持肢体轻度伸展，开始时帮助患者被动运动，防止肌肉废用性萎缩，维持运动功能。瘫痪肢体应处于功能位置，防止足下垂、爪型手等后遗症的发生，必要时用"T"型板固定双足。瘫痪肢体禁用热水袋，以免烫伤。

5．穿抗血栓弹力长袜，预防深静脉血栓形成及并发的肺栓塞。

6．提供良好的休养环境，保证患者安静休息。严密观察心率、心律、血压等变化，必要时心电监测。静脉输液时应严格控制输液速度，防止心力衰竭的发生。

【健康指导】

1．疾病知识指导　指导患者及家属了解本病的病因、进展、常见并发症及预后。保持情绪稳定和健康心态。加强营养，增强体质和机体抵抗力，避免淋雨、受凉、疲劳和创伤，防止复发。

2．康复指导　病情稳定后，应早期进行肢体功能锻炼和日常生活活动训练，减少并发症。坚持针灸、按摩和理疗，可防止或减轻肢体畸形，促进康复。运动锻炼过程中应有家人陪同，防止跌倒、受伤。

3. 病情监测指导　告知消化道出血、营养失调、压疮、下肢静脉血栓形成的表现以及预防窒息的方法，当患者出现胃部不适、腹痛、黑粪，肢体肿胀疼痛，以及咳嗽、咳痰、发热、外伤等情况时立即就诊。

小结

1. 临床特点　周围神经疾病是指原发于周围神经系统结构或功能损害的疾病。特发性面神经麻痹、三叉神经痛和吉兰-巴雷综合征等是较常见的周围神经疾病，其病因和发病机制尚未完全明确。三叉神经痛呈戏剧性发作，临床以面部三叉神经分布区内突发的剧痛为特点，首选药物止痛治疗。特发性面神经麻痹典型表现为患侧面部表情肌瘫痪，急性期应改善局部血液循环，减轻面神经水肿，非急性期着重进行康复治疗。吉兰-巴雷综合征首发症状为四肢对称性迟缓性瘫痪，严重病例可累及呼吸肌致呼吸麻痹，脑脊液检查出现蛋白质-细胞分离现象为本病的重要特征，临床主要采取对症、对因及支持治疗。

2. 护理要点　在熟记上述疾病的典型临床表现基础上，运用护理程序进行护理评估，归纳其主要护理问题。对特发性面神经麻痹患者重点是进行心理护理和休息与修饰指导；避免发作诱因、止痛对症护理为三叉神经疼痛患者的主要护理措施；对吉兰-巴雷综合征患者，维持呼吸功能、营养支持、监测病情、防止并发症及对患者进行疾病知识健康指导等为其重点护理内容。

（郎中云）

第三节　癫痫患者的护理

学习目标

识记：
1. 复述癫痫的概念。
2. 识别癫痫的病因和诱因。
3. 说出痫性发作的分类及临床表现。

理解：
1. 解释癫痫的发病机制。
2. 归纳癫痫有关检查。
3. 概括癫痫的治疗要点。

运用：
1. 按照护理程序护理癫痫患者（特别是癫痫大发作时）。
2. 对癫痫患者进行有针对性的健康指导（特别是安全指导）。

癫痫（epilepsy）是一组由多种病因导致脑部神经元高度同步化异常放电，引起短暂中枢神经系统功能失调为特征的慢性临床综合征，具有突然发生和反复发作的特点。

流行病学资料显示，癫痫的患病率为5‰，年发病率为（50～70）/10万，死亡率为（1.3～3.6）/10万，我国约有600万以上的癫痫患者。癫痫是神经系统疾病中仅次于脑血管病的第二大疾病，也是引起发作性意识丧失的常见原因。根据病因是否明确可将癫痫分为原发性癫痫（特发性癫痫）和继发性癫痫（症状性癫痫）。原发性癫痫是指通过现有的检查方法，未发现患者有脑部结构性损伤或功能异常，即仍原因未明者。这组癫痫多数患者在儿童或青年期首次发病，药物治疗效果较好。继发性癫痫指继发于脑部器质性病变、代谢疾病或全身性疾病的癫痫，在临床中占癫痫的大多数，这组癫痫可见于各种年龄，药物治疗效果欠佳。

原发性癫痫与遗传因素密切相关，有研究发现原发性癫痫患者的近亲中，癫痫的患病率为1%～6%，远高于普通人群的患病率。还发现癫痫与患者的常染色体基因突变有关。继发性癫痫可由脑部或全身性疾病引起。如先天性或发育异常性脑部疾病、颅脑外伤、颅内感染、颅内肿瘤、脑血管疾病、脑缺氧、脑部变性病、高热惊厥、中毒性脑病、肝性脑病、尿毒症等。此外，癫痫的发生还与年龄、缺乏睡眠、疲劳、饥饿、便秘、饮酒、情绪激动、内分泌失调、代谢紊乱、闪光等因素有关。癫痫的发病机制复杂，目前尚未完全清楚。可能为各种原因引起神经系统兴奋过程的过盛、抑制过程的衰减和（或）神经膜本身的变化，导致大脑神经元出现异常的、过度的同步性放电。

案例

男，38岁。4h前无明显诱因出现头痛、心慌，突然昏倒在地，呼之不应，四肢抽搐，双目上视，牙关紧闭，口吐白沫、口唇青紫、尿失禁，抽搐5～6min后终止。约5～10min后又出现发作，后送院急诊。体检：T 38.1℃，P 104次/分，R 22次/分，BP 124/82mmHg，浅昏迷，双瞳孔等圆等大，直径约3.5mm，对光反射灵敏。

思考：
1. 该患者发生了什么？
2. 找出该患者存在的护理问题，并为其制定相应的护理措施。

【护理评估】

1. 健康史　评估患者疾病史，用药史，发作前有无缺乏睡眠、疲劳、饥饿、便秘、饮酒、情绪激动等癫痫的诱因，发作开始的时间、持续时间、发作后状态，有无家族史及反复发作史，对日常生活有无造成影响。

2. 身体评估　癫痫的临床表现形式多样，可因异常神经元放电所涉及的部位、范围不同而不同，但癫痫的临床表现均具有发作性、短暂性、刻板性、重复性的特点。

癫痫的临床表现可分为痫性发作和癫痫综合征两方面。痫性发作是癫痫的临床表现，而癫痫综合征是由特定症状和体征组成的特定癫痫现象。下面主要介绍痫性发作。根据1981年国际抗癫痫联盟（ILAE）提出的癫痫发作分类，可将痫性发作分为部分性发作、全面性发作和不能分类的发作。

（1）部分性发作：异常放电源于一侧脑部，是痫性发作的最常见类型，包括单纯部分性发作和复杂部分性发作，患者常无意识障碍。

1) 单纯部分性发作：发作时间一般不超过1min，以发作性一侧肢体、局部肌肉感觉障碍或节律抽动为特征。①部分运动性发作，指局部的节律抽搐，如一侧眼睑、口角、手指或足趾的抽动，也可涉及整个一侧面部或一侧肢体远端。若从发作处开始后，按大脑皮质运动区的分布顺序逐渐扩延，临床表现抽搐自手指—腕部—前臂—肘—肩—口角—面部逐渐扩展，称Jackson发作。严重部分运动性发作患者发作后可遗留短暂性肢体瘫痪（30min至36h），称为Todd麻痹。②部分感觉性发作，表现为发作性局限性感觉异常。躯体感觉性发作可表现为一侧肢体、口角、舌部或局部肌肉麻木感、针刺感或触电感等。特殊感觉性发作异常可出现视觉、听觉、嗅觉、味觉、触觉等的异常，如感觉有闪光，幻听嗡嗡声。眩晕性发作可表现为有漂浮感或坠落感等。③自主神经性发作，表现为发作性的自主神经功能障碍，如皮肤苍白或潮红、多汗、心悸、呕吐、腹痛、排尿感等，易扩散出现意识障碍，成为复杂部分性发作的一部分。④精神性发作，表现为记忆障碍、情感障碍、错觉、幻觉等，常为复杂部分性发作的先兆症状，也可继发全面性强直-阵挛发作。

2) 复杂部分性发作（精神运动性发作）：病灶多在颞叶，也称颞叶癫痫。以意识障碍的基础上出现精神症状和自动症（出现一些无意识动作）为特征。可出现错觉、幻觉等精神症状或舔唇、咀嚼、咂嘴、流涎、搓手、摸衣、奔走、唱歌、自言自语等自动症。每次发作持续数分钟或更长时间，清醒后不能回忆起发作时情况。

(2) 全面（泛化）性发作：包括全面强直-阵挛发作、失神发作（典型失神与不典型失神）、强直发作、阵挛发作、肌阵挛发作（抽搐性）、失张力发作（非抽搐性）。

1) 全面强直-阵挛发作（generalized tonic-clonic seizure，GTCS）：也称大发作，为最常见的癫痫发作类型之一。本型以突发的意识丧失和全身抽搐为特点。发作前部分患者在抽搐前可出现短暂的眩晕、气血上涌、上腹部不适、疲乏、麻木、恐惧、心悸、视、听、嗅幻觉等先兆。发作可分为3期：①强直期——患者突然神志丧失，跌倒在地，全身骨骼肌持续性收缩。表现为：双眼上翻或凝视；喉肌痉挛、发出尖叫；口先强张后突闭，可咬伤舌尖；颈部和躯干先前屈后反张；上肢自上举、后旋，后转为内收、前旋，双拇指对掌握拳；下肢自屈曲转为强直；呼吸暂停，脸色苍白或青紫。此期持续约20s左右。②阵挛期——全身肌肉呈现节律性抽动，频率逐渐减慢，松弛时间逐渐延长，最后一次强烈阵挛后，抽搐突然停止，所有肌肉松弛。此期，患者常口吐白沫或口吐血沫，小便失禁。阵挛期和强直期都可见心率增快、血压升高、汗液、唾液、痰液增多，瞳孔扩大、光反射消失等自主神经异常征象。③惊厥后期——患者可有轻微短暂的强直性痉挛，造成牙关紧闭和大小便失禁。呼吸首先恢复，心率、血压和瞳孔渐至正常，脸色也逐渐好转，肌张力松弛，意识逐渐转清，从发作开始经过约5～10min意识完全恢复，自主神经异常征象逐渐消失。醒后患者常感到头痛、头昏、全身酸痛乏力，但对发作经过不能回忆。部分患者进入昏睡，少数在完全清醒前有自动症和意识模糊。

2) 失神发作：也称小发作，多起病于5～10岁的儿童。表现为突然、短暂的意识丧失，患者突然中断正在进行的活动，呼之不应，两眼凝视前方，表情呆滞可伴咀嚼、吞咽等简单的不自主动作，手中物品可跌落。持续约3～15s，发作后仍继续原有活动，但对发作无记忆。

3) 肌阵挛发作：表现为突然出现快速、短暂、触电样肌肉收缩，可局限于某个肌群、肢体，也可累及全身，一般无意识障碍，可由声、光刺激诱发。

4）阵挛发作：常发生于婴幼儿，表现为全身重复性阵挛性抽动伴意识丧失，恢复常较大发作快。

5）强直发作：表现为全身骨骼肌强直性收缩，肢体伸直，头眼偏向一侧，常伴皮肤苍白、面色潮红、瞳孔散大等自主神经紊乱的表现，常发生在睡眠中。

6）无张力发作：表现为部分或全身肌肉的张力突然降低，导致垂头、张口、肢体下垂和跌倒，持续数秒至1min，发作后立即清醒并能站起。

（3）癫痫持续状态：指癫痫发作持续30min以上，或连续多次发作致发作间期意识、神经功能未恢复至正常水平。任何类型的癫痫均可出现癫痫持续状态，通常是指全面性强直-阵挛发作持续状态，是癫痫病的危重表现，患者常伴高热、脱水、酸中毒，继而发生多脏器功能衰竭，若不及时中止发作，可导致患者死亡。常因治疗不规范、突然停用抗癫痫药物、感染、饮酒、孕产、精神刺激、过度劳累等诱发。

> **考点**：癫痫的临床表现。

3．心理-社会状况　评估患者有无因疾病反复发作、需长期用药治疗而出现焦虑、自卑等不良心理。评估患者家属对患者疾病的认识、态度及有无应对的措施等。

4．辅助检查　脑电图（EEG）检查是诊断癫痫最重要的辅助检查方法。癫痫发作时，多数患者可见特异性EEG改变，在癫痫发作间歇期部分患者脑电图异常。典型表现为棘波、尖波、棘-慢或尖-慢复合波。动态脑电图或视频脑电图检查可帮助诊断癫痫和定位痫性灶，提高癫痫诊断水平。

> **考点**：癫痫的检查。

（1）头颅影像学检查：头部X线、CT、MRI、DSA、放射性核素显像等检查，可发现脑部器质性改变、占位性病变和脑萎缩等，有助于病因诊断。

（2）血常规：通过血常规、血糖、血寄生虫等检查，了解有无贫血、低血糖和脑寄生虫病等疾病。

【主要护理诊断/问题】

1．有窒息的危险　与癫痫发作时意识丧失、喉头痉挛、呼吸道分泌物增多有关。

2．有受伤的危险　与癫痫发作时突然意识丧失或精神异常有关。

3．知识缺乏：缺乏长期正确服药的知识。

4．气体交换受损　与癫痫发作致喉头痉挛或肺部感染有关。

5．潜在并发症：脑水肿，水、电解质、酸碱失衡。

【护理措施】

（一）一般护理

1．给患者创造安静、安全的休养环境让患者充分休息，保持室内光线柔和，避免声、光等的刺激。

2．给患者清淡饮食，避免刺激性食物，戒烟酒。癫痫发作时禁止进食。

（二）病情观察

严密观察并记录患者的生命体征及神志、瞳孔的变化，注意有无呼吸减慢或暂停，心率增快，血压升高，意识丧失，瞳孔散大等，观察并记录发作开始的时间、发作的表现、持续时间、发作的频率及发作停止后患者意识恢复情况，注意有无头痛、头晕、乏力、肌肉酸痛等表现。

（三）治疗配合

1. 治疗原则　有明确病因的症状性癫痫以病因治疗为主，如对于颅内占位性病变引起者手术治疗，低血糖、低血钙等应尽快纠正。原发性癫痫以药物治疗为主，药物治疗应达到控制或减少发作，避免或减少不良反应，尽可能不影响患者生活质量。

（1）发作时的治疗：主要是预防外伤及其他并发症。立即让患者就地平卧，保持呼吸道通畅，吸氧，防止舌咬伤，保护下颌、关节等防止脱臼和骨折。给予地西泮、苯妥英钠等药以防再次发作。

（2）发作间歇期治疗：间歇期大多数患者需长期口服抗癫痫药，如卡马西平、苯妥英钠、丙戊酸钠、苯巴比妥、乙琥胺、扑米酮、氯硝西泮、拉莫三嗪、非尔氨脂、托吡酯、加巴喷丁等。应用抗癫痫药物时应遵循以下治疗原则及注意事项：①半年内发作2次以上者，一经诊断立即开始用药。首次发作或半年以上发作1次者，酌情选用或不用。②尽可能单一用药，从小剂量开始给药，逐渐加量，以最小有效剂量为宜，单一用药不能控制发作时再考虑加用第二种药物。③应根据发作类型、药物不良反应大小等选择药物。部分性发作、强直发作、部分性发作激发全面性发作首选卡马西平；全面强直-阵挛发作、典型失神发作、肌阵挛发作、阵挛性发作首选丙戊酸钠；难治性癫痫可单用非尔氨脂、托吡酯、加巴喷丁等或与传统抗癫痫药物联合治疗。④严格遵照医嘱坚持长期规律用药，疗程一般4～5年（失神发作半年后），不能随意换药、减药或停药。停药时应缓慢、逐渐减量，一般需6个月以上。难治性部分发作最适宜手术治疗。常用方法有：致痫灶切除术、前额叶切除术、颞叶以外的脑皮质切除术等。

 知识链接　　　　　　　**癫痫是不治之症吗？**

癫痫真的是不治之症吗？长期以来很多患者对癫痫病的治疗缺乏系统性、正规性，轻信谣言，盲目投医，花费了大量的金钱和时间，但癫痫病得不到有效的控制，反复发作，失去了治疗的信心。事实上癫痫虽说治疗困难，但并不是不能够治愈的。只要治疗及时，方法得当，癫痫是完全可以得到控制和治愈的，所以说，癫痫不是不治之症。

（3）癫痫持续状态的治疗：癫痫持续状态的处理原则是迅速中止发作，减少对脑部的损害，保持呼吸道通畅，维持生命功能稳定，寻找并去除病因和诱因及处理并发症。①迅速控制发作，这是治疗的关键。地西泮是中止癫痫持续状态的首选药物，可用10～20mg的地西泮以不超过2mg/min的速度静脉注射，复发者在30min内重复应用或用100～200mg的地西泮溶于5%的葡糖糖盐水500ml中，12h内缓慢静脉滴注。也可用10%水合氯醛加等量植物油保留灌肠或用苯妥英钠、异戊巴比妥钠缓慢静脉注射。②其他治疗。保持呼吸道通畅，可采取平卧位头偏向一侧，吸痰，安放口咽通气管，必要时行气管切开，备人工呼吸机，高流量吸氧。监测呼吸、血压、脑电及血电解质变化。纠正脑缺氧，脑水肿时给予甘露醇和呋塞米注射。高热时给予物理降温，使用抗生素治疗继发肺部感染。纠正水、电解质、酸碱平衡紊乱等。加强营养支持。

考点：癫痫的治疗要点。

2．用药护理　指导患者应遵医嘱正确服用抗癫痫药，注意观察药物的不良反应（表9-4）。指导患者服药前应作血、尿常规和肝、肾功能检查。为减轻胃肠道刺激作用，宜分次饭后服用。对常在夜晚和清晨发作的患者，一般宜下午或睡前给药。应定期做血药浓度监测，复查血常规和生化检查。地西泮、异戊巴比妥钠等快速注射时可使呼吸抑制，血压降低，呼吸道分泌物大量增加，如出现呼吸抑制，则需停止注射。若出现严重的特异性反应如卡马西平所致皮疹、肝损伤，苯妥英钠所致神经系统损害，苯巴比妥引起的智能、行为改变等，应及时通知医生并考虑减药或停药。

表9-4　抗癫痫药物的不良反应

药物名称	不良反应
苯妥英钠	胃肠道反应、牙龈增生、共济失调、粒细胞减少、再障、肝损害、致畸
卡马西平	胃肠道反应、嗜睡、头昏、共济失调、剥脱性皮炎、骨髓抑制、肝损害、多动
苯巴比妥	嗜睡、眩晕、共济失调、复视、认知与行为异常
拉莫三嗪	头晕、嗜睡、恶心、皮疹
丙戊酸钠	胃肠道反应、肝损害、血小板减少、共济失调、致畸
地西泮	静脉注射偶可致呼吸抑制
托吡酯	头痛、头晕、震颤、共济失调、体重减轻、胃肠道反应、肾结石
加巴喷丁	嗜睡、头晕、复视、健忘、感觉异常

（四）对症护理

1．安全的护理

（1）发作间歇期：医护人员做好防止发生意外的准备，并提醒患者及家属注意防止意外的发生。病室内活动空间要大，家具要少，床两侧可安装带床档套的床档，易碎、尖锐、坚硬的危险物品，如热水瓶、玻璃杯等要远离患者。有癫痫发作史并有外伤史的患者，在病室内显著位置挂"谨防跌倒，小心舌咬伤"的警示牌。频繁发作期，室外活动或外出就诊时要有人陪护，并最好配戴安全帽和随身携带安全卡（注明患者姓名、年龄、病室、诊断等）。

（2）发作期：指导患者有发作先兆时应立即就地平卧或蹲下，指导家属若患者突然痉挛发作，应抱住患者缓慢就地放倒，患者取头低侧卧位或平卧位头偏向一侧，尽量让呼吸道分泌物和呕吐物流出口外。取出活动性义齿，及时清除口、鼻分泌物，必要时托起下颌用舌钳将舌拉出或插入口咽通气管，以保持呼吸道通畅。将筷子、小布卷或牙垫等置于患者口腔一侧上下白齿之间，防止唇、舌和颊部咬伤。取下眼镜等身上活动物品，解开领带、衣扣及腰带。发作时应专人守护，必要时约束带约束，抽搐时适当固定患者的手、脚，但不能强行按压抽搐身体，以免发生骨折、脱臼、肌肉撕裂。对于易受擦伤的关节部位，用软垫加以保护，防止擦伤。用被、衣、毯、枕等柔软物品将患者与周围固定硬物隔开，以免摩擦、撞击等损伤。癫痫持续状态或有躁动的患者，在发作时应防止其自伤、伤人或毁物。发作结束后轻轻将患者置于良好的姿势，以改善呼吸。

2．癫痫持续状态的护理

（1）保护患者的安全：同发作期。

（2）积极配合抢救：迅速建立静脉通道，遵医嘱及时、准确地给予药物，并密切观察药物对呼吸、循环功能的抑制情况，发现呼吸抑制、血压下降等异常暂停给药。床旁备好气管切开包和吸引器。

（3）密切观察病情：严密观察和记录患者体征、意识、瞳孔等变化，监测电解质和酸碱平衡状况，及时发现和处理高热、周围循环衰竭和脑水肿等并发症。

（4）给予营养支持：连续抽搐24h以上不能经口进食者可少量多次给予鼻饲，以保证营养。

（5）防治并发症：为预防连续抽搐引起脑水肿可遵医嘱给予脱水，降低颅内压，并给氧气吸入。注意保持口腔清洁，预防感染，纠正水、电解质、酸碱平衡失调等。

（五）心理护理

癫痫是难治的疾病，需要数年甚至终身服药，且长期突然、反复的发作常使患者无法正常工作和生活而产生苦恼、自卑、焦虑、抑郁、悲观等消极情绪，护士应尊重、理解、同情患者，鼓励患者表达自己的内心感受，多进行解释、安慰。指导患者注意心理调适，勇于面对现实，树立战胜疾病的信心，以积极乐观的态度配合医生进行治疗并有规律地工作、学习和生活。指导家属多理解、支持和关心患者。

考点：癫痫的护理。

 知识链接　**癫痫患者也能成就一番事业**

很多人得了癫痫就因此而悲观绝望，觉得前途无望。但古今中外，有很多有成就的人也曾有癫痫病史，如哲学家苏格拉底、军事家拿破仑、诺贝尔奖创立者诺贝尔、伊斯兰教的创始人穆罕默德、英国诗人拜伦、美术家梵高、音乐家亨德尔、俄罗斯文学家陀斯妥耶夫斯基。生活中，很多癫痫患者都工作在各自的岗位战线上，如教师、工程师、领导干部、研究员、医师等等，他们同样在自己的岗位上工作的很出色。因此，癫痫患者切不可因为癫痫而自暴自弃，只要经过努力奋斗，同样可以成就一番事业。

【健康指导】

1．避免诱因　护士应向患者和家属主动介绍本病的基本知识及自我护理方法。告诉患者应避免可能诱发癫痫发作的因素，如突然停用抗癫痫药物、疲劳、饥饿、缺乏睡眠、便秘、饮酒、情绪激动、强烈的声光刺激、惊吓等诱因。

2．活动与休息　指导患者建立良好的生活习惯，适当参加活动，劳逸结合，保持睡眠充足。避免长时间地看电视、玩游戏机等，尽量不去喧闹的场所。禁忌游泳和蒸汽浴等。癫痫发作时和发作后应注意充分卧床休息。

3．饮食调理　指导患者应进食清淡、富含营养的食物，多吃蔬菜水果，避免饥饿或过饱，避免辛、辣、咸等刺激性食物，戒除烟、酒，注意保持大便通畅。

4. 用药指导 指导患者遵医嘱坚持长期有规律服药，切忌突然停药、减药、漏服药及换药。指导患者家属通过观察记录发作次数、发作日期、诱因、表现、持续时间、发作后感觉等判断药物的疗效。指导患者注意观察药物的不良反应，并定期复查。一般首次服药后5～7d复查抗癫痫药物的血药浓度，以后每3个月至半年检查1次，每月检查一次血常规和每季检查一次肝、肾功能，定期检查EEG。告诉患者用药期间若出现反复发热、皮疹、黄疸、尿少或有病情控制不良或加重的迹象，应尽快就诊。

5. 心理调适 指导患者应承担力所能及的工作，鼓励参加有益的社交活动，提高自信心和自尊感，保持情绪平稳。

6. 安全指导 指导患者根据病情选择适当的工作，禁止从事高空作业、水上作业、驾驶、高速转动机器旁工作、炉火旁工作、高压电机旁工作或其他在发作时可能危及生命的工种。指导患者避免从事过度紧张、劳累的工作。指导患者避免接触明火，避免端移烫物，避免单独一人洗澡。患者睡觉的床应宽且低，外出时应携带足量药物并随身携带信息卡，卡上注明自己的姓名、住址、家人联系电话及疾病诊断，以便发作时及时得到有效的处理。

7. 婚育指导 双方均有癫痫或一方患癫痫，另一方有家族史者不宜婚配。特发性癫痫又有家族史的女性患者，婚后不宜生育。

| 小结 | 癫痫是一组由脑部神经元高度同步化异常放电，引起短暂中枢神经系统功能失调为特征的慢性临床综合征。原发性癫痫与遗传因素密切相关，继发性癫痫可由脑部或全身性疾病引起。缺乏睡眠、疲劳、饥饿、便秘、饮酒、情绪激动、内分泌失调、代谢紊乱、闪光等可诱发癫痫的发作。全面强直-阵挛发作是最常见的发作类型，以突发的意识丧失和全身抽搐为特点，可分为强直期、阵挛期和惊厥后期。脑电图为最常用的检查方法。癫痫发作时保持呼吸道通畅，做好安全护理十分重要。患者应取头低侧卧位或平卧位头偏向一侧，取出活动性义齿，及时清除口、鼻分泌物，必要时托起下颌用舌钳将舌拉出或插入口咽通气管，以保持呼吸道通畅。将筷子、小布卷或牙垫等置于患者口腔一侧上下白齿之间，防止唇、舌和颊部咬伤。取下眼镜等身上活动物品，解开领带、衣扣及腰带。抽搐时适当固定患者的手、脚，但不能强行按压抽搐身体，以免发生骨折、脱臼、肌肉撕裂。癫痫发作持续30min以上，或连续多次发作致发作间期意识、神经功能未恢复至正常水平称癫痫持续状态。地西泮是中止其发作的首选药物。护理以迅速制止发作、防窒息、防损伤为主。 |

（张俊玲）

第四节 脑血管疾病患者的护理

> **学习目标**
>
> 识记：
> 1. 复述脑血管疾病、短暂性脑缺血发作、脑梗死、脑出血、蛛网膜下腔出血的概念。
> 2. 识别脑血管疾病的病因、危险因素、分类和脑血管疾病（短暂性脑缺血发作、脑血栓形成、脑栓塞、脑出血、蛛网膜下腔出血）的主要病因和诱因。
> 3. 说出短暂性脑缺血发作、脑血栓形成、脑栓塞、脑出血、蛛网膜下腔出血的临床表现。
>
> 理解：
> 1. 解释脑血管疾病（短暂性脑缺血发作、脑血栓形成、脑栓塞、脑出血、蛛网膜下腔出血）的发病机制。
> 2. 归纳脑血管疾病有关检查（重点缺血性脑血管疾病和出血性脑血管疾病CT特点）。
> 3. 概括脑血管疾病（短暂性脑缺血发作、脑血栓形成、脑栓塞、脑出血、蛛网膜下腔出血）的治疗要点。
>
> 运用：
> 1. 按照护理程序护理脑血管疾病患者（短暂性脑缺血发作、脑血栓形成、脑栓塞、脑出血、蛛网膜下腔出血）。
> 2. 对脑血管疾病患者（短暂性脑缺血发作、脑血栓形成、脑栓塞、脑出血、蛛网膜下腔出血）进行有针对性的健康指导。

一、概述

脑血管疾病（cerebral vascular disease，CVD）是一组由脑血管病变或血流障碍引起的局限性或弥漫性脑功能障碍的疾病总称。

脑血管疾病是中老年人的常见病、多发病，具有患病率高、致死率高、致残率高和复发率高的特点，是目前导致人类死亡的三大主要疾病之一。我国近年来流行病学资料表明，脑血管疾病已成为我国城市居民死因顺位的第一位，农村居民死因顺位的第二位。据推算，我国现有脑血管病患者达800万，每年新增脑血管疾病患者250万例，每年死于脑血管疾病的人数超过150万，脑血管疾病后存活下来的患者多达600万～700万，存活的患者50%～70%留有不同程度的后遗症，给患者、家庭和社会带来沉重的医疗、经济负担。

脑血管疾病有不同的分类方法：按照病理性质，可将脑血管疾病分为出血性脑血管疾病和缺血性脑血管疾病两大类。其中出血性脑血管疾病约占总数的40%，包括脑出血和蛛网膜下隙出血。缺血性脑血管疾病约占总数的60%，包括短暂性脑缺血发作、脑梗死（脑血栓形成、脑栓塞、腔隙性脑梗死等）。按照症状、持续时间分为短暂性脑缺血发作和脑卒中。按照发病急缓分为急性脑血管疾病（短暂性脑缺血发作、脑梗死、脑出血、蛛网膜下隙出血）

和慢性脑血管疾病（脑动脉硬化和血管性痴呆）。临床上发病最多的是脑出血和脑血栓形成。

知识链接　　　　　**我国1995年脑血管疾病分类**

Ⅰ　短暂性脑缺血发作
Ⅱ　脑卒中
Ⅲ　椎-基底动脉供血不足
Ⅳ　脑血管性痴呆
Ⅴ　高血压脑病
Ⅵ　颅内动脉瘤
Ⅶ　颅内血管畸形
Ⅷ　脑动脉炎
Ⅸ　其他动脉疾病
Ⅹ　颅内静脉病、静脉窦及脑部静脉

　　脑血管疾病的基本病因主要有：①血管壁病变，如高血压性动脉硬化和动脉粥样硬化（最常见）、结核等所致动脉炎、动静脉畸形、先天性脑血管瘤、脑外伤等。②血液成分和血液流变学改变，如红细胞增多、高脂血症、血小板减少、DIC等所致血液黏滞度增高或凝血机制异常。③心脏病和血流动力学改变，如血压异常、心律失常、心脏功能障碍等。④其他，如颈椎病或肿瘤压迫脑血管、栓子形成等。其中出血性脑血管疾病主要与高血压、动脉硬化、脑动脉瘤和脑血管畸形有关，尤其高血压和脑动脉硬化是脑出血最常见，最主要的病因。缺血性脑血管疾病主要与脑动脉粥样硬化、动脉炎、颈动脉或椎-基底动脉狭窄、血流动力学异常等有关。

　　脑血管病的主要危险因素如下：①不可改变的因素，如性别、年龄、遗传、种族等。脑血管疾病的发病率和死亡率随着年龄的增加而上升，男性略高于女性，东方人高于西方人，在我国汉族高于其他民族。有家族史者患脑血管疾病的概率高于一般人群。②可以干预的危险因素，如高血压、心脏病、糖尿病、吸烟、酗酒、血脂异常、超重或肥胖、体力活动少、高盐、高脂肪、高胆固醇饮食等。此外，高同型半胱氨酸血症、颈动脉狭窄、血液黏稠度高、亚临床脑血管硬化、饮食营养素缺乏、口服避孕药、高尿酸血症、A型人格、系统疾病或妊娠等也可增加脑血管疾病的危险。其中高血压是公认的引起脑血管疾病的最重要的独立危险因素，心脏疾病、糖尿病、吸烟、酗酒都是重要的危险因素。

知识链接　　　　　**A型性格**

　　A型性格的人雄心勃勃，干练利索，有时间紧迫感，办事的节奏快，四处奔忙，争强好胜，喜欢竞争、好斗，脾气暴躁，有闯劲、性格外向，十分追求事业和功名，常使自己处于紧张状态和压力之中。

由于脑卒中患者多数疗效不满意,如能对脑卒中早发现、早干预、早治疗,可降低人群发病率,致残率和死亡率,提高其治愈率,所以社区防治是控制脑卒中的根本措施。脑卒中社区控制的最重要的任务是实施三级预防:一级预防是寻找并控制危险因素,这也是最关键的预防措施;二级预防是在控制危险因素基础上,及早发现脑卒中高危人群,对患者早诊断、早治疗;三级预防主要是对社区中的脑卒中患者进行管理。

二、短暂性脑缺血发作患者的护理

短暂性脑缺血发作(transient ischemic attack,TIA),又称为小卒中,是指脑动脉一过性供血不足引起的短暂性、局灶性脑或视网膜功能障碍,表现为供血区神经功能缺失的症状、体征。TIA 可反复发作,每次发作症状相似,症状一般持续数分钟至数小时,最多不超过 24h,不遗留神经功能缺陷,影像学检查无结构性改变。我国 TIA 人群患病率为 180/10 万,多发生于 50~70 岁中老年,男性较多。TIA 是缺血性脑卒中最重要的危险因素和常见的先兆,若治疗不及时,约 1/3 的 TIA 患者将发展为缺血性脑卒中。

关于 TIA 的病因及发病机制,尚未定论,目前认为 TIA 是一种多病因的综合征,动脉粥样硬化是其主要病因。此外,还与动脉狭窄、脑血管痉挛、心脏病、血液高凝状态、颈部动脉受压、盗血现象和血流动力学变化等多种因素有关。关于其发病机制目前有多种学说,如微栓子学说,血流动力学障碍学说,脑血管痉挛学说等。目前多数学者支持微栓子学说,认为脱落的动脉粥样硬化微小斑块或其他来源的微栓子,随血液运行至脑动脉形成栓塞,引起症状,当微栓子被血流击碎冲走或溶解或移位时,脑血流随即恢复,症状即可消失。由于血管内血流分层流动,同一来源的微栓子可被重复地送入脑部同一小血管,所以 TIA 症状可反复刻板出现。

考点:TIA 的病因。

【护理评估】

1. 健康史 评估患者既往史,了解有无动脉粥样硬化、高血压、冠心病、高脂血症、心脏病、心律失常、糖尿病、颈椎病等病史,询问过去有无类似发作等。评估患者起病的时间、频率等,注意发病前有无血压明显改变、突然转动颈部、严重失水等明显诱发因素。评估患者有无用药,目前是否遵医嘱正确服用药物等。

2. 身体评估 TIA 表现为颈内动脉系统 TIA 和椎-基底动脉系统 TIA。

(1) 颈内动脉系统 TIA:最常见,主要表现为大脑半球症状和单眼症状。常见症状为病灶对侧发作性面瘫、单肢或偏身麻木和肢体单瘫、偏瘫。特征性症状为病变侧一过性单眼黑矇或失明,对侧感觉障碍或偏瘫,优势半球受累可失语。还可能出现病灶对侧同向性偏盲。

(2) 椎-基底动脉系统 TIA:典型表现为一侧肢体感觉障碍、瘫痪和颅神经麻痹。常见症状为眩晕、恶心、呕吐、平衡失调。特征性症状为跌倒发作(仰头或转头时双下肢无力而跌倒,常可很快自行站起,无意识丧失)和短暂性全面遗忘(发作时出现短时间记忆丧失,对时间、地点定向障碍,但说话、书写、计算力正常,无意识障碍,持续数分钟或数小时)。可能出现构音障碍、吞咽困难、共济失调、交叉性瘫痪等。

考点:TIA 的身体状况评估。

3．心理-社会状况　评估患者有无因突然出现肢体麻木、偏瘫、眩晕等不适或反复发作而产生恐惧、焦虑情绪。评估患者有无因症状很快消失而疏忽大意，不加注意。

4．辅助检查

（1）血常规：部分患者血糖、血脂、血小板聚集、血黏度等检查可见增高。

（2）影像学检查：磁共振血管成像（MRA）、数字减影血管造影（DSA）、发作时弥散加权 MRI 和正电子发射体层显像（PET）等有助于查找病因。

（3）彩色经颅多普勒：可见动脉狭窄、粥样硬化等。

（4）心电图检查：有助于发现心脏病变。

【主要护理诊断/问题】

1．有受伤的危险　与一过性眩晕、黑矇、发作性跌倒有关。

2．知识缺乏：缺乏对本病的防治知识。

3．潜在并发症：缺血性脑卒中。

4．焦虑　与 TIA 反复发作，影响生活、工作有关。

【护理措施】

（一）一般护理

1．休息活动护理　生活规律，劳逸结合，情绪稳定。根据身体情况适当参加体育锻炼。可选择适合自己的运动方式，如散步、慢跑等。出现眩晕、麻木、偏瘫等严重表现时卧床休息。

2．饮食护理　给予适量碳水化合物、低盐（< 6g/d）、低脂、低胆固醇、足够蛋白质和富含维生素的食物，多吃新鲜的蔬菜、水果，少量多餐，少吃甜食，限制动物油，避免过饱或饥饿，忌食辛辣、油炸食物，戒烟、限酒。

（二）病情观察

频繁发作者应注意观察其发作的频率，每次发作持续的时间、表现，观察病情有无加重或减轻，有无头痛、头晕或脑功能受损的其他表现，有无脑梗死的先兆或是否发生了脑梗死。

（三）治疗配合

1．治疗原则　消除病因、减少及预防复发、保护脑功能，对短时间内反复发作的病例应采取有效治疗，防止脑梗死发生。

（1）病因治疗：是预防 TIA 复发的关键。应查找危险因素，积极治疗，如控制血压、降低血脂、控制血糖、治疗心脏病和脑动脉炎、纠正血液高凝状态、避免颈部活动过度、控制情绪和适当运动等。

（2）药物治疗：偶发 TIA 者，是永久性卒中的重要危险因素，需进行药物治疗。对于频繁 TIA 发作者，要急诊处理，迅速控制其发作。

1）抗血小板聚集药物：如阿司匹林、双嘧达莫、噻氯吡啶、氯吡格雷等，可减少微栓子的发生，对预防 TIA 复发有一定的疗效。

2）抗凝药物：如肝素、华法林、低分子量肝素钠等，适用短期内频繁发作、发作时间较长、症状较重、无抗凝治疗禁忌证者。

3）钙通道阻滞剂：如尼莫地平、盐酸氟桂利嗪等，可扩张血管，防止脑动脉痉挛。

4）脑保护剂：如辅酶 A、细胞色素 C、腺苷三磷酸、胞磷胆碱等。

5）中药制剂：如丹参、三七、川芎、葛根素、红花、金纳多、刺五加等活血化瘀制剂。

（3）介入和外科手术治疗：对于颈动脉狭窄程度严重的TIA患者，可做血管内介入治疗、颈动脉内膜切除术（CEA）、动脉血管成形术（PTA）等。

> **考点**：TIA的治疗要点。

2．用药护理 指导患者按医嘱正确服药，注意药物的疗效、不良反应和用药注意事项，使用阿司匹林等抗血小板聚集药物，应注意观察有无皮疹、消化道反应、白细胞减少，指导患者饭后服药，定期检查血常规。使用肝素等抗凝药物时，应注意有无出血倾向，定期检测出、凝血时间和凝血酶原时间，避免损伤，发现异常及时报告医生，积极治疗。

（四）对症护理

TIA患者发作时因突发眩晕或一过性黑矇，容易跌倒、受伤，要指导患者合理休息和运动，并预防跌倒受伤。TIA发作时应立即卧床休息，枕头不宜太高，以15°~20°为宜。不要过快、过猛地做仰头或转头动作。起立速度不宜过快，站立时间不宜过久。有过TIA发作史的患者避免单独如厕、沐浴、外出和重体力活动等，同时应避免从事危险工作。适当进行散步、慢跑、骑自行车等运动以改善心脑功能。

（五）心理护理

护理人员应主动与患者交谈，了解患者的思想顾虑，评估患者心理的状态，消除患者的恐惧心理。向患者讲解疾病知识，告诉患者，多数TIA可完全恢复，不遗留任何后遗症，但也有1/3的患者可发展为脑卒中，应积极采取措施进行预防。

> **考点**：TIA的护理措施。

【健康指导】

1．疾病知识指导 向患者和家属介绍本病的特点、病因、主要危险因素、早期表现、治疗、危害与预后等，使患者能正确认识本病，并帮助患者寻找危险因素，指导患者积极进行干预。指导患者避免大量呕吐、腹泻、高热、大汗等引起循环血量减少、血液浓缩的因素，以防诱发脑血栓形成。

2．指导患者遵医嘱正确用药，并定期复查。注意观察自己的病情，出现眩晕、肢体无力、麻木、复视等要及时就诊。

三、脑梗死患者的护理

脑血栓形成、脑栓塞和腔隙性梗死统称为脑梗死（cerebral infarction，CI）又称为缺血性脑卒中（cerebral ischemic stroke，CIS），是指各种原因引起脑部血液循环障碍，缺血、缺氧导致局限性的脑组织坏死或软化。主要是由供应脑部血液的动脉发生闭塞又未及时得到充分的侧支血液循环供应，使局部脑组织缺血、缺氧所致。脑梗死约占全部脑卒中的60%~80%。临床上最常见的有脑血栓形成和脑栓塞。

> **知识链接**
>
> ## 卒中单元
>
> 卒中单元是目前世界上在脑血管疾病治疗中的一个新概念,是当前国际国内脑血管病的一种最佳治疗模式。它并不是一种药物和一种手法,而是一种全新的病房管理模式,为卒中患者提供药物治疗、肢体康复、语言训练、心理康复和健康教育,是多学科的、合作的和整合的医疗计划,充分体现了以人为本的医疗服务理念。卒中单元将机构内多种医疗资源(包括神经科医师、介入医师、物理治疗师、作业治疗师、心理师、语言康复师、专业护士及社会工作者等)充分整合并调动起来,以促进卒中患者的康复利益最大化。

脑血栓形成

脑血栓形成(cerebral thrombosis,CT)指颅内外供应脑部的动脉血管壁发生病变,血管腔狭窄、闭塞或血栓形成,使脑局部,该动脉供血区局部脑组织因血流急性中断而发生缺血、缺氧性软化坏死,并出现偏瘫、失语等相应的神经症状体征。脑血栓形成是脑血管疾病中最常见的类型,也是脑梗死最常见的类型。本病好发于中老年人,多见于50岁以上的人群,男性稍多于女性。

脑部任何血管都可发生血栓形成,以颈内动脉、大脑中动脉多见,大脑后动脉、大脑前动脉、椎-基底动脉次之。脑血栓形成根据梗死的部位可将分为前循环梗死、后循环梗死和腔隙性梗死,根据起病形式可分为可逆性缺血性神经功能缺失(症状、体征持续时间超过24h,但在3周内可恢复,不留后遗症)、完全型(起病6h内症状达高峰,表现为一侧肢体完全瘫痪甚至昏迷)、进展型(起病后48h内症状逐渐进展或阶梯式加重)、缓慢进展型(起病2周后症状仍逐渐进展)。

脑动脉粥样硬化是脑血栓形成的最常见、最基本的病因,多伴有高血压。糖尿病、高脂血症等常会加速脑动脉硬化过程。细菌、病毒、药物等各种原因的脑动脉炎是年轻发病者的常见原因。其他如血小板增多症、真性红细胞增多症、DIC、脑血管畸形、肿瘤等也可引起脑血栓形成。

> **考点:** 脑血栓形成的原因。

发病机制为在动脉粥样硬化致血管腔狭窄的基础上,出现了粥样斑块内新生血管破裂引起斑块隆起或斑块表面纤维帽破裂,使流入血流的坏死物质与脂质形成胆固醇栓子或动脉粥样硬化斑块脱落、血管内皮损伤等引起血小板黏附聚集,最终导致动脉管腔完全闭塞。睡眠状态、失水、心力衰竭、心律失常等可致心排血量减少、血压下降、血流缓慢,促进血栓形成(图9-1)。

血栓形成后,动脉供血减少或完全中断,若侧支循环不能代偿供血,受累血管供应区的脑组织则缺血、水肿、坏死、软化。经数周后坏死的脑组织

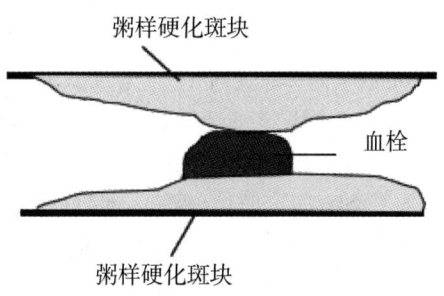

图9-1 脑血栓形成发病机制图

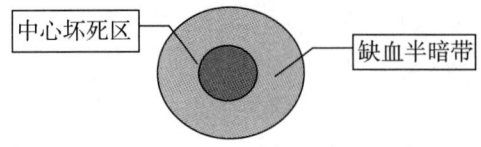

图 9-2 脑血栓形成病灶示意图

被清除，小病灶胶质纤维增生或瘢痕形成，大病灶可形成中风囊。缺血区脑组织因血管闭塞的快慢、部位及侧支循环能提供代偿的程度不同，而出现不同范围、不同程度的梗死。

脑血栓形成病灶由中心坏死区和周围的缺血半暗带组成（图 9-2）。中心坏死区缺血严重，脑组织为不可逆性损害。缺血半暗带虽有缺血，但有侧支循环存在，有大量可存活的神经元，若积极治疗缺血半暗带的损伤为可逆性，但若超过 6h 不能恢复脑血流供应，缺血半暗带内细胞也将死亡，缺血中心区将进一步扩大。因而保护缺血半暗带内存活的神经元，是治疗急性脑梗死成功的关键。

案例

男，69 岁，独居，昨夜上厕所时不慎从床上跌落，今晨家人早饭时发现患者躺在床下，左侧肢体偏瘫，不能活动，语言含糊不清，口眼歪斜，大小便失禁，遂来医院就诊，有高血压病史 3 年。体检：BP 160/95mmHg，神志清楚，左侧鼻唇沟变浅，伸舌偏左，左侧肢体偏瘫，左侧痛觉减退，双眼左侧偏盲，左侧病理征阳性。入院后患者情绪低落，烦躁易怒。

思考：
1. 患者可能的疾病是什么？
2. 请找出该患者主要的护理问题、护理措施。

【护理评估】

1. **健康史**　评估患者起病的时间、主要表现及其特点。了解患者的年龄、性别，注意既往有无动脉粥样硬化、高血压、糖尿病、心脏病、高血脂、颈动脉狭窄等病史。评估有无 TIA 发作史及其频率与表现形式，是否进行过正规、系统的治疗，是否遵医嘱正确服用药物，目前用药情况等。注意是否长期摄入高盐、高动物脂肪饮食，有无烟酒嗜好，是否缺乏体育锻炼，有无脑卒中家族史。评估吞咽障碍的程度，观察患者能否张口进食，进食不同稠度食物的吞咽情况，饮水时有无呛咳，以及采用不同姿势技巧时的吞咽、进食效果（量和速度），评估有无营养障碍。

2. **身体评估**　起病较缓，常在安静、休息、睡眠时发生。患者大多数发病时无明显头痛、呕吐，部分患者发病前可有头晕、头痛、肢体麻木、无力等前驱症状或 TIA 史。常于次日晨起时发现不能说话，一侧肢体瘫痪。病情进展缓慢，多在发病后 10h 或 1～2d 达到高峰，生命体征多平稳，无意识障碍和颅内压增高，部分患者可出现意识障碍，但持续时间较短。神经系统局灶性表现取决于脑血管闭塞的部位及梗死的范围。

（1）大脑中动脉闭塞时，主要影响内囊区供血，导致对侧"三偏征"，即病灶对侧偏瘫（舌、面瘫痪，肢体瘫痪）、偏身感觉障碍和同向性偏盲。影响到优势半球（常为左半脑）可有不同程度的失语。特定部位损害可出现失读、失写、失认等情况。

（2）颈内动脉闭塞时，除有大脑中动脉闭塞症状外，还有病灶侧单眼一过性黑矇或霍纳综合征、颈动脉搏动减弱等症状。

(3)椎-基底动脉闭塞时,主要影响脑干及小脑的功能,临床表现为交叉性感觉障碍、交叉性瘫痪、眩晕、呕吐、共济失调、眼球震颤、复视、眼肌麻痹、构音障碍、吞咽困难。基底动脉主干闭塞可迅速死亡。

脑血栓形成按病程可分为急性期(1~2周)、恢复期(2周~6个月)和后遗症期(6个月以后)。

3.心理-社会状况 评估患者有无因突然发生的感觉障碍、运动障碍、失语,可能的后遗症、恢复时间漫长及经济压力等而产生焦虑、恐惧、悲观等负性情绪。评估患者及照顾者对疾病的认识程度,家属对患者的关心程度和对疾病治疗的支持情况等。

4.辅助检查

(1)影像学检查

1)头颅CT检查:是最常用的检查。发病24h内头颅CT多无改变(但可排除脑出血),24h后脑梗死区示低密度病灶,提示脑组织已变性、坏死。但需要注意,CT不易发现脑干、小脑病灶及较小的梗死灶。

2)MRI检查:弥散加权成像可在发病2h内显示缺血组织的部位、范围和动脉管壁病变,还能显示皮质下、脑干和小脑的小梗死灶。

3)脑血管造影(DSA):是脑血管病变检查的金标准,可显示血栓形成的部位、程度及侧支循环建立情况,但不作为脑梗死的常规检查。

(2)颈动脉彩色多普勒超声检查(TCD):对判断颅内外血管狭窄、闭塞、血管痉挛及侧支循环建立情况有帮助,还可用于溶栓监测,判断预后。

(3)放射性核素检查:可显示脑局部的血流灌注情况。

(4)其他:血常规、尿常规、血糖、血脂、血液流变学、凝血功能、心电图等检查,可提示目前存在的危险因素。

> **考点**:脑血栓形成的护理评估。

【主要护理诊断/问题】

1.躯体活动障碍 与偏瘫或平衡能力降低有关。
2.语言沟通障碍 与大脑语言中枢功能受损有关。
3.吞咽障碍 与意识障碍或延髓麻痹有关。
4.生活自理能力缺陷 与肢体瘫痪有关。
5.便秘 与自主神经功能紊乱、长期卧床和排便方式改变有关。
6.焦虑/抑郁 与脑部病变导致偏瘫、失语或缺少社会支持等有关。
7.有皮肤完整性受损的危险 与大小便失禁、肢体瘫痪、长期卧床有关。

【护理措施】

(一)一般护理

1.休息与体位 急性期绝对卧床休息,取平卧位,增加脑部供血,避免搬动患者。病情平稳时,早期进行主动和被动运动,防止发生深静脉血栓和压疮。

2.饮食护理 鼓励能吞咽的患者进食,给予进食高蛋白、高维生素、低热量、低盐、低脂、低胆固醇、易消化饮食,少量多餐。多吃新鲜蔬菜、水果、谷类、鱼类和豆类。选择软饭、半流或糊状、胨状的黏稠食物,避免粗糙、干硬、辛辣等刺激性食物,戒烟、限酒。

进食前应注意休息，注意保持进餐环境的安静、舒适，选择既安全又利于进食的体位。能坐起来的患者取坐位，头略前倾，不能坐起的患者取仰卧位，床头抬高30°，头下垫枕使头略前屈。告诉患者进餐时不要讲话，减少进餐时环境中分散注意力的干扰因素，如关闭电视、收音机，停止护理活动等。进餐时不要催促患者，给患者提供充足的时间咀嚼及吞咽。进食后应保持坐立位0.5～1h，防止食物反流。轻度吞咽障碍或饮水呛咳时，给予糊状饮食，避免进食水、茶等稀薄液体，不要用吸管饮水、饮茶。进食时患者取半卧位或坐位，嘱其头侧向健侧肩部，吞咽时下颌内收，从健侧缓慢吞咽，少食多餐。重度吞咽障碍者，遵医嘱胃管鼻饲，并做好留置胃管的护理。如有食物滞留口内，鼓励患者用舌的运动将食物后送以利吞咽。床旁备吸引器，如果患者呛咳、误吸或呕吐，应立即让患者取头侧位，及时清理分泌物和呕吐物，保持呼吸道通畅，预防窒息和吸入性肺炎。

（二）病情观察

密切观察生命体征、神志、瞳孔等的变化，注意有无颅内压增高或脑疝，观察肢体瘫痪、感觉障碍等有无加重或新发生，发现异常及时通知医生。

（三）治疗配合

1. 治疗原则　本病是神经内科急症，对其治疗应遵循超早期、个体化、整体化的原则。在发病后应争取在治疗时间窗内选择最佳治疗方案，并根据分期、分型等实施个体化治疗方案，采取病因治疗、支持治疗、对症治疗和康复治疗等综合措施。

（1）急性期治疗

1) 早期溶栓：是急性期的主要治疗原则。在发病后6h内尽早采用溶栓治疗可使血栓溶解，组织局部血液供应恢复，挽救缺血半暗带组织，梗死灶缩小，避免脑损伤加剧，减轻脑水肿。重组组织型纤溶酶原激活剂（rt-PA）和尿激酶（UK）是目前我国应用最多的溶栓药。重组组织型纤溶酶原激活剂（rt-PA）对血液循环中的纤溶酶原几乎无影响，所以很少有出血等并发症。恢复期患者禁用溶栓治疗。

2) 调整血压：急性期应维持血压在比平时稍高水平。一般不使用降压药物，除非血压过高（收缩压＞220mmHg或舒张压＞120mmHg或平均动脉压＞130mmHg），以免脑血流灌注不足，使脑梗死加重。血压过低时，应补液或给予多巴胺、间羟胺等药物升压。

3) 防治脑水肿：当起病急骤或梗死面积大时可引起脑水肿，而严重脑水肿和颅内压增高是急性重症脑梗死的常见并发症和主要死亡原因，应尽早防治。若患者出现剧烈头痛、喷射性呕吐、意识障碍等颅内压增高表现时，应立即降低颅内压。常用20%甘露醇125～250ml快速静脉滴注，大面积梗死时可加用激素。心肾功能不好的可改用呋塞米。也可用10%复方甘油以及清蛋白等。

4) 控制血糖：急性期患者常血糖升高。当血糖＞11.1mmol/L时应立即给予胰岛素治疗。当血糖＜2.8mmol/L给予10%～20%的葡萄糖口服或静脉注射。

5) 抗血小板聚集治疗：未行溶栓治疗的可发病后48h内（但不主张24h内）服用阿斯匹林、氯吡格雷等。但不能同时用溶栓药、抗凝药。

6) 抗凝治疗：为防止血栓延长、新血栓形成，避免复发，促进侧支循环建立，可进行抗凝治疗，常用肝素、低分子肝素、华法林等。但出血性梗死或有高血压者禁用。

7) 保护脑组织：常用胞磷胆碱、钙离子拮抗剂、自由基清除剂等药物，如胞磷胆碱、尼莫地平、依达拉奉等药物以保护脑组织，促进大脑功能恢复。还可早期进行头部或全身亚低温治疗。

8）高压氧舱治疗：脑血栓形成患者若呼吸道通畅，呼吸正常，无抽搐且血压正常者，应尽早进行高压氧舱治疗，促进神经组织的再生和神经功能的恢复。

9）中医药治疗：丹参、川芎嗪、葛根素、刺五加、银杏叶制剂（金纳多）等可降低血小板聚集、抗凝、降低血液黏度，改善脑血流。

10）外科治疗：大脑中动脉或颈动脉完全梗死者，可行手术治疗。对大面积梗死出现颅内高压危象，可行开颅切除坏死组织和去颅骨减压。对急性小脑梗死产生明显肿胀及脑积水患者，可行脑室引流术或去除坏死组织以挽救生命。颈动脉狭窄性疾病可行颈动脉内膜切除术。

11）血管内介入治疗：颈动脉支架放置术是治疗颈动脉粥样硬化狭窄性疾病的较新技术。

（2）恢复期治疗：脑血栓形成的恢复期指患者的生命体征稳定，临床表现不再加重，并发症得到有效控制。恢复期应积极进行康复治疗和护理，促进神经功能恢复。

（3）后遗症期治疗：脑血栓形成后遗症期应中药、针灸按摩以及康复及运动疗法、作业疗法、语言康复、心理疗法等几种方法齐头并进，可有效缩短疗程，降低肢体致残率和患者死亡率。

> **考点：** 脑血栓形成的治疗要点。

2. **用药护理** 脑血栓患者常联合应用溶栓、抗凝、扩血管等多种药物进行治疗，护士应遵医嘱正确给药，并密切观察药物的疗效、不良反应，做好治疗的护理。

（1）溶栓、抗凝药物的护理：遵医嘱使用溶栓、抗凝药物，严格把握药物剂量，用药中及用药后密切观察意识和血压变化、注意有无皮肤、消化道、颅内等部位出血，监测出凝血时间、凝血酶原时间，定期进行神经功能评估。如果患者出现严重的头痛、恶心、呕吐、急性血压增高、脉搏减慢等应考虑并发颅内出血，立即停用溶栓、抗凝药物，协助紧急头颅CT检查。同时还要观察有无栓子脱落引起的小栓塞，注意有无腹痛、皮肤肿胀、发红及肢体疼痛、功能障碍等，发现异常应及时报告医生处理。

（2）钙通道阻滞剂的护理：应密切观察血压变化，控制输液滴速（一般＜30滴/分），指导患者和家属不能随意调节输液速度，注意观察有无头部胀痛、颜面部发红、血压降低等症状，发现后及时报告医护人员。

（四）对症护理

1. **预防肺部感染** 鼓励患者深呼吸，定时给患者翻身、拍背，避免饮食和饮水误入呼吸道，保持呼吸道通畅，在病情稳定的情况下指导患者尽早活动。

2. **预防尿路感染** 鼓励患者多饮水，保持外阴清洁，尽量不采用留置导尿，留置导尿者做好尿管的管理，避免感染。

3. **预防压疮** 保持床单平整、干燥、清洁，每2h翻身、按摩一次，避免拖拉患者，大小便失禁的随时做好清洁，及时更换被服。必要时使用气垫床。

4. **预防口腔溃疡** 保持口腔清洁，对生活不能自理者每日进行口腔护理。

5. **预防便秘** 训练患者养成定时排便的习惯，鼓励患者在病情稳定后尽早活动，注意多饮水，多食富含纤维素的食物，顺时针按摩患者腹部，必要时遵医嘱给缓泻剂或用开塞露。

（五）康复护理

吞咽功能的康复 对口腔期吞咽障碍者指导其进行口唇运动、鼓腮训练、发音训练；对咽腔期吞咽障碍者鼓励其进行上声门训练法、咽部冷刺激法、咳嗽训练等咽部训练。康复训练应安排在饭前进行，每天3次，每次30min。肢体障碍、语言障碍、感觉障碍的康复护理详见本章第一节"神经系统疾病患者常见症状体征的护理"。

（六）心理护理

医护人员要同情、理解患者，主动关心患者，向患者解释病情，及时向其传递病情好转的消息，消除其紧张情绪。耐心地倾听患者的主诉，加强巡视，随时了解患者所需所想，及时解决，消除其顾虑和担心。发现患者的心理问题，通过解释、安慰、鼓励、保证等方法针对性地进行心理治疗，指导患者如何配合治疗、康复，教会患者深呼吸、听音乐等减轻恐惧的放松技术。告诉家属多给予患者精神和物质上的支持，使患者情绪稳定，增强其战胜疾病的信心。

考点：脑血栓形成的护理措施。

【健康指导】

1．疾病知识的指导　指导患者和家属了解本病的病因、临床表现、自我护理方法，教给患者控制脑血栓形成的危险因素。

2．休息与活动的指导　指导患者充分休息，增强体质，在医务人员的指导下适当锻炼，如慢跑、散步等，每天30min以上，避免剧烈运动。保持心情舒畅，避免精神紧张。注意防寒保暖，预防感冒。鼓励患者戒烟、限酒，控制体重，指导患者变换体位时动作宜缓慢，转头不宜过急过猛，洗澡时间不宜过长，尽量避免单独外出。

3．饮食的指导　指导患者合理饮食，注意改变不良的饮食习惯，详见饮食护理。

4．用药和复查　指导患者遵医嘱正确服用降压、降糖和降脂等药物，并定期复查。当患者出现头晕、头痛、一侧肢体麻木无力、讲话吐词不清或进食呛咳、发热、外伤时，家属应及时协助就诊。

5．康复指导　教会患者和家属本病的基本康复技能与生活护理技术，指导患者循序渐进、持之以恒地进行康复训练。偏瘫和失语需要较长的康复时间，应鼓励患者树立信心，坚持不懈。家属应关心、体贴患者，给予患者精神支持和生活照顾，鼓励和督促患者坚持锻炼，尽量做力所能及的家务等，增强自我照顾的能力，以便尽早康复。

脑　栓　塞

脑栓塞（cerebral embolism）指血液中异常的固体、液体、气体等各种栓子，随血流进入脑动脉，导致血管腔急性闭塞，血流中断，引起相应供血区脑组织缺血性坏死，出现局灶性神经功能障碍。脑栓塞约占脑梗死的15%～20%。脑栓塞可以发生在脑血管任何部位，以颈内动脉系统特别是大脑中动脉最常见，椎动脉和基底动脉栓塞少见。任何年龄均可发病，以青壮年发病率较高。

根据来源，脑栓塞的栓子可分为心源性、非心源性、来源不明性三大类。心源性栓子占脑栓塞的60%～70%，是脑栓塞最常见的原因。其中以风湿性心脏病二尖瓣狭窄并发心房颤动栓子脱落引起最多见，约占脑栓塞患者的一半以上。风湿性心脏病患者中有14%～48%的患者会发生脑栓塞。感染性心内膜炎、心肌梗死、心肌病、心脏黏液瘤、二尖瓣脱垂及心脏手术、心导管检查等均可产生栓子，导致脑栓塞。风湿性心脏病引起者以中青年为多，冠心病及大动脉病变引起者以中老年居多。非心源性栓子，如主动脉弓及颈动脉粥样硬化斑块脱落形成的栓子，也是引起脑栓塞的重要原因。其他如感染性脓栓、脂肪栓子、癌性栓子、气体栓子、寄生虫虫卵栓子、异物栓子等均可引起脑栓塞。此外，约30%脑栓塞的栓子，来源不明，应用现代先进设备、方法经仔细检查仍未能找到其来源，确定其原因。

考点：脑栓塞的病因。

脑栓塞发病机制为各种栓子脱落随血流运行到脑动脉，堵塞脑动脉，阻断脑血流，引起相应脑组织缺血、缺氧、坏死及功能障碍。

脑栓塞的治疗主要针对脑栓塞和引起栓塞的原发病两方面进行。脑部病变所致脑栓塞的治疗同脑血栓形成治疗相似。心源性栓塞急性期应卧床休息数周，避免活动量过大。感染性栓塞应使用足量有效的抗生素，禁止溶栓或抗凝治疗。脂肪栓塞者应用肝素、5%$NaHCO_3$、低分子右旋糖酐、脂溶剂等溶解脂肪。空气栓塞者应指导患者取头低左侧卧位及进行高压氧治疗。积极治疗原发病，消除栓子的来源，是防止脑栓塞的重要环节。风湿性心瓣膜病患者应介入或手术治疗、纠正心律失常。感染性心内膜炎者应用抗生素治疗。抗凝疗法，可预防血栓扩散或新的血栓形成，并促使血栓溶解。但出血性脑栓塞的要停用溶栓、抗凝和抑制血小板聚集的药，以免引起出血，可适当用止血、脱水和调节血压的药。

【护理评估】

1．健康史 评估既往有无风湿性心脏病、心房纤颤、感染性心内膜炎、心肌梗死或心肌病等心脏病史，有无大血管动脉粥样硬化、感染、骨折、癌肿、寄生虫病，有无手术、分娩，有无加压输液、输血等。评估患者有无提取重物、剧烈运动、用力排便等诱发因素。

2．身体评估 脑栓塞发病常无明显诱因，多为急骤发病，常在活动时突然发生，是发病最急的脑卒中，进展快，数秒至数分钟可达到高峰。多数无前驱症状，一般意识清楚或有短暂性意识障碍，少数患者由于反复栓塞，可在数天内呈阶梯式进行性恶化。

其神经系统表现与脑血栓形成相似，二者临床特征的区别见表9-5。栓塞的大脑动脉不同，神经系统表现亦不同。常见的临床症状亦为偏瘫、偏身感觉障碍、失语、偏盲等，多数患者神志清楚，伴有局限性抽搐，个别病例有反复发作（栓子未消除）、昏迷、颅高压情况。栓塞时血管壁被破坏，血流恢复后易发生血液渗漏而出血，所以脑栓塞患者较易发生出血性梗死。严重者可突起昏迷、全身抽搐，可因脑水肿或颅内压增高，继发脑疝而死亡。

表9-5 脑血栓形成和脑栓塞特征比较

鉴别项目	脑血栓形成	脑栓塞
好发人群	老年人	中青年人
病史	脑动脉粥样硬化、脑动脉炎等	多有栓子来源的原发病或其他脏器栓塞情况（尤其是心瓣膜病）
起病情况	常在静态发病，进展慢	常在活动中突然发病，进展快
发病机制	脑动脉粥样硬化使血栓形成，脑动脉闭塞，脑组织缺血缺氧，引起神经系统症状及体征	不同来源的栓子堵塞脑动脉，使脑动脉闭塞，使脑组织缺血缺氧，引起神经系统症状及体征
治疗	溶栓、抗凝、抑制血小板聚集	消除栓子来源，禁忌溶栓

大多数患者有栓子来源的原发病，如风湿性心脏病、心肌梗死、心肌病、细菌性心内膜炎、心脏黏液瘤、二尖瓣脱垂、长骨骨折的表现。部分病例有脑外，如皮肤、肺、肾、脾、肠系膜等处栓塞的证据。

3．心理-社会状况　评估患者有无因发病突然，症状明显，病情危重，而感到恐惧、焦虑不安等。评估患者家属对疾病的了解程度、对患者的关心程度，家庭经济情况等。

4．辅助检查

(1) 影像学检查：头颅 CT 可显示脑栓塞的部位和范围。在发病 24～48h 病变部位呈低密度影像，发生出血性梗死时可见低密度影像周围有 1 个或多个高密度影像。

(2) 脑脊液检查：大面积栓塞时脑脊液压力增高。出血性脑梗死时，脑脊液可见红细胞；亚急性感染性心内膜炎时脑脊液含细菌栓子；脂肪栓塞时脑脊液可见脂肪球。

(3) 其他：超声心动图检查可发现心腔内附壁血栓，证实心源性栓子的存在。心电图检查，可发现心律失常、心肌梗死等证据。

考点：脑栓塞的护理评估。

【主要护理诊断/问题】和【护理措施】详见本章第四节"脑血管疾病患者的护理——脑血栓的形成"。

【健康指导】

告知患者和家属本病的病因和控制原发病的重要性，指导患者遵医嘱治疗，定期复查。其他详见本章第四节"脑血管疾病患者的护理——脑血栓的形成"。

四、脑出血患者的护理

脑出血 (intracerebral hemorrhage，ICH) 是指原发性非外伤性脑实质内自发性出血。脑出血占全部脑卒中的 20%～30%，是病死率最高的脑卒中 (急性期病死率为 30%～40%)。脑出血以大脑半球基底节区最常见 (70%)，少数发生在脑干和小脑。

高血压并发脑动脉硬化是脑出血最常见、最主要的原因。少数脑出血可由脑动脉粥样硬化、脑血管畸形、颅内动脉瘤、脑动脉炎、血液病、脑淀粉样血管病、脑底异常血管网病（烟雾病）、抗凝及溶栓治疗等引起。

由于脑血管自身在解剖结构上有薄弱点（脑动脉管壁的外膜和中层比较薄弱，豆纹动脉从大脑中动脉直角发出，承受较高压力，容易发生破裂），若加上长期高血压可导致脑内动脉壁缺氧，发生玻璃样变及纤维素样坏死，管壁弹性减弱，形成微小动脉瘤，在情绪激动、用力等诱因下血压骤然升高，可引起血液自血管壁渗出或自破裂的动脉瘤壁流出进入脑组织。高血压还可引起血管痉挛，血管壁缺血、缺氧而坏死出血。

考点：脑出血的病因。

案例

患者李某，男，64岁，1h前与人打麻将时因情绪激动突发讲话不清，右手无力，剧烈头痛，伴恶心、呕吐，约半小时后昏迷。送医院时浅昏迷，此后病情迅速加重，随即出现意识不清，面色潮红、呼吸深沉带有鼾声、脉搏缓慢有力、全身大汗、大小便失禁，无抽搐。既往高血压病史8年，不规律服降压药。无药物过敏史，无心脏病和糖尿病史。体检：T 38.2℃、P 65次/分、R 17次/分、BP 210~114mmHg，昏迷，双侧瞳孔2mm，等大，对光反射迟钝，右侧鼻唇沟浅，右侧肢体瘫痪，腱反射未引出，右侧巴氏征（+）。脑CT：左侧基底核区高密度病灶，出血灶3cm×3cm×2cm。

思考：
1. 该患者可能患有何种疾病？
2. 请说出该患者可能的护理问题及相应的护理措施。

【护理评估】

1. **健康史** 评估患者既往无高血压、动脉粥样硬化、血液病、脑血管畸形、脑动脉瘤、脑动脉炎、脑肿瘤、家族卒中史等。了解患者的起病情况，如起病的时间、方式、速度，其病前有无情绪激动、用力活动、劳累、用力排便、饮酒等诱因，有无头晕、头痛、肢体麻木和口齿不利等前驱症状。评估患者治疗情况，是否遵医嘱正确服用降压、抗凝、溶栓及抗血小板聚集药物及目前用药情况等。评估患者性格特点、生活习惯和饮食方式，注意患者是否长期摄入高钠盐、高动物脂肪饮食。

2. **身体评估** 脑出血多见于50岁以上有高血压史者，男性略多，冬季较常见。常发生在白天，因情绪激动、活动过度、用力排便、饮酒等诱发。发病突然，多无前驱症状，少数有头晕、头痛、肢体麻木、口齿不清等表现，常数分钟至数小时内达到高峰，血压常明显升高（可达200mmHg以上）。急性期主要表现为剧烈头痛、喷射性呕吐、头晕，病情进展迅速，随即出现意识障碍、偏瘫、失语、抽搐、大小便失禁等。出血量多时可致颅内压增高，形成脑疝而死亡。

（1）基底节区（内囊出血）：壳核出血约占脑出血的50%~60%，常累及内囊。丘脑出血约占脑出血20%，尾状核和带状核少见。壳核出血主要表现为"三偏征"，即病灶对侧偏瘫、偏身感觉障碍和对侧同向偏盲，双眼球不能向病灶对侧同向凝视，若出血灶在优势半球（多为左半球）则有失语。若出血量少时（<30ml），症状较轻，出血量多时（>30ml），可有意识障碍，引起脑疝甚至死亡。丘脑出血患者常出现"三偏征"，通常感觉障碍重于运动障碍，且深感觉障碍更明显。还可出现特殊眼征（两眼不能向上凝视或凝视鼻尖、眼球会聚障碍、瞳孔对光反射迟钝）、丘脑性失语、丘脑性痴呆等。

（2）脑干出血：约占脑出血10%，以脑桥出血为多见。脑桥出血患者常表现为头痛、眩晕、复视、呕吐、交叉性瘫痪（病灶侧周围性面瘫、对侧肢体瘫痪）或偏瘫、四肢瘫。出血量多（>5ml）时表现为迅速昏迷、两侧瞳孔针尖样缩小、中枢性高热和中枢性呼吸衰竭、呕吐咖啡色胃内容物和四肢瘫，双侧病理征阳性，少数可呈去大脑性强直，多在48h内死亡。

(3) 小脑出血：约占脑出血10%，表现为突然起病，患者枕部剧痛、眩晕、共济失调、频繁呕吐、眼球震颤、站立和行走不稳、无肢体瘫痪。出血量多时，病情发展迅速，颅内压迅速增高、昏迷、双侧瞳孔针尖样缩小、中枢性呼吸障碍、枕骨大孔疝形成而死亡。

(4) 脑叶出血：约占脑出血5%～10%，以顶叶最常见，其次为颞叶、枕叶、额叶。常表现为头痛、呕吐、失语等，昏迷少见。顶叶出血特点为肢体偏瘫较轻，偏身感觉较重。

(5) 脑室出血：约占脑出血3%～5%。出血量小时患者意识清楚或意识障碍较轻，表现似蛛网膜下隙出血。若出血量多时，患者突然出现头痛、呕吐、昏迷较深，常伴强直性抽搐，双侧瞳孔缩小，四肢肌张力增高，病理反射征阳性。早期可出现去大脑强直和脑膜刺激征阳性，常出现丘脑下部受损表现。

3．心理-社会状况　评估患者有无因肢体瘫痪、失语、吞咽困难等产生恐惧、焦虑、悲观情绪。评估患者家属对疾病的了解程度、对患者的关心程度，家庭经济情况和社区医疗服务状况等。

4．辅助检查

(1) 影像学检查：头部CT可准确显示出脑出血的部位、范围、出血量、脑水肿情况及是否破入脑室等，是确诊脑出血的首选检查。脑出血者发病后在CT图像上即刻出现圆形或椭圆形边界清楚的高密度影像。MRI检查敏感性更高，较CT更易发现脑血管畸形、肿瘤、血管瘤等，能进一步明确诊断。数字减影脑血管造影（DSA）检查可清晰显示脑血管有无异常、有无破裂及其部位，可检出脑动脉瘤、脑动脉畸形、脑底异常血管网病及脑血管炎等。

(2) 腰椎穿刺检查：血液破入脑室者，脑脊液常呈洗肉水样均匀血性，压力常增高至200mmH$_2$O以上。颅内压增高者，不宜进行腰穿，以免引起脑疝。

(3) 血常规：常见白细胞增高，重症者急性期可达（15～20）×10^9/L，血糖和血尿素氮暂时增高。

> 考点：脑出血的身体状况评估。

【主要护理诊断/问题】

1．有受伤的危险　与脑出血致脑功能受损、意识障碍有关。

2．潜在并发症：脑疝、上消化道出血等。

【护理措施】

(一) 一般护理

1．休息与体位　保持病室安静，避免声、光等的刺激，限制探视，各项治疗护理尽量集中。急性期患者应绝对卧床休息2～4周，床头抬高15°～30°，以减轻脑水肿。昏迷患者取侧卧位或平卧位头偏向一侧，保持呼吸道通畅。有烦躁、谵妄、意识不清的患者应加床栏，必要时实行保护性约束，过度烦躁者可遵医嘱给予镇静剂。病情危重者，发病初24～48h内避免搬动，尤其应尽量减少头部的活动，12h内不可大幅度翻身。卧床期间保持肢体功能位，防止或减轻患肢畸形。

2．饮食护理　急性脑出血患者，发病24h内禁食，24h后若病情平稳，可给予高蛋白质、高维生素、低盐、低脂、清淡、易消化、温度适宜的流质或半流质饮食，每日液体入量不少于2500ml。注意少量多餐，避免摄入刺激性的食物。昏迷或吞咽障碍的患者可遵医嘱第二天通过鼻饲喂食。

(二)病情观察

密切观察生命体征、意识、瞳孔的变化,注意有无病情加重及颅内压增高的表现。若发现患者有上腹饱胀不适、胃痛、呕血、便血、尿量减少等上消化道出血或有血压升高、脉搏减慢、呼吸不规则、一侧瞳孔散大、意识障碍加重等脑疝的先兆表现,立即报告医生并协助医生抢救。

(三)治疗配合

1. 治疗原则　治疗原则主要为降低颅内压、控制血压、防止再出血、控制脑水肿、防治并发症、减少后遗症。

(1)一般治疗:卧床休息,监测生命体征、意识、瞳孔,保持呼吸道通畅,给予3~4L/min氧气吸入,注意补充热量和维持水、电解质及酸碱平衡,预防感染。

(2)控制脑水肿:脑出血后由于血肿的占位效应,可引起颅内压升高,并发脑疝危及生命,所以控制脑水肿,降低颅内压是脑出血急性期治疗的重要环节之一。可选用脱水剂或利尿剂等。甘露醇是控制脑水肿,降低颅内压的首选药物。常用20%甘露醇125~250ml,快速静脉滴注,于15~30min内滴完。每天3~4次。心、肾功能不全者要慎用甘露醇,可用呋塞米,用法为呋塞米20~40mg肌内注射或缓慢静脉注射,每天2~4次。病情较平稳时可用10%复方甘油果糖500ml静脉滴注,3~6h滴完,每天1~2次。10%清蛋白对脑水肿伴低蛋白血症的患者较适用。地塞米松可降低毛细血管通透性,减轻脑水肿,起到降低颅内压作用。也可同时用亚低温疗法降低局部或全身温度,降低颅内新陈代谢,减轻脑水肿及颅内高压。

(3)调控血压:急性期因血压常随颅内压下降而下降,所以当收缩压不超过200mmHg,舒张压不超过110mmHg时,不必急于降血压,要注意加强观察。但若血压过高,应进行降压,但不要过快、过多,应给作用较温和的降压药,使血压维持在略高于发病前水平或180/105mmHg左右,以免影响脑部血液循环。急性期后血压仍持续过高的可进行系统降压,以防再次出血。

(4)止血和凝血治疗:脑出血若并有应激性溃疡或凝血障碍时可以使用止血、凝血药。应激性溃疡所致消化道出血用西咪替丁、奥美拉唑效果较好。

(5)手术治疗:大脑半球出血量在30ml以上或小脑或丘脑出血量在10ml以上,都可以考虑手术清除血肿;血液破入脑室时,可行脑室穿刺引流或经皮颅骨钻孔,血肿穿刺抽吸等手术。手术宜在发病后6~24h内进行。

(6)康复治疗:患者生命体征稳定、病情不再进展时,应尽早进行语言、运动、心理等康复治疗,提高其生活质量。

考点:脑出血的治疗要点。

2. 用药护理　甘露醇是常用的组织脱水药,在脑血管疾病时可用于治疗各种原因引起的脑水肿,降低颅内压,防止脑疝。在应用甘露醇治疗期间应注意仔细检查有无结晶,待结晶溶解后再用。注意选择粗大静脉注射,注射部位每日更换,以防静脉炎发生。保持静脉通畅,确保甘露醇按时快速输入体内(一般20%的甘露醇250ml要求在半小时内输入)。使用甘露醇期间,注意观察尿液、电解质和心、肾功能。

3. 对症护理　昏迷的患者注意保持呼吸道通畅,及时清除痰液,防止舌根后坠,必要时气管插管、气管切开。做好口腔、眼、皮肤和大小便的护理，预防口腔溃疡、肺部感染、压疮、尿路感染、便秘等的发生。保持瘫痪肢体功能位，每2～3h翻身1次，但应尽量减少头部摆动。若有中枢性高热，给予物理降温、亚低温治疗，或遵医嘱药物降温，并给予氧气吸入。

（五）预防并发症

1. 防止再出血　严密监控血压，避免血压过高。减少探视，各项护理操作集中进行，动作要轻柔。对待患者应态度和蔼，语言温柔，避免患者情绪激动。嘱患者应保持大便通畅，避免屏气用力。注意防寒保暖，防止患者剧烈咳嗽、打喷嚏等引起颅内压增高。

2. 预防脑疝　脑疝是脑出血患者最常见的直接死亡原因。应密切观察生命体征、瞳孔、意识等，及时发现脑疝的先兆表现，迅速报告并配合医生抢救。立即给予氧气吸入，迅速建立静脉通路，遵医嘱及时脱水降低颅内压，备好气管切开包、呼吸机、监护仪、脑室穿刺引流包和抢救药品等。

3. 应激性溃疡护理　详见第四章第十节"上消化道大量出血患者的护理"。

（六）康复护理

见本章总论"运动障碍护理"和"语言障碍护理"。

（七）心理护理

护士应主动关心患者，陪伴在患者身边，耐心倾听患者的诉说，并给予理解和支持。向患者解释病情，说明保持心情平静的重要意义，及时向患者传递病情好转的消息，减少患者的担忧。加强巡视，随时了解患者的需要，及时协助其解决问题，消除其顾虑和担心。教会患者放松的技术，如缓慢地深呼吸、多听音乐、看书、读报、多与病友交流。嘱家属给予患者物质和精神上的支持，树立患者战胜疾病的信心。

【健康指导】

1. 疾病预防知识指导　向患者和家属介绍本病的病因、危险因素、防治、护理和康复知识，指导患者建立健康的生活方式，保持生活规律，睡眠充足、适当运动、饮食适度、大便通畅、情绪稳定、戒烟、限酒。指导患者积极治疗高血压、心脏病、糖尿病，避免血压骤升的因素，如过度劳累、剧烈运动、突然用力、情绪激动、用力排便、饮酒过量、慢性咳嗽等。

2. 指导患者监测病情，发现血压异常或出现头晕、头痛、肢体麻木、口齿不清、进食呛咳、活动不灵等脑出血的先兆表现时及时就诊。

五、蛛网膜下腔出血患者的护理

蛛网膜下腔出血（subarachnoid hemorrhage，SAH）又称原发性蛛网膜下腔出血，是指各种原因致脑底部或脑与脊髓表面血管破裂，血液直接流入蛛网膜下腔而引起的临床综合征。若脑实质和脑室出血、硬膜外或硬膜下血管破裂出血等，血液穿破脑组织而流入蛛网膜下腔者，称为继发性蛛网膜下腔出血。蛛网膜下腔出血约占急性脑卒中的10%。各年龄均可发病，以青壮年多见，女性多于男性。

引起蛛网膜下腔出血的原因很多，以颅内动脉瘤（先天性或高血压、动脉粥样硬化所致动脉瘤）最常见，尤其是先天性颅内动脉瘤。20～40岁的年轻人发病者以先天性颅内动脉瘤破裂为多见，50岁以上发病者以脑动脉粥样硬化为多见。高血压、吸烟、饮酒过量、既往有动脉瘤破裂史、动脉瘤体积较大、多发性动脉瘤等是动脉瘤破裂出血的主要危险因素。蛛网膜下隙出血也可由动静脉畸形、烟雾病、夹层动脉瘤、脑动脉炎、血液病、颅内肿瘤、结缔组织病等。

> **考点：** 蛛网膜下隙出血的病因。

由于各种原因引起脑血管壁缺陷、薄弱或凝血机制障碍，当在应激状态，如重体力劳动、情绪激动、用力咳嗽和排便、血压骤升、饮酒等时，脑底部及脑表面血管发生破裂，血液流入蛛网膜下隙，可刺激脑膜发生化学性脑膜炎或分泌大量渗出液，出现蛛网膜粘连，影响脑脊液循环和吸收，发生脑积水，并可引起颅内压突然升高甚至发生脑疝。还可刺激血管或因血细胞破坏产生多种血管收缩物质使部分患者发生血管痉挛，出现脑缺血、甚至脑梗死。

SAH 起病急骤，主要临床特点为突发剧烈头痛、呕吐、脑膜刺激征阳性，无偏瘫，血压正常或增高，多无意识障碍，但可有烦躁不安。危重者可有不同程度的意识障碍，少数可出现癫痫发作和精神症状。

【护理评估】

1. 健康史　评估患者起病情况，如起病的时间、缓急、方式。发病前有无情绪激动、剧烈运动、重体力劳动、用力排便、剧烈咳嗽、酗酒等诱发因素，有无头痛、头晕、视物模糊等前驱表现。评估患者有无颅内动脉瘤、脑动脉粥样硬化、高血压、脑血管畸形、血液病、脑动脉炎、脑肿瘤、烟雾病等病史或进行溶栓、抗凝治疗，询问有无家族史，过去有无类似发作等。评估患者有无用药，目前是否遵医嘱正确服用药物等。

2. 身体评估　临床表现轻重不等，轻者可无明显症状，重者可迅速昏迷死亡。

(1) 一般表现：本病多在明显诱因作用下急性起病，一般无前驱症状，部分患者可有反复发作轻微头痛史。患者突发剧烈头部胀痛或爆裂样疼痛、呕吐、面色苍白、全身冷汗，进展迅速，常在数分钟至数小时内发展至症状高峰。

(2) 神经系统表现：起病后半小时内多出现脑膜刺激征阳性，是 SAH 特征性的体征，以颈强直最明显。脑神经受累以一侧动眼神经麻痹最常见。半数患者有不同程度的意识障碍，部分患者可有癫痫发作，少数可伴有谵妄、幻觉等精神症状及眩晕。SAH 很少有神经系统定位体征，但少数患者由于脑水肿、脑组织受压、脑梗死等可出现偏瘫、感觉障碍、偏盲、失语、共济失调等神经系统定位体征。

(3) 眼底检查：可见视网膜出血或视神经乳头水肿，少数患者可见玻璃体下片状出血，与颅内压增高、眼静脉回流受阻有关。

(4) 老年人表现：老年人 SAH 起病较缓慢，头痛、呕吐、脑膜刺激征等表现常不典型，而意识障碍和精神症状较明显。常伴有呼吸、循环、消化、泌尿等系统病变。重症患者迅速进入深昏迷，出现去大脑强直，发生脑疝而迅速死亡。

(5) 常见并发症：再出血、脑血管痉挛、脑积水是 SAH 常见的并发症，其中再出血是致命的并发症，常发生在起病 4 周内，尤其第 2 周，表现为再次出现 SAH 的表现或原有表现加重。脑血管痉挛是 SAH 死亡和伤残的重要原因，常发生在发病早期或第 1～2 周，可引起迟发性缺血性损伤，继发脑梗死。出血后 1 周内可出现急性梗阻性脑积水，脑积水轻者表现为嗜睡、思维迟缓和近记忆损害，重者可出现头痛、呕吐、昏睡或昏迷，甚至因脑疝形成而死亡。有些患者还可出现消化道出血或发热。

3．心理-社会状况　评估患者有无因病情危重，头痛剧烈产生恐惧、焦虑、绝望心理。评估患者家属对疾病的了解程度、对患者的关心程度、家庭经济情况等。

4．辅助检查

（1）头颅CT检查：蛛网膜下隙出血时CT检查可见蛛网膜下隙内高密度影像。CT检查不仅是本病确诊的首选方法，还可帮助确定有无脑实质或脑室出血、脑积水、脑梗死，并初步判断颅内动脉瘤的位置、出血吸收情况、有无再出血等。

（2）脑脊液检查：腰椎穿刺脑脊液检查，是SAH最具诊断价值和特征性的检查。SAH患者脑脊液压力增高（＞200mmH$_2$O），呈均匀一致血性。镜检可见大量红细胞，白细胞略增高。因有诱发脑疝的危险，故CT已证实蛛网膜下隙出血者，不必做腰穿。

（3）数字减影血管造影（DSA）：可显示动脉瘤位置、大小、血管的情况及引发SAH的其他病因，可为SAH的病因诊断提供可靠的证据，是确定SAH病因，特别是颅内动脉瘤最有价值的辅助检查。宜在发病3日内或3周后进行。

> **考点**：蛛网膜下隙出血的护理评估。

【主要护理诊断/问题】

1．疼痛：头痛　与血液刺激脑膜、颅内压增高、脑血管痉挛等有关。
2．恐惧　与担心疾病预后、害怕特殊检查、害怕开颅手术等有关。
3．生活自理能力缺陷　与需绝对卧床休息有关。
4．潜在并发症：再出血、脑血管痉挛、脑积水。

【护理措施】

（一）一般护理

1．休息与体位　蛛网膜下隙出血的患者应绝对卧床休息4～6周，抬高床头15°～20°，尽可能不搬动患者。告诉患者及家属绝对卧床休息的重要性，避免患者过早离床活动。为患者提供安静、舒适的休养环境，光线柔和，避免不良的声、光刺激，严格限制探视，治疗护理活动也应集中进行。如经治疗护理1个月左右，患者症状好转、经检查血液基本吸收或无颅内血管病变者，可遵医嘱逐渐增加活动。

2．饮食护理　详见本章第四节"脑血管疾病患者的护理——脑出血"。

（二）病情观察

1．密切观察病情变化　严密观察患者的生命体征、神志、瞳孔，注意有无颅内压增高、心律失常，有无临床症状、体征变化及并发症的发生。病情危重时进行心电、血压、体温监测，保持呼吸道通畅，及时吸痰、给氧。

2．注意有无再出血现象　蛛网膜下隙出血再发率较高，绝大多数发生在首次出血后1月内，以5～11d再出血发病率最高，其中颅内动脉瘤发病24h内再出血的风险最大，易造成患者死亡。若发现患者病情稳定好转后又突发剧烈头痛、恶心呕吐、意识障碍加重、原有神经症状和体征重新出现等，要及时报告医生处理。入院时高龄、昏迷、女性、收缩压＞170mmHg的患者再出血概率高，应重点关注。

（三）治疗配合

1．治疗原则　防治并发症，降低病死率。

（1）一般治疗：SAH的一般治疗与脑出血基本相同。维持生命体征稳定、降低颅内压、纠正水电解质和酸碱平衡紊乱、预防感染等。

(2) 防治再出血：避免一切可能增高血压和颅内压的因素。

1) 镇静：绝对卧床休息4～6周，有头痛和躁动不安者，适当选用地西泮、苯巴比妥等止痛镇静药，以保持患者能安静休息。注意不能用影响呼吸的麻醉类止痛药，如吗啡、哌替啶等。

2) 调控血压：收缩压＞180mmHg或平均动脉压＞120mmHg时，可在密切监测下降压，保持血压稳定于正常或起病前水平。

3) 抗纤溶药物：为抑制继续出血和预防再出血，一般主张在急性期使用大剂量止血剂如6-氨基己酸（EACA）、氨甲苯酸（PAMBA）等。

(3) 防治脑血管痉挛及脑缺血：主要通过维持血容量和血压，应用钙通道阻滞剂预防脑血管痉挛。

(4) 防治脑积水：可口服乙酰唑胺，也可用甘露醇、呋塞米等药物，药物无效时可考虑行脑室穿刺脑脊液引流术。

(5) 外科治疗：消除动脉瘤是防治动脉瘤性SAH再出血的最佳方法。颅内动脉瘤可采用手术切除、血管内介入治疗，对颅内血管畸形也可采用手术切除、血管内介入治疗及伽马刀治疗方法，手术还可以冲洗掉蛛网膜下隙内的血液，减少继发性脑血管痉挛的发生率。

> 考点：蛛网膜下隙出血的治疗要点。

2. 用药护理　使用尼莫地平时要注意密切观察患者有无头痛、头晕、皮肤发红、血压下降、心动过缓或过速、多汗、胃肠不适等反应，严格控制输液速度。使用镇痛、镇静剂后要注意观察患者呼吸和神志。应用6-氨基己酸要注意观察患者有无低血压、心动过缓、期前收缩、胃肠道反应、皮疹及结膜充血，血栓形成等（如动、静脉血栓，肺血栓，急性心肌梗死，脑血栓等）。

(四) 对症护理

指导患者避免可能诱发或加重头痛的因素，如用力、激动等，可采用缓慢深呼吸、听轻音乐、适当冷敷等方法缓解疼痛，必要时遵医嘱给予止痛和脱水降颅压的药物。告诉患者及家属容易诱发再出血的各种因素，指导患者避免情绪激动、精神紧张、劳累、剧烈运动、用力排便、剧烈咳嗽、喷嚏、屏气、大幅度翻身、头部过度摆动等诱发出血、颅内压增高的因素。对烦躁不安者遵医嘱给予镇静处理，并注意患者安全护理。血压过高时遵医嘱降压，便秘时可给予缓泻剂。

(五) 心理护理

关心、体贴患者，告知患者头痛的原因及随着病情好转，头痛会逐渐减轻，消除患者紧张、恐惧心理。进行特殊检查、手术前，对患者进行耐心解释，使其明确检查、手术的目的与安全性、注意事项等，使其积极配合治疗和检查。向患者介绍蛛网膜下隙出血的有关知识，尤其要告诉患者如何预防再出血，增强其战胜疾病的信心。

> 考点：蛛网膜下隙出血的护理措施。

【健康指导】

1. 避免诱因　向患者介绍本病的知识，尤其SAH易复发再出血，要特别注意指导患者避免再出血的诱因,保持情绪乐观、稳定,休息充分、避免重体力劳动、剧烈体育运动、预防便秘等。女患者患病后 1~2 年内避免妊娠及分娩。指导家属关心、体贴患者,为患者创造良好的休养环境,发现患者有异常征象及时送医院就诊。

2. 饮食指导　指导患者选择清淡易消化、富有营养的食物。避免辛辣刺激性饮食,戒烟、限酒。

3. 督促患者尽早检查和手术　SAH 患者一般在首次出血 3d 内或 3~4 周后进行 DSA 检查,应告知脑血管造影的相关知识,指导患者配合检查以明确病因,尽早手术,解除危险。

| 小结 | 1. 脑血管疾病是中老年人的常见病、多发病。按病理性质,可分为出血性脑血管疾病,即脑出血和蛛网膜下隙出血和缺血性脑血管疾病,即短暂型脑缺血发作、脑梗死(脑血栓形成、脑栓塞、腔隙性脑梗死等)。
2. TIA 是由脑动脉一过性供血不足引起,表现为供血区神经功能缺失的症状、体征,发作不超过 24h 即可完全恢复,是缺血性脑卒中最重要的危险因素和常见的先兆。脑血栓形成是最常见的脑血管疾病,也是最常见的脑梗死,好发于中老年人。脑动脉粥样硬化是最常见病因,常在睡眠或安静时发病,最常累及颈内动脉、大脑中动脉,影响内囊区供血,表现为"三偏征"。CT 是最常用的检查,发病 24h 后脑梗死区示低密度病灶。发病早期应进行溶栓治疗,最具特色的护理措施是溶栓护理和康复护理。
3. 脑栓塞是急性脑血管疾病中起病最急的一种,以颈内动脉系统特别是大脑中动脉栓塞最常见,以青壮年多见。心源性栓子是脑栓塞最常见的原因。脑栓塞多数无前驱症状,神志清楚,其表现、治疗、护理与脑血栓形成相似,但禁忌溶栓治疗。
4. 脑出血是指原发性非外伤性脑实质内自发性出血,是病死率最高的脑卒中,以大脑半球基底节区最常见。高血压并脑动脉硬化是最常见的原因,多见于中老年人,常在白天因情绪激动、活动过度等诱发。病情进展快,多有颅内压增高,头部 CT 是早期明确诊断的首选检查,脑出血即刻在 CT 图像上呈高密度影。最严重的并发症是脑疝。急性期患者应绝对卧床休息 2~4 周,抬高床头,发病 24h 内禁食,最主要的治疗是甘露醇脱水降低颅内压及慎重降血压。最具特色的护理措施是使用甘露醇护理及病情监护、防止再出血。
5. 蛛网膜下隙出血是脑底部或脑与脊髓表面血管破裂,血液直接流入蛛网膜下隙而引起的临床综合征,青壮年多见,以颅内动脉瘤引起者最常见,常在情绪激动、用力时出现。表现为突发剧烈头痛、呕吐、脑膜刺激征阳性,以颈强直最明显。最严重的两个并发症是再出血和脑血管痉挛。CT 检查示蛛网膜下隙内高密度影可以确诊,腰椎穿刺脑脊液检查,是最具诊断价值和特征性的检查。蛛网膜下隙出血的一般治疗与脑出血相同。最主要的治疗、护理措施是防止再出血。 |

(张俊玲)

第五节 帕金森病患者的护理

学习目标

识记：
1. 复述帕金森病的定义。
2. 识别帕金森病的发病因素。
3. 说出帕金森病的典型临床表现。

理解：
1. 解释帕金森病的发病机制。
2. 归纳帕金森病有关检查。
3. 概括帕金森病的治疗要点。

运用：
1. 按照护理程序护理帕金森病患者。
2. 对帕金森病患者进行有针对性的健康指导。

帕金森病（Parkinson's disease，PD），又名震颤麻痹，是一种常见于中老年的神经系统变性疾病，临床上以静止性震颤、运动迟缓、肌强直和姿势平衡障碍为主要特征，其主要病理改变为黑质多巴胺能神经元变性和路易小体形成。于1817年由英国医生James Parkinson首先系统描述。我国65岁以上人群总体患病率为1700/10万，与欧美国家相似，患病率随年龄增加而升高，男性稍高于女性。

本病的病因尚未完全明确，发病机制复杂。目前认为帕金森病并非单一因素所致，而是多因素交互作用下发病。除基因突变导致少数患者发病外，基因易感性可使患病概率增加，但并不一定发病，只有在环境因素、神经系统老化等因素的共同作用下，通过氧化应激、线粒体功能紊乱、蛋白酶体功能障碍、炎性和（或）免疫反应、钙稳态失衡、兴奋性毒性、细胞凋亡等机制导致黑质多巴胺能神经元大量变性、丢失，才会导致发病。

知识链接

帕金森病的病因与发病因素

1. **遗传因素** 本病在一些家族中呈聚集现象，有报道称10%左右的PD患者有家族史，包括常染色体显性遗传或常染色体隐性遗传。细胞色素$P450_2D_6$基因可能是PD发病的易感基因之一。

2. **环境因素** 流行病学调查显示，长期接触杀虫剂、除草剂或某些工业化学品等可能是PD发病的危险因素。研究发现，主要与嗜神经毒物质1-甲基-4-苯基-1,2,3,6-四氢吡啶及其类化学物质有关。

3. **神经系统老化** 本病主要发生于中老年人，40岁以前发病少见，提示神经系统老化与发病有关。有资料显示30岁以后，随年龄增长，黑质多巴胺能神经元开始呈退行性变，多巴胺能神经元渐进性减少。尽管如此，其程度并不足以导致发病，老年人群中患病者也只是少数，所以神经系统老化只是帕金森病的促发因素。

案例

张某,女,78岁。确诊帕金森病10年余,近1周来因肢体抖动加重,起步困难,步态不稳,日常生活需家人照顾。

思考:
1. 护士应重点评估什么内容?
2. 判断该患者目前主要的护理问题。
3. 对该患者首先应该采取什么护理措施?

【护理评估】

1. 健康史

(1) 询问患者有无帕金森病家族史及其发病状况。了解患者的生活工作环境、职业、年龄、生活习惯及睡眠情况。有无长期接触杀虫剂、除草剂或某些工业化学品等可能导致PD发病的相关因素,如嗜神经毒物质1-甲基-4-苯基-1,2,3,6-四氢吡啶及其类化学物质等。

(2) 询问患者首次帕金森病发作的时间、临床表现、诊治经过及用药情况等。着重了解起病方式、病情进展状况及有无明显诱因等。

(3) 询问患者有无高血压、脑动脉硬化、脑炎、外伤、中毒、脑肿瘤及服用吩噻嗪类药物等病史。

2. 身体评估 本病多于60岁以后发病,40岁以前相对少见。隐匿起病,缓慢进展。症状常始自一侧上肢,逐渐波及同侧下肢,再波及对侧上下肢。主要临床症状与体征如下。

(1) 静止性震颤:常为首发症状,多从一侧上肢开始,呈现有规律的拇指对掌和手指屈曲的不自主震颤,类似"搓丸"样动作。具有静止时明显震颤,动作时减轻,入睡后消失等特征,故称为"静止性震颤"。随病程进展,震颤可逐步涉及下颌、唇、面和四肢。少数患者无震颤,尤其是发病年龄在70岁以上者。

(2) 肌强直:多从一侧的上肢或下肢近端开始,逐渐蔓延至远端、对侧和全身的肌肉。肌强直表现为屈肌与伸肌张力同时增高。如关节被动运动时始终保持阻力增高,称为"铅管样强直"。如肌强直与伴随的震颤叠加,检查时可感觉在均匀阻力中出现断续停顿,称为"齿轮样强直"。肌强直与锥体束受损时肌张力增高或痉挛不同,后者表现被动运动开始时阻力明显,随后迅速减弱,如同打开水果刀的折刀样感觉(折刀样强直),常伴腱反射亢进和病理征。

(3) 运动迟缓:患者随意动作减少、主动运动缓慢。面部表情呆板,常双眼凝视,瞬目少,笑容出现和消失减慢,如同"面具脸"。由于肌张力增高、姿势反射障碍使起床、翻身、步行、变换方向等运动缓慢。手指精细动作如系纽扣或鞋带困难。书写时越写越小,呈现"写字过小征"。口、咽、腭肌运动障碍,语速变慢,语音低调。

(4) 姿势障碍:早期走路拖步,迈步时身体前倾,行走时步距缩短,颈肌、躯干肌强直而使患者站立时呈特殊屈曲体姿,行走时上肢协同摆动的联合动作减少或消失,有时行走中全身僵硬,不能动弹,称为"冻结现象"。晚期由坐位、卧位起立困难。迈步后碎步、往前冲,越走越快,不能立刻停步,呈"慌张步态"。

(5) 其他:自主神经症状常见,如便秘、出汗异常、性功能减退和溢脂性皮炎等。吞咽活动减少可导致口水过多、流涎。近半数患者伴有抑郁和(或)睡眠障碍。约15%~30%

的患者在疾病晚期发生认知障碍乃至痴呆，以及幻觉。

考点：帕金森病的临床症状与体征。

3．心理 - 社会状况　发病后患者出现随意运动减少、动作缓慢笨拙、肢体震颤及步态不稳等，要注意评估有无影响其生活、工作。家庭、社会支持程度有无影响患者的心理状况，出现自卑、消极或急躁心理，甚至恐惧、绝望等负面心理反应。

4．辅助检查

（1）血及脑脊液：常规检查均无异常。

（2）影像学：颅脑 CT、MRI 检查无特征性改变。有条件者可行功能性脑影像 PET 或 SPECT 检查。

（3）其他：通过基因检测技术可能在少数家族性 PD 患者中发现基因突变。

【主要护理诊断 / 问题】

1．躯体活动障碍　与黑质病变、锥体外系功能障碍所致震颤、肌强直、体位不稳、随意运动异常等有关。

2．长期自尊低下　与震颤、流涎、面肌强直等身体形象改变和言语障碍、生活依赖他人有关。

3．知识缺乏：缺乏本病相关知识与药物治疗知识。

4．营养失调：低于机体需要量　与吞咽困难、饮食减少和肌强直、震颤所致机体消耗量增加等有关。

【护理措施】

（一）一般护理

1．活动与运动　根据病情，指导患者进行适度的活动与运动，以防止和推迟关节强直与肢体挛缩，与患者和家属共同制订切实可行的锻炼计划。在疾病早期，指导患者维持和增加业余爱好，鼓励患者尽量参加有益的社交活动，坚持适当运动锻炼。在疾病中期，平时注意做力所能及的家务，尽量做到自己的事情自己做，并告诉患者知难而退或简单的家人包办只会加速其功能衰退。在疾病晚期，应帮助患者采取舒适体位，被动活动关节，按摩四肢肌肉，注意动作轻柔，勿造成患者疼痛和骨折。同时要注意安全，避免自伤、坠床、坠楼、走失、伤人等意外发生。

2．饮食护理　给予高热量、高维生素、高纤维素、低盐、低脂、适量优质蛋白质的易消化饮食，并根据病情变化及时调整营养结构和采用相应膳食种类。戒烟、酒，鼓励患者多食新鲜蔬菜、水果，及时补充水分，以保持大便通畅，减轻腹胀和便秘。由于高蛋白质饮食会降低左旋多巴类药物的疗效，故不宜盲目给予过多的蛋白质。槟榔为拟胆碱能食物，可降低抗胆碱能药物的疗效，应避免食用。进食或饮水时保持坐位或半卧位，注意力集中，并给予患者充足的时间和安静的进食环境，不催促、打扰患者进食。对于进食困难、饮水反呛的患者要及时给予鼻饲，并做好相应护理，防止经口进食引起误吸、窒息或吸入性肺炎。

3．生活护理　加强巡视，主动了解患者的需要，既要指导和鼓励患者自我护理，做力所能及的事情，又要协助患者洗漱、进食、沐浴、大小便料理和做好安全防护。提供生活方便，保持环境优雅，增进患者的舒适感，预防并发症。

4．保持大小便通畅　对于顽固性便秘者，应指导多进食含纤维素多的食物，多吃新鲜蔬菜、水果，多喝水，每天双手顺时针按摩腹部，促进肠蠕动。还可指导适量服食蜂蜜、麻油等帮助通便。必要时遵医嘱口服液体石蜡、果导片、番泻叶等缓泻剂，或给予开塞露塞肛、灌肠、人工排便等。对于排尿困难的患者应评估患者有无尿潴留和尿路感染的症状和体征，可指导患者精神放松、腹部按摩、热敷以刺激排尿。膀胱充盈无法排尿时，在无菌操作下给予导尿和留置尿管。

（二）病情观察

观察患者肢体震颤、步态姿势障碍、肌强直和运动迟缓等临床表现的变化，有无精神错乱、意识障碍或智能障碍等情况发生，动态监测营养状况，评估病情变化，及时发现异常并报告医生协助处理。

（三）治疗配合

帕金森病的治疗原则：应采取综合治疗，包括药物治疗、手术治疗、康复治疗、心理治疗等，其中药物治疗是首选且为主要的治疗手段。目前应用的治疗手段，无论药物或手术，只能改善症状，不能阻止病情的发展，更无法治愈。因此，治疗不能仅顾及眼前，而不考虑将来。

1．药物治疗　早期无需药物治疗，当疾病影响患者日常生活和工作能力时，适当的药物治疗可不同程度地减轻症状，并可因减少并发症而延长生命。以替代药物，如复方左旋多巴、多巴胺受体激动剂等效果较好。但不能完全控制疾病的进展，且都存在不良反应和长期应用后药效衰减的缺点。抗胆碱能药物、金刚烷胺等，仅适用于症状轻微者。

（1）抗胆碱能药物：可协助维持纹状体的递质平衡，常用药物有苯海索、苯甲托品、丙环定等。

（2）金刚烷胺：能促进神经末梢释放多巴胺，并阻止其再吸收。可与左旋多巴等药合用。

（3）左旋多巴及复方左旋多巴：由于多巴胺不能透过血-脑屏障进入脑内，对脑部多巴胺缺乏的替代疗法需应用其前体左旋多巴。复方多巴制剂可增强左旋多巴的疗效和减少其外周不良反应，是治疗PD最基本、最有效的药物。其制剂有帕金宁和美多巴等。

（4）多巴胺受体激动剂：能直接激动纹状体，产生和多巴胺相同作用的药物。如溴隐亭、培高利特。

2．外科治疗　采用立体定向手术破坏丘脑腹外侧核后部可以控制对侧肢体震颤；破坏其前部则可制止对侧肌强直。若双侧手术会引起情感淡漠和构音障碍。适应证为60岁以下患者，震颤、强直和运动障碍明显的以一侧肢体为重，且药物治疗效果不佳或不良反应严重者。

3．康复治疗　对患者进行肢体运动、语言、进食等训练和指导，可改善患者生活质量，减少并发症。

4．用药护理

（1）告知患者本病需要长期或终身服药治疗，让患者了解常用的药物种类、用法、服药注意事项、疗效及不良反应的观察与处理。告诉患者长期服药过程中可能会突然出现某些症状加重或疗效减退，让患者了解用药过程可能出现的"开-关现象""剂末现象"以及应对方法。

（2）遵医嘱用药，服药过程中要仔细观察震颤、肌强直和其他运动功能、语言功能的改善程度，观察患者起坐的速度、步行的姿势、讲话的音调与流利程度，写字、梳头、扣纽扣、系鞋带以及进食动作等，以确定药物疗效。

(3) 药物不良反应及其处理方法

1) 左旋多巴制剂：①外周不良反应，表现恶心、呕吐、低血压，可餐后服用或加用多潘立酮、闭角型青光眼，肝、肾功能不全者禁用。②中枢不良反应，运动障碍，又称异动症，与纹状体受体超敏感有关，表现类似舞蹈症及手足徐动症，减少用药剂量，或给予硫必利可改善症状。③症状波动，包括"剂末现象"（每次用药的有效作用时间缩短，症状随血液药物浓度发生波动）和"开-关现象"（指症状在突然缓解与加重之间波动，与药物血液浓度无关），前者可增加服药次数或改用控释剂，后者可遵医嘱试用多巴胺能受体激动剂。④精神症状，表现抑郁、错觉、幻觉等，故精神病患者禁用，一旦出现及时报告医生处理。

2) 抗胆碱能药物：可协助维持纹状体的递质平衡，常见不良反应为口干、眼花（瞳孔扩大）、少汗、便秘、排尿困难等，青光眼及前列腺肥大者忌用。

3) 金刚烷胺：主要作用为促进神经末梢释放多巴胺和减少多巴胺再摄取，有失眠、食欲缺乏、足踝水肿、视力障碍、心悸、精神症状等不良反应，严重肾病者禁用。

4) 多巴胺受体激动剂：能直接激动纹状体，产生与多巴胺作用相同的药物，常见不良反应近似左旋多巴，但错觉、幻觉常见，有精神病史者禁用。

| 考点：帕金森病患者的一般及药物护理。

(四) 心理护理

PD患者早期动作迟钝笨拙、表情淡漠、语言断续、流涎，患者往往产生自卑、忧郁心理，回避人际交往，拒绝社交活动，整日沉默寡言，闷闷不乐。随着病程延长，病情进行性加重，患者丧失劳动能力，生活自理能力也逐渐下降，会产生焦虑、恐惧甚至绝望心理。护士应细心观察患者的心理反应，采取有效沟通方式，鼓励患者表达并注意倾听他们的心理感受，与患者讨论身体健康状况改变所造成的影响、不利于应对的因素，及时给予正确的信息和引导，使其能够接受和适应自己目前的状态并能设法改善。鼓励患者尽量维持过去的兴趣与爱好，多与他人交往。指导家属关心体贴患者，为患者创造良好的亲情氛围，减轻他们的心理压力。告诉患者本病病程长、进展缓慢、治疗周期长，而疗效的好坏常与患者精神情绪有关，鼓励他们保持良好心态。

【健康指导】

PD为慢性进行性加重的疾病，后期常因压疮、感染、外伤等并发症而死亡，应帮助患者及家属掌握疾病相关知识和自我护理方法，帮助分析和消除不利于个人及家庭应对的各种因素，制订切实可行的护理计划并督促落实。

1. 疾病知识指导　早期轻型病例无需特殊治疗，主要是鼓励患者进行适当的活动与体育锻炼。当疾病影响到患者日常生活和工作能力时，适当的药物治疗可以不同程度减轻症状，并不能阻断病情发展，而长期的药物治疗可能有导致后期并发症的风险，因此，疾病总的趋势是越来越重。应指导患者及家属了解本病的临床表现、病程进展和主要并发症，帮助患者和照顾者适应角色的转变，掌握自我护理知识。

2. 活动与休息指导　鼓励患者维持和培养兴趣爱好，坚持适当的运动和体育锻炼，做力所能及的家务劳动等，可以延缓身体功能障碍的发生和发展，从而延长寿命，提高生活质量。协助卧床患者被动活动关节和按摩肢体，预防关节僵硬和肢体挛缩。

3. 用药指导　告知患者本病需要长期或终身服药治疗，让患者了解常用的药物种类、用法、服药注意事项、疗效及不良反应的观察与处理。在服药治疗期间，动态了解血压变化和肝肾功能、血常规等指标，当患者出现发热、外伤、骨折或运动障碍、精神智能障碍加重时及时就诊，定期复查。

4．皮肤护理指导　患者因震颤和不自主运动，出汗多，易造成皮肤刺激和不舒适感，皮肤抵抗力降低，可导致皮肤破损和继发皮肤感染，应勤洗勤换，保持皮肤卫生。中晚期患者因运动障碍，卧床时间增多，应勤翻身，防止局部皮肤受压和改善全身血液循环，预防压疮。

5．安全指导　指导患者避免登高和操作高速运转的机器，不要单独使用煤气、热水器及锐利器械，防止受伤等意外。避免让患者进食带骨刺的食物和使用易碎的器皿。外出时需人陪伴，尤其是精神智能障碍者其衣服口袋内要放置"安全卡片"，以防走失。

> **小结**
>
> 1. 临床特点　帕金森病是由遗传因素、环境因素及神经系统老化等多因素交互作用下发生的中老年神经系统变性疾病，以静止性震颤、运动迟缓、肌强直和姿势平衡障碍为其典型临床症状和体征。本病早期无需药物治疗，当疾病影响患者日常生活和工作能力时，应采取综合治疗，包括药物治疗、手术治疗和心理治疗等，其中药物治疗是首选且主要的治疗手段。虽然适当的药物治疗可不同程度地减轻症状，并可因减少并发症而延长生命，但目前应用的治疗手段，只能改善症状，不能阻止病情的发展，更是无法治愈。
>
> 2. 护理要点　本病为慢性进行性加重的疾病，需要长期或终身服药治疗，给患者生活、工作、心理诸方面造成不便，护士应按照护理程序归纳主要护理诊断，熟记本病一般护理内容，理解治疗配合的重要性，知道常用药物的不良反应，尤其是左旋多巴制剂的不良反应及其处理方法。疾病知识介绍、用药指导、生活安全指导是帕金森病患者健康指导的重点。

（郎中云）

第六节　重症肌无力患者的护理

> **学习目标**
>
> 识记：
> 1. 复述重症肌无力的概念。
> 2. 识别重症肌无力的病因和诱因。
> 3. 说出重症肌无力的分类及临床表现。
>
> 理解：
> 1. 解释重症肌无力的发病机制。
> 2. 归纳重症肌无力有关检查。
> 3. 概括重症肌无力的治疗要点。
>
> 运用：
> 1. 按照护理程序护理重症肌无力患者。
> 2. 对重症肌无力患者进行有针对性的健康指导。

重症肌无力（myasthenia gravis，MG）是一种因神经-肌肉接头处突触后膜上乙酰胆碱受体受损而导致的神经-肌肉接头处传递障碍的获得性自身免疫性疾病，是一种乙酰胆碱受体抗体（AChR-Ab）介导的，细胞免疫依赖及补体参与自身免疫性疾病。临床特征为受累骨骼肌易疲劳，常于活动后症状加重，经休息和胆碱酯酶药抑制剂治疗后减轻。本病有晨轻暮重的特点，抗胆碱酯酶药治疗有明显效果是其重要的临床特征。

知识链接

重症肌无力的命名

"重症肌无力"来自希腊字"myasthenia gravis"，"my"来自"myo"是指"肌肉"，"asthenia"是"无力"，而"gravis"是拉丁文，指"严重的"。早在1672年，英国学者Thomas Willis首先描述了第一例重症肌无力患者的临床表现为骨骼肌极易疲劳，休息后症状减轻。1895年Jolly首先注意到间接刺激肌肉后其抽搐张力降低，根据该病之症状特点，正式将该病命名为"假性麻痹性重症肌无力"。1900年之后，重症肌无力病名在欧美各国得到广泛承认。

MG的年发病率为0.8‰～2.0‰，任何年龄均可发病，但多见于20～40岁和40～60岁，40岁前女性多于男性，40岁后男性居多。

重症肌无力的发生与遗传、胸腺异常、自身免疫功能障碍有关。研究发现4%以上的患者有家族史，同卵双胞胎的遗传一致性是36%，另外还发现本病与人类白细胞抗原的某些等位基因密切相关。不少的重症肌无力患者伴有胸腺增生、肥大或合并胸腺瘤等胸腺异常。临床研究发现约80%～90%的患者血清中能测到抗乙酰胆碱受体抗体，且患者常合并甲状腺功能亢进、系统性红斑狼疮、类风湿关节炎等自身免疫性疾病。感染、精神创伤、过度疲劳、手术、妊娠、分娩等等是本病诱发和加重的因素。

目前认为重症肌无力是在特定的遗传素质下，病毒或其他非特异性因子感染等可使正常或增生胸腺的"肌样细胞"抗原性发生改变，与骨骼肌上AchR的抗原性之间有交叉，破坏了自身免疫耐受机制，产生抗自身的AchR-Ab，AchR-Ab可直接或间接封闭AchR，促使AchR退化、降解，并通过补体破坏AchR，使神经-肌肉接头处AchR数量减少，导致神经-肌肉接头处传递障碍，出现肌无力表现（图9-3，图9-4）。

成年型重症肌无力：根据受累骨骼肌的解剖部位及受累程度，临床上采用Osserman分型。

Ⅰ型：眼肌型，以眼外肌受累为主要表现，出现上睑下垂和复视，约占15%～20%，多见于儿童。

Ⅱa型：轻度全身型，约占30%，四肢肌肉轻度受累，可累及眼、面，生活能自理，没有危象。

Ⅱb型：中度全身型，约占25%，四肢肌肉中度受累，常伴眼外肌受累，有咀嚼、吞咽、构音困难，无呼吸肌麻痹，无危象，但生活不能完全自理。

Ⅲ型：急性进展型，约占15%，急性起病，多于数周内症状达高峰，累及全身肌群和呼吸肌，易发生重症肌无力危象，药效差，死亡率高。

Ⅳ型：迟发重症型，约占10%。病程达2年以上，症状同Ⅲ型，常由Ⅰ、Ⅱa、Ⅱb发

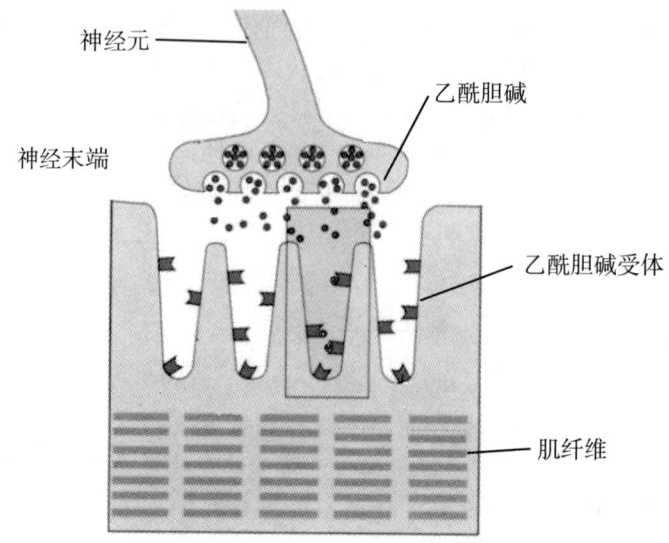

图 9-3 正常的神经冲动

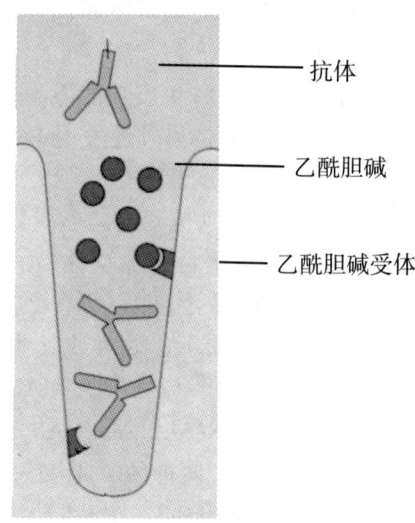

图 9-4 重症肌无力的神经冲动

展而来，常合并胸腺瘤，死亡率高。

Ⅴ型：肌萎缩型较早发生肌萎缩。

儿童型重症肌无力：约占10%，多数患者仅眼外肌受累，表现为交替性双眼睑下垂，少数可累及全身骨骼肌。约1/4可自然缓解。

少年型重症肌无力：14～18岁起病，多数患者为单纯眼外肌受累，部分伴有吞咽困难及四肢无力。

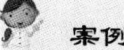

案例

患者余某某，女，21岁，因"上眼睑下垂1月余"入院。患者1月余前无明显诱因出现右侧上眼睑下垂，休息后好转，未重视。后左侧上眼睑也出现下垂。入院体检：T 36.5℃，P 78次/分，R 17次/分，神智清，精神可，双眼睑无水肿，明显下垂并遮盖全部瞳孔，眼球活动受限，晨轻暮重，对光反应灵敏，四肢肌力、肌张力均正常，余未见异常。"疲劳试验"阳性，"新斯的明试验"阳性，血清AchR-Ab测定阳性。患者因担心病情进一步加重而焦虑不安。

思考：
1. 请说出该患者的医疗诊断及其诊断依据。
2. 请为找出该患者存在的护理问题，并为其制定相应的护理措施。

【护理评估】

1. 健康史 评估患者起病情况，注意起病的时间、速度、特点等，与休息、活动和时间的关系，病前有无感染、精神创伤、过度疲劳、妊娠、分娩等诱发因素，是否患有胸腺疾病、系统性红斑狼疮、甲状腺功能亢进、类风湿关节炎等疾病，有无家族史等。评估患者目前用药情况，药物效果、不良反应等。

2. 身体评估

(1) 一般表现：本病多起病隐匿，少数病例在2～3年内可自发缓解，多数患者迁延数年或数十年，需长期药物维持。主要表现为受累肌肉呈病态疲劳，全身骨骼肌均可受累，以颅神经支配的肌肉（眼外肌、表情肌、咽喉舌肌）受累最为多见。常最先累及眼外肌，表现为不同程度的无力，如上睑下垂、眼球活动受限、斜视和复视等，双侧常不对称，但瞳孔括约肌一般不受累。病情呈慢性进行性发展，逐渐累及其他颅神经支配的肌群而出现相应的表现，如：表情肌受累主要表现为皱纹减少，面部缺乏表情，表情动作无力；咽喉舌肌受累主要表现为构音不清、吞咽困难、饮水呛咳、咀嚼无力等；颈肌受累常表现为屈颈、抬头、转头无力；四肢肌肉受累表现为四肢乏力，近端重于远端，抬臂、上楼困难，严重者被迫卧床；延髓肌肉受累时还可出现咳嗽无力、呼吸困难。

(2) 危象

1) 肌无力危象：是最常见的危象，也是重症肌无力最常见的死因，是指因累及呼吸肌而出现呼吸困难和咳嗽无力，需要呼吸机辅助通气。常因抗胆碱酯酶药量不足引起，可由过度疲劳、精神紧张、感染、妊娠、分娩、手术、全身疾病等诱发。

2) 胆碱能危象：由抗胆碱酯酶药物过量引起。表现为呼吸肌无力加重，并伴有肌束震颤及毒蕈碱样作用。

3) 反拗危象：是患者对抗胆碱酯酶药不敏感所致，常发生于感染、电解质紊乱、手术及分娩时。

3. 心理-社会状况 评估患者有无病情逐渐加重，生活受到影响而出现恐惧、焦虑、悲观情绪。评估患者家属对疾病的了解程度、对患者的关心程度，家庭经济情况和社区医疗服务状况等。

4．辅助检查

(1) 血清 AchR-Ab 测定：对重症肌无力的诊断具有特征性意义。80% 以上的重症肌无力患者 AchR-Ab 滴度增高，但眼肌型患者 AchR-Ab 滴度增高不明显。

(2) 诊断性试验

1) 疲劳试验（Jolly 试验）：用于病情不严重，症状不明显者。让患者用受累肌肉在较短时间内重复收缩，如反复握拳-松拳，或睁眼-闭眼等，若出现逐渐加重的无力症状或瘫痪，休息后又恢复正常者为试验阳性。

2) 抗胆碱酯酶药物试验：静脉注射腾喜龙或肌内注射新斯的明，受累骨骼肌的肌肉无力症状明显改善或迅速缓解者为试验阳性。

(3) 重复电刺激：是常用的具有确诊价值的检查方法。停用抗胆碱酯酶药物 12～18h 后用低频（2～3Hz/s）连续刺激尺神经、面神经或腋神经，记录远端诱发电位及衰减程度，若动作电位递减超过 10% 以上者则为阳性，高频电刺激递减程度在 30% 以上为阳性，支持诊断。约 80% 病例低频刺激可出现阳性。

(4) 胸腺检查：进行 X 线纵隔气造影或 CT 检查有助于发现胸腺有无增大等改变。

知识链接 重症肌无力和格林-巴利综合征特征比较

项目	重症肌无力	格林-巴利综合征
起病	慢性	急性或亚急性起病
疾病性质	自身免疫性疾病	自身免疫性疾病
发病机制	乙酰胆碱受体免疫性破坏，使神经-肌肉接头处传递障碍	与感染、疫苗接种有关的免疫反应。周围神经髓鞘脱落，神经传导速度减慢
首发症状	眼外肌不同程度的无力	四肢对称性无力，多从双下肢开始
临床表现	以颅神经支配的肌肉受累最为多见。重症肌无力危象有呼吸困难	可有支配眼球运动的颅神经麻痹。基本特征为四肢尤其下肢对称性弛缓性瘫痪。手套、袜子样分布感觉减退。有神经根痛。严重者有呼吸肌麻痹
特点	朝轻暮重	无
实验检查	抗胆碱酯酶药物试验阳性	脑脊液有蛋白质-细胞分离现象
治疗	抗胆碱酯酶药有效	无特异性药物

【主要护理诊断/问题】

1．生活自理缺陷　与眼睑下垂、运动障碍或语言障碍有关。

2．营养失调：低于机体需要量　与吞咽困难、咀嚼无力致进食不足有关。

3．恐惧　与呼吸困难、濒死感及害怕气管切开有关。

4．活动无耐力　与神经-肌肉联结点传递障碍、肌肉萎缩有关。

5. 潜在并发症：重症肌无力危象、胆碱能危象、反拗危象、呼吸衰竭、吸入性肺炎。

6. 清理呼吸道无效　与咳嗽无力及气管分泌物增多有关。

7. 语言沟通障碍　与咽喉、软腭及舌肌受累或气管切开等所致构音障碍有关。

【护理措施】

(一) 一般护理

1. 活动与休息　指导患者应生活规律，保证充足休息和睡眠，避免劳累。活动应选择在清晨、休息后或服用抗胆碱酯酶药物后肌无力症状较轻时进行，活动量要控制好，以不感到疲劳为原则。若患者感觉四肢无力应立即停止活动，注意休息。患者活动时，注意保持周围环境安全，无障碍物，以防跌倒，路面防滑，防止滑倒。指导患者和家属对受累肌肉进行按摩、被动或主动运动、用温水擦洗受累肌肉或肢体，防止肌肉萎缩。

2. 饮食　给患者创造安静、整洁、舒适的就餐环境。指导患者进食高热量、高蛋白、高维生素、低脂，富含钾、钙的食物，避免干硬、粗糙的食物。饭菜摆放合理，进餐前充分休息，吃饭或饮水时尽量取头稍微前倾的坐位，可指导患者少量、分次进食。咀嚼无力时宜进软食，可适当休息片刻再继续进食，不要催促和打扰患者，指导患者吃东西时要专心，不要讲话。若患者吞咽困难，饮水呛咳时，不要强行进食、饮水，应遵医嘱给予营养支持或鼻饲，以免导致窒息或吸入性肺炎。在床旁备吸引器，必要时吸引。

3. 其他生活护理　评估患者日常生活活动能力，鼓励患者做力所能及的事情，尽量生活自理。将患者经常使用的日常生活用品（如卫生纸、茶杯、便器等）放在患者容易拿取的地方，指导患者使用床栏、扶手、浴室椅等辅助设施，以节省体力和避免摔伤。当患者肌无力症状明显时，协助做好洗漱、进食、穿衣、个人卫生等日常生活活动。

(二) 病情观察

观察患者肌无力出现的时间、特点、加重和缓解因素。观察咳嗽、呼吸、进食进水情况。

(三) 治疗配合

1. 治疗原则

(1) 药物治疗：内科药物治疗是本病最常用的治疗方法。

1) 抗胆碱酯酶药物：是治疗重症肌无力的最主要的手段。通过抑制胆碱酯酶活性使乙酰胆碱破坏减少，从而提高体内受体部位乙酰胆碱浓度，加强和延长乙酰胆碱的作用。常用溴吡斯的明、新斯的明、安贝氯铵等药，其中最常用、副作用最小的是溴吡斯的明。辅以麻黄碱及氯化钾，可加强抗胆碱酯酶药物疗效的作用。若发生毒蕈碱样反应，可用阿托品拮抗。

2) 糖皮质激素：适用于各种类型的患者，尤其重症患者，可抑制自身免疫反应，抑制AchR-Ab生成。常选用泼尼松口服。

3) 免疫抑制剂：激素治疗半年内症状无改善或不能耐受大剂量激素的患者可选用免疫抑制剂，如硫唑嘌呤、环磷酰胺、环孢素等，首选硫唑嘌呤。

(2) 胸腺治疗：有胸腺增生或胸腺瘤患者可考虑手术切除胸腺，对不适于做胸腺切除者可行放射治疗。

(3) 血浆置换：适用于肌无力危象和难治性重症肌无力患者。通过血浆置换术可去除患者血中抗体，起效快，疗效好，但不持久，仅维持1周左右。

（4）免疫球蛋白：适用于各种类型危象，常可迅速改善患者症状，但价格昂贵。

（5）危象处理

1）改善呼吸功能：保持呼吸道通畅，尽快改善呼吸功能是抢救危象的首要措施。一旦发生呼吸肌麻痹，要尽早气管切开，用呼吸机辅助呼吸。

2）根据危象类型合理使用药物：重症肌无力危象时加大抗胆碱酯酶药剂量。胆碱能危象时立即停用抗胆碱酯酶药物，静脉注射阿托品，或改用皮质类固醇药物。反拗危象时暂停抗胆碱酯酶药物，保持人工呼吸、维持输液或改用其他疗法。

3）控制呼吸道感染：遵医嘱用抗生素，避免用氨基糖苷类等抑制神经兴奋传递的药物。

4）病情监测：严密监测呼吸状况、血氧饱和度等。

5）血浆置换、使用免疫球蛋白、大剂量糖皮质激素。

2. 用药护理 患者需长期服药治疗，应做好用药护理，护士应告知患者药物的名称、用法、用量及服药的注意事项，疗效的观察及不良反应等，避免因服药不当而诱发肌无力危象和胆碱能危象。

（1）抗胆碱酯酶药物：遵医嘱按时、准确用药。有咀嚼和吞咽无力者应在餐前30min口服，出现感染、处于月经前或其他应激状况时，应及时报告医生，并根据医嘱适当增加用药剂量。注意观察有无出现恶心、呕吐、腹痛、腹泻、出汗、流涎等胆碱能危象不良反应，发现后及时报告医生并遵医嘱用阿托品对抗。

（2）糖皮质激素：患者用糖皮质激素大剂量冲击治疗期早期易出现病情加重，甚至发生危象，应严密观察病情变化，注意呼吸变化，并做好气管切开和使用人工呼吸器的准备。长期服药者，要注意有无血压增高、血糖增高、消化道出血、骨质疏松、股骨头坏死等并发症。给予高蛋白、低糖、含钾丰富饮食，必要时服用抑酸剂，钙剂，定期检测血压、血糖、电解质。

（3）免疫抑制剂：使用环磷酰胺、硫唑嘌呤或环孢素等免疫抑制剂时，应注意观察有无不良反应，并定期复查血常规、肝肾功能。一旦发现外周血白细胞计数减少，血小板减少、胃肠道反应、出血性膀胱炎等应及时通知医生，遵医嘱停药。

（4）避免服用的药物：告知患者应避免服用氨基糖苷类抗生素、肌肉松弛剂、镇静剂、磺胺类、奎宁、氯丙嗪、普萘洛尔等阻滞神经-肌肉传递的药物，因其可使肌无力加剧或诱发危象。

（四）重症肌无力危象的护理

1. 维持正常呼吸功能 保持呼吸道通畅，维持呼吸功能是抢救成功的关键。立即安置患者卧床休息，给予氧气吸入。抬高床头，鼓励患者多做深呼吸、咳嗽，及时清除口鼻分泌物及痰液，必要时予以化痰药应用，防止气道感染。危重患者应在床旁备吸引器、气管切开包、气管插管和呼吸机，必要时配合医生进行气管插管、气管切开和人工辅助呼吸，并做好相应护理。

2. 遵医嘱加大抗胆碱酯酶药量，密切观察病情，尤其要注意呼吸频率、节律、深度的改变，观察有无呼吸困难加重、发绀、咳嗽无力、出汗、分泌物增多、瞳孔变化、腹痛等现象，发现异常立即通知医生，并做好抢救准备和配合。

3. 积极防治感染、外伤、情绪激动、用药不当等诱发肌无力危象的因素。

（五）心理护理

因肌肉无力影响了生活、工作、学习或呼吸肌无力导致呼吸困难，患者容易产生紧张、恐惧、悲观、绝望等心理。护士应向患者耐心解释病情，帮助患者掌握疾病相关知识，并告知患者大多数是可以通过药物得到有效控制的，从而树立其战胜疾病的信心。告知患者不良情绪反而会使症状加重，让患者明白只要积极配合治疗、护理，避免诱因，预后常较好。

（六）有效沟通

对构音障碍的患者，在交流中要耐心倾听患者讲述，不要催促患者或打断患者，可以提前准备好纸、笔等交流工具，指导患者采用书写文字、画画或肢体语言来表达自己的想法。

【健康指导】

1. 疾病知识的指导　指导患者及家属认识疾病相关知识和掌握自我护理方法。指导患者生活规律，充分休息，避免过劳，保持情绪稳定，预防感染，避免精神创伤、外伤、育龄妇女应避免妊娠、分娩、人工流产，防止诱发危象。

知识链接

重症肌无力的患者能否生育？对孕妇有无影响？

重症肌无力是慢性病，需要治疗时间较长，达到临床治愈后仍需坚持治疗 1～2 年。患者病情稳定时，可以一边治疗，一边读书工作，青年可以结婚，女性也可以生育。但孕妇患有重症肌无力，在分娩期出现胎囊提早破裂等并发症的概率增加，危险更大。胎儿一出生就可能是患儿或带有先天缺陷。

2. 饮食指导　指导患者应进食高热量，高蛋白（鱼、肉、鸡、蛋、牛奶、豆浆等）、富含维生素（新鲜蔬菜、水果），富含钾、钙的饮食。

3. 用药指导　指导患者严格遵医嘱正确服药，向患者详细交待药物的名称、用法、剂量及注意事项，避免漏服，不可自行停药、改药及增减药量，并注意观察药物的疗效、不良反应，忌用易使重症肌无力病情加重的药物，如氨基糖苷类抗生素、肌肉松弛剂、镇静剂、磺胺类、奎宁、氯丙嗪、普萘洛尔等。

4. 安全指导　注意定期复查，发现异常及时处理。指导患者外出时随身携带诊断卡和抗胆碱酯酶药，诊断卡上注明姓名、年龄、住址、诊断、家人联系电话及目前所用药物的名称、剂量，以便急救时参考。

5. 照顾者指导　家属应理解和关心患者，给予精神支持和生活照顾。细心观察和及时发现病情变化，提醒患者若用抗胆碱酯酶药后出现肌无力症状加重、呼吸困难、恶心、呕吐、腹痛、大汗、瞳孔缩小等症状时可能为肌无力危象或胆碱能危象，应立即就诊。

小结	重症肌无力是一种因乙酰胆碱受体免疫性破坏而导致的神经-肌肉接头处传递障碍的自身免疫性疾病。重症肌无力的发生与遗传、胸腺异常、自身免疫功能障碍有关。临床特征为受累骨骼肌易疲劳，常最先累及眼外肌，累及其他颅神经支配的肌群可出现相应的表现，如面部缺乏表情，构音不清、吞咽困难、饮水呛咳、咀嚼无力、四肢乏力，严重时还可出现咳嗽无力、呼吸困难。肌无力症状有晨轻暮重、活动后加重的特点。抗胆碱酯酶药治疗有明显效果是其重要的临床特征。因呼吸肌受累而出现呼吸困难和咳嗽无力，需要呼吸机辅助通气称肌无力危象，是最常见的危象，也是重症肌无力最常见的死因。常因抗胆碱酯酶药量不足引起，可由过度疲劳、精神紧张、感染、妊娠、分娩、手术、全身疾病等诱发。抢救重症肌无力危象的首要措施是使用呼吸机。血清AchR-Ab测定对重症肌无力的诊断具有特征性意义，治疗重症肌无力的最主要手段是用抗胆碱酯酶药物。护理的重点是做好用饮食护理、抗胆碱酯酶药物护理、重症肌无力危象的护理。

（张俊玲）

第七节　神经系统常用诊疗技术及护理

学习目标	识记： 1. 复述腰椎穿刺术、脑血管介入技术、高压氧舱治疗的定义。 2. 识别腰椎穿刺术、脑血管介入技术、高压氧舱治疗的适应证。 3. 说出腰椎穿刺术和脑血管介入技术的操作方法。 理解： 1. 知道腰椎穿刺术、脑血管介入技术、高压氧舱治疗的禁忌证。 2. 归纳腰椎穿刺术、脑血管介入技术、高压氧舱治疗的术后护理要点。 3. 概括腰椎穿刺术、脑血管介入技术、高压氧舱治疗术前准备要点。 运用： 1. 按照护理程序护理腰椎穿刺术患者。 2. 对拟实施脑血管介入技术治疗的患者进行针对性术前护理。

一、腰椎穿刺术及护理

腰椎穿刺术（lumbar puncture）是通过穿刺第3～4腰椎或第4～5腰椎间隙进入蛛网膜下腔放出脑脊液的技术，主要用于中枢神经系统疾病的诊断和鉴别诊断。脑脊液是由侧脑室脉络丛产生的存在于脑室和蛛网膜下腔的无色透明液体，对脑和脊髓具有保护、支持和营养作用。脑脊液经室间孔进入第三脑室、中脑导水管和第四脑室，最后经第四脑室中间孔和两个侧孔流到脑和脊髓表面的蛛网膜下腔和脑池，通过脑脊液循环，保持动态平衡。正常脑脊液具有一定的压力、细胞成分和化学成分，当中枢神经系统发生病变时，可引起脑脊液成分和压力的改变，通过腰椎穿刺脑脊液检查可了解这些变化，因此诊断中枢神经系统疾病时，常常需要通过腰椎穿刺获取脑脊液以协助诊断。治疗性穿刺主要是注入药物或行内外引流术等。

【适应证和禁忌证】

（一）适应证

1．诊断性穿刺

（1）脑血管病：观察颅内压高低，脑脊液是否为血性，以鉴别病变为出血性或缺血性，帮助决定治疗方针。

（2）中枢神经系统炎症：各种脑膜炎、脑炎，如乙型脑炎、流行性脑膜炎、结核性脑膜炎、病毒性脑炎、真菌性脑膜炎等，可通过脑脊液检查加以确诊，并追踪治疗结果。

（3）脑肿瘤：脑脊液压力增高，细胞数增加，蛋白质含量增多有助于诊断，且脑和脊髓的转移性癌可能从中找到癌细胞。

（4）脊髓病变：通过脑脊液动力学改变及常规、生化等检查，可了解脊髓病变的性质，鉴别出血、肿瘤或炎症。

（5）脑脊液循环障碍：如吸收障碍、脑脊液鼻漏等，可通过穿刺注入示踪剂，再行核医学检查，以确定循环障碍的部位。

2．治疗性穿刺

（1）缓解症状和促进恢复：对颅内出血性疾病、炎症性病变和颅脑手术后的患者，通过腰穿引流出炎性或血性脑脊液。

（2）鞘内注射药物：如注入抗菌药物可以控制颅内感染，注入地塞米松和 α-糜蛋白酶可以减轻蛛网膜粘连等。

（二）禁忌证

1．颅内压明显升高，或已有脑疝迹象，特别是怀疑后颅窝存在占位性病变。

2．穿刺部位有感染灶，脊柱结核或开放性损伤。

3．明显出血倾向或病情危重不宜搬动。

4．脊髓压迫症的脊髓功能处于即将丧失的临界状态。

【操作方法】

1．体位　患者去枕侧卧于硬板床上，背部与床面垂直，头部尽量向前胸屈曲，两手抱膝紧贴腹部，使脊柱尽量前屈，以增加椎间隙宽度。或由助手在术者对面用一手挽患者头部，另一手挽双下肢腘窝处并用力抱紧，使脊柱尽量后突以增宽椎间隙，便于进针。

2．选定穿刺点　腰椎穿刺一般选择第 3～4 腰椎棘突间隙或第 4～5 腰椎棘突间隙。两侧髂嵴最高点连线与脊柱中线相交处为第 4 腰椎棘突，其上为第 3～4 腰椎间隙，其下为第 4～5 腰椎间隙。

3．穿刺部位严格消毒，术者戴无菌手套，铺孔巾，以 1% 普鲁卡因（须做皮试）或 2% 利多卡因，在穿刺点作皮内、皮下至椎间韧带做逐层局部麻醉。

4．术者用左手固定穿刺点皮肤，右手持穿刺针以垂直背部、针尖稍斜向头部的方向将腰椎穿刺针沿腰椎间隙棘突方向缓慢刺入，进针约 4～6cm 深度或感到阻力突然降低时，提示针尖已进入蛛网膜下腔，此时可将针芯慢慢抽出（以防脑脊液迅速流出，造成脑疝），可见脑脊液自动滴出。留取脑脊液标本前先接上测压管测量压力。接紧测压管后让患者放松身体,缓慢伸直头及下肢,脑脊液在玻璃管内随呼吸轻微波动,此时的读值即为患者脑脊液压力的数值。正常侧卧位脑脊液压力为70~180mmH$_2$O（或40~50滴/分）。如脑脊液压力显著高于正常,则一般不放脑脊液,防止发生脑疝。

5. 撤去测压管,留取2~5ml脑脊液于无菌试管中送检。

6. 术毕,将针芯插入穿刺针中并拔出穿刺针,针孔用碘酒消毒后覆盖无菌纱布,并稍加压迫防止出血,再用胶布固定。

7. 去枕平卧4~6h,以免引起术后低颅压头痛。

考点：腰椎穿刺术的操作方法。

【术前准备】

1. 测量生命体征,观察意识,评估全身状况。评估患者的文化水平、合作程度以及是否做过腰椎穿刺检查等。指导患者了解腰椎穿刺的目的、特殊体位、过程与注意事项,消除患者的紧张、恐惧心理,征得患者和家属的签字同意。

2. 备好穿刺包、压力表包、无菌手套、所需药物、氧气等,用普鲁卡因局麻时先做好过敏试验。

3. 指导患者排空大小便,在床上静卧15~30min。

【术中配合】

1. 指导和协助患者保持腰椎穿刺的正确体位。

2. 观察患者呼吸、脉搏及面色变化,询问有无不适感。

3. 协助患者摆放术中测压体位,协助医生测压。

4. 协助医生留取所需的脑脊液标本,督促标本送检。

【术后护理】

1. 指导患者去枕平卧4~6h,告知卧床期间不可抬高头部,可适当转动身体。

2. 观察患者有无头痛、腰背痛、脑疝及感染等穿刺后并发症。穿刺后头痛最常见,多发生在穿刺后1~7d,可能为脑脊液量放出较多或持续脑脊液外漏所致颅内压降低。应指导多饮水,延长卧床休息时间至24h,遵医嘱静脉滴注生理盐水等。

3. 保持穿刺部位的纱布干燥,观察有无渗液、渗血,24h内不宜淋浴。

考点：腰椎穿刺术后护理。

二、脑血管介入技术

脑血管介入技术是指在X线下,经血管途径借助导引器械（针、导管、导丝）递送特殊材料进入中枢神经系统的血管病变部位,治疗各种颅内动脉瘤、颅内动-静脉畸形、颈动脉狭窄、颈动脉海绵窦瘘及其他脑血管病。治疗技术分为血管成形术（对狭窄的血管行球囊扩张、支架置入）、血管栓塞术、血管内药物灌注术等。相比常规的开颅手术,脑血管介入治疗技术具有创伤小、恢复快、疗效好的特点。

【适应证和禁忌证】

（一）适应证

1. 颅内动脉瘤。

2. 脑动静脉畸形,如位于功能区或脑深部的动静脉畸形、血管畸形较大、手术切除困难或风险大者。

3．动脉粥样硬化性脑血管病，如颈动脉狭窄＞70%，患者有与狭窄相关的神经系统症状。双侧椎动脉开口狭窄＞50%，或一侧椎动脉开口狭窄＞70%、另一侧发育不良或完全闭塞等。

（二）禁忌证

1．凝血障碍或对肝素有不良反应者。

2．造影剂过敏者。

3．患者临床状况极差。

4．动脉粥样硬化性脑血管病患者显示双侧颈动脉闭塞或双侧椎动脉闭塞、严重血管迂曲、狭窄部位伴有软血栓、严重神经功能障碍、3周内有严重的卒中发作或合并严重全身器质性疾病等。

【操作方法】

1．血管内栓塞治疗　是将微导管超选择插入靶灶内，放置相应的栓塞材料，将动脉瘤或畸形血管团栓塞。

2．血管内支架置入术　是在局麻或全麻下，选择合适的指引导管放置在靶动脉，将相应的指引导丝通过狭窄部位，沿指引导丝将适当的支架放置在狭窄部位，透视定位下位置满意后释放支架，再次造影评价治疗效果。

3．溶栓治疗　脑血栓形成急性期的动脉溶栓是将溶栓药物注入闭塞血管的血栓形成处，溶解血栓，使血管再通。

【术前准备】

1．评估患者的文化水平、心理状态以及对该项治疗技术的认识程度。指导患者及家属了解治疗的目的、过程、可能出现的意外或并发症，征得家属的理解和签字同意。为患者创造安静的休养环境，解除心理压力。

2．遵医嘱做好各项化验检查，如血型、血常规、出凝血时间等。

3．用物准备，包括注射泵、监护仪、栓塞物品或药品（甘露醇、天普乐新）等。

4．建立可靠的静脉通路（套管针），尽量减少穿刺，防止出血及瘀斑。

5．遵医嘱备皮、沐浴及更衣。

6．遵医嘱禁食、禁水和禁药：局麻者4～6h，全麻者9～12h。

7．特殊情况遵医嘱术前用药、留置导尿管或心电监护。

【术中配合】

1．遵医嘱给药，并调节和记录给药时间、剂量、速度与浓度，根据患者血管情况及时更换所需器械、导管或导丝。

2．密切观察患者意识状态和瞳孔变化，若术中出现烦躁不安、意识障碍或意识障碍程度加重，一侧瞳孔散大等，常提示患者脑部重要功能区血管栓塞或病变血管破裂，必须立即配合抢救。

3．注意观察患者全身情况，如有无语言沟通障碍、肢体运动及感觉障碍，有无寒战、高热等不良反应，有无皮肤受压等，发现异常及时报告医生处理。

4．遵医嘱输氧和心电监测。

5．保持各种管道通畅。

【术后护理】

1．严密观察意识、瞳孔及生命体征变化，每2h监测1次，连续6次正常后停测。及早发现颅内高压、脑血栓形成、颅内血管破裂出血、急性血管闭塞等并发症。密切观察患者四肢活动、语言状况及足背动脉搏动情况，并与术前比较，发现异常立即报告医生。

2．术后平卧，穿刺部位按压30min，沙袋（1kg）压迫6～8h，穿刺侧肢体继续制动（取伸展位，不可屈曲）2～4h。一般于穿刺后8h左右可行侧卧位。24h内卧床休息、限制活动。

3．密切观察（术后2h内每15min1次）双侧足背动脉搏动和肢体远端皮肤颜色、温度等，防止动脉栓塞。注意局部有无渗血、血肿，指导患者咳嗽或呕吐时按压穿刺部位，避免因腹压增加而导致伤口出血。

4．使用肝素和华法林时主要监测凝血功能，注意有无皮肤、黏膜、消化道出血，有无发热、皮疹、哮喘、恶心、腹泻等药物不良反应。

5．术后休息2～3d，避免情绪激动、精神紧张和剧烈运动，防止球囊或钢圈脱落移位。鼓励患者多饮水，促进造影剂排泄。

考点：脑血管介入技术术后护理。

三、高压氧舱治疗及护理

高压氧舱治疗（hyperbaric oxygen therapy）是让患者在密闭的加压装置中吸入高压力（2～3个大气压）、高浓度的氧，使其大量溶解于血液和组织，从而提高血氧张力、增加血氧含量、收缩血管和加速侧支循环形成。以利降低颅内压，减轻脑水肿，纠正脑广泛缺血后所致的乳酸中毒或脑代谢产物积聚，改善脑缺氧，促进觉醒反应和神经功能的恢复。

【适应证和禁忌证】

（一）适应证

1．一氧化碳中毒。

2．缺血性脑血管病。

3．脑炎、中毒性脑病。

4．神经性耳聋。

5．多发性硬化、脊髓及周围神经外伤、老年期痴呆等。

（二）禁忌证

1．恶性肿瘤，尤其是已发生转移的患者。

2．出血性疾病，如颅内血肿、椎管或其他部位有活动性出血可能者。

3．颅内病变诊断不明者。

4．严重高血压（>160/95mmHg），心功能不全。

5．原因不明的高热、急性上呼吸道感染、急慢性鼻窦炎、中耳炎或咽鼓管通气不良。

6．肺部感染、肺气肿、活动性肺结核、肺空洞。

7．妇女月经期或妊娠期。

8．有氧中毒或不能耐受高压氧者。

考点：高压氧舱治疗的适应证和禁忌证。

【操作前准备】

1．患者准备

（1）了解患者病情，及时发现有无入舱治疗的禁忌证。

（2）向患者及家属说明治疗的方法，以消除紧张情绪。

（3）指导患者掌握调节中耳气压的具体方法及要求，如捏鼻鼓气法、咀嚼法、吞咽法等。教会患者正确戴面罩吸氧的方法。

（4）严禁患者及陪舱人员携带各种违禁物品，如易燃易爆物品、手表、钢笔、保温杯等进入治疗舱，高度重视防火、防爆，确保安全。

（5）入舱前更换纯棉衣服、洗净油脂类化妆品，勿饱食、饥饿、酗酒，不宜进食碳酸饮料，排空大小便，一般在餐后1~2h进舱。

（6）首次进舱治疗的患者及陪舱人员进舱前用1%麻黄碱滴鼻，发热、血压过高、严重疲劳及妇女月经期应暂停治疗。

2．用物准备　高压氧舱治疗设备及抢救物品和药物。

> 考点：高压氧舱治疗的入舱前准备。

【操作过程与护理配合】

1．加压

（1）准备完毕，关闭舱门，通知舱内人员"开始加压"。开始加压时速度要慢，随着表压的逐渐升高，加压速率加快，直至达到治疗预定压力。加压时边加压边询问患者有无耳痛或不适，如耳痛明显应减慢加压速度或暂停加压，向鼻内滴1%麻黄碱，疼痛消除后可继续加压，若无效，应减压出舱。

（2）加压时关闭各种引流管，观察、调整密封式水封瓶，防止液体倒流入体腔。

（3）密切观察血压、脉搏、呼吸变化。如出现血压升高、心率、呼吸减慢系正常加压反应，不必做特殊处理。如发现患者烦躁不安、颜面或口周围肌肉抽搐、出冷汗或突然干咳气急、四肢麻木、头晕、眼花、恶心、无力等，可能为氧中毒，应立即报告医师，并摘除面罩，停止吸氧，改吸舱内空气，必要时终止治疗减压出舱。

2．稳压

（1）加压达预定治疗压力后，操作人员关闭"加压阀"打开"供氧阀"，同时通知舱内患者"戴好面罩""开始吸氧"。供氧表压以0.4~0.6MPa为宜。

（2）指导患者在安静和休息状态下吸氧，吸氧时不做深呼吸。

（3）随时观察患者有无中毒症状，如出现按上述处理。

（4）吸氧结束，通知舱内人员"停止吸氧"。

3．减压

（1）通知舱内人员"开始减压"，开始速度宜慢，边减压边通风，防止舱内起雾。

（2）减压过程中严格执行减压方案，不得随意缩短减压时间。

（3）指导患者自主呼吸，绝对不能屏气，否则会导致肺组织撕裂，造成严重的肺气压伤。

（4）输液应采用开放式，因为减压时莫菲滴管内的气体发生膨胀，导致瓶内压力升高，气体进入静脉有造成气体栓塞的危险。

（5）减压时各种引流管都要开放。气管插管的气囊在减压前应打开，以免在减压时因气囊膨胀压迫气管黏膜而造成损伤。

（6）减压过程中患者可能出现耳部胀感、便意、腹胀等，不需特殊处理。

（7）减压过程中因气体膨胀吸热，舱内温度急剧下降，舱内会出现雾气，这是正常物理现象，适当通风，并控制减压速度，可以减少或避免这种现象发生。应提醒患者注意保暖。

【操作后处理】

观察患者有无肺气压伤、氧中毒、皮肤瘙痒、关节疼痛等减压病并发症及昏迷患者脑水肿加重、肺水肿、伤口渗血、出血等，发现异常及时报告医师并协助处理。

【注意事项】

1. 严格执行舱内消毒隔离制度，及时清洁、消毒舱体，防止空气污染和交叉感染。

2. 严禁火种。舱内绝对禁止吸烟。严禁穿着或携带易产生静电火花的化纤服装及被褥入舱。严禁腐坏食品或易燃品入舱。严禁启动舱内一切设备。

> **小结**
>
> 随着科技的进步和医学科学的不断发展，神经系统疾病的诊疗技术越来越丰富，目前临床比较常用的诊疗技术包括腰椎穿刺术、脑血管介入技术、高压氧舱治疗、神经影像学技术、神经电生理技术、血管超声、放射性核素、病理基因诊断治疗技术等。本节主要从护理学角度着重介绍前3种常规诊疗技术及其临床应用。学生在重点识记腰椎穿刺术、脑血管介入技术、高压氧舱治疗的适应证和禁忌证的同时，领会其操作方法，系统归纳其术后护理要点，并能按照护理程序护理腰椎穿刺术患者，对拟实施脑血管介入技术治疗的患者进行针对性术前护理。

（郎中云）

第十章 传染病患者的护理

　　传染病是由各种病原微生物和寄生虫感染人体后所引起的一组具有传染性的疾病。病原微生物包括细菌、病毒、立克次体、支原体等。寄生虫有原虫和蠕虫等。传染病属于感染性疾病，但并非所有感染性疾病均具有传染性，其中有传染性的疾病才称为传染病。传染病对人类健康和生命危害很大，对社会经济的发展已构成严重的威胁，目前我国许多传染病已被消灭、基本消灭、控制或减少，但也有一些传染病，如病毒性肝炎、结核病等仍广泛存在。另有新发现的传染病，如传染性非典型性肺炎、人感染高致病性禽流感、人感染猪流感等不断出现，因而对传染病的防治工作不仅不能放松，而且还需大力加强。

　　传染病护理在传染病防治工作中具有不可缺少的、重要的作用。护理专业的学生必须学习传染病的相关知识，重点掌握传染病的流行病学特点、预防和消毒隔离及其护理，积极开展社区健康教育。为开展传染病的传播、消灭传染病做出应有的贡献。

第一节 传染病概述

学习目标	识记： 1. 传染病的概念。 2. 传染病的流行过程及影响因素、传染病的特征。 3. 隔离与消毒的概念和类型。 4. 发热和疹的类型和特点。 理解： 1. 解释感染与免疫。 2. 传染病的预防要点。 运用： 1. 会运用消毒和隔离的技术。 2. 按照护理程序护理发热和出疹患者。 3. 对发热和出疹患者进行有针对性的健康指导。

一、感染的概念

　　感染是指病原体侵入人体后与人体相互作用、相互斗争的过程。此过程与病原体的作用及人体的免疫应答作用有关。由于病原体和人体宿主之间适应程度不同，双方斗争的后果也各异，从而产生了感染过程的不同表现。

二、感染过程的表现

病原体通过各种途径进入人体后,就开始了感染过程。其表现主要取决于病原体的致病力和机体免疫功能,也和来自外界的干预,如药物、劳累、放射治疗等有关。

(一)病原体被清除

病原体进入人体后,可被防御第一线的非特异性免疫屏障清除或被特异性被动、主动免疫将病原体消灭或排除,不产生病理变化和任何临床表现。

(二)隐性感染

又称亚临床感染或不显性感染。病原体侵入人体后,仅引起机体产生特异性免疫应答,所致病理变化较轻,不出现任何症状、体征,只有通过免疫学检查才能发现。隐性感染在某些传染病流行期间较为常见,如病毒性肝炎、流行性乙型脑炎、白喉等。感染后可获得对该传染病的特异性免疫力,把病原体清除。少数人可转为病原携带状态。

(三)显性感染

又称临床感染。病原体侵入人体后,由于病原体数量多、毒力强,或人体防御能力弱,病原体在体内继续生长繁殖。病原体毒素及机体的免疫反应,使机体发生组织损伤和病理变化,出现临床特有的症状、体征。显性感染后机体可获得特异性免疫力。

(四)病原携带状态

病原携带状态按病原体不同可分为带菌者、带病毒者、带虫者。病原体侵入人体后,在体内生长繁殖并不断排出体外,而人体不出现任何临床症状。由于能携带并排出病原体而成为传染源。

(五)潜伏性感染

病原体侵入人体后,机体的免疫功能使病原体局限在身体的某一部位,长期潜伏但不排出体外,也不出现临床症状,一旦机体免疫功能下降时,导致机体发病,如带状疱疹、疟疾、结核病等。

感染过程的5种表现,在一定条件下互相转化。其表现形式在不同的传染病中各有侧重,一般说来,以隐性感染最多见,其次为病原携带状态,而显性感染最少,且最易识别。

三、传染病的基本特征和临床特点

(一)基本特征

传染病与其他疾病的主要区别在于具有下列几个基本特征。

1. 有特异病原体　每种传染病都是由特异的病原体感染所引起的,包括微生物和寄生虫,如流行性乙型脑炎的病原体为乙型脑炎病毒,伤寒的病原体是立克次体,疟疾的病原体是疟原虫。临床上检出病原体对传染病的确诊有重要的意义。

2. 有传染性　这是传染病与其他感染性疾病的主要区别。病原体由一个宿主排出体外,经一定的途径传给另一个宿主,这种特性称为传染性。每种传染病都具有一定传染性,但不同的传染病传染性强弱不一,传染病患者具有传染性的时期称为传染期,是决定患者隔离期限的重要依据。

3. 有流行病学特征　传染病的流行过程在自然因素和社会因素的影响下,表现出各种特征。

(1)流行性:在一定条件下,传染病能在人群中传播蔓延的特性称为流行性。其流行强度可分为：①散发，是指某传染病在某地常年一般发病水平。②流行，指某种传染病在某地区的发病率显著高于当地常年的一般发病水平。③大流行，指某传染病在一定时间内迅速蔓延，波及范围广泛，超出国界或洲界者。④暴发，是指某传染病在一个较小的范围内短时间突然出现同类病例，如细菌性食物中毒、流行性感冒的暴发。

（2）季节性：某些传染病的发病率在每年的一定季节出现升高的现象称为季节性。冬春季节，呼吸道传染病发病率升高。夏秋季节，消化道传染病发病率高。虫媒传染病有明显的季节性，与媒介节肢动物活跃季节相一致。

（3）地方性：某些传染病的传播媒介受地理气候等自然因素或人们生活习惯等社会因素的影响，常局限在一定地区内发生，这种传染病称地方性传染病，如血吸虫病多发生在长江以南地区。以野生动物为主要传染源的疾病，称为自然疫源性传染病，也属于地方性传染病，如肾综合征出血热、鼠疫。存在这种疾病的地区称自然疫源地。人进入这个地区就有受感染的可能。

4．有感染后免疫　人体感染病原体后，无论显性或隐性感染，均能产生针对病原体及其产物（如毒素）的特异性免疫。感染后免疫属于主动免疫，通过抗体转移而获得的免疫属于被动免疫。感染后免疫持续时间在不同传染病中有很大差异。一般说来，病毒性传染病（如麻疹、脊髓灰质炎）的感染后免疫时间最长，往往保持终身，但有例外（如流感）。细菌、螺旋体、原虫性传染病感染后免疫时间一般较短，仅为数月至数年，但也有例外（如伤寒）。蠕虫病感染后一般不产生保护性免疫，因而往往产生重复感染。

> **考点**：传染病的基本特征。

（二）临床特点

1．病程发展的阶段性　传染病的病程从发生、发展至恢复具有一定的阶段性。一般分4期，尤以急性传染病最明显。

（1）潜伏期：从病原体侵入人体到出现临床症状之前的一段时间称为潜伏期。各种传染病的潜伏期长短不一，同一种传染病也有一定范围内的变动。潜伏期短至数小时，长可达数月或更长。通常相当于病原体在体内繁殖、转移、定位、引起组织损伤和功能改变导致临床症状出现之前的整个过程。了解潜伏期有助于传染病的诊断、确定检疫期限和流行病学调查。

（2）前驱期：从起病到该病明显症状开始为止的一段时间为前驱期。该期可出现一些与其他传染病共有的一般性症状，多表现为头痛、发热、乏力、肌肉酸痛、食欲缺乏等，这些症状属于非特异性全身反应，持续约1～3d。起病急骤者可无此期表现。此期已有很强的传染性。

（3）症状明显期：此期病情逐渐加重，并逐渐出现某种传染病所特有的症状、体征，如典型的热型、皮疹、肝脾大和脑膜刺激征等，然后随着机体免疫产生，病情缓解进入恢复期。本期又可分上升期、极期和缓解期。本期易产生并发症。

（4）恢复期：人体免疫力增强到一定程度，体内病理生理过程基本终止，症状、体征基本消失，体力和食欲逐渐好转，临床称为恢复期。此期体内产生的功能失调和组织损伤等病变逐渐调整和修复，血清中抗体效价亦渐上升到最高水平。病原体未完全清除，患者的传染性还要持续一段时间。此期也可发生并发症和后遗症。

有些传染病进入恢复期后潜伏于体内的病原体再度繁殖至一定程度使初发病的症状再度出现，称为复发。当病情进入恢复期时，体温尚未下降至正常，又再发热，称为再燃。

2. 临床类型　根据传染病临床过程的长短可分为急性、亚急性、慢性，根据病情轻重可分为轻型、中型、重型、暴发型，根据临床特征可分为典型及非典型。临床分型对治疗、隔离、护理等具有指导意义。

四、传染病的流行过程和影响因素

（一）流行过程发生的基本条件

传染病的流行过程是指传染病在人群中发生、发展和转归的过程。流行过程的发生需要有 3 个基本条件，即传染源、传播途径和易感人群。

1. 传染源

（1）患者：是指病原体已在体内生长繁殖并将其排出体外的人和动物。传染源包括由于传染病患者体内有大量病原体生长繁殖，并借助咳嗽、腹泻等症状排出体外，而成为主要传染源。其中轻型患者症状多不典型而不易发现，慢性患者可长期污染环境，在不同传染病中其流行病学意义各异。

（2）隐性感染者：隐性感染者由于无任何症状、体征而不易被发现。对于某些传染病如脊髓灰质炎，隐性感染者是重要传染源。

（3）病原携带者：由于病原携带者（尤其慢性病原携带者）不出现症状而不易被识别，排出病原体成为传染源，在流行病学中有重要意义。

（4）受感染的动物：某些传染病，可由动物体内排出病原体，导致人类发病，如鼠疫、狂犬病等，成为动物源性传染病。

2. 传播途径　是指病原体离开传染源后，到达另一个易感者所经过的途径。由外界环境中的各种因素所组成。

（1）空气、飞沫、尘埃：主要见于以呼吸道为进入门户的传染病，如流行性脑脊髓膜炎、麻疹等。

（2）水、食物：主要见于以消化道为进入门户的传染病，易感者因进食被病原体污染的水、食物受到感染，如伤寒、细菌性痢疾、霍乱等。另外，某些传染病还可以通过与疫水接触，病原体经皮肤或黏膜侵入人体导致感染，见于钩端螺旋体病、血吸虫病。

（3）手、用具、玩具：又称日常生活接触传播，可传播消化道传染病（如痢疾）、呼吸道传染病（如白喉）。

（4）吸血节肢动物：又称虫媒传播。吸血节肢动物（如蚊子、跳蚤、白蛉、恙虫等）通过在患病动物和人之间叮咬、吸吮血液传播疾病，如蚊传播乙脑、虱传播斑疹伤寒。

（5）血液、血制品、体液：见于乙型、丙型病毒性肝炎及艾滋病等。

（6）土壤：传染源的排泄物、分泌物或虫卵可以污染土壤，其病原体可通过多种方式侵入易感者，如破伤风、钩虫病。

（7）母婴传播：病原体通过母亲胎盘、分娩、哺乳等方式传给胎儿或婴儿，使其感染，称母婴传播，如风疹、乙型病毒性肝炎。

3. 人群易感性　对某种传染病缺乏特异性免疫力的人群称易感人群。易感人群对某种传染病容易感染的程度，称为人群易感性。易感性的高低明显影响传染病的发生和传播。

考点： 传染病流行过程发生的基本条件。

（二）影响流行过程的因素

1. 自然因素　自然环境中的各种因素，包括地理、气象和生态等条件对流行过程的发生和发展发挥着重要的影响。寄生虫和虫媒传染病对自然条件的依赖性尤为明显。传染病的地区性和季节性与自然因素有密切关系，如我国北方有黑热病地方性流行区，南方有血吸虫病地方性流行区，乙型脑炎的严格夏秋季发病分布，都与自然因素有关。某些自然生态环境为传染病在野生动物之间的传播创造了良好条件，如鼠疫、钩端螺旋体病等。

2. 社会因素　包括社会制度、经济和生活条件以及文化水平等，对传染病流行过程有重要的影响。其中，社会制度起主导作用。新中国成立后，在党和政府的领导下，贯彻预防为主的方针，使许多传染病被消灭或控制。

五、传染病的预防

做好传染病的预防工作，对减少传染病的发生和流行，最终达到控制和消灭传染病有重要意义。预防工作应针对传染病流行过程的3个环节采取相应措施。

（一）管理传染源

1. 对患者的管理　对传染患者必须做到五早：早发现、早诊断、早报告、早隔离、早治疗。传染病报告制度是早期发现传染病的重要措施，必须严格遵守。根据《中华人民共和国传染病防治法》，将法定传染病分为甲、乙、丙3类共35种。①甲类（包括鼠疫、霍乱）为强制管理传染病，城市要求发现后6h内上报，农村不超过12h。②乙类为严格管理传染病（包括病毒性肝炎、细菌性和阿米巴痢疾、伤寒和副伤寒、艾滋病、淋病、梅毒、脊髓灰质炎、麻疹、百日咳、白喉、流行性脑脊髓膜炎、猩红热、流行性出血热、狂犬病、钩端螺旋体病、布氏杆菌病、炭疽、流行性和地方性伤寒、流行性乙型脑炎、黑热病、疟疾、登革热、肺结核、新生儿破伤风）要求发现后12h内上报。③丙类为监测管理传染病（包括血吸虫病、丝虫病、包虫病、麻风病、流行性感冒、流行性腮腺炎以及除霍乱、痢疾、伤寒和副伤寒以外的感染性腹泻病、急性出血性结膜炎），在监测点内按乙类传染病方法报告。2003年4月，原国家卫生部通知，将传染性非典型肺炎列入法定传染病管理。

2. 对接触者的管理　接触者是指曾经和传染源发生过接触的人，是可能的传染源。应分别按具体情况采取检疫措施、密切临床观察措施、药物预防或预防接种。

3. 对病原携带者的管理　早期发现病原携带者，凡是传染病接触者，曾患过传染病者，流行地区居民和某些职业人员，均应定时进行普查，以发现病原携带者。对病原携带者必须隔离治疗、随访观察，必要时应调整工作岗位等。

4. 对动物传染源的管理　应根据动物的病种和经济价值，予以隔离、治疗或杀灭。如属有经济价值的家禽、家畜，应尽可能加以治疗，必要时宰杀后予以消毒。无经济价值或危害大的动物，如鼠类、狂犬应采取杀灭、焚毁等方法处理。在流行地区对家畜进行预防接种，可减少发病率。

（二）切断传播途径

应根据传染病的不同传播途径采取不同措施。如消化道传染病，主要采取管理饮食、管理粪便、保护水源、加强个人卫生等措施。呼吸道传染病，要保持室内空气新鲜，进行空气消毒，流行期间外出戴口罩。对虫媒传染病，应大力开展爱国卫生运动，采用药物或其他措施进行防虫、杀虫和驱虫。

消毒是切断传播途径的重要措施（可参阅本节"消毒隔离"）。

（三）保护易感人群

保护易感人群可以提高人体对传染病的抵抗力和免疫力，从而降低传染病的发病率，保护易感人群应采取以下措施。

1．增强非特异性免疫力　人体的非特异性免疫力可以抵御各种病原体的侵袭，无特异性，而在病原体及毒素的作用下，非特异性免疫力又是产生特异性免疫力的基础。增强非特异性免疫力的主要措施包括：加强体育锻炼、生活规律、调节饮食、养成良好卫生习惯、改善居住条件、良好的人际关系、愉快的心情等。

2．增强特异性免疫力　特异性免疫力是指人体对某种病原体产生特异性抗体的防御能力，通过隐性感染、患传染病后或预防接种而获得。特异性免疫主要在出生后形成，从母体来的先天免疫一般在出生后6个月消失。

（1）增强特异性免疫力的方法：可采用人工免疫（预防接种），包括人工自动免疫和人工被动免疫两种。预防接种是预防和消灭传染源的一个重要措施。

1）人工自动免疫：将减毒的或灭活的病原体、纯化的抗原和类毒素制成菌苗接种到人体内，刺激人体产生抗体。这种抗体可在接种后1～4周内出现，免疫时间较久，可达数月至数年。用细菌制成的免疫制剂称为菌苗，用病毒制成的称为疫苗。

2）人工被动免疫：将制备好的含抗体的血清或抗毒素注入易感者体内，使机体迅速获得免疫力。维持时间短暂，仅2～3周，常用于治疗或对接触者的应急预防。制剂有抗毒血清、人血丙种球蛋白、胎盘球蛋白和特异性高价免疫球蛋白等。

（2）计划免疫：是根据国家和地方对消灭传染源的要求，结合有关流行病学资料和国内通用的免疫程序进行的有计划的免疫。

1）儿童基础免疫：对易感人群有计划地进行有关生物制品的预防接种。是计划免疫的重要环节，要求所有的适龄儿童全部接种白百破、卡介苗、脊髓灰质炎、麻疹4种免疫制品，预防相应的6种传染病。通过以上措施，使儿童获得恒定的免疫，实现基本消灭脊髓灰质炎、麻疹、百日咳、白喉，把结核病、破伤风的发病率控制在最低水平的目标。我国现行的儿童基础免疫程序，已把乙肝疫苗的接种纳入计划免疫管理。

2）重点人群按需预防接种：对那些人群免疫水平低、人口稠密、流动性大和发病率高的地区，以及由于职业关系受感染威胁大的人群，应作为预防接种的重点，通过预防接种，提高整个地区和人群的免疫水平，降低传染病的发病率。

（3）预防接种措施

1）准备工作：接种前需制订计划，确定接种对象、人数和时间，准备好必要的物质和器械，并做好宣传工作，以取得群众的密切配合。生物制品应仔细检查，注意有无破损、变质、过期以及摇不散的凝块或异物等情况，并登记批号。

2）接种对象：须根据各类生物制品所确定的接种对象进行接种。在接种前应做详细体检，严格掌握禁忌证。凡发热和急性传染病、严重或失代偿心血管疾病、活动性肺结核、肝肾疾病、糖尿病、高血压病、妊娠5个月以上、月经期等，应禁忌或暂缓接种。

3）接种方法：接种时应严格遵照说明书规定，掌握好接种方法、剂量、次数和间隔时间，并注意无菌操作。常用的接种方法有皮上划痕法、皮内注射法和口服法。

（4）预防接种反应的预防和处理：免疫制剂是一种异体蛋白质，注射后可使被接种者产生副作用。绝大多数人接种后反应轻微，个别可出现严重反应。

1) 局部反应：接种后24h左右于注射局部出现红、肿、热、痛。红肿直径小于2.5cm为弱反应，2.5～5.0cm为中反应，大于5.0cm为强反应，附近淋巴结可有肿大压痛，无须处理，经适当休息后可恢复。

2) 全身反应：主要表现为发热、头痛、恶心、食欲减退等，1～2d即消失。体温低于37.5℃为弱反应，37.6～38.5℃为中反应，高于38.6℃为强反应，当反应严重，体温高达39℃以上时，应予对症处理。

3) 异常反应：主要为晕厥和过敏性休克，一般少见。晕厥多在空腹、疲劳及精神紧张状态下进行注射时发生，故应事先做好宣传解释，解除紧张心理。一旦出现心慌、虚弱感、胃部不适或轻度恶心、手足发麻等晕厥表现，立刻让患者平卧，保持安静，喂给糖水或温开水，针刺人中、十宣等穴位，常不用药，片刻后即可恢复。如发生面色苍白、手足冰凉、出冷汗、恶心呕吐、血压下降等过敏性休克表现时，应迅速报告医生，同时立即皮下或静脉注射1:1000肾上腺素0.5～1.0ml（儿童0.01～0.03ml/kg）。预防过敏性休克应注意在用血清制品前先做过敏试验，阳性者用脱敏法进行注射。有哮喘、花粉症等过敏史者，应慎用血清制品。

3. 药物预防　对某些尚无特异免疫方法或免疫效果尚不理想的传染病，在流行期间可给患者周围的易感者口服预防药物，这对于降低发病率和控制流行有一定的作用。如口服磺胺药预防流行性脑脊髓膜炎，口服乙胺嘧啶预防疟疾，口服金刚烷胺预防甲型流感。

考点：传染病的预防。

六、隔离与消毒

（一）隔离

1. 隔离的概念　将传染病患者或病原携带者，在传染期内送到传染病院、综合医院传染病房或安置在指定的地方，与健康人和非传染病患者隔开，暂时避免接触，以防止病原体向外扩散称为隔离。

2. 隔离的种类及措施要求

（1）呼吸道隔离（蓝色标志）：适用于由呼吸道分泌物引起经空气传播的呼吸道传染病。要求：相同病种可同住一室，床间距至少2m，患者一般不能外出，如必须外出，应戴口罩；接近患者时应戴口罩，必要时穿隔离衣、戴手套；患者的呼吸道分泌物应先消毒后弃去，痰具每日消毒；病室每日通风至少3次，空气紫外线消毒，每日2次。室内保持适宜温度、湿度。

（2）消化道隔离（棕色标志）：适用于消化道传染病。要求：同病种患者可同住一室，若条件不允许，不同病种患者也可同住一室，但患者之间必须实施隔离，床边挂上"床边隔离"标记；接触患者时穿隔离衣，护理不同病种患者要更换隔离衣，护理完患者后及护理下一个患者前应严格消毒双手；患者的食具、便器要专用，用后要消毒，患者的呕吐物及排泄物应随时消毒；室内保持无蝇、无蟑螂。

（3）严密隔离（黄色标志）：适用于甲类或某些传染性强的传染病。要求：患者应住单人房间，门上标明"严密隔离"标记；房内设备固定、专用；禁止随意开放门窗，患者禁止出病室，禁止探视、陪住；工作人员入室时须另戴帽子、口罩、穿隔离衣及隔离鞋、戴手套；接触患者及污染敷料后，护理下一患者前应洗手；污染敷料装袋、贴标签，然后送去消毒处理，患者的分泌物、排泄物及其污染品应及时严格消毒处理；病室每日消毒，患者出院或死亡后，应进行终末消毒。

（4）接触隔离（橙色标志）：适用于直接或间接接触皮肤或黏膜而引起的传染病，如狂犬病。要求：有皮肤破损者不应接触此类患者；护理患者时应戴手套；已被污染的物品应严密消毒或焚烧；患者出院或死亡，病室应进行终末消毒；其他措施同消化道隔离。

（5）血液/体液隔离（红色标志）：适用于由血液及体液引起的传染病，如乙肝。要求：同种患者可同居一室；接触患者时要戴手套，患者的血液/体液可能污染工作服时需穿隔离衣；工作中注意避免损伤皮肤，要求使用一次性医疗器械；污染的物品应装袋、标记并送出焚烧或彻底消毒处理；接触患者后和护理下一个患者前要认真洗手。

（6）脓汁/分泌物隔离（绿色标志）：适用于轻型皮肤和伤口感染、溃疡、小面积烧伤感染等。给患者换药时要求戴口罩、穿隔离衣、戴手套，接触患者、污物后及护理下一个患者前要洗手，污物要弃去并装袋、贴签，然后送去消毒处理。

（7）结核菌隔离（AFB隔离）（灰色标志）：用于肺结核患者痰涂片结核菌阳性者或阴性但X线检查证实为活动性结核者。要求：隔离室有特别通风设备，门窗关闭，同疗程者可同住一室；医护人员接触患者时应戴口罩，为防止工作服污染需穿隔离衣；接触患者和护理下一患者前应洗手，可不戴手套；污染物品应彻底清洗、消毒或弃去。

> 考点：隔离的概念和种类。

（二）消毒

消毒是指用化学、物理、生物等方法消除或杀灭环境中的病原体，是切断传播途径的重要手段。

1．消毒的种类

（1）预防性消毒：对可能受病原体污染的场所和物品所进行的消毒。

（2）疫源地消毒：对有传染源存在或曾经有过传染源的地点进行消毒。可分为：①随时消毒，指对传染源的排泄物、分泌物及其所污染的物品及时进行消毒；②终末消毒，当患者痊愈或死亡后，对其原居住地进行的最后一次彻底的消毒。

> 考点：消毒的概念和种类。

2．消毒的方法

（1）病室空气

1）紫外线灯照射：功率为30W，灯管有效照射距离为1.5m，采用四周轮流照射，每方位30min。

2）过氧乙酸熏蒸：浓度为0.2%～0.5%，用量$1g/m^3$，喷雾消毒，在20℃时，需关闭门窗1h。

3）乳酸加热熏蒸：$12ml/100m^3$，加水1倍后加热蒸发至干，关闭门窗30～60min，室温保持16～21℃，湿度60%～80%。

4）甲醛熏蒸：$12.5～25ml/m^3$，加热熏蒸6～12h。

（2）病室门窗、地面、墙壁、家具、床

1）0.5%过氧乙酸溶液擦洗。

2) 0.5%～1.5%漂白粉澄清液擦洗（肝炎用3%浓度）。

(3) 衣物、被单

1) 煮沸30min，水中加1%～2%碱或肥皂水煮沸后洗净。

2) 高压蒸汽，压力103.4kPa（15psi），时间30min。

3) 0.4%过氧乙酸液浸泡20min后洗净。

4) 甲醛，80ml/m，熏蒸6h，或125ml/m，熏蒸3h。

5) 环氧乙烷熏蒸，400～1000g/m^3，密封6～12h。

6) 日光曝晒6h。

(4) 食具、药杯、压舌板、玩具

1) 0.5%%托克络辛钠浸泡30～60min。

2) 0.5% 84消毒液浸泡30min后洗净。

3) 0.2%～0.5%过氧乙酸溶液浸泡30min后洗净。

(5) 痰杯、面盆、便器

1) 3%漂白粉澄清液浸泡1h。

2) 0.5% 84消毒液浸泡30min。

3) 0.2%过氧乙酸溶液浸泡1h。

4) 紫外线照射。

5) 煮沸或高压蒸汽消毒10～30min用于痰杯。

(6) 排泄物、分泌物

1) 每1000ml尿液用漂白粉干粉5～10g搅匀，加盖消毒2h。

2) 粪便1份加1倍0.1%～0.2%过氧乙酸溶液或10%～20%漂白粉乳剂搅匀，加盖静置2h。

3) 脓、痰加等量0.5%过氧乙酸搅匀，加盖消毒30～60min，痰可盛入纸盒焚烧。

(7) 手或污染部位皮肤

1) 0.2%～0.5%过氧乙酸溶液浸泡1～2min后流水洗净。

2) 肥皂流动水洗刷1～2min。

3) 0.2%托克络辛钠或0.2%～0.5% 84消毒液浸泡2min。

(8) 医疗用具

1) 高压蒸汽。

2) 煮沸15～30min。

3) 搪瓷类用0.2%过氧乙酸或0.5% 84消毒液浸泡1～2h后清洗消毒备用。

4) 金属类用2%碱性戊二醛浸泡30～60min。

考点：消毒的种类和常用物品的消毒方法。

七、传染病常见症状体征及其护理

传染病患者可出现一些共同的症状和体征，其中发热（fever）和发疹（rash, eruption）是传染病最常见的临床表现。

(一) 发热

发热是由致热原作用于体温调节中枢或体温调节中枢本身功能障碍时，产热超过散热，使体温超过正常范围上限所致。引起发热的原因分为感染性和非感染性两大类。传染病是由病原体感染人体引起的疾病,故感染性发热是许多急性传染病共有的最常见、最突出的症状。

热型是传染病的重要特征之一,某些传染病常有独特的热型,常见热型主要有:①稽留热,24h体温波动范围不超过1℃,见于伤寒、斑疹伤寒等。②弛张热,24h体温相差超过2℃,但最低点未达正常,见于伤寒缓解期、流行性出血热等。③间歇热,24h内体温波动于高热与常温之间,见于疟疾、败血症等。④回归热,骤起高热,持续数日,高热重复出现,见于回归热、布氏菌病等。每一种传染病发热程度和持续时间不尽相同,如短期高热可见于痢疾、乙型脑炎,长期高热见于伤寒,长期低热见于结核病等。发热同时还可有多种伴随症状如寒战,见于败血症、疟疾。伴结膜充血可见于麻疹、流行性出血热。

> **考点**:常见传染病的热型。

发热过程包括:①体温上升期,体温可骤然上升,如疟疾、登革热等,亦可缓慢上升,如伤寒、副伤寒等。②极期,体温上升至一定高度,然后持续数天至数周。③体温下降期,体温可缓慢下降,几天后降至正常,如伤寒、副伤寒,亦可在一天之内降至正常,如间日疟、败血症等。

【护理评估】

1. 健康史 是传染病重要的参考资料,根据不同传染病的流行特征,应详细询问年龄、职业、生活与卫生习惯、居住或旅游地区、既往传染病史、免疫接种及家庭与集体发病的情况等。重点了解近期有无与传染病患者接触史或到过疫区,有无手术和(或)输血史,家中或邻居有无类似患者,既往有无类似发病情况等。

2. 身体评估

(1)症状:注意出现发热的时间、原因、诱因、热型、体温变化特点,发热持续时间的长短,有无伴随症状,如乏力、纳差、呕吐、头痛及中枢神经系统症状。热退后患者的精神状态是否好转,有无伴大汗。是否最近暴露于传染性疾病等。

(2)体征:生命体征、神志;有无合并惊厥;皮肤的颜色、弹性,全身皮肤是否完整,有无皮疹、伤口;心、肺、腹部体查是否有异常征象。

3. 心理-社会状况

(1)了解患者对所患疾病的认识程度,有无其他顾虑或因疾病症状引起的心理反应,对住院及隔离的认识,观察患者有无紧张、焦虑、孤独、被约束等心理反应。

(2)评估社会支持系统,包括患者的家庭成员、亲友、同事及单位领导对传染病的认识和对患者的关心程度及可能提供的帮助。

4. 辅助检查

(1)血常规:化脓性感染时白细胞总数明显增高。革兰氏阴性杆菌感染如伤寒、病毒感染时白细胞总数常减少。蠕虫感染时出现嗜酸性粒细胞增多。

(2)尿常规:如流行性出血热、钩端螺旋体病等患者尿中出现蛋白质、细胞、管型有助于临床诊断。

(3)粪便常规:粪中检出红细胞、白细胞、脓血便或虫卵有助于感染性腹泻和蠕虫病的诊断。

(4)血液生化检查:肝功能检查是临床判断肝细胞损害的最敏感指标,是诊断病毒性肝炎的重要依据。

（5）病原学检查：病原体直接检查及分离培养对明确诊断具有十分重要的意义。

（6）免疫学检查：应用已知的抗体或抗原，检测血液或体液中相应抗体或抗原是大多数传染病的重要诊断方法，它可判断患者是否有相应的传染病及其免疫功能状态。也可用于流行病学调查，以了解人群对该病的免疫水平。

【主要护理诊断/问题】

体温过高 与病原体感染有关。

【护理措施】

（一）一般护理

1．患者应卧床休息，保持心情平静，注意勤换体位。病室环境安静、整洁，室内经常通风换气，保持空气清新。室温维持在 20～24℃，湿度 55%～60%。患者宜穿透气、棉质衣服，避免衣被过厚而阻碍散热，寒战时应注意保暖。

2．鼓励患者摄取足够的液体与营养，进食高热量、高维生素、营养丰富易消化的流质或半流质饮食。无禁忌证者每天至少摄入 2000ml 水量，以补充体内丢失的液体，且有利于降温和毒素的排出，必要时遵医嘱给予静脉输液，维持水和电解质平衡。

3．加强口腔、皮肤护理 可用生理盐水于饭后、睡前漱口。有口腔炎症时应给予相应护理。患者大汗后给以温水擦拭，及时更换衣裤，保持皮肤清洁、干燥，以防止继发感染。

（二）病情观察

注意发热的程度、热型、持续时间、伴随症状及微循环状态等，监测并记录体温变化。因传染病起病急骤、病情危重、变化快、并发症多，尤其是年龄幼小者，护理人员应加强巡视，密切观察生命体征，及时发现病情变化，配合医师采取积极的抢救措施，以挽救患者的生命。

（三）治疗配合

1．物理降温和药物降温等 如乙醇擦浴、冷（温）盐水灌肠、冰敷、冰帽等，应注意避免长时间在同一部位冰敷，以防局部冻伤。有休克征象者禁用冷敷或乙醇擦浴。全身发疹者，禁擦浴降温。持续高热物理降温效果欠佳者，可遵医嘱药物降温，退热药用量不宜过大，以免大汗导致虚脱。高热惊厥者，可遵医嘱采用亚冬眠疗法。

2．用药护理 按医嘱使用退热药物时应注意剂量及出汗情况，避免大汗导致虚脱。高热惊厥者可遵医嘱采用冬眠疗法或亚冬眠疗法，用药之前应注意先补足血容量，用药期间避免搬动患者，密切观察生命体征，保持呼吸道通畅。按医嘱进行病因治疗，如使用抗生素等，严格按规定用药，了解药物的作用、用法、剂量及间隔时间，并注意观察药物疗效及副作用。

（四）心理护理

高热患者如出现紧张恐惧心理，注意解释病情和安慰患者。

（五）健康指导

1．向患者及家属讲解发热的相关知识，介绍降温方法和注意事项，指导患者及家属配合处理发热的方法。

2．向患者及家属讲解体温计的使用及注意事项。

3．冰袋冷敷时，教患者及家属观察体温的变化及局部皮肤的颜色有无改变。温水擦浴时，告诉患者及家属水温及擦浴的方法等。

考点：发热患者的护理。

（二）发疹

许多传染病在发热的同时伴有皮疹，称为发疹性感染。发疹包括皮疹和黏膜疹。疹子出现时间、部位、顺序、形态等对诊断有重要参考价值。如水痘、风疹多发生于病后第1日，猩红热于第2日，天花于第3日，麻疹于第4日，斑疹伤寒于第5日，伤寒于第6日，但都有例外。水痘的疹子多集中于躯干，呈向心性分布。天花的皮疹多见于面部及四肢，呈离心性分布。麻疹有黏膜斑，皮疹自耳后、颈部开始，渐及前额、颊部，自上而下渐及全身，最后到手心、脚底。疹子的形态可分4类：①斑丘疹，多见于麻疹、风疹、伤寒、猩红热等。②出血疹，多见于流行性出血热、流行性脑脊髓膜炎、败血症等。③疱疹或脓疱疹，多见于天花、水痘、单纯疱疹、带状疱疹等病毒性传染病。④荨麻疹，多见于血清病、病毒性肝炎等。

> 考点：各种皮疹的特点。

【护理评估】

1．健康史　皮疹出现的原因、诱因。皮疹出现的时间、形态、种类、出疹的顺序、分布部位、持续时间，局部皮疹有无疼痛、瘙痒感，有无伴随发热、乏力、恶心、呕吐等不适。出疹后患者自觉症状是否加重。是否有同类患者接触史。

2．身体评估　患者的全身情况、神志、全身皮肤黏膜有无红肿。心肺、腹部体查是否有异常。目前皮疹的形态、大小、分布部位。局部疹退后是否遗留色素沉着。局部是否有溃破、合并感染等征象。

3．心理-社会状况　皮疹影响患者的形象，使患者感到焦虑不安。

4．辅助检查　进行血、尿、粪便常规检查，必要时进行病原学检查以协助诊断。

【主要护理诊断/问题】

1．皮肤黏膜完整性受损　与皮疹（黏膜疹）有关。

2．体温过高　与病原体感染引起毒血症有关。

【护理措施】

（一）一般护理

1．保持病室环境整洁，定时通风、空气消毒。患者应卧床休息，减少探视。

2．结合病情，给予高热量、高维生素、易消化的食物。禁烟限酒。

（二）病情观察

观察皮疹（黏膜疹）的部位、范围、形态及消长情况，局部有无溃破，疹退后有否脱屑、脱皮、结痂、色素沉着等变化；观察发疹与体温变化的关系，如麻疹在发热3~4d后出现，风疹在发热1~2d后出现等。

（三）治疗配合

1．保持皮肤清洁、干燥，每日用温水清洗，禁用肥皂水清洗。床铺应清洁、平整，衣被勤洗换。勤翻身，避免压伤、碰撞和损伤。穿刺时应避开皮疹处，有出血倾向或合并出血性皮疹者，穿刺后应适当延长按压时间。皮疹消退、脱皮不完全者，可用无菌剪刀修剪。有溃烂时应遵医嘱作及时、有效处理。

2．有口腔黏膜疹时，每日常规用温水或复方硼砂溶液漱口2~3次，饭后用温水清洁口腔；避免进食过冷或过热食物。

3．眼结膜充血、水肿时，应保持局部清洁、注意眼部防护，防止继发感染。

4. 用药护理。局部瘙痒时，可用炉甘石洗剂、5%碘苷、2%甲紫等局部涂擦。有溃疡的黏膜疹可用3%过氧化氢溶液洗净后涂以冰硼散。合并眼部感染时，滴0.25%氯霉素眼药水或其他抗生素眼膏。护士应了解各种药物的用法、浓度、剂型、作用及不良反应，严格按规定用药。

（四）心理护理

给患者做解释安慰工作，鼓励患者说出自己的想法，对患者提出的问题耐心给予解释并告诉患者皮疹随着病情好转会逐渐消失，使其消除顾虑。

（五）健康指导

向患者及其家属解释导致皮疹、黏膜疹的相关知识，介绍治疗、护理的方法。

> **小结**
>
> 1. 临床特点 传染病是一种感染病，根据感染过程不同，可分为：病原体被清除、隐性感染、显性感染、病原携带状态、潜伏性感染。传染病的基本特征是：有特异病原体、有传染性、有流行病学特征和感染后免疫。基本病程分为潜伏期、前驱期、症状明显期和恢复期。传染病的流行过程包括3个：传染源、传播途径和人群易感性。影响流行的因素包括社会因素和自然因素。预防传染病，需要管理传染源、切断传播途径和保护易感人群。传染病常见的症状体征包括：发热和发疹。常见热型有稽留热、弛张热、间歇热、回归热等。发热有3个阶段：体温上升期、极期、体温下降期。皮疹的形态分类：斑丘疹、出血疹、疱疹或脓疱疹、荨麻疹。
> 2. 护理特点 常用的护理技术为隔离与消毒。隔离分为呼吸道隔离、消化道隔离、严密隔离、接触隔离、血液/体液隔离、脓汁/分泌物隔离和结核菌隔离等7种类型。消毒分为预防性消毒和疫源地消毒。

（罗 霜）

第二节 传染性非典型肺炎患者的护理

> **学习目标**
>
> 识记：
> 1. 复述传染性非典型肺炎的定义。
> 2. 识别SARS病毒的特点。
> 3. 说出传染性非典型肺炎的典型临床表现。
>
> 理解：
> 1. 解释传染性非典型肺炎的发病机制及病理生理改变。
> 2. 归纳传染性非典型肺炎有关检查。
> 3. 概括传染性非典型肺炎的治疗要点。
>
> 运用：
> 1. 按照护理程序护理传染性非典型肺炎患者。
> 2. 对传染性非典型肺炎患者进行有针对性的健康指导。

传染性非典型肺炎（infectious atypical pneumonia）又称严重急性呼吸综合征（severe acute respiratory syndrome，SARS），是一种由新的冠状病毒引起的急性呼吸系统传染病。本病主要通过近距离飞沫及密切接触传播，临床上以急性起病、发热、头痛、疲乏、肌肉酸痛、干咳、呼吸困难、白细胞不升或降低，肺部阴影及抗菌药物治疗无效为特征，严重者出现急性呼吸窘迫综合征（acute respiratory distress syndrome，ARDS）和多脏器功能衰竭而危及生命。人群普遍易感，呈家庭和医院聚集性发病，青壮年多见，儿童感染性较低。

WHO 把从 SARS 患者分离出来的病原体命名为 SARS 冠状病毒，简称 SARS 病毒。其在环境中较其他已知的冠状病毒稳定，室温（24℃）下病毒在尿液里至少可存活 10d，在痰液中和腹泻患者的粪便中能存活 5d 以上，在血液中可存活 15d，但病毒暴露在常用的消毒剂和固定剂中即可失去感染力，56℃以上 90min 可杀死病毒。

 知识链接

首发病例于 2002 年 11 月出现在广东佛山，并迅速形成流行态势。2003 年 4 月 16 日，WHO 宣布，一种新型冠状病毒是 SARS 的病原，并将其命名为 SARS 冠状病毒。该病毒很可能来源于动物，由于外界环境的改变和病毒适应性的增加而跨越种系屏障传染给人类，并实现了人与人之间的传播。2002 年 11 月 - 2003 年 8 月 5 日，29 个国家报告临床诊断病例 8422 例，死亡 916 例。报告病例的平均死亡率为 9.3%。

【流行病学】

1. 传染源　SARS 患者是主要传染源。极少数患者在刚出现症状时，即具有传染性，一般情况下传染性随病程而逐渐增强，在发病的第 2 周最具传播力。通常认为症状明显的患者传染性较强，特别是持续高热、频繁咳嗽、出现成人呼吸窘迫综合征（ARDS）时的传染性较强。退热后传染性迅速下降，尚未发现潜伏期患者以及治愈出院者有传染他人的证据。隐性感染者及一些野生动物也可能是传染源，但有待证实。

2. 传播途径　主要传播途径为近距离飞沫传播。通过与患者近距离接触（如频繁咳嗽、打喷嚏或大声说话）直接吸入带病毒颗粒的飞沫而被感染，也可因吸入悬浮在空气中含有 SARS-CoV 的气溶胶而感染。在人群聚集、通风不良的环境下或医护人员在危重患者抢救时（如吸痰、咽试纸取样或气管插管）易造成本病的传播。

密切接触也可传播。密切接触者包括与患者共同生活，治疗和护理、探视患者，直接接触患者呼吸道分泌物或体液者。可通过直接或间接接触患者的呼吸道分泌物、排泄物或其他被污染的物品而感染，污染的手、玩具等可经口、鼻黏膜、眼结膜导致感染。

3. 易感人群　人群普遍易感，感染后可获较持久免疫力。接触患者的医护人员、患者的密切接触者、到过疫区的人是高危人群。

4. 流行特征　本病以冬春季节为主，发病者以青壮年多见，儿童发病率及死亡率均低，而合并有基础疾病的老年患者则死亡率较高。

考点：传染性非典型肺炎的流行病学要点。

案例

男，50岁，体重80kg，因发热、咳15d，加重伴胸闷、憋气3d，以重症SARS，转入地坛医院。无创正压呼吸支持。病情进行性加重，入院第2天急诊气管插管机械通气，出现纵隔气肿和双侧气胸，严重缺氧，紧急行胸腔闭式引流。住院20d余，因感染未能控制（血培养MRSE，痰培养白念珠菌），心血管功能受损逐渐加重，病程33d晚上持续高热39～40.8℃，随之休克加重，经18h抢救无效死亡。

思考：

关于该患者可以提出哪些护理问题？

【护理评估】

1. 健康史　是否与发病者有密切接触史，或属受传染的群体发病者之一，或有明确的传染他人的证据。发病前2周内是否曾到过或居住于报告有传染性非典型肺炎患者并出现继发感染疫情的区域。

2. 身体评估　潜伏期一般为1～16d，一般约3～5d。临床表现差异性很大，典型经过可分3期。

早期：起病急，多以发热为首发症状，体温在38℃以上，偶有畏寒，常可伴有头痛、关节酸痛、全身酸痛、疲乏、胸痛、腹泻等全身中毒症状，部分患者同时可出现干咳、少痰，但肺部体征不明显。此期一般持续3～7d。

进展期：病情于10～14d达高峰，患者中毒症状加重，有持续高热，频繁咳嗽，明显气促、胸闷。部分患者病情可突然恶化，肺部病变迅速加重，出现进行性呼吸困难和低氧血症表现，肺部可为细湿啰音，但与明显呼吸困难不成比例。此期易发生继发感染。凡具有以下三项之一者为重症SARS：①呼吸困难，成人休息状态下呼吸频率≥30次/分，并伴X线胸片显示多叶病变或病灶总面积占双肺总面积的1/3以上。48h内，病灶面积增大超过50%，并占双肺总面积的1/4以上。②出现明显低氧血症，氧合指数＜300。③出现周围循环衰竭和多器官功能障碍综合征。

恢复期：病程进入2～3周后，多数患者体温开始消退，中毒症状减轻，肺部病变吸收较缓慢，本病为自限性疾病，绝大多数患者可以痊愈，少数则因呼吸衰竭、败血症、肾衰竭或心脏骤停而死亡。

3. 心理-社会状况　由于本病传染性强、起病急骤、部分患者病情凶险，且无特异治疗方法，患者及其亲属或接触者可因SARS突然袭击，同时因对SARS认识的片面性发生心理失衡，从而加重患者的痛苦。因患者处于全封闭的隔离状态,面对防护严密的工作人员,恐惧、陌生的环境，常可出现恐惧、焦虑的心理。担心传染给家人或被人歧视、冷落等而产生巨大的心理压力，使一部分人变得脆弱无助，出现抑郁、悲观情绪。

4. 辅助检查

（1）血常规：外周血白细胞计数一般不升高，或降低；发病早期可出现淋巴细胞计数下降，晚期合并细菌性感染时可升高，白细胞总数可升高，中性粒细胞增高。

（2）血液生化检查：多数患者出现肝功能异常。血气分析可出现血氧饱和度降低。

(3) 病原学检测

1) 血清抗体检测：采集患者咽拭子及双份血清进行相关病原学检查，多数患者在发病10d后可检测到特异性抗体，如 IgM 抗体，急性和恢复期的血清抗体由阴性转阳性或抗体滴度升高 4 倍以上者有诊断意义。

2) 分子生物学 SARS-CoV RNA 检测：检测患者血液、呼吸道分泌物、大便等标本中 SARS 病毒的 RNA 有助于早期诊断。

3) 细胞培养分离病毒

(4) 影像学检查：是目前诊断传染性非典型肺炎的重要方法。大多数患者早期即有胸部X线检查异常，肺部呈斑片、小片、大片状阴影或呈网状改变。常为多叶或双侧改变，肺部阴影与症状体征不一致。病变进展迅速而吸收消散较慢。胸部 CT 检查以毛玻璃样改变最为常见。

【主要护理诊断/问题】

1. 体温过高　与病毒血症导致的全身中毒症状及肺部的炎症有关。
2. 气体交换受损　与肺部炎症导致有效呼吸面积减少和气道内分泌物增加有关。
3. 活动无耐力　与 SARS 病毒感染有关。
4. 焦虑　与缺乏 SARS 的知识、疼痛、呼吸困难导致的不适感、担心预后等有关。
5. 潜在并发症：休克、急性呼吸衰竭、多器官功能障碍综合征等。

【护理措施】

(一) 一般护理

1. 隔离与休息　①严格按呼吸道传染病以甲类传染病的标准进行隔离、治疗和护理。实行迅速、就地、全封闭隔离治疗。住院患者均需戴口罩，严禁患者间相互接触。要求患者及家属必须严格遵守探视制度，不设陪护，不得探视。②嘱患者卧床休息，取舒适安全体位，加强危重患者生活护理及皮肤、眼、耳、鼻及口腔的清洁护理。

2. 饮食护理　鼓励患者多进食，给予高热量、高蛋白、高维生素、清淡易消化的食物，酌情确定饮食种类、方法，必要时给予静脉营养支持，保持水电解质平衡。

(二) 病情观察

监测病情变化。多数患者在发病后 14d 内都可能属于进展期，必须密切观察病情变化，监测症状、体温、呼吸频率、SO_2 或动脉血气分析，血常规、胸片（早期复查间隔时间不超过 2~3d）及心、肝、肾功能等。

(三) 治疗配合

目前以支持对症治疗和并发症治疗为主。治疗总原则为：早期发现、早期隔离、早期治疗。所有患者应集中隔离治疗，疑似病例与临床诊断病例应分开收治。重型患者应注意防治急性呼吸窘迫综合征和多器官功能障碍综合征。

1. 患者隔离，卧床休息，适当补充液体和维生素，避免劳累，给予物理降温和镇咳祛痰等。有心、肝、肾等器官功能损害者要做相应的处理。

2. 氧疗为重要的辅助治疗，若出现气急或动脉血氧分压（PO_2）< 70mmHg，血氧饱和度（SO_2）< 93% 应采用鼻导管或面罩吸氧，如无效应尽早使用无创或有创的正压人工通气治疗。

3. 对于重型患者应及时使用大剂量短程糖皮质激素治疗，可抑制异常的免疫病理反应、减少炎症渗出、减轻全身中毒症状和预防肺组织纤维化。

4．用药护理 应用干扰素等生物制品均可引起发热、皮疹等过敏反应，需注意观察。对使用糖皮质激素的部分患者，应严密观察有无上消化道出血、二重感染、精神欣快等表现，一旦发生，应与医生联系，以便及时处理。

5．其他治疗：重症患者可试用免疫增强药物，如丙种球蛋白等。早期可试用洛匹那韦及利托那韦等抗病毒治疗并使用抗生素防治继发细菌感染。

（四）对症护理

1．呼吸困难 应保证患者氧的供应，强调早期给氧，吸氧间隔时间原则上不应超过15min。保持气道通畅，必要时给予雾化吸入，以促进分泌物的排出，密切观察动脉血氧饱和度的情况（>90%）并随访血气分析。效果不佳时应及时采用无创机械通气。对于人工呼吸道患者，按气管插管和气管切开护理常规执行，最好使用密闭式吸痰系统，以减少通气的中断，并避免气道内痰液的喷出，最大限度地减少传染的机会。

2．维持内环境恒定 注意水、电解质、酸碱有无失衡，保护器官功能。准确记录出入液量，准备好所需物品和药品。

（五）心理护理

非典对患者、家属和社会都造成非常沉重的心理压力。疑似和临床诊断病例需要医学隔离，又增加心理的压力，做好心理治疗显然对非典的管理和治疗有非常积极的意义。

1．给患者进行宣传教育，使患者及家属了解非典"可防可治"，消除恐慌心理。

2．对疑似病例，充分体贴和关心患者，向患者解释需要隔离的原因，每天有医务人员向患者解释检查的结果和治疗的反应。

3．临床诊断病例的处理：通过主动的解释，给予正面的鼓励。可以通过讲述一些治疗成功的例子，特别是比较严重但又治疗成功的例子，使患者感觉有希望完全康复。

【健康指导】

1．疾病知识指导 充分利用各种传播媒介，采取多种宣传形式，开展健康教育，提高群众的防病意识，宣传 SARS 的预防知识，使群众理解本病的特征与预防方法，消除不必要的紧张、恐惧心理。保持室内经常通风换气，搞好卫生，养成良好的个人卫生习惯，流行期间，避免前往空气流通不畅、人口密集的公共场所。

2．社区疫情的预防指导 为防止 SRAS 在社区的传播，需强化社区公共健康政策和隔离措施，对出现 SARS 患者或疑似患者的家庭成员或其他亲密接触者进行医学观察 2 周，对疑点要及时采取消毒措施。因 SARS 病毒易变异，目前尚无有效的疫苗预防，做好 SARS 流行病学调查对于疫情的预防和控制至关重要。

3．严格执行出院标准 即体温正常 7d 以上，呼吸系统症状明显改善，X 线胸片有明显吸收，必须具备以上 3 个条件时方可出院。

4．出院指导 嘱患者出院后在家继续休息 1～2 周，保持充足的睡眠，避免过度劳累，休息期间避免与他人亲密接触，注意个人卫生。不共用毛巾，勤洗手，洗手后用清洁的毛巾擦干。注意营养，应予高热量、高蛋白、高维生素、清淡易消化的食物，避免刺激性食物。要求患者每日上、下午各自量体温一次，发现体温异常，及时到指定医院发热门（急）诊就诊。根据出院前的 X 线胸片情况，必要时嘱患者 1～2 周后复查胸片。

小结	1. 临床特点　传染性非典型肺炎是一种由新的冠状病毒引起的急性呼吸系统传染病。其传染源是患者，传播途径为飞沫传播，人群普遍易感。本病起病急，发展快，部分患者病情可突然恶化，肺部病变迅速加重，出现进行性呼吸困难和低氧血症表现。本病为自限性疾病，绝大多数患者可以痊愈，少数则因呼吸衰竭、败血症、肾衰竭或心脏骤停而死亡。 2. 护理要点　严密隔离，积极氧疗，重症者使用激素，改善呼吸困难，维持内环境稳定，并注意做好心理护理。

（罗　霜）

第三节　病毒性肝炎患者的护理

学习目标	识记： 1. 复述病毒性肝炎的定义。 2. 识别肝炎病毒的特点。 3. 说出病毒性肝炎的典型临床表现。 理解： 1. 归纳病毒性肝炎有关检查。 2. 概括病毒性肝炎的治疗要点。 运用： 1. 按照护理程序护理病毒性肝炎患者。 2. 对病毒性肝炎患者进行有针对性的健康指导。

病毒性肝炎是由多种肝炎病毒引起的以肝损害为主的全身性传染病，可分为甲型、乙型、丙型、丁型及戊型。上述病毒性肝炎的病原学不尽相同，但临床表现基本相似，均以食欲减退、乏力、恶心、肝大、肝功能损害为主要表现、部分病例出现黄疸。

甲型及戊型肝炎主要表现为急性感染，而乙型、丙型及丁型主要表现为慢性感染并可发展为肝硬化，且与肝癌的发生有密切的关系。我国是病毒性肝炎的高发区，其中以甲型肝炎和乙型肝炎最为多见，两者均可通过疫苗预防。

1. 甲型肝炎病毒（Hapatitis A virus，HAV）　HAV 为直径 27～32nm 的球形颗粒，属于微小 RNA 病毒科的嗜肝病毒属。在电镜下可见充实和中空两种颗粒，前者具有感染性，后者为病毒的缺陷型。HAV 在外界抵抗力较强，HAV 耐酸、耐碱、耐乙醚，对甲醛、氯、紫外线敏感，紫外线照射 1h 或加热到 100℃ 5min 能灭活，余氯（1.5～2.5mg/L）30min 或 3% 甲醛 5min 也可使之灭活。

2. 乙型肝炎病毒（Hapatitis B virus，HBV）　HBV 属于嗜肝 DNA 病毒科。在电镜下可见 3 种病毒颗粒：①Dane 颗粒，又称大球形颗粒；②小球形颗粒；③管状颗粒。大球形颗粒即完整的病毒颗粒，由包膜与核心两部分组成，包膜含有乙型肝炎表面抗原（HBsAg），核心部分内含环状双股 DNA、DNA 聚合酶（DNA-P）、核心抗原（HBcAg），是病毒复制的主体，具有传染性。小球形颗粒和管状颗粒，主要成分为 HBsAg，本身无感染性，但有抗原性，可制备乙肝疫苗之用。

HBV 在肝细胞内合成后释放入血，还可存在于唾液、精液及阴道分泌物等各种体液中。

HBV 对外界抵抗力很强，能耐 60℃ 4h 及一般浓度的消毒剂，煮沸 10min 或高压蒸汽消毒可灭活。

3．丙型肝炎病毒（Hapatitis C virus，HCV） HCV 属于黄病毒科丙型肝炎病毒属，为 RNA 病毒，为直径 55nm 的球形病毒颗粒。20% 氯仿、加热 100℃ 5min 或置 60℃ 10h 均能使病毒灭活。

4．丁型肝炎病毒（Hapatitis D virus，HDV） HDV 属于卫星病毒科，是一种缺陷 RNA 病毒，必须依赖 HBV 的辅助才能复制，HDV 直径为 35～37nm 的球形颗粒。

5．戊型肝炎病毒（Hapatitis E virus，HEV） HEV 为无包膜球形 RNA 病毒。免疫电镜下为球形颗粒，直径为 27～38nm，对氯仿敏感，于 20～40℃ 时易被破坏。

【流行病学】

我国是病毒性肝炎的高发区。甲型肝炎人群流行率（抗 HAV 阳性）约 80%。全世界 HBsAg 携带者约 3.5 亿，其中我国约 1.2 亿。全球 HCV 感染者约 1.7 亿，我国人群抗 HCV 阳性率达 3.2%，约 3000 万。丁型肝炎人群流行率约 1%，戊型肝炎约 20%。

1．传染源 患者、亚临床感染者或病毒携带者是本病的传染源。

（1）甲型与戊型肝炎：传染源为急性期患者和亚临床感染者，后者数量远较前者多，患者在发病前的 2 周和起病后的 1 周，从粪便排出 HAV 的数量最多，传染性最强。

（2）乙型、丙型、丁型肝炎：3 种肝炎都有急性、慢性肝炎患者和病毒携带者，其传染性贯穿整个病程。急性患者的传染性可从起病前数周开始，慢性患者和病毒携带者是乙型肝炎最主要的传染源。

2．传播途径

（1）甲型和戊型肝炎：消化道传播是其主要传播途径。日常生活接触传播为散发性发病的主要传播方式。水源污染可引起暴发流行。食物传播。苍蝇、蟑螂等媒介传播。

（2）乙型、丁型、丙型肝炎：①体液和血液的传播是其主要传播途径，注射传播是主要的传播方式，如输注含肝炎病毒的血液和血制品、疫苗接种、药物注射和针刺等。②生活上的密切接触是次要的传播方式，主要与各种体液和分泌物的接触有关，如唾液、精液和阴道分泌物等。③母婴传播主要经胎盘、产道分娩、母乳喂养等传播。

3．易感性 ①甲型肝炎，初次接触 HAV 的儿童最为易感，以学龄前儿童发病率最高，其次为青年人。②乙型肝炎，发病多见于婴幼儿及青少年。我国 30 岁以上的成人抗 -HBs 阳性率达半数。③丙型、丁型、戊型肝炎，普遍易感。

4．流行特征 我国是乙型肝炎的高发区，以散发性发病为主，具有家庭聚集现象。甲型肝炎与戊型肝炎也以散发性为主，主要由日常生活接触所致，水源和食物污染可引起暴发流行。我国甲型肝炎以秋、冬季为发病高峰，戊型肝炎多发生于雨季。乙型、丙型、丁型肝炎无明显的季节性。

考点：各型肝炎的流行病学要点。

案例

男,28岁,工人。因右上腹不适、乏力、伴恶心、厌油腻食物一周,近两天发现尿黄而就诊。体检:巩膜及皮肤黄染,心肺无异常,肝大,右肋下2cm,质软、触痛(+),脾未触及。肝功能检查:ALT 280U/L,血胆红素升高,尿中胆红素、尿胆原阳性。病原学检测HBsAg、抗-HBc及HBeAg均阳性。收住院治疗。

思考:
请说出该患者可能的医疗诊断及相应的护理措施。

【护理评估】

1. 健康史 病毒性肝炎易感人群为儿童、少年及青壮年。多因饮食不当或机体抵抗力低下时发病。评估患者时,应注意询问有无家族史、肝炎患者密切接触史、有无血及血制品输注史。

2. 身体评估

潜伏期:甲型肝炎 5~45d,平均 30d;乙型肝炎 30~180d,平均 70d;丙型肝炎 15~180d,平均 50d;丁型肝炎 28~140d;戊型肝炎 10~70d,平均 40d。

(1) 急性肝炎:甲型和戊型肝炎主要表现为急性肝炎。乙型、丙型、丁型肝炎除了出现急性肝炎外,以慢性肝炎最常见。急性肝炎分为两型:急性黄疸型肝炎和急性无黄疸型肝炎。

急性黄疸型肝炎分为3期,病程约2~3个月。

1) 黄疸前期:甲型及戊型肝炎起病急,乙型肝炎起病慢。其临床表现如下:①病毒血症,如畏寒、发热、疲乏及全身不适等;②消化系统症状,如食欲减退、恶心、呕吐、腹胀、腹痛和腹泻等;③其他症状,如部分病例可出现斑丘疹、血管神经性水肿和关节痛等。少数病例以上呼吸道感染症状为主,继之尿色加深。本期持续5~7d。

2) 黄疸期:本期最突出的症状是巩膜和皮肤黄染,于数日至2周内达高峰,伴肝区隐痛、肝大,尿色进一步加深。部分患者可有大便颜色变浅、皮肤瘙痒、心动过缓等肝内阻塞性黄疸的表现。本期持续2~6周。

3) 恢复期:黄疸逐渐消退,症状减轻,肝回缩,肝功能逐渐恢复正常。本期约持续2~4周。

急性无黄疸型肝炎起病较缓,除无黄疸外,其他临床表现与黄疸型肝炎相似,症状一般较轻。多在3个月以内恢复。

(2) 慢性肝炎:急性肝炎病程超过半年者,称为慢性。根据病情轻重可分为如下3度。

1) 轻度慢性肝炎:反复出现疲乏、头晕、食欲减退、厌油腻、尿黄、肝区不适、肝大,也可有轻度脾大,肝功能指标仅1~2项轻度异常。

2) 中度慢性肝炎:症状、体征、实验室检查介于轻度和重度之间。

3) 重度慢性肝炎:有明显或持续的乏力、食欲减退、面色晦暗、蜘蛛痣等肝炎症状和体征。实验室检查示血清ALT反复或持续增高,清蛋白低,球蛋白高,A/G比值异常,丙种球蛋白明显升高,清蛋白32 g/L,胆红素>85.5μmol/L,凝血酶原活动度(PTA)在40%~60%。

(3) 重型肝炎:病毒性肝炎发生肝功能衰竭称为重型肝炎,是一种最为严重的临床类型，病死率高达 80%～90%。各型肝炎均可引起重型肝炎。

1）诱因：①病后未适当休息；②合并各种感染，如常见肝系感染、原发性腹膜炎和败血症等；③长期大量嗜酒或病后嗜酒；④服用对肝有损害药物，如异烟肼、利福平等；⑤妊娠妇女等。

2）临床表现：①黄疸迅速加深，血清胆红素高于 171μmol/L；②肝进行性缩小、肝臭；③出血倾向，PTA 低于 40%；④腹水和水肿，中毒性鼓肠；⑤肝性脑病为肝功能衰竭最严重的表现；⑥肝肾综合征，少尿甚至无尿、血尿素氮升高等。

3）重型肝炎分型

急性重型肝炎：指起病急，病后 10d 内迅速出现精神神经症状（肝性脑病Ⅱ度以上）。

亚急性重型肝炎：指急性黄疸型肝炎起病 10d 以上出现严重肝衰竭为主的临床表现。

慢性重型肝炎：指在慢性肝炎或肝硬化基础上发生的重型肝炎。此期主要以慢性肝病的症状、体征和实验室检查及重型肝炎的临床表现为特点。

（4）淤胆性肝炎：病程持续时间较长，可达 2～4 个月或更长时间，主要表现为黄疸深，但消化道症状轻，伴全身皮肤瘙痒，大便颜色变浅，肝明显增大。肝功能检查血清胆红素明显升高，以结合胆红素为主。碱性磷酸酶（ALP）、γ-谷氨酰转移酶（γ-GT）和胆固醇显著升高、丙氨酸转氨酶（ALT）升高不明显。

3．心理-社会状况 因本病有传染性，担心传染家人而心情焦虑，又因黄疸、恶心呕吐、乏力、害怕转变成慢性等而紧张不安。

4．辅助检查

（1）血清酶的检测：丙氨酸转氨酶（ALT）是目前临床上反映肝细胞功能的最常用指标。急性黄疸型肝炎常明显升高，慢性肝炎可轻度、中度升高或反复异常。重型肝炎 ALT 随黄疸迅速加深反而下降，出现胆-酶分离现象。ALT 升高时天冬氨酸转移酶（AST）升高，ALP 和 γ-GT 也升高。

（2）血清蛋白质的检测：清蛋白只在肝合成，急性肝炎时，血清蛋白质的质和量可在正常范围内，慢性肝炎中度以上、肝硬化、亚急性和慢性重型肝炎时，肝功能损害，血清蛋白质的质和量均发生改变，清蛋白下降，球蛋白升高，A/G 比值下降或倒置。

（3）胆红素检测：黄疸型肝炎尿胆原和尿胆红素明显增加，但淤胆型肝炎时尿胆红素增加，而尿胆原减少或阴性。黄疸型肝炎时，血清胆红素升高。但淤胆型肝炎则结合胆红素升高比未结合胆红素升高更明显。

（4）凝血酶原活动度（PTA）检查：此项检查对重型肝炎临床诊断有重要意义。重型肝炎时 PTA 小于 40%。

（5）肝炎病毒标志物检测

1）甲型肝炎：血清抗-HAV IgM 是 HAV 近期感染的指标，是确诊甲型肝炎最主要的标记物，血清抗-HAV IgG 为保护性抗体，是具有免疫力的标志。

2）乙型肝炎

①表面抗原（HBsAg）与表面抗体（抗-HBs）：HBsAg 在 HBV 感染 2 周后即可呈阳性，慢性 HBV 感染者 HBsAg 阳性。可持续多年，即 HBsAg 阳性见于 HBV 感染者。抗-HBs，为保护性抗体，阳性表示有免疫力，见于乙型肝炎恢复期，过去感染及乙肝疫苗接种后。

②e 抗原（HBeAg）与 e 抗体（抗-HBe）：HBeAg 阳性提示 HBV 复制活跃，传染性较强。抗-HBe 阳性临床上有两种可能性：一种是 HBV 复制的减少或停止，病情趋于稳定

且传染性较弱；另一种是 HBV 前 C 区基因发生变异，此时 HBV 仍然复制活跃，有较强的传染性。

③核心抗原（HBcAg）与其抗体（抗 -HBc）：HBcAg 主要存在于受感染的肝细胞核内，如检测到 HBcAg，表明 HBV 有复制。IgM 型抗 -HBc 存在于急性期或慢性乙型肝炎急性发作期。IgG 型抗 -HBc 是过去感染的标志，可保持多年。

④乙型肝炎病毒脱氧核糖核酸（HBV-DNA）和 DNA 多聚酶（HBV-DNAP）：均位于 HBV 的核心部分，是反映 HBV 感染最直接、最特异和最灵敏的指标，两者阳性提示 HBV 的存在、复制，传染性大。

表 10-1 病毒抗原抗体系统检测结果分析

HBsAg	HBeAg	抗 -HBs	抗 -HBe	抗 -HBc	结果分析
+	-	-	-	-	HBV 感染或无症状携带者
+	+	-	-	-	急性或慢性乙型肝炎，或无症状携带者
+	+	-	-	+	急性或慢性乙型肝炎（"大三阳"）
+	-	-	+	+	急性感染趋向恢复（"小三阳"）
-	-	+	+	+	既往感染恢复期
-	-	+	+	-	既往感染恢复期
-	-	-	-	+	既往感染
-	-	+	-	-	既往感染或接种过疫苗

3）丙型肝炎：①丙型肝炎病毒核糖核酸（HCV-RNA），在病程早期即可出现，而于治愈后很快消失。②丙型肝炎病毒抗体（抗 -HCV），是有传染性的标记而不是保护性抗体。抗 -HCV IgM 见于丙型肝炎急性期，治愈后可消失。

4）丁型肝炎：①检测血清或肝组织中的 HDAg 或 Hnv-RNA 阳性有确诊意义。②血清中抗 -HDV IgM 出现较早，急性期即可阳性。

5）戊型肝炎：常检测抗 -HEV IgM 及抗 -HEV IgG，两者均可作为近期感染的指标。

考点：乙型肝炎病毒血清标记物的临床意义。

【主要护理诊断 / 问题】

1．体温过高　与肝炎病毒感染有关。

2．活动无耐力　与能量代谢障碍、进食减少有关。

3．营养失调：低于机体需要量　与食欲下降、呕吐、消化和吸收功能障碍有关。

4．潜在并发症：出血、肝肾综合征、肝性脑病。

5．焦虑　与感到疾病的威胁有关。

6．有皮肤完整性受损的危险　与胆盐沉着刺激皮肤引起瘙痒有关；与大量腹水形成、长期卧床有关。

【护理措施】

（一）一般护理

1．休息与隔离　急性肝炎、重型肝炎、慢性活动期、ALT 升高者应卧床休息，休息可减少患者能量消耗，降低机体代谢率，减轻肝代谢的负担，增加肝血流量，促进肝细胞的修复和再生，有利于炎症的恢复，可改善腹水和水肿，充足的睡眠还可增加糖原和蛋白质的合成。根据疾病的不同时期而指导患者休息。①急性肝炎：在发病1个月内，除进食、洗漱、排便外，患者应该安静卧床休息，待症状好转、肝功能改善后可指导其逐渐增加活动。②慢性肝炎：宜根据病情和肝功能状况，指导患者合理安排休息，活动期应静养，稳定期指导患者逐渐增加活动量，以不感疲劳为度。③重型肝炎患者应绝对卧床休息，做好口腔和皮肤的护理。

甲型、戊型肝炎自发病之日起，进行消化道隔离3周。急性乙型肝炎进行血液（体液）隔离至HBsAg转阴。慢性乙型和丙型肝炎患者应分别按病毒携带者管理。

2. 饮食护理　合理的饮食可改善患者的营养状况，促进肝细胞再生和修复，有利于肝功能恢复，对各型肝炎患者均应戒烟戒酒，因乙醇可使肝脂肪变性，解毒功能降低，可致癌，即使少量饮酒也可加重肝损害，烟草中含有多种有害物质，能损坏肝功能，抑制肝细胞生成和修复。

(1) 急性期患者：宜进食清淡、易消化、富含维生素的可口饮食，如米粥、菜汤、清肉汤、豆浆、蛋羹等，并多吃水果和新鲜蔬菜、豆类、猪肝、牛奶、胡萝卜等。保证足够热量，给予碳水化合物250～400g/d，患者食欲差时，可静脉输入10%的葡萄糖溶液加维生素C。给予适量蛋白质1.0～1.5g/(kg·d)，以营养价值高的动物蛋白质为主，如鸡蛋、瘦肉、鱼类等。应适当限制脂肪的摄入，避免诱发脂肪肝。伴腹胀时还应注意减少牛奶、豆制品等产气食品的摄入。病情好转、食欲改善后应少食多餐，避免暴饮暴食，防止营养过剩。

(2) 慢性肝炎患者：饮食宜适当的高蛋白、高热量、高维生素且易消化的食物，摄入高蛋白饮食，以优质蛋白质为主，如牛奶、鸡蛋、瘦肉、鱼等。避免高糖、过高热量和饮酒，以防止发生糖尿病和脂肪肝。

(3) 重型肝炎患者：给予低脂、低盐、高热量、高维生素易消化的流质和半流质食物。有肝性脑病先兆者，限制或禁止蛋白质摄入，以小于0.5g/(kg·d)为宜，以减轻肝负担，避免诱发肝性脑病。合并腹水、少尿者，应给予低盐或无盐饮食，钠限制在500mg/d（氯化钠1.2～2.0g），进水量不超过1000ml/d，以减少体内水、钠潴留。

（二）病情观察

观察患者的体温、腹胀、食欲状况和黄疸增减等情况，注意监测血、尿、粪中胆红素的变化，肝功能改变，电解质有无异常等。

（三）治疗配合

病毒性肝炎目前还缺乏特效治疗。各型肝炎的治疗原则均以足够的休息、营养为主。辅以适当的药物，避免饮酒、过劳和损害肝的药物等。

1. 治疗原则

1) 急性肝炎：以一般治疗和对症治疗为主。使用抗病毒药物，除急性丙型肝炎早期可使用干扰素或长效干扰素，或加用利巴韦林治疗，一般急性期不主张抗病毒治疗。

2) 慢性肝炎：①抗病毒药物治疗。抗病毒治疗可抑制病毒复制，减少传染性。减轻肝组织损害，改善肝功能。提高生活质量，延缓或减少肝硬化和肝癌的发生。目前临床上以干扰素α和拉米呋啶为核心药物。②非特异性护肝药物和支持疗法。补充B族维生素。促进解毒功能药物，如还原型谷胱苷肽（TAD）、肝太乐等。促进能量代谢的药物，如肌苷、ATP、辅酶A等。促进蛋白质代谢药物，如复方亮氨酸颗粒等。输注人血清清蛋白或血浆。

退黄药物，如茵栀黄、丹参、门冬氨酸钾镁、低分子右旋糖酐等。③免疫调节药物，如转移因子、胸腺素、特异性免疫核糖核酸等。

3）重型肝炎：①促进肝细胞再生，可选用肝细胞生长因子（HGF）或胰高血糖素-胰岛素（G-I）疗法等。②并发症治疗，如上消化道出血、肝性脑病、继发感染、肝肾综合征等。③人工肝支持系统（ALSS）和肝移植，主要通过ALSS替代已丧失的肝功能，清除患者血中毒性物质及补充生物活性物质，以延长患者生命。此外，肝移植在晚期肝硬化和肝衰竭患者的治疗中已取得一定进展。

4）淤胆型肝炎：早期治疗同急性黄疸型肝炎，必要时加用泼尼松治疗。禁用伤肝药物，遵医嘱使用抗病毒药物时，应注意剂量和疗程，观察疗效和不良反应，并向患者解释使用干扰素治疗的目的和注意事项。

2. 用药护理 注射干扰素2～4h后可出现发热、头痛、面色潮红、全身乏力、酸痛等"流感样综合征"，体温常随剂量增大而增高，反应随治疗次数增加而逐渐减轻，此时应向患者做好解释，鼓励患者多饮水，卧床休息，必要时按医嘱对症处理。因干扰素有骨髓抑制作用，应定时进行肝功能和血常规检查，出现粒细胞或血小板减少应及时报告医师。用药过程中部分患者可能出现恶心、呕吐、食欲减退、ALT升高，甚至黄疸、脱发、甲状腺功能减退等，一般不需停药，治疗终止后可逐渐好转。应用大剂量皮下注射时，少数患者会出现局部触痛性红斑，一般2～3d可自行消失。用药时可适当增加溶媒的量，并缓慢推注，以减轻或避免上述反应的发生。应用拉米呋啶等药物治疗时，应注意有无停药反跳及骨髓抑制等现象。

（四）对症护理

有黄疸的患者做好黄疸的护理，注意卧床休息，禁食高脂肪的食物，禁酒，密切观察黄疸的变化，皮肤瘙痒者禁止抓挠，经常用清水清洗皮肤。

（五）心理护理

急性肝炎患者由于起病急、病情重，慢性肝炎患者因久治不愈，均易产生紧张、焦虑、悲观等不良情绪，不利于肝病损恢复，故应多与患者沟通，向患者及家属解释出现各种表现的原因和解决的方法，告诉患者保持豁达心态、乐观情绪，有利于疾病的恢复。对黄疸患者避免用负性语言刺激患者。

【健康指导】

1. 根据各型病毒性肝炎的流行病学特点，宣传各型病毒性肝炎的预防知识。

（1）预防甲型和戊型肝炎重点在搞好卫生，加强粪便管理，保护水源、饮用水应消毒，注意食品卫生和食具消毒。乙型、丙型、丁型肝炎重点则在于防止通过血液和体液传播，阳性血液不得使用。推广一次性注射用具。

（2）各型急性肝炎患者均应实施早期隔离治疗。慢性肝炎患者HBV和HCV携带者应检测各项传染性指标，阳性者应禁止献血和从事托幼工作。可采用肝炎疫苗来预防肝炎，密切接触者肌内注射免疫球蛋白。

2. 宣传病毒性肝炎的家庭护理和自我保健知识。

（1）正确对待疾病，建立战胜疾病的信心。

（2）安排规律生活，劳逸结合，坚持正常工作和学习。

（3）加强营养，适当增加蛋白质摄入，忌滥用药物，避免不必要的输血和血制品。

（4）实施适当的家庭隔离。如患者的食具和漱洗用品应专用，定时消毒，家中密切接触者，可行预防接种。

（5）定期复查，一旦发病，应合理治疗，规则用药，避免肝炎病毒重叠感染。

3. 凡接受输血、大手术应用血制品的患者，出院后应定期检测肝功能及肝炎病毒标记物，以便早期发现由血液和血制品为传播途径所致的各型肝炎。

医务人员在工作中被给乙肝患者注射的针头刺伤或者被手术刀片划伤的事时有发生，因为有血液的接触，所以这种情况被传染的危险很大，需要尽快采取预防措施，根据我国最新的预防指南，在意外接触乙肝病毒感染者的血液和体液后，可按照以下方法处理：①血清学检测，应立即检测乙肝病毒DNA，乙肝五项指标和肝功能，并在3个月和6个月内复查。②主动和被动免疫，如已接种过乙型肝炎疫苗，且已知抗-HBs ≥ 10IU/L者，可不进行特殊处理。如未接种过乙型肝炎疫苗，或虽接种过乙型肝炎疫苗，但抗-HBs < 10IU/L或抗-HBs水平不详，应立即注射乙肝免疫球蛋白200~400IU，并同时在不同部位接种1针乙型肝炎疫苗20μg，于1个月和6个月后分别接种第2和第3针乙型肝炎疫苗（各20μg）。

> **考点**：乙肝患者的护理。

小结	1. 临床特点　病毒性肝炎分为甲型、乙型、丙型、丁型、戊型肝炎，我国是乙肝高发区。传染源是患者、亚临床感染者和（或）病毒携带者。肝炎病毒可经消化道或血液、体液等传播。易感人群及密切接触者应及时预防接种。根据表现，可分为急性肝炎、慢性肝炎和重症肝炎。 2. 护理特点　嘱患者休息，合理营养饮食。根据肝炎类型做好肝病患者的隔离工作，并指导患者和家属做好病毒性肝炎的防范。

（罗　霜）

第四节　艾滋病患者的护理

学习目标	识记： 1. 复述艾滋病的定义。 2. 识别艾滋病病毒的特点。 3. 说出艾滋病的典型临床表现。 理解： 1. 解释艾滋病的发病机制及病理生理改变。 2. 归纳艾滋病有关检查。 3. 概括艾滋病的治疗要点。 运用： 1. 按照护理程序护理艾滋病患者。 2. 对艾滋病患者进行有针对性的健康指导。

艾滋病（获得性免疫缺陷综合征，acquired immune deficiency syndrome，AIDS）是由人

免疫缺陷病毒（HIV）引起的以侵犯辅助性T淋巴细胞（CD_4^+T淋巴细胞），使机体细胞免疫功能缺损为基本特征的致命性慢性传染病。本病主要通过性接触和血液传播，临床以长期不规则发热，淋巴结肿大，并发严重的机会性感染和恶性肿瘤为特征。本病传播迅速，发病缓慢，病死率高。

HIV属于逆转录病毒科慢病毒亚科的一种单链RNA病毒，至少有两种不同抗原型：HIV-1和HIV-2。前者广泛散布于全球，后者目前只见于西非。HIV在外界的抵抗力不强，对热较为敏感，56℃ 30min、25%以上乙醇、0.2%次氯酸钠和漂白粉能灭活病毒。但对0.1%甲醛、紫外线、γ射线不敏感，对寒冷抵抗力较强。

【流行病学】

1．流行概况 自从1981年美国报告首例艾滋病以来，目前已有150个以上国家发生本病。至2002年全世界约7000万人感染HIV，死亡2000万人，目前HIV-1感染以非洲、美洲和欧洲为主，我国1985年发现首例AIDS患者以来，到2002年底已报告HIV感染者20 560例，包括AIDS患者2639例，死亡1047例。

2．传染源 患者和HIV无症状携带者是本病的主要传染源，后者尤为重要。病毒主要存在于血液、精液、子宫和阴道分泌物中，其他体液，如唾液、眼泪和乳汁也有传染性。

3．传播途径 ①性接触传染：为艾滋病最常见的传播途径，HIV可通过细微的破损处与易感者血液和细胞接触而侵入体内。无论同性恋还是异性间的不安全性行为均可传播HIV，但以患有性病或男性同性性行为危险性最大。②注射及血源途径：药瘾者共用针头；或输注含病毒的血液及血制品；或移植或接受HIV感染者的器官或组织（如器官移植、人工授精）；或不规范的采血过程中引起交叉感染；或医院内医疗器械消毒不严或被污染的针头意外刺伤等。此外，纹身、文眉或共用牙刷、剃刀等也可传播HIV。③母婴传播：感染HIV的孕妇可通过胎盘、产程和哺乳传给婴儿。

除以上3条途径外，与艾滋病患者的日常生活接触（如空气、水、食物或昆虫叮咬）不会传播HIV，一般社交接触如握手、共同进餐、娱乐设施、共用办公品、共用厕所或浴室（游泳池）及礼节性的接吻等不会感染。

知识链接

帕特一家的命运

帕特由于患血友病，经输血被HIV感染，在他还不知道自己已被感染时，将HIV传给了妻子劳伦。后来他们生下儿子大卫，在发现时，帕特和大卫的病情已经发展到患者的阶段，不久就去世了，劳伦随后也去世了。但他们收养的女儿妮卡没有被HIV感染。由于父母的去世，她成了AIDS孤儿。

4．高危人群：同性恋者、性乱交者、药瘾者和血制品使用者、感染者的配偶、HIV感染母亲的胎儿和婴儿等均属于本病的高危人群。

考点：艾滋病的流行病学要点。

知识链接

艾滋病的发病机制

（一）HIV感染引起的免疫抑制：HIV对辅助性T细胞有特殊的亲嗜性，可引起免疫细胞受损。①T细胞数量及功能异常，主要为T辅助细胞数量及功能异常。②B细胞数量及功能异常，表现为多克隆化，IgG和IgA增高，循环免疫复合物存在等。③自然杀伤细胞损伤的异常表现，抗感染和肿瘤的功能下降。④单核-巨噬细胞数量和功能下降，使机体对抗HIV和其他病原体感染的功能下降。此外，HIV进入血-脑屏障，引起中枢神经系统损害。

（二）HIV感染中协同因子的作用：HIV感染后可能在某个时候病情迅速进展，此可能与协同因子，如毒品、巨细胞病毒感染及其他持续的病毒感染等有关。

（三）病理变化呈多样性、非特异性

（1）机会性感染：组织中病原体繁殖多，而炎症反应少。

（2）免疫器官病变：包括淋巴结病变及胸腺病变，如滤泡增殖性淋巴结及肿瘤性病变，如卡氏肉瘤或其他淋巴瘤等。胸腺病变可见萎缩，退行性和炎性病变。

（3）中枢神经系统：神经胶质细胞灶性坏死，血管周围炎性浸润，脱髓鞘改变。

案例

患者，男性，30岁，3年前从国外回国。近半年来持续低热、乏力，周围淋巴结肿大，口腔黏膜反复感染，抗生素治疗效果不佳。近来体检，体重减轻，白细胞计数下降，血红蛋白降低。

思考：

1. 请说出该患者可能的医疗诊断。
2. 该病的主要护理措施有哪些？

【护理评估】

1. 健康史　询问患者有无密切接触史，如是否为艾滋病患者或无症状病毒携带者的性伴侣、同性恋者或有不安全性生活史者。有无药瘾史和注射毒品史。是否曾接受过输血、血制品、器官移植、人工授精等。若为婴儿要了解其母亲是否已感染HIV。

2. 身体评估　本病潜伏期长，一般认为约2～10年可发展为艾滋病。本病的临床过程分为4期。

（1）急性感染期（I期）：感染HIV后，部分患者出现血清病样症状：发热、全身不适、头痛、畏食、肌肉关节疼痛、淋巴结肿大等。检查可见HIV抗原阳性。症状持续约3～14d后自然消失。

（2）无症状感染期（II期）：由原发感染或急性感染症状消失后延伸而来，无任何症状及体征。HIV阳性，有传染性。此期持续2～10年或更长。

(3) 持续性全身淋巴结肿大综合征（Ⅲ期）：除腹股沟淋巴结以外，全身多处淋巴结肿大 1.0cm 以上，质地柔韧，无压痛，能自由活动。一般持续 3 个月以上，部分 1 年多后逐渐消散，可有再次肿大。

(4) 艾滋病期（Ⅳ期）：此期可有以下 5 种表现。①体质性疾病，如发热、乏力不适、盗汗、体重下降、肝脾大、慢性腹泻、畏食。②神经系统症状，如头痛、癫痫、下肢瘫痪、进行性痴呆。③机会性感染，如原虫、真菌、抗酸菌和病毒感染可能是艾滋病致死的主要原因。④继发肿瘤，如卡氏肉瘤和非霍奇金淋巴瘤。⑤继发其他疾病，如慢性淋巴性间质性肺炎。

艾滋病患者常见各系统的临床表现有：①呼吸系统，以孢子虫肺炎最为常见，且是本病因机会性感染而死亡的主要原因，表现为间质性肺炎。其余还有肺结核、复发性细菌、真菌性肺炎等。②消化系统，表现为口腔和食管炎症或溃疡侵犯胃肠黏膜引起腹泻和体重减轻，肝大及肝功能异常。③中枢神经系统，机会性感染如脑弓形虫病，隐球菌脑膜炎，巨细胞病毒脑炎等。机会性肿瘤如原发性脑淋巴瘤和转移性淋巴瘤。艾滋病痴呆综合征、无菌性脑炎，临床表现为头晕、头痛、癫痫、进行性痴呆、脑神经炎等。④皮肤黏膜，卡氏肉瘤侵犯下肢皮肤和口腔黏膜引起红色浸润或结节。白色念珠菌或疱疹病毒所致口腔感染等。⑤眼部，巨细胞病毒、弓形虫引起视网膜炎，眼部卡氏肉瘤等。

3．心理-社会状况　艾滋病因为具有传染性、不可治愈性及其对生命的威胁，易使患者产生悲观、消极、恐惧的心理。应注意评估患者有无失眠、噩梦，有无恐惧、抑郁、悲观等不良情绪，有无企图报复、自杀等心理倾向，并了解其家庭、社会的支持程度。

4．辅助检查

(1) 常规检查：不同程度贫血，白细胞计数降低，血小板减少，血沉加快。

(2) 免疫学检查：CD_4^+T 淋巴细胞下降，$CD_4/CD_8 < 1.0$。

(3) 血清学检查：HIV 抗体检测是目前确定有无 HIV 感染的最简便而有效的方法。从 HIV 侵入到抗体产生的这段时期为"窗口期"，一般为数周至 3 个月，少数可延至 6 个月，此期因抗体检测呈阴性极易漏检，故在流行病学上有重要意义。

考点：艾滋病的临床表现。

【主要护理诊断/问题】

1．活动无耐力　与营养不良、发热、腹泻等导致机体消耗增多有关。

2．组织完整性受损　与机会性感染、肿瘤有关。

3．恐惧　与艾滋病预后不良有关。

4．发热　与 HIV 感染和各种机会性感染有关。

5．社交孤立　与实施强制性管理，采取严格血液和体液隔离，他人歧视有关。

【护理措施】

（一）一般护理

1．有发热、频繁腹泻、乏力等，应卧床休息。发生条件致病菌感染应严格卧床休息。环境宜安静、舒适、空气清新，温、湿度适宜。协助做好生活护理。症状减轻后可逐步起床活动。

2．给予高热量、高蛋白、高维生素、易消化饮食，以改善营养，增强机体抗病能力。结合患者原有的饮食习惯，调节食物的色、香、味，设法促进患者食欲。呕吐者可暂禁食。

腹泻者，应鼓励患者多饮水或给肉汁、水果汁等，少量多餐。注意维持水、电解质平衡。

（二）病情观察

注意观察发热的热型、程度、持续时间，腹泻的量、次数、性状、食欲状况等。定时评估患者营养状况，如体重、血红蛋白改变等，活动无耐力的程度，活动耐力有无提高。

（三）治疗配合

1. 治疗原则　对艾滋病患者主要是针对病原学和各种并发症的治疗，此外，可采取支持疗法、免疫调节和心理治疗等综合措施。另外，目前认为早期进行抗病毒治疗对延缓发病和减少机会性感染、恶性肿瘤的发生有重要意义。

（1）抗病毒治疗：目前主张3类抗病毒药物（核苷类抗逆转录酶抑制剂、非核苷类抗逆转录酶抑制剂、蛋白酶抑制剂）联合治疗，即高效抗逆转录酶病毒疗法（简称HAART疗法，又称鸡尾酒疗法）以克服单一用抗病毒药易诱发HIV突变，产生耐药性的缺陷。其治疗目标是最大限度地抑制病毒复制，保存和恢复免疫功能，降低病死率和HIV相关性疾病的发病率，提高患者的生活质量，减少艾滋病的传播。

（2）免疫治疗：干扰素、白介素-2、胸腺肽或采用骨髓移植、胸腺移植等。

（3）支持及对症治疗：输血、营养支持，补充维生素B_{12}、叶酸。

（4）并发感染的治疗：卡氏肺孢子虫肺炎可用喷他脒，卡波济肉瘤可用博来霉素、长春新碱等治疗，隐孢子虫感染可用螺旋霉素，弓形虫感染可用螺旋霉素或克林霉素联合乙胺嘧啶，巨细胞病毒感染可用更昔洛韦等。

（5）并发恶性肿瘤治疗：其与非艾滋病发生者大体相同。

2. 用药护理　因抗病毒药物AZT（齐多夫定）等有骨髓抑制的不良反应，用药后可出现贫血、中性粒细胞和血小板减少，故在用药期间应严格遵医嘱给药，定期复查血常规，当中性粒细胞$< 0.5 \times 10^9/L$时，应及时报告医师处理。此外，长期用药还应注意是否出现耐药性，停药或换药后有无反跳现象。

3. 预防　我国高度重视艾滋病防治工作，将其作为关系经济发展、社会稳定、国家安全和民族兴衰的战略问题纳入政府工作的重要议事日程。

国务院制定了《中国预防与控制艾滋病中长期规划（1998-2010年）》和《中国遏制与防治艾滋病行动计划（2006-2010年）》，颁布了《艾滋病防治条例》。提出了"预防为主，防治结合"的方针，建立了政府组织领导、部门各负其责、全社会共同参与的防治工作机制，2003年制定了"四免一关怀"政策。所谓的"四免一关怀"政策，具体内容包括：①对农民和城市贫困的艾滋病患者提供免费抗逆转录病毒治疗药品；②提供免费的艾滋病感染检测；③免费提供母婴阻断药品和新生儿检测试剂；④为因艾滋病致孤儿童免除学费；⑤为感染艾滋病的家庭提供生活救助和人文关怀。

艾滋病的预防措施包括以下内容。

（1）传染源的管理：高危人群应每3～6个月做一次临床及免疫学检查，医疗卫生部门发现感染者应及时上报，并应对感染者进行HIV相关知识的普及，以避免传染给其他人。感染者的血液、体液及分泌物应进行消毒。

（2）切断传播途径：①提倡安全性行为。普及防治知识，加强宣传教育，推广使用安全套，避免不安全的性行为，禁止性乱交，取缔娼妓。②阻断血液途径传播。严格筛选供血人员，严格检查血液制品，推广一次性注射器的使用。扩大对注射吸毒人群的干预，严禁共用针具注射毒品。不共用牙具或剃须刀。不到非正规医院进行检查及治疗。③切断垂直传播途径。已感染HIV的育龄妇女应避免妊娠，已怀孕者劝其终止妊娠，对HIV阳性的妊娠后期妇女应进行母婴阻断治疗，对其分娩出生的婴儿采用人工喂养。④防止医源性传播。提高医护人员的安全防范意识，严格执行消毒隔离制度和个人防护措施。

（3）保护易感人群：提倡婚前、孕前体检。包括产科干预（终止妊娠，剖宫产）+抗病毒药物+人工喂养。对HIV感染者的配偶应定期接受有关检查。医务人员严格遵守医疗操作程序，避免职业暴露。出现职业暴露后，应立即向远心端挤压伤口，尽可能挤出损伤处的血液，再用肥皂液和流动的清水冲洗伤口。污染眼部等黏膜时，应用大量生理盐水反复对黏膜进行冲洗。用75%的乙醇或0.5%聚维酮碘对伤口局部进行消毒，尽量不要包扎。然后立即请感染科专业医生进行危险度评估，决定是否进行预防性治疗。如需用药，应尽可能在发生职业暴露后最短的时间内（尽可能在2h内）进行预防性用药，最好不超过24h，但即使超过24h，也建议实施预防性用药。

考点：艾滋病的"四免一关怀"和艾滋病的预防。

（四）对症护理

高热时给予物理降温，或遵医嘱使用退热药物。腹泻者应加强肛周护理，每日或便后用温水清洗，必要时用1∶5000高锰酸钾溶液坐浴，同时遵医嘱给予止泻药物。

（五）心理护理

1．多与患者有效沟通，了解分析患者的心理状态，介绍有关知识，防止或杜绝部分患者可能的报复、自杀等行为。

2．以正确的态度对待患者，真正关心、体谅患者，针对患者的心理障碍进行疏导，鼓励、支持患者说出内心疑虑。允许患者在正常状况下发泄内心的恐惧感受，满足其合理要求。

3．不应有惧怕传染的表现，在严格执行血液和体液隔离的前提下，多巡视患者，了解患者的需要、困难，解除患者孤独、恐惧心理。告诉患者，目前许多疗法及药物正在积极研制中，在责任心强、经验丰富的医生、护士的治疗护理中，病情会有很好的转机，从而使患者及家属树立战胜疾病的信心。

4．动员其家属、亲友给患者以关怀、同情、温暖，而不应采取歧视、惩罚性态度或不尊重患者人格。

【健康指导】

1．疾病知识指导　合理安排休息，避免情绪激动、体力过劳。加强营养，注意个人卫生，防止继发感染而加重病情。告诉患者，随着新药物的研制，艾滋病已经从一种致死性疾病变为一种可控的慢性病，合理服药，可以保持长期的稳定状态。鼓励患者及时进行抗病毒治疗，增加其服药依从性。宣传如何与艾滋病患者进行正常的接触和社交活动，避免对艾滋病患者产生歧视。

2．疾病预防指导　广泛宣传艾滋病的预防知识，告诉患者和家属哪些是危险行为哪些是安全行为，从性、血液和母婴传播3方面做好预防工作，减少艾滋病的传播。

小结	1. **临床特点** 艾滋病的病原体是人免疫缺陷病毒（HIV），患者和HIV无症状携带者是本病的主要传染源，主要通过性接触、注射及血源途径、母婴传播及其他途径传播。临床主要表现为四期：急性感染期（Ⅰ期）、无症状感染期（Ⅱ期）、持续性全身淋巴结肿大综合征（Ⅲ期）和艾滋病期（Ⅳ期）。目前主要治疗为鸡尾酒疗法。应从提倡安全性行为、严格筛选供血人员、切断垂直传播途径等方面预防艾滋病的传播。 2. **护理要点** 重点做好艾滋病的预防：管理传染源、切断传播途径和保护易感人群，执行"四免一关怀"政策。另外应对大众进行疾病知识宣传，并教育其如何与艾滋病患者进行接触和社交活动，告知哪些是危险行为，哪些是安全行为，避免对艾滋病患者产生歧视。

（罗　霜）

第五节　流行性乙型脑炎患者的护理

学习目标	识记： 1. 复述流行性乙型脑炎的定义。 2. 识别流行性乙型脑炎病毒的特点。 3. 说出流行性乙型脑炎的典型临床表现。 理解： 1. 解释流行性乙型脑炎的发病机制及病理生理改变。 2. 归纳流行性乙型脑炎有关检查。 3. 概括流行性乙型脑炎的治疗要点。 运用： 1. 按照护理程序护理流行性乙型脑炎患者。 2. 对流行性乙型脑炎患者进行有针对性的健康指导。

流行性乙型脑炎简称乙脑，是以乙型脑炎病毒引起的脑实质炎症为主要病变的中枢神经系统急性传染病。本病经蚊虫传播，多在夏秋季流行，临床上以高热、意识障碍、抽搐、病理反射及脑膜刺激征为特征。重症者伴中枢性呼吸衰竭、病死率高达20%～50%，可有后遗症。

乙脑病毒属虫媒病毒B组，是一种RNA病毒，呈球形，直径20～40nm，病毒的抵抗力较弱，常用消毒剂及加热均能使之灭活，但对低温和干燥耐受力强。

【流行病学】

1. **传染源**　乙脑是人畜共患的自然疫源性传染病，动物（如猪、牛、鸭、鸡等）或人受感染后出现病毒血症，是本病的传染源。其中猪是本病的主要传染源。

2. **传播途径**　蚊子是乙脑的传播媒介，其中三带喙库蚊是主要传播媒介。携带乙脑病毒的蚊虫经叮咬将病毒传给人或动物。蚊感染乙脑病毒后不发病，但可带病毒越冬或经卵传代,成为乙脑病毒的长期储存宿主。

3. **人群易感性** 人对乙脑病毒普遍易感,感染后可获得持久的免疫力。乙脑患者大多数为10岁以下儿童,以2～6岁儿童发病率最高。近年来由于广泛接种乙脑疫苗后,成人和老年人的发病率相对增加。

4. **流行特征** 乙脑主要分布在亚洲,呈季节性流行,多集中在7～9月份,与气温、雨量和蚊虫孳生密度高峰有关。

> **考点:** 乙脑的流行病学特点。

知识链接

流行性乙型脑炎的发病机制与病理改变

乙脑病毒经蚊虫叮咬进入人体,先在单核巨噬细胞内繁殖,随后进入血液,引起病毒血症。大多数不进入中枢神经系统,仅引起隐性感染或轻型病例,并可获得终身免疫力。在机体免疫力低下或病毒数量多、毒力强的情况下,病毒通过血脑屏障侵入中枢神经系统,引起脑炎。

乙脑病变范围较广,可累及脑及脊髓,以大脑皮质、间脑和中脑病变最为严重。主要病理变化有以下几个方面:神经细胞变性、肿胀、坏死及软化灶形成;胶质细胞增生和炎性细胞浸润,聚集在血管周围,形成"血管套";脑实质及脑膜血管扩张充血、水肿和出血。

【护理评估】

1. **健康史** 评估有无蚊虫叮咬史,本病有严格季节性,流行高峰与蚊虫密度高峰相一致,我国通常在7～9月份。

2. **身体评估**

(1) 潜伏期:4～21d,一般10～14d。典型的临床经过分为4期。

(2) 初期:为病初的1～3d,起病急,体温在1～2d内升至39～40℃,伴头痛、恶心和呕吐、嗜睡。可有颈部强直及抽搐。

(3) 极期:病程第4～10d,初期症状加重,主要表现有以下6点。

1) 高热:体温高达40℃以上,持续7～10d。发热越高,热程越长,病情越重。

2) 意识障碍:包括嗜睡、谵妄、昏迷或定向力障碍等。大多持续1周,重者可达4周。昏迷越深、越长,病情越严重。

3) 惊厥或抽搐:多见于病程第2～5d,可有局部小抽搐、肢体阵挛性抽搐、全身抽搐或强直性痉挛,持续数分钟至数十分钟,均伴有意识障碍。

4) 呼吸衰竭:主要为中枢性呼吸衰竭,多见于重症患者。表现为呼吸节律不规则及幅度不均,如呼吸表浅、叹息样呼吸、潮式呼吸等,最后呼吸停止。高热惊厥及呼吸衰竭是乙脑极期的严重症状,三者相互影响,其中,呼吸衰竭常为致死的主要原因。

5) 神经系统症状和体征:乙脑的神经系统症状多在病程10d内出现,是乙脑患者最危险的时期,主要有:①深、浅反射改变,浅反射消失、减弱,深反射先亢进后消失;②锥体束征阳性,常可出现脑膜刺激征;③可有膀胱和直肠麻痹(大小便失禁或尿潴留)。

6) 颅内高压症：表现为剧烈头痛、呕吐、血压升高和脉搏变慢。婴幼儿常有前囟隆起，重者发展为脑疝。瞳孔忽大忽小、对光反射消失。患者常出现呼吸突然停止。

(4) 恢复期：此期体温逐渐下降，精神神经症状逐日好转，一般于2周左右可完全恢复。但重症患者可有神志迟钝、痴呆、四肢强直性瘫痪等。多于6个月内恢复。

(5) 后遗症期：患者6个月后仍有精神、神经症状，称为后遗症。有意识障碍、痴呆、失语及肢体瘫痪等。经积极治疗后可有不同程度的恢复。

(6) 临床类型：根据临床表现和临床过程，可将乙脑分为轻型、普通型、重型、极重型等4型。

(7) 并发症：发生率约10%，以支气管肺炎最常见，其次有肺不张、败血症、尿路感染、压疮，重型可有消化道出血。

3．心理-社会状况

(1) 疾病初期患者常可由于起病突然，症状明显、担心病情恶化而出现焦虑不安、紧张、急躁等不良情绪。

(2) 意识刚清醒时，因患者的思维能力和接受外界刺激的能力较差，感情脆弱，易哭泣和激动。

(3) 出现惊厥和意识障碍时，常使家属感到恐慌、焦虑。

(4) 后期若遗留痴呆、精神异常，则给家属带来严重的心理负担。

4．辅助检查

(1) 血常规检查：白细胞总数常在 $(10\sim20)\times10^9/L$。病初中性粒细胞达80%以上，随后以淋巴细胞占优势。

(2) 脑脊液：压力增高，外观无色透明或微混，白细胞多在 $(50\sim500)\times10^6/L$ 之间，分类早期以中性粒细胞稍多，氯化物正常，糖正常或偏高。

(3) 血清学检查：①特异性IgM抗体测定，有助于早期诊断。②补体结合抗体属特异性IgG抗体，出现时间较晚，故多用作回顾性诊断或流行病学调查。

(4) 病毒分离：在病程第1周内死亡病例的脑组织中可分离到病毒，但脑脊液和血中不易分离到病毒。

【护理诊断】

1．体温过高　与病毒血症及脑部炎症有关。

2．有受伤的危险　与高热、脑水肿及脑缺血缺氧出现惊厥、抽搐有关。

3．潜在并发症：呼吸衰竭，意识障碍。

4．躯体移动障碍　与意识障碍、瘫痪、长期卧床有关。

5．有继发感染的危险　与长期卧床，机体抵抗力低下有关。

6．营养失调：低于机体需要量　与呕吐、昏迷、不能进食有关。

【护理措施】

(一) 一般护理

1．休息与隔离　将患者安置于安静、光线柔和配有防蚊设备的房间内，室温至少控制在30℃以下，防止声音、强光刺激，住院隔离至体温正常。嘱患者卧床休息，意识障碍者可专人看护，做好生活护理，有计划地集中安排各种检查、治疗及护理操作，减少对患者的刺激，以免诱发惊厥或抽搐。

2. 饮食护理　按不同病期给予不同饮食，以补充营养。早期鼓励患者多进食清淡流质饮食，如牛奶、米汤、豆浆、绿豆汤、果汁等。有吞咽困难或昏迷不能进食者给予鼻饲，每日少量多次缓慢注入，以防冲击胃壁引起反射性呕吐，或按医嘱静脉补充足够的营养和水分，成人1500～2000ml/d，注意补钾。恢复期患者应逐步增加高营养、高热量的饮食。防止继发感染。

（二）病情观察

1．密切观察惊厥先兆，如口角抽动、惊跳、两眼呆视、肌张力增高等，防止惊厥的发生。

2．密切观察患者呼吸频率、节律、深度以及血压、脉搏、瞳孔的改变，防止呼吸衰竭的发生。

3．密切观察病情，注意患者意识障碍的程度，持续时间越长，则预后越差。

（三）治疗配合

1．治疗原则　目前尚无特效抗病毒药，但可试用利巴韦林、干扰素等，应积极对症治疗和护理，处理好高热、抽搐和呼吸衰竭等危重症状。

1）高热：以物理降温为主。可服用小量阿司匹林或肌内注射安乃近。高热伴抽搐者可加用亚冬眠疗法。

2）惊厥或抽搐：处理包括去除病因及镇静止痉。①脑水肿所致者以脱水治疗为主。②高热所致者以降温为主。③呼吸道痰阻者，应及时吸痰、吸氧，必要时气管切开。④脑实质病变引起的抽搐可使用镇静剂，首选地西泮或水合氯醛保留灌肠。

3）呼吸衰竭：应注意吸痰、体位引流等保持呼吸道通畅。吸氧。及早使用人工呼吸器辅助呼吸是维持有效呼吸功能、减少死亡率及后遗症的重要措施之一。可联合使用中枢兴奋剂，如洛贝林、尼可刹米。

4）颅内压增高：应早期足量给予脱水治疗，常用20%甘露醇或25%山梨醇，1～2g/kg体重，重者2～4g/kg体重或更大量，每4～6h一次。还可应用呋塞米、肾上腺糖皮质激素。

恢复期及后遗症处理要注意进行功能训练，包括吞咽、语言和肢体功能训练，可行理疗、针灸、高压氧治疗等。

2．用药护理　遵医嘱及时准确使用呼吸兴奋剂、血管扩张剂等药物，并注意观察其疗效和副作用，如使用大剂量呼吸兴奋剂可能诱发惊厥应予注意。应用东莨菪碱等药物者可有口干、腹胀、尿潴留、心动过速等副作用。遵医嘱使用镇静药物（地西泮、苯巴比妥等）时，必须严格掌握药物剂量及用药间隔时间，并注意观察患者呼吸和意识状态。在使用20%甘露醇时应在30min内快速静脉滴入或静脉注入，并注意患者心功能情况，防止发生心功能不全。

（四）对症护理

1．高热　采取物理降温为主，药物降温为辅的措施，如戴冰帽、乙醇擦浴、放置冰块、冷盐水灌肠。如效果不佳可按医嘱使用退热药物或伴有抽搐、惊厥时应用亚冬眠疗法。如高热伴有四肢厥冷者提示有周围循环不良，禁用冷敷和乙醇擦浴。

2．惊厥或抽搐　及时发现惊厥的先兆表现，当出现惊厥和抽搐时，应及时报告医师，并积极协助处理。①将患者置于仰卧位，头偏向一侧，保持呼吸道通畅，如有痰液阻塞时，及时彻底地吸除痰液是解除呼吸道梗阻的重要措施。②用缠有纱布的压舌板或开口器置于患者上下白齿之间，以防咬伤舌头，必要时用舌钳拉出舌头，以防舌后坠阻塞呼吸道。③注意患者安全，防止坠床等意外的发生，必要时用床档或约束带约束。

(五) 心理护理

在护理过程中，要尽可能避免对患者各种刺激，使其保持安静，尤其对有功能障碍或后遗症者，要帮助患者适应环境，要有高度的责任心和同情心，给予患者关心和照顾，并鼓励患者积极配合治疗，同时引导其家属和亲友给予患者心理支持和帮助，以使患者尽快康复。

【健康指导】

1. 宣传乙脑的预防知识　开展防蚊、灭蚊工作。对10岁以下儿童进行疫苗接种。加强对家畜管理尤其幼猪，可在流行季节前对猪进行疫苗接种。

2. 宣传流行性乙型脑炎的有关知识　在流行季节如发现有高热、头痛、意识障碍者，应立即送院诊治。

3. 乙脑患者出院时，仍有瘫痪、失语、痴呆等神经精神症状者，鼓励患者坚持康复训练和治疗，教会家属切实可行的护理措施及康复疗法，如针灸、按摩、热疗等。

小结	1. 临床特点　乙脑的病原体是乙脑病毒。乙脑是人畜共患病。猪是本病的主要传染源，虫媒传播是主要的传播途径，蚊子是传播媒介。预防要做好灭蚊工作和预防接种。潜伏期4～21d，典型的临床经过分为4期：初期、极期、恢复期和后遗症期。根据临床表现和临床过程，可将乙脑分为轻型、普通型、重型、极重型等4型。治疗主要对症治疗高热、抽搐和呼吸衰竭等危重症状。 2. 护理要点　做好用药护理和对高热、惊厥、脑水肿的对症护理，安慰患者，鼓励患者积极配合治疗。

（罗　霜）

第六节　流行性出血热患者的护理

学习目标	识记： 1. 复述流行性出血热的流行病学特征。 2. 说出流行性出血热的典型临床表现。 理解： 1. 解释流行性出血热的发病机制及病理生理改变。 2. 归纳流行性出血热有关检查。 3. 概括流行性出血热的治疗要点。 运用： 1. 按照护理程序护理流行性出血热患者。 2. 对流行性出血热患者进行有针对性的健康指导（特别是如何预防流行性出血热）。

流行性出血热又称肾综合征出血热，是由汉坦病毒引起的自然疫源性疾病。具有发热、出血、肾损害三大主要特征。流行广，病情危急，病死率高，危害极大。老鼠（黑线姬鼠）是主要的传染源，可经过多种途径传播给人。

流行性出血热病毒属汉坦病毒属，为负性单链RNA病毒，呈球形或卵圆形，平均直径120nm。该病毒不耐热和不耐酸，高于37℃和pH值5.0以下易灭活。对紫外线及一般消毒剂均敏感。

【流行病学】

1．宿主动物与传染源　传染源主要是鼠类。在我国主要宿主动物和传染源是啮齿类动物黑线姬鼠及褐家鼠，林区则为大林姬鼠。

2．传播途径　有多种途径传播。可经呼吸道、消化道、接触及胎盘传播。

3．易感性　人群普遍易感，发病以成人居多，病后可获持久免疫力。

4．流行特征　本病高度散发。广泛流行于亚洲、欧洲大陆31个国家和地区，我国疫情最重。全年均可发病，但有明显高峰季节。每年11月至次年1月为高峰，褐家鼠传播者以3～5月份为流行高峰。

考点： 流行性出血热的流行病学特征。

知识链接　流行性出血热的发病机制与病理改变

多数研究认为是病毒直接作用与病毒感染诱发免疫损伤共同作用的结果。病毒侵入人体后，由于机体一系列免疫应答，引起机体组织损伤，其中Ⅲ型变态反应是本病血管和肾损害的主要原因。本病基本病变是全身小血管和毛细血管的广泛受损，引起各脏器病变。

1．血管病变　表现为全身小血管内皮细胞呈节段性肿胀，疏松，甚至坏死、崩解，造成管腔扩张、充血，管壁脆性增加，通透性增高。

2．脏器病变　①肾：病变最明显，肾小球充血，基底膜增厚，肾小管变性、坏死、受压变窄、闭塞，间质出血、水肿。②心脏：可见出血、心肌纤维有不同程度的变性、坏死。③垂体肿大、前叶显著充血、水肿和凝固性坏死。

上述病变造成以出血、低血压休克及急性肾衰竭为主的一系列临床表现。

【护理评估】

1．健康史　询问患者职业，有无接触鼠类的病史，流行季节是否到过疫区等。

2．身体评估　潜伏期4～46d，一般为1～2周左右。早期主要表现为发热中毒症状、小血管损害和肾损害3症状。典型病例有5期经过。

（1）发热期　发热起病急骤，体温39～40℃，以稽留热或弛张热多见，持续3～7d。全身中毒症状、头痛、腰痛、眼眶痛及食欲减退、恶心、呕吐或腹痛、腹泻等症状。血管损害表现有：①充血性皮疹，多有颜面、颈部、胸部潮红，重者呈醉酒貌；眼睑合膜、软腭与咽部充血（黏膜"三红"）。②渗出与水肿，眼睑、颜面等部分水肿，球结膜水肿。③出血，皮肤出血多在腋下和胸背部，呈点状、抓痕或条索状瘀点。黏膜出血可见于软腭及眼结膜、少数患者内脏出血，如呕血、黑粪。肾损害表现为蛋白尿和镜检发现管型。

(2) 低血压休克期：热退而病情加重是本期特点。多在发热末期或退热后出现低血压休克，一般持续1～3d。其持续时间长短与病情轻重，治疗措施是否及时、正确有关。轻者一过性低血压，重者可为顽固性休克，易发生DIC、出血、肾衰竭、脑水肿等。

(3) 少尿期：是本病具有特征的一期，亦是本病的极期，多发生在病程第5～8d，持续2～5d，本期以少尿或无尿、水和电解质、酸碱平衡紊乱及尿毒症为特征。①少尿或无尿，24h尿量少于400ml为少尿，少于100ml为无尿。②高血容量综合征，浮肿、静脉充盈、脉搏洪大、血压升高。③电解质紊乱如高钾、低钠等。④代谢性酸中毒，呼吸深快或潮式呼吸。⑤尿毒症，中枢神经症状有头昏、头痛、嗜睡、烦躁、昏迷和抽搐，可有内脏出血和厌食、恶心、呕吐等消化道症状。

(4) 多尿期：多发生于病程的第9～14d，持续时间平均7～14d。每日尿量超过2000ml为多尿早期，在多尿后期尿量可达3000ml/d以上。此期因尿液大量排出，可导致水、电解质大量丢失。

(5) 恢复期：经多尿期后尿量逐渐恢复为2000ml/d以下，一般情况逐渐好转。

(6) 并发症：内脏出血，胃肠道大出血、咯血等。肺水肿、成人型呼吸窘迫综合征。脑水肿、颅内出血、脑炎和脑膜炎。

> 考点：流行性出血热病的临床表现。

3．心理-社会状况　要注意评估患者有无烦躁不安、焦虑、恐惧等心理反应。注意评估患者有无忧郁、悲观情绪，以及对疾病治疗失去信心等。评估家属对疾病知识的了解程度、对患者关心程度、经济情况和社区医疗服务状况等。

4．辅助检查

(1) 血常规：白细胞总数增多，一般 (15～30)×10^9/L，重者可达 (50～100)×10^9/L 呈类白血病反应。早期以中性粒细胞为主，第4～5病日后淋巴细胞增多，并出现异型淋巴细胞，血小板减少。

(2) 尿常规检查：显著蛋白尿为本病主要特征之一。尿中可见红细胞、白细胞及管型，少数病例出现膜状物。

(3) 血液生化检查：血BUN，Scr增高，电解质异常。

(4) 特异性血清学检查：可用ELISA、免疫荧光法检测尿沉渣及血清特异性抗原及抗体IgG，IgM，IgM 1 ∶ 20为阳性，IgG 1 ∶ 40为阳性，1周后滴度上升4倍有诊断价值。

【主要护理诊断/问题】

1．体温过高　与病毒血症有关。
2．组织灌注无效　与小血管损害、血浆外渗有关。
3．有体液过多的危险　与病变损害肾有关。
4．营养失调：低于机体需要量　与发热、呕吐、进食减少、大量蛋白尿有关。
5．潜在并发症：心力衰竭、肺水肿。

【护理措施】

(一) 一般护理

1．早期绝对卧床休息，病房环境宜安静、安全、舒适，禁忌搬动。休克患者置于休克体位,给氧,注意保暖,保持室温在20℃左右,可加盖棉被、毛毯等,但忌用热水袋加温。

2．早期发热、尿量正常者,可予高热量、高维生素流质或半流质饮食。少量多餐。若有少尿、氮质血症,应予高热量、高维生素、低蛋白、低盐饮食;若有烦渴,可予温开水漱口,或用棉棒蘸水湿润口腔。后期尿量增多,可导致水和电解质平衡失调,并发贫血、低蛋白血症,故应予高蛋白、高糖、多种维生素营养丰富的食物,可进食如鱼虾蟹、蛋类、瘦肉、新鲜水果蔬菜,多饮水。但要注意食物应易消化,忌暴饮暴食。

(二) 病情观察

严密观察病情,发热者定期测量体温,患者热退后体温再次升高,超过40℃持续两天以上不降者多提示病情危重。发热期要注意血压、脉搏、尿量。水肿者观察记录24h出入量,如有尿量减少甚至无尿、管型尿、血尿素氮、血肌酐增高等,应配合医生及时处理。低血压休克者严密观察记录脉搏、血压、意识状态、皮肤温度、尿量及24h出入水量。

(三) 治疗配合

本病尚无特效治疗药物,主要根据各期病理生理特点,强调"三早一少"(早诊断、早休息、早治疗、少搬动),把好"三关"(出血关、休克关、少尿关)。

1．药物治疗

(1) 发热期治疗:以一般治疗和对症治疗为主,配合抗病毒与免疫疗法,减轻毒血症状与血管损伤。

(2) 低血压休克期治疗:补充血容量以早期、快速、适量为原则,纠正酸中毒、强心剂、血管活性药物应用视病情而定。

(3) 少尿期治疗:治疗原则为"稳、促、导、透",即稳定内环境、促进利尿、导泻和透析疗法。

(4) 多尿期治疗:移行阶段和多尿早期治疗原则与少尿期相同,此期注意维持水、电解质平衡,应随尿量增加予以补充。

(5) 恢复期治疗:继续休息,补充营养,逐步恢复活动与工作。

2．用药护理

(1) 休克期:迅速建立静脉通道,以利快速补充血容量和静脉用药。遵医嘱扩充血容量、纠酸、使用血管活性药物、强心剂等。

(2) 少尿期:按"量出为入,宁少勿多"的原则输入液体。并在24h内均匀供给,输液速度宜慢,同时严密观察病情,若有脉洪大、血压进行性增高、脉压增大、水肿等立即通知医生。配合利尿、导泻等处理,观察利尿效果。对透析患者给予相应处理。

(3) 多尿期:维持水和电解质平衡,防治继发感染,多尿早期治疗同少尿期,多尿后期以维持出入量平衡为原则,并注意及时补钾。

(四) 对症护理

1．发热者降温,以冰敷为主。头置冰帽或体表大血管处放冰袋,可用温水擦浴,不宜用乙醇擦浴。禁忌使用发汗退热剂,以防大汗引起休克。发热早期给予氢化可的松或地塞米松,热退即停。协助患者洗漱,保持皮肤、五官的清洁。

2．组织灌注量不足者

(1) 将患者置于休克体位,给氧,注意保暖,保持室温在20℃左右,可加盖棉被、毛毯等,但忌用热水袋加温。

(2) 严密观察记录脉搏、血压、意识状态、皮肤温度、尿量及24h出入水量。

（五）心理护理

应关心患者，经常与患者沟通，及时了解患者的心理变化，针对性地做好心理疏导和教育工作。急性发作时患者常出现紧张、烦躁不安等心理反应，若症状持续，无法缓解，会使患者处于极度的焦虑或近于惊恐的状态，医护人员应陪伴在患者身边，向患者解释避免不良情绪的重要性，通过语言和非语言沟通，安慰患者，使患者避免紧张，保持情绪稳定。

考点：流行性出血热病的护理。

【健康指导】

1. 开展预防流行性出血热的卫生宣教工作，尤以灭鼠和防鼠是预防本病的关键。重点人群可行流行性出血热灭活疫苗预防接种。

2. 介绍本病的病因相关知识，尤其是早期表现、发病后应及时就诊等。

3. 临床恢复后，肾功能恢复需较长时间，故患者出院后仍应休息1～3个月。生活要有规律，保证足够睡眠，安排力所能及的体力活动，如散步、太极拳等。定期复查肾功能、血压，如有异常，应及时就诊。

小结	1. 临床特点　流行性出血热是由汉坦病毒感染引起，具有发热、出血、肾损害三大主要特征。传染源主要是鼠类，有多种途径传播，可经呼吸道、消化道、接触及胎盘传播。人群普遍易感，发病以成人居多，病后可获持久免疫力。典型病例有5期经过：发热期、低血压休克期、少尿期、多尿期和恢复期。治疗强调"三早一少"，把好"三关"。 2. 护理要点　观察病情，发热期注意体温检测，水肿期注意记录24h出入液量。做好用药护理，休克期注意补液、少尿期输液以"量出为入、宁少勿多"的原则输入药液，多尿期做好补液的护理。

（罗　霜）

第七节　细菌性痢疾患者的护理

学习目标	识记： 1. 复述细菌性痢疾的定义。 2. 识别痢疾杆菌的特点。 3. 说出细菌性痢疾的典型临床表现。 理解： 1. 解释细菌性痢疾的发病机制及病理生理改变。 2. 归纳细菌性痢疾有关检查。 3. 概括细菌性痢疾的治疗要点。 运用： 1. 按照护理程序护理细菌性痢疾患者。 2. 对细菌性痢疾患者进行有针对性的健康指导。

细菌性痢疾简称菌痢,是由痢疾杆菌引起的肠道传染病。其主要临床表现为腹痛、腹泻、里急后重和排黏液脓血便,可伴有发热及全身毒血症状,严重者可有感染性休克和中毒性脑病。

痢疾杆菌属志贺菌属,为革兰氏阴性的无鞭毛杆菌,按其抗原结构和生化反应的不同,可分为4群(痢疾、福氏、鲍氏、宋内志贺菌),47个血清型。我国目前多数地区以B群福氏菌为主要流行菌群。

本菌各型均可产生内毒素,是引起全身毒血症的主要因素,志贺菌还可产生外毒素具有神经毒、细胞毒和肠毒样作用,引起更严重的临床表现。

本菌在外界环境中生存力较强,对各种化学消毒剂均很敏感。

【流行病学】

1. 传染源　为菌痢患者及带菌者,慢性患者及带菌者在流行病学上意义更大。

2. 传播途径　主要经消化道传播,病原菌污染食物,经口使人感染,亦可通过苍蝇污染食物而传播。流行季节污染的集体食堂食物或水源可引起暴发流行。

3 人群易感性　人群普遍易感,以儿童发病率最高,病后可获得短暂的免疫力,各群、型之间无交叉免疫,故易复发和重复感染。本病夏秋季多发,多见于卫生条件较差地区。

考点:痢疾杆菌流行病学要点。

知识链接　　**细菌性痢疾的发病机制及病理生理改变**

痢疾杆菌侵入机体后是否发病,取决于细菌数量、致病力和人体抵抗力。痢疾杆菌主要侵入乙状结肠与直肠黏膜上皮细胞和固有层中,繁殖产生内、外毒素,引起肠黏膜的炎症反应和固有层小血管循环障碍,使肠黏膜出现炎症、坏死和溃疡,临床表现为腹痛、腹泻和脓血便。因病变部位有大量吞噬细胞,且细胞极少侵入黏膜下层,故一般不侵入血流,少引起菌血症或败血症。

中毒性菌痢的发生可能与本菌产生强烈的内毒素致血中儿茶酚胺等多种血管活性物质增加,引起急性微循环障碍,导致DIC及血栓形成,使重要内脏器官功能衰竭有关。临床出现感染性休克、脑水肿及脑疝表现。

案例

男,33岁,因发热、腹痛、脓血便3d来诊。患者出差时有不洁饮食,于3d前突然发热,体温38.2℃,畏冷,无寒战,同时有下腹部阵发性疼痛和腹泻,大便每天10余次,为少量脓血便,以脓为主,无特殊恶臭味,伴里急后重,无恶心和呕吐,自服小檗碱和退热药无好转。发病以来进食少,睡眠稍差,体重略下降,小便正常。既往体健,无慢性腹痛、腹泻史,无药物过敏史。无疫区接触史。

案例

体检：T 38.5℃，P 9次/分，R 20次/分，BP 120/80mmHg。急性热病容，无皮疹和出血点，浅表淋巴结未触及，巩膜无黄染，咽（−），心肺（−），腹平软，左下腹有压痛，无肌紧张和反跳痛，未触及肿块，肝脾肋下未触及，移动性浊音（−），肠鸣音5次/分。

实验室检查：Hb 124g/L，WBC 16.4×10^9/L，N 88%，L 12%，PLT 200×10^9/L。粪便常规：黏液脓性便，WBC 多数/HP，RBC 3～5/HP；尿常规（−）。

思考：

请说出该患者可能的医疗诊断及确立诊断还应补充哪些检查。

【护理评估】

1. 健康史 评估时，应注意询问患者饮食卫生习惯，尤其是发病前饮食情况以及家庭和周围有无类似的患者。

2. 身体评估 潜伏期1～2d，不同菌群临床表现轻重有所不同。

(1) 急性菌痢

1) 普通型（典型）：起病急，高热、寒战。继之出现腹痛、腹泻和里急后重，大便次数增多，每日十多次至数十次，量少，大便性状开始为稀便，可迅速转变为黏液脓血便，体检有左下腹压痛及肠鸣音亢进。多数可于一周内缓解或自愈。

2) 轻型（非典型）：全身毒血症症状和肠道症状均较轻，大便次数较少，病程短，3～7d可痊愈，少数患者可转为慢性。

3) 中毒型：多见2～7岁的儿童。起病急骤，病势凶险，有严重的全身毒血症状，可迅速发生循环及呼吸衰竭，而肠道症状较轻，可无腹泻和脓血便。生理盐水灌肠或肛门拭子取标本镜检，可发现大量脓细胞和红细胞。根据其临床表现，可分为3型。①休克型（周围循环衰竭型），较多见，以感染性休克为主要表现，出现面色灰白，四肢湿冷，心率快，脉细速，尿量减少，血压下降或测不出。晚期可出现心、肾功能不全的症状。②脑型（呼吸衰竭型）。最为严重，由于脑血管痉挛引起脑缺氧、脑水肿甚至脑疝，并出现中枢性呼吸衰竭。临床表现为频繁或持续性惊厥、昏迷双侧瞳孔不等大，对光反射迟钝或消失；呼吸节律不齐，深浅不均，双吸气或叹息样呼吸，严重者可出现呼吸停止。③混合型。可同时具有上述两型的临床表现，预后极差。

(2) 慢性菌痢：病情反复发作或迁延不愈达2个月以上，即为慢性菌痢。导致菌痢慢性化的原因主要有患者抵抗力低下，急性期治疗不当、营养不良、伴有胃肠道疾患等。

1) 急性发作型：半年内有痢疾史，常因进食生冷食物或受凉、劳累等因素诱发，可出现腹痛、腹泻、脓血便，发热常不明显。

2) 慢性迁延型：急性菌痢发作后，迁延不愈，长期有腹痛、腹泻、稀黏液便或脓血便。长期腹泻导致营养不良、贫血等。体检可见左下腹痛，可扪及增粗的乙状结肠。

3) 慢性隐匿型：1年内有痢疾史，而无临床症状。大便培养可检出志贺菌，乙状结肠镜检查可有异常发现。

3. 心理-社会状况 因起病急，发热，腹痛，脓血便，里急后重等症状，致使患者感全身不适，而焦急不安，心情烦躁。

4．辅助检查

（1）血常规：急性期白细胞总数轻度至中度增高，中性粒细胞增高。慢性期可有贫血。

（2）粪便检查

1）一般检查：外观多为黏液脓血便，量少、无粪质。镜检有大量脓细胞或白细胞及红细胞，如有巨噬细胞更有助于诊断。

2）粪便培养：确诊依据为粪便培养出痢疾杆菌，应在抗菌治疗前采新鲜粪便的脓血部分，早期、连续、多次送检可提高阳性率。

【主要护理诊断/问题】

1．体温过高　与痢疾杆菌释放内毒素，作用于体温中枢导致体温升高有关。

2．腹泻　与胃肠道炎症有关。

3．组织灌注量改变　与内毒素导致微循环障碍有关。

4．潜在并发症：中枢性呼吸衰竭。

5．疼痛：腹痛　与肠痉挛有关。

【护理措施】

（一）一般护理

1．急性期患者应卧床休息。频繁腹泻伴严重脱水者应协助患者床边解大便。腹痛剧烈者，可用热水袋热敷，或遵医嘱使用阿托品或颠茄制剂等药物止痛。

2．严重腹泻伴呕吐者，可暂禁食，静脉补充所需营养。能进食者，可给予高蛋白、高维生素、易消化、清淡流质或半流质饮食，忌食生冷、油腻或刺激性食物。少量多餐，多饮淡盐水。病情好转逐渐过渡至正常饮食。

（二）病情观察

密切观察大便的次数、量、性状及伴随症状。注意患者的饮食情况、脱水征象，记录24h出入量。重点监测患者的生命体征、神智状态、尿量变化、瞳孔反射等。如发现四肢湿冷、脉细速、烦躁等休克征象时，立即报告医师，配合抢救。依据病情做好发热、腹痛、腹泻等症状的护理。

（三）治疗配合

1．急性菌痢

1）病原治疗：因志贺菌属耐药性不断增强，故用药时应参考当前菌株药物敏感情况选择用药。喹诺酮类有强大的杀菌作用，对耐药菌株亦有较好的疗效，是目前最为理想的药物。可用诺氟沙星，成人每次 0.2～0.4g，每日 4 次口服，小儿 20～40mg/（kg·d），分 3～4 次服用，疗程 5～7d，亦可选用环丙沙星、氧氟沙星。孕妇及儿童慎用。也可用复方磺胺甲噁唑，虽对本药耐药的菌株有所增加，多数患者仍有较好的疗效。

2）对症治疗：高热可用退热药及物理降温，腹痛剧烈可用解痉药，毒血症状严重者，可酌情小剂量应用肾上腺糖皮质激素。

2．慢性菌痢

1）病原治疗：应做病原菌分离及细菌药物敏感试验，合理选择有效的抗菌药物。可联合应用两种不同类型的抗菌药物，疗程 10～14d，重复 1～3 个疗程。亦可应用药物保留灌肠疗法。

2）对症治疗：肠功能紊乱可用镇静、解痉药物。出现肠道菌群失调，可用微生态制剂，如乳酸杆菌或双歧杆菌制剂。

3．中毒性菌痢　本病病势凶险，应早期诊断，及时采取综合措施抢救治疗。

4．用药护理　遵医嘱用药，注意观察抗菌药物的疗效、副作用。休克型患者早期如静脉注射山莨菪碱时，注意控制药物剂量，防止出现口干、视力模糊等不良反应。如用多巴胺静脉滴入时，注意防止剂量过大，或滴注过快而出现呼吸困难、心律失常及肾功能减退等副作用。

（四）对症护理

1．高热　给予退热药及物理降温，如高热伴躁动及惊厥者可用亚冬眠疗法，反复惊厥者可用镇静剂。

2．休克型　应积极进行抗休克治疗，扩充血容量及纠正酸中毒。在扩充血容量的基础上，可应用血管扩张剂，如血压仍不回升，可加用升压药，以增加重要脏器的血液灌注。注意保护重要脏器功能，有心力衰竭者可用毛花苷C。可短期应用肾上腺糖皮质激素。

3．脑型　脑水肿可用20%甘露醇脱水，应用血管扩张剂以改善脑血管痉挛，可用肾上腺糖皮质激素。防止呼吸衰竭，吸氧，保持呼吸道通畅，如出现呼吸衰竭可用呼吸兴奋剂，必要时气管切开及应用人工呼吸器。

（五）心理护理

由于患者及其家属对本病认识不足，且急性菌痢起病急、肠道症状和全身毒血症状明显，中毒型痢疾来势凶猛，因此，会引起患者及其家属的紧张和恐惧感。对患者及其家属应进行细菌性痢疾相关知识的教育。慢性菌痢迁延不愈，患者可有贫血、营养不良而影响学习与工作，易使患者情绪低落，产生焦虑心理，患者迫切需要来自各方面的关爱、照顾，想尽快出院。尽可能增加与患者交谈的时间与次数，给予患者真诚的安慰和帮助，指导患者家属在情感上关心支持患者，从而消除畏惧心理。

【健康指导】

1．开展细菌性痢疾预防知识宣传。养成良好的个人卫生习惯，防蝇灭蝇，在痢疾流行期间，可口服多价痢疾减毒活菌苗，提高机体免疫力。

2．菌痢患者应及时隔离治疗，隔离至临床症状消失、粪便培养连续2次阴性可解除隔离。隔离期间自觉配合休息，遵医嘱坚持服药，争取急性期彻底治愈，接触者医学观察7d。从事服务性行业（尤其饮食业）者定期检查，发现慢性带菌者应暂时调换工种，接受治疗。急性菌痢经治疗后多于1周左右痊愈，少数患者转为慢性。中毒性菌痢预后差，病死率高。

小结	1．临床特点　细菌性痢疾简称菌痢，是由痢疾杆菌引起的肠道传染病。其主要临床表现为腹痛、腹泻、里急后重和排黏液脓血便。传染源为菌痢患者及带菌者，慢性患者及带菌者在流行病学上意义更大，主要经消化道传播，人群普遍易感，以儿童发病率最高。本病夏秋季多发，多见于卫生条件较差地区。 2．护理要点　频繁腹泻者做好生活护理。严重腹泻伴呕吐者，可暂禁食，静脉补充所需营养。密切观察大便的次数、量、性状及伴随症状。重点监测患者有无休克征象，出现应配合抢救。依据病情做好发热、腹痛、腹泻等症状的护理。

（罗　霜）

第八节 伤寒患者的护理

学习目标

识记：
1. 复述伤寒的定义。
2. 识别伤寒杆菌的特点。
3. 说出伤寒的典型临床表现。

理解：
1. 解释伤寒的发病机制及病理改变。
2. 归纳伤寒有关检查。
3. 概括伤寒的治疗要点。

运用：
1. 按照护理程序护理伤寒患者。
2. 对伤寒患者进行有针对性的健康指导。

伤寒是由伤寒杆菌引起的急性肠道传染病。临床特征为：持续发热、相对缓脉、全身中毒症状与消化道症状、玫瑰疹、肝脾大与白细胞减少等。主要的严重并发症有肠出血、肠穿孔。

伤寒杆菌属沙门菌属中的D群，革兰氏染色阴性。呈短杆状，有鞭毛，能运动。菌体裂解释放出内毒素是重要的致病因素。该菌在自然环境中抵抗力强，水中可存活2～3周，粪便中可维持1～2个月。对热、干燥及一般化学消毒剂敏感。

【流行病学】

世界各地均有伤寒病发生，以热带、亚热带地区多见。以散发为主，部分地区偶见暴发流行。流行多在夏秋季，发病以儿童和青少年多见。

1. 传染源　患者与带菌者是传染源。患者从潜伏期末即可从粪便排菌，发病2～3周排菌量最多，传染性最大。恢复期或病愈后排菌减少，极少数患者持续排菌达3个月以上，称慢性带菌者。慢性带菌者有重要的流行病学意义。

2. 传播途径　伤寒杆菌随粪便排出体外，通过污染的水或食物、日常生活接触、苍蝇与蟑螂等传播。水源或食物污染可引起暴发流行。

3. 人群易感性　普遍易感，病后免疫力持久，少有第二次发病（仅约2%）。

考点：伤寒杆菌流行病学要点。

知识链接

伤寒玛丽

1907年，厨师玛莉·马龙所到之处都引发了伤寒的蔓延，尽管她本人并未患病，但却把所携带的病菌传给了吃她食物的人。当最终被证实为传播病菌的人后，她被扣留并终生隔离。"伤寒玛莉"事件，是医学史上有名的带菌者造成传染病播散的案例。

知识链接   **伤寒的发病机制与病理改变**

    伤寒杆菌进入消化道后，未被胃酸杀灭的细菌进入小肠，入侵肠黏膜，经淋巴管进入肠道淋巴组织及肠系膜淋巴结繁殖，再由胸导管入血导致第一次菌血症。此阶段属潜伏期。伤寒杆菌随血流进入肝、脾、胆囊、骨髓等组织器官内继续大量繁殖，再次进入血流，引起第二次菌血症，释放内毒素，产生临床症状（相当于初期）。病程第2~3周，伤寒杆菌继续随血流播散全身。胆道内部分伤寒杆菌通过小肠黏膜再次侵入肠道淋巴组织，使肠道病变达到极期。

    伤寒的病理特点是全身单核-巨噬细胞系统的增生性反应。回肠下段的集合淋巴结与孤立淋巴滤泡的病变最具特征性。病程第1周淋巴组织高度肿胀；第2周淋巴滤泡坏死；第3周坏死组织脱落，形成溃疡；第4周溃疡逐渐愈合，不留疤痕。

案例

    患者，男性，11岁，持续发热10天，体温38~39℃，腹泻每日3~4次，肝肋下1cm，脾肋下2cm，WBC 5.0×10^9/L，肥达反应"O" 1∶160，"H" 1∶160，肝功能ALT80U，尿胆原（+），尿胆素（-），抗HBs阴性。

    思考：
1. 请说出该患者可能的医疗诊断。
2. 相应的护理措施。

【护理评估】

1. **健康史**   评估时，应注意询问患者的既往过敏史、接触史、预防接种史，以及生活卫生习惯。了解当地伤寒流行情况。

2. **身体评估**   潜伏期7~23d，一般为10~14d。典型伤寒的临床经过可分下述4期。

(1) 初期（病程第一周）：起病缓慢，发热是最早出现的症状，常伴全身不适、乏力、食欲减退等。体温呈梯形上升，5~7d内高达39~40℃。

(2) 极期（病程第2~3周）：常有伤寒的典型表现，肠出血、肠穿孔并发症多在本期出现。高热持续约10~14d，呈稽留热型，少数呈弛张热或不规则热。出现表情淡漠、反应迟钝、听力减退、精神错乱等神经中毒症状。相对缓脉，即体温每升高1℃，脉搏加快少于15~20次/分。玫瑰疹，为淡红色斑丘疹，分批出现于胸腹及背部，直径约2~4mm，加压褪色。肝脾大。还可出现便秘、腹胀、中毒性肠麻痹。

(3) 缓解期（病程第3~4周）：体温波动并开始逐渐下降，各种症状逐渐减轻，食欲渐好，增大的脾开始回缩。但仍可能出现各种并发症。

(4) 恢复期（病程第5周）：体温恢复正常，临床症状消失，约1个月左右完全康复。

    除上述典型表现外，可有轻型、迁延型、暴发型、逍遥型、顿挫型及小儿和老年型等多种临床类型。少数患者退热后1~3周，临床症状再现，血培养再度阳性，称为复发，多见于抗菌治疗不彻底的患者。

(5) 并发症：伤寒的并发症有肠出血、肠穿孔、伤寒性肝炎、心肌炎、支气管肺炎等，其中肠出血和肠穿孔为较常见的严重并发症。

3. 心理-社会状况　持续高热，全身中毒症状严重、病程长，使患者心情忧郁焦虑，情绪低落。

4. 辅助检查

(1) 血常规：白细胞一般 $(3\sim5)\times10^9/L$，中性粒细胞减少，嗜酸性粒细胞减少或消失。

(2) 细菌培养：为本病最常用的确诊依据。病程第 1~2 周的阳性率最高（80%~90%），以后逐渐下降。骨髓培养阳性率高于血培养，阳性持续时间长。粪便培养在发病第 3~4 周阳性率最高，常用于判断带菌情况。

(3) 肥达（Widal）反应（伤寒血清凝集反应）：应用伤寒杆菌"O"抗原，通过凝集反应检测患者血清中相应抗体，可辅助诊断。伤寒抗体通常在病后 1 周左右出现，第 3~4 周阳性率最高。"O"抗体凝集效价在 1：80 及"H"抗体在 1：160 或以上时，可确定为阳性，有辅助诊断价值。每 5~7d 复检 1 次，若逐渐上升，价值较大。"vi"抗体的检测可用于慢性带菌者的调查，效价在 1：32 以上有意义。

【主要护理诊断/问题】

1. 体温过高　与伤寒杆菌释放内源性致热原有关。

2. 营养失调：低于机体需要量　与高热、纳差、腹胀、消化吸收功能低下有关。

3. 潜在并发症：肠出血、肠穿孔。

4. 排便异常：便秘、腹泻　与肠道功能紊乱、长期卧床有关。

【护理措施】

(一) 一般护理

1. 隔离与休息　保持病室安静，床铺干净整洁，保证患者充分休息，极期患者应绝对卧床休息，以减少能量消耗，有利于预防肠道并发症。

2. 饮食护理　给予营养丰富、清淡、流质饮食，如牛奶、豆浆、蛋汤、清肉汤、新鲜果汁等，但热量不宜过多。热退期间可给予高热量、无渣或少渣、少纤维素、不易产气的半流质饮食，如软面条、稀饭、馒头，另加瘦肉末、菜末、豆腐、土豆等。进入恢复期后可进软食然后逐渐恢复到正常饮食。病程中，要鼓励患者少量多次饮水，每天进液量约 2500~3000ml，进液量不足时可给予静脉输液。

(二) 病情观察

1. 密切观察患者的生命体征、神志、面色变化，观察大便颜色、性状。

2. 及早识别肠道并发症的迹象，如大便颜色，有无突发右下腹剧痛，腹肌紧张、压痛、反跳痛等腹膜刺激症状。有无血压下降出冷汗，脉搏增快，面色苍白等休克症状。一旦发现及时通知医生并配合抢救。

(三) 治疗配合

1. 病原治疗　喹诺酮类是目前首选药物，常用诺氟沙星、氧氟沙星等，疗程 2~3 周，孕妇及小儿不宜应用。氯霉素缓解毒血症状及退热较快，可用于非多重耐药伤寒杆菌所致的伤寒散发病例，热退后减半，疗程约为 2~3 周。用药期间密切观察血常规变化。其他还可选用氨苄西林和第二、三代头孢菌素等。

2. 对症治疗　高热者降温。毒血症状严重的患者，在适量、有效抗菌药物治疗同时，可加用肾上腺糖皮质激素。腹泻者应低脂低糖饮食。便秘者使用生理盐水灌肠。

3．并发症治疗

（1）肠出血：绝对卧床休息，如患者烦躁不安，可适当应用地西泮等镇静剂。大出血者禁食，应用止血药物及输新鲜血，补充血容量，注意水、电解质平衡。

（2）肠穿孔：及早确诊，尽快手术治疗。

（3）中毒性心肌炎：严格卧床休息，使用保护心肌药物，必要时用皮质激素。

4．用药护理　嘱患者遵医嘱服药，注意观察喹诺酮类药物，如氧氟沙星的胃肠道反应、失眠、头痛、头晕、皮疹、可逆性白细胞减少等副作用。另因其影响骨骼发育，故儿童、孕妇、哺乳期妇女慎用。氯霉素有引起再生障碍性贫血、骨髓抑制的危险，用药期间要定期监测血常规，同时注意灰婴综合征、周围神经炎、视力障碍等副作用的发生。服用复方磺胺类药物应注意皮肤反应，尤其是老年患者，同时也应注意胃肠道反应等。第三代头孢菌素的副作用相对少见，但也要注意过敏反应，以及肾毒性。一旦出现上述副作用应及时向医师汇报。

（四）对症护理

腹胀时停用牛奶和糖类食物，可用松节油热敷腹部及肛管排气，并注意钾盐的补充，有利于腹胀减轻，但禁用新斯的明，以免引起剧烈肠蠕动诱发肠出血或肠穿孔。便秘时可用开塞露塞肛或用温生理盐水低压灌肠，忌用泻药，并避免大便用力。肠出血、肠穿孔时，肠出血的患者应绝对卧床休息，保持病室安静，必要时，遵医嘱应用镇静剂。在密切监测肠穿孔患者生命体征的同时，积极进行术前准备，配合医师抢救患者。

（五）心理护理

由于患者及其家属对伤寒病的认知度偏低，患者对疾病引起的各种不适与变化等常会出现焦虑、恐惧等不良心理反应。所以应该帮助患者及其家属理解熟悉本病的有关知识，以消除患者的不良心理反应，增加与患者交谈的时间，进而减轻患者的心理压力。

【健康指导】

1．开展预防伤寒的卫生宣传教育工作。加强公共饮食卫生管理、保护水源，注意个人卫生，消灭苍蝇、蟑螂。高危人群应定期普查、普治。易感人群可用伤寒、副伤寒甲、副伤寒乙三联菌苗进行预防接种。

2．患者应实施肠道传染病隔离措施，患者的呕吐物、粪便及污染物品应进行严格消毒。患者必须隔离治疗至体温正常后15d或隔5~7d粪便培养1次，连续2次阴性，方可解除隔离。接触者应医学观察2周，发热者应立即隔离。

3．进行有关伤寒的疾病知识教育，帮助患者和家属掌握本病的有关知识和自我护理、家庭护理方法。患者出院后仍应休息1~2周，恢复期仍需避免粗纤维、多渣饮食。

4．遵医嘱按时规则用药，应避免过度劳累、受凉、暴饮暴食、过度紧张等，定期复查，若有发热等不适，应及时随诊，以防止复发。

考点：伤寒患者的护理要点。

小结	1. 临床特点 主要表现为持续发热、相对缓脉、全身中毒症状与消化道症状、玫瑰疹、肝脾大与白细胞减少等、主要的严重并发症有肠出血、肠穿孔。患者与带菌者是传染源，伤寒杆菌随粪便排出体外，通过污染的水或食物、日常生活接触、苍蝇与蟑螂等传播，人群普遍易感。 2. 护理要点 做好消化道隔离，补充营养和水分，注意观察腹痛、腹泻和大便情况，做好对症护理和治疗护理。预防要注意食品卫生，管理好水源，消灭苍蝇，做好预防接种。

（罗 霜）

第九节 流行性脑脊髓膜炎患者的护理

学习目标	识记： 1. 复述流行性脑脊髓膜炎的定义。 2. 识别脑膜炎双球菌的特点。 3. 说出流行性脑脊髓膜炎的典型临床表现。 理解： 1. 解释流行性脑脊髓膜炎的发病机制及病理生理改变。 2. 归纳流行性脑脊髓膜炎有关检查。 3. 概括流行性脑脊髓膜炎的治疗要点。 运用： 1. 按照护理程序护理流行性脑脊髓膜炎患者。 2. 对流行性脑脊髓膜炎患者进行有针对性的健康指导。

流行性脑脊髓膜炎简称流脑，是由脑膜炎双球菌引起经呼吸道传播的一种化脓性脑膜炎。临床特征为突起高热，剧烈头痛，频繁呕吐，皮肤黏膜瘀点、瘀斑及颈项强直等脑膜刺激征，严重者可有败血症、休克及脑实质损害，脑脊液呈化脓性改变。本病多见于冬春季，儿童发病率高。

脑膜炎双球菌属奈瑟病菌，革兰氏染色阴性，呈肾形或豆形。常成对或四联排列，是专性需氧菌。该菌仅存在于人体，可自带菌者鼻咽部及患者血液、脑脊液、皮肤瘀点中发现。

在脑脊液及瘀点涂片中，该菌多见于中性粒细胞内，仅少数在细胞外。对外抵抗力弱，因产生自溶酶极易自溶，裂解时可释出内毒素，为其致病的重要因素。

根据菌体表面特异性多糖抗原可分为13个血清群，以 A，B，C 3 群最常见，我国目前流行的菌群仍以 A 群为主（90% 以上），B 及 C 群为散发菌株。

【流行病学】

1. 传染源 为带菌者和流脑患者。患者从潜伏期末开始至发病后 10d 内具有传染性，经治疗后细菌很快消失。而本病隐性感染率高，感染后细菌可存在于正常人鼻腔而成为无症状带菌者,不易被发现,且流行期间带菌率明显升高,故带菌者是最重要的传染源。

2. 传播途径 经呼吸道传播,病原菌主要通过咳嗽、喷嚏等经飞沫直接从空气中传播。密切接触如同睡、怀抱、喂奶、接吻等,对2岁以下婴幼儿传染本病有重要意义。由于本菌在外界生活力极弱,故很少间接传播。

3. 人群易感性 普遍易感,病后可产生持久的免疫力。人群易感性与抗体水平密切相关,6个月至2岁的婴幼儿抗体水平最低,故发病率高。6个月以内的婴幼儿可自母体内获得免疫而很少发病。

4. 流行特征 每3~5年小流行,7~10年大流行,与人群免疫力下降及新易感者逐渐增加有关,但因在易感者中普遍进行预防接种,可打破此周期性流行。本病全年均可发生,多见于冬春季,每年11月至次年5月,2~4月为流行高峰。感染类型以隐性感染者较多,典型流脑占少数。

考点: 流行性脑脊髓膜炎的流行病学要点。

知识链接

流行性脑脊髓膜炎的发病机制与病理生理改变

病原体侵入人体后是否发病及病情轻重,一方面取决于细菌数量和毒力强弱,更重要的是与人体防御功能有关。如人体免疫力强,则入侵的细菌迅速被消灭。如免疫力较弱,细菌可在鼻咽部繁殖,成为无症状带菌状态,或表现为轻微上呼吸道感染症状,一般多因获得免疫力而不治自愈。在少数情况下,如人体免疫力明显低下或细菌毒力较强时,病原菌自鼻咽部进入血流,成为暂时菌血症,可无明显症状或皮肤出血点而自愈。仅极少数患者发展为败血症,继而侵犯脑脊髓膜,形成化脓性脑膜炎。

败血症期间,细菌侵袭皮肤血管内皮细胞,迅速繁殖并释放内毒素,导致血管内皮损害,引起局部出血、坏死、细胞浸润及栓塞,表现为全身中毒症状及皮肤瘀点、瘀斑。脑膜炎期主要病变部位在软脑膜和蛛网膜,表现为血管壁充血、出血、炎症和水肿,引起颅内压升高。临床表现为头痛、呕吐、脑膜刺激征。大量纤维蛋白、中性粒细胞和血浆外渗,引起脑脊液混浊。

暴发休克型流脑与脑膜炎球菌释放内毒素引起急性微循环障碍有关。大量内毒素引起周围血管阻力改变,通透性增加,血管活性物质释放,激活凝血系统发生DIC导致感染性休克。

暴发脑炎型流脑与内毒素引起脑血管微循环障碍有关。脑血管痉挛、缺血及出血,通透性增加,脑水肿和脑实质严重损害,颅内压显著升高,严重者可导致脑疝,而出现昏迷加深、瞳孔变化及呼吸衰竭,可迅速死亡。

案例

患者，男性，10岁。1日前突然高热，剧烈头痛、恶心、伴喷射性呕吐1次入院。体检：神志清楚，全身皮肤散在瘀点、瘀斑，颈部抵抗感，心率125次/分，双肺（－），腹部（－），WBC 20.0×10^9/L，中性粒细胞0.89，淋巴细胞0.05，单核细胞0.06。

思考：
1. 请说出该患者可能的医疗诊断。
2. 该病的主要护理诊断及相应的护理措施有哪些？

【护理评估】

1. **健康史** 是否与感染者有近距离或密切接触。
2. **身体评估** 潜伏期为1～10d，一般为2～3d。按病情可分为下列4型。

（1）普通型：最常见，占全部病例的90%以上。

1）前驱期（上呼吸道感染期）：多数患者可无此期表现。少数可有低热、咽痛、咳嗽或鼻炎等上呼吸道感染症状，持续1～2d。

2）败血症期：起病急，畏寒高热，体温39～40℃，伴头痛、全身不适及精神萎靡等毒血症症状。主要体征为70%～90%的患者有皮肤黏膜瘀点或瘀斑，发病后数小时即可出现，其出现速度、范围大小及颜色与病情有关，病情重者，瘀点、瘀斑迅速扩大，出现紫黑色坏死或大疱形成。少数患者脾大。此期持续1～2d后进入脑膜炎期。

3）脑膜炎期：此期症状多与败血症期症状同时出现，除高热及毒血症症状外，主要是中枢神经系统症状，如剧烈头痛，频繁呕吐，烦躁不安，严重者有谵妄、神志障碍及抽搐。因神经根受刺激而出现脑膜刺激征。多于2～5d内进入恢复期。

4）恢复期：经治疗后体温逐渐下降至正常，神志逐渐清醒，皮肤瘀点、瘀斑消失。神经系统检查正常，一般在1～3周内痊愈。

婴幼儿流脑因中枢神经系统发育未成熟，临床表现常不典型，脑膜刺激征不明显，而烦躁、尖声哭叫、惊厥、嗜睡、囟门隆起等神经系统症状体征及咳嗽、呕吐、腹泻等呼吸道和消化道症状常见。

老年流脑的特点：老年人免疫力低下，故暴发型发病率较高。意识障碍明显，皮肤黏膜瘀点、瘀斑发生率高。病程长，并发症及夹杂症多，预后差，病死率高。

（2）暴发型：本型起病急骤，病势凶险，可分为3型。

1）休克型：如不及时治疗可于24h内危及生命，病死率高。儿童多见。起病急，高热寒战，严重者体温不升，伴头痛、呕吐及全身严重中毒症状，精神萎靡及烦躁不安。全身皮肤黏膜广泛瘀点、瘀斑，可迅速融合成大片伴中央坏死。循环衰竭，表现为面色苍白、四肢末端厥冷、发绀、皮肤呈花斑状，脉搏细速甚至触不到，血压下降甚至测不出。但脑膜刺激征大多缺如。

2）脑膜脑炎型：主要表现为脑实质损害，除高热、头痛、呕吐外，意识障碍加深，并迅速进入昏迷状态，反复惊厥，锥体束征阳性。血压升高，心率减慢，瞳孔双侧不等大。严重脑水肿可发生脑疝，瞳孔散大，肌张力增高，上肢多呈内旋，下肢强直。并迅速出现呼吸衰竭，表现为呼吸节律异常，抽泣样呼吸或呼吸暂停等异常呼吸。

3）混合型：以上两型临床表现同时或先后出现，病情极严重，病死率高。

（3）轻型：多见于流脑流行后期，病变轻微，临床表现为低热、轻微头痛及咽痛等上呼吸道感染症状，皮肤黏膜可有少数细小出血点及脑膜刺激征。脑脊液多无明显变化，咽拭子培养可有病原菌。

（4）慢性败血症型：极少见，表现为间歇性发热，皮肤瘀点或皮疹，关节痛。

3．心理-社会状况　本病起病急，病情重，短期内变化迅速，常使患者和家属感到恐惧、焦虑，败血症和休克使患者迅速出现精神萎靡。

4．辅助检查

（1）血常规：白细胞总数显著增加，多在 $20×10^9$/L 以上，中性粒细胞在 80% 以上。并发 DIC 时血小板显著下降。

（2）脑脊液检查：是明确诊断的重要方法，可见压力显著升高，脑脊液混浊如米汤样，白细胞数 $> 1000×10^6$/L，中性粒细胞为主。蛋白质含量增高，糖和氯化物明显减少。

（3）细菌学检查　是确诊的重要方法。涂片，皮肤瘀点组织液或脑脊液离心沉淀物涂片，革兰氏染色后镜检，此法简便易行，阳性率 60%～80%，有早期诊断价值。细菌培养可取血液或脑脊液检测，但阳性率较低。

（4）血清免疫学检测：可监测血清或脑脊液中的细菌抗原及血清中的特异性抗体。

【主要护理诊断/问题】

1．体温过高　与细菌感染有关。
2．组织灌注量改变　与内毒素所致微循环障碍有关。
3．营养失调：低于机体需要量　与呕吐或昏迷有关。
4．有皮肤完整性受损的危险　与瘀点、瘀斑有关。
5．潜在并发症：惊厥、脑疝。

【护理措施】

（一）一般护理

1．病室安静、通风，温、湿度适宜，有计划集中安排各种检查、治疗、护理操作，避免过多搬动患者，以保证患者良好的休息与睡眠。昏迷患者头偏向一侧，有脑水肿时头部抬高 35°～55°。

2．能进食者应给予营养丰富、清淡易消化的饮食，昏迷时应鼻饲或静脉补充营养，以增强患者的机体抵抗力。

（二）病情观察

监测生命体征，早期发现呼吸、循环衰竭。密切观察意识障碍是否加重，皮疹是否继续增加、融合、破溃，还应注意面色、瞳孔变化，出入量，惊厥先兆等。如发现异常，立即报告医师并迅速配合抢救。同时要注意患者的情绪变化。

（三）治疗配合

1．普通型

1）一般治疗与对症治疗：按呼吸道传染病给予隔离和对症支持疗法。

2）病原治疗：尽早足量选用细菌敏感并能透过血-脑屏障的抗菌药物。①青霉素 G。常作为首选抗菌药物，但不易透过血-脑屏障，故需大剂量使用时才能达到治疗有效浓度，成人每日每千克体重 20 万 U，儿童 20 万～40 万 U/kg，静脉滴注，疗程 5～7d。②磺胺类药。常用磺胺嘧啶（SD），但由于近年来耐药菌株的普遍增加且毒副作用大，目前已少用。③氯霉素。

对脑膜炎球菌亦敏感，且较易通过血-脑屏障，但本药对骨髓造血功能有抑制作用，一般不首选。适用于对青霉素过敏的患者。④头孢菌素。用于病情较重或不能用青霉素或氯霉素的患者，可选用头孢呋辛或头孢曲松。对脑膜炎球菌抗菌活性强，易透过血-脑屏障，且毒副作用小。

2．暴发型

1）休克型：①抗菌治疗，应尽早应用有效抗生素，如青霉素、氯霉素或头孢菌素。②抗休克治疗。补充血容量——有效循环血容量不足是感染性休克的主要矛盾，应及时应用含电解质的平衡盐液或胶体溶液扩容。纠正酸中毒——应参照二氧化碳结合力测定结果计算，多选用5%碳酸氢钠。应用血管活性药物——山莨菪碱能解除微血管痉挛，改善微循环障碍。肾上腺糖皮质激素——氢化可的松，一般应用不超过3日，以减轻毒血症状。DIC的治疗——如皮肤瘀点、瘀斑迅速增多，融合成大片瘀斑，并有血小板明显减少者，应及早应用肝素治疗。高凝状态纠正后，应输入新鲜血液或血浆及维生素K，以补充被消耗的凝血因子。保护重要脏器功能，如心率明显增快可用强心剂。

2）脑膜脑炎型：治疗重点是减轻脑水肿，防止脑病及呼吸衰竭。如症状严重可交替加用50%葡萄糖静脉推注，同时注意补充电解质。①抗菌治疗：同休克型。②减轻脑水肿：防止脑病及呼吸衰竭可选用20%甘露醇静脉快速滴注。③使用肾上腺糖皮质激素，减轻脑水肿和降低颅内压，常用地塞米松静脉滴注。④支持和对症治疗：昏迷患者要加强护理。呼吸衰竭患者应吸氧，保持呼吸道通畅，给予呼吸兴奋剂。如呼吸停止应立即做气管插管或气管切开给氧。高热及惊厥者，应用物理降温及镇静剂，必要时可用亚冬眠疗法。

3．用药护理 遵医嘱使用抗生素、脱水剂、肾上腺糖皮质激素、呼吸兴奋剂等并注意观察其疗效。在使用青霉素治疗时应注意给药剂量、次数、间隔、疗程及青霉素过敏反应。用磺胺类药时应注意有无过敏及对肾的损害，使用过程中鼓励患者多饮水、遵医嘱使用碱化尿液的药物，并定时复查尿常规。用氯霉素应注意骨髓抑制现象。用呼吸兴奋剂应注意保护呼吸道通畅，要注意观察有无躁动加重、有无呼吸过度兴奋等。

（四）对症护理

昏迷患者要加强口腔与皮肤护理，注意清洁口腔，有口腔炎症时及时控制。呼吸衰竭时应保持呼吸道通畅，遵医嘱吸氧，并备好气管插管和气管切开的准备工作，术中、术后加强相应护理措施。高热及惊厥者应物理降温及遵医嘱使用镇静剂，必要时可用亚冬眠疗法。颅内高压者，应使用脱水剂降低颅内压，不宜行腰椎穿刺以免诱发脑疝。

（五）心理护理

因本病起病急，患者及家属对本病知识认识不够，且爆发型流脑病情严重、死亡率高，故患者多产生紧张、焦虑、恐惧等心理反应。患者及家属急切需要尽快得到有效、及时的治疗和护理。护理人员应守候在患者床前，密切观察病情变化，同时耐心给患者及家属讲解有关流脑以及合理防治流脑的有关知识，以认真负责的工作态度和精湛的护理技术，取得患者及家属的信任。与患者进行有效沟通，争取早日康复出院。

【健康指导】

1．开展预防流脑的卫生宣传教育，重点应注意搞好环境卫生，保持室内通风。尽量避免到人多拥挤的公共场所。流行季节前应用脑膜炎球菌A群多糖体菌苗进行预防接种，可明显降低发病率。密切接触者可用药物预防，并医学观察7d。

2．教育患者及时就诊，发现患者就地隔离治疗，隔离需至症状消失后3d，一般不少于7d，以防疫情扩散。少数患者留有神经系统后遗症，如耳聋、失明或肢体瘫痪等、应指导家属切实施行功能锻炼、按摩等，以促进患者早日康复。

| 小结 | 1. 临床特点 流行性脑脊髓膜炎是由脑膜炎双球菌引起化脓性脑膜炎，传染源为带菌者和流脑患者。经呼吸道传播，病原菌主要通过咳嗽、喷嚏等经飞沫直接从空气中传播。人群普遍易感，病后可产生持久的免疫力。临床特征为突起高热，剧烈头痛，频繁呕吐，皮肤黏膜瘀点、瘀斑及颈项强直等脑膜刺激征，严重者可有败血症、休克及脑实质损害，脑脊液呈化脓性改变。
2. 护理要点 注意休息和营养，密切观察病情，做好用药护理和对症护理，做好解释和安慰，教育患者及时就诊，发现患者就地隔离治疗，以防疫情扩散。 |

（罗　霜）

第十节　疟疾患者的护理

| 学习目标 | 识记：
1. 复述疟疾的定义。
2. 识别疟原虫的特点。
3. 说出疟疾的典型临床表现。
理解：
1. 解释疟疾的发病机制。
2. 归纳疟疾有关检查。
3. 概括疟疾的治疗要点。
运用：
1. 按照护理程序护理疟疾患者。
2. 对疟疾患者进行有针对性的健康指导。 |

疟疾是由疟原虫引起的寄生虫病，临床以周期性寒战、高热、大汗、脾大和贫血为主要特征。

寄生于人体的疟原虫有间日疟、三日疟、恶性疟及卵形疟原虫4种。

疟原虫的生活周期可分为在雌蚊体内有性生殖和在人体内的无性增殖两个阶段。在人体内的生活阶段又分为肝细胞内发育和红细胞内发育两个时期。间日疟原虫和卵形疟原虫在肝细胞内有迟发型子孢子，故有复发的可能。而恶性疟原虫和三日疟原虫则无迟发型子孢子，故无（远期）复发的可能。

在红细胞内，疟原虫经历小滋养体、大滋养体、裂殖体和裂殖子4个阶段。红细胞破裂时，裂殖子逸出并侵入别的红细胞，进行裂体增殖。经过数代裂体增殖后，小部分裂殖子在红细胞内发育成雌、雄配子体，在按蚊吸血时，进入蚊体开始有性繁殖。

【流行病学】

1．传染源　疟疾患者及带虫者是传染源。

2．传播途径　其主要通过含有子孢子的雌性按蚊叮咬传播。

3．人群易感性　人群普遍易感，儿童发病率较高。地区以热带和亚热带多见。季节以夏秋季较多。我国以间日疟为主，其次为恶性疟，三日疟较少。

考点：疟疾的流行病学要点。

知识链接

疟疾的发病机制

疟原虫在肝细胞内与红细胞内增殖时并不引起症状。当红细胞释放大量的裂殖子、疟色素和代谢产物进入血液，引起寒战、高热、大汗等疟疾发作症状，因各种疟原虫裂殖成熟所需时间不同，故发作的周期性也随之而异。

疟原虫在人体内增殖引起强烈的吞噬反应，以致全身单核-巨噬细胞系统显著增生，出现肝脾大。

【护理评估】

1．健康史　是否被蚊虫叮咬，是否去过非洲等疫源地。

2．身体评估　潜伏期：间日疟和卵形疟13～15d；三日疟24～30d；恶性疟7～12d。典型发作具有周期性和间歇性发作的特点。

（1）间日疟常呈间日发作，分3个阶段：寒战期——突起畏寒、寒战，面色苍白，唇指发绀，持续10min至2h。高热期——体温上升至39～40℃，全身灼热，面色潮红，周身酸痛、口渴、烦躁不安甚至谵妄，本期持续2～6h。大汗期——先是颜面和双手微汗，渐至全身大汗淋漓，体温骤降至正常，自觉症状明显缓解，本期持续1～2h。

（2）三日疟发作的表现与间日疟相同，3日发作1次。

（3）卵形疟与间日疟相似，病情较轻，治愈率高。

（4）恶性疟起病急缓不一，热型多不规则。重者可致脑型疟疾。疟疾的主要体征有脾大、肝大、贫血等。

（5）脑型疟疾最严重，病死率高，多发生在起病的第一周。临床以谵妄、昏迷为主要症状，伴高热、剧烈头痛、呕吐、抽搐，可见贫血、脑膜刺激征及病理性神经反射。

（6）复发或远期复发疟疾患者因治疗不彻底，在2～3个月后再次发作，称为近期复发。初发半年后细胞内的疟原虫再次侵入红细胞引起发作，称为远期复发。

（7）并发症：①黑尿热为急性血管内溶血，表现为急起寒战、高热与腰痛，排酱油色尿、贫血、黄疸、急性肾衰竭。其发生可能由于红细胞中葡萄糖-6-磷酸脱氢酶（G-6-PD）缺乏，并和疟原虫释放出的毒素、抗疟药及人体过敏反应有关。②肾炎包括急性肾小球肾炎和肾病综合征，出现高血压、蛋白尿、血尿等。

3．心理-社会状况　寒战、高热致患者精神萎靡，凶险发作时常感恐惧，发热时间较长，而病因尚未明确时又感焦虑不安。

4．辅助检查

(1) 血常规：红细胞与血红蛋白在多次发作后可下降，恶性疟明显。大单核细胞增高。

(2) 疟原虫检查：为明确诊断的方法。①血液涂片染色后检查，厚片可增加阳性率，薄片可鉴定疟原虫的种类。②骨髓穿刺涂片阳性率较周围血涂片高。③血清学检查抗疟抗体在感染后2～3周出现，4～8周达高峰，以后逐渐下降。

【主要护理诊断/问题】

1．体温过高　与疟原虫感染有关。

2．活动无耐力　与发热、出汗、贫血有关。

3．潜在并发症：颅内压增高、黑尿热、肾炎、肾病综合征。

【护理措施】

(一) 一般护理

1．注意休息。给予高热量、高蛋白、高维生素含铁丰富的流质饮食。

2．若G-6-PD缺乏症患者，应避免使用奎宁、伯氨喹等可能诱发溶血反应的药物。对已使用以上药物的患者，若患者出现急起寒战、高热、腰痛、排酱油样尿等表现，应立即停用以上药物。减少不必要的搬动，避免诱发心衰，给予吸氧。遵医嘱应用氢化可的松、5%碳酸氢钠等药物；记24h出入液量，及时发现肾衰竭。

3．贫血严重者，可遵医嘱少量多次输新鲜全血。

(二) 病情观察

严密观察病情，如有剧烈头痛、寒战、抽搐、呕吐、颈项强直及其他脑功能障碍者，应及时报告医生。

(三) 治疗配合

正确选用抗疟药物，杀灭体内疟原虫，达到控制症状、防止复发和传播的目的。

1．抗疟治疗

(1) 控制发作的药物：①氯喹，对红细胞内裂殖体有迅速的杀灭作用，为首选药物。服药后24～28h热退，48～72h血中原虫消失。②青蒿素及其衍化物，如蒿甲醚、青蒿琥酯，主要对红细胞内的裂殖体有强大的杀灭作用，可控制各种疟疾的急性发作。但单独应用易复发。③甲氟喹，对血中的裂殖体有持久作用，为长效抗疟药物，早期使用对耐氯喹的恶性疟疗效好。④奎宁，对红细胞内裂殖体有较强的杀灭作用。⑤磺胺类与甲氧苄啶，对各种疟原虫红细胞内裂殖体有一定的作用。

(2) 防止复发和传播的药物：伯氨喹能杀灭红外期疟原虫和配子体。

(3) 主要用于预防的药物：乙胺嘧啶能杀灭红细胞外期的疟原虫，为较好的预防药。

2．对症治疗

(1) 脑型疟疾：脑水肿与呼吸衰竭用甘露醇脱水治疗。高热或昏迷用肾上腺糖皮质激素，抽搐给予地西泮镇静，改善脑循环可用低分子右旋糖酐。

(2) 黑尿热：停用诱发溶血的抗疟药物。控制溶血反应。补充液体。加用肾上腺糖皮质激素。5%碳酸氢钠静脉滴注。贫血者小量输新鲜血。少尿或无尿者按肾衰竭处理。

3．用药护理　指导患者饭后服药并多喝水，以减少对胃肠道的刺激。教会患者观察药物疗效和副作用。如使用氯喹时应注意有无头晕、食欲缺乏、恶心、呕吐、进行性贫血和黄疸、尿量骤减、酱油色尿等表现，发现异常情况及时报告医生。

(四) 对症护理

1．颅内压增高的患者，遵医嘱使用脱水剂、肾上腺糖皮质激素等，迅速降低颅内压。

2．对惊厥、抽搐患者，可给予镇静剂，并注意患者安全，给予适当约束或加床档保护。

3．如选用氯喹或奎宁静脉滴注控制疟疾凶险发作，应注意滴注可引起血压下降及心脏传导阻滞，严重者可出现心脏骤停，故使用时要控制静脉滴注速度，以40～50滴/分为宜。并密切监测血压、脉搏改变。

4．昏迷患者应注意保持呼吸道通畅，加强生活护理，防止压疮等并发症。

（五）心理护理

疟疾初次发作时，因起病急，病情反复，患者常常担心疾病预后，易产生紧张心理。间日疟患者因多次复发并常出现贫血，易导致患者疲乏无力，产生焦虑情绪。恶性疟则因病情较重，患者清醒后易产生恐惧心理，护理人员在早期应安慰患者，阐明疟疾是可治性疾病，解释其发病特点，主动与患者交谈，给予积极的引导。实施护理操作时动作轻柔解释到位，尽量减轻患者的负性心理情绪。

【健康指导】

宣传预防疟疾的知识。以防蚊、灭蚊为主，对疟疾高发区人群及流行区的外来人群，进行药物预防。在间日疟流行区1～2年内有疟疾发作史及血中查到疟原虫者，在春季或流行高峰前1个月，应行抗复发治疗，常用乙胺嘧啶与伯氨喹联合治疗。

考点：疟疾患者的护理要点。

小结	1．临床特点　疟疾是由疟原虫引起的寄生虫病，临床以周期性寒战、高热、大汗、脾大和贫血为主要特征。寄生于人体的疟原虫有间日疟、三日疟、恶性疟及卵形疟原虫4种。疟疾患者及带虫者是传染源，主要通过含有子孢子的雌性按蚊叮咬传播，人群普遍易感，儿童发病率较高。地区以热带和亚热带多见。季节以夏、秋季多见。 2．护理要点　做好用药护理和对症护理，预防工作以防蚊、灭蚊为主。

（罗　霜）

第十一节　狂犬病患者的护理

学习目标	识记： 1．复述狂犬病的定义。 2．说出狂犬病的典型临床表现。 理解： 1．解释狂犬病的发病机制及病理改变。 2．归纳狂犬病有关检查。 3．概括狂犬病的治疗要点。 运用： 1．按照护理程序护理狂犬病患者。 2．对健康人群进行有针对性的健康指导。

狂犬病是由狂犬病毒引起的侵犯中枢神经系统为主的急性传染病，临床表现以恐水、怕风、恐惧、咽肌痉挛、进行性瘫痪为主，病死率几乎达100%。

狂犬病毒为单股负链RNA病毒，子弹形，可耐受低温，对日光、热、强酸、强碱、有机溶剂、氧化剂表面活性剂敏感。从自然条件下感染的人或动物体内分离的病毒称为野毒株，其毒力强，能在唾液中繁殖，潜伏期较长。野毒株连续在家兔脑内多次传代获得的病毒株称为固定毒株，其毒力减弱，潜伏期短，对人和犬失去致病力，可供制备疫苗。

【流行病学】

1．传染源　本病的主要传染源是狂犬，其次是猫、猪及牛马等家畜和野兽等恒温动物。

2．传播途径　主要通过咬伤传播，也可由带病毒唾液经伤口、抓伤、舔伤的黏膜和皮肤而侵入。

3．易感性　人被病犬咬后的发病率约为15%～30%。发病与否与咬伤部位、创伤程度、衣着厚薄、伤口处理情况以及是否全程注射疫苗有关。

考点：狂犬病的流行病学特征。

知识链接　**狂犬病的发病机制与病理改变**

狂犬病毒自皮肤或黏膜破损处侵入人体后，先在伤口附近的肌细胞内小量繁殖后，侵入近处的末梢神经，再沿神经的轴索向心性扩展，入侵脊髓并很快到达脑部，再从中枢神经向周围神经扩散，侵入各器官组织。由于迷走、舌咽及舌下脑神经受损，可出现恐水，吞咽和呼吸困难等症状。交感神经受累时可出现唾液分泌和出汗增多。

病理变化主要为急性弥漫性脑脊髓炎，以大脑基底面海马回和脑干部位及小脑损害最为明显。其特征性病变是神经细胞胞浆内见嗜酸性包涵体，称为内基小体，为狂犬病毒的集落，呈圆形或椭圆形，染色后呈樱红色具诊断意义。

【护理评估】

1．健康史　询问患者有无被狂犬，其次是猫、猪及牛马等家畜和野兽等恒温动物咬伤史，或者伤口、抓伤、舔伤的黏膜和皮肤接触到以上动物的带病毒唾液。

2．身体评估　潜伏期长短不一，5日至19年或更长，一般为1～3个月。

（1）前驱期：常带有低热、倦怠、头痛、恶心、恐惧不安，烦躁失眠，对声、光、风等刺激敏感而有喉头紧缩感。常持续2～4d，特征性表现为原咬伤处出现麻木发痒、疼痛。

（2）兴奋期：高度兴奋，表现为极度恐怖，对外界刺激极为敏感，恐水、怕风、发作性咽肌痉挛，呼吸困难，其中恐水为本病的特征，典型者虽渴不敢饮，闻水声、见水或仅提及水时均可引起咽肌严重痉挛。严重发作时可出现全身肌肉阵发性抽搐，或因呼吸肌痉挛致呼吸困难及发绀。体温升高达38～40℃。交感神经功能亢进，表现为大量流涎、大汗淋漓、心率加快、血压上升。本期约1～3d。

（3）麻痹期：患者肌肉痉挛逐渐减少而停止，全身弛缓性瘫痪，呼吸变慢而不规则，最后因呼吸、循环衰竭死亡。本期一般为6～18h。

本病整个病程一般不超过 6d。

3．心理-社会状况　注意评估患者有无烦躁不安、焦虑、恐惧等心理反应。评估家属对疾病知识的了解程度、对患者关心程度、经济情况和社区医疗服务状况等。

4．辅助检查

（1）周围血常规及脑脊液：白细胞总数轻至中度增多，中性粒细胞占 80% 以上，脑脊液细胞数增多及蛋白质稍高。

（2）内基小体检查：取狂犬病动物及患者死后的脑组织做切片染色，镜检找到内基小体可确诊。

（3）免疫学检查：荧光抗体法，检测脑组织涂片或唾液、尿沉渣中的病毒抗原，此诊断具有快速、敏感和特异性高等优点。

> 考点：狂犬病的临床表现。

【主要护理诊断/问题】

1．皮肤完整性受损　与病犬病猫等动物咬伤或抓伤有关。
2．有受伤的危险　与患者兴奋、狂躁、痉挛发作有关。
3．低效性呼吸形态　与中枢神经系统受损导致呼吸肌痉挛有关。
4．潜在并发症：昏迷、呼吸和（或）循环衰竭。

【护理措施】

（一）一般护理

1．休息　将患者安置于安静、避光的单人房间，房间光线柔和、安静，操作集中进行，动作轻柔，限制探视，尽量减少各种刺激。烦躁不安者，应加床栏保护或适当约束，防止外伤。专人护理，实施严密隔离，接触患者时穿隔离衣、戴帽子、口罩、手套、穿鞋套，病房门口备消毒液、消毒脚垫，物品固定、专用，使用后先灭菌后清洁，废弃物品可直接装入专用垃圾袋，标识清楚后焚烧处理。

2．饮食　患者因恐水及吞咽困难，应禁食禁饮水，可采用鼻饲高热量流质饮食，在痉挛发作的间歇期或应用镇静剂后徐徐注入，必要时予以静脉输液。

（二）病情观察

注意患者有无高度兴奋、恐水、怕风的表现。密切观察生命体征，尤其呼吸频率、节律的改变，血氧饱和度的变化，观察患者有无呼吸困难及缺氧的症状。同时注意观察患者的意识状态，瞳孔变化，痉挛发作情况、持续时间，伴随症状。准确记录出入量等。

（三）治疗配合

目前发病后以对症综合治疗为主。隔离患者，防止唾液污染，尽量保持患者安静，减少光、风、声的刺激，狂躁时用镇静剂。加强监护治疗，吸氧，维持内环境平衡，对症治疗等。

1．咬伤后立即用 20% 肥皂水或 0.1% 苯扎溴铵反复冲洗，至少 30min，二者不可合用。伤口较深者，可用注射器插入伤口进行灌注，清洗后，以 2%～5% 碘酊消毒。伤口一般不宜缝合或包扎以便排血引流。

2．遵医嘱用狂犬病免疫血清在伤口及周围行局部浸润注射。

3．必要时配合接种疫苗，目前多采用地鼠肾疫苗 5 针免疫方案，即咬伤后第 1，3，7，

14 和 30 日各肌内注射 1 针（2ml）。严重咬伤者疫苗可加用全程 10 针，即当日至第 6 日各 1 针，后于第 10，14，30，90 日再各注 1 针，并联合使用狂犬病免疫血清。

4．酌情使用破伤风抗毒素和抗生素。

5．遵医嘱使用地西泮或苯巴比妥等镇静药。注意观察呼吸变化，避免导致呼吸抑制。

（四）对症护理

注意保持呼吸道通畅。观察呼吸频率、节律，及时清除唾液及口鼻分泌物，保持呼吸道通畅，吸氧。备好各种急救药品及器械，如镇静剂、呼吸兴奋剂、气管插管及气管切开包，人工呼吸机等。

（五）心理护理

狂犬病患者发病急、病情重，家属及大多数患者在丧失意识前对疾病的预后有所了解，因此，患者和家属的心理负担重。应加强人文关怀，做好患者及家属的心理疏导，尽力减轻患者的痛苦，使其安详地度过生命的最后阶段。

考点： 狂犬病的一般护理及治疗配合。

【健康指导】

宣传狂犬病的预防知识：家中最好不养犬、猫，有喂养者应进行登记，对家犬进行兽用狂犬病毒疫苗预防接种，进口动物必须检疫。若被犬、猫（尤其野犬、野猫）等动物咬伤或抓伤，应立即进行彻底的伤口处理，并进行全程预防接种。高危人群如接触狂犬病的工作人员，也应做疫苗注射。

> **小结**
>
> 1．临床特点　狂犬病是由狂犬病毒引起的以侵犯中枢神经系统为主的急性传染病，临床以恐水、怕风、恐惧、咽肌痉挛、进行性瘫痪为主要表现，病死率几乎达 100%。本病的主要传染源是狂犬，主要通过咬伤传播。其典型临床表现分为前驱期、兴奋期、麻痹期 3 期。本病目前尚无特效治疗方法，发病后以对症综合治疗为主。因此管理传染源、及时有效地伤口处理和保护易感人群对防治狂犬病有非常重要的意义。
>
> 2．护理要点　将患者安置于安静、避光的单人房间，操作集中进行，动作轻柔，限制探视，尽量减少各种刺激。密切观察病情变化，保持呼吸道通畅，做好治疗配合，专人护理，实施严密隔离。

（罗　霜）

第十二节 霍乱患者的护理

> **学习目标**
> 识记：
> 1. 复述霍乱的定义。
> 2. 识别霍乱弧菌的特点。
> 3. 说出霍乱的典型临床表现。
>
> 理解：
> 1. 解释霍乱的发病机制及病理生理改变。
> 2. 归纳霍乱有关检查。
> 3. 概括霍乱的治疗要点。
>
> 运用：
> 1. 按照护理程序护理霍乱患者。
> 2. 对霍乱患者进行有针对性的健康指导。

霍乱（cholera）是由霍乱弧菌引起的烈性肠道传染病，发病急，传播快，属国际检疫的传染病。在我国传染病防治法中列为甲类传染病。典型病例有剧烈泻吐，脱水，肌肉痉挛及周围循环衰竭。

病原体为霍乱弧菌，革兰氏染色阴性，短小稍弯曲，如逗点状。菌体末端有一根鞭毛，运动活泼。霍乱弧菌有两个生物型：古典生物型和埃尔托生物型，皆属于菌体抗原 O_1 群，近年来新发现引起流行的非 O_1 群血清型，定名为 O_{139} 霍乱弧菌，类似埃尔托生物型。埃尔托生物型及 O_{139} 霍乱弧菌对外界环境的抵抗力比古典生物型强，能在水或潮湿的环境中长期生存。对热、酸和一般消毒剂敏感。

【流行病学】

1. 传染源　患者、带菌者是主要传染源。其中轻型患者、隐性感染者及恢复期带菌者，不易被发现，得不到隔离和治疗，是重要的传染源。

2. 传播途径　可通过水、日常生活接触和苍蝇等途径传播。其中水源传播最为重要。因为水最易受到感染者排泄物污染，霍乱弧菌在水中存活的时间较长，水源受污染可引起暴发流行。

3. 人群易感性　普遍易感，病后可获得一定程度免疫力，但维持时间短有再次感染的可能性。

4. 流行特点

（1）地方性与外来性：在我国，霍乱属外来性传染病。古典型霍乱的疫源地是印度，埃尔托型的疫源地是印度尼西亚。可经海、陆、空交通途径传入我国。

（2）季节性：全年均可发病。但仍以夏秋季（7~9月份）为发病高峰季节。

（3）具有沿水路交通线传播特点：通过交通工具的传播多为远程传播，通过污染水源的传播多为近程传播。

知识链接 霍乱的发病机制与病理生理改变

霍乱弧菌经口进入胃后，多被胃酸杀灭。未被胃酸杀灭的细菌可通过胃而进入小肠。黏附于小肠黏膜上皮细胞表面并迅速大量繁殖，产生霍乱肠毒素。

霍乱肠毒素与肠黏膜上皮细胞膜表面受体结合，接着激活腺苷酸环化酶活性，从而引起细胞内cAMP浓度升高，刺激隐窝细胞分泌水、氯化物及碳酸氢盐的功能增强，同时抑制绒毛细胞对钠的正常吸收，以致出现大量水分与电解质聚集在肠腔，超过了肠道正常吸收功能，形成本病特征性的剧烈水样腹泻。剧烈吐泻，导致胆汁分泌减少，故形成典型的"米泔样"的泻吐物。因丢失大量水分、碱性肠液及电解质，产生不同程度的脱水、代谢性酸中毒、电解质紊乱及周围循环衰竭。因循环衰竭、肾血流不足及低钾和毒素对肾的影响，肾功能严重受损，以致发生急性肾衰竭。霍乱主要病理特征是脱水现象。

【护理评估】

1. 健康史　是否有疫区生活史，有无不洁饮水或饮食史，有无接触患者和带菌者等。

2. 身体评估　潜伏期一般为1~3d，短者3~6h，长者可达7d。

（1）典型的临床经过可分3期

1）泻吐期：突起剧烈腹泻，继而呕吐，多无腹痛及里急后重。没有明显全身中毒症状。每日大便数次至数十次或频频不可计数。大便性状初为稀便，后为黄水样便，少数为米泔样或洗肉水样，无粪臭。部分患者有呕吐，呈喷射状，呕吐物初为食物残渣，继为水样，与大便性质相仿。少数病例伴有恶心。

2）脱水虚脱期：由于严重泻吐引起水和电解质丧失，可出现以下症状。①脱水，患者烦躁不安、口渴、眼窝深陷、声音嘶哑、舟状腹、皮肤弹性消失、指纹皱瘪，酷似"洗衣工"手；②循环衰竭，极度无力、神志不清、血压下降、呼吸急促、脉搏细弱及少尿或无尿等急性肾衰竭表现；③电解质紊乱及酸碱平衡失调，严重泻吐使大量电解质丢失，低钠可引起腓肠肌及腹直肌痉挛，低钾可引起全身肌肉张力减低、肠鸣音减弱、心动过速、心律不齐、心律失常等。碳酸氢根离子大量丧失可产生代谢性酸中毒。

3）反应期及恢复期：脱水期得到纠正后，患者迅速恢复。泻吐停止，体温、脉搏、血压恢复正常，尿量增多。若虚脱期过长，此期可出现反应性发热38~39℃，儿童多见，原因可能是循环改善后大量肠毒素被吸收所致。

（2）临床类型：霍乱患者轻度感染后可无任何症状，仅呈排菌状态。有临床症状者按脱水程度、血压及尿量等可分为轻、中、重3型。此外，尚有一种罕见的特殊临床类型"干性霍乱"，起病急骤，无泻吐症状出现即迅速进入中毒性循环衰竭而死亡。

（3）并发症

1）急性肾衰竭：表现为少尿和氮质血症，可因尿毒症死亡。

2）急性肺水肿：表现有胸闷、严重的呼吸困难或端坐呼吸、口唇发绀、大汗淋漓、频繁咳嗽、咳粉红色泡沫状痰、心率、脉搏增快、颈静脉怒张及双肺满布湿啰音等。

3）低钾综合征：霍乱患者为等渗性脱水，由于血液浓缩，血钾测定可以是正常或升高，但实际体内缺钾很严重，如治疗时不注意补充钾，可产生低钾综合征，表现为全身肌肉张力减低、鼓肠、心律失常及心电图改变等。

4．辅助检查

（1）血常规：红细胞计数、血色素、红细胞比容升高，白细胞也可增至 $(10\sim30)\times10^9/L$，中性粒细胞及大单核细胞增多。血尿素氮增高，血清钾、钠、氯和二氧化碳结合力降低。

（2）尿液检查：多数患者尿液呈酸性，比重为1.010～1.025，可有蛋白质、红细胞、白细胞及管型。

（3）粪便检查

1）常规检查：半数病例粪便中有黏液，镜检仅见少数白细胞。

2）细菌学检查

粪便直接检查：涂片染色能见到革兰氏阴性弧菌呈鱼群状排列。粪便悬滴镜检，可见弧菌呈流星式穿梭运动，并可被特异性抗血清所抑制。运用荧光抗体技术可快速获得病原结果。

粪便培养：粪便分离培养可为明确诊断提供依据，并可鉴定其生物型和血清型。

（4）血清学检查：临床常用凝集试验和杀弧菌试验，如前者效价于病程2周达1∶100；后者效价达1∶32以上或双份血清抗体效价4倍以上增长，具有诊断意义。

> **考点**：霍乱的临床表现及辅助检查。

【主要护理诊断/问题】

1．体液不足　与剧烈的吐泻致大量水分丢失有关。

2．恐惧　与发病急、进展快、严重脱水导致身体不适，实施严密隔离有关。

3．腹泻　与肠内感染有关。

4．潜在并发症：电解质紊乱、急性肾衰竭等。

【护理措施】

（一）一般护理

1．体位　按甲类传染病执行严格的消化道隔离措施。绝对卧床休息，休克患者应取休克卧位，专人护理。

2．饮食　剧烈泻吐时暂停饮食。待呕吐停止、腹泻缓解，可予以温热低脂流质饮食，少量多次，缓慢增加饮食量。不宜用牛奶、豆浆等不易消化并加重肠胀气的食物。

（二）病情观察

随时评估患者脱水体征，如生命体征、神态、眼眶凹陷、口渴唇干、皮肤弹性、尿量、血压情况等，以判断患者脱水程度。及时采取血液标本检测pH值、二氧化碳结合力、尿素氮及血钠、血钾、血钙等。记录24h出入水量，评估水、电解质和酸碱平衡情况。

（三）治疗配合

立即建立静脉通路，用粗大针头，选择易于固定的较大血管，必要时采用两条静脉通路，以免延误治疗。但必须保留一上肢以备测血压用。

1．补液治疗　及时补充液体与电解质是治疗本病的关键。补液治疗的现代观点是：只有当休克时间已经持续很长，各内脏器官受到损害甚至处于昏迷时，才完全依靠静脉补液。但当血压恢复、病情好转时，尽快以口服补液来纠正部分累积丢失量、全部继续丢失量和生理需要量，这对年老体弱、心肺功能不良及需要及时补钾的患者更为重要，因为口服补液能有效防止补液量不足或者过多而引起的心肺功能紊乱以及医源性低血钾。而静脉补液只起辅助作用。

(1) 口服补液：霍乱患者对葡萄糖的吸收能力完好，且葡萄糖的吸收能带动水和相同量的 Na^+、K^+ 等电解质的吸收。口服补液不但适用于轻、中度脱水患者，重度脱水患者在纠正低血容量性休克后，也可给予口服补液。世界卫生组织推荐的口服补液盐（ORS）配方：葡萄糖 20g，氯化钠 3.5g，碳酸氢钠 2.5g，氯化钾 1.5g，溶于 1000ml 饮用水内。对轻、中度脱水患者，ORS 用量在开始 6h 成人每小时口服 750ml，儿童（20kg 以下）每小时口服 250ml，以后每 6h 口服量为前 6h 泻吐量 1.5 倍。

(2) 静脉补液：补液原则是早期、快速、足量，先盐后糖、先快后慢、纠酸补钙、有尿补钾。补液的种类、剂量和速度应视病情轻重、脱水程度而定。大量快速输入液体时应将液体加温至 37~38℃。对婴幼儿、年老体弱及心肺功能不全的患者补液不可太快，严密观察输液效果。

2. 抗菌药物治疗　有效的抗菌药物治疗可减少吐泻量和缩短排菌期，但只能作为液体疗法的辅助治疗。可选用多西环素、喹诺酮类药物。

3. 并发症的治疗

(1) 中毒性休克：如补足液体后患者仍有休克症状存在，应考虑中毒性休克，可配合应用肾上腺糖皮质激素、血管活性药物等抗休克措施。

(2) 肺水肿与心力衰竭：应减慢补液速度或暂停补液，同时应用快速强心剂如毛花苷 C 0.4mg 加入 20ml 葡萄糖注射液 20ml 内静脉缓慢注射。利尿剂如呋塞米，20~80mg 静脉注射，镇静剂如哌替啶等措施。

(3) 急性肾衰竭：应及时纠正代谢性酸中毒及电解质紊乱，对严重氮质血症应采取血液透析等治疗措施。

4. 用药护理　根据病情轻重、脱水程度，确定输液量和速度，做好输液计划。一般 24h 内轻度脱水患者输液速度以每分钟 30~50ml 为宜，重度脱水者，在最初按每分钟 40~80ml 速度静脉推注，以后按每分钟 20~30ml 的速度通过两条静脉快速滴注。大量或快速输入的液体应适当加温，以免因快速输入大量液体出现不良反应。加压输液或快速输液过程中，为防止输液反应的发生，必须专人守护，并注意观察输液效果。根据血压、脉搏、尿量等变化，随时调整输液量和输液速度。

5. 密切观察吐泻物的颜色、次数、量，并详细记录，及时采集泻吐物送检。

6. 遵医嘱使用敏感抗菌药物，控制肠内感染，减少腹泻量和缩短泻吐期。

(四) 心理护理

恐惧霍乱患者剧烈泻吐导致体液大量丢失，机体状况可迅速恶化，加之本病属于烈性肠道传染病，必须实施严密隔离，给患者带来极度焦虑和恐惧，这些不良情绪反之又可使病情加重。故应注意向患者及家属说明严密隔离的重要性。患者应隔离至症状消失 6 天后，大便培养致病菌每日 1 次，连续 3 次阴性，方可解除隔离出院。护士还应与患者进行有效沟通。耐心解释患者提出的问题。帮助患者及时清除排泄物，及时更换污染的床单，创造清洁舒适的环境，使之精神上得到安慰。

> **考点**：霍乱的一般及药物护理。

【健康指导】

开展霍乱预防知识宣传，改善环境，保护水源。养成良好个人卫生习惯，防止粪-口传播。加强食品管理。开设肠道门诊，及时发现患者，及早隔离治疗。霍乱流行期间，疫区人群可接种霍乱菌苗。密切接触者应严格检疫5天，并予以预防性服药。对霍乱患者要做到早发现早治疗，以尽快控制病情，防止并发症。

小结	1. 疾病特点 霍乱是一种烈性肠道传染病，由霍乱弧菌感染引起，主要表现为泻吐大量米泔水样排泄物，进而脱水，大量脱水可引起循环衰竭，钠盐丢失引起肌肉痉挛，还可出现低钾血症和代谢性酸中毒。治疗一是要严格隔离，二要及时补液，轻中度脱水提倡口服补液，严重脱水可静脉补液。 2. 护理特点 严格卧床休息，泻吐剧烈者暂禁食，不剧烈者给予流质饮食。恢复期予以易消化的食物。密切观察病情，做好腹泻和呕吐的护理。注意评估患者的心理状况，消除紧张、恐惧心理。

（罗 霜）

参考文献

[1] 李丹，冯丽华．内科护理学．3 版．北京：人民卫生出版社，2014．

[2] 葛均波，徐永健．内科学．8 版．北京：人民卫生出版社，2013．

[3] 万学红，卢雪峰．诊断学．8 版．北京：人民卫生出版社，2013．

[4] 贾建平，陈生第．神经病学．7 版．北京：人民卫生出版社，2013．

[5] 尤黎明，吴瑛．内科护理学．5 版．北京：人民卫生出版社，2012．

[6] 袁丽，武仁华．内分泌科护理手册．北京：科学出版社．2011．

[7] 李秋萍．内科护理学．北京：人民卫生出版社，2012．

[8] 沈志坚．血液病学．北京：人民卫生出版社，2009．

[9] 蒲权．实用血液病学．2 版．北京：科学出版社，2009．

[10] 全国卫生专业技术资格考试专家委员会．护理学（执业护士含护士）要点精编．北京：人民卫生出版社，2009．

[11] 马小来．内科护理学．北京：科学出版社，2008．

[12] 陆再英，钟南山．内科学．7 版．北京：人民卫生出版社，2008．

[13] 姚景鹏，吴瑛，张琳．内科护理学．2 版．北京：北京大学出版社，2008．

[14] 尤黎明．内科护理学．北京：人民卫生出版社，2008．

[15] 黄金，姜冬九．新编临床护理常规．北京：人民卫生出版社，2008．

[16] 杨绍基．传染病学．7 版．北京：人民卫生出版社，2008．

[17] 徐淑云，潘大津，胡慧英，等．早期康复护理对急性脑卒中患者预后的研究 [J]．护士进修杂志，2008，22（13）：1191-1192．

[18] 张小来，李君，马淑贤．内科护理学．北京：科学出版社，2007．

[19] 廖二元，莫朝晖．内分泌学．2 版．北京：人民卫生出版社，2007．

[20] 夏秋仙．卒中单元护理与药物治疗．北京：人民军医出版社，2007．

[21] 陆再英，钟南山．内科学．2 版．北京：人民卫生出版社，2006．

[22] 刘华平等．内外科护理学（中英文版护理双语教材）．北京：人民卫生出版社，2006．

[23] 尤黎明．内科护理学．4 版．北京：人民卫生出版社，2006．

[24] 李秋萍．内科护理学．2 版．北京：人民卫生出版社，2006．

[25] 张婧，周筠，王拥军．脑卒中后吞咽障碍临床表现及评估 [J]．中华内科杂志，2006，45（5）：379-380．

[26] 王维治．神经病学．北京：人民卫生出版社，2005．

[27] 杨莘．神经疾病护理学．北京：人民卫生出版社，2005．

[28] 赵岳．护士在实施出院计划中的角色 [J]．天津护理，2005，13（6）：185．

[29] 范秀珍．内科护理学．北京：中国协和医科大学出版社，2004．

[30] 夏泉源．内科护理学．北京：人民卫生出版社，2004．

[31] 陈文彬. 诊断学. 5版. 北京：人民卫生出版社，2004.
[32] 叶任高. 内科学. 6版. 北京：人民卫生出版社，2004.
[33] 王仙园. 现代内科护理学. 北京：人民军医出版社，2004.
[34] 张培生. 内科护理学. 北京：人民卫生出版社，2002.
[35] 善琰. 当代肾脏病学. 上海：上海科技教育出版社，2002.
[36] 杨岚. 现代内科护理手册. 北京：北京医科大学出版社，2000.